Schilddrüse 1989

Schilddrüse 1989

Primäre Diagnostik und Verlaufskontrolle der Struma

9. Konferenz über die menschliche Schilddrüse
Homburg/Saar

Henning-Symposium

Wissenschaftliche Fortbildungsveranstaltung
der Sektion Schilddrüse
der Deutschen Gesellschaft für Endokrinologie
unter Beteiligung
der Arbeitsgemeinschaft Schilddrüse
der Deutschen Gesellschaft für Nuklearmedizin

Herausgegeben von
W. Börner · B. Weinheimer

Walter de Gruyter
Berlin · New York 1991

Herausgeber
Prof. Dr. W. Börner
Direktor der Klinik und Poliklinik
für Nuklearmedizin
Universität Würzburg
Josef-Schneider-Str. 2
8700 Würzburg

Dr. B. Weinheimer
Medizinische Klinik I
Universität des Saarlandes
6650 Homburg/Saar

Das Buch enthält 119 Abbildungen und 129 Tabellen.

CIP-Titelaufnahme der Deutschen Bibliothek

Schilddrüse 1989 : primäre Diagnostik und Verlaufskontrolle der Struma ; Henning-Symposium-Publikation ; mit Beiträgen der Wissenschaftlichen Fortbildungsveranstaltung der Sektion Schilddrüse der Deutschen Gesellschaft für Endokrinologie unter Beteiligung der Arbeitsgemeinschaft Schilddrüse der Deutschen Gesellschaft für Nuklearmedizin / 9. Konferenz über die menschliche Schilddrüse, Homburg/Saar. Hrsg. von W. Börner ; B. Weinheimer. – Berlin ; New York : de Gruyter, 1991
ISBN 3-11-012778-4
NE: Börner, Wilhelm [Hrsg.]; Konferenz über die menschliche Schilddrüse <09, 1989, Homburg, Saar>; Henning-Berlin-GmbH

Satz und Druck: Wagner GmbH, Nördlingen – Bindung: Dieter Mikolai, Berlin.
Umschlagentwurf: Rudolf Hübler, Berlin.

Ansprache des Kongreß-Präsidenten

Spectabilis,
meine sehr verehrten Damen und Herren,
liebe Kolleginnen und Kollegen,

im Namen der Sektion Schilddrüse der Deutschen Gesellschaft für Endokrinologie heiße ich Sie in Homburg herzlich willkommen. Wiederum sind Kollegen der verschiedenen medizinischen Fachrichtungen aus dem In- und Ausland sehr zahlreich dem Ruf hierher gefolgt. Das originelle Zitat von Peter Scriba der Bezeichnung der Homburger Tagung als „heimliches Zwei-Jahrestreffen der Mitglieder einer nicht existierenden, nicht notwendigen deutschen Schilddrüsengesellschaft" ist bereits Geschichte geworden.

Sehr herzlich begrüße ich die Kollegen aus der DDR, die auch diesmal wieder nach Homburg gekommen sind. Besonders erfreut sind wir, daß der Präsident der Gesellschaft für Endokrinologie und Stoffwechselkrankheiten in der Gesellschaft für Klinische Medizin der DDR, der Schwestergesellschaft der Deutschen Gesellschaft für Endokrinologie, Herr Professor Dempe/Chemnitz anwesend ist. Mit von der Partie sind Herr Professor Ulrich/Halle, Local President des im nächsten Jahr in Halle/Merseburg stattfindenden Internationalen Symposiums „150 Jahre Morbus Basedow", sowie Herr Dr. Heberling/Leipzig. Leider mußte Herr Professor Meng/Greifswald, der seit vielen Jahren an unseren Veranstaltungen teilnimmt, wegen anderer Verpflichtungen absagen.

Wiederum wurde die „Schilddrüse 1989" in großzügiger Weise durch das Haus Henning Berlin unterstützt, wofür wir diesem Unternehmen herzlich danken. Insbesondere gilt unser Dank aber Herrn Dr. Scheiffele und seiner Mannschaft, die bei der Organisation der diesjährigen Veranstaltung – wieder einmal wie so oft – das Unmögliche noch möglich gemacht haben.

Der Dank geht auch an den Hausherrn, die Medizinische Fakultät der Universität des Saarlandes, die erneut in großzügiger Weise die Räumlichkeiten bereitwillig zur Verfügung gestellt hat. Der Dekan dieser Fakultät, Herr Professor Fritsche, dokumentiert durch seine Anwesenheit und seine freundlichen Begrüßungsworte, daß bereits enge Bande der hiesigen Fakultät mit dieser Schilddrüsentagung geknüpft sind. Der ständige Sekretär der Homburger Tagungen, Herr Dr. Weinheimer, hat in bewährter Weise am Ort des Geschehens und darüberhinaus zum Gelingen der „Schilddrüse 1989" beigetragen; hierfür gebührt ihm herzlicher Dank.

Die Homburger Schilddrüsentagung kann seit 1973 mit Ihrer heute 9. Konferenz 1989 bereits auf eine gewachsene Tradition zurückblicken. Ein jeweils zweijähriges Intervall ist die Voraussetzung dafür, daß fundierte aktuelle Erfahrungsberichte gebracht und Wiederholungen weitgehend vermieden werden können. Die vorausgegangenen Homburger Kongresse zeigten ein beachtliches Niveau; wir werden auch 1989 bemüht sein, dieses zu halten.

Zum ersten Mal ist es gelungen, die Arbeitsgemeinschaft Schilddrüse der Deutschen Gesellschaft für Nuklearmedizin an dieser wissenschaftlichen Fortbildungsveranstaltung der Sektion Schilddrüse der Deutschen Gesellschaft für Endokrinologie zu beteiligen. Dies kann m. E. nur positive Auswirkungen haben, da beide Institutionen das gleiche Ziel – von unterschiedlichen Ausgangspunkten ausgehend – verfolgen. In meiner Doppelfunktion – als Präsident der Tagung und Sprecher der Arbeitsgemeinschaft Schilddrüse der Deutschen Gesellschaft für Nuklearmedizin – kann ich nur hoffen und wünschen, daß diese von mir angestrebte Gemeinsamkeit noch öfters zum Tragen kommt. Darüberhinaus wird dadurch die zunehmende Kongreßflut etwas eingedämmt.

Um für die traditionell sehr offen geführte Diskussion der Homburger Tagung unter den verschiedenen Fachdisziplinen noch mehr Raum zu lassen, mußte die Jury, der ich für ihre gewissenhafte und zeitraubende Tätigkeit danke, zahlreiche Vortragsanmeldungen unberücksichtigt lassen.

Einer bewährten Tradition folgend, ging der „Schilddrüse 1989“ ein Workshop zum Thema „Autoimmun-Thyreoiditis“ mit internationaler Beteiligung voraus, während ein Fortbildungsvormittag mit aktuellen, umfassend abgehandelten Beiträgen zur Diagnostik und Klinik ausgewählter Schilddrüsenkrankheiten die Veranstaltung abschließt.

Das Hauptthema der „Schilddrüse 1989“ ist durch unser Strumaendemiegebiet nach wie vor besonders aktuell. Neben der Wertigkeit der einzelnen Untersuchungsverfahren für die primäre Diagnostik und Verlaufskontrolle der Struma, werden die bei der Struma vorkommenden Funktionszustände bzw. die wichtigsten Krankheiten der Schilddrüse behandelt. Dabei kommen wie immer unterschiedliche Anschauungen der einzelnen Schilddrüsenzentren zur Diskussion, die hoffentlich nicht so different sein werden, wie wir dies bei therapeutischen Themen öfters beobachten.

Bei der großen Zahl Schilddrüsenkranker in unserem Lande sollten kostendämpfende Maßnahmen durchaus berücksichtigt werden. Eine zu einschneidende Kostendämpfung kann sich jedoch gerade bei der Primärdiagnostik ungünstig auswirken und zu Fehldiagnosen führen. Damit kann eine zu sparsame Diagnostik mehr schaden als nützen. Eine nochmalige Einbestellung des Patienten zur Vervollständigung der Primärdiagnostik wird dann wesentlich teuerer kommen, vor allem durch den nochmaligen Arbeitsausfall und die doppelten Fahrtkosten. Der Versuch der Kostendämpfung geht auf diese Weise eher in eine Kostensteigerung über. Deshalb neigt selbst der erfahrene Thyreologe bei der Primärdiagnostik dazu, im Zweifelsfall das eine oder andere Verfahren zusätzlich einzusetzen, um lieber bei der Verlaufskontrolle auf den einen oder anderen Testparameter zu verzichten.

Auf dem Gebiet der Schilddrüsendiagnostik hat sich in den letzten Jahren die Qualität der Untersuchung, insbesondere auf dem In-vitro-Sektor, durch die Errichtung von Laborgemeinschaften eher verschlechtert, da Serumparameter oft ohne Kenntnis der Anamnese – hier insbesondere der Prämedikation – und Klinik beurteilt werden. Eine Interpretation der Testwerte ist jedoch ohne Wissen von anamnestischen und klinischen Merkmalen schwierig. Es kommt gehäuft zu Fehldiagnosen und daraus resultierenden Fehlbehandlungen. Diese müssen dann mit weit höherem Kostenaufwand wieder korrigiert werden, falls nicht bereits eine bleibende Beeinträchtigung des Patienten eingetreten ist. Unter Berücksichtigung dieser Entwicklung kann man die Bedeutung gerade der diesjährigen Homburger Tagung, die sich mit Primär- und Verlaufskontrolle der verschiedenen Strumaformen befaßt, nicht hoch genug einschätzen. Dies gilt um so mehr, als sich Referenten zur Verfügung gestellt haben, die auf dem Gebiet der Schilddrüsenkrankheiten über eine jahrelange klinische und wissenschaftliche Erfahrung verfügen.

Meine sehr verehrten Damen und Herren!
Ich wünsche unserer Homburger Tagung einen erfolgreichen Verlauf mit möglichst vielen positiven Auswirkungen auf unsere tägliche Arbeit in Klinik und Praxis!

Die Tagung „Schilddrüse 1989“ ist hiermit eröffnet!

W. Börner

Inhalt

2.2 Struma mit Autonomie

2.3 Struma mit Morbus Basedow

Begrüßung durch den Dekan der Medizinischen Fakultät der Universität des Saarlandes

Sehr geehrter Herr Präsident,
lieber Herr Weinheimer,
sehr verehrte Kolleginnen und Kollegen,

im Namen der Medizinischen Fakultät der Universität des Saarlandes hier in Homburg heiße ich Sie alle herzlich willkommen. Wir freuen uns sehr, daß Sie auch diesen 9. Schilddrüsenkongreß in Homburg abhalten.

Im Juni dieses Jahres hat uns der Medizinausschuß des Wissenschaftsrates besucht. Ein Besuch, der in einer medizinischen Fakultät nur alle 15–20 Jahre vorkommt. Und wir hatten dabei auch natürlich Rechenschaft zu legen über die Hauptaufgaben, die einer Medizinischen Fakultät zukommen, nämlich Forschung und Lehre. Wir waren sehr froh, daß wir dabei einige Positva aufweisen konnten. So nehmen unsere Studenten seit Jahren bei den bundeseinheitlich gestellten schriftlichen Prüfungen im Physikum den ersten Platz ein, bei den anderen Abschnitten des Staatsexamens, in klinischen Bereichen den 2., 3. oder 4. Platz. Pro Jahr können wir etwa 900 bis 1000 wissenschaftliche Publikationen verzeichnen. Wir halten natürlich und – deswegen erwähne ich das hier auch – jährlich eine ganze Reihe von Kongressen und Tagungen in Homburg ab. Diese Ihre Tagung ist seit Jahren diejenige mit der größten Teilnehmerzahl, und Sie beweisen das dieses Jahr wieder. Wir freuen uns darüber außerordentlich. Der Biochemiker und Nobelpreisträger Adolf Butenandt hat zu den Aufgaben der Forschung geschrieben: „Es gehört dazu, auch das Ergebnis eigenen Nachdenkens und eigener Arbeit der Kritik anderer ständig auszusetzen." Diese Gelegenheit werden Sie sicherlich alle in den nächsten Tagen auf diesem Kongreß haben. Immer wieder hören wir ja mal von der Kritik an der Wissenschaft und an der Medizin, insbesondere mit dem Hinweis, daß sie so kostenaufwendig geworden seien. Wir meinen aber, daß die Gemeinschaft nicht vergessen sollte, daß innerhalb eines Jahrhunderts die durchschnittliche Lebenserwartung auf das Doppelte gesteigert werden konnte, daß viele Infektionskrankheiten heute keine wesentliche Gefahr (zumindest in unseren Ländern) mehr darstellen, und daß noch vielen Millionen von Menschen ein menschenwürdiger Lebensabend gesichert werden kann. Die medizinischen Fortschritte, das können wir doch wohl aus Überzeugung behaupten, sind überwiegend positiver Natur.

Ich bin davon überzeugt, daß auch Ihr Kongreß dazu beitragen wird. Wir wünschen Ihnen einen hohen fachlichen Gewinn, erfolgreiche, fruchtbare Diskussionen und einen angenehmen Aufenthalt in diesem in doch so einzigartiger Weise in die Landschaft eingebetteten Campus und in dieser allem Neuen gegenüber so aufgeschlossenen Stadt Homburg.

Paul Fritsche

1. Untersuchungsverfahren in der Schilddrüsendiagnostik

Anamnese und Klinik

P. M. Reisert

Vielfältige Beschwerden in der Halsregion sind für den Patienten Anlaß einen Arzt aufzusuchen mit der Frage, ob eine Erkrankung der Schilddrüse besteht. Das sind einerseits subjektive Mißempfindungen, wie Druck, Schluckstörungen, enger werden der Hemdkrägen, Dysphonie und anderes, die den Patienten an eine Erkrankung der Schilddrüse denken lassen, oder es sind Schmerzen in der Region, einseitig oder doppelseitig, Schmerzen, die meist diffus am Hals empfunden werden, teilweise in die Halsdreiecke hineinziehend bis zu den Ohren, ja von der Halswirbelsäule auszustrahlen scheinen.

Dann wiederum gibt ein Patient an, daß andere ihn auf eine Schwellung des Halses aufmerksam machten oder schließlich, daß er selbst plötzlich einen Knoten getastet hätte, beim Waschen oder beim Rasieren.

Viele unserer Patienten wiederum wissen zwar von einem lange bestehenden Kropf, sie haben aber keinerlei Beschwerden bis ins hohe Lebensalter hinein oder sie werden erst vom Arzt auf die Notwendigkeit einer gründlichen Untersuchung der Schilddrüse aufmerksam gemacht.

So unterscheiden wir, wie dies Riccabona 1972 vorschlug, reine Kropfträger von Kropfkranken, solche ohne Symptome ihres Kropfleidens und solche mit Beschwerden [2].

Außer diesen Kranken aber gibt es eine große Gruppe von meist jugendlichen Menschen, die Symptome einer raumfordernden Erkrankung der Schilddrüse schildern ohne jedoch an einer Struma zu leiden. Dies sind Kranke mit einer „Struma Pseudo-Symptomatik", die keinen kleinen Teil unseres Patientengutes ausmachen, und die uns manchmal bis zur Empfehlung einer Resektion der Schilddrüse treiben wollen. Immer gilt es Kranke mit einer „Struma Pseudo-Symptomatik", von denen zu sondern, deren Krankheitszeichen ätiologisch mit einer vergrößerten Schilddrüse verbunden sind. Unter diesen unterscheiden wir wieder solche mit einer – wenn Sie so wollen – harmlosen euthyreoten Struma, von denen, deren Symptomatik auf eine besondere, diffuse oder herdförmige Erkrankung der Schilddrüse hindeutet, die einer zügigen Diagnostik und Therapie bedarf.

Bei der Vielfalt der Symptomatik hat es sich mir in der Praxis bewährt, auf die Diagnose in drei Schritten voranzuschreiten und zwar:

- durch die Beachtung der Akuität der Symptomatik (I. Näherung),
- durch eine ergänzende gezielte Befragung (II. Näherung) und schließlich

- durch die Beachtung differentialdiagnostischer Erwägungen im Hinblick auf den Zusammenhang zwischen Symptomatik und Lebensalter der Erkrankten (III. Näherung).

Der Versuch, dieses Vorgehen in eine gewisse Systematik zu pressen, ist der Inhalt der folgenden Ausführungen. Wie in jedem System werden Sie auch hier Fehler, Auslassungen, Flüchtigkeiten und Überflüssiges finden. Ich bin Ihnen für Belehrungen dankbar.

Mir haben sich die Schritte der dreifachen Näherung in der Routine der täglichen Praxis bewährt.

I. Näherung: Akuität der Symptomatik und zeitlicher Verlauf

Von entscheidender Bedeutung für unsere differentialdiagnostischen Erwägungen ist die Beachtung der Akuität der vom Patienten geschilderten Symptome, also mit welcher Geschwindigkeit die Symptomatik aufgetreten ist oder erfahren wurde (Tabelle 1).

Tabelle 1 I. Näherung: Akuität der Symptomatik und zeitlicher Verlauf

Akutes Ereignis	Subakute Beschwerden	chronisch-rezidivierende Symptome
Größe ↑ Schmerz Dysphonie Zufälliges Bemerken eines Knotens	Zunahme der Kragenweite zunehmende Schluckbeschwerden An- und Abschwellen der SD Verhärtung der bekannten SD Allgemeine klin. Symptome	Globus-Gefühl Enge am Hals verbunden mit Angst multiple Allgemeinsymptome
Akute Erkrankung der SD z. T. sofort therapiebedürftig	Folgen einer Struma örtlich-mechanisch funktionell (Hyperthyreose?)	vieldeutig meist funktionell

Unter den akuten Ereignissen ist es die plötzliche Größenzunahme der Schilddrüse, die ein- oder doppelseitig sein kann, mitunter mit einem starken Druck oder gar Schmerz korreliert und die eine auffällige und für den Kranken beängstigende Symptomatik darstellt.

Unter das Symptom des „akuten Ereignisses" zähle ich auch das plötzliche Bemerken einer Veränderung der Schilddrüse und sei es nur das plötzliche Bemerken eines Knotens.

Die Ursache eines solchen Symptoms ist meist eine umschriebene Erkrankung der Schilddrüse, wie sie eine Einblutung oder eine akute Thyreoiditis darstellt, besonders die Thyreoiditis de Quervain, die ja einseitig und herdförmig auftreten kann. Eine solche Symptomatik schließt das Bestehen eines Malignoms zwar weitgehend aus, kann aber auch Folge einer zystischen Regression in einem Neoplasma sein. In der Regel macht eine akut auftretende Beschwerde einen schnellen Eingriff nötig, z. B. eine entlastende Punktion oder gar eine frühzeitige Operation.

Anders bei den subakuten Beschwerden, die vielfach Folgen einer die Halsorgane mechanisch beeinträchtigenden Erkrankung sind oder Folge einer funktionellen Metamorphose der Thyreoidea. Zu diesen Symptomen zählen eine Zunahme der Kragenweite, zunehmende Schluckbeschwerden als Ausdruck der mechanischen Beeinträchtigung der Halsorgane, das An- und Abschwellen des Halses im Tagesverlauf oder die Verhärtung einer vorbekannten diffusen Struma in einer bestimmten Region.

Zu diesen Symptomkomplexen gehören auch die allgemein klinischen, die zum Teil zu erfragen sind: die Belastungs-Dyspnoe, das „Herzrasen", Schweißausbrüche und andere Krankheitszeichen, die an eine Hyperthyreose denken lassen müssen, wie immer nicht nur der morphologische Befund der Schilddrüse unser Interesse auf sich ziehen darf, sondern auch die Funktion des Organs integrierender Bestandteil der Diagnose einer Schilddrüsenerkrankung sein muß.

Von großer Bedeutung in einer thyreologischen Fachsprechstunde sind schließlich die chronisch rezidivierenden Symptome, die vom Patienten als Symptom einer Schilddrüsenerkrankung gedeutet werden und oft auch für den Hausarzt Anlaß sind, die Kranken in eine thyreologische Spezialsprechstunde zu überweisen: der unbestimmte Druck am Hals, der zeitweilig auftritt und dies besonders bei Aufregung oder bei Wetterwechsel, die Enge, die mehr über dem Manubrium sterni empfunden wird, als würde einer den Hals mit der Hand umgreifen, intermittierende Schluckbeschwerden und das „Globus-Gefühl", das meist mit einer unbestimmten Angst oder einer Klaustrophobie verbunden ist.

Da dieser letztere Symptomkomplex eine sehr häufig geschilderte Symptomatik darstellt, möchte ich seine Differentialdiagnose besonders herausstellen. Die Ursachen dieser Beschwerde, des „Globus", des Knödels im Hals, können vielfältiger sein: Neurogene Schluckstörungen werden mitunter als Globus geschildert. Schluckstörungen bei der perniciösen Anämie (Plummer-Vinson-Syndrom) sind nicht zu übersehen. Auch kann das Zenker'sche Divertikel, z. B. nach subtotaler Strumaresektion zu einer ähnlichen Symptomatik führen. Am häufigsten wird die Beschwerde allerdings von jungen Frauen geschildert, die vielfach an einer Hypotonie leiden, Raucherinnen sind, die angeben, daß sie viel an Händen und Füßen frören und die die Zeichen einer peripheren Kreislaufinsuffizienz erkennen lassen (Kokarden-Phänomen, livide, kalte Extremitäten).

Unter den jugendlichen Patienten, die mit dem Verdacht auf eine Erkrankung der Schilddrüse eingewiesen werden, auch mit der Frage nach einer Hyperthyreose, überwiegen solche Patienten, die tatsächlich keine Erkrankung der Schilddrüse haben, meist auch keine Struma. Eben wegen der Häufigkeit dieses funktionellen Krankheitsbildes, das wir mit dem unzureichenden Namen „vegetative Dystonie" umschreiben, habe ich diese Gruppe der Kranken besonders herausgestellt.

II. Näherung: Zusatzinformation bei Anamnese

Der zweite Schritt zur klinischen Diagnose ist das Erfragen von Zusatz-Informationen, denn der ätiopathogenetische Hintergrund der Symptomatik ist meist durch solche gezielten Fragen zu erhellen (Tabelle 2).

Tabelle 2 II. Näherung: Zusatzinformation bei Anamnese

– Vorbestehende Struma	
– Medikamente:	Lithium, Thyreostatika, Pille nicht steroidale Antiphlogistika, u. a.
– Einseitige Ernährung:	Krautesser?
– Beziehung der Beschwerden:	zu körperlicher Belastung zu Körperlage
– Vor- und Begleitkrankheiten:	Tumoren, Lymphome, Hochdruck, KHK
– Allgemein-Symptome	

Hat die Struma schon lange bestanden und macht sie erst jetzt Beschwerden, wurde sie von Angehörigen jetzt neu beobachtet oder gar von einem Arzt bei der Untersuchung?
Nimmt der Patient Medikamente, ernährt er sich einseitig?
Wie ändern sich die Beschwerden bei körperlicher Belastung, beim Bücken, beim Liegen?
Bestehen Vor- oder Begleiterkrankungen, die Symptome an der Schilddrüse hervorrufen – z. B. Metastasen – oder vortäuschen können, bestehen andere Allgemeinsymptome?

Die Frage nach einer Behandlung mit Jod oder Jodhormonen ist selbstverständlich. Bei diesen Fragen wird besonders deutlich, daß es immer der ganze Mensch ist, der als Patient zu uns kommt. Wir sollen nicht aus dem Auge verlieren, daß auch Kranke mit einer Struma des Grades II bis III an einer Angina pectoris leiden können, die eben nur am Halse gespürt wird oder an anderen Krankheiten außerhalb der Schilddrüse.

III. Näherung: Wahrscheinlichkeits-Erwägungen

Nach aufmerksamem Anhören und Beachten der Symptomatik und nach gezielter Befragung des Kranken ist der nächste Schritt auf eine zutreffende Diagnose hin die Erwägung der Tatsache, daß spezielle Erkrankungen der Schilddrüse gehäuft in unterschiedlichen Lebensaltern auftreten, nicht zuletzt auch mit einer sehr unterschiedlichen klinischen Symptomatik einhergehen, wie z. B. das Vollbild des Morbus Basedow in der Jugend beobachtet wird, während die oligosymptomatische Form der Hyperthyreose im Alter überwiegt. Die III. Näherung ist also die differentialdiagnostische Wahrscheinlichkeitserwägung (Tabelle 3).

Tabelle 3 III. Näherung: Wahrscheinlichkeits-Erwägungen

Symptom	Junge Menschen	Mittelalter	Ältere Menschen
Akuter Schmerz	Entzündung Einblutung	→ →	→ →
„Plötzlicher“ Knoten	Zyste Tumor	organoider Tumor Non-Hodgkin-Lymphom	Anaplastisches CA NHL Metastasen
Druck am Hals „Globus“	funktionell Hypotonie?	Größenzunahme SD Lymphome	Angina pectoris Hypertonie
„Herzrasen“	funktionell	Hyperthyreose?	Kardiogen, Arrhythmie Hyperthyreose

Beim jugendlichen Kranken herrschen vor die Entzündungen, die Einblutung, die Zysten oder der organoide Schilddrüsen-Tumor, in der überwiegenden Mehrzahl aber diagnostiziert man ein funktionelles, nicht auf die Schilddrüse zu beziehendes Syndrom.

Bei mittelalterlichen Kranken sind es neben der Entzündung, die organoiden Tumore, die zu erwägen sind, aber auch die Manifestationen von Systemerkrankungen an der Schilddrüse, so des Non-Hodgkin-Lymphoms. Die Zunahme des Volumens der Schilddrüse durch regressive Veränderungen mit Beeinträchtigung des Oesophagus, der großen Halsgefäße und der Trachea ist zu erwägen, nicht zuletzt die schleichende Änderung der Funktion in Richtung auf eine Hyperthyreose.

Beim alten Menschen sollten es neben den spezifischen Erkrankungen der Schilddrüse besonders die „Pseudo-Struma-Symptome“ sein, die neben der Struma bestehen, auch wenn diese einen Grad II bis III erreicht hat: eine Angina pectoris, die labile Hypertonie, eine Arrhythmie, auch bedrohliche Herzrhythmusstörungen mit dem Symptom der Enge am Hals und anderes. Dabei wiederum ist, gerade beim Strumaträger an die Autonomisierung der Schilddrüse zu denken mit ihrer zumeist oligosymptomatischen Verlaufsform.

Die körperliche Untersuchung

Hat man sich auf einen solchen langen Weg der Anamnese und der differentialdiagnostischen Erwägungen eingelassen, dann hat man sich mit großer Wahrscheinlichkeit der zutreffenden Diagnose auf mehr als die Hälfte genähert.

Die Inspektion des Kranken und die Palpation werden dann die ersten Schritte der klinischen Diagnostik abschließen.

Lassen Sie mich auch zu der so simplen und wohl selbstverständlichen Untersuchung Stellung nehmen.

Wie Sie wissen, wird allgemein angegeben, daß der Arzt hinter dem Patienten stehen soll, um den Hals zu umgreifen und die Schilddrüse zu tasten.

Entgegen dieser allgemeinen Ansicht und in Übereinstimmung mit dem Vorschlag der Herren Klein und Oberdisse in Ihrem Buch „Die Krankheiten der Schilddrüse“ [1] bin ich der Meinung, daß es besser ist, vor dem sitzenden Patienten zu sitzen und die Schilddrüse mit den Daumen oder den Zeigefingern und Mittelfingern zu palpieren.

Dabei kann man den Musculus sternocleidomastoideus zur Seite drücken, man kann den Kopf strecken und senken lassen, um so die Lage der Schilddrüse besser beurteilen zu können und schließlich sind gleichzeitig die im Carotisdreieck liegenden Lymphknoten oder die supraclaviculären Lymphstationen abzutasten.

Es hieße Eulen nach Athen tragen, wenn ich vor diesem Forum davon sprechen würde, daß es darauf ankommt, die Schluckverschieblichkeit der Schilddrüse zu prüfen, die Konsistenz, daß man auf Knoten achten muß, auf deren Konsistenz, auf die Einseitigkeit oder Doppelseitigkeit der Veränderungen und schließlich auf eine mögliche Halsvenenstauung.

Es ist vielleicht nicht uninteressant, wenn ich in diesem Zusammenhang festhalte, daß man sich beim Abschätzen der Zahl der Knoten in einer Struma durch die Palpation außerordentlich täuschen kann.

Es gibt Untersuchungen, die gezeigt haben, daß die Zahl der Knoten, die vorher palpiert wurden im Rahmen einer operativen Inspektion sich etwa verdoppelt und schließlich durch eine histologische Untersuchung des Präparates sich weiter vermehrt.

Aus gutem Grunde ist daher für die körperliche Untersuchung die Sonographie der Schilddrüse ein unverzichtbares Hilfsmittel geworden, gleichsam die verlängernde Hand des Thyreologen.

Sicher ist – zum Schlusse sei dies festgestellt – durch genaues Hinhören bei der Anamnese, durch gezielte Fragen, durch eine gründliche, durch die Sonographie unterstützte Untersuchung eine zutreffende Diagnose in sicher mehr als zwei Drittel aller Fälle zu stellen. Alle anderen Untersuchungen, über die im Folgenden eingehend berichtet wird, dienen der Sicherung der Diagnose, die für den aufmerksamen Voruntersucher längst bekannt ist.

Literatur

[1] Oberdisse, K., E. Klein: Die Krankheiten der Schilddrüse, Georg Thieme Verlag, Stuttgart 1967.
[2] Riccabona, G.: Die endemische Struma, Verlag Urban und Schwarzenberg, München – Berlin – Wien 1972.

Diskussion

Kallee:
1. Tabakrauch enthält Blausäure, die in der Leber zu Rhodanid (Thiocyanat) entgiftet wird. Das Rhodanid wirkt als strumigenes Thyreostatikum. Vielleicht besteht hier ein Zusammenhang mit der Strumabildung bei jugendlichen Raucherinnen.

2. Zum Thema der Dysphagien wollte ich Sie darauf aufmerksam machen, daß Patienten mit Achalasie ein Adenom der Schilddrüse mit oder ohne Hyperthyeorose haben.

Reisert:
Ja, da hab' ich Patienten geschildert, die Raucherinnen sind und keine Struma haben. Der Pfiff der Sache war, daß sie einen funktionellen Globus haben ohne Struma. Aber natürlich können die durch Rhodanid eine Struma bekommen, das wußte ich nicht. Vielen Dank.

Zambelis:
Seltene Kasuistik: Eine 22jährige Patientin kam in unsere Schilddrüsen-Ambulanz, weil *plötzlich* ein medialer Halsknoten gewachsen war. Sie hatte keine Beschwerden und einen schluckverschieblichen, nicht druckempfindlichen Knoten im Isthmusbereich.

Schilddrüsen-Parameter:	euthyreot (TT4, TT3, TSHb)
Sonographie:	echoarmer Knoten
Cytologie:	lymphocytäres Bild mit Polymorphie, keine Thyreocyten
Histologie:	primäres NHL
postoperativer, hämathologischer Befund:	keine weitere Manifestation

In-vitro-Diagnostik der Schilddrüse

Chr. Reiners

In-vitro-Tests für die Schilddrüsendiagnostik sollen folgende Eigenschaften aufweisen:

- hohe Nachweisempfindlichkeit
- hohe Präzision
- Richtigkeit
- Sensitivität, Spezifität
- einfache Handhabung
- Automatisierbarkeit
- Haltbarkeit der Reagentien
- unproblematische Entsorgung
- geringe Kosten.

Die für die In-vitro-Diagnostik von Schilddrüsenkrankheiten kommerziell angebotenen Immunoassays auf der Basis radioaktiver oder nicht-radioaktiver Tracer unterscheiden sich bezüglich ihrer diagnostischen Treffsicherheit kaum noch [12, 22]. Während Radioimmunoassays (RIA), immunradiometrische Assays (IRMA) und Radiorezeptor-Assays (RRA) langjährig erprobt und wenig störanfällig sind, weisen die neueren nicht-radioaktiven Verfahren Enzym-Immunoassay (EIA), Fluoreszenz-Immunoassay (FIA) und Lumineszenz-Immunoassay (LIA) unbestreitbare Vorteile bei der Handhabung und Entsorgung auf. Im folgenden sollen aktuelle Gesichtspunkte zu den freien Schilddrüsenhormonen FT4 und FT3 sowie dem sensitiv bestimmten TSH als Funktionsparametern, den Autoantikörpern gegen mikrosomales Schilddrüsen-Antigen (MAK) und Thyreoglobulin (TAK) sowie gegen den TSH-Rezeptor (TRAK) als immunologischen Markern und dem Thyreoglobulin (Tg) als unspezifischem Parameter des Strumawachstums kritisch diskutiert werden.

Funktionsparameter

Freie Schilddrüsenhormone

Moderne Verfahren zur Messung freier Schilddrüsenhormone im Serum zeichnen sich gegenüber den älteren Methoden der Gesamthormon-Bestimmung dadurch aus, daß sie von den Konzentrationen der Hormon-Bindungsproteine im Serum unabhängige – und damit verläßlichere – Resultate liefern [5, 10, 11, 12, 17, 18].

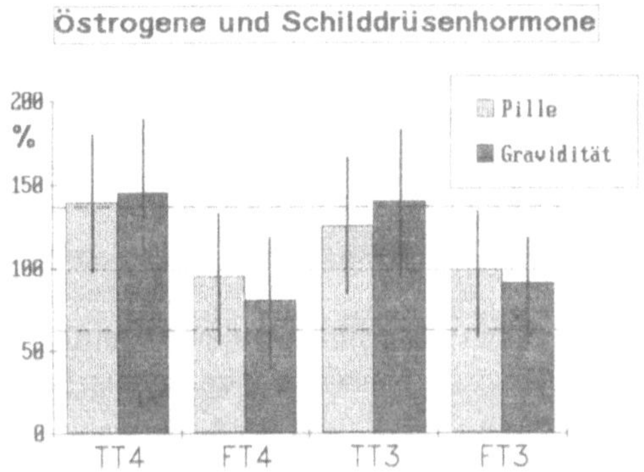

Abb. 1 Gesamt-Thyroxin (TT4) und Trijodthyronin (TT3) sowie freies Thyroxin (FT4) und Trijodthyronin (FT3) bei 71 Frauen unter östrogenhaltigen Ovulationshemmern und 118 Schwangeren. (Mittelwerte und Standardabweichungen nach Z-Transformation der Variablen)

Dieser Vorzug kommt in der täglichen Routine am häufigsten bei Frauen, die Östrogene einnehmen, oder bei Schwangeren zum Tragen. Abbildung 1 zeigt die auf einen einheitlichen Normbereich bezogenen Mittelwerte der radioimmunologischen Bestimmung von Gesamt-Thyroxin (TT4) und Trijodthyronin (TT3) sowie freiem Thyroxin (FT4) und Trijodthyronin (FT3) bei einem Kollektiv von 118 Schwangeren und 71 Frauen unter östrogenhaltigen Ovulationshemmern [24]. Es ist deutlich zu erkennen, daß die östrogen-induzierte Vermehrung des wichtigsten Schilddrüsenhormon-Bindungsproteins – des TBG – zu Erhöhungen der Gesamthormon-Konzentrationen bis in den hyperthyreoten Bereich führt. Unter Östrogen-Einfluß ist die euthyreote Stoffwechsellage nur anhand der Parameter für die freien Hormone richtig zu beurteilen. Es sei darauf hingewiesen, daß die im Vergleich zu den Frauen unter Einnahme von Östrogenen etwas niedrigeren FT4- und FT3-Werte von Schwangeren nicht auf Zufall beruhen; sie sind als Ausdruck einer schwangerschafts-bedingten kompensierten, euthyreoten Hypothyroxinämie und Hypotrijodthyroninämie zu interpretieren [13].

Trotz des seit langem bekannten Vorzugs der TBG-Unabhängigkeit bei der Bestimmung freier Schilddrüsenhormone wurden die Methoden vor allem zur direkten radioimmunologischen Messung des FT4 lange kontrovers diskutiert; die Sektion Schilddrüse der Deutschen Gesellschaft für Endokrinologie konnte sich in ihrem Papier zur Schilddrüsen-Diagnostik von 1985 [22] noch nicht zu einer generellen Empfehlung der Verwendung von FT4-RIA entschließen. Grund für diese Zurückhaltung waren methodische Schwächen von FT4-RIA der ersten Generation, die auf dem Prinzip des Thyroxin-analogen Tracers beruhten (sog. Einschritt-RIA). Diese Analog-Tracer RIA hatten den Nachteil, nicht unabhängig von der Konzentration des Albumins und freier Fettsäuren im Serum zu sein und durch – zwar selten vorkommende – endogene Autoantikörper gegen T4 gestört zu werden. Klinisch relevant ist vor allem die Tatsache, daß Analog-Tracer RIA bei Patienten mit schweren nicht-schilddrüsenspezifischen Krankheiten (NTI = non-thyroidal illness) unter dem Einfluß niedriger Albumin- und hoher Fettsäure-Spiegel häufig zu niedrige FT4-Werte messen. Abbildung 2 läßt erkennen, daß das bei 82 NTI-Patienten mit einem Einschritt-RIA nach dem Prinzip des analogen Tracers bestimmte FT4 im unteren Normbereich liegt. Wie die Standardabweichung als Maß der Streuung zeigt, wird die untere Normgrenze im Einzelfall auch unterschritten, obwohl bei den untersuchten Patienten eine euthyreote Stoffwechsellage vorlag. Dieser Artefakt ist auf die erwähnte unerwünschte Abhängigkeit der FT4-Werte vom Serum-Albumin zurückzuführen. Demgegenüber mißt ein moderner Zweischritt-RIA bei dem gleichen Kollektiv von NTI-Patienten deutlich höhere FT4-Werte (vgl. Abb. 2). Moderne Zweischritt-RIA oder RIA mit Antikörper-Tracern sind unempfindlich gegen die erwähnten Störungen durch Albumin-Anomalien, freie Fettsäuren oder Hormon-Autoantikörper [11, 12, 17, 18]. Die ursprüngliche Zurückhaltung bei der Empfehlung von FT4-RIA wurde deshalb – unter der Voraussetzung der Anwendung von Verfahren der neuen Generation – kürzlich auch aufgegeben [5].

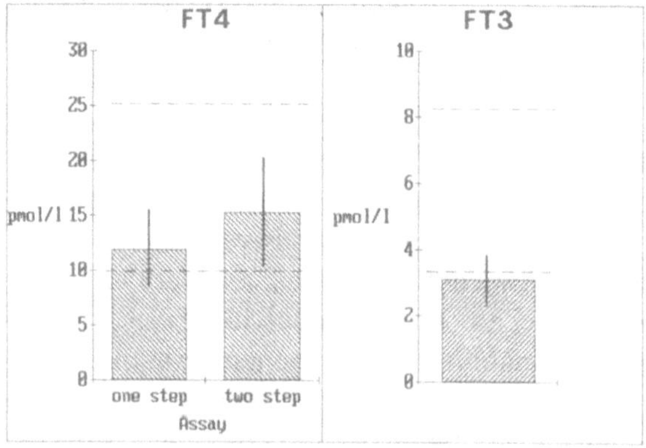

Abb. 2 Mittelwerte und Standardabweichungen des FT4 und FT3 von 82 Patienten mit schweren nicht-schilddrüsenspezifischen Krankheiten. Vergleich der FT4-Bestimmung mit einem Analog-Tracer Einschritt-RIA und einem neuen Zweischritt-RIA

Anhand von Abbildung 2 sei darauf hingewiesen, daß die T4-Konzentrationen im Serum die thyreoidale Hormonproduktion direkter widerspiegeln als die T3-Konzentrationen. Bei den im Mittel deutlich erniedrigten FT3-Werten der NTI-Patienten handelt es sich nämlich im Gegensatz zum mit dem Einschritt-RIA bestimmten FT4 nicht um einen Artefakt, sondern um den Ausdruck des pathophysiologisch begründbaren „Niedrig-T3-Syndroms". Bekanntlich kommt es bei schweren nichtschilddrüsenspezifischen Krankheiten, unter dem Einfluß von Medikamenten wie Glukokortikoiden, Propranolol oder Amiodarone zu einer Abnahme der Konversion von T4 zum stoffwechselaktiven T3, ohne daß dieser

Zustand einer Hypothyreose entspräche [10, 17]. Umgekehrt kann im Jodmangel bei euthyreoter Stoffwechsellage das T3 „kompensatorisch" leicht erhöht sein. Nur bei isoliert gesteigerter thyreoidaler T3-Produktion wie z. B. bei der seltenen „T3-Hyperthyreose", die etwa 10% aller Hyperthyreose-Fälle ausmacht, und bei Frühstadien der Schilddrüsen-Überfunktion bzw. eines Rezidivs dieser Funktionsstörung sind T3-Parameter von klinischer Relevanz. Hinzu kommt die wichtige Indikation des Ausschlusses einer Hyperthyreosis factitia unter Therapie mit Levothyroxin.

Sensitiv bestimmtes TSH

Seit etwa 5 Jahren sind verbesserte Methoden zur sensitiven Bestimmung des TSH, die in der Regel auf dem Prinzip des immunradiometrischen Assays (IRMA) beruhen, generell verfügbar. Durch dieses Meßprinzip läßt sich die untere Nachweisgrenze um eine Größenordnung von ca. 0.2 mU/L beim älteren RIA auf ca. 0.02 mU/L beim modernen IRMA senken. Dabei steigt auch die Präzision erheblich: für eine mittlere TSH-Konzentration von 0.3 mU/L lag der Variationskoeffizient beim RIA bei 50% und höher [21], während er beim IRMA nur noch etwa 10% beträgt [7]. Aufgrund dieser – unter der Voraussetzung einer optimalen Qualitätskontrolle erreichbaren – methodischen Überlegenheit sollte es mit dem neuen sensitiven IRMA und vergleichbaren, nicht-radioaktiven, Verfahren gelingen, TSH-Spiegel größer 0.3 mU/L bei Euthyreose sicher von TSH-Werten kleiner 0.15 mU/L bei Hyperthyreose zu differenzieren.

Zur Prüfung dieser Frage führten wir eine Studie an einem selektierten Kollektiv von 74 Patienten mit vorwiegend „latenter" Hyperthyreose bei szintigraphisch nachgewiesener funktioneller Autonomie durch [16]. Hierbei sollte einerseits der Stellenwert des TSH/TRH-Tests im Vergleich zu den peripheren Hormonparametern FT4 und FT3 sowie vor allem die Aussagekraft der alleinigen, sensitiven, Bestimmung des TSH im Vergleich zum TRH-Test untersucht werden. Abbildung 3 stellt graphisch die Resultate dieser Studie dar: von den 74 Patienten mit szintigraphisch eindeutiger funktioneller Autonomie wiesen nur 17% ein erhöhtes FT4 und 25% ein erhöhtes FT3 auf. Dieser Befund überrascht nicht, da einerseits die Überlegenheit der Szintigraphie zur Erfassung der funktionellen Autonomie gut belegt ist [3] und andererseits oben bereits auf die etwas bessere Sensitivität von T3-Bestimmungen bei der Diagnose der Hyperthyreose hingewiesen wurde. Mit 66% wesentlich häufiger zeigten demgegenüber das basale und das TRH-stimulierte TSH die Störung des Regelkreises Hypophyse-Schilddrüse bei der funktionellen Autonomie an. Eine diagnostische Überlegenheit des TRH-Tests bei der Erkennung der ja in etwa 80% der Fälle nur latenten Hyperthyreose bei szintigraphisch festgestellter funktioneller Autonomie besteht nicht [7, 16].

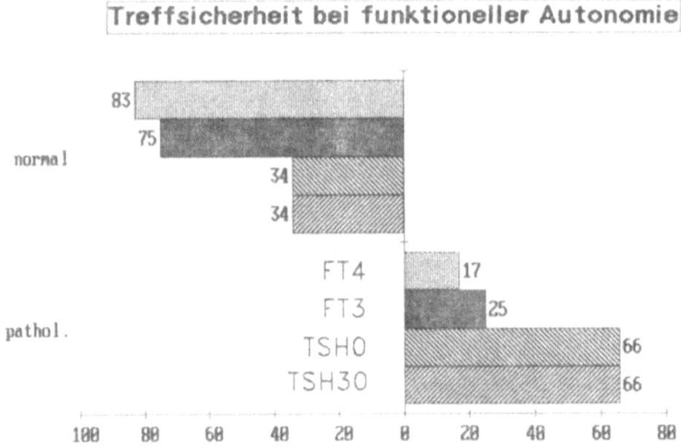

Abb. 3 Vergleich der Treffsicherheit der Bestimmung von FT4 und FT3 gegenüber dem sensitiv bestimmten basalen TSH und dem TRH-stimulierten TSH bei 74 Patienten mit szintigraphisch nachgewiesener funktioneller Autonomie: relative Häufigkeit normaler und pathologischer Befunde

Diese Studie soll beweisen, daß die alleinige Bestimmung des basalen TSH mit einem modernen, sensitiven Assay ausreichend treffsicher zur Erkennung von Funktionsstörungen der Schilddrüse ist. Zur Beantwortung der in der täglichen Routine häufigsten Fragestellung, nämlich dem Ausschluß der Hyperthyreose, reicht das basale TSH aus: ein Wert zwischen 0.3 und 4 mU/L beweist die Euthyreose mit an Sicherheit grenzender Wahrscheinlichkeit [7, 8, 23].

Verlaufskontrolle der Levothyroxin-Therapie

Unter Levothyroxin-Medikation im Rahmen der Therapie der euthyreoten Struma, der Rezidivprophylaxe nach Struma-Resektion und der Nachbehandlung des differenzierten Schilddrüsenkarzinoms sind zwei Fragen von klinischer Bedeutung:

1. Ausschluß einer Überdosierung des Levothyroxins im Sinne der Hyperthyreosis factitia,
2. Nachweis der TSH-Suppression beim Karzinom und der Struma.

Was die Frage 1 betrifft, so stellt Abbildung 4 die auf einen einheitlichen Normbereich bezogenen Mittelwerte (mit Standardabweichungen) der peripheren Hormone TT4, FT4, TT3 und FT3 bei einem Kollektiv von insgesamt 273 Patienten unter Levothyroxin dar [25]. Es ist deutlich zu erkennen, daß die beiden T4-Parameter den Normbereich z. T. erheblich übersteigen, obwohl bei den Patienten klinisch keine Zeichen einer Hyperthyreose zu beobachten waren. Die Euthyreose unter Levothyroxin-Medikation ist nur an den T3-Parametern richtig zu

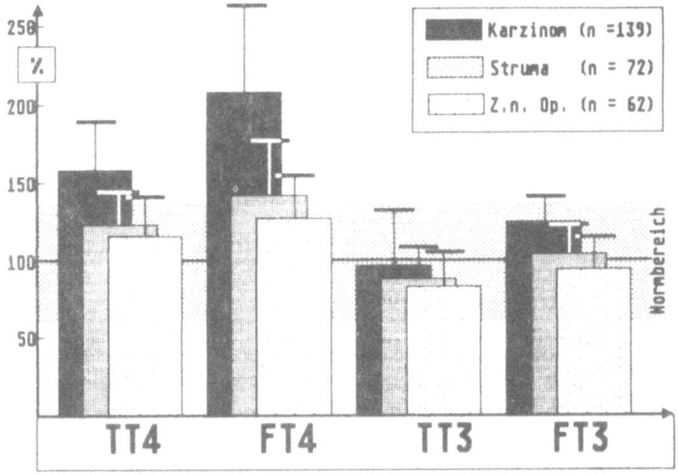

Abb. 4 Gesamt-Thyroxin (TT4) und Trijodthyronin (TT3) sowie freies Thyroxin (FT4) und Trijodthyronin (FT3) bei 273 Patienten unter Levothyroxin-Medikation wegen euthyreoter Struma, nach Operation wegen benigner Struma sowie nach Thyreoidektomie wegen Schilddrüsenkarzinoms.
(Mittelwerte und Standardabweichungen nach Z-Transformation der Variablen)

beurteilen, wobei heute aus den oben aufgeführten Gründen für die Routineanwendung dem FT3 der Vorzug gegeben werden sollte [12].

Was die ausreichende Suppression des TSH unter Levothyroxin betrifft, so ergibt sich auch hier die Frage, ob bei Verwendung eines modernen, sensitiven TSH-Assays auf bisher übliche TRH-Tests verzichtet werden kann. Abbildung 5 ist die Korrelation des basalen TSH mit dem TRH-stimulierten TSH bei einem Kollektiv von 118 Patienten unter verschiedenen Levothyroxin-Dosen wegen euthyreoter Struma zu entnehmen [7]. Analysiert man die Darstellung mit den angegebenen Normgrenzen als Vierfeldertafel, so ergibt sich in 109 der 118 Fälle (= 93%) eine Konkordanz. Hieraus sei die Schlußfolgerung abgeleitet, daß auch zur Prüfung der ausreichenden Dosierung des Levothyroxins eine sensitive Bestimmung des TSH genügt. Das basale TSH sollte unterhalb von 0.1 mU/L liegen; eine völlige Supression unter die Nachweisgrenze moderner Assays erscheint nicht erforderlich und auch nicht sinnvoll, da in diesem Fall häufiger Zeichen der Hyperthyreosis factitia zu erwarten sind [14].

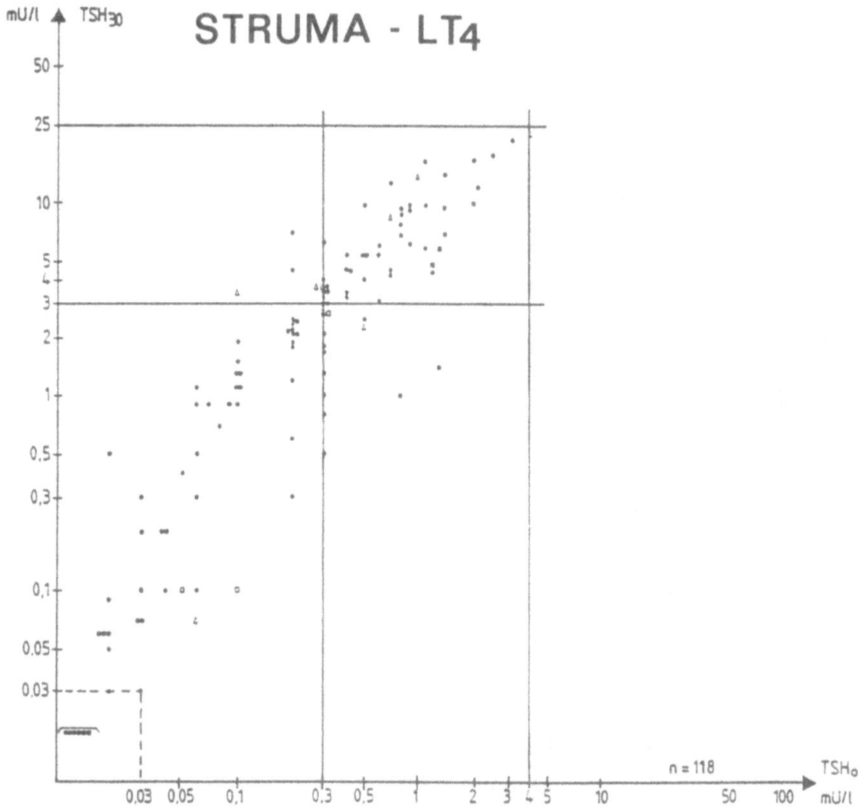

Abb. 5 Korrelation des sensitiv bestimmten basalen TSH (TSH0) mit dem durch 200 ug TRH i.v. stimulierten TSH (TSH30) bei 118 Patienten unter Levothyroxin-Medikation wegen euthyreoter Struma

Immunologische Marker

Autoantikörper gegen Schilddrüsen-Mikrosomen (MAK) und Thyreoglobulin (TAK)

Die Verfahren zur Bestimmung von Schilddrüsen-Autoantikörpern sind in den letzten Jahren durch Einführung von radio- oder enzym-immunologischen Methoden verbessert worden. Diese Methoden bieten Vorteile bei der Quantifizierung der Ergebnisse und eine etwas höhere Sensitivität. Nachdem kürzlich der Nachweis geführt wurde, daß es sich bei dem mikrosomalen Antigen um die Schilddrüsen-Peroxidase (TPO) handelt [19], ist von der Anwendung aktueller TPO-Assays ein Gewinn an diagnostischer Spezifität zu erwarten. Erste Ergebnisse mit diesem Assay werden in diesem Kongreßband präsentiert.

Betrachtet man mögliche klinische Indikationen für die Bestimmung von MAK und TAK anhand von Abbildung 6, so zeigt sich, daß diese eigentlich nur für die Bestätigung der Diagnose einer Immunthyreoiditis Hashimoto von Bedeutung ist [9]. Allenfalls bei der Diagnose und Verlaufskontrolle des M. Basedow als der immunogenen Form der Hyperthyreose kann die Bestimmung von MAK noch indiziert sein. Sowohl bei der Hashimoto-Thyreoiditis als auch beim M. Basedow wird die Verdachtsdiagnose aber zuerst anhand der Funktionsstörung (Hypo- bzw. Hyperthyreose) gestellt. Auf keinen Fall sollten MAK und/oder TAK im Sinne eines Screenings ungezielt bestimmt werden [22].

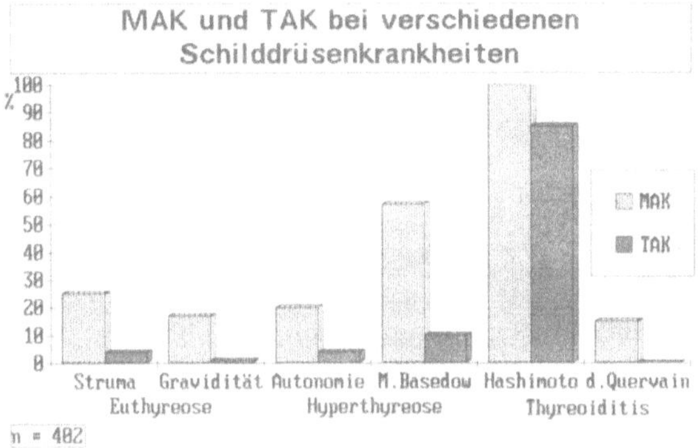

Abb. 6 Relative Häufigkeit von Autoantikörpern gegen mikrosomales Schilddrüsenantigen (MAK) und gegen Thyreoglobulin (TAK) bei einem Kollektiv von 402 Patienten mit verschiedenen Schilddrüsenerkrankungen (Ergebnisse des Hämagglutinationstests)

TSH-Rezeptorantikörper

Den TSH-Rezeptor stimulierende Autoantikörper sind verantwortlich für die funktionelle Stimulation der Schilddrüse beim M. Basedow. Diese pathologischen Immunglobuline können mit einem Radiorezeptor-Assay – dem sog. TRAK-Assay – bestimmt werden. Die hochspezifischen TRAK-Antikörper sind allerdings nur bei etwa 80% der Basedow-Patienten nachweisbar (Abb. 7) [1]. Für die Primärdiagnose des M. Basedow haben TRAK nur dann Bedeutung, wenn die Immunpathogenese nicht bereits eindeutig an der endokrinen Orbitopathie erkennbar ist. Auch hier gilt die Regel, daß ein ungezieltes Screening nicht vertretbar ist.

Was die Verlaufskontrolle des M. Basedow betrifft, so wird die Diskussion kontrovers geführt. Eine groß angelegte Multizenterstudie ergab, daß die Sensitivität zur Vorhersage eines Rezidivs bei 49% und die Spezifität bei 72% liegen [20]; der Stellenwert von TRAK als prognostischem Parameter wurde dementsprechend gering bewertet. Trotzdem darf festgestellt werden, daß in Verlauf der thyreo-

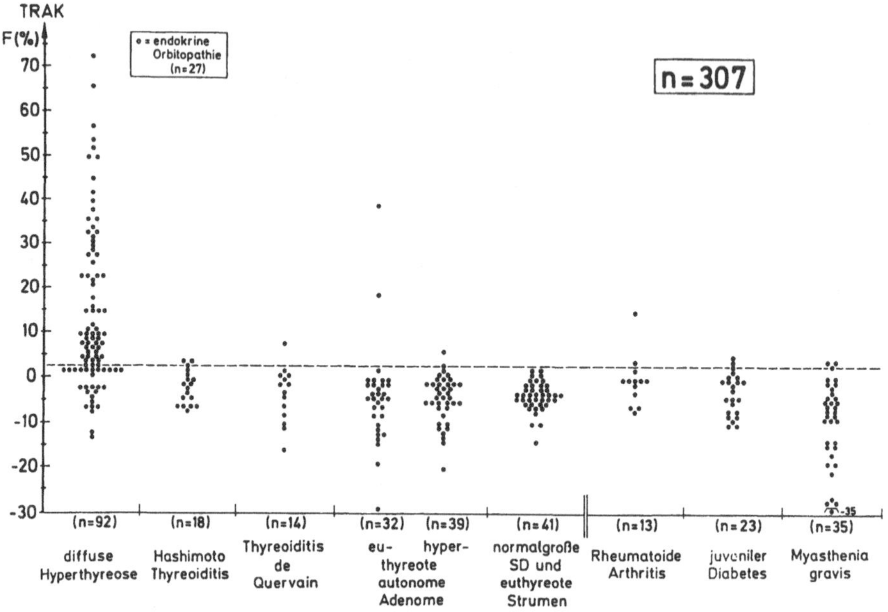

Abb. 7 Ergebnisse der Bestimmung von TSH-Rezeptor-Autoantikörpern (TRAK) bei 307 Patienten mit verschiedenen immunogenen und nicht immunogenen Schilddrüsenkrankheiten sowie nicht-schilddrüsenspezifischen Autoimmunerkrankungen

statischen Therapie der Basedow-Hyperthyreose persistierend stark erhöhte TRAK-Titer Indikatoren der immunologischen Aktivität der Erkrankung und damit ungünstiges prognostisches Zeichen sind. Demgegenüber kann aus dem fehlenden Nachweis von TRAK nicht abgeleitet werden, daß der Autoimmun-Prozeß zum Stillstand gekommen ist [6].

Thyreoglobulin (Tg) als unspezifischer Parameter des Strumawachstums

Basierend auf autoradigraphischen Untersuchungen über die Freisetzung von Thyreoglobulin (Tg) aus den Follikeln von Knotenstrumen durch „Leakage“ wurde die Hypothese aufgestellt, daß ein erhöhter Serumspiegel von Tg unter konservativer Strumatherapie mit Levothyroxin einen Indikator für die Erfolglosigkeit der Behandlung darstelle [2, 4, 6]. Auf der Tagung „Schilddrüse 87“ konnten zu dieser Fragestellung erstmals Ergebnisse einer eigenen, prospektiv angelegten Multizenterstudie präsentiert werden [15].

Abbildung 8 läßt erkennen, daß das Serum-Tg vor Levothyroxin-Therapie bei der Knotenstruma zwar signifikant höher ist als bei der Struma diffusa; am Ende des sechsmonatigen Therapiekurses unterschieden sich die Tg-Werte jedoch nicht

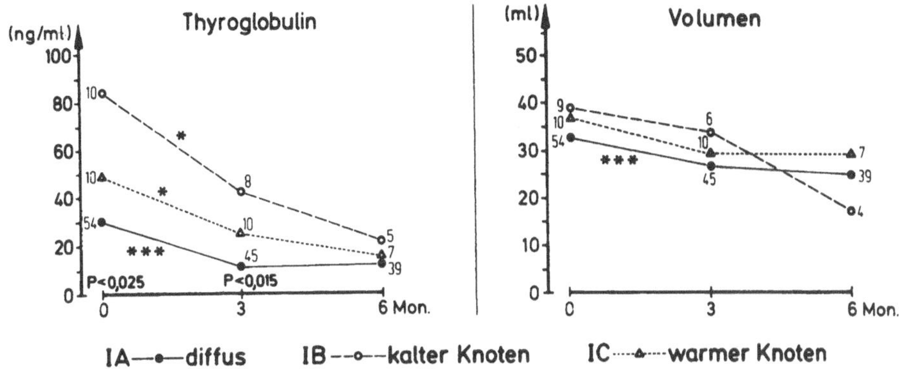

Abb. 8 Medianverläufe von Thyreoglobulin und Schilddrüsenvolumen bei 74 Patienten mit euthyreoter Struma unter Levothyroxin-Medikation; Ergebnisse einer Multizenterstudie. (Irrtumswahrscheinlichkeiten p im Kruskal-Wallis-Test zwischen den Gruppen; Ergebnisse des Wilcoxon-Tests für den intraindividuellen Vergleich der Verläufe: $* \; p < 0.025$, $** \; p < 0.001$, $*** \; p < 0.0001$)

mehr. Eine Korrelation der Abnahme des Serum-Tg mit der Volumen-Reduktion der Schilddrüse unter Levothyroxin war nicht festzustellen. Als Resümee aus der Multizenterstudie ist festzuhalten, daß aus dem individuellen Verhalten des Tg unter Levothyroxin keine Rückschlüsse auf den Erfolg der Therapie der Jodmangelstruma gezogen werden können [15].

Schlußfolgerungen

Die bei weitem häufigste Fragestellung in der *Erstdiagnostik* von Schilddrüsenkrankheiten (Abb. 9) ist der Ausschluß einer Funktionsstörung. Dieser Aus-

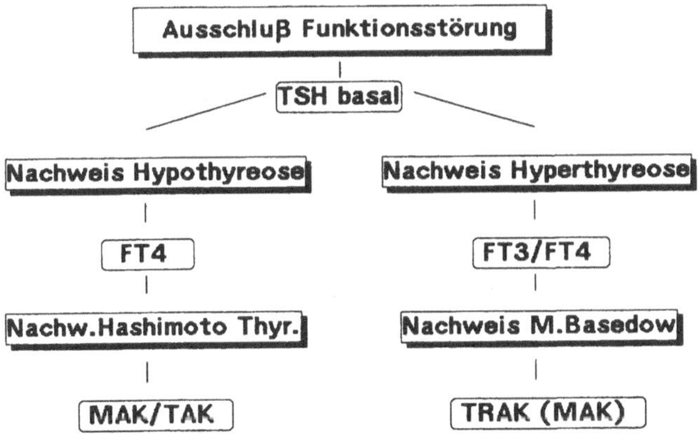

Abb. 9 Diagnostische Strategie für den Einsatz von In-vitro-Tests zur Erstuntersuchung der Struma: Ausschluß versus Nachweis von Funktionsstörungen bzw. Autoimmunerkrankungen

schluß kann heute mit Hilfe der modernen sensitiven Assays anhand des basalen TSH-Spiegels mit ausreichender Sicherheit geführt werden.

Demgegenüber muß zum Nachweis einer Funktionsstörung ein FT4- bzw. FT3-Parameter eingesetzt werden. Dabei weist das FT3 gegenüber dem FT4 zwar den Vorteil der etwas höheren Sensitivität bei der Erkennung der Hyperthyreose auf. Andererseits ist das FT3 aber weniger sensitiv zur Erfassung der Hypothyreose und unterliegt häufig Störeinflüssen bei extrathyreoidalen Änderungen der T4/T3-Konversion.

Zur Bestätigung der Immunpathogenese einer primären Hypothyreose sind Bestimmungen von MAK und TAK indiziert. Bei der Abgrenzung der Basedow-Hyperthyreose von der disseminierten funktionellen Autonomie kann der Nachweis von TRAK hilfreich sein. Im Rahmen der Verlaufskontrolle der antithyreoidalen Therapie des M. Basedow sind pesistierend stark erhöhte TRAK-Titer als ungünstiges prognostisches Kriterium zu werten.

Der Tg-Bestimmung kommt für die Diagnose und Verlaufskontrolle der nichtmalignen Struma keine praxisrelevante Bedeutung zu.

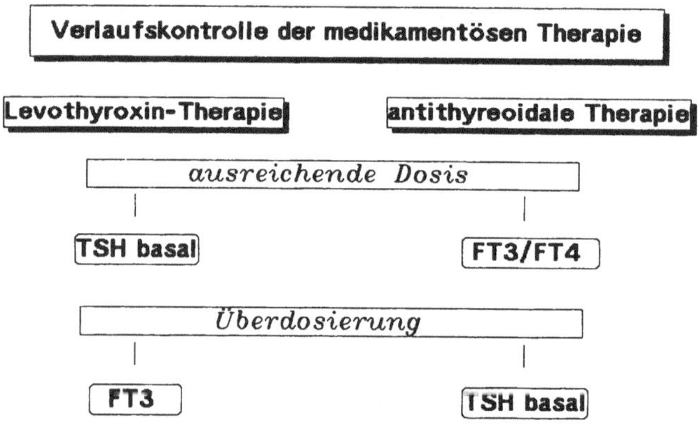

Abb. 10 Diagnostische Strategie für den Einsatz von In-vitro-Tests zur Verlaufskontrolle der medikamentösen Therapie bei euthyreoter und hyperthyreoter Struma

Im Rahmen der *Verlaufskontrolle* (Abb. 10) der Levothyroxin-Medikation bei euthyreoter Struma oder im Rahmen der Struma-Rezidivprophylaxe kann die ausreichende Schilddrüsenhormondosis mittels einer Bestimmung des basalen TSH ermittelt werden. Zum Nachweis oder Ausschluß einer Überdosierung eignet sich das FT 3.

Unter antithyreoidaler Medikation stellt sich die Situation umgekehrt dar: die ausreichende Dosierung ist anhand der Bestimmung von FT3 und FT4 zu erkennen, während ein erhöhtes basales TSH die Überdosierung des Thyreostatikums anzeigt.

Abschließend sei festgestellt, daß auch die optimierten Verfahren zur Bestimmung des TSH, der freien Schilddrüsenhormone und der Autoantikörper nicht völlig frei von Störeinflüssen sind. Wenn sich die Funktionslage nicht nach dem o. a. Schema eindeutig klären läßt, muß weiterhin zunächst der TRH-Test als erprobtes Verfahren zum Ausschluß einer Funktionsstörung eingesetzt werden. Die Diagnose einer Funktionsstörung der Schilddrüse kann in bestimmten klinischen Situationen (z. B. bei NTI-Patienten) sehr schwierig sein; hier ist weiterhin die klinische Erfahrung des Thyreologen von nicht zu unterschätzender Bedeutung [22].

Literatur

[1] Becker, W., Chr. Reiners, W. Börner: Immunologische Kriterien zur Differentialdiagnose von Schilddrüsenkrankheiten, Therapiewoche *35* (1985) 1167.

[2] Bürgi, U., F. Gebel, H. Gerber: Die diagnostische Bedeutung der Thyreoglobulinbestimmung im Blut. Schweiz. med. Wschr. *114* (1984) 365.

[3] Emrich, D.: Szintigraphie der Schilddrüse. Internist *29* (1988) 541.

[4] Gebel, F., F. Ramelli, U. Bürgi et al.: The Site of Leakage of Intrafollicular Thyroglobulin into the Bloodstream in Simple Human Goiter. J. clin. Endocr. *57* (1983) 915.

[5] Herrmann, J.: Bestimmung des freien Thyroxins im Serum. Dt. Ärztebl. *86* (1989) 1758.

[6] Horster, F. A.: Die Bedeutung von MAK, TAK, TRAK und Thyreoglobulin bei der Diagnose von Schilddrüsenkrankheiten. Internist *29* (1988) 538.

[7] Martin, E.: Ersatz des TRH-Tests durch die sensitive Bestimmung des basalen TSH. Vergleichende Bewertung unter besonderer Berücksichtigung der funktionellen Autonomie der Schilddrüse. Inaugural-Dissertation, Würzburg 1989.

[8] Pfannenstiel, P., M. Cordes, N. Panitz: Störungen der Schilddrüsenfunktion – Möglichkeiten und Grenzen der Klassifizierung. Münch. med. Wschr. *129* (1987) 588.

[9] Reiners, Chr.: Serum-Thyreoglobulin und Thyreoglobulin-Antikörper. Ergebnisse beim Schilddrüsenkarzinom und anderen Schilddrüsenerkrankungen. Copythek, Thieme, Stuttgart – New York 1983.

[10] Reiners, Chr.: Stör- und Einflußgrößen bei der Bestimmung direkter und indirekter Parameter für das freie Thyroxin. Dtsch. med. Wschr. *111* (1986) 1292.

[11] Reiners, Chr.: Methodological Problems in Determinations of Free Thyroid Hormones. Progr. Med. Lab. *3* (1987) 245.

[12] Reiners, Chr.: Diagnostische Strategien: Bestimmung von Schilddrüsenhormonen im Serum. Internist *29* (1988) 529.

[13] Reiners, Chr.: Schilddrüsenfunktion und -Funktionsparameter in der Schwangerschaft. Med. Welt (1990) im Druck.

[14] Reiners, Chr., B. Grote, St. Müller et al.: Tissue thyrotoxicosis on TSH-suppressive treatment with levothyroxine in cancer patients after thyroid ablation? Eur. J. nucl. Med. *15* (1989) 519.

[15] Reiners, Chr., B. Schaede, W. Börner et al.: Thyreoglobulinbestimmung zur Therapiekontrolle der endemischen Struma: Ergebnisse einer Multizenterstudie. In: C. R. Pickardt, P. Pfannenstiel, B. Weinheimer (Hrsg.): Schilddrüse 87, S. 367. Thieme, Stuttgart – New-York 1989.

[16] Reiners, Chr., E. Martin, C. Milani et al.: Wertigkeit von In-vitro-Parametern für die Diagnostik der funktionellen Autonomie der Schilddrüse, Nuklearmediziner *12* (1989) 187.

[17] Reiners, Chr., G. Bieler, G. Ertl et al.: Two-step versus one-step FT4 assays in heparin-treated patients and non-thyroidal illness. Nuc Compact *16* (1985) 337.

[18] Reiners, Chr., W. Becker, W. Börner: Erste Ergebnisse der Klinischen Prüfung des neuen Zweischritt-Radioimmunassays FT4-RIAgnost. Nuc. Compact *18* (1987) 205.
[19] Ruf, J., B. Czarnocka, C. DeMicco et al.: Thyroid peroxidase is the organ-specific „microsomal" autoantigen involved in thyroid autoimmunity, Acta endocr. (Kbh) Suppl. *281* (1987) 49.
[20] Schleusener, H., J. Schwander, C. Fischer et al.: Prospective multicentric study on the prediction of relapse after antithyroid drug treatment in patients with Graves' disease, Acta endocr. (Kbh) *120* (1989) 689.
[21] Schneider, R.: Thyreotropin im Serum. Methodische und klinische Prüfung von sechs TSH-Testbestecken. Inaugural-Dissertation, Würzburg (1987).
[22] Scriba, P. C., W. Börner, D. Emrich et al.: Schilddrüsenfunktionsdiagnostik und die Diagnose von Schilddrüsenkrankheiten. Int. Welt *8* (1985) 50.
[23] Von zur Mühlen, A., G. Brabant: TSH-, TRH-Test. Internist *29* (1988) 533.
[24] Walter, H.: Freie Schilddrüsenhormone im Serum. Methodische und klinische Prüfung direkter und indirekter Bestimmungsverfahren. Inaugural-Dissertation, Würzburg 1986.
[25] Wehner, C. M.: Einflüsse der Levothyroxin-Therapie auf die freien und proteingebundenen Schilddrüsenhormone im Serum. Inaugural-Dissertation, Würzburg 1987.

Diskussion

Heinken:
Eine alleinige TSH-Bestimmung schließt eine Schilddrüsenerkrankung nicht aus, wenn eine sekundäre Hypothyreose besteht. Da gibt es normale TSH-Spiegel. – Könnten Sie mir bitte eine Indikation zur Thyreoglobulinbestimmung bei nicht malignen Schilddrüsenerkrankungen nennen.

Reiners:
Das weiß ich wohl, daß es eine sekundäre Hypothyerose gibt und daß man die mit der basalen TSH-Bestimmung nicht erkennen kann. Mein Beitrag zielte nicht auf Raritäten ab, sondern versuchte, Strategien zu entwickeln die in der täglichen Routine für die Patienten, die uns am häufigsten gegenüberstehen, anwendbar sind. Eine Indikation für Thyreoglobulinbestimmungen bei nicht malignen Erkrankungen kenne ich im Moment nicht. Zur Differenzierung der Hyperthyreosis factitia von einer echten Hyperthyreose gibt es eine Publikation von Mariotti (4–5 Jahre alt). Bei 6 untersuchten Patienten gelang ihm eine Differenzierung. Ich selber kenne in der Zwischenzeit 5 Patienten und kann seine Ergebnisse nicht nachvollziehen. Ich habe Patienten mit Hyperthyreosis factitia, bei denen Thyreoglobulin meßbar war.

Braun:
Herr Reiners, auf einem Ihrer Dias war zu erkennen, daß bei Patienten mit szintigraphisch gesicherter funktioneller Autonomie in zwei Drittel der Fälle das basale TSH bzw. der TRH-Test supprimiert war. Es ist vielleicht nicht überflüssig zu erwähnen, daß somit ein Drittel der Autonomien durch die Labordiagnostik nicht entdeckt werden konnte.

Reiners:
Selbstverständlich, es handelte sich um Patienten mit szintigraphisch nachgewiesener, funktioneller Autonomie. Die Treffsicherheit der TSH-Bestimmung zur Erkennung dieser meist latenten Funktionsstörung war nur 66%. Ein Drittel der Fälle ließen sich mit Laborwerten nicht erkennen.

Herrmann:
Herr Reiners, ich möchte doch in diesem Gremium noch einmal ein grundsätzliches Problem zu FT3 und T3 erwähnen. Sie wissen, wir haben häufig gemeinsam diskutiert: Ich möchte von Ihnen wissen, ob die Forderung nach einem robusten Parameter bei dem FT3 genauso gewährleistet ist, wie bei der gesamten T3-Bestimmung. Die Sektion hat sich bisher immer vor einem eindeutigen Statement zum FT3 gedrückt, weil wir normalerweise mit der gesamten T3-Bestimmung auskamen. Würden Sie angesichts Ihrer Erfahrung jetzt sagen, daß wir auch hier ein Revirement einführen müßten und das FT3 tatsächlich den gleichen Stellenwert bekommt, wie das Gesamt-T3.

Reiners:
Tatsächlich ist es so, daß die Bestimmung des FT3 vom pathophysiologischen Hintergrund her nicht die Bedeutung hat, wie die Bestimmung des FT4. (Typische Situation: östrogen-bedingte TBG-Vermehrung). Nehmen wir ein Kollektiv von Pillenpatientinnen, dann finden wir bei etwa 80% dieser Patientinnen erhöhte Gesamt-Thyroxinwerte, aber nur bei 30–40% erhöhte Gesamt-T3-Werte. Aus dieser quantitativen Relation wird schon deutlich, daß die FT3-Bestimmung nicht den Stellenwert hat.

Zusätzlich ein Beispiel aus der Praxis:
Habe ich eine Patientin, die die Pille einnimmt, mit einer szintigraphisch nachgewiesenen funktionellen Autonomie mit einem eventuell dazugehörigen negativen TRH-Test und einem normalen FT4 aber einem erhöhten Gesamt-T3, dann weiß ich nicht, ist es eine T3-Hyperthyreose, oder ist es eine euthyreote Stoffwechsellage. In diesem Fall kann nur die FT3-Bestimmung weiterhelfen. Auf der anderen Seite, zur Robustheit der FT3-Parameter, hier ist die Problematik der Störinterferenzen, wie wir sie bei der FT4-Bestimmung anfänglich so schmerzlich kennengelernt haben, bei weitem nicht so ausgeprägt.

Pickardt:
Ich möchte ergänzen: die Sektion Schilddrüse hat sich tatsächlich gedrückt – vor dem Hintergrund der Beobachtung, daß bei Jodmangelstrumen bei uns ja das Gesamt-T3 relativ hoch ist – auch wenn man die TBG-Konzentration im individuellen Serum mitberücksichtigt und es deswegen keine nach obenhin absolut sicheren Referenzbereiche gibt.

Reiners:
An dieser Stelle sollte man, wenn es um die T3-Parameter geht, doch erwähnen, daß die T3-Bestimmung unabhängig davon, ob man Gesamthormonparameter

oder freie Hormonparameter bestimmt, von vielfältigen Einflußgrößen abhängt. Wir kennen die Konversionsänderungen, wir kennen bei der T3-Bestimmung eine ausgeprägte Altersabhängigkeit der gemessenen Parameter. Aus meiner Sicht gibt es für die T3-Bestimmung (sei es nun Gesamt-T3 oder besser FT3) nur zwei Indikationen. Die eine Indikation in der Primärdiagnostik ist die Früherfassung der Hyperthyreose bei den rund 10% isolierten T3-Hyperthyreosen. Und die 2. Indikation ist die Verlaufskontrolle der Levothyroxintherapie, um hier eine Überdosierung zu erkennen.

Emrich:
Zwei Kommentare:
1. Mich hat Ihre gute Konkordanz zwischen basalem TSH und TRH-Test bei der Autonomie überrascht. Wir haben etwa bei 20% der Fälle ein normales basales TSH gesehen und doch eine eingeschränkte TSH-Reserve.

2. Sie haben gesagt: mikrosomale Autoantikörper gehören zur Diagnose einer Thyreoditis. Ich wäre etwas vorsichtig, bei der schlechten Spezifität. Die Diagnose einer klinisch relevanten Immunthyreoditis muß zytologisch belegt sein, sonst behandeln wir viele Patienten, die keine Thyreoditis haben.

Reiners:
Zu Punkt 2: Die Punktionszytologie habe ich miterwähnt. Wenn nicht, muß ich mich entschuldigen.

Zu Punkt 1: Bei unserem Kollektiv von Patienten mit funktioneller Autonomie haben wir uns die Frage nach der Korrelation gestellt, so wie Sie sie hier gerade aufgeworfen haben und aus diesem Grunde habe ich Ihnen dieses Diagramm gezeigt, was ja die Treffsicherheit der Methode über die ganze Entscheidungsbreite zeigt, und Sie haben parallele Kurven gesehen.

Welchen Gewinn bringt die Tg-Bestimmung für die Primärdiagnostik und die Verlaufskontrolle der euthyreoten Struma?

V. Müßler, G. Benker, Th. Olbricht, D. Reinwein

In einer retrospektiven Erhebung an 350 Strumaträgern und Schilddrüsengesunden – über bis zu 5½ Jahre beobachtet – haben wir die Bedeutung der Tg-Bestimmung im Serum für die Primärdiagnostik und die Verlaufskontrolle der euthyreoten Struma untersucht. Die wichtigsten Ergebnisse lassen sich wie folgt zusammenfassen:

- Weder extrathyreoidale Faktoren wie Alter, Geschlecht, Nikotinkonsum, noch Schilddrüsenvolumen und TSH haben einen direkten Einfluß auf das Serum-Tg. Die Tg-Sekretion – auch aus der gesunden Schilddrüse – scheint TSH-unabhängig zu erfolgen.
- Strumapatienten weisen höhere Tg-Spiegel auf als Schilddrüsengesunde, ansteigend bis zu den höchsten Tg-Mittelwerten bei der Struma multinodosa.
- Unter Levothyroxin-Therapie ist das Serum-Tg deutlich supprimiert, nicht jedoch bei multinodösen Strumen. Hier kann man von einer „autonomen" Tg-Sekretion aus den Strumaknoten sprechen.
- Bei Strumaresezierten zeigt das Tg dieselben funktionellen Verhältnisse: normwertige Tg-Spiegel bei Patienten ohne Rezidiv, hohe Tg-Spiegel mit aufgehobener Supprimierbarkeit bei einer Rezidivstruma multinodosa. Die Strumaresektion führt also zu einer funktionellen restitutio ad integrum entsprechend dem morphologischen Ergebnis der Operation, bzw. im Langzeitverlauf entsprechend dem status quo der Schilddrüsenmorphologie.
- Im Verlauf finden sich Tg-Veränderungen – in der absoluten Höhe und in der Supprimierbarkeit durch Levothyroxin – erst Monate bis Jahre nach korrespondierenden morphologischen Veränderungen.

Neben den zuvor genannten Ergebnissen muß man daher sagen, daß die Tg-Bestimmung bei der euthyreoten Struma keine weiterführenden Informationen liefert.

Das Serum-Tg spiegelt zwar den morphologischen Zustand der Schilddrüse wider, reagiert dabei aber auf morphologische Veränderungen erst im Laufe von Monaten bis Jahren. Insbesondere zur Prognose der Strumaerkrankung und über den zu erwartenden Therapieerfolg läßt die Tg-Bestimmung daher keine Aussage zu.

Diskussion

Deckart:
Hierzu möchte ich eine Bemerkung machen: Während der thyreostatischen Behandlung der Hyperthyreose mit Thiamazol konnten wir einen Anstieg der Tg-Konzentration in der Folge einer TSH-Konzentrationssteigerung durch Thiamazol-Überdosierung beobachten. Dosis-Reduktion führte zu TSH-Normalisierung und Absinken der Tg-Konzentration. Die Tg-Bestimmung erfolgte in TAK negativen Seren.

Müßler:
In unserem Patientengut sahen wir statistische Zusammenhänge zwischen TSH und Thyreoglobulin lediglich bei der Therapie mit Levothyroxin. Bei Schilddrüsengesunden fanden sich keine signifikanten Zusammenhänge zwischen TSH und Thyreoglobulin. Bei Struma-Patienten ohne Levothyroxin-Therapie waren spontane TSH-Veränderungen nicht überzufällig häufig mit Thyreoglobulin-Veränderungen korreliert.

Reiners:
Leider finden sich beim Morbus Basedow in bis zu 50% der Fälle Tg-Autoantikörper, die die Tg-Bestimmung empfindlich stören können. Neue Tg-IRMA's sind hiervon weniger beeinflußt als bisherige Tg-RIA's. Trotzdem bin ich skeptisch, was die prognostische Bedeutung der Tg-Bestimmung beim Morbus Basedow betrifft.

Eber:
Wie erklären Sie das diagnostisch wichtige Kriterium: Thyreoglobulin gleich Null bei der Hyperthyreosis factitia?

Müßler:
Die Suppression des Thyreoglobulin fand sich ausschließlich bei der Levothyroxin Medikation und nicht bei spontaner Abnahme des TSH aus anderen Gründen.

Benker:
Die Thyreoglobulinsekretion ist sicher TSH-abhängig; dies zeigt der Thyreoglobulinanstieg im Serum nach exogenem TSH und die Suppression bei der Hyperthyreosis factitia. Diese Suppression gibt es aber nur bei der gesunden Schilddrüse. Macht man Patienten mit Knotenstrumen hyperthyreot, z. B. beim Suppressionstest, sinkt das Thyreoglobulin höchstens geringfügig ab, obwohl das TSH supprimiert ist. Insofern ist die Thyreoglobulinsekretion in dieser Situation weitgehend TSH-unabhängig.

Autoantikörper gegen Schilddrüsenperoxidase (TPOAb) als sensitive Serumparameter für einen intrathyreoidalen Autoimmunprozeß

A. Passath, G. Leb, H. Warnkroß, G. Obermayer, B. Pietsch, P. Krisper

Bei Immunhyperthyreosen werden die intrathyreoidalen B-Lymphozyten durch einen partiellen bzw. kompletten Defekt der Immunregulation zur Produktion von Autoantikörpern gegen den TSH-Rezeptor (TRAb), gegen mikrosomale Fraktionen (MAb) und gegen Thyreoglobulin (TAb) stimuliert [2, 6]. TRAb besetzen den TSH-Rezeptor und stimulieren die Thyreozyten TSH-agonistisch. Den MAb und TAb werden zytotoxische Eigenschaften zugesprochen. Die Schilddrüsenperoxidase (TPO) wurde als Hauptkomponente mikrosomaler Fraktionen identifiziert und gereinigt hergestellt [4]. Durch ^{125}J-Markierung der TPO und Klonierung monoklonaler Antikörper gegen TPO konnten empfindliche Radioimmunoassays zur Bestimmung der TPOAb hergestellt werden [1].

Das Ziel dieser Untersuchung war 1. die Überprüfung der Sensitivität und Spezifität zweier TPOAb-RIA im direkten Vergleich mit den MAb bei Immunthyreopathien (Immunhyperthyreosen und Autoimmunthyreoiditis) und 2. der Wertigkeit der TPOAb bzw. MAb zur Abschätzung des Schweregrades der Immunregulationsstörung bei Immunhyperthyreosen vor und unter einer Thyreostatikatherapie.

Ergebnisse

1. Die TPOAb wurden mit zwei RIA gemessen (Methode A – Sorin, Methode B – Henning). Die MAb wurden immunradiometrisch bestimmt (Serono). Die TPOAb-Werte beider Bestimmungsmethoden wurden mit den MAb-Werten von Patienten mit eindeutig definierten Immunthyreopathien (11 Hashimotothyreoiditis, 24 erstdiagnostizierte Immunhyperthyreosen und 12 Immunhyperthyreosen vor Beendigung einer Thyreostatikamedikation) verglichen (Abb. 1). Nur bei negativen MAb-Werten (< 50 U/ml) wurde eine Diskrepanz gefunden; in ca. 30% waren die TPOAb-Werte pathologisch. Da die Immunthyreopathie durch andere Befunde gesichert war, ist die TPOAb-Bestimmung zum Nachweis eines intrathyreoidalen Immunprozesses sensitiver als die MAb-Bestimmung.

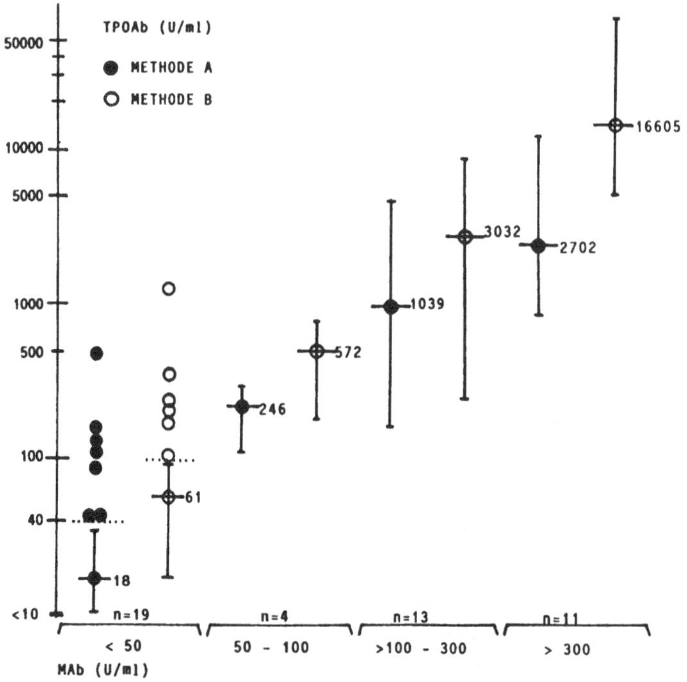

Abb. 1 TPOAb-Werte der Methode A und B (Median und beobachteter Bereich) im Vergleich zu MAb. Der TPOAb-Negativbereich bei Methode A liegt unter 40 U/ml, bei Methode B unter 100 U/ml. Der MAb-Negativbereich ist unter 50 U/ml.

2. Zur Überprüfung der Validität der TPOAb bei Immunhyperthyreosen wurde nur die Methode B (Henning) eingesetzt. Zur Evaluierung des TPOAb-Negativbereiches wurden die Ergebnisse von 87 Patienten herangezogen (31 Schilddrüsengesunde, 23 euthyreote Strumen WHO I–III, 18 Hyperthyreosen durch autonome Adenome und 15 subakute Thyreoiditis de Quervain). 80% der TPOAb-Werte lagen unter 50 U/ml, 20% zwischen 50 bis 100 U/ml, kein Wert uber 100 U/ml (Tabelle 1).

Tabelle 1 Patientenkollektiv zur Evaluierung des TPOAb-Negativbereiches (n=87)

Kollektiv	Alter	TPOAb (U/ml)
Normalpersonen (n=31) (23 w., 8 m.)	x̄ = 34 Jahre	< 0–99
Euthyreote Strumen I–III (n=23) (22 w., 1 m.)	x̄ = 28 Jahre	< 0–92
Autonome Adenome (n=18) (11 w., 7 m.)	x̄ = 67 Jahre	< 0–88
Nicht immunogene Thyreoiditis (n=15) (12 w., 3 m.)	x̄ = 40 Jahre	< 0–82

Tabelle 2 Pathologisch erhöhte Antikörperwerte bei Immunhyperthyreosen

Kollektiv	TRAb pos.	TPOAb pos.	MAb pos.
Erstdiagnosen (n=34) (30 w., 4 m.), 18 mit EO mittleres Alter 34 Jahre	32/34 (94%)	25/34 (73%)	22/34 (64%)
Rezidive (n=13) (11 w., 2 m.), 6 mit EO mittleres Alter 39 Jahre	7/13 (54%)	11/13 (84%)	10/13 (77%)

Bei 34 erstdiagnostizierten Immunhyperthyreosen (18 mit endokriner Ophthalmopathie, EO) war TRAb in 94% (> 10 U/l), TPOAb in 73% (> 100 U/ml) und MAb in 64% (> 50 U/ml) pathologisch. Bei 13 Hyperthyreose- und ophthalmologischen Rezidiven (6 mit EO) war TRAb in 54%, TPOAb in 84% und MAb in 77% erhöht (Tabelle 2). 4 Hyperthyreoserezidive hatten hochpathologisch und 3

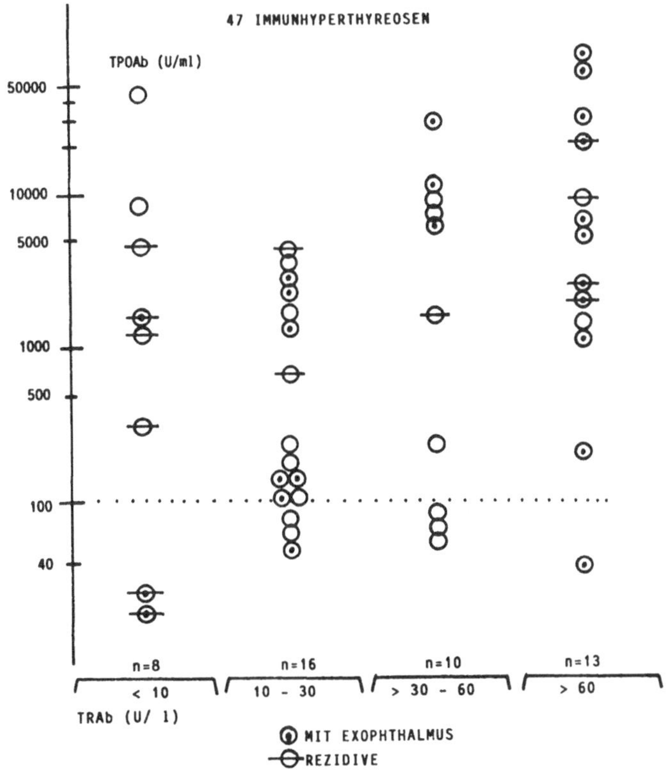

Abb. 2 TPOAb-Werte im Vergleich zu TRAb bei Immunhyperthyreosen (34 erstdiagnostizierte-, 13 Rezidivhyperthyreosen). Bei 4 Rezidiven waren die TPOAb eindeutig pathologisch, TRAb aber negativ.

Rezidive mittelgradig erhöhte TRAb- und TPOAb-Werte. Bei 4 Hyperthyreoserezidiven war TRAb negativ und TPOAb eindeutig pathologisch, bei 2 ophthalmologischen Rezidiven ohne Hyperthyreose waren TRAb, TPOAb und MAb negativ (Abb. 2).

Bei 12 von den 34 erstdiagnostizierten Immunhyperthyreosen konnte TRAb und TPOAb bis über ein Jahr unter einer Thiamazoltherapie überprüft werden. TRAb wurde nach 6 Monaten in 5 von 12 und nach einem Jahr in 8 von 12 Fällen negativ. TPOAb wurde nur in 2 Fällen nach einem Jahr negativ, zwei primär negative TPOAb-Werte wurden nach einem Jahr pathologisch; bei diesen war auch das TSH nach einem Jahr noch supprimiert (Abb. 3).

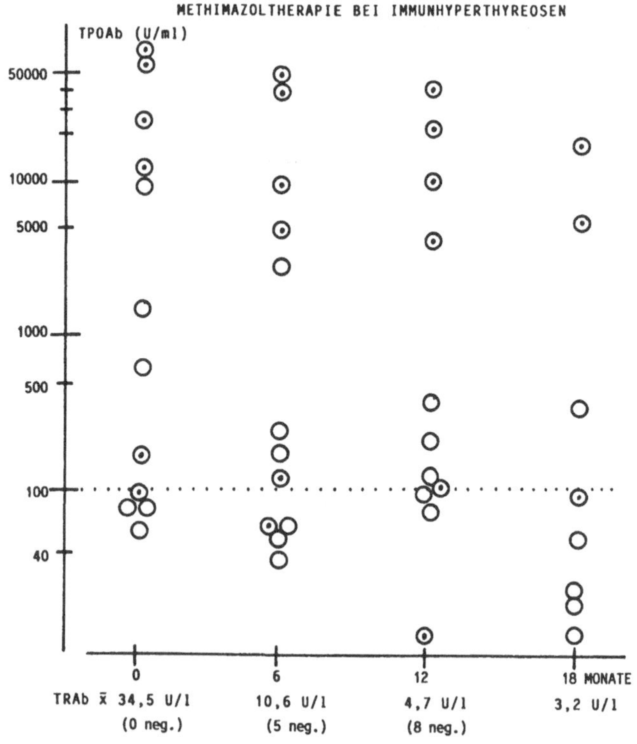

Abb. 3 TPOAb bei Diagnosestellung und 6, 12 und 18 Monate unter Thiamazol (n=12). TRAb war bei Diagnosestellung in 100% erhöht, TPOAb nur in 66%. Nach einem Jahr wurde TRAb in 8 Fällen negativ, TPOAb nur in 2 Fällen (TPOAb bei Diagnosestellung < 1000 U/ml). TPOAb-Werte > 1000 U/ml wurden nicht negativ.

Diskussion und Schlußfolgerung

Beide Meßmethoden zur Bestimmung der TPOAb im Serum sind vor allem im MAb-Negativbereich (< 50 U/ml) und im niedrig pathologischem Bereich (MAb zwischen 50–100 U/ml) sensitiver als die IRMA-MAb-Meßmethoden.

Obwohl den MAb bisher keine diagnostische und prognostische Bedeutung bei Immunhyperthyreosen beigemessen wurde [3], kann der Stellenwert der MAb bzw. der TPOAb durch diese Beobachtungen folgendermaßen interpretiert werden: TRAb ist für die Erstdiagnose einer Immunhyperthyreose der sensitivste serologische Parameter. Wird TRAb unter Thiamazol negativ, kann eine Remissionsprognose nicht gestellt werden [5]. Bleibt TRAb positiv und wird das Thyreostatikum abgesetzt, ist das Rezidiv unvermeidlich. Sind MAb bzw. TPOAb bei der Erstdiagnose deutlich pathologisch (z. B. MAb > 500 U/ml und TPOAb > 5000 U/ml), werden diese unter einer Thiamazoltherapie nie negativ. Wird das Thyreostatikum abgesetzt, so ist die Rezidivwahrscheinlichkeit fast ebenso hoch wie bei pathologischen TRAb vor Beendigung einer Thyreostatikatherapie. Nur wenn gering pathologische TPOAb- bzw. MAb-Werte unter einer Thiamazoltherapie gleichzeitig mit den TRAb negativ werden, dann wird die Remissionswahrscheinlichkeit relativ hoch.

Damit ergibt sich für die Therapiestrategie bei Immunhyperthyreosen folgendes Konzept: Sind TRAb, TPOAb bzw. MAb am Beginn der Erkrankung hoch pathologisch, kann eine Remission mit Thyreostatika nicht erwartet werden, auch wenn TRAb negativ wird. Diese Patienten müssen nach einer 6–24monatigen Thiamazoltherapie ablativ behandelt werden (Operation oder Radiojodtherapie).

Literatur

[1] Mariotti, S., S. Anelli, J. Ruf et al.: Comparison of serum thyroid microsomal and thyroid peroxidase autoantibodies in thyroid diseases. J. Clin. Endocrinol. Metab. *65* (1987) 987–993.

[2] Rees Smith, B., S. M. McLachlan, J. Furmaniak: Autoantibodies to the thyrotropin receptor. Endocrine Reviews, *9* (1988) 106–121.

[3] Reisert, P. M.: Therapie der immunogenen Hyperthyreose: Medikamentöse Therapie. In: C. R. Pickardt, R. Pfannenstiel, B. Weinheimer (Hrsg.): Schilddrüse 1987, S. 434–440, G. Thieme Verlag, Stuttgart 1989.

[4] Ruf, J., B. Czarnocka, C. De Micco, C. Dutoit et al., Thyroid peroxidase is the organ-specific „microsomal" autoantigen involved in thyroid autoimmunity. Acta Endocrinol (Copenh.), Suppl. *281* (1987) 49–56.

[5] Schleusener, H., J. Schwander, G. Holl et al.: Do HLA-DR-typing and measurement of TSH-receptor antibodies help in the prediction of the clinical course of Graves' thyrotoxicosis after antithyroid drug treatment? Acta Endocrinol. (Copenh.) (Suppl.) *181* (1987) 318–324.

[6] Volpé, R.: Immunological aspects of thyroid disease. Triangel *23* (1984) 95–109.

Vergleichende Untersuchungen zum Nachweis von Antikörpern gegen Schilddrüsen-Mikrosomen (MAK) und der thyreoidalen Peroxidase (TPO)

R. Schmidt, J. Teuber, A. Hettenbach, U. Schwedes, K. H. Usadel, R. Kattermann

Die Bestimmung von Antikörpern gegen Thyreoglobulin und gegen mikrosomales Antigen aus Schilddrüsenzellen wird seit vielen Jahren zur Differenzierung immunogener und nicht immunogener Schilddrüsen-Erkrankungen durchgeführt. Die heutigen radio- und enzymimmunologischen Methoden sind zumeist auf den gleichen Standard kalibriert und ermöglichen im Gegensatz zu den alten Techniken eine einfachere und nicht Personen bezogene Auswertung.

Während Thyreoglobulin als Antigen für die Antikörperbestimmung seit langem bekannt war, ließ sich das sogenannte „Mikrosomale Antigen" nicht genau charakterisieren. Portman et al. [6] postulieren, daß das mikrosomale Antigen mit der Schlddrüsenperoxidase (TPO) identisch sei, welche bei der Synthese der Schilddrüsenhormone für die Oxidation von Jodid zu elementarem Jod und dessen Einbau in Thyreoglobulin verantwortlich ist. Die thyreoidale Peroxidase ist ein Glykoprotein mit einem MG von ca. 105000.

In der Annahme, daß TPO die entscheidende antigene Determinante des mikrosomalen Antigens darstellt, sollte erwartet werden, daß der gegen dieses Antigen gerichtete Antikörper noch spezifischer die Autoimmungenese einer Schilddrüsenerkrankung charakterisiert als der Antikörper gegenüber dem mikrosomalen Antigen.

Seit geraumer Zeit stehen Assays zum Nachweis von TPO-Antikörpern kommerziell zur Verfügung. Trotzdem gibt es bislang wenig Information darüber, inwieweit TPO-AK und MAK sich voneinander unterscheiden. Die derzeit nur spärlich vorliegenden Publikationen [4] [5] weisen auf eine hochsignifikante Korrelation von mikrosomalen Antikörpern und TPO-Antikörpern hin. Über die klinische Bedeutung dieser neuen Antikörpergruppe liegen kaum Erfahrungen vor. In diesem Zusammenhang wurde folgenden Fragen nachgegangen:

1. Korrelieren Antikörper gegen die thyreoidale Peroxidase (TPO-AK) und Antikörper gegen Schilddrüsen-Mikrosomen (MAK)?
2. Bestehen Assoziationen mit den Schilddrüsen spezifischen Antikörpern gegen Thyreoglobulin (TAK) und gegen den Thyreotropin Rezeptor (TRAK)?

3. Besteht eine Abhängigkeit der Antikörper gegen die thyreoidale Peroxidase mit der Schilddrüsen Stoffwechsellage?
4. Besitzen Antikörper gegen die thyreoidale Peroxidase eine größere klinische Relevanz für Schilddrüsenerkrankungen als Antikörper gegen Schilddrüsen-Mikrosomen?
5. Bei welchen nicht Schilddrüsen bedingten Erkrankungen finden sich TPO-AK erhöht?
6. Wo liegt der klinisch relevante cut off point für TPO-AK?
7. Kann die Bestimmung der thyreoidalen Peroxidase Antikörper die Bestimmung der mikrosomalen Antikörper ersetzen?

Material und Methoden

Material

1. Seren von 406 Patienten mit unterschiedlichem Schilddrüsen-Antikörper-Status (MAK, TAK und TRAK) und Seren von 287 Patienten ohne Schilddrüsen-Antikörper-Nachweis wurden auf das Vorkommen von Antikörpern gegen die thyreoidale Peroxidase untersucht.
2. Der cut of point (Referenzwert) wurde an 239 stoffwechselgesunden Probanden ermittelt.
3. TPO-AK und MAK mit Elisa-Technik wurden mit den Ergebnissen der Schilddrüsen-AK-Bestimmungen mit der indirekten Immunfluoreszenzmethode verglichen.
4. Die TPO-AK und MAK wurden einem Patientenkollektiv aus einer Schilddrüsenambulanz mit unterschiedlicher Stoffwechsellage zugeordnet.
5. Die klinische Bedeutung der TPO-AK-Bestimmung wurde an 27 Patienten mit Autoimmunyhperthyreose (Morbus Basedow), 14 Patienten mit Hashimoto-Thyreoiditis und 133 Patienten mit nicht schilddrüsenbedingten Autoimmunerkrankungen (Lupus erythematodes disseminatus = LED, Mischkollagenosen, rheumatoide Arthritis) geprüft. Zusätzlich wurden MAK und TPO-AK in Seren von Patienten gemessen, die ohne Berücksichtigung der Klinik Autoantikörper gegenüber Kernbestandteilen aufwiesen oder Rheumafaktor positiv waren (n=186).

Methoden

1. Antikörper gegen die thyreoidale Peroxidase wurden mit einem kompetitiven Radioimmunoassay (Farr-Assay, DYNOtest anti-TPO, Fa. Henning Berlin) bestimmt.

2. Antikörper gegen Schilddrüsen-Mikrosomen und Thyreoglobulin-Antikörper wurden mit einem Enzymimmunoassay (ELISA-Technik, Melisa, Fa. Elias, Freiburg) nachgewiesen.
3. Autoantikörper gegen die schwere Kette des Gamma-Globulins (Rheumafaktor) wurden als Agglutinationstest, ANA (antinukleäre Antikörper) wurden mit der Immunfluoreszenztechnik ermittelt.
4. Die Schilddrüsenhormone wurden mit dem Amerlite- (enzymverstärkte Lumineszenztechnik) Verfahren gemessen.
5. MAK wurde mittels der indirekten IFT-Immunfluoreszenztechnik bestimmt. Der Antikörper des Patienten wurde in einer Serumverdünnung von 1:10, der Fluoreszein markierte anti-human-Ig-Antikörper (Fa. Dako, Dako-Patts F200) in einer Verdünnung von 1:20 auf einen 4 μm dicken Gefrierschnitt der Schilddrüse aufgetragen. Die Auswertung erfolgte lichtmikroskopisch über UV-Anregung.

Ergebnisse

Die Durchschnittswerte bei offensichtlich schilddrüsengesunden Patienten fielen für die TPO-AK-Bestimmungen bei einem positiven Wert ab $100 \cdot 10^3$ U/l (von der Hersteller-Firma angegebener cut off point) um 100% höher als für das Vorkommen von MAK aus. Die Erhöhung des pathologischen Basalwertes auf mehr als $151 \cdot 10^3$ U/l verbesserte die Spezifität um etwa 30%. Der Festlegung des pathologischen Bereiches auf Werte über $151 \cdot 10^3$ U/l liegt eine laborinterne Berechnung zugrunde, bei der ein Durchschnittswert von TPO-AK bei schilddrüsengesunden Probanden ohne Berücksichtigung von Alter und Geschlecht von

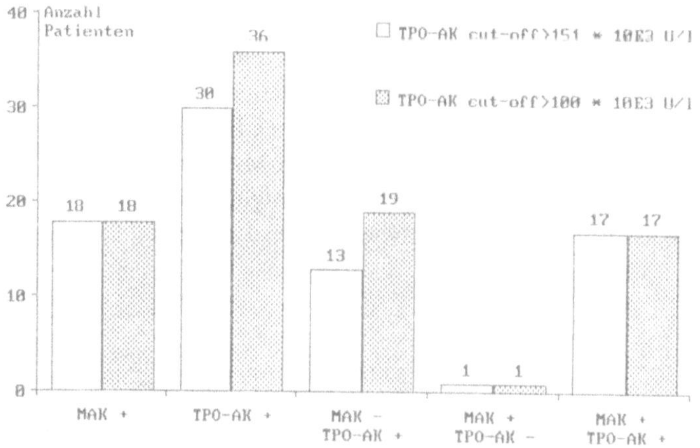

Abb. 1 Verteilung von TPO-AK und/oder MAK-ELISA bei gesunden Probanden ohne weitere Hinweise auf Schilddrüsenerkrankungen (n=239)

75,02·10^3 U/l gefunden wurde. Er wurde ab seiner doppelten Höhe von uns vorerst als pathologisch angenommen (Abb. 1).

Mikrosomale Antikörper und Antikörper gegen TPO zeigten über den Gesamtbereich nach dem Pearson Correlation Test eine nur schwache Korrelation (r=0.5501) (Abb. 2).

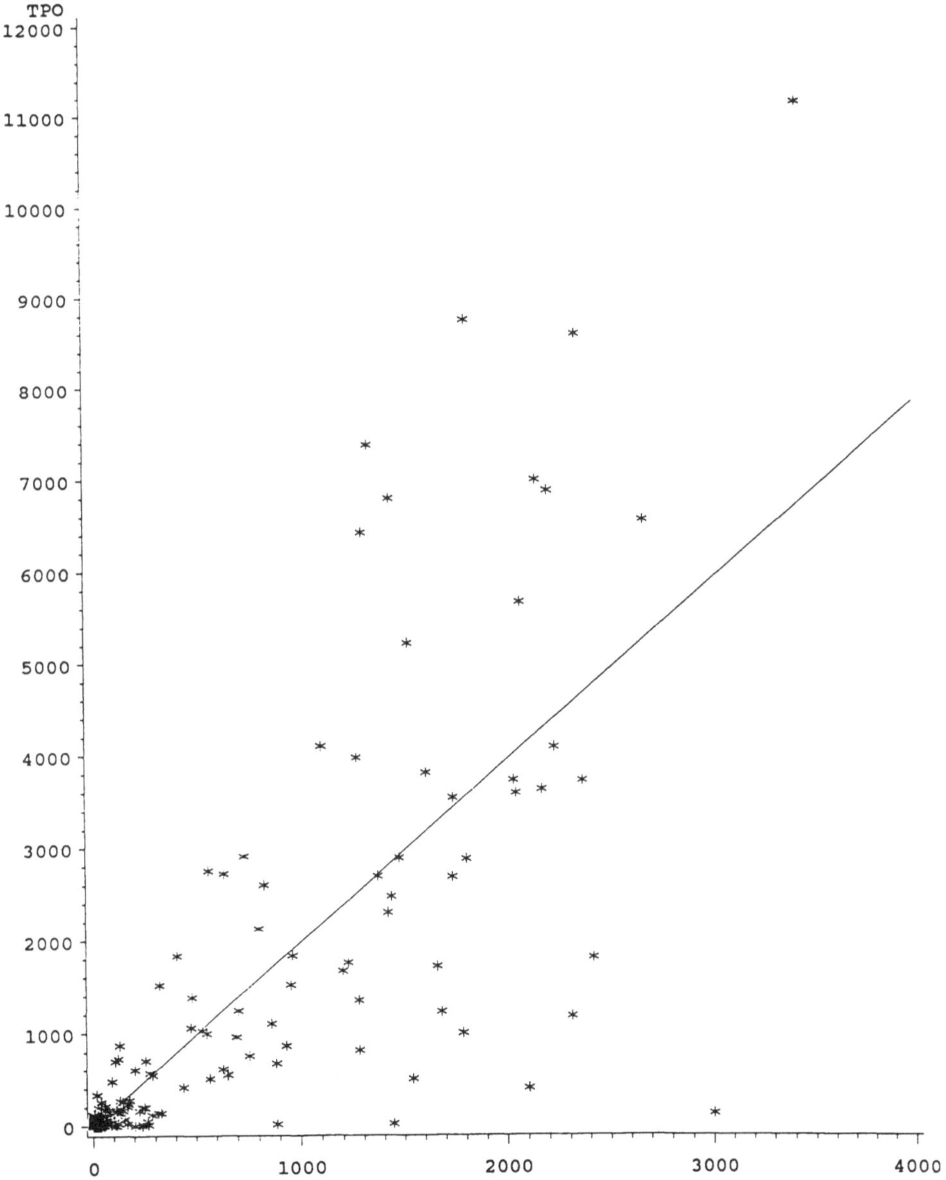

Abb. 2 Korrelation von TPO-AK (Bereich 0-12000·10^3 U/l und MAK (Bereich 0-4000)

Tabelle 1 Assoziation von TPO-AK, MAK und TRAK (n=406 Patienten)

TRAK ≥ 10 U/l			53/406 = 13,1%
TRAK ≥ 10 U/l	TPO-AK	≥ 151	33/ 53 = 62,3%
TRAK ≥ 10 U/l	MAK	≥ 400	26/ 53 = 49,1%
TRAK ≥ 10 U/l	TPO-AK	≥ 151	70/353 = 19,8%
TRAK ≥ 10 U/l	MAK	≥ 400	53/353 = 15,0%

Unter der Bedingung TPO-AK > 151·10³ U/l und MAK > =400 nahm die Korrelation auf r=0.4854 ab. Die Korrelation von TPO-AK zu TgAK (TAK) war über alle Bereiche schlechter als die Korrelation von MAK zu TgAK.

Abbildung 3 gibt die Abhängigkeit unterschiedlicher Antikörperkonzentrationen bei verschiedenem cut off point von TPO-AK wieder.

Es besteht kein Unterschied in der positiven und negativen Korrelation von TPO-AK und MAK gegenüber dem TSH-Rezeptor-Antikörper (TRAK) (Tabelle 1 und Abb. 4).

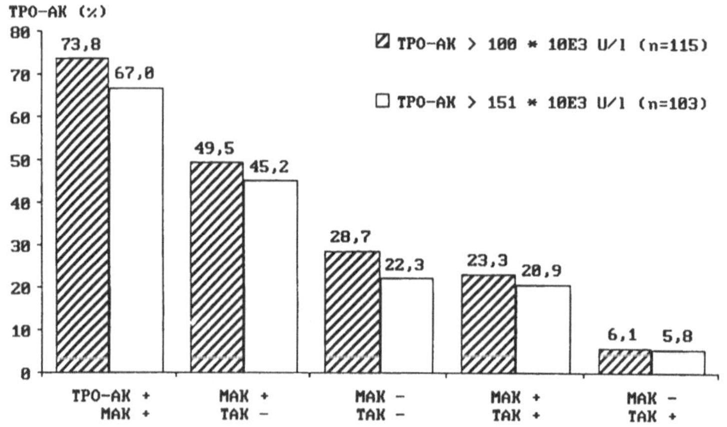

Abb. 3 Anzahl der positiven TPO-AK bei unterschiedlichen Schilddrüsenantikörpern

In einem unselektionierten Krankengut einer Schilddrüsensprechstunde ist TPO-AK bei Patienten mit Euthyreose gegenüber dem Vorkommen von MAK signifikant (p < 0,01) repräsentiert (Abb. 5). In diesem Zusammenhang besteht eine Ähnlichkeit der Ergebnisse zu dem euthyreoten stoffwechselgesunden Probandenkollektiv (Abb. 1).

Bezogen auf das Ergebnis der Immunfluoreszenzuntersuchungen (IFT) stehen TPO-AK und mikrosomale Antikörper bei immunhistologisch positivem Befund in guter Übereinstimmung. Auffällig ist bei IFT negativem Befund (n=48) der

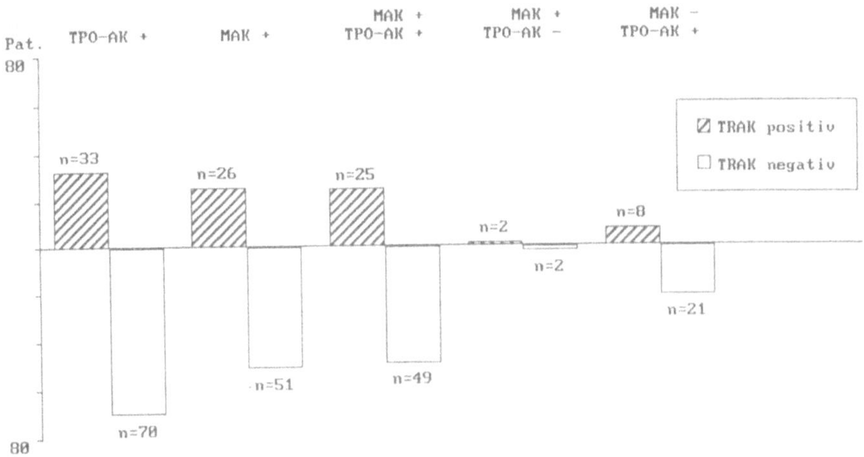

Abb. 4 Vorkommen von TPO-AK und/oder MAK-ELISA bei Patienten mit u. ohne TSH-Rezeptor-AK (TRAK) Nachweis

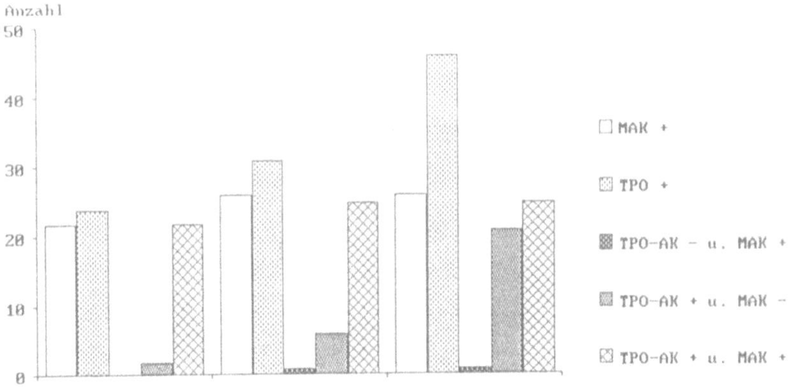

Abb. 5 Vorkommen von TPO-AK und/oder MAK-ELISA bei unterschiedlichen Schilddrüsenfunktionszuständen ohne Berücksichtigung ihrer Genese (n=406)

hohe Anteil positiver TPO-AK-Werte (Abb. 6), der insgesamt mit 46% (n=22) gegenüber 27% (n=13) bei MAK-Elisa positiven Patienten signifikant ($p < 0{,}001$) ist.

TPO-AK und MAK finden sich in einem gemischten Kollektiv mit zusätzlicher Antikörperaktivität gegenüber Kernbestandteilen (ANA) und der schweren Kette von Immunglobulinen (Rf) außergewöhnlich häufig (Abb. 7).

Diese Antikörper finden sich häufig als ein Epiphänomen ohne Krankheitswert. Werden die Patienten aufgrund gesicherter Diagnostik von Autoaggressionserkrankungen etwa LED, rheumatischer Arthritis oder Mischkollagenosen auf das

Vorkommen von TPO-AK und MAK untersucht, läßt sich die bekannte Assoziation zu den Schilddrüsenantikörpern dokumentieren, ohne daß erkennbare Unterschiede in der Häufigkeit ihres Vorkommens zu sehen sind (Abb. 8).

Mikrosomale Antikörper und TPO-AK sind bei der Hashimoto-Thyreoiditis ausnahmslos vorhanden. Beim unbehandelten Morbus Basedow können sie in mehr als der Hälfte der Fälle nachgewiesen werden (Abb. 9).

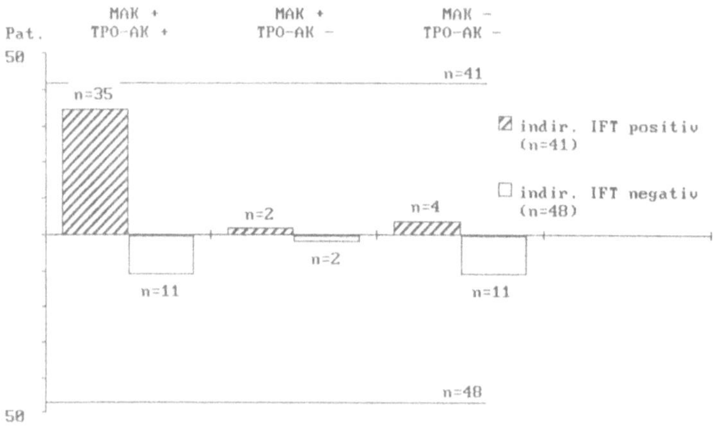

Abb. 6 Ergebnisse von MAK im indirekten Immunfluoreszenztest (IFT) bei 89 Patienten mit MAK-ELISA und/oder TRAK-Nachweis

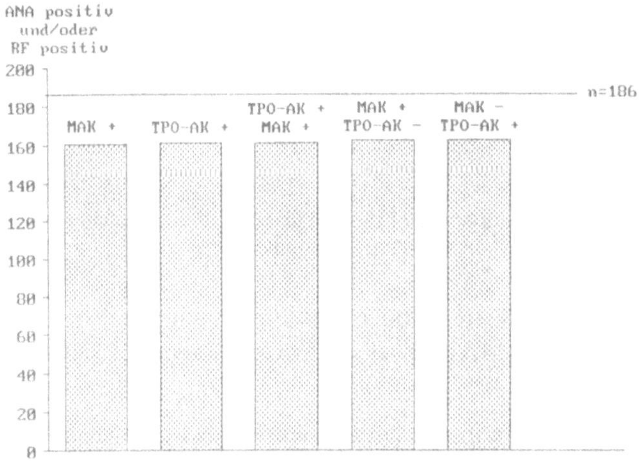

Abb. 7 Vorkommen von TPO-AK und/oder MAK bei Patienten mit antinukleären AK (ANA) und Rheumafaktoren

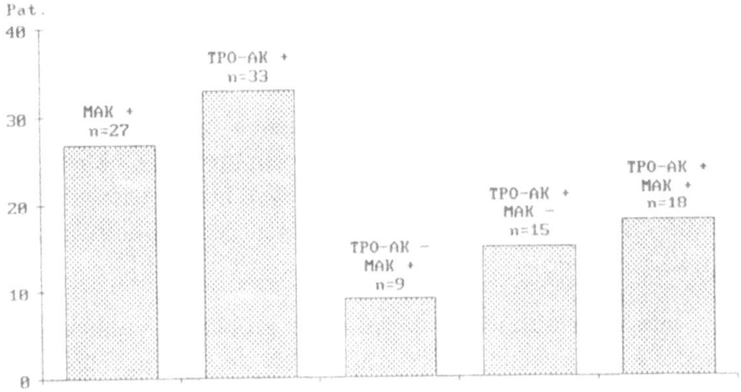

Abb. 8 Vorkommen von TPO-AK und MAK bei Patienten mit Autoimmunerkrankungen ohne nachweisbare Schilddrüsenbeteiligung (n=133)

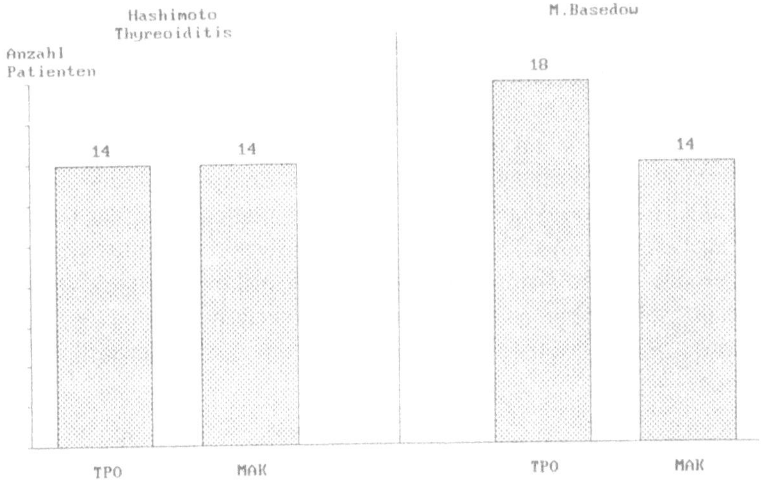

Abb. 9 Vorkommen von MAK und TPO-AK bei Patienten mit Hashimoto Thyreoiditis (n=14) und M. Basedow (n=27)

Diskussion

Durch die Entdeckung der Schilddrüsen-Antikörper durch Roitt und Doniach [7] wurde es möglich, eine immunogene Schilddrüsenerkrankung serologisch wahrscheinlich zu machen. Die Sicherheit der Diagnose ist abhängig von der Konzentration der Schilddrüsen-Antikörper, lediglich hohe Antikörpertiter besitzen eine diagnostische Aussagekraft. Mit fortschreitendem Alter nimmt die Inzidenz von Schilddrüsenantikörpern in der gesunden Population ohne erkennbaren pathognomonischen Wert zu. In zahlreichen Untersuchungen wurde mehr oder weniger ergebnislos versucht, die mikrosomalen Antikörper bzw. die Antikörper gegen Thyreoglobulin mit einer eigenen Variante oder speziellen Verlaufsform innerhalb der immunbedingten Schilddrüsenerkrankung zu korrelieren [1, 2, 9].

Als kausale Erklärung der fehlenden Koinzidenz wurde immer wieder das Problem unreiner Antigen-Präparationen in die Diskussion eingeführt, die durch unspezifische Kreuzreaktionen für die mangelnde konkrete Krankheitszuordnung verantwortlich gemacht wurde. Seit einiger Zeit konzentrieren sich die Untersuchungen auf das TPO, das als Hauptbestandteil der Schilddrüsenmikrosomen, als das spezifische mikrosomale Antigen propagiert wird [3].

Unter dieser Annahme sollten diese Antikörper eine größere Krankheitsspezifität aufweisen. In die entsprechende Richtung zeigen die wenigen bislang zur Verfügung stehenden Literaturberichte. Sie befassen sich im wesentlichen mit vergleichenden Untersuchungen von herkömmlichen Antikörperbestimmungen gegenüber Schilddrüsen-Mikrosomen mit dem neuartigen TPO-Antikörpernachweis auf dem Boden eines kompetitiven RIA (Farr-Assays in Form einer solid phase Methode). Diese Untersuchungen wurden mit verhältnismäßig kleinen Probenaufkommen durchgeführt. Es gibt kaum Information darüber, inwieweit mit dem „neuen Antikörper“ eine Verbesserung der klinischen Diagnostik ermöglicht wird. Dieses Problem ist eng mit der Frage verbunden, ob durch den TPO-Antikörper-Nachweis die Antikörper-Bestimmungen gegenüber Schilddrüsen-Mikrosomen ersetzt werden können. Voraussetzung dafür ist der Beweis der größeren klinischen Relevanz, der bisher nur unzureichend geführt wurde. Von der Firma Henning Berlin wird derzeit ein TPO-Antikörper-Assay vertrieben, der routinemäßig einsetzbar ist und somit Untersuchungen an einem breiten Kollektiv erlaubt. Sie sind unbedingt erforderlich, um den Stellenwert des TPO-AK festzulegen.

Im Gegensatz zu anderen Autoren war von uns keine signifikante Korrelation zwischen der Konzentration von mikrosomalen Antikörpern mit der Elisa-Technik und Antikörpern gegenüber TPO gefunden worden [8]. Nur in sehr hohen Konzentrationsbereichen ließ sich bei beiden Antikörpern eine brauchbare Übereinstimmung ermitteln. Die Assoziation von TPO-Antikörpern und mikrosomalen Antikörpern zum Vorkommen von TRAK ergab keine nennenswerten Unterschiede. Unter Zugrundelegung des Immunfluoreszenztestes als Standarduntersuchung zum Nachweis von Antikörpern gegenüber verschiedenen Mikrosomen der Schilddrüse, besteht bei positivem Ausfall eine gute Übereinstimmung zwischen MAK-Elisa und TPO-Antikörpern. Umgekehrt ist die Spezifität von TPO-Antikörpern, die mit 47% gegenüber 27% von MAK falsch positiv waren, deutlich reduziert.

Die auffällige Diskrepanz zwischen dem gemeinsamen Vorkommen von MAK und TAK, bzw. TPO-Antikörpern und TAK könnte dadurch erklärt werden, daß die Präparation von mikrosomalem Schilddrüsen-Antigen mit Thyreoglobulin-

Bestandteilen verunreinigt ist, und es dadurch zu einer größeren Kreuzreaktivität von Thyreoglobulin-Antikörpern mit Antikörpern gegenüber Schilddrüsen-Mikrosomen kommt. Andererseits ist nicht sicher, ob der Unterschied beim Vergleich der Antikörperbindungen gegenüber Schilddrüsen-Mikrosomen und TPO nicht darauf beruht, daß TPO-Antikörper in ihrer Antigenspezifität weitaus deutlicher von MAK abweichen und deswegen nicht in der gleichen Häufigkeit gemeinsam mit TgAK bei immunogenen Schilddrüsenerkrankungen auftreten, wie es in Verbindung mit MAK vorkommt.

Das signifikant häufigere Vorkommen von TPO-Antikörpern bei euthyreoten Patienten aus einer Schilddrüsen-Ambulanz könnte dahingehend interpretiert werden, daß sich innerhalb des euthyreoten Kollektivs eine höhere Anzahl von Patienten mit immunogenen Schilddrüsenstörungen befinden, die jetzt durch die Einführung des neuen Antikörpernachweises entdeckt werden können. Allerdings erfährt diese Vermutung eine Einschränkung durch die Ergebnisse, die zeigen, daß TPO-Antikörper-abhängig von dem zugrunde liegendem cut off point in einem beträchtlichen Ausmaß auch in einem „gesunden Kollektiv" zu finden sind. Somit dürfte es sich bei dem erhöhten Anteil TPO-Antikörper positiver euthyreoter Patienten aus der Schilddrüsen-Ambulanz mit Hinblick auf ihre klinische Bedeutung eher um unspezifische Antikörperbindung handeln. Unter diesem Gesichtspunkt weisen offensichtlich mikrosomale Antikörper eine bessere Krankheitsspezifität auf. Diese Beobachtung wird durch die Immunfluoreszenztest-Ergebnisse gestützt. Der Anteil falsch positiver TPO-AK ist auch hier auffällig.

Sowohl bei Patienten mit zusätzlichen, nicht schilddrüsenspezifischen Autoantikörpern als auch bei Patienten mit gut definierten Autoimmunerkrankungen findet sich eine hohe Koinzidenz von TPO-Antikörpern und MAK, wobei beide Antikörperarten in ihrem Verhalten nicht voneinander differieren.

Bei der grundsätzlichen Frage einer pathogenen Bedeutung der TPO-Antikörper ist ihre Zuordnung zu Erscheinungen mit Krankheitscharakter Voraussetzung. Im Falle der Hashimoto-Thyreoiditis ist bei einer 100%igen Übereinstimmung von TPO-AK und MAK diese Forderung erfüllt. Für die Diagnose eines Morbus Basedow kann die Bestimmung beider Antikörper hilfreich sein, wobei der TPO-AK in dieser Beziehung geringfügig besser abschneidet. Der TSH-Rezeptor-Antikörper als führender diagnostischer Laborparameter dieser Erkrankung ist jedoch durch beide Antikörper nicht ersetzbar.

Ohne Zweifel wird die Koinzidenz von TPO-Antikörpern mit Schilddrüsenstörung mit zunehmender Konzentration signifikanter. Am Beispiel des stoffwechselgesunden Kontrollkollektives wird deutlich, daß der untere Grenzbereich der TPO-Antikörper-Spiegel sowohl nach Maßgabe der Herstellerfirma als auch nach unserer Annahme noch nicht ausreichend ist. Es bleibt zu diskutieren, inwieweit es sinnvoll wäre, die Spezifität durch eine Anhebung des cut off point zu verbessern.

Bei der Auseinandersetzung, ob der neue TPO-Antikörper-Assay den herkömmlichen mikrosomalen Antikörpertest ersetzen kann, müssen verschiedene Gesichtspunkte berücksichtigt werden: TPO, bezüglich seiner Antigenstruktur gut analysiert, wurde als ein Bestandteil aus der Gesamtzellorganelle des Schilddrüsenmikrosoms identifiziert [8]. Es sollte deshalb erwartet werden können, daß ein kleiner Ausschnitt des Antikörperspektrums an dieses Antigen bindet verglichen mit der Anzahl von Antikörpern, die mit dem Gesamtmikrosom der Schilddrüse reagieren, welches insgesamt weniger gut charakterisiert ist. Durch die Verringerung der antigenen Determinanten sollten konsequenterweise die positiven Ergebnisse der TPO-AK-Bestimmung anteilmäßig gegenüber dem MAK-Nachweis abnehmen. Das Wissen um die molekulare Beschaffenheit von TPO und die scheinbar sichere Kenntnis um seine selektive Integration in das Schilddrüsenmikrosom ließen vermuten, daß eine Reduktion TPO-AK positiver gegenüber MAK positiver Befunde zugunsten einer besseren Spezifität erfolgt.

Beide Annahmen haben die vorliegenden Untersuchungen leider nicht bestätigt. Die Anzahl falsch positiver TPO-AK-Ergebnisse ist in einem kaum vertretbaren Maße vermehrt. Die richtig positive Korrelation bringt nach momentaner Sicht keinen größeren diagnostischen Fortschritt, als es die etablierten MAK-Untersuchungen aufweisen.

Es kann spekuliert werden, ob die Vorgänge der Antigenisolierung Änderungen am nativen TPO-Molekül verursachen, die dann Serumantikörper binden, die nur sehr wenig mit dem Organ Schilddrüse zu tun haben. Diese Vorstellung könnte eine Erklärung für die vermehrt und unspezifisch positiven TPO-AK-Befunde bieten.

Inwieweit eine Anhebung des unteren Grenzwertes auch eine Verbesserung der Unspezifität bringen dürfte, wurde bereits besprochen. Aufgrund der vorliegenden Ergebnisse glauben wir, daß zwar die Festlegung eines neuen pathologischen Bereiches sicherlich zu einer besseren krankheitsbezogenen Aussage führen kann. Insgesamt ist es jedoch eher wahrscheinlich, daß mit dem TPO-Antikörper ein zusätzlicher, von TAK und MAK diskriminierbarer Schilddrüsenantikörper zur Verfügung steht, der möglicherweise innerhalb autoimmun bedingter Schilddrüsenerkrankungen eine weitere Klassifizierung in Krankheitssubgruppen zuläßt. In diesem Zusammenhang sind neben Querschnittsuntersuchungen auch longitudinale klinische Studien erforderlich, um mögliche Rückschlüsse auf ihren diagnostischen und/oder prognostischen Wert zu bekommen.

Literatur

[1] Betterle, C., G. Callegari, F. Presotto et al.: Thyroid autoantibodies: A good marker for the study of symptomless autoimmune thyroiditis. Acta Endocrinologica (Copenh.) *114* (1987) 321–327.

[2] Björo, T., P. J. Gaarder, F. B. Smeland et al.: Thyroid antibodies in blood donors: prevalence and clinic significance. Acta Endocrinologica *105* (1984) 324–329.

[3] Czarnocka, B., J. Ruf, M. Ferrand et al.: Antigenic relationship between thyroid peroxidase and the microsomal antigen involved in thyroid autoimmune diseases. C. R. Acad. Sci. (Paris) *300* (1985) 577–580.

[4] Czarnocka, B., J. Ruf, M. Ferrand et al.: Interaction of highly purified thyroid peroxidase with antimicrosomal antibodies in autoimmune thyroid diseases. J. Endocrinol. Invest. *9* (1986) 135–138.

[5] Mariotti, S., S. Anelli, J. Ruf et al.: Comparison of Serum Thyroid Microsomal and Thyroid Peroxidase Autoantibodies in Tyroid Diseases. J. Clin. Endocrinol. Metab. *65* (1987) 987–993.

[6] Portmann, L., N. Hamada, G. Heinrich et al.: Antithyroid peroxidase antibody in patients with autoimmune thyroid disease: possible identity with anti-microsomal antibody. J. Clin. Endocrinol. Metab. *61* (1985) 1001–1003.

[7] Roitt, J. M., D. Doniach, P. N. Campbell et al.: Autoantibodies in Hashimoto's disease. Lancet II (1956) 820.

[8] Ruf, J., B. Czarnocka, M. Ferrand et al.: Novel Routine Assay of Thyroperoxidase Autoantibodies. Clinical Chemistry *34* (1987) 2231–2234.

[9] Schatz, H., A. Kühn, U. Zimmermann: Thyroglobulin- und mikrosomale Antikörper bei Schilddrüsenerkrankungen bei allgemein-internistischen Patienten. In: H. Schatz, D. Doniach (Hrsg.): Autoimmunität bei Schilddrüsenerkrankungen, S. 188–210. Georg Thieme Verlag, Stuttgart – New York 1984.

Was leisten Schilddrüsen-in-vitro-Parameter wirklich?

M. Steinröder, G. Bernhard, D. Emrich

Bei hoher Anwendungsfrequenz von Schilddrüsen-in-vitro-Parametern im endemischen Kropfgebiet der Bundesrepublik werden ihre Ergebnisse oft ohne ausreichende Berücksichtigung von klinischem Befund und beeinflussenden extrathyreoidalen Faktoren interpretiert und akzeptiert. Bisherige Prüfungen ihrer Aussagefähigkeit zum Nachweis oder Ausschluß einer Schilddrüsenfunktionsstörung erfolgten vorwiegend an reinen Kollektiven [1, 2].

Wir haben deshalb die Aussagefähigkeit von FT_4I, FT_3I (Ciba-Corning) und TSH_{basal} (Behring), letzteres bei 52,6% der Patienten in folgender Weise überprüft:

Aus dem Gesamtkollektiv eines Jahres von 9.114 erwachsenen Patienten unseres Schilddrüsenhormonlabors wurde eine repräsentative Stichprobe von 3.415 Patienten randomisiert entnommen [3, 4].

Unabhängig von den genannten Parametern wurde anhand von klinischem Befund, zusätzlichen Untersuchungen, beeinflussenden Medikamenten sowie Therapieentscheidung und Verlauf die Stoffwechsellage zum Untersuchungszeitpunkt bei 91,9% der Patienten bestimmt.

Die Prävalenz einer euthyreoten Stoffwechsellage betrug 92,5%, die einer hyperthyreoten Stoffwechsellage 4,9% und die einer hypothyreoten Stoffwechsellage 2,6%. Ohne Berücksichtigung beeinflussender Faktoren ergaben sich die in Tabelle 1 und Tabelle 2 angegebenen prädiktiven Werte. Zusätzlich wurden die 90%-Konfidenzintervalle (Bereichsschätzer) der prädiktiven Werte für das Gesamtkollektiv ermittelt.

Die negativen prädiktiven Werte lagen zwischen 98,7% und 100%. Damit gelang der Ausschluß einer Schilddrüsenfunktionsstörung mit allen untersuchten Parametern gleichermaßen sehr gut.

Tabelle 1 Negative prädiktive Werte (90% Konfidenzintervall für n=9.114)

Stoffwechsellage	n	Präval.	FT_4I	FT_3I	TSH_b
hypothyreot	81	2,6%	98,7 (97,2–100)	98,8 (96,7–100)	99,3 (97,3–100)
hyperthyreot	156	4,9%	99,1 (96,5–100)	99,6 (97,5–100)	100,0 (93,4–100)

Tabelle 2 Positive prädiktive Werte (90% Konfidenzintervall für n=9.114)

Stoffwechsellage	n	Präval.	FT_4I	FT_3I	TSH_b
hypothyreot	81	2,6%	21,6 (15,4–30,7)	12,6 (9,5–17,1)	62,2 (43,2–89,5)
euthyreot	2903	92,5%	97,5 (94,4–100)	98,1 (95,1–100)	99,6 (92,2–100)
hyperthyreot	156	4,9%	22,9 (18,9–27,7)	42,5 (34,5–52,6)	15,7 (12,8–19,3)

Eine wesentlich geringere Aussagefähigkeit wiesen dagegen die Parameter ohne Kenntnis der beeinflussenden Faktoren für den Nachweis einer hypothyreoten bzw. einer hyperthyreoten Stoffwechsellage auf.

Während die Nachweiswahrscheinlichkeit einer euthyreoten Stoffwechsellage bei deren hoher Prävalenz sehr hoch lag, waren die positiven prädiktiven Werte aller Parameter sowohl bei hyperthyreoter Stoffwechsellage, hier insbesondere für TSH_{basal} mit 15,7%, als auch bei hypothyreoter Stoffwechsellage extrem niedrig. Lediglich der positive prädiktive Wert des TSH_{basal} bei hypothyreoter Stoffwechsellage lag mit 62,2% in einem höheren, jedoch noch nicht akzeptablen Bereich.

Damit eignen sich diese Parameter ohne Kenntnis der beeinflussenden Faktoren nicht zum Nachweis einer hypothyreoten oder hyperthyreoten Stoffwechsellage.

Die Ursache hierfür liegt in ihren niedrigen Prävalenzen und dem Einfluß extrathyreoidaler Faktoren [5, 6, 7].

Diese werden häufig unterschätzt. Hinzu kommt, daß oft mehrere beeinflussende Faktoren vorliegen und der bestimmte Wert eine Resultante aus ihnen sowie der bestehenden Stoffwechsellage liefert.

Zusammenfassend sind die in-vitro-Parameter FT_4I, FT_3I und TSH_{basal} zum Ausschluß einer echten hyperthyreoten oder hypothyreoten Stoffwechsellage bei deren niedrigen Prävalenzen im untersuchten Krankengut gleichermaßen sehr gut geeignet. Dies ist auch klinisch die häufigste Fragestellung.

Der Nachweis einer Schilddrüsenfunktionsstörung bedarf wesentlich stärker als bisher angenommen der Berücksichtigung von klinischem Bild, beeinflussenden Faktoren und ergänzenden Untersuchungen.

Eine unkritische Gleichsetzung von erhöhten oder erniedrigten Werten mit der Stoffwechsellage oder gar der Diagnose, wie es in der Praxis nicht selten geschieht, ist nicht akzeptabel.

Literatur

[1] Emrich, D., H. Schöndube, I. Schreivogel et al.: Der Voraussagewert von Schilddrüsenhormonbestimmungen. Dtsch. med. Wschr. *108* (1983) 1915–1921. 67–71.

[2] Reiners, Ch., W. Walter, E. Moll et al.: Direkte und indirekte Parameter für das FT_3 als Ergänzung von FT_4-Parametern. Münch. med. Wschr. *126* (1984) 19–29.

[3] Schwarz, H.: Stichprobenverfahren, Oldenburg 1975.

[4] Corchan, W.: Sampling Techniques. New York, London, Sidney, Toronto 1963.

[5] Wartofsky, L., K. D. Burman: Alteration in thyorid function in patients with systemic illness: the ‚euthyroid sick syndrome'. Endocr. Rev. *3* (1982) 164–217.

[6] Wenzel, K. W.: Einfluß von pharmakologischen Substanzen auf die In-Vitro-Tests der Schilddrüsenfunktionsdiagnostik: Anlaß zu diagnostischen Irrtümern. Therapiewoche *30* (1980) 43–53.

[7] Clark, F., C. W. Hutton: The effect of drugs upon the assessment of thyroid function. Adverse Drug React. Acute Poisoning Rev. *4* (1985) 59–81.

Diskussion

Reiners:

Die identischen praediktiven Werte beim Ausschluß einer Funktionsstörung für FT4-I, FT3-I und TSHbasal beruhen wohl auf der Definition der Funktionsstörung in Ihrer Studie. Betrachtet man die funktionelle Autonomie mit normalen Werten als latente Funktionsstörung, so bringt das basale TSH einen deutlichen diagnostischen Vorteil.

Steinröder:

Das ist richtig, diese (jetzt nur kurz) vorgestellte Untersuchung bezieht sich in dem Ausschnitt nur auf die bestehende Stoffwechsellage, nicht auf eventuell zusätzlich vorliegende Schilddrüsenautonomien.

Kombiniert familiäre Schilddrüsenhormon-Bindungsanomalie: TBG-Mangel und albuminassoziierte euthyreote Hyperthyroxinämie

P. Lind, P. Wakonig, W. Langsteger, P. Költringer, O. Eber

Eine 66jährige Patientin wurde an unsere Abteilung wegen Schwindel, Globusgefühl und Schmerzen im Thoraxbereich eingewiesen. Die Palpation, Sonographie und Szintigraphie der Schilddrüse ergaben eine mäßige Struma diffusa mit knotiger Umformung.

Das Ergebnis der in vitro Diagnostik zeigte folgende, für uns eingangs völlig diskrepante Befunde (Abb. 1): Hoch normales TT4 (113 ug/l), maximal erhöhtes afT4 (> 65 pmol/l), normales 2-step fT4 (17.8 pmol/l), niedriges TT3 (0.40 ug/l) und ein erhöhtes afT3 (10.85 pmol/l). Bei einem basalen TSH von 3.87 mU/l kam es nach 200 ug TRH zu einer normalen TSH Stimulation auf 14.4 mU/l.

Zur weiteren Abklärung dieser diskrepanten Schilddrüsenhormon-Befundkonstellation wurden folgende Untersuchungen durchgeführt:

TBG-Bestimmung,
T4- und T3-Bindungsanalysen an die Transportproteine mittels wassergekühlter Horizontal-Elektrophorese in Agarose-Gel [2],

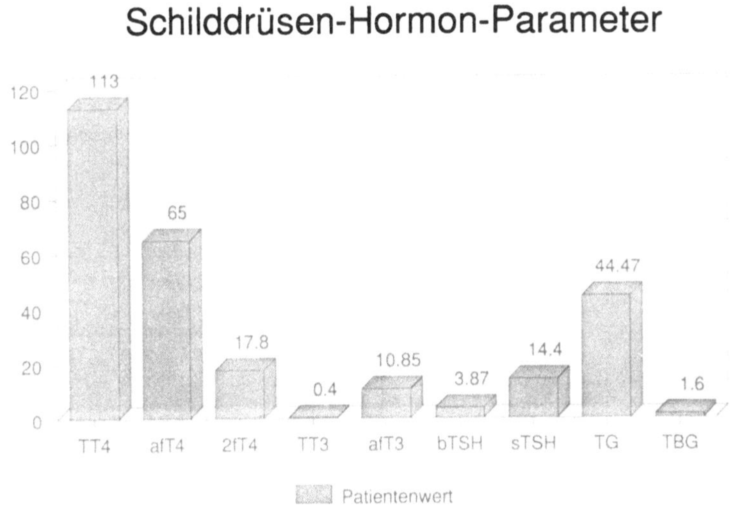

Abb. 1 Schilddrüsen-Hormon-Parameter bei einer Patientin mit TBG-Mangel und albuminassoziierter euthyreoter Hyperthyreoxinämie

T4- und T3-Bindungsanalysen nach schrittweiser Zugabe von TBG, Familienuntersuchung.

Die Erklärung für das erniedrigte TT3 brachte die TBG-Bestimmung, welches mit 1.6 ug/ml stark erniedrigt war. Das hoch normale TT4 sowie das maximal erhöhte afT4 legte den Verdacht auf eine zusätzlich bestehende Bindungsanomalie im Sinne einer albumin- und/oder präalbuminassoziierten Hyperthyroxinämie nahe. Die Bindungsanalyse für T4 ergab (Abb. 2) mit 10.6% eine stark erniedrigte Bindung an TBG sowie eine erhöhte Bindung an Albumin (30.5%) und an Präalbumin (58.9%).

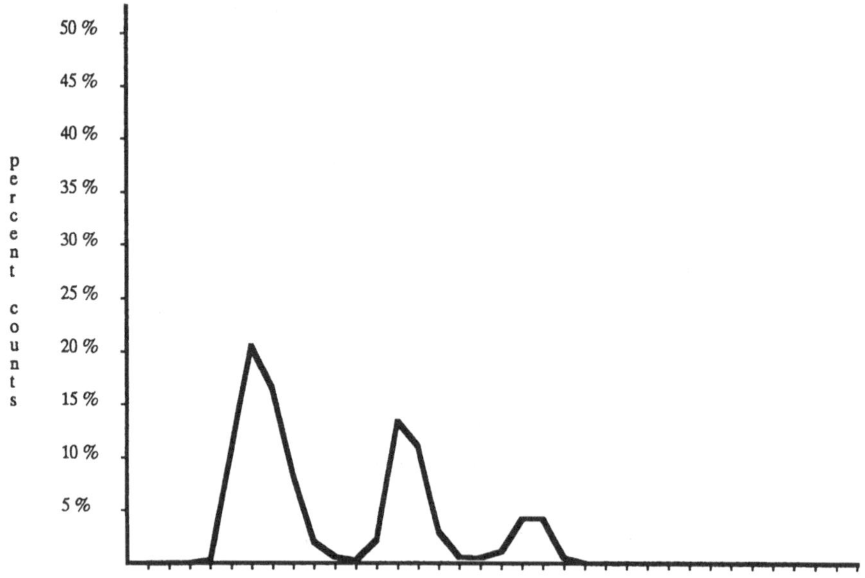

Abb. 2 T4-Proteinverteilung bei einem Patienten mit albumin-assoziierter Hyperthyroxinämie und zusätzlich bestehendem TBG-Mangel. Erhöhte Bindung an Präalbumin und Albumin, erniedrigte Bindung an TBG.

Präalbumin:	58.89%	Norm: 6.00 – 25.00%
Albumin:	30.54%	Norm: 1.00 – 7.00%
TBG:	10.57%	Norm: 70.00 – 92.00%
Globulin:	0.00%	Norm: 0.00 – 0.00%
Albumin:	4910.00 mg/dl	Norm: 3700 – 4500 mg/dl
Präalbumin:	44.60 mg/dl	Norm: 17 – 42 mg/dl

Zum Nachweis einer präalbumin- und/oder albuminassoziierten Hyperthyroxinämie fügten wir dem Serum schrittweise TBG zu; dabei normalisierte sich die Bindung an TBG sowie an Präalbumin, am Albumin blieb die T4-Bindung mit 13.2% jedoch unphysiologisch hoch (Abb. 3).

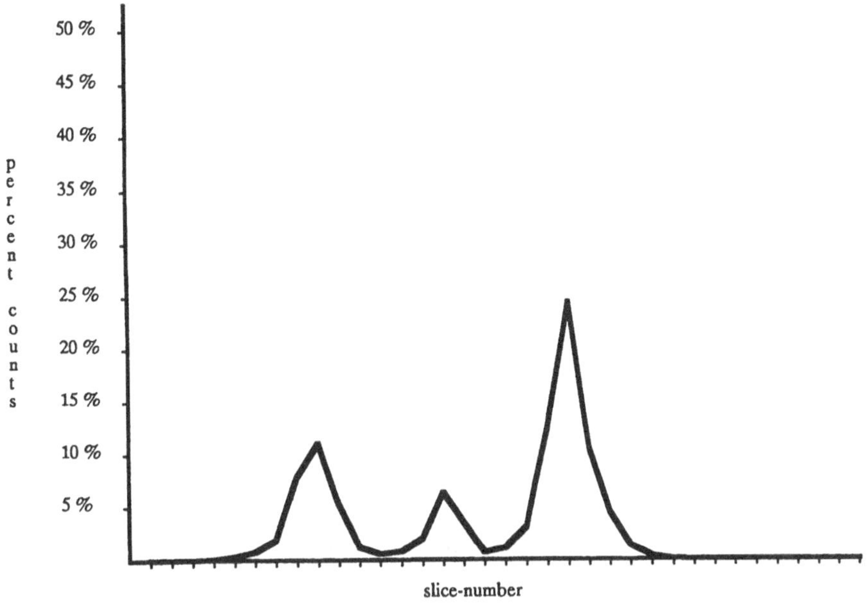

Abb. 3 T4-Proteinverteilung bei einem Patienten mit albumin-assoziierter Hyperthyroxinämie und zusätzlich bestehendem TBG-Mangel. Nach Zugabe von 40 ug TBG pro ml kommt es zu einer Normalisierung der T4-Bindung an TBG und Präalbumin. Die erhöhte Bindung an Albumin bleibt bestehen.

Präalbumin:	28.45%	Norm: 6.00 – 25.00%
Albumin:	13.19%	Norm: 1.00 – 7.00%
TBG:	58.36%	Norm: 70.00 – 92.00%
Globulin:	0.00%	Norm: 0.00 – 0.00%
Albumin:	4910.00 mg/dl	Norm: 3700 – 4500 mg/dl
Präalbumin:	44.60 mg/dl	Norm: 17 – 42 mg/dl

Die Klärung der eingangs scheinbar diskrepanten Befunde gelang mit dem Nachweis eines TBG-Mangels und einer zusätzlich bestehenden albumin-assoziierten Hyperthyroxinämie.

Die anschließend durchgeführte Untersuchung aller Familienmitglieder ergab bei 6 Verwandten eine albumin-assoziierte Hyperthyroxinämie sowie bei zwei weiteren einen TBG-Mangel.

Neben der relativ häufigen albumin-assoziierten Hyperthyroxinämie – wir konnten bisher bei 19 Familien diese Anomalie an 93 Personen nachweisen [1] – beschreibt dieser Fallbericht erstmals das kombinierte Auftreten eines TBG-Mangels mit einer albumin-assoziierten Hyperthyroxinämie.

Literatur

[1] Lind, P., O. Eber, B. Leopold et al.: Albuminassoziierte euthyreote Hyperthyroxinämie: Ein familiär bedingtes Syndrom euthyreoter T4-Erhöhungen in der Differentialdiagnose zur Hyperthyreose. Therapiewoche Österreich *6* (1987) 614–626.
[2] Wakonig, P., P. Költringer, P. Lind et al.: Methods for determination protein binding of thyroid hormones and T4- and T3-autoantibodies. AMA *1* (1988) 15–19.

Diskussion

Pickardt:
Haben Sie Informationen über die Familie?

Lind:
Ja, wir haben die Familienmitglieder analysiert.

Kallee:
Sind Sie sicher, daß es sich bei der Bindung von T4 an das Thyropexin Ihres Patienten nicht um eine Bindung an α- und β-Lipoproteine gehandelt hat?
Haben Sie die TBG-Bindung immunelektrophoretisch nachgewiesen?

Lind:
Das ist eine modifizierte Methode die von Kollegen Wakonig entwickelt wurde; eine Agarose-Gel-Elektrophorese in Wasserkühlung und das war TBG.

Von Werder:
Haben Sie es immunelektrophoretisch nachgewiesen?

Lind:
Es war eine normale elektrophoretische Auftrennung.

Von Werder:
Was heißt FDH?

Lind:
*F*amiliäre *D*ysalbuminämische *H*yperthyroxinämie.

Zambelis:
In der Schilddrüsen-Ambulanz des Krankenhauses Lienz (Osttirol) haben wir in der Zeit von 1986 bis 1988 drei hyperthyroxinämien registriert. Bei einer 45jährigen Patientin mit uncharakteristischen Symptomen beobachteten wir, daß während des T4-Anstieges der T3-Spiegel bis an die untere Normgrenze abfiel. Wir haben die Patientin 6 Wochen lang mit 3 × 12,5 μg Trijodthyronin pro die behandelt. Danach waren die Schilddrüsen-Parameter normalisiert und die Patienten in gebessertem Zustand.

Beeinflussen nichtionische Röntgenkontrastmittel die Schilddrüsenparameter?

J. Rendl, Th. Schmidt, W. Börner

Nichtionische Röntgenkontrastmittel (KM) besitzen im Vergleich zu ionischen den großen Vorteil der geringen Osmolarität und Chemotoxizität [4, 16], ferner soll ihre Dejodination erheblich langsamer vonstatten gehen [15]. Über ihren Einfluß auf die Schilddrüsen (SD)-Funktion bestehen zum Teil widersprüchliche Aussagen. Muratore et al. [10] behaupten z. B., daß das nichtionische KM Jopamidol keinen Effekt auf den Jodid-Uptake der SD habe, während Mützel et al. [11] eine vorübergehende SD-Blockade nach Applikation nichtionischer KM für möglich halten. Prospektive Studien darüber, ob und wie die neuen nichtionischen KM die SD-Parameter beeinflussen gibt es bislang nicht, anders dagegen bei den ionischen, deren In-vitro- und In-vivo-Effekte auf nahezu allen SD-Funktionsebenen genau untersucht sind [1, 2, 3, 5, 6, 7, 8, 9, 12, 13, 14, 17]. Ziel der vorliegenden Studie ist es daher, anhand einer prospektiven Untersuchung nachzuweisen, daß auch nichtionische KM große Mengen Jodid freisetzen, was einerseits zu einer vorübergehenden Blockade der SD-Funktion im Sinne des Wolff-Chaikoff-Effekts [17] führt, und den Technetium-Uptake der SD (TcTU) so erniedrigt, daß eine sinnvolle SD-Szintigraphie vorübergehend unmöglich ist. Von großer praktischer Bedeutung ist deshalb die Ermittlung des zeitlichen Abstandes zwischen KM-Applikation und wieder durchführbarer SD-Szintigraphie.

Patienten und Methodik

Patienten

Die Untersuchung wurde prospektiv an 23 Patienten durchgeführt, welchen im Rahmen von Herzkatheteruntersuchungen nichtionische KM i.v. appliziert wurden. Die 23 Patienten erfüllten die folgenden Kriterien:

1. Klinisch und laborchemisch euthyreot.
2. In der Anamnese keine Hyper- oder Hypothyreose bekannt.
3. Keine schilddrüsenspezifische Therapie während des letzten Jahres vor der Untersuchung.
4. Im gleichen Zeitraum kein Hinweis für eine Jodkontamination (gemessene Urinjodausscheidung < 100 µg Jod/g Kreatinin).
5. Im SD-Szintigramm vor KM-Applikation kein Anhalt für eine SD-Autonomie.
6. Positiver TRH-Test (△ TSH > 2,5 mU/l).

Methodik

Vor Applikation (Tabelle 1)

Die erste Untersuchung fand in aller Regel einen Tag, in seltenen Fällen zwei Tage vor Verabreichung des KM statt. TT_4, FT_4, FT_3, basales TSH (TSH_o) und TSH_{30} (30 min. nach 200 µg TRH i.v.) wurden mit handelsüblichen Kits bestimmt. Das SD-Volumen wurde sonographisch nach der Formel des Rotationsellipsoids ($V = \frac{\Pi}{6}$ x axbxc) ermittelt. 20 min. nach i.v. Injektion von 37 MBq Tc-99m-Pertechnetat erfolgte die SD-Szintigraphie mit Messung des globalen Uptakes (TcTU). Die Jodausscheidung im Urin (µg Jod/g Kreatinin), das Serumgesamtjod (µg Jod/100 ml) und das Serumjodid (µg Jod/100 ml nach Ionenaustausch mit Amberlite®) wurden mit einem Technicon Autoanalyzer gemessen.

Tabelle 1 Methodik I

Prospektive Studie an 23 euthyreoten Patienten	
vor Applikation:	1–2 Tage – TT4, FT4, FT3, TSH_0, TSH_{30} – SD-Szintigramm (TcTU) – SD-Sonogramm (V = 8–44 ml) – Jod im Urin (Technicon)
Applikation:	intravenös Jopamidol (Solutrast®) oder Jopromid (Ultravist®) (= 30–103 g Jod)

Applikation (Tabelle 2)

Im Rahmen von Herzkatheteruntersuchungen wurden unterschiedliche Mengen der nichtionischen KM Jopamidol (Solutrast®), oder Jopromid (Ultravist®) i.v. appliziert. Die dabei verabreichten minimalen (m min), maximalen (m max) und mittleren ($\bar{m}$) Jodmengen sind in Tabelle 3 aufgeführt.

Tabelle 2 Methodik II

Nach Applikation:	3–4 h, 1., 4., 7., 11. und 21. Tag – TT4, FT4, FT3, TSH_0 – Serumgesamtjod – Serumjodid (Ionenaustauscher) – Jod im Urin
am 21. Tag:	zusätzlich: – SD-Szintigramm (TcTU) – TRH-Test

Tabelle 3 Im Rahmen der Kontrastmittelapplikation verabreichte Jodmengen m (g)

	n	m_{min}	m_{max}	$\bar{m}$
Jopamidol	16	30	92,5	62,1
Jopromid	7	66,6	103,6	81,9
Gesamt	23	30	103,6	68,1

Nach Applikation (siehe Tabelle 2)

Unmittelbar (3–4 h) nach Injektion des KM, ferner am 1., 4., 7., 11. und 21. Tag p.i. wurden TT_4, FT_4, FT_3, TSH_0, Serumgesamtjod, Serumjodid und Urinjod gemessen. Am 21. Tag p.i. wurde zusätzlich ein SD-Szintigramm mit Bestimmung des TcTU angefertigt sowie ein TRH-Test durchgeführt.

Ergebnisse

Das SD-Volumen betrug im Mittel 22,2 ± 13,7 ml, die Echostruktur war homogen; nur 3 Patienten hatten je einen echogleichen Herdbefund, der im Szintigramm eine diskrete Minderspeicherung aufwies.

Die Werte für Urinjod, Serumgesamtjod und Serumjodid 1–2 Tage vor KM-Applikation (prae), 3–4 h danach (post) sowie am 18.–23. Tag p.i. sind in Tabelle 4 zusammengefaßt.

Die genauen Kurvenverläufe über den Meßzeitraum sind in Abbildungen 1 und 2 dargestellt, wobei die Konzentrationen wegen des hohen Anstiegs der Konzen-

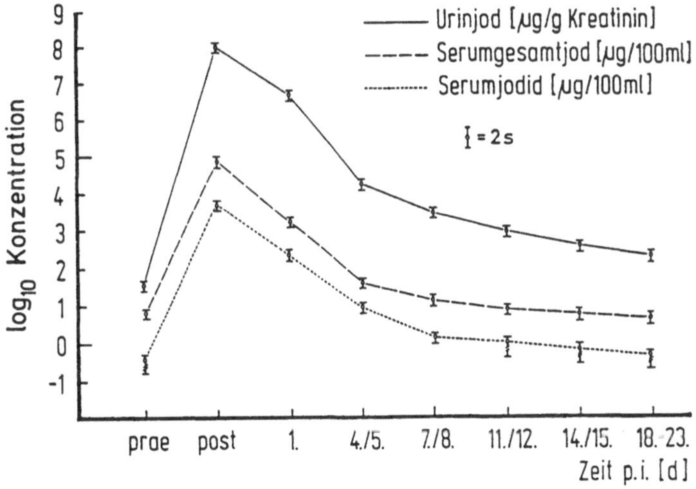

Abb. 1 Konzentration (log_{10}) von Urinjodid, Serumgesamtjodid und Serumjodid während des Meßzeitraumes.

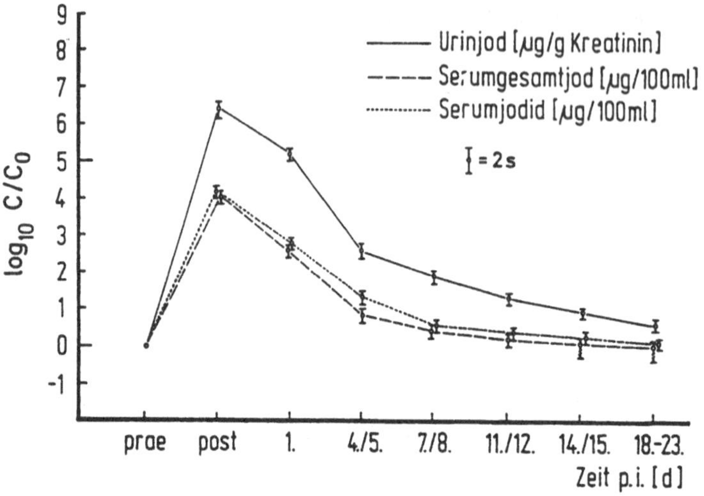

Abb. 2 Konzentration ($\log_{10}$) von Urinjodid, Serumgesamtjodid und Serumjodid bezogen auf die jeweilige Ausgangskonzentration CO.

tration zur Basis 10 logarithmiert sind. In Abbildung 2 ist zur Verdeutlichung das Verhältnis der Konzentrationen zur jeweiligen Ausgangskonzentration C_0 aufgetragen. Demnach (vgl. auch Tabelle 4) steigen die Werte für das Urinjod, das Serumgesamtjod und vor allem auch für das freie Jod im Serum, – das Serumjodid – unmittelbar nach KM-Gabe auf ein Vielfaches der Ausgangswerte an.

Letztere werden am Ende des Beobachtungszeitraumes, nach etwa 3 Wochen, für das Serumgesamtjod und das Serumjodid wieder erreicht, die Jodausscheidung im Urin hingegen, liegt zu diesem Zeitpunkt noch deutlich über dem Wert vor KM-Applikation. Extrapoliert man die Kurvenverläufe mit Hilfe von Exponenti-

Tabelle 4 Jod im Urin und im Serum, 1–2 Tage vor KM-Applikation (prae) und 3–4 h danach (post) sowie am 18.–23. Tag p. i.

		prae	post	18.–23. d
Jopamidol	Urinjod (µg/g Krea)	49,9	$9{,}8.10^7$	238
	Serumgesamtjod (µg/100 ml)	6,1	$8{,}2.10^4$	6,8
	Serumjodid (µg/100 ml)	0,41	$7{,}4.10^3$	0,72
	Urinjod (µg/g KREA)	41,1	$1{,}34.10^8$	147
Jopromid	Serumgesamtjod (µg/100 ml)	5,83	$8{,}15.10^4$	5,8
	Serumjodid (µg/100 ml)	0,52	$4{,}0.10^3$	0,32
	Urinjod (µg/g Krea)	46,8	$1{,}07.10^8$	204
Gesamt	Serumgesamtjod (µg/100 ml)	6,02	$8{,}2.10^4$	6,4
	Serumjodid (µg/100 ml)	0,44	$6{,}12.10^3$	0,76

Tabelle 5 Extrapolierte mittlere Zeiträume, nach denen die Ausgangskonzentrationen wieder erreicht werden.

Urin-Jod:	26,5 Tage	n=21
Serumgesamtjod:	16,8 Tage	n=18
Serumjodid:	21,9 Tage	n=20

alfunktionen auf die Ausgangswerte, so ergeben sich die in Tabelle 5 aufgelisteten Zeiträume, nach denen die Ausgangskonzentrationen wieder exakt erreicht werden.

Die zeitlichen Veränderungen der SD-Hormone einschließlich des basalen TSH-Spiegels sind aus Abbildung 3 ersichtlich. Während das Gesamt-T_4 keine signifikante Änderung erkennen läßt, fallen die freien Hormonwerte nach KM-Gabe signifikant (t-Test, $p < 0,01$, bezogen auf die Ausgangswerte) bis zum 1. Tag p.i. ab, gefolgt von einem Anstieg des TSH-Spiegels, der am 4./5. Tag ein Maximum erreicht. Im Anschluß daran normalisieren sich die freien Hormonspiegel wieder.

Der TcTU der SD ändert sich ebenfalls unter dem Einfluß nichtionischer KM. Dargestellt in Abbildung 4 sind sowohl die basalen Werte als auch diejenigen etwa 3 Wochen später, nachdem zwischenzeitlich KM verabreicht wurde. Bezogen auf den Ausgangswert liegt der TcTU nach diesem Zeitpunkt im Mittel um 40% niedriger. Auch das △ TSH als Differenz zwischen TSH-Antwort und basalem TSH ist nach 18–23 Tagen deutlich kleiner als vor Verabreichung der nichtionischen KM.

Diskussion

Obwohl die Dejodination nichtionischer KM sehr viel langsamer erfolgen soll als die ionischer [15], kommt es dennoch, wie die vorliegende Untersuchung zeigt, ziemlich rasch nach i.v. Applikation dieser neueren KM zu einer Freisetzung hoher Jodidmengen im Serum (vgl. Abb. 1 und Abb. 2), was zu signifikanten Veränderungen von SD-Parametern führt (vgl. Abb. 3 und Abb. 5). Bei den hier verabreichten Jodmengen (kleinste Menge 30 g Jod, vgl. Tab. 3) korrelieren diese Veränderungen nicht mit der Menge an appliziertem Jod. Vielmehr reagiert die SD ziemlich uniform in bereits bekannter Weise auf diese Jodbelastung (vgl. Bravermann [1]). So kommt es bereits am 1. Tag p.i. zu einem signifikanten Abfall der freien SD-Hormone im Sinne des Wolff-Chaikoff-Effektes [17]. Dieser Abfall der Serum-FT_4- und FT_3-Konzentrationen resultiert in einem kompensatorischen Anstieg des TSH-Spiegels, was wiederum ein Ansteigen der freien Hormonwerte zur Folge hat. Das Jodid-induzierte Absinken der SD-Hormone ist somit vorübergehender Natur trotz zu diesem Zeitpunkt noch deutlich erhöhter

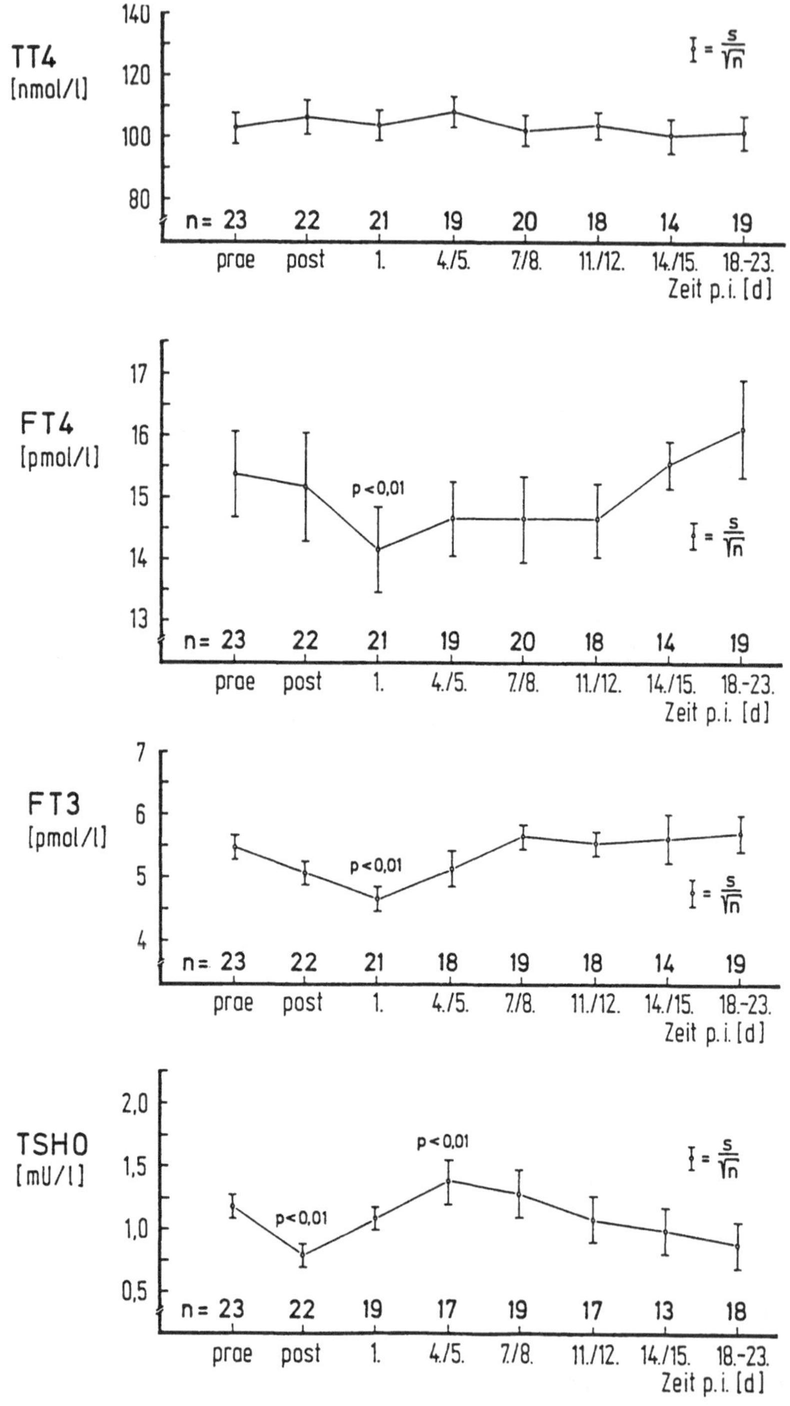

Abb. 3 Zeitliche Veränderungen der SD-Hormone einschließlich des basalen TSH-Spiegels.

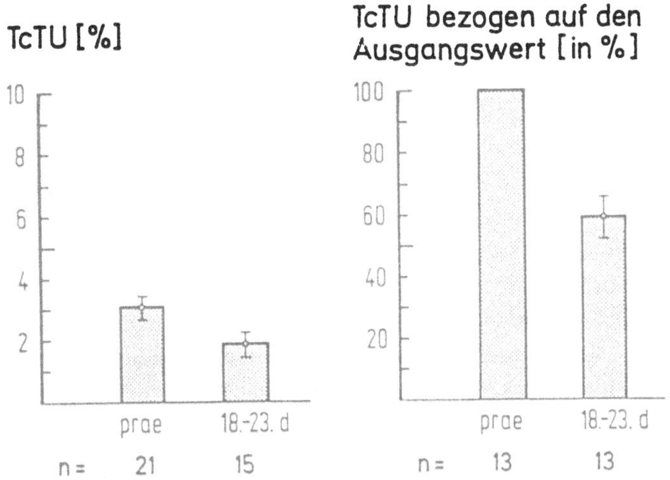

Abb. 4 Änderung des TcTU der SD unter dem Einfluß nichtionischer Kontrastmittel.

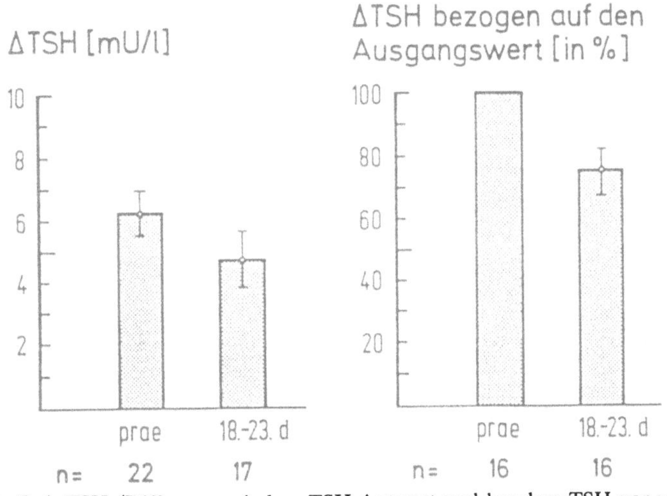

Abb. 5 Δ TSH (Differenz zwischen TSH-Antwort und basalem TSH vor und nach Verabreichung der nichtionischen KM.)

Serumjodidspiegel (vgl. Abb. 1 und Abb. 3). Dieses Phänomen bezeichnet man als „Adaptation“ oder „Escape“ vom „akuten Wolff-Chaikoff-Effekt“ [1, 2]. Unklar bleibt der in Abbildung 3 zusätzlich erkennbare statistisch signifikante Abfall des TSH-Basisspiegels unmittelbar (3–4 h) nach Verabreichung des KM. Zu diskutieren ist hier einerseits eine mögliche tageszeitliche TSH-Schwankung, was jedoch in Anbetracht der Tatsache, daß nicht alle Patienten zur selben Tageszeit appliziert wurden, eher unwahrscheinlich sein dürfte; andererseits wäre auch ein zentraler Hemmeffekt auf Hypophysenebene denkbar. Dieser Punkt bedarf sicher weiterer Klärung durch zusätzliche Untersuchungen. Die exponentielle Extrapolation der Jodverlaufskurven sowohl im Serum als auch im Urin auf die Ausgangswerte (Abb. 1 und Abb. 2 sowie Tabelle 4) zeigt, daß diese nach 18–23 Tagen p.i. nur für das Serumgesamtjod und das Serumjodid erreicht werden, wohingegen sich die Jodausscheidung im Urin im Mittel erst nach etwa 4 Wochen wieder normalisiert. Der optimale Zeitpunkt zur SD-Szintigraphie nach erfolgter Jodkontamination im Rahmen einer KM-Untersuchung mit nichtionischen KM sollte also nicht vor Ablauf von 4 Wochen liegen, obwohl die Jodwerte im Serum bereits früher wieder normal sind (Tabelle 4). Nach 3 Wochen liegt der TcTU trotz unauffälliger Jodspiegel im Serum immer noch um 40% niedriger als der Ausgangswert (Abb. 4). Korrespondierend dazu ist zu diesem Zeitpunkt die Stimulierbarkeit der Schilddrüse noch herabgesetzt (Abb. 5).

Diese Zusammenhänge zeigen, daß die SD-Funktionsparameter auch nach Applikation der nichtionischen Röntgenkonstrastmittel für längere Zeit beeinflußt bleiben sogar auch dann noch, wenn das KM und das damit verbundene Jod nachweislich bereits aus dem Serum verschwunden ist.

Literatur

[1] Bravermann, L. E.: The pathogenesis of iodine induced goiter and hypothyreoidism. In: R. Hall, J. Köbberling (Hrsg.): Thyroid Disorders Associated With Jodine Deficiency and Excess, S. 335. Raven Press, New York 1985.

[2] Bravermann, L. E., S. H. Ingbar: Changes in thyroidal function during adaptation to large doses of iodide. J. Clin. Invest. *42* (1963) 1216–1231.

[3] Burgi, H., C. Wimpfheimer, A. Burger et al.: Changes of circulating thyroxine, trijodthyronine and reverse trijodthyronine after radiographic contrast agents. J. Clin. endocrinol. Metab. *43* (1976) 1203–1210.

[4] Felder, E.: Chemistry of Jopamidol. Invest. Radiol. *19* (1984) 164.

[5] Fradkin, J. E., J. Wolff: Jodide-induced thyrotoxicosis. Medicine *62* (1983) 1–20.

[6] Grainger, R. G., G. W. Pennington: A study of the effect of sodium meglumine ionoglate (Hexabrix) on thyroid function. Br. J. Rad. *54* (1981) 768–772.

[7] Grehn, S., B. Steidle, F. J. Seif: Änderung der Schilddrüsenfunktion nach jodhaltigen Röntgenkontrastmitteln bei Patienten aus einem endemischen Strumagebiet. Fortschr. Röntgenstr. *135* (1981) 151-156.

[8] Grubeck-Loebenstein, B., G. Kronik, H. Mosslacher et al.: The Effect of iodine containing contrast medium on thyroid function of patients undergoing coronary angiography. Exper. Clin. endocrinol. *81* (1983) 59.

[9] Kleinman, R. E., A. G. Vagenakis, L. E. Braverman: The effect of iopanoic acid on the regulation of thyrotropin secretion in euthyroid subjects. J. Clin. Endocrinol. Metab. *51* (1980) 399–403.

[10] Muratore, O., S. Saitta, G. Mallarini et al.: Elimination kinetics of iopamidol, a new water soluble nonionic radiographic contrast medium, analyzed by radioactivation. Experientia *39* (1983) 119.

[11] Mützel, W., U. Speck, H.-J. Weinmann: Pharmacokinetics of Jopromide in Rat and dog. In:

V. Taenzer, E. Zeitler (Hrsg.): Contrast Media in Urography, Angiography and Computerized Tomography, S. 85. Georg Thieme Verlag, Stuttgart, New York 1983.
[12] Roti, E.: Different iodine containing medications and their influence on thyroid function. In: R. Hall, J. Köbberling (Hrsg.): Thyroid Disorders Associated With Iodine Deficiency and Excess, S. 163. Raven Press, New York 1985.
[13] Steidle, B.: Jodine-Induced Hyperthyroidism After Contrast Media: Animal Experimental and Clinical Studies. In: V. Taenzer, S. Wende (Hrsg.): Recent Developments in Nonionic Contrast Media. Georg Thieme Verlag, Stuttgart, New York 1989.
[14] Suzuko, H., K. Noguchi, M. Nakahata et al.: Effect of iopanoic acid on the pituitary thyroid axis: time sequence of changes in serum iodothyronines, thyrotropin, and prolactin concentrations and responses to thyroid hormones. J. Clin. Endocrinol. Metab. *53* (1981) 779–783.
[15] Wang, Y. J.: Deiodination kinetics of water-soluble radiopaques. J. Pharm. Sci. *69* (1980) 671.
[16] Wolf, K.-J., B. Steidle, T. Skutta et al.: Jopromide: Clinical experience with a new non-ionic contrast medium. Acta Rad. Diag. *24* (1983) 55.
[17] Wolff, J., J. L. Chaikoff: Plasma inorganic iodide as homeostatic regulator of thyroid function. J. Biol. Chem. *174* (1948) 555–564.

Diskussion

Kallee:
Es wundert mich nicht, daß das Jod so lange in der Schilddrüse bleibt. Eine einmalige Gabe von Jodid konnte nach Rechnungen aus Freiburg etwa 5–9 Wochen in der Schilddrüse festgestellt werden. Nach Berechnungen der Intern. Commission Radiation Protection beträgt die Halbwertzeit durchschnittlich 80 Tage.

Goretzky:
Ich wollte die Untersuchung nur unterstützen. Die letzten drei thyreotoxischen Krisen, die wir operiert haben, waren alle durch nichtionische Kontrastmittel entstanden.

Koch:
Wir führen derzeit eine Studie über Jodkontamination auch bei Patienten mit Autonomien durch. Wir müssen bestätigen, was hier vorgetragen wurde. Es gibt keine Unterschiede zwischen ionischen und nichtionischen Kontrastmitteln.
Wir haben die gleichen Ergebnisse.
Und noch eine kurze Bemerkung zum Wolff-Chaikoff-Effekt: es ist individuell sehr unterschiedlich, mit welcher Joddosierung beim jeweiligen Individuum der Wolff-Chaikoff-Effekt auftritt.

Usadel:
In Ihren Tabellen haben Sie „prä und post“ angegeben. Sie haben TSH gemessen und gezeigt, daß TSH von 0,3 auf 0,1 in dieser Zeit abgefallen ist. Welcher Zeitabstand ist gemeint?

Rendl:
Das sind 3–4 Stunden nach Applikation des Kontrastmittels.

Joseph:
Wenn ein Wolff-Chaikoff-Effekt angenommen wird ist klar. warum FT3 und FT4 abfallen – aber warum fällt dann das TSH ab?

Rendl:
Das ist uns natürlich auch aufgefallen und man könnte jetzt fragen, ob das Ganze nicht auf zentraler Ebene stattfindet. (Im Sinne eines zentralen initialen Hemmeffektes). In den Kurven sieht man, daß die peripheren Hormonwerte dem TSH-Spiegel zeitlich nur ganz knapp versetzt folgen. Das wäre dann gar kein Wolff-Chaikoff-Effekt. Aber das sei in den Raum gestellt, an die Leute, die mehr davon verstehen, als wir.

Joseph:
Wie hoch war der Jodidspiegel zu dem Zeitpunkt des angenommenen Wolff-Chaikoff-Effektes?

Rendl:
Der lag immer noch über 35 μg pro 100 ml. Über bzw. zwischen 20 und 40 μg pro 100 ml.

Joseph:
Obwohl ja nicht anzunehmen ist, daß bei diesen hohen Konzentrationen ein Wolff-Chaikoff-Effekt auftreten kann. Der ist ja dann da, wenn die Jodidkonzentration zwischen 1 und 6 liegt.

Rendl:
Die Literatur schreibt, daß er über 35 im Plasma sein muß, damit überhaupt hohe intrathyreoidale Konzentrationen eintreten, die den Wolff-Chaikoff-Effekt auslösen.

Pickardt:
War das freies Jodid, was Sie gemessen haben?

Rendl:
Ja.

Pickardt:
Haben Sie Hämatokrit parallel untersucht?

Rendl:
Nein.

Wertigkeit neuer Lumineszenzmethoden für direkte Schilddrüsen-Hormonbestimmung FT4 und FT3 zum Nachweis einer Schilddrüsen-Funktionsstörung

R. G. Bretzel, K. Federlin

Einleitung

Der Ausschluß einer Schilddrüsenfunktionsstörung sollte nach den Empfehlungen der Sektion Schilddrüse der Deutschen Gesellschaft für Endokrinologie durch Bestimmung der basalen Serumkonzentration von TSH (thyreoidea-stimulierendes Hormon) oder mit Hilfe eines TRH-Testes erfolgen, wenn es „höchstens möglich, aber eher unwahrscheinlich“ ist, daß die Beschwerden oder Symptome eines Patienten auf einer Störung der Schilddrüsenfunktion beruhen [12]. Dabei läßt sich durch Verwendung neuerer, hochsensitiver TSH-Assays in mehr als 90% der Fälle durch alleinige Bestimmung des basalen TSH-Wertes eine Hypo- oder Hyperthyreose ausschließen [3, 6, 10]. In den übrigen Fällen, insbesondere bei selektiertem Krankengut und Patienten, bei denen verschiedene medikamentöse Einflüsse zum Tragen kommen können, wird ein TRH-Test erforderlich sein [3].

Der Nachweis einer Schilddrüsenfunktionsstörung wird nach den Empfehlungen der Sektion Schilddrüse der Deutschen Gesellschaft für Endokrinologie dagegen immer dann erforderlich, wenn diese anamnestisch oder auf Grund von Befunden mindestens wahrscheinlich ist. Zur Beweisführung werden neben Anamnese und körperlicher Untersuchung folgende Labortests empfohlen: Bestimmung der Serumkonzentration des Gesamt-Thyroxin und eines Parameters für das freie Thyroxin (alternativ T4-TBG-Quotient oder FT4-Index) oder eine direkte FT4-Bestimmung im Serum. In der Hyperthyreose-Diagnostik zusätzlich das Gesamt-T3, zur Bestimmung der Hypothyreose TSH basal und eventuell TRH-Test [5, 12]. Zur Bestimmung des freien Thyroxin werden neue Radioimmunoassay-Methoden empfohlen [5]. Den Einsatz nicht-radioisotopischer Verfahren zur Bestimmung des freien T4 (FT4) und eventuell des freien T3 (FT3) konnte noch nicht empfohlen werden, da die bisher verfügbaren Daten noch nicht ausreichten [5].

Wir untersuchten daher, ob durch die Bestimmung von FT4 und FT3 mit nicht-radioisotopischen Methoden cin verläßlicher Nachweis der Schilddrüsenfunktion bei hyperthyreoten und hypothyreoten Patienten sowie Patienten mit schweren Allgemeinerkrankungen (non-thyroidal-illness, NTI) und sogenanntem low-T3-Syndrom möglich ist.

Patienten und Methoden

Es wurden ambulante und stationäre Patienten unserer Klinik untersucht. Die primäre Einteilung der zu untersuchenden Seren erfolgte anhand des mit Hilfe des hochsensitiven IRMAclon TSH-Assay von Henning, Berlin, bestimmten TSH-Basalwertes und/oder der TSH-Werte im TRH-Test sowie der Gesamtfraktionen von Thyroxin (TT4), Trijodthyronin (TT3) und eines T3-uptake-Testes, letztere radioimmunologisch bestimmt mit Hilfe des RIA-Automaten von Becton-Dickinson, Heidelberg. Die Schilddrüsenfunktionszustände wurden danach wie in Tabelle 1 dargestellt, definiert. In einzelnen Fällen lag zusätzlich ein TRH-Testergebnis und in allen Fällen ein T3-uptake-Test (T3U, NB 23–37%) vor, die zur weiteren exakten Definierung des Funktionszustandes herangezogen werden konnten.

Tabelle 1 Angewandte Kriterien zur Klassifizierung der Schilddrüsenfunktion

	TSH (mU/l)			TT4 (µg/dl)			TT3 (ng/dl)		
	<0,30	0,3–2,5	>2,5	<4,5	4,5–12	>12	<90	90–220	>220
Euthyreose		+			+			+	
Hyperthyreose	+					+			+
Latente Hyperthyreose	+				+			+	
Primäre Hypothyreose			+	+			+		
Potentielle Hypothyreose			+		+			+	
Low-T3-Syndrom		+			+		+		

Eine manifeste Hyperthyreose lag bei 28 Patienten vor. Eine manifeste Hypothyreose wiesen 27 Patienten, ein low-T3-Syndrom 48 Patienten auf. Eine Klassifizierung gemäß der oben angeführten Definition in latente Hyperthyreose oder potentielle Hypothyreose wurde in 50 bzw. 45 Fällen getroffen.

Die Untersuchungen zur Wertigkeit nicht-radioisotopischer Verfahren zur Bestimmung der freien Hormonfraktionen FT4 und FT3 erfolgten ausschließlich mit Chemilumineszenzverfahren (FT4) bzw. einem kombinierten Enzymimmunoassay-Chemilumineszenzverfahren (FT3). Die FT4-Konzentration in den Seren wurde mit dem Lumitest FT4, Henning, Berlin, und dem Magic-Lite FT4, Ciba-Corning, Gießen, gemessen. Als radioimmunologische Referenzmethode diente der FT4-RIAgnost-Assay, Behring, Marburg, mit einem Normalbereich von 7,0 bis 19,0 pg/ml. Die FT3-Konzentration im Serum wurde mit dem FT3-Amerlite-Verfahren, Amersham, Braunschweig und der radioimmunologischen Referenzmethode FT3-Magic-RIA, Ciba-Corning, Gießen, mit einem Normalbereich von 1,9 bis 5,0 pg/ml gemessen. Die Intraassayvarianzen lagen in unseren Untersuchungen für den FT4-Lumitest im Mittel bei 7,9%, für den Magic-Lite-FT4 bei

9,3%, für den Amerlite FT3 bis 8,1%. Als Interassayvarianzen dieser Teste werden von den Firmen im Mittel 5,7%, 5,5% bzw. 6,2% angegeben.

Ergebnisse

Bei Messungen von 46 Seren mit einer FT4-Konzentration innerhalb des Normalbereichs von 7,0 bis 19,0 pg/ml (FT4-RIAgnost, Referenzmethode) ergab sich zwischen den Ergebnissen des FT4-Lumitestes und den Werten der radioimmunologischen Referenzmethode mit einem Korrelationskoeffizienten von r=0,69 eine signifikante Korrelation (p<0,001). Der entsprechende Korrelationskoeffizient für die Magic-Lite-FT4-Methode war mit 0,78 ebenfalls signifikant (p<0,001). Die Korrelation zwischen den beiden Luminiszenzverfahren betrug r=0,79 (p<0,001) (Tabelle 2).

Für FT4-Werte im hyperthyreoten Bereich (n=28) von mehr als 19,0 pg/ml (FT4-RIAgnost, Referenzmethode) konnte eine Korrelation zwischen den mit der Referenzmethode gemessenen Werten und denen im FT4-Lumitest bzw. Magic-Lite-FT4 von r=0,88 (p<0,001) bzw. r=0,82 (p<0,001) gefunden werden. Ein Vergleich der mit beiden Luminiszenzverfahren ermittelten Werte ergab einen Korrelationskoeffizienten r=0,88 (p<0,001) (Tabelle 2).

Für FT4-Werte im hypothyreoten Bereich (n=27) wurden folgende Korrelationen zu den mit der Referenzmethode erhobenen Werten gefunden: r=0,75 (p<0,001; FT4-Lumitest) und r=0,72 (p<0,001); Magic-Lite-FT4), bzw. zwischen den Luminiszenztesten (r=0,74 (p<0,001; FT4-Lumitest vs. Magic-Lite-FT4) (Tabelle 2).

Tabelle 2 Korrelation (Koeffizient r) der mit Lumineszenzmethoden erhobenen Werte für FT4 mit den Werten der radioimmunologischen Referenzmethode (FT4-RIAgnost) sowie zwischen den Lumineszenzmethoden

		Referenzmethode Werte im Bereich	
	Hypothyreose N=27	Euthyreose N=46	Hyperthyreose N=28
FT4-Lumitest	r = 0,75312 p<0,001	r = 0,68528 p<0,001	r = 0,87625 p<0,001
FT4-Magic-lite	r = 0,72424 p<0,001	r = 0,78247 p<0,001	r = 0,81858 p<0,001
Lumitest/Magic-lite	r = 0,74418 p<0,001	r = 0,79534 p<0,001	r = 0,87943 p<0,001

Ein Vergleich der Enzymimmunoassay-Lumineszenzmethode zur Bestimmung von FT3 (FT3-Amerlite) mit der radioimmunologischen Referenzmethode (FT3-Magic-RIA) ergab nur bei euthyreoten Werten (1,9–5,0 pg/ml; n=42) und bei hyperthyreoten Werten (>5,0 pg/ml; n=25) eine ausreichende bzw. sehr gute Korrelation von r=0,63 (p<0,001) bzw. r=0,89 (p<0,001). Werte im hypothyreoten Bereich (<1,9 pg/ml; n=27) ließen sich nicht ausreichend korrelieren (r=0,33; nicht signifikant) (Tabelle 3).

Tabelle 3 Korrelation (Koeffizient r) der mit Enzymimmuno-Lumineszenzmethode erhobenen Werte für FT3 mit den Werten der radioimmunologischen Referenzmethode (FT3-Magic-RIA)

		Referenzmethode Werte im Bereich	
	Hypothyreose n=27	Euthyreose n=42	Hyperthyreose n=25
FT3-Amerlite	r = 0,32900 n. s.	r = 0,62957 p<0,001	r = 0,88981 p<0,001

In den 50 Fällen von latenter Hyperthyreose (gemäß den Eingangskriterien TT4 und TT3 im ARIA normal, TSH basal sensitiv gemessen <0,30 mU/l) maß die radioimmunologische Referenzmethode FT4 RIAgnost in 43 Fällen (86%) einen normalen, in zwei Fällen (4%) einen erniedrigten, in 5 Fällen (10%) einen erhöhten FT4-Wert. Zu einem weitgehend mit der FT4-RIA-Referenzmethode identischen Testergebnis gelangte man mit dem Lumitest FT4, etwas größere Diskrepanzen ergaben sich bei Anwendung des FT4-Magic-Lite (Tabelle 4).

Tabelle 4 Testergebnisse bei Analyse der Seren von 50 Patienten mit einer latenten Hyperthyreose. FT4-RIA: RIAgnost Behring; FT3-RIA: FT3-Magic-RIA-Ciba-Corning; Lumineszenzimmunoassays LIA(A): FT4-Lumitest Henning; LIA(B): FT4-Magic-Lite Ciba-Corning; LIA(C): FT3-Amerlite, Amersham

	TT4	TT3	Ft4 RIA	FT4 LIA(A)	FT4 LIA(B)	FT3 RIA	FT3 LIA(C)
Erniedrigte Werte			2	3			
Normalwerte	50	50	43	40	40	48	44
Erhöhte Werte			5	7	10	2	6

In den gleichen 50 Fällen von latenter Hyperthyreose fand die radioimmunologische Referenzmethode FT3-Magic-RIA in 48 Fällen (96%) einen normalen, in 2 Fällen (4%) einen erhöhten FT3-Wert. Das Enzymimmunoassay-Lumineszenzverfahren (FT3-Amerlite) maß etwas häufiger als die Referenzmethode erhöhte FT3-Werte (Tabelle 4).

In den 45 Fällen von potentieller Hypothyreose (gemäß der Eingangskriterien TT4 und TT3 im ARIA normal, TSH basal sensitiv ⟩2,50 mU/l oder/und einem delta-TSH im nasalen 30'TRH-Test ⟩20 mU/l) maßen die radioimmunologischen Referenzmethoden FT4-RIAgnost bzw. FT3-Magic-RIA in 41 Fällen (93%) normale FT4-Werte bzw. in 40 Fällen (89%) normale FT3-Werte. Die Ergebnisse der nicht-radioisotopischen Methoden FT4 bzw. FT3 waren weitgehend identisch, bis auf die Tatsache, daß vereinzelt hierbei sogar erhöhte Werte für FT4 bzw. FT3 gefunden wurden (Tabelle 5).

Tabelle 5 Testergebnisse bei Analyse der Seren von 45 Patienten mit einer potentiellen Hypothyreose.
FT4-RIA: RIAgnost Behring; FT3-RIA: FT3-Magic-RIA Ciba-Corning; Lumineszenzimmunoassays LIA(A): FT4-Lumitest Henning; LIA(B): FT4-Magic-Lite Ciba-Corning; LIA(C): FT3-Amerlite, Amersham

	TT4	TT3	FT4 RIA	FT4 LIA(A)	FT4 LIA(B)	FT3 RIA	FT3 LIA(C)
Erniedrigte Werte			4		2	5	3
Normalwerte	45	45	41	42	42	40	39
Erhöhte Werte				3	1		3

Wie schon bei den Untersuchungen bei hypothyreoten Patienten festgestellt (siehe Tabelle 3) lassen sich mit der untersuchten Enzymimmunoassay-Lumineszenzmethode für FT3 erniedrigte Werte nicht ausreichend deklarieren, was sich bei 48 Fällen von sogenanntem low-T3-Syndrom bestätigt hat (Tabelle 6). Die Diskrepanz zu den Ergebnissen der radioimmunologischen Referenzmethode ist mit 24% falsch-normalen Werten sehr hoch.

Tabelle 6 Testergebnisse bei Analysen der Seren von 48 Patienten mit einem sogenannten Low-T3-Syndrom.
FT4-RIA: RIAgnost Behring; FT3-RIA: FT3-Magic-RIA Ciba-Corning; Lumineszenzimmunoassays LIA(A): FT4-Lumitest Henning; LIA(B): FT4-Magic-Lite Ciba-Corning; LIA(C): FT3-Amerlite, Amersham

	TT4	TT3	Ft4 RIA	FT4 LIA(A)	FT4 LIA(B)	FT3 RIA	FT3 LIA(C)
Erniedrigte Werte	3	48	3	1	2	41	31
Normalwerte	43		38	37	36	7	15
Erhöhte Werte	2		7	10	10		2

Diskussion

Der Nachweis einer Hyperthyreose oder Hypothyreose kann nach den Empfehlungen der Sektion Schilddrüse der Deutschen Gesellschaft für Endokrinologie unter anderem durch Bestimmung der freien Thyroxinkonzentration und der Gesamt-Trijodthyroninkonzentration im Serum erfolgen [12]. Dazu konnten zwar die neueren radioimmunologischen Verfahren, auf Grund der noch geringen Daten aber noch keine nicht-radioisotopischen Verfahren zur Bestimmung des freien T4 oder eventuell des freien T3 empfohlen werden [5].

Unsere Untersuchungen hierzu ergaben eine hinreichende bis sehr gute Korrelation der FT4- und FT3-Werte aus den untersuchten nicht-radioisotopischen Methoden verglichen zu den Daten der jeweiligen radioimmunologischen Referenzmethode. Dabei erwies sich die Korrelation bei Wertepaaren des hyperthyreoten Bereiches als jeweils am höchsten. Für die untersuchte kombinierte Enzymimmunoassay-Lumineszenzmethode zur Bestimmung des freien T3 gilt allerdings, daß sie nur im hyperthyreoten Meßbereich hervorragende Ergebnisse liefert. Im euthyreoten Meßbereich korrelieren die Werte weniger mit denen der Referenzmethode. Für Messungen im hypothyreoten Bereich kann die Methode in der gegenwärtigen Form nicht zur Anwendung empfohlen werden. In den mittlerweile erstellten Anwendungshinweisen empfiehlt der Hersteller selbst die Methode auch nur zum Nachweis des Ausmaßes einer FT3-Erhöhung.

Der auf einem sogenannten Zwei-Schritt-Verfahren beruhende radioimmunologische Referenzassay RIA-gnost FT4 hat sich auch im klinischen Bereich, wo häufig Seren von Schwerkranken, multimorbiden Patienten, von Patienten unter Heparin-Therapie und Dialysebehandlung zur Analyse anstehen, bewährt und früheren Testverfahren (Analog-RIA) überlegen erwiesen [5]. Die prinzipiellen Vor- und Nachteile der verschiedenen radioimmunologischen in vitro-Bestimmungsmethoden der Schilddrüsenfunktion sind anderenorts eingehend abgehandelt worden [4, 8]. Untersuchungen haben zudem gezeigt, daß eine kombinierte Bestimmung von FT4 und FT3 die größte Treffsicherheit beim Nachweis einer Schilddrüsenfunktionsstörung hat [11]. Da zudem in Endemiegebieten häufiger mit einer T3-Hyperthyreose zu rechnen ist (z. B. beim Adenom) erwies sich eine Bestimmung auch des freien T3 an eigenem Krankengut in der Routineanalyse als sehr hilfreich. Ein letztes, in der Praxis aber nicht unwichtiges Argument für eine direkte Bestimmung der freien Schilddrüsenhormone mag zudem darin liegen, daß nach dem neuen einheitlichen Bewertungsmaßstab (EBM) die bei Anwendung von FT4-Indicesmethoden erforderlichen zwei RIA-Messungen nicht mehr gesondert und die Direktbestimmungen zudem höher bewertet und honoriert werden.

Nichtradioisotopenmethoden zur direkten Bestimmung der freien Schilddrüsenhormone stehen erst seit kurzem zur Verfügung. Enzymimmunoassayverfahren erwiesen sich wegen ihrer Peroxydase-Tracerbindungen an Albumin zunächst als ebenso störanfällig wie die früheren Analogtracer-RIA's oder als sehr aufwendig [9, 13]. Diese Probleme sollen bei einem neuen Ein-Schritt-Enzymimmunoassay für freies T4 aber nicht mehr auftreten [7]. Chemilumineszenzassays bieten den prinzipiellen Vorteil äußerst kurzer Meßzeiten für das Reaktionssignal und man kann auf eine Indikatorreaktion (z. B. Enzymreaktion) verzichten. Inzwischen liegen auch schon zwei Arbeiten zu dem einen von uns angewandten Chemilumineszenzassay, dem Magic-Lite-FT4 vor. Dabei zeigte sich, wie in unseren Untersuchungen, eine gute Korrelation zu den vergleichsweise mit radioimmunologischen Methoden ermittelten FT4-Werten auch in klinischen Grenzsituationen [1, 2]. In einer der Arbeiten wurde dabei die „Golden-Standard-Methode", das Equilibrier-Dialyse-Verfahren für FT4, zum Vergleich herangezogen [1]. Die von uns angewandte nicht-radioisotopenhaltige „signalverstärkte Lumineszenz"-Methode zur Bestimmung der freien T3-Fraktion, Amerlite-FT3, ist eigentlich ein Enzymimmunoassay mit einem Lumineszenz-Detektionssystem. Hierbei wird das Luminogen nur als signalgebendes Prinzip eingesetzt, wohingegen bei den angeführten Chemilumineszenzverfahren zur Bestimmung der freien T4-Fraktion das Luminogen direkt an einen Reaktionspartner im Assaysystem gekoppelt ist. Zu unseren Untersuchungen vergleichbare Studien mit dieser FT3-Bestimmungsmethode sind unseres Wissens bisher noch nicht publiziert.

In einer weiteren Untersuchungsserie wurden Patienten, deren Schilddrüsenfunktion als latente Hyperthyreose oder latente Hypothyreose zu klassifizieren war, untersucht. Diese Definition ergibt sich in der Regel zwar im Rahmen einer Ausschlußdiagnostik und wird gemäß den Empfehlungen der Sektion Schilddrüse der Deutschen Gesellschaft für Endokrinologie durch Bestimmung des basalen TSH-Wertes oder/und der TSH-Werte in einem TRH-Test mit Hilfe hochsensitiver TSH-Bestimmungsmethoden geführt [12]. Dennoch sollte in diesen Untersuchungen überprüft werden, ob nicht durch falsch-niedrige oder falsch-hohe, aus nicht-radioisotopischen Meßmethoden stammende FT4-/FT3-Werte, eine unkorrekte Klassifizierung der Schilddrüsenfunktionslage droht.

Die Untersuchungen ergaben jedoch, daß man durch die Anwendung von nicht-radioisotopischen Meßmethoden zur Bestimmung von FT4 und FT3 ganz überwiegend zu identischen Zuordnungen wie durch Anwendung von radioimmunologischen Referenzmethoden kommt.

Zusammenfassend läßt sich feststellen, daß auch durch nicht-radioisotopische Verfahren, den Chemilumineszenzmethoden zur Bestimmung der freien Serumkonzentration von Thyroxin, der Nachweis einer Schilddrüsenfunktionsstörung geführt werden kann. Die überprüfte Enzymimmunoassay-Lumineszenzmethode zur Bestimmung der freien T3-Konzentration im Serum ist hingegen nur für die Anwendung im Bereich erhöhter Werte geeignet. Sollten sich diese Ergebnisse bestätigen lassen, darf für die Zukunft eine erweiterte Empfehlung der Sektion

Schilddrüse der Deutschen Gesellschaft für Endokrinologie zum Einsatz auch nicht-radioisotopischer Meßverfahren erwartet werden. Diese Methoden stellen für Laboratorien ohne Umgangsgenehmigung und aus Gründen des Strahlenschutzes eine echte Alternative und Bereicherung dar. Dennoch muß bei der Analyse der Schilddrüsenfunktionslage auch über eine direkte Bestimmung der freien Hormonfraktionen vor einer – leider verbreiteten – Laborwertgläubigkeit gewarnt werden. Die beispielhafte Schilderung der Befunde bei Patienten in Grenzsituationen (Schwerstkranke, low-T3-Syndrom u. a.) beweisen wiederum, wie wichtig die klinischen Befunde sind und eine Beurteilung der Gesamtsituation nur durch den Kliniker möglich ist. Ein hohes Maß an diagnostischer Sicherheit ergibt sich dann, wenn diese Methoden vom klinisch tätigen Endokrinologen selbst angewendet werden.

Literatur

[1] Bigos, S. T., J. MacLean, B. Butler: J. Biolum. Chemilum. *4* (1989) 627.
[2] Bounaud, J.-Y., M.-P. Bounaud, F. Begon: Clin. Chem. *34* (1988) 2556.
[3] Bretzel, R. G., H. Schatz, K. Federlin: In: O. Eber, W. Langsteger (Hrsg.): Freie Schilddrüsenhormone in der klinischen Diagnostik, S. 129. Deutscher Ärzteverlag, Köln 1985.
[4] Herrmann, J. et al.: Nuc Compact. *19* (1988) 248.
[5] Herrmann, J.: Endokrin. Inform. *12* (1988) 245.
[6] Joseph, K.: Diagn. und Lab. *133* (1985).
[7] Kunst, A., E. Seidenschwarz, H. Bürk et al.: Clin. Chem. *34* (1988) 1830.
[8] Lind, P., O. Eber: Med. Welt *39* (1988) 288.
[9] Masao, I., K. Miyai, K. Doi et al.: Clin. Chem. *30* (1984) 1682.
[10] Pfannenstiel, P., N. Panitz: In: O. Eber, W. Langsteger (Hrsg.): Freie Schilddrüsenhormone in der klinischen Diagnostik, S. 159. Deutscher Ärzteverlag, Köln 1985.
[11] Reiners, Chr.: Dtsch. Med. Wochenschr. *111* (1986) 1292.
[12] Scriba, P. C.: Endokrin. Inform. *9* (1985) 65.
[13] Weetall, H. H., W. Hertl, F. B. Ward et al.: Clin. Chem. *28* (1982) 666.

Sonographie und Szintigraphie

W. Becker

Der Vergleich der Wertigkeit von Sonographie und Szintigraphie in der Strumadiagnostik zeigt, daß beide Methoden allein nur einen begrenzten diagnostischen Wert besitzen. Die Gegenüberstellung der Wertigkeit soll im Folgenden diskutiert werden. Da zunehmend die Bedeutung der sonographischen Diagnostik der Struma hervorgehoben wird, soll absichtlich die szintigraphische Diagnostik in diesem Artikel in ihrer Wertigkeit ausführlich diskutiert werden.

Die szintigraphische Schilddrüsendiagnostik wird heute ausschließlich als quantitativ ausgewertete Untersuchung mit Gammakamera und Rechnersystem durchgeführt. Trotzdem ist nicht nur die quantitative Auswertung diagnostisch verwertbar. Auch die rein qualitative Bewertung des szintigraphischen Bildes ist diagnostisch unumgänglich. Aus diesem Grunde wird nachfolgend in *quantitative* und *qualitative* szintigraphische Strumadiagnostik unterschieden.

Qualitative Auswertung

Die Hauptindikation für eine bevorzugt *qualitativ* ausgewertete Schilddrüsenszintigraphie mit Tc-99-m-Pertechnetat oder J-123-Jodid ist der Verdacht auf

- Dystopien oder Agenesien der Schilddrüse,
- die Abklärung palpatorisch oder sonographisch nachgewiesener Schilddrüsenknoten
- nach Thyreoidektomie der Nachweis oder Ausschluß von speicherndem Restgewebe, eines Lokalrezidivs, regionärer Lymphknotenmetastasen und Fernmetastasen.

Zur Indikation in der Diagnostik und in der Nachsorge des Schilddrüsenmalignoms soll hier nicht Stellung genommen werden.

Die praktisch relevanteste Schilddrüsendystopie stellt sicher die mediastinal bzw. intrathorakal reichende Struma dar. Diese Differentialdiagnose wird bei hoch thorakalen Raumforderungen immer wieder ein Schilddrüsenszintigramm erforderlich machen. Hierzu sollte immer J-123-Jodid zum Einsatz kommen, da die etwas günstigere Energie für die Abbildung retrosternal liegender Prozesse und das bessere Target-zu-Background-Verhältnis die Abgrenzung des Schilddrüsenparenchyms von der unspezifischen Aktivität in den großen Gefäßen und der Herzregion durch Tc-99m-Pertechnetat spezifisch ermöglicht. Zu beachten ist hierbei, daß die retrosternale Ausdehnung der Struma oft wegen der unterschiedlichen Patientenpositionierung beim Szintigramm und bei der Anfertigung des Röntgenthorax szintigraphisch unterschätzt wird. Meist handelt es sich bei der retrosternal reichenden Struma nicht um eine eigentliche Dystopie, sondern nur um die retrosternale Ausdehnung einer Struma, die durch minderspeichernde regressiv veränderte Areale oder durch Bindegewebsbrücken (Struma endothoracica falsa) mit dem orthotopen Organbezirk verbunden sind. Eine Struma endothoracica vera ist eher selten.

Die Agenesie der Schilddrüse sowie eine Zungengrundschilddrüse sind sehr selten. Für die Diagnostik der Zungengrundschilddrüse kann sowohl Tc-99m-Pertechnetat wie auch J-123-Jodid zum Einsatz kommen, wobei gerade bei Tc-99m-Pertechnetat auf Überlagerungen des Zungengrundes mit Speicheldrüsenaktivität geachtet werden muß, die durch Zitronensaftgabe jedoch deutlich beeinflußt werden kann. Trotzdem sollte heute zum Nachweis einer Zungengrundschilddrüse J-123-Jodid eingesetzt werden, zumal mit anderen bildgebenden Verfahren, wie zum Beispiel der Sonographie, eine Raumforderung im Bereich des Zungengrundes nachgewiesen werden kann. Der Nachweis spezifisch jodspeichernden Gewebes jedoch ist nur szintigraphisch möglich, wobei beim Einsatz von Tc-99m-Pertechnetat ein falsch positiver Uptake in anderem Tumorgewebe differentialdiagnostisch mit in Erwägung gezogen werden muß. Beim Vorhandensein einer Zungengrundschilddrüse fehlt in etwa 70% der Fälle die orthotope Halsschilddrüse. Bei den übrigen Patienten ist das noch vorhandene Schilddrüsengewebe in der Regel rudimentär angelegt und ähnelt einer Thyreoglossuszyste. Selten nur ist ektopes Schilddrüsengewebe autonom oder maligne. In der Regel sind Patienten mit einer Zungengrundschilddrüse hypothyreot, sodaß diese Patienten heute bereits als Säuglinge im Hypothyreosescreening auffallen.

Die sogenannte Struma ovarii entspricht einem Teratom im Ovar und sollte hier nur der Vollständigkeit halber miterwähnt werden. Praktische Relevanz besitzt sie auf Grund ihrer Seltenheit nicht. Sollte sie differentialdiagnostisch mit in Erwägung gezogen werden müssen, so ist in jedem Falle die Anfertigung eines J-123-Jodid-Szintigrammes erforderlich.

Bei der szintigraphischen Abklärung von Schilddrüsenknoten muß zwar immer ein quantitativ ausgewertetes Schilddrüsenszintigramm angefertigt werden, da in jedem Falle eine Autonomie ausgeschlossen bzw. nachgewiesen werden muß und deren autonomes Potential abgeschätzt werden soll. Eine wesentliche Information besteht jedoch auch in der Auswertung des qualitativen Szintigrammes im Sinne eines Funktionstopogrammes, das die Zuordnung unterschiedlich speichernden Schilddrüsengewebes zu sonographisch lokalisierten Herdbefunden ermöglicht. Insbesondere bei kleineren Herdbefunden ist hierzu die Anfertigung eines Suppressionszintigrammes erforderlich.

Trotz der Möglichkeit der sonographischen Untersuchung der Schilddrüse hat die Szintigraphie bei der Abklärung der Knotenstruma nichts an Aktualität verloren. Dies liegt einerseits an der niedrigen Spezifität bei allerdings hoher Sensitivität des Sonogrammes und andererseits an der im Vergleich zur hohen Spezifität der Feinnadelpunktion geringen Sensitivität. Die Sonographie gibt auf Grund der unterschiedlichen Echogenität verschiedener Gewebestrukturen eine Information über die histomorphologische Beschaffenheit der Schilddrüse, wobei es mit Ausnahme von Zysten jedoch kein gewebsspezifisches Muster gibt. Ohne Zweifel sind scharf begrenzte Raumforderungen der Schilddrüse mit dorsaler Schallverstärkung sonographisch als Zysten beweisbar. In diesen Fällen ist jedoch trotzdem die Anfertigung eines Szintigrammes zu empfehlen, da etwa 20% aller autonomen Adenome zentral liquide Erweichungen aufweisen und andererseits Autonomien mit zystisch regressiven Veränderungen gehäuft auftreten. Echodichte und echonormale Strukturen sind für ein Malignom sehr unwahrscheinlich. Etwa 15% der Autonomien zeigen aber dieses Muster. Echoarme Läsionen im Sonogramm sind einerseits sowohl malignitätverdächtig (95% aller Malignome sind echoarm) und andererseits aber auch typisch für eine Schilddrüsenautonomie (70% aller Autonomien sind echoarm) [3], sodaß erst ein Szintigramm diese beiden Differentialdiagnosen weiter eingrenzt. Hierbei imponieren etwa 70–90% der Karzinome als szintigraphisch kalt, der Rest zeigt ein szintigraphisch „warmes“ oder „heißes“ Muster. Diese Angaben bedeuten jedoch nicht, daß Karzinome vermehrt Tc-99m oder J-123 aufnehmen, sondern, daß die Malignome für den szintigraphischen Nachweis zu klein sind (Mikrokarzinome). Soweit in den meisten Berichten retrospektiv nachzuvollziehen ist, liegen die Schilddrüsenmalignome in der Regel nicht in einem szintigraphisch heißen Bezirk, sondern die Autonomie der Schilddrüse stellt eine zusätzliche Erkrankung dar. Die Kombination aus Sonographie und Szintigraphie stellt somit eine wichtige Entscheidungshilfe dar. In einem ausgewählten Krankengut einer Schilddrüsenambulanz entsprechen „kalte“ Knoten in 9% einem Schilddrüsenmalignom, sind diese Knoten zusätzlich echoarm im Sonogramm, dann steigt diese Wahrscheinlichkeit auf 25% an. Alle diese Knoten müssen demnach einer Feinnadelpunktion zugeführt werden, deren Sensitivität zur Erkennung des Malignoms der Schilddrüse mit etwa 80%, deren Spezifität mit etwa 90% angegeben wird. Auch bei unauffälligem Ergebnis einer Feinnadelpunktion muß man szintigraphisch ‚kalte‘ und sonographisch ‚echoarme‘ Knoten eher einer histologischen Klärung zuführen. Gerade bei den hochdifferenzierten Karzinomen erbringen anamnestische und klinische Angaben nur wenig differentialdiagnostische Hilfe, da sie nur eine langsame Wachstumstendenz aufweisen und oft keine Symptomatik erkennen lassen.

Liegt eine normal große Schilddrüse vor, so besteht in der Regel keine Indikation zur Szintigraphie, wenn diese nicht zum Ausschluß einer Autonomie z. B. bei Herzrhythmusstörungen, oder im Rahmen der Tumorsuche zum Ausschluß eines primären Schilddrüsenmalignoms indiziert ist. Je nach der Fragestellung wird dann szintigraphisch die in der normal großen Schilddrüse sicher seltene Autonomie und sonographisch eine Raumforderung auszuschließen sein. Das Ortsauflösungsvermögen kleiner Schilddrüsenknoten ist im Vergleich zur Sonographie gering. Eine Indikation besteht darin, eine noch nicht relevante Schilddrüsenautonomie, eventuell im Suppressionsszintigramm, zu diagnostizieren. Zum Nachweis von ‚heißen' Knoten ist die Szintigraphie wesentlich sensitiver als zum Nachweis ‚kalter' Läsionen.

Bei einer diffusen Struma ohne sonographischen Herdbefund läßt sich szintigraphisch keine wesentliche Zusatzinformation erwarten. Erst mit zunehmendem Alter und zunehmenden Hinweisen für regressive Veränderungen im Sonogramm ist hierbei ein Szintigramm von Nöten, da in diesen Fällen die Prävalenz der Schilddrüsenautonomie zunimmt und damit auch die Möglichkeit kleiner autonomer Bezirke ohne sicher abgrenzbares sonographisches Korrelat.

Bei einer hyperthyreoten Struma sollte im Rahmen der Primärdiagnostik immer ein Szintigramm angefertigt werden, um eine Schilddrüsenautonomie von der Immunhyperthyreose trennen zu können. Ausnahmen sind sicher eindeutige Immunhyperthyreosen mit zusätzlichen Begleitimmunopathien wie einer endokrinen Orbitopathie, die mit sehr hoher Wahrscheinlichkeit die Immungenese beweisen. Die floriden Immunhyperthyreosen zeichnen sich durch ein szintigraphisch diffuses Speichermuster mit in der Regel eindeutig erhöhtem basalen TcTU aus. Hinweise für die Autonomie ergeben sich aus einem fleckigen Speichermuster.

In seltenen Fällen liegt die Kombination einer Schilddrüsenautonomie mit einer Immunhyperthyreose vor. Dieses Syndrom wird Marine-Lenhart-Syndrom bezeichnet.

Bei der chronisch lymphozytären Thyreoiditis Hashimoto findet man szintigraphisch in Abhängigkeit vom Stadium der Erkrankung meist ein diffus fleckiges Speichermuster mit vermindertem TcTU, was bei unklarer diffuser Echoarmut im Sonogramm und nicht nachweisbaren immunologischen Parametern als differentialdiagnostisches Kriterium zur Immunhyperthyreose herangezogen werden kann.

Die subakute Thyreoiditis de Quervain zeigt, obwohl sie sonographisch oft nur unilokulär oder umschrieben multilokulär auftritt eine insgesamt deutliche Speicherinhomogenität mit erniedrigtem TcTU. Dies kann als Abgrenzung zum primären Schilddrüsenmalignom, welches differentialdiagnostisch oft mit einbezogen werden muß, in Einzelfällen hilfreich sein. Dieser verminderte TcTU wird durch die TSH-Suppression durch die entzündlich bedingte thyreogene Hormonfreisetzung erklärbar.

Nach Schilddrüsenoperationen ist das szintigraphische Bild oft schwer zu interpretieren, da neben assymetrischer Darstellung insbesondere multifokale Restareale nachweisbar sind, die oft die Differenzierung von einer Autonomie der Restschilddrüse erschweren. Hier ist der Vergleich mit einem unmittelbar postoperativen Szintigramm oder die Anfertigung eines Suppressionsszintigrammes erforderlich. Dies ist insbesondere nach Operationen bei Schilddrüsenautonomien zu beachten.

Nach Radiojodtherapien kann naturgemäß nur szintigraphisch entschieden werden inwieweit eine Autonomie effektiv behandelt worden ist und die funktionelle Restkapazität bei der Immunhyperthyreose kann so dokumentiert werden.

Quantitative Auswertung

Der stoffwechselautonome Charakter der Schilddrüsenautonomie läßt sich nur szintigraphisch belegen. Da etwa drei Viertel [3] der Patienten mit einer Schilddrüsenautonomie eine hyperthyreote Stoffwechsellage oder eine endogen supprimierte TSH-Sekretion aufweisen, läßt sich bei all diesen Patienten durch ein normales Schilddrüsenszintigramm mit J-123-Jodid oder Tc-99m-Pertechnetat mit quantifizierter Auswertung die Diagnose der Schilddrüsenautonomie stellen.

Die qualitative Auswertung genügt bei diesen Patienten in der Regel, um eine Autonomie zu diagnostizieren, da bei der uni- oder multiregionalen Schilddrüsenautonomie im Falle einer endogenen TSH-Suppression die autonomen Follikelverbände als szintigraphisch ‚heiße‘ Knoten zur Darstellung kommen. Das regulierbare umgebende Schilddrüsengewebe ist supprimiert. Die quantifizierte Auswertung läßt die funktionelle Masse der Autonomie in etwa abschätzen.

Die früher gebräuchliche Einteilung der Schilddrüsenautonomie in szintigraphisch ‚kompensierte‘ und ‚dekompensierte‘ ‚autonome Adenome‘ war eine deskriptive Einteilung an Hand des szintigraphischen Befundes. Die Einteilung beruhte auf der Vorstellung, daß das szintigraphische Bild die endogene TSH-Sekretion widerspiegelt: Liegt die Schilddrüsenhormonfreisetzung aus der Autonomie unter dem Gesamtbedarf des Körpers, liegt eine normale TSH-Sekretion vor. Auf Grund dessen nimmt das paranoduläre Gewebe J-123 oder Tc-99m-Pertechnetat auf. Mit zunehmender Hormonproduktion nimmt die TSH-Freisetzung ab und der Radionukliduptake sinkt. Dies ist jedoch bei weitem nicht immer so, zumal auch ein geringerer diffuser paranodulärer Nukliduptake einer disseminierten Autonomie in diesem Areal entsprechen kann. Da diese Nomenklatur in keinen Zusammenhang mit der eigentlichen Funktionslage der Schilddrüse steht, sollte sie heute nicht mehr zum Einsatz kommen. An ihre Stelle tritt heute die Einteilung der uni-, multifokalen bzw. disseminierten Autonomie. Bereits früher versuchten Miller et al. [17] eine Graduierung der Autonomie vorzunehmen. Deren Einteilung entsprach in etwa der heute üblichen. Sie sprachen von einer Autonomie Grad I beim Überwiegen eines heißen Knotens, Grad II bei zwei oder mehreren Knoten, Grad III bei unterschiedlich intensiv nuklidspeichernden Knoten und von Grad IV bei einer diffus fleckigen Nuklidspeicherung. Auch dies ist eine rein deskriptive Einteilung des szintigraphischen Befundes. Auch hierbei handelt es sich weder um abgrenzbare Krankheitsbilder noch besteht eine enge Korrelation zur Schilddrüsenfunktionslage. Diese Begriffe beschreiben jedoch in Hinblick auf die einzuschlagende Therapie besser das Ausmaß der zugrunde liegenden Autonomie.

Berücksichtigt man die Pathophysiologie der Schilddrüsenautonomie, so sind unifokale, multifokale und disseminierte Autonomien nur verschiedene Erscheinungsformen ein und derselben Erkrankung. Eine unifokale Schilddrüsenautonomie kommt häufiger in kleinen Strumen und bei jüngeren Patienten, eine multifokale eher bei größeren Strumen und älteren Patienten zur Beobachtung [3]. Anhand der Pathophysiologie wird man jedoch davon ausgehen müssen, daß auch die rein unifokal imponierenden Formen kleine zusätzliche autonome Follikelverbände, die sich noch der szintigraphischen Diagnostik entziehen, enthalten. Die disseminierte Autonomie ist durch eine Vielzahl dicht beieinander liegender Follikelverbände gekennzeichnet, die szintigraphisch nicht mehr voneinander zu trennen sind, sodaß ein homogenes Speichermuster wie bei der Immunhyperthyreose imponiert. Die Diagnose dieser Sonderform gestaltet sich schwierig, zumal sie durch eine Ausschlußdiagnostik betrieben werden muß. Allein das Fehlen mikrosomaler, Thyreoglobulin- und TSH-Rezeptor stimulierender Antikörper und das Fehlen von Begleitimmunopathien wie einer Orbitopathie weisen auf eine autonome Genese einer Hyperthyreose hin. Naturgemäß jedoch können diese Parameter auch bei Immunhyperthyreosen geringer Aktivität fehlen.

Stoffwechsellage

Die Ursache für die Entwicklung einer Hyperthyreose ist multifaktoriell und wird im Wesentlichen von der Menge des autonomen Gewebes einerseits und von der Jodzufuhr andererseits bestimmt. Betrachtet man Angaben zur Hyperthyreoseinzidenz bei der Schilddrüsenautonomie, so liegt diese in etwa bei 40% (Tabelle 1). Genauere Analysen der Autonomien zeigen, daß insbesondere multifokale und disseminierte Autonomien mit einer Hyperthyreose einhergehen. So fanden Joseph et al. [15] bei den umschriebenen solitären Autonomien nur 22%, bei den multifokalen und disseminierten Autonomien in 50% hyperthyreote Stoffwechsellagen. Vergleichbare Resultate fand Miller et al. [17]. Dies ist alleine durch die größere Menge autonomen Gewebes bei diesen Patienten zu erklären.

Tabelle 1 Angaben zur Hyperthyreosehäufigkeit bei der Schilddrüsenautonomie

Autor	Jahr		Hyperthyreoserate
Ashkar [1]	1981		27%
Joseph und Mahlstedt [15]	1979	solitär	22%
		disseminiert	50%
Belfiore et al. [6]	1983		34.5%
Goretzki et al. [10]	1985		43.3%
Becker et al. [3]	1986		44%
Engel und Bay [9]	1987		49.7%

Die Größe einer Autonomie festzulegen, bei der mit einer hohen Rate mit einer Hyperthyreose zu rechnen ist, macht Probleme, da dies unter anderem von der Jodversorgung abhängt, zum anderen autonome Bezirke, die szintigraphisch lokalisierbar sind, unterschiedlich stark regressive Veränderungen mit Narben und Zysten aufweisen und somit nichts zum autonomen Potential beitragen. Darüber hinaus ist die Menge autonomen Gewebes bei multifokalen Formen nur sehr schwer abzuschätzen. Geht man alleine von den unifokalen Autonomien aus, so sind die Angaben über die „kritische“ Menge autonomen Gewebes, szintigraphisch [1, 11, 16] oder sonographisch [3] ermittelt, etwa konform (Tabelle 2). Ab einem Durchmesser der Schilddrüsenautonomie von mehr als 2 cm ist mit einer Hyperthyreose zu rechnen.

Tabelle 2 Erhöhte Prävalenz für die Schilddrüsenautonomie

Lebensalter	> 30 Jahre
Struma	> II–III nach WHO
Knoten	> tastbar oder sonographisch nachweisbar
TRH-Test	> negativ, eingeschränkt stimulierbar

Diese Daten zeigen deutlich, daß etwa 60% der Patienten mit einer Schilddrüsenautonomie eine euthyreote Funktionslage haben, da

- die Gesamthormonfreisetzung aus den autonomen Bezirken den Hormonbedarf des Körpers unter Umständen nicht deckt, so daß das nicht autonome Schilddrüsengewebe noch zur Schilddrüsenhormonversorgung unter Einfluß der thyreotropen Regulation beiträgt
- die Schilddrüsenhormonfreisetzung aus den autonomen Bezirken den Bedarf des Organismus deckt, die thyreotrope Sekretion jedoch bereits supprimiert ist.

Dies aber bedeutet, daß in-vitro-Test-Parameter alleine nicht zum Screening für eine Autonomie geeignet sind. Der TRH-Test und damit auch der sensitiv gemessene TSH-Basalspiegel verläuft in etwa 25% der Patienten mit Autonomie positiv

[3]. Es ist zu betonen, daß die Empfindlichkeit des TRH-Testes zur Diagnose der Autonomie mit der Jodversorgung des Patienten zunimmt und damit im Jodmangelgebiet, wo die Prävalenz der Autonomie besonders hoch zu veranschlagen ist, besonders niedrig ist [3].

Suppressionsszintigraphie

In all diesen Fällen wird zum Nachweis einer Schilddrüsenautonomie ein Suppressionsszintigramm erforderlich sein, das eine vorher szintigraphisch nicht nachweisbare Autonomie oder einen szintigraphisch warmen Knoten demaskiert und seine autonome Funktionslage beweist.

Vor der Anfertigung eines Suppressionsszintigrammes sollte durch eine Bestimmung eines Parameters für das freie Tetrajodthyronin (bei T4-Gabe) oder des freien Trijodthyronins (bei T3-Gabe) die Einnahme des Pharmakons überprüft werden und durch die Bestimmung des TSH-Basisspiegels die Suppression dokumentiert werden.

Ein so durchgeführtes Autonomiescreening [2] zeigt uns, daß wir im Strumaendemiegebiet mit einer Prävalenz der Autonomie bis zu 65% zu rechnen haben, wobei Patienten mit größeren Strumen eindeutig häufiger an einer Autonomie erkrankt sind [2, 3]. In der genannten Studie fanden sich unifokale Autonomien in etwa 25% der Patienten, multifokale Autonomien in etwa 49% und eine disseminierte Autonomie in 26%.

Die Diagnose der unifokalen Autonomie und der multifokalen Autonomie ist dabei durch die qualitative Szintigrammauswertung möglich. Die gleichzeitige quantitative Auswertung ermöglicht es die funktionelle Masse der Autonomie, und damit eventuelle therapeutische Konsequenzen besser abzuschätzen, bzw. dient sie als Ausgangsbefund vor einer geplanten Radiojodtherapie um später den Erfolg der Therapie besser abschätzen zu können [15].

Die Diagnose der disseminierten Autonomie gelingt dabei nur mittels eines quantitativ ausgewerteten Szintigrammes, da qualitativ im basalen und supprimierten Szintigramm eine diffuse Speicherung erkennbar ist. Allein der unverändert hohe und durch die Suppression nicht beeinflußbare TcTU oder J-123-Uptake belegt die Diagnose der disseminierten Autonomie, da bei homogenem Nukliduptake qualitativ nicht zwischen einer Struma unter Suppression oder einer disseminierten Autonomie, die sich alleine durch die nicht supprimierte Trappingfunktion auszeichnet, differenziert werden kann.

Die darüberhinausgehende Bedeutung des TcTUs besteht in der Abschätzung der funktionellen autonomen Masse einer Struma. Diese kann durch morphologisch orientierte Verfahren wie der Sonographie nicht geschehen, da hier ebenfalls nicht autonomes Gewebe, wie regressive Veränderungen und Zysten zum Volumen, nicht aber zur autonomen Masse beitragen. Da der TcTU aber unter anderem auch von der Jodversorgung des Patienten abhängt, sind genaue Grenzwerte zwischen Strumen ohne Autonomie, mit unifokaler oder hyperthyreoter Autonomie nicht festzulegen. Es wird immer zu Überschneidungen beider Bereiche kommen. Die Methode der TcTU-Bestimmung mit der Gammakamera und angeschlossenem Rechnersystem läßt natürlich auch regionale TcTU-Bestimmungen zu [22], sodaß auch kleinste autonome Bezirke diagnostiziert werden können.

Differentialdiagnose des szintigraphisch heißen Knotens

Neben einer Schilddrüsenautonomie kann ein szintigraphisch heißer Knoten im Szintigramm auch durch andere Erkrankungen bedingt sein.

Eine einseitig angelegte Schilddrüse ist eine sehr seltene Variante, bei der in erster Linie der linke Schilddrüsenlappen häufiger fehlt als der rechte [13]. Im Kameraszintigramm kommt dann lediglich der eine Schilddrüsenlappen wie ein heißer Knoten zur Darstellung.

Nach Destruktion eines Schilddrüsenlappens, beispielsweise durch eine Radiojodtherapie, eine Entzündung oder eine Schilddrüsenoperation und nicht zuletzt auch durch ein Schilddrüsenmalignom kann es ebenfalls nur zur Speicherung eines einzigen Schilddrüsenlappens kommen.

Reine Asymmetrien beider Schilddrüsenlappen, sogenannte Dickeneffekte, haben ebenfalls die Verwechslungsgefahr mit einer Schilddrüsenautonomie zur Folge.

Diese Differenzierung ist auf zwei Arten möglich: 1.) durch ein Suppressionsszintigramm mit Bestimmung des TcTUs und 2.) durch die Zuhilfenahme der Sonographie. Im Suppressionsszintigramm findet man eindeutig eine Suppression des speichernden nicht autonomen Schilddrüsenrestlappens. Die Sonographie erlaubt rein qualitativ den Nachweis von Schilddrüsengewebe im szintigraphisch kalten Bezirk oder das Fehlen von Schilddrüsengewebe. Eine Quantifizierung ist durch die Berechnung des Impuls-Dicke-Quotienten möglich. Dieses von Igl et al. [14] erstmals beschriebene Verfahren versucht über den sonographisch ermittelten Tiefendurchmesser der Schilddrüsenlappen einen Parameter für die Speicherintensität pro Volumeneinheit Schilddrüsengewebe zu ermitteln. Ein Quotient für die flächenbezogene Impulsrate beider Schilddrüsenlappen von mehr als 2 spricht mit großer Wahrscheinlichkeit für den Nachweis eines autonomen Adenoms.

Trotz der Einfachheit dieser Methode kann die Berechnung des IDQ nicht in jedem Falle ein Suppressionsszintigramm ersetzen. So ist die sonographische

Bestimmung der Dicke eines Schilddrüsenlappens bei retrosternal reichenden Befunden nicht möglich, da hier sonographisch nur Schrägdurchmesser erfaßbar sind.

Bei der multiregionalen Schilddrüsenautonomie bereitet das Auffinden eines Referenzareals zur Impulsmessung Schwierigkeiten einerseits wegen der schwierigen Lokalisation nicht autonomen Schilddrüsengewebes im Szintigramm und wegen der Schwierigkeiten in der sonographischen Abgrenzung der einzelnen Speicherherde. Zusätzlich erschweren regressive Veränderungen die sonographische Dickenbestimmung des funktionell aktiven Schilddrüsengewebes, da die Speichermessung in regressiven Geweben erniedrigte Werte liefert. Ähnlich verhält es sich bei zentral zystischen Erweichungen, die immerhin in 21% [3] von Schilddrüsenautonomien beobachtet werden. Durch diese Veränderungen wird die Speicheraktivität des Schilddrüsengewebes pro Volumeneinheit funktionsfähigen Gewebes unterschätzt und der IDQ zu niedrig. Der IDQ läßt nach den Ergebnissen der Literatur [14, 17, 19, 22] dekompensierte autonome Adenome sicher von Dickeneffekten bei einer asymmetrischen Schilddrüsenanlage unterscheiden. Besonders wichtig ist hier der Ausschluß einer einseitig angelegten Schilddrüse, die auch über ein übersteuertes Szintigramm diagnostiziert werden kann. Durch beide Verfahren ist der TSH-Stimulationstest absolut verzichtbar (obsolet) geworden. Beim Verdacht auf ein kompensiertes autonomes Adenom wird jedoch in der Regel nicht völlig auf das Suppressionsszintigramm verzichtet werden können.

Sonographie

Der spezifische Nachweis einer funktionellen Autonomie der Schilddrüse kann nur funktionsszintigraphisch bzw. suppressionsszintigraphisch geführt werden. Obwohl sog. monoklonale Adenome eine große Seltenheit darstellen, imponieren szintigraphisch autonome Bezirke sonomorphologisch oft als gut abgrenzbare knotige Strukturen, da im Rahmen des Strumawachstums Pseudoknoten mit einem Netz bindegewebiger Stränge entstehen. Es wird daher in diesem Kapitel der Wert der Sonographie im Rahmen der Autonomiediagnostik als Zusatzuntersuchung zur Szintigraphie herauszuarbeiten sein.

Nachweis der Schilddrüsenautonomie

Nach den Ergebnissen einer retrospektiven Studie kann bei 5,6% der Patienten unter dem 30. Lebensjahr eine Schilddrüsenautonomie nachgewiesen werden [3]. Diese Patienten lassen in der Regel alle ein sonographisches Korrelat im szintigraphisch heißen Bezirk erkennen. Bei den über 30-Jährigen fehlte in etwa 6%

der Patienten ein sonographisches Korrelat im Bereich des szintigraphisch heißen Knotens. Aus diesen Daten läßt sich für die Sonographie eine Sensitivität zum Nachweis eines pathologischen Herdbefundes im Bereich der Schilddrüsenautonomie errechnen. Die Sensitivität dürfte jedoch eindeutig schlechter ausfallen, wenn prospektive Daten aus suppressionsszintigraphischen Studien zur Verfügung stünden, in denen szintigraphisch kleine Autonomiebezirke abgrenzbar sind.

Echomuster der Schilddrüsenautonomie

Das Echomuster eines Herdbefundes im Sonogramm spiegelt in erster Linie histologische Veränderungen in der Schilddrüse wieder. Echoreiche Herdbefunde resultieren aus großen Follikellumina mit viel Bindegewebe [5], echoarme Läsionen aus kleinen Follikellumina [18] bei meist mikrofollikulären Adenomen. Wegen des häufig mikrofollikulären Aufbaus autonomer Bezirke findet man im Bereich des szintigraphisch ‚heißen' Bezirkes in der Mehrzahl der Fälle eine echoarme Binnenstruktur (75%). Diese echoarmen Herde entsprechen meist kleinen Adenomen.

Genausowenig wie ein Strumaknoten entspricht das autonome ‚Adenom' einer echten monoklonalen Neubildung der Schilddrüse. Es entspricht vielmehr einer heterogenen Follikelpopulation in einem bindegewebigen Netz. Diese Narbenzüge und regressiven Veränderungen erklären die Echonormalität mit zentral zystischen Veränderungen oder den Echoreichtum bei 25% der Patienten. Dies ist bevorzugt in größeren Herdbefunden, die eine längere Existenz der Befunde vermuten läßt, nachzuweisen. Die Echoarmut eines Herdbefundes in der Schilddrüse ist mit 75% ein nicht ausreichend sensitiver Parameter für die Diagnose der Schilddrüsenautonomie. Sonographisch kann man allenfalls Rückschlüsse auf die histologischen Veränderungen ziehen, nicht jedoch auf die funktionelle ‚autonome' Aktivität.

In diesem Zusammenhang muß auch darauf hingewiesen werden, daß nach erfolgreicher Radiojodtherapie prätherapeutisch nicht echoarme autonome Bezirke ein echoarmes Reflexmuster aufweisen können [24].

Disseminierte Schilddrüsenautonomie

Sowohl bei der disseminierten Autonomie als auch bei der Immunhyperthyreose liegt eine funktionelle Aktivierung der Follikelepithelzellen mit kubischen oder hochprismatischen Epithelien und kleinen Lumina vor, sodaß das resultierende Echomuster prinzipiell gleich sein müßte. Überträgt man das Modell des autonomen Adenoms, bei dem es mit zunehmendem Regressionsgrad zu einer Zunahme der Echointensität kommt, auch auf die disseminierte Autonomie, so dürfte hierbei ein zunehmender Regressionsgrad auch im Falle einer Hyperthyreose einen Echowandel von echoarm nach echonormal oder echoreich bedingen. Entsprechend findet man bei Patienten mit großer Struma und hyperthyreoter Stoffwechsellage häufiger einen Echoreichtum als bei normal großer Schilddrüse [5]. Eine verläßliche sonographische Differenzierung zwischen nicht immunogener und immunogener Hyperthyreose ist demnach nicht möglich.

Volumetrie der Schilddrüsenautonomie vor geplanter Therapie

Mit zunehmender Größe von autonomen Schilddrüsenadenomen nehmen im Sonogramm die Hinweise auf regressive Veränderungen deutlich zu, so daß sonographisch keine verläßliche Volumetrie des autonomen Gewebes alleine vorgenommen werden kann [3]. Entsprechend lassen sich keine signifikanten Korrelationen zwischen dem sonographisch ermittelten Volumen der Autonomie und den wichtigsten Schilddrüsen in-vitro-Parametern errechnen. Hinzu kommen die bekannten meßtechnischen Fehler [8]. Trotzdem ist die Sonographie als das genaueste Verfahren, eventuell in Kombination mit der Szintigraphie, zur Berechnung des Zielvolumens vor einer geplanten Radiojodtherapie anzusehen [12]. In Abhängigkeit von der geometrischen Form des zu therapierenden Adenoms legt man verschiedene Formeln zu Grunde (Kugelform: $4/3\ r^2\pi$; Ellipsoid: $\pi/6 \times a \times b \times c \times 0.479$).

Schwierigkeiten der sonographischen Volumetrie des autonomen Gewebes ergeben sich bei Patienten mit einer multiregionalen Schilddrüsenautonomie. Hierbei können sonographisch alle speichernden Herde vermessen und addiert werden. Dies bereitet jedoch häufig Schwierigkeiten. In diesen Fällen kann die gesamte Schilddrüse als Zielvolumen angegeben werden, wobei die Herddosis dann reduziert wird. In diesen Fällen ist jedoch mit einer höheren Resthyperthyreoserate zu rechnen.

Paranoduläres szintigraphisch supprimiertes Schilddrüsengewebe

Dekompensierte Autonomien der Schilddrüse erlauben keine funktionelle Beurteilung des supprimierten Schilddrüsengewebes. Bei kompensierten Autonomien ist dies eingeschränkt durchführbar. Hier ist die Sonographie vor einer eventuell geplanten Radiojodtherapie von großem Interesse. Neben der Volumetrie der Gesamtschilddrüse sind mechanische Beeinträchtigungen der Nachbarorgane sowie Hinweise auf stark regressive Veränderungen zu diagnostizieren, die eine Operation im Vergleich zur Radiojodtherapie vorrangig machen. Besonders wichtig ist hierbei die Lokalisation umschriebener Schilddrüsenherdbefunde, bei denen insbesondere bei echoarmer Binnenechostruktur ein Schilddrüsenmalignom feinnadelbioptisch vor einer eventuellen Radiojodtherapie ausgeschlossen werden muß.

In einer retrospektiven Analyse von 40 Patienten [7] mit zufällig entdecktem Schilddrüsenkarzinom aus einer großen Schilddrüsenambulanz konnte gezeigt werden, daß die Operationsindikation bei 25 von ihnen (62,5%) wegen einer Schilddrüsenautonomie gestellt wurde. Soweit retrospektiv nachweisbar, lag jedoch keines der 25 Schilddrüsenkarzinome im szintigraphisch heißen Areal, sondern die Autonomie der Schilddrüse stellte eine zusätzliche Erkrankung dar, wie wir dies auch in einem anderen Zusammenhang bereits feststellen konnten [3]. Demgegenüber geben andere Arbeitsgruppen höhere Raten szintigraphisch heißer, maligner Schilddrüsenknoten an [21], wobei die Gesamthäufigkeit der Koinzidenz eines Schilddrüsenmalignoms und eines autonomen Adenoms mit 55% etwa in der gleichen Größenordnung berichtet wird.

Präoperative Lokalisation der Schilddrüsenautonomie

Die Autonomie der Schilddrüse ist immer eine Erkrankung des gesamten Organs, auch wenn primär klinisch zunächst nur ein autonomes Adenom imponiert. Um alle diese autonomen Follikel der Schilddrüse zu erreichen, steht nur die Radiojodtherapie zur Verfügung. Sie alleine ist in der Lage wegen des autonomen Jodumsatzes einzelner Follikelepithelzellen diese selektiv auszuschalten. Leider ist die Radiojodtherapie nicht bei jedem Patienten mit einer Schilddrüsenautonomie einzusetzen (Kapitelverweis). Aus diesem Grunde werden solche, nicht zuletzt auch aus kapazitiven Gründen, einer operativen Therapie zugeführt. Um Rezidivautonomien zu vermeiden, besteht diese heute bei der unifokalen Schilddrüsenautonomie in der subtotalen Resektion des betreffenden Lappens, bei der multifokalen oder disseminierten Autonomie in der beidseitigen subtotalen Resektion. In der Regel wird dadurch eine Euthyreose erreicht, auch wenn Teile des autonomen Schilddrüsengewebes auf Grund des disseminierten Charakters der Autonomie in situ verbleiben.

Klinisch relevante Daten über Restautonomien in operierten Schilddrüsen liegen nur spärlich vor. So konnten Wiener et al. [23] bei 21% der Patienten nach einer Schilddrüsenoperation eine Restautonomie finden. Vergleichsweise liegen eigene früher erhobene Zahlen in einer retrospektiv ausgewerteten Analyse bei 25% der operierten Schilddrüsenautonomiepatienten [4]. In der Regel kann für eine postoperative Restautonomie eine unvollständige Exzision des autonomen Gewebes verantwortlich gemacht werden. Dies trat dann auf, wenn das autonome Gewebe bis an die dorsale Kapsel der Schilddrüse reichte. Diese genaue Ausdehnung der Autonomie mit ihrer Lage zur dorsalen Kapsel kann sonographisch sehr gut abgegrenzt werden und dem Operateur mitgeteilt werden. Bei der disseminierten

Autonomie werden postoperativ Restautonomieraten bis zu etwa 13% angegeben [20], wobei hier präoperativ durch die Sonographie kein Beitrag zur Verringerung der Restautonomie geleistet werden kann.

Indikation zur Szintigraphie im Rahmen des Autonomieausschlusses

Aus dem Gesagten muß gefolgert werden, daß zur Diagnostik der Schilddrüsenautonomie obligatorisch die Funktionsszintigraphie durch die morphologisch orientierte Sonographie ergänzt werden muß. Umgekehrt kann jedoch nicht geschlossen werden, daß, was sich aus der Pathogenese der Schilddrüsenautonomie ableiten ließe, bei jeder Struma in der Primärdiagnostik eine Szintigraphie durchgeführt werden muß, um die unterschiedlich ausgeprägte Autonomie nachweisen zu können.

Eine Indikationsstellung zur Schilddrüsenszintigraphie kann aus der Prävalenz der Schilddrüsenautonomie hergeleitet werden. So besteht Einigkeit darüber, daß die Autonomie der Schilddrüse vor dem 30sten Lebensjahr selten ist und nur insgesamt bei 5,6% im nicht supprimierten Schilddrüsenszintigramm entdeckt werden kann [3]. im Suppressionsszintigramm dagegen in 33% [16] bzw. in 14% bei den jünger als 25-Jährigen.

Bei den Patienten unter 30 Jahren kann eine Autonomie immer sonographisch als Herdbefund oder tastbarer Knoten erkannt werden [3]. Ein negativer TRH-TestVerlauf erlaubt immerhin 73.5% der Autonomien als verdächtig aufzudekken. Die Autonomie ist bei großen Strumen dabei wesentlich häufiger als in leicht vergrößerten Schilddrüsen [3]. Aus diesen Angaben läßt sich eine erhöhte Prävalenz für die Schilddrüsenautonomie bei den über 30-Jährigen ableiten, bei denen dann ein szintigraphischer Autonomieausschluß erforderlich ist (Tabelle 2).

Indikation zur Sonographie und/oder Szintigraphie im Rahmen der Primär- und Verlaufsdiagnostik der blanden Struma

Zumal wir mit der Sonographie ein ausgezeichnetes morphologisches Verfahren zur Schilddrüsenvolumetrie, zur Erfassung von Herdbefunden in der Schilddrüse und zur Gewebecharakterisierung zur Verfügung haben, wird sie in der Erstdiagnostik der Struma immer eingesetzt werden müssen, alleine um die Schilddrüse als normal groß oder als Struma zu diagnostizieren. Die szintigraphische Diagnostik ist immer dann erforderlich, wenn anamnestisch und klinisch eine Autonomie ausgeschlossen werden muß, wie z. B. bei Herzrhythmusstörungen. Ab dem 30. bis 40. Lebensjahr sollte grundsätzlich jede Struma szintigraphisch abgeklärt werden, da einerseits die Prävalenz der Schilddrüsenautonomie ab dem 30. Lebensjahr deutlich zunimmt, andererseits in jüngeren Jahren in einer größeren Studie

Schilddrüsenautonomien immer als sonographisch umschriebene Herdbefunde nachweisbar waren, die ihrerseits szintigraphisch abgeklärt werden müssen. So muß dann auch jeder sonographisch nachgewiesene Herdbefund weiter szintigraphisch abgeklärt werden, um eine Autonomie von einem kalten Knoten abzugrenzen. Schilddrüsendystopien sind schließlich eine weitere Indikation zur szintigraphischen Diagnostik (Tabelle 3).

Tabelle 3 Indikation von Sonographie und Szintigraphie in Primär- und Verlaufsdiagnostik der Struma.

Sonographie		Szintigraphie
	Primärdiagnostik	
immer		- Anamnestisch und klinischer Verdacht auf Schilddrüsenautonomie - Struma ab dem 30.–40. Lebensjahr - Schilddrüsenherdbefund - Schilddrüsendystopie
	Verlaufsdiagnostik	
immer		- Suppressionsszintigraphie - Therapiekontrolle nach Operation oder Radiojodtherapie einer Autonomie - Uptakemessung vor Radiojodtherapie

In der Verlaufsdiagnostik steht die Sonographie ganz im Vordergrund. Eine szintigraphische Diagnostik ist nur mehr dann indiziert, wenn ein Suppressionsszintigramm erforderlich ist, eine Therapiekontrolle nach operativer Therapie oder Radiojodtherapie notwendig ist oder als Speichermessung vor einer Radiojodtherapie.

Literatur

[1] Ashkar, F. S.: Thyroid imaging and function studies. Clin. Nucl. Med. *6* (1981) 77–86.

[2] Bähre, M., R. Hilgers, C. Lindemann et al.: Thyroid autonomy: sensitive detection in vivo and estimation of its functional relevance using quantified high – resolution scintigraphy. Acta Endocrinologica (Copenh.) *117* (1988) 145–153.

[3] Becker, W., W. Börner, G. Gruber: Szintigraphie und Sonographie bei der Diagnostik der Schilddrüsenautonomie. Dtsch. Med. Wschr. *111* (1986) 1630–1635.

[4] Becker, W., Chr. Reiners, W. Börner: Präoperative sonographische Lokalisationsdiagnostik autonomer Adenome – Ihre Bedeutung zur Verringerung der Rest- oder Rezidivautonomien. Nuklearmediziner *3* (1985) 265–271.

[5] Becker, W., Chr. Reiners, W. Wiedemann et al.: Sonographie bei diffuser Hyperthyreose: sind immunogene Formen differenzierbar? Klinikarzt *13* (1984) 920.

[6] Belfiore, A., L. Sava, F. Runello et al.: Solitary autonomously functioning thyroid nodules and iodine deficiency. J. Clin. Endocrinol. Metab. *56* (1983) 283.

[7] Börner, W., W. Becker, Chr. Reiners et al.: Diagnostik der differenzierten Karzinome der Thy-

reozyten. In: W. Börner, Chr. Reiners (Hrsg.): Schilddrüsenmalignome, S. 71. Schattauer, Stuttgart–New York 1987.
[8] Brunn, J., U. Block, G. Ruf et al.: Volumetrie der Schilddrüsenlappen mittels Real-Time-Sonographie. Dtsch. Med. Wschr. *106* (1981) 1338.
[9] Engel, U., V. Bay, D. Laack: Ergebnisse nach ausgedehnter Resektion immunogener und nicht immunogener Hyperthyreosen. 140. Tagung der Vereinigung Nordwestdeutscher Chirurgen, Hamburg 3.–5. Dezember 1987.
[10] Goretzki, P. E., R. A. Wahl, D. Branscheid et al.: Indication for operation of patients with autonomously functioning thyroid tissue in endemic goiter areas. World J. Surg. *9* (1985) 149–155.
[11] Hamburger, J. I.: Evolution of toxicity in solitary nontoxic autonomously functioning thyroid nodules. J. Clin. Endocrinol. Metab. *50* (1980) 1089.
[12] Heinze, H. G.: Postoperative und Radiojodtherapie. In: H. D. Becker, H. G. Heinze (Hrsg.): Maligne Schilddrüsentumoren, S. 144–178. Springer, Berlin–Heidelberg–New York 1984.
[13] Hurley, J. R., D. V. Becker: Thyroid suppression and stimulating testing: The place of scanning in the evaluation of nodular thyroid disease. Semin. Nucl. Med. *11* (1981) 149–160.
[14] Igl, W., U. Fink, B. Leisner: Die Kombination von Szintigramm und Sonogramm in der Diagnostik des autonomen Schilddrüsenadenoms. Nuccompact *10* (1979) 184.
[15] Joseph, K., J. Mahlstedt, R. Gonnermann et al.: Verlaufsuntersuchungen bei Patienten mit autonomem Schilddrüsengewebe (AFTT). Nuccompact *10* (1979) 206–213.
[16] Joseph, K., J. Mahlstedt, H. H. Pries et al.: Früherkennung und Abschätzung des Hyperthyreoserisikos autonomen Schilddrüsengewebes. Nuccompact *8* (1977) 134.
[17] Miller, M. J.: Hyperthyroidism from the thyroid follicle with autonomous function. Clin. Endocr. Metab. *7* (1978) 177–197.
[18] Müller, H. W., S. Schröder, C. Schneider et al.: Sonographic tissue characterisation in thyroid gland diagnosis. Klin. Wschr. *63* (1985) 706.
[19] Reiners, Chr., W. Wiedemann: Kombination von Sonographie und Szintigraphie: Bestimmung des Impuls-Dicke-Quotienten. Akt. Endokr. Stoffw. *4* (1983) 130.
[20] Röher, H. D.: Zur chirurgischen Therapie bei funktioneller Autonomie der Schilddrüse. In: P. C. Scriba, H. H. Rudorff, B. Weinheimer (Hrsg.): Schilddrüse 1981, S. 145. Thieme, Stuttgart, New York 1982.
[21] Rösler, H., C. Wimpfheimer, Ch. Ruchti et al.: Hyperthyreose bei maligner Struma-Retrospektive Erhebung mit 53 Fällen. Nukl.-Med. *23* (1984) 293.
[22] Weppler, M., W. Becker, W. Börner: Überlegenheit des regionalen TcTU im Vergleich zum globalen TcTU und zum Impulsdickequotienten in der Diagnostik der Schilddrüsenautonomie. Nuklearmedizin *27* (1988) 43–66.
[23] Wiener, J. D.: Is partial thyroidectomy definitive treatment for Plummer's disease(autonomous goiter)? Clin. Nucl. Med. *8* (1983) 76.
[24] Zur Nieden, J., M. Schuler, Ch. Becker-Gaab et al.: Sonographischer Befund des autonomen Schilddrüsenadenoms vor und nach Radiojodtherapie. In: G. Judmaier, H. Frommhold, A. Kratochvil (Hrsg.): Ultraschalldiagnostik, S. 257–258, 1984.

Diskussion

Kallee:
Schilddrüsen, die einem Rotationsellipsoid entsprechen, sind selten. Eine Volumenbestimmung aus Länge × Breite × Tiefe kann nicht exakt sein, weil die meisten Schilddrüsen die Form einer Kartoffelknolle aufweisen.

Becker:
Wenn wir versuchen sonographisch zu volumetrieren und die Ergebnisse dem szintigraphischen Mittel der Volumen gegenüber stellen, dann können wir sehen, daß gerade der Längsdurchmesser der kritische Durchmesser ist, der dazu führt, daß wir sehr hohe Fehlerraten bekommen. Szintigraphisch gelingt uns dies beispielsweise bei der Volumetrie vor Radiotherapie ziemlich gut, daß wir den genauen Durchmesser bekommen. Deshalb glaube ich, daß wir Ihr Statement etwas abschwächen müssen und sagen können, für die normale Indikation zur thyreosuppressiven Therapie bei kleineren Schilddrüsen reicht die Genauigkeit der Sonovolumetrie aus.

Calvi:
Nach der Radiojodtherapie eines autonomen Schilddrüsenadenoms in ablativer Absicht sagten Sie, in zeitlichem Abstand solle eine Kontrollszintigraphie erfolgen. Ist die wirklich notwendig insbesondere dann, wenn der Patient klinisch euthyreot bleibt? Und zum Beispiel der TRH-Test positiv ist?

Becker:
Wenn der Patient, und nur dann werden wir ja meistens eine ablative Therapie empfehlen, symptomatisch war oder wenn er eine Hyperthyreose hatte, dann werden wir natürlich die Änderung der Stoffwechsellage aufgrund der In-vitro-Test-Parameter dokumentieren können. Das Fortbestehen der Autonomie hat aber ebenfalls eine gewisse klinische Relevanz. Sie wollen doch dem Patienten sagen können: jetzt ist es für sie bei einer Röntgenkontrastmitteluntersuchung unbedenklich, Jod zu bekommen. Wenn nach wie vor Restautonomie besteht, wird man doch ein ganz anderes Vorgehen wählen. Ich glaube es ist wichtig, nach einer durchgeführten Therapie zu dokumentieren, was therapeutisch erreicht wurde.

Joseph:
Nach definitiver Therapie der Autonomie ist das Szintigramm zur Objektivierung des Therapieerfolges obligatorisch. Es muß aber unter Suppressionsbedingungen durchgeführt werden, wenn die Ausschaltung autonomen Gewebes bewiesen und eine etwaige Restautonomie ausgeschlossen werden soll.

Becker:
Dem würde ich in jedem Falle zustimmen.

Börner:
Die Volumenbestimmung im Sonogramm gelingt bei der diffusen Struma besser. Beobachten wir Knoten, dann kommen wir in sehr hohe Fehlerbereiche. Vor allem, wenn dann der Untersucher wechselt, einer über dem Knoten mißt, der andere den Knoten unberücksichtigt läßt. Dann treten Diskrepanzen auf, die sehr erheblich sein können.

Becker:
Die auch, wenn ich das noch ergänzen darf, ganz große Probleme machen. Herr Moser hat in einer Arbeit darauf hingewiesen, nachdem er bei der uniregionalen Autonomie zur Dosisberechnung vor Radio-Jod-Therapie nur dieses eine Knötchen ausgemessen hatte, während er bei der multiregionalen Autonomie nicht mehr die einzelnen autonomen Bezirke versucht hat, zu volumetrieren, sondern das Gesamtvolumen der Schilddrüse eingesetzt hatte.

Schober:
Herr Becker, Sie haben im Vergleich zur Sonographie bei der Szintigraphie geschrieben, daß die disseminierte Autonomie meist sonographisch mit einer diffusen Echoarmut charakterisiert wird. Unabhängig davon, daß das nicht meiner Erfahrung entspricht, können Sie dieses „meist" quantifizieren und wenn es quantitativ häufig ist, ist es spezifisch? Sie wissen, daß das – wenn das so wäre – unter Umständen erhebliche Konsequenzen im bisherigen diagnostischen Ablauf haben könnte. Das hieße, wir könnten häufig auf die Szintigraphie verzichten.

Becker:
Ich muß Ihnen dazu gestehen, ich kann es nicht. Ich möchte versuchen, zu antworten: zunächst ist die Diagnose der disseminierten Autonomie relativ schwierig. Wir können feststellen, daß der Patient eine nicht supprimierbare euthyreote Stoffwechsellage hat, der TRH-Test ist negativ. Wir sind nicht in der Lage im Suppressions-Szintigramm eine Reduktion des Uptake zu verzeichnen. Inwieweit nun wirklich eine Autonomie vorliegt, oder nur eine latente Hyperthyreose vielleicht bei einem ganz schwachen Immungeschehen, das können wir damit nicht genau sagen. Es gibt hierzu in der gesamten Literatur keine quantifizierbaren Daten. Wir hatten einmal versucht, vor etwa 5 Jahren, dies durch eine visuelle Auswertung der Sonogramme (und darauf beruht diese Feststellung) zu erfassen und bei den Patienten, die wir nach den eben geschilderten Kriterien als disseminierte Autonomie mit Suppressions-Szintigramm eingestuft hatten, etwas häufiger eine echoarme Struktur gefunden. Wir kamen aber zu dem Schluß, daß wir sonographisch nicht in der Lage sind, eine Information zu bekommen. Das heißt: Wir brauchen für diese Diagnostik in jedem Falle ein Suppressions-Szintigramm. Eine Möglichkeit der Frage nachzugehen, wäre die, wenn wir versuchen, durch die Bestimmung der Grauwerte mit „region of Interest-Technik" hier quantifizierbare Daten zu bekommen. Wir hatten dies gezeigt für einige Autoimmun-Erkrankungen und für normale Schilddrüsen bei Männern und bei Frauen. Es funktioniert sehr gut. Wir hatten in diesem Kollektiv jedoch nicht die Möglichkeit, auf diese Unterscheidungen Immunhyperthyreose oder disseminierte Autonomie einzugehen.

Schober:
Sie sagen, das ist häufiger als normal, aber nicht mehr als 50%.

Becker:
Häufiger als normal, aber nicht mehr als 50%. Ja.

Weyer:
Soll die Schilddrüsenszintigraphie immer quantitativ ausgewertet werden? Gibt es überhaupt noch eine Indikation für ein reines Analog-Szintigramm der Schilddrüse?

Becker:
In der Nachsorge, z. B. bei Patienten mit Schilddrüsenkarzinomen können wir ein nicht quantifiziertes Schilddrüsenszintigramm durchführen. Auch im Einzelfalle ist diagnostisch eine Aussage mit einem nicht quantifizierten Schilddrüsenszintigramm möglich. Ganz generell würde ich jedoch sagen, daß wir dieses Szintigramm, weil wir eine Zusatzinformation bekommen, immer quantifiziert auswerten sollten.

Deckart:
An über 200 untersuchten Patienten mit Schilddrüsenkarzinom haben wir ca. 100% echoarme Befunde nicht bestätigen können. Sondern in etwa 10–15% haben wir normale echodichte und komplexe Muster gesehen. Und ich meine die Sicherheit, mit der Sie das gesagt haben, kann man eigentlich nicht vertreten. Das sind vorwiegend onkozytäre und papilläre Karzinome gewesen. Solitärkarzinome kleiner Größe.

Becker:
Diese Angaben von 100% entstammten der Literatur und nicht meiner eigenen Erfahrung an etwa 50 Patienten, die ich selbst sonographieren konnte. Bei einem Patienten mit einem fraglichen echoreichen Herdbefund, der um dieses Karzinom herum eine Hashimoto-Thyreoditis mit echoarmer Struktur hatte, war das Malignom echoreich. Ich möchte dazu raten, wenn es andere Hinweise dafür gibt, daß ein echoreicher Knoten malignomverdächtig ist, daran zu denken, eine weitere Abklärung herbeizuführen. Nur ich würde nach meiner Erfahrung unterstreichen, daß wir in über 95% der Fälle mit einem echoarmen Muster zu rechnen haben.

Szabolcs:
Ist die Suppressionsszintigraphie im höheren Alter nicht gefährlich?

Becker:
Wenn die Thyreosuppression über einen längeren Zeitraum von etwa vier Wochen mit etwa 75 oder 100 µg L-Thyroxin durchgeführt wird, ist sie nach unserer Erfahrung nicht gefährlich.

Gutekunst:
Die Temperamente gehen seit 10 Jahren auseinander, welche Krankheitsrelevanz hat die euthyreote Autonomie? Die Sektion Schilddrüse der DGE hat sich darauf

geeinigt, daß Patienten ohne kardiale Erkrankung oder Risiko nicht prophylaktisch behandelt werden müssen. Daraus leite ich ab, daß nur Patienten mit kardialem Risiko bei Verdacht oder Hinweisen auf eine Autonomie der Schilddrüse szintigraphisch abgeklärt werden müssen.

Becker:
Es steht im Raum, daß nicht jede Autonomie, die wir diagnostizieren, relevant ist. Dieser Meinung bin ich genauso wie Sie und ich würde keinen Patienten mit funktioneller Autonomie – (positivem TRH-Test, klinisch symptomlos) – therapieren. Nur, wenn wir ihn zur Diagnostik vorgestellt bekommen, interessiert es natürlich, ob er eine Autonomie hat.

Sonographisch erhobene Schilddrüsenvolumina als Kontrollparameter einer Suppressionstherapie

G. Klima, H. G. Preissegger, W. Langsteger, P. Költringer, O. Eber

Das sonographisch erhobene Schilddrüsenvolumen im Real-Time-Verfahren stellt in der Effizienzbeurteilung einer Suppressionstherapie eine Methode von hoher Wertigkeit dar. Die erhobenen Volumina werden dabei meist als harte Daten betrachtet, ohne daß auf methodische Schwankungen im Einzelfall Rücksicht genommen wird.

Methode

Zur Überprüfung der Aussagekraft dieser Methode wurden an 42 Leichen die Schilddrüsenvolumina der Einzellappen sonographisch bestimmt. Nach der Obduktion wurden alle Schilddrüsen nach dem Tastbefund des resezierten Präparates in Struma diffusa (n=22) und Struma nodosa (n=20) unterteilt und das wahre Schilddrüsenvolumen der einzelnen Schilddrüsenlappen mit Hilfe der Flüssigkeitsverdrängungsmethode ermittelt. Diese wahren Volumina der einzelnen Lappen wurden nun Volumenwerten gegenübergestellt, welche einerseits mit der Formel AxBxCx0.479 (empfohlener Korrekturfaktor von Brunn et al. [1]) andererseits mit der Formel AxBxCx/2 berechnet wurden. Zusätzlich wurde jener Korrekturfaktor ermittelt, welcher bei unseren Ergebnissen die geringsten Abweichungen des errechneten Volumen vom wahren Volumen ergab.

Ergebnisse

Der Korrelationskoeffizient war in der Gruppe der Struma diffusa R=0.95, in der Gruppe der Struma nodosa R=0.91. Der mittlere methodische Fehler der Untersuchung liegt bei ± 18%, im Einzelfall jedoch über 30%. Bei beiden Gruppen liegt das errechnete Volumen großteils unter dem wahren Volumen, sodaß die Formel AxBxCx0.5 eine geringere Abweichung vom Volumen ergab, als die übliche Formel mit dem errechneten Korrekturfaktor 0.479. Der für unsere Untersuchung optimale Korrekturfaktor war 0.53.

Diskussion

Der mittlere methodische Fehler unserer Untersuchung läßt sich gut mit den Daten anderer Arbeitsgruppen [2–11] vergleichen, sodaß ein „hauseigener Fehler“ praktisch auszuschließen ist.

Für Verlaufskontrollen bedeutet die Summation des Fehlers der ersten Untersuchung mit dem möglichen Fehler der Zweituntersuchung im ungünstigsten Fall einen methodischen Fehler von über 50%.

Damit besteht die Gefahr, daß meßtechnische Probleme über den Erfolg oder Mißerfolg einer Therapie entscheiden und die weitere therapeutische Maßnahme Folge dieses Fehlers wird.

Die sonographische Schilddrüsenvolumetrie im Real-Time-Verfahren stellt daher nur ein orientierendes Verfahren dar und sollte zur Therapieplanung im Einzelfall nur im Zusammenspiel mit anderen morphologischen Untersuchungen wie Szintigraphie, Messung des Halsumfanges und Tastbefund gesehen werden.

Die als Alternativmethode mögliche Scheibchen-Technik bedarf eines wesentlich größeren Zeitaufwandes und wird im Allgemeinen durch die weite Verbreitung der Real Time Sonographie nicht mehr verwendet.

Da die errechneten Korrekturfaktoren um 0.5 streuen und ohnedies nur eine nicht vorhandene Genauigkeit vorspiegeln, scheint die Formel AxBxC/2 sowohl für die Routine als auch für wissenschaftliche Studien vollkommen ausreichend.

Literatur

[1] Brunn, J., U. Block, G. Ruf, P. C. Scriba et al.: Volumetrie der Schilddrüsenlappen mittels Realtime Sonographie. Dtsch. med. Wschr. *106* (1981) 1338.

[2] Gutekunst, R.: Schilddrüsenvolumina bei deutschen und schwedischen Schulkindern. Dtsch. med. Wschr. *110* (1985) 50–54.

[3] Hotze, L.-A., R. Schmitz, K. Goecke: Sonographische Objektivierung der Strumaverkleinerung unter L-Thyroxine-Therapie. Nuc. Compact. *13* (1982) 81.

[4] Hotze, L.-A., R. Schmitz, K. Goecke et al.: Verlaufskontrolle der medikamentösen Strumatherapie durch sonographische Volumenbestimmung. Therapiewoche *33* (1983) 154–161.

[5] Igl, W., C. R. Pickardt, B. Leisner: Physik und Technik der Schilddrüsensonographie, Volumetrie, Standardisierung der Befundung. Akt. Endokr. Stoffw. *4* (1983) 85–89.

[6] Igl, W., P. Lukas, B. Leisner et al.: Sonographische Volumenbestimmung der Schilddrüse. Vergleich mit anderen Methoden. Nuklearmedizin *20* (1981) 64.

[7] Igl, W., U. Seiderer, U. Fink et al.: Quantitative Volumenbestimmung der Schilddrüse mit Hilfe der Sonographie. Nuc. Compact *11* (1989) 1.

[8] Klima, G., P. Lind, P. Költringer et al.: Sonographisch ermittelte Schilddrüsenvolumina bei 6- bis 11jährigen Kindern. Acta Med. Austr. *13* (1985) 1–4.

[9] Köster, O., Th. Franken, C. Baumgarten: Vergleichende computertomographische, sonographische und szintigraphische Volumenmessung der Schilddrüse. Nuc. Compact *13* (1982) 54–60.

[10] Pickardt, C. R.: Sonographische Bestimmung des Schilddrüsenvolumens. Dtsch. Med. Wschr. *107* (1982) 426.
[11] Pickardt, C. R., W. Igl, B. Leisner et al.: Sonographische Volumetrie bei der Therapie der blanden Struma. Akt. Endokr. Stoffw. *4* (1983) 90.

Diskussion

Bretzel:
Nochmals zur Volumetrie, Herr Klima. Wie handhaben Sie die Berücksichtigung des Isthmus?

Klima:
Der Isthmus wird bei der Berechnung der Einzellappen nicht berücksichtigt.

Eilles:
Man darf die Ungenauigkeit der Volumetrie nicht der Sonographie anlasten, sondern der uns etwas zeitsparenderen Methode zur Berechnung. Wenn wir meinen, daß wir aus klinischen Gründen genaue Meßdaten brauchen, dann müssen wir uns der Mühe unterziehen und scheibchenweise Flächen ausmessen.

Zytologie der Schilddrüse

U. Schenck

Einleitung

Der großen Anzahl von vergrößerten und/oder knotigen Schilddrüsen steht eine nur relativ geringe Zahl von Schilddrüsenkarzinomen gegenüber. Hieraus ergibt sich die Notwendigkeit, eine Unterscheidung zu treffen zwischen den Patienten, bei denen eine histologische Klärung zur Dignitätsdiagnostik nötig ist und solchen, die durch klinische Untersuchungen ausreichend kontrolliert sind. Als besonders wichtig hat sich dabei herausgestellt, daß die Mehrzahl aller Schilddrüsenkarzinome in szintigraphisch kalten Knoten zu finden ist. Daraus entwickelte sich die Forderung, prinzipiell alle kalten Knoten der Schilddrüse histologisch abzuklären. Dieses Konzept, das auch nach der Einführung der Schilddrüsenfeinnadelpunktion z. T. zäh verteidigt wurde, stand einer raschen Ausbreitung der Schilddrüsenfeinnadelpunktion im Wege. Im Vordergrund der Diskussion stand damals die berechtigte Sorge, durch falsch-negative zytologische Befunde Karzinome zu übersehen. Nicht berücksichtigt wurde in dieser Diskussion allerdings, daß das Konzept, alle kalten Knoten zu operieren letztlich nirgendwo, schon gar nicht in Kropfendemiegebieten durchgesetzt werden konnte. Die Akzeptanz dieses Konzeptes bei den Patienten war schlecht, sicher auch weil das Krankheitsbewußtsein der Patienten besonders in Kropfendemiegebieten eingeschränkt ist. Erschwert wurde eine sachliche Diskussion durch das Fehlen von exakten Zahlen zur wahren Malignitätsrate von kalten Knoten, was auch der individuellen Beratung der Patienten entgegen steht. Zahlen aus Operationsstatistiken, eventuell sogar aus Ländern mit ausreichender Jodversorgung, wurden manchmal als Grundlage für das ärztliche Prozedere an unselektierten Patienten mit kalten Knoten im Kropfendemiegebiet verwendet. Auch wurde kaum berücksichtigt, daß die operativen Kapazitäten der zu erwartenden Zahl von Operationen kaum gewachsen sind. In dieser Situation hat sich die Feinnadelpunktion der Schilddrüse seit Jahren zunehmend als hilfreich erwiesen, allerdings nur relativ langsam verbreitet.

Letztlich ersetzt die Feinnadelpunktion dabei weniger das Konzept, alle kalten Knoten zu entfernen, sondern vielmehr das noch sehr häufig praktizierte abwartende Verhalten. Obwohl falsch-negative zytologische Befunde vorkommen, kann die Erfassungsrate der Tumoren im Schilddrüsenbereich durch die generelle Anwendung der Feinnadelpunktion erhöht werden, da sich die Erfassungsrate von Erkrankungen durch diagnostische Tests nicht allein aus der Sensibilität des Tests, sondern aus dem Produkt der Sensibilität und der Akzeptanz ergibt.

Indikation zur Feinnadelpunktion

Die Indikation zur Feinnadelpunktion der Schilddrüse kann weit gestellt werden. Wichtigste Indikationen sind knotige Schilddrüsenanteile, wobei bei jedem Patienten in der Regel jeder Knoten punktiert werden soll, und der Verdacht auf eine Thyreoiditis. Die Patienten mit kalten Knoten und/oder sonographisch echoarmen Knoten sind ein besonders wichtiger Teil dieses Indikationsbereiches. Die Akzeptanz der Methode ist sehr gut, Ablehnungsraten sind im Promillbereich. Dazu kommen ambulante Durchführbarkeit ohne besondere Vorbereitung und ein minimaler Aufklärungsaufwand. Auch wenn eine Schilddrüsenoperation geplant ist, sollte punktiert werden. Die präoperative Charakterisierung des Gewebes erlaubt eine bessere Operationsplanung, wodurch Zweiteingriffe, die mit einer erhöhten Komplikationsrate einhergehen, vermieden werden sollen. Beim zytologischen Nachweis von Metastasen im Schilddrüsenbereich kann sofort mit der Suche nach einem Primärtumor begonnen werden.

Mit Komplikationen der Feinnadelpunktion ist in aller Regel nicht zu rechnen, gelegentlich kann sich ein Hämatom bilden. Insofern empfehlen wir den Patienten nach der Punktion, die Punktionsstelle noch für einige Minuten leicht zu komprimieren. In unserer Punktionssprechstunde verwenden wir Nadeln mit einem Außendurchmesser von 0,6 oder 0,65 mm. Bei der Verwendung so dünner Nadeln haben wir auch noch keine gefährlichen Komplikationen gesehen, selbst wenn gelegentlich Trachea oder Ateria carotis punktiert werden. Wir punktieren auch Patienten mit im therapeutischen Bereich eingestelltem Quickwert, dies sollte allerdings geübten Punktierenden vorbehalten bleiben.

Speziell von schwedischen Zytopathologen wurde die Wichtigkeit betont, daß der Zytologe die Feinnadelpunktion selbst durchführt. Bei uns ist der Anteil der von uns selbst punktierten Schilddrüsenpatienten im Laufe der Jahre deutlich rückläufig gewesen. Während dieser Anteil 1972 noch über 95% betrug, ist er durch die Zunahme der Einsendezytologie – nicht durch Abnahme unserer Sprechstundentätigkeiten – inzwischen auf etwa 20% gesunken. Es kann heute kein Zweifel mehr bestehen, daß auch mit der Einsendezytologie gute diagnostische Ergebnisse erzielt werden können. Allerdings muß die Technik der Feinnadelpunktion geübt werden, da andernfalls mit einer erschreckend hohen Rate an technisch nicht verwertbaren Punktaten zu rechnen ist, mit einem entsprechenden Anstieg der falsch-negativ Raten ist ebenso zu rechnen. Unter den ersten 1000 Untersuchungen, die am Institut für Klinische Zytologie durchgeführt wurden, lag der Anteil der technisch unbrauchbaren Punktate unter den von uns selbst punktierten Patienten bei 6%, bei den eingesandten Präparaten bei 34%. Bei einem häufig punktierenden Einsender war der Lerneffekt aus dem Anteil der technisch brauchbaren Punktate gut erkennbar. Von einem Anteil von 62% technisch unbrauchbarer Materialien bei den ersten 50 Punktionen sank der Anteil der technisch unbrauchbaren bei den nächsten 50 Schilddrüsenpunktionen bereits auf 30%. Sechs Jahre später lag der Anteil von technisch unbrauchbaren Punktaten nur noch bei 4%.

Zellbilder und Erkrankungen

Bei der Punktion gutartiger Gewebsareale der Schilddrüse finden sich im Präparat meist Kolloidniederschlag, die Thyreozyten liegen z. T. in Form von nackten Kernen vor, z. T. in Verbänden, wobei häufiger kleinere Follikel komplett aspiriert werden (Abb. 1). Bei regressiven Schilddrüsenveränderungen finden sich besonders Thyreophagozyten (Schaumzellen) (Abb. 2) und häufig Cholesterinkristalle. Die histologisch in solchen Fällen erkennbare oft deutliche Bindegewebsvermehrung führt gelegentlich zum Auftreten fibroblastenartiger Zellformen. Funktionell aktiviertes Schilddrüsenepithel zeigt oft eine beachtliche Anisokaryose (Abb. 3), bei DNS-Messungen zeigt sich ein polyploides und nicht etwa ein aneuploides DNS-Verteilungsmuster. Das relativ weite Zytoplasma weist

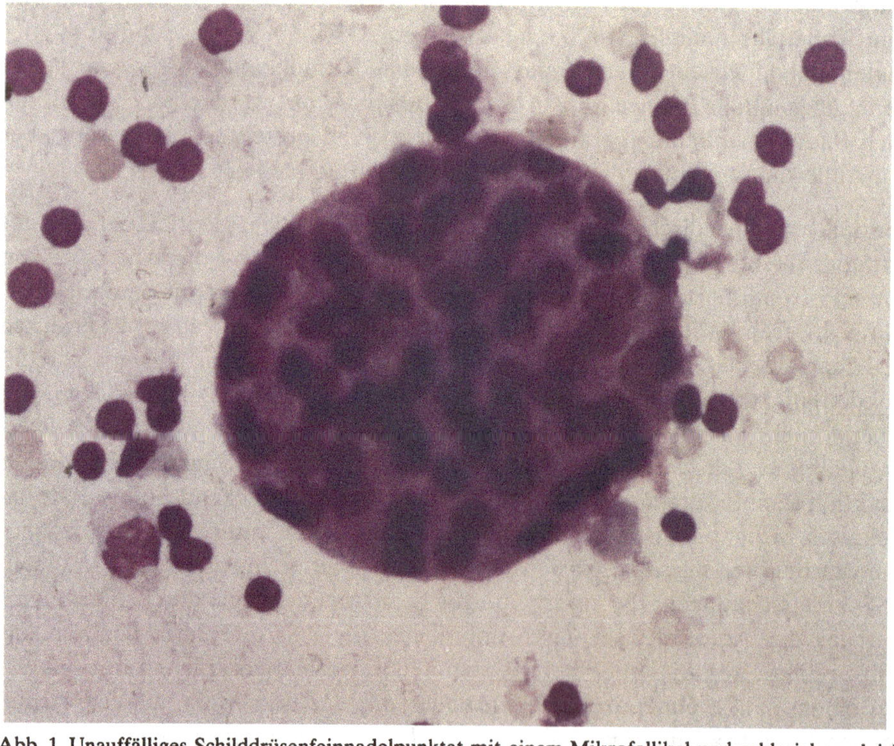

Abb. 1 Unauffälliges Schilddrüsenfeinnadelpunktat mit einem Mikrofollikel und zahlreichen gleichmäßigen nackten Thyreozytenkernen.

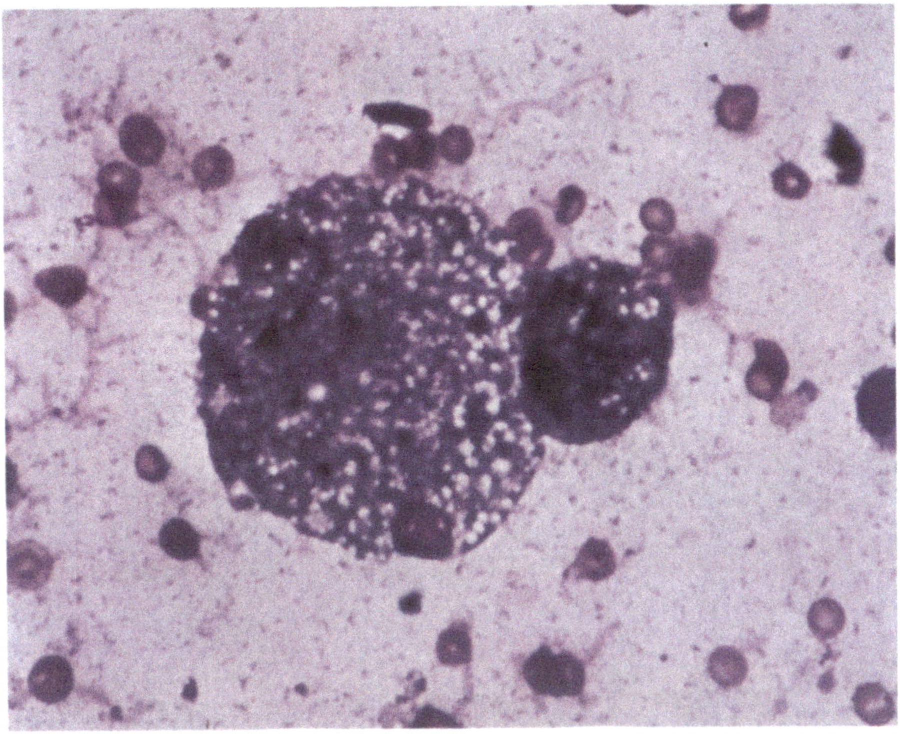

Abb. 2 Schilddrüsenpunktat bei regressiv-zystischen Veränderungen der Schilddrüse mit pigmentierten Makrophagen.

z. T. randständige Vakuolen auf. Die Thyreoiditiden sind auf Grund des Exsudates bzw. der typischen Infiltrationen zytologisch unterscheidbar. Die seltene eitrige Thyreoiditis ist durch reichlich Granulozyten und Zelldetritus gekennzeichnet. Bei der granulomatösen Thyreoiditis de Quervain finden sich besonders Epitheloidzellen und histiozytäre Riesenzellen (Abb. 4). Bei den lymphozytären Thyreoiditiden (einschl. Hashimoto Thyreoiditis) finden sich im typischen Fall zahlreiche lymphatische Zellen, darunter aktivierte Zellformen, Plasmazellen. Das Schilddrüsenepithel ist oft onkozytär verändert. Bei der extrem seltenen Riedelstruma finden sich zahlreiche Fibroblasten, dazwischen evtl. wenige Lymphozyten.

Thyreoiditiden gelten als relativ seltene Erkrankungen, was zum Teil daran liegen dürfte, daß an Thyreoiditiden zuwenig gedacht wird. Bei 8875 Schilddrüsenpunktaten von 1977 bis 1979 wurde bei uns in 272 Fällen (3%) zytologisch die Diagnose einer Thyreoidititis gestellt. Wenn man den Anteil von Thyreoiditiden von 3% auf unser Gesamtmaterial hochrechnet, so finden sich in unserem Material bei ca. 50 000 Schilddrüsenfeinnadelpunktionen ca. 1500 Fälle von Thyreoiditiden.

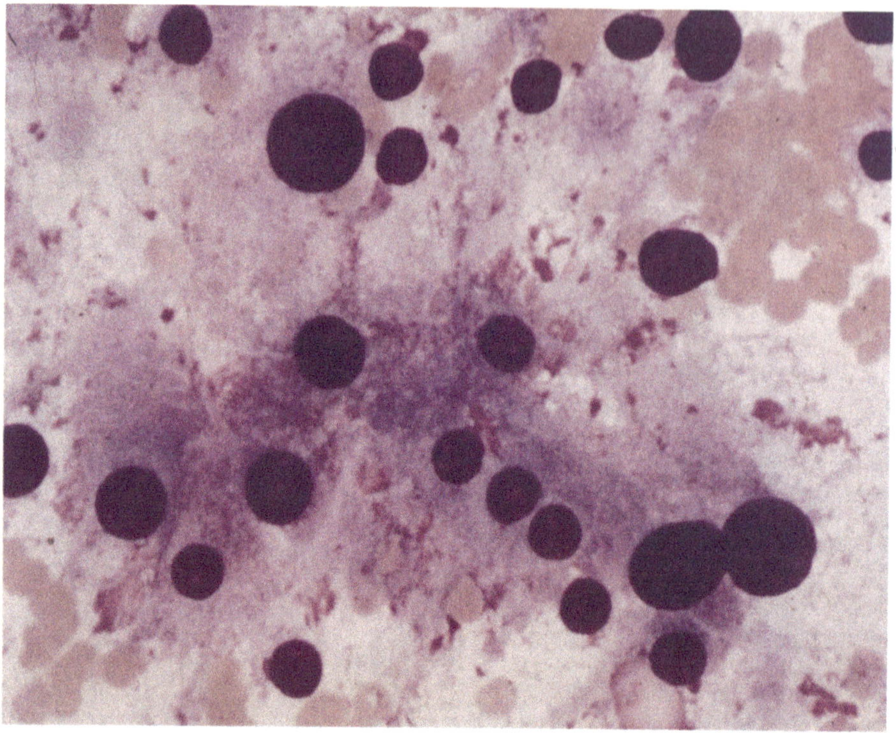

Abb. 3 Zellbild bei einer Basedow-Struma mit ausgeprägten funktionellen Veränderungen. Ausgeprägte Anisokaryose, unterschiedliche Kerngrößenklassen.

Unter den 272 Thyreoiditiden aus dem oben genannten Zeitraum wurde in 47% der Fälle (n=128) eine Thyreoiditis de Quervain, in 20% eine lymphozytäre Thyreoiditis (incl. Hashimoto-Thyreoiditis) (n=54), in 4% eine akute Thyreoiditis diagnostiziert. In einem Prozent der Fälle (n=3) wurde die Möglichkeit einer Riedel-Struma diskutiert. In den übrigen 28% der Fälle (n=76) wurde eine Thyreoiditis diagnostiziert, wobei jedoch eine differentialzytologische Typisierung nicht gelang. Häufiger ist eine differentialzytologische Unterscheidung zwischen einer Thyreoiditis de Quervain und einer Autoimmunthyreoiditis nicht sicher möglich.

Bei allen Thyreoiditisformen außer der eitrigen Thyreoiditis gibt es häufig stumme Verlaufsformen. Unter den nicht eitrigen Thyreoiditiden wurde am häufigsten bei der Thyreoiditis de Quervain bereits unter Fragestellung einer Thyreoiditis punktiert (44,5% der Fälle), während dies bei den Autoimmunthyreoiditiden (11%) eher die Ausnahme war. Seitdem regelmäßig sonographiert wird, dürfte diese Situation sich allerdings geändert haben, zumal wir heute häufiger Punktate sehen, bei denen bereits sonographisch eine Thyreoiditis vermutet wurde. Die Falsch-Negative-Rate bezogen auf die Thyreoiditisfälle beträgt etwa

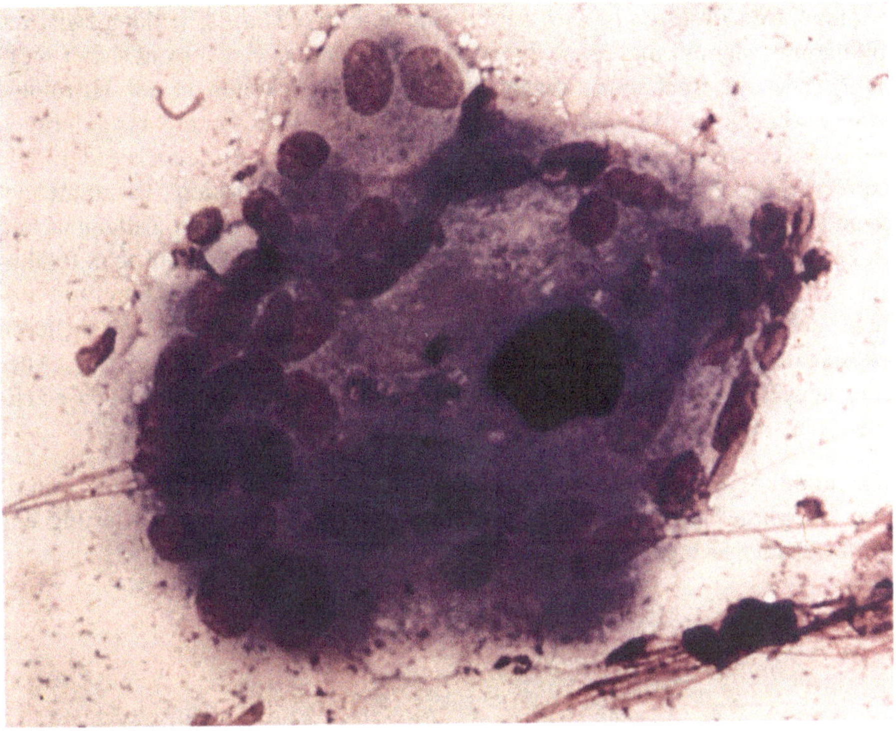

Abb. 4 Histiozytäre Riesenzelle um einen zentral gelegenen blau angefärbten Kolloidpartikel gelagert.

10%. Die Differentialzytologie der verschiedenen Thyreoiditisformen zeigt gute Ergebnisse [3, 4]. Wo Feinnadelpunktionen der Schilddrüse routinemäßig und in großer Zahl durchgeführt werden, ist die Feinnadelpunktion zur wichtigsten einzelnen diagnostischen Maßnahme in der Thyreoiditisdiagnostik geworden. Auf die übrigen diagnostischen Methoden zum Nachweis bzw. zur Differentialdiagnose von Thyreoiditiden kann aber keineswegs verzichtet werden. Für eine exakte Thyreoiditisdiagnose müssen Klinik, Zytologie, Szintigraphie, Sonographie und labordiagnostische Parameter bewertet werden [1, 2]. Unnötige histologische Untersuchungen sollen bei Thyreoiditiden möglichst unterbleiben. Von dieser Regel gibt es gelegentliche Ausnahmen, z. B. kann die definitive Diagnose einer Riedel-Struma nur auf einer histologischen Untersuchung beruhen.

Die WHO-Nomenklatur der Schilddrüsentumoren wurde 1988 aktualisiert [6, 7]. Vereinfacht können die gutartigen Tumoren in follikuläre Adenome und seltene sonstige eingeteilt werden, sowie die malignen Tumore in follikuläre Karzinome einschl. der oxiphilen (onkozytären) und hellzelligen Variante, papilläre Schilddrüsenkarzinome, das medulläre Karzinom (C-Zellkarzinom) und anaplastische Karzinome und seltene sonstige Geschwülste.

Bei follikulären Tumoren ist zytologisch eine definitive Unterscheidung zwischen follikulärem Adenom und follikulärem Karzinom in der Regel nicht sicher möglich [9]. Die entsprechenden diagnostischen Schwierigkeiten in der Histologie sind bekannt: Ohne den eindeutigen Nachweis von Gefäß- und Kapseleinbruch darf ein follikuläres Karzinom in der Histologie nicht diagnostiziert werden. Die entsprechenden Zellbilder werden als „follikuläre Proliferation" zusammengefaßt und als verdächtig eingestuft. Das Zellbild mit meist hohem Zellgehalt und zirkulär angeordneten Zellkernen (Abb. 5) wird allerdings nicht nur beim follikulären Adenom und Karzinom beobachtet, sondern auch gelegentlich bei funktionellen Veränderungen oder nach Therapie. DNS-Messungen tragen zur sicheren Unterscheidung von follikulären Adenomen und Karzinomen nicht bei, da Adenome aneuploide Verteilungsmuster aufweisen können und die Zellen von Karzinomen evtl. ein diploides bzw. pseudodiploides Muster zeigen.

Auch bei onkozytären Tumoren (Abb. 6) kann nur die Gruppendiagnose „onkozytäre Neoplasie" ausgesprochen werden, während die definitive Klärung der Dignität histologisch erfolgen muß [14].

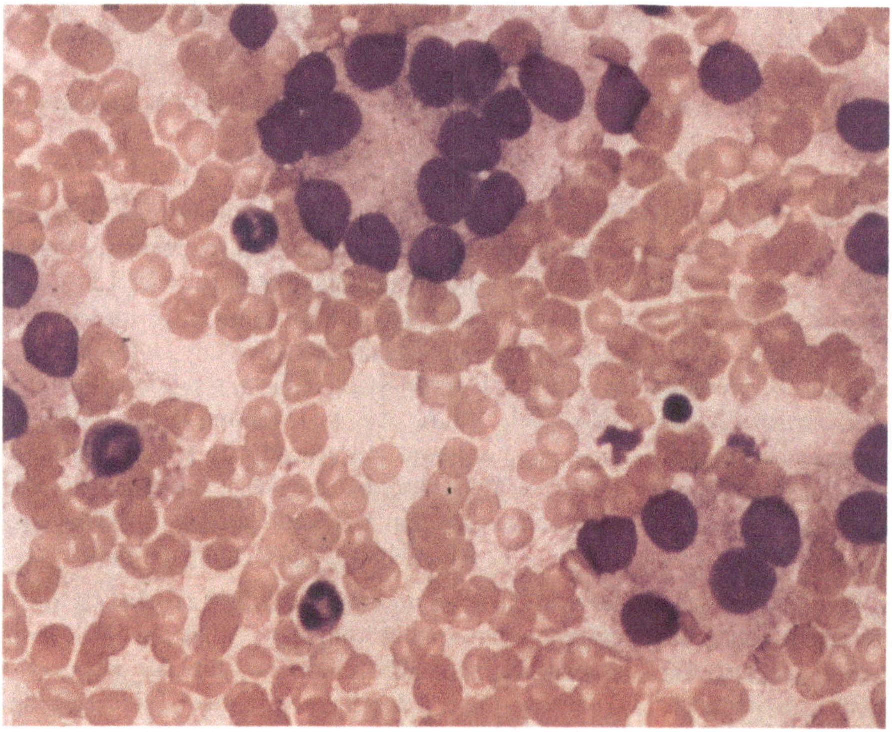

Abb. 5 Zellbild einer follikulären Proliferation mit typischer zirkulärer Anordnung der Zellkerne bei einem follikulären Adenom.

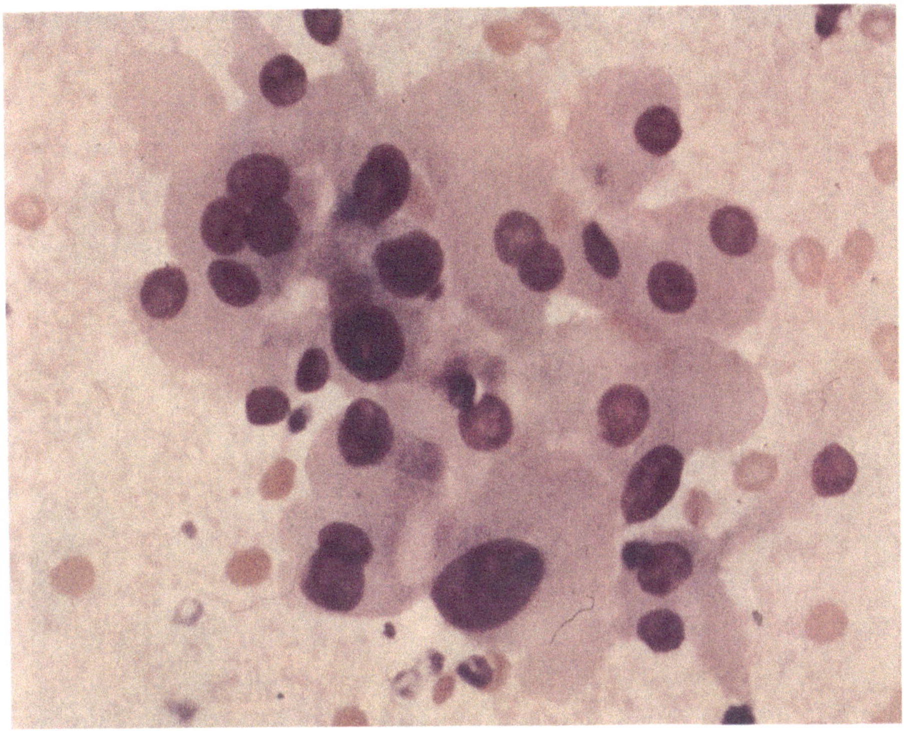

Abb. 6 Onkozyten mit vergrößerten Kernen, Anisokaryose, Doppelkernigkeit, recht weitem gut erhaltenem scharf begrenztem Zytoplasma bei einem onkozytären (oxiphilen) Adenom.

Bei der hellzelligen Variante des follikulären Schilddrüsenkarzinoms ist zytologisch in der Regel eine eindeutige Erkennung als maligne möglich, auch die Typendiagnose als hellzelliges Karzinom ist gut möglich. Dagegen ist anhand des Zellbildes eine Unterscheidung gegenüber der Metastase eines hellzelligen Nierenzellkarzinoms nicht möglich. Diese Fragestellung ist nicht nur von theoretischer Bedeutung, da Metastasen von Nierenkarzinomen unter den Schilddrüsenmetastasen eine wichtige Rolle spielen. In solchen Fällen können immunzytochemische Untersuchungen mit monoklonalen Antikörpern evtl. weiterhelfen: Der immunzytochemische Nachweis von Thyreoglobulin sichert die Zugehörigkeit des Tumors zur Schilddrüse.

Das papilläre Schilddrüsenkarzinom, ebenfalls ein vom Follikelepithel der Schilddrüse ausgehender Tumor ist zytologisch von Erfahrenen in der Regel leicht zu erkennen. Unter den diagnostischen Merkmalen sind die meist sehr gleichförmige Chromatinstruktur ohne Nukleolen und die typischen Kerneinschlüsse zu erwähnen (Abb. 7).

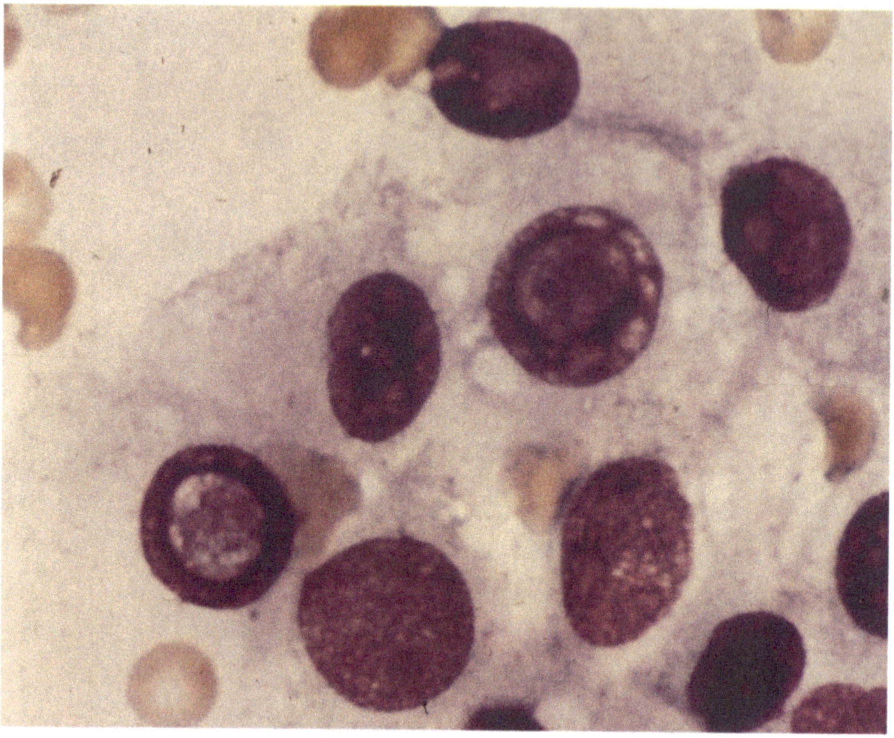

Abb. 7 Zellen eines papillären Schilddrüsenkarzinoms. Trotz der starken Vergrößerung zeigt sich eine recht gleichförmige Kernstruktur, zwei Kerne weisen typische Kerneinschlüsse auf.

Bei anaplastischen Karzinomen (Abb. 8) ist, sofern nicht z. B. Nekroseerscheinungen das Zellbild beeinflussen, eine Tumordiagnose meist leicht zu stellen. Eine sichere Abgrenzung gegenüber metastatischen Tumoren anderer Herkunft ist dagegen zytologisch oft kaum möglich. Die Immunzytochemie kann evtl. zur Abgrenzung gegenüber Sarkomen oder spindelzelligen Varianten von C-Zellkarzinomen beitragen. Beim Auftreten des Zellbildes eines Plattenepithelkarzinoms muß in erster Linie an eine Metastase oder ein von Nachbarorganen in die Schilddrüse einwachsendes Plattenepithelkarzinom gedacht werden.

Befundwiedergabe

Die alleinige Verwendung von Befundgruppen nach Papanicolaou gilt als obsolet und wird hier nicht dargestellt, da eine allgemein gültige Zuordnung zu typischen Zellbildern fehlt. Zuviele Modifikationen der Papanicolaou-Gruppen wurden im Laufe der Jahrzehnte vorgenommen, so daß die Möglichkeit verhängnisvoller Mißverständnisse bei der Verwendung von Pap.-Gruppen vorprogrammiert ist.

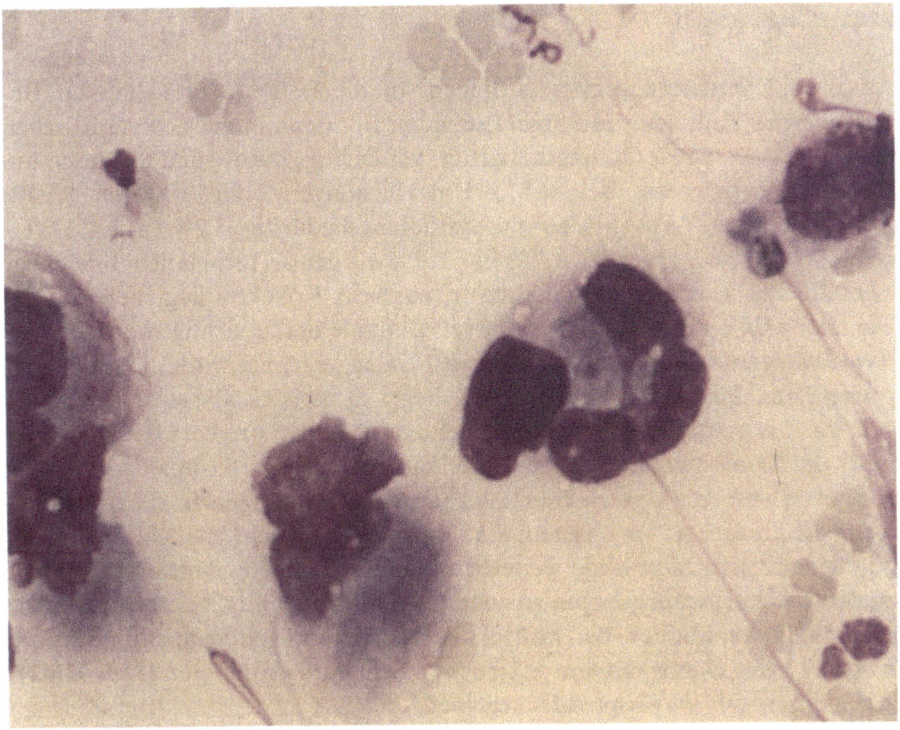

Abb. 8 Lädierte, hochgradig atypische Zellen eines anaplastischen Schilddrüsenkarzinoms.

Aus diesem Grund wurden am Institut für Klinische Zytologie der TU München (gegründet 1971) in der außergynäkologischen Zytologie nie Gruppen nach Papanicolaou verwendet. Der zytologische Befund soll aus einer Beschreibung des Zellbildes und einer abschließenden zusammenfassenden Beurteilung bestehen. Für den Zweck der Qualitätssicherung ist es oft üblich, die Befunde zusätzlich mit einer statistischen Eingruppierung zu versehen, zu diesem Zweck ist eine Verwendung von Pap.-Gruppen evtl. noch vertretbar. Allerdings bleibt sie therapierelevanten verbalen Einstufungen wie z. B. technisch unbrauchbar, negativ, wiederholungsbedürftig, unklar, verdächtig und positiv unterlegen. Eine Notwendigkeit, solche Begriffe numerisch zu kodifizieren, besteht nicht. Die Sektion Schilddrüse der Deutschen Gesellschaft für Endokrinologie hat 1985 auch darauf hingewiesen, daß eine ausschließliche Klassifizierung zytologischer Befunde nach Pap.-Gruppen nicht ausreichend ist, da sie unnötige Unschärfen zuläßt [13].

Untersuchungsgut

In unserem Untersuchungsmaterial haben wir die Befunde zusätzlich zur Beschreibung des Zellbildes und abschließenden Beurteilung mit den statistischen Gruppen negativ, wiederholungsbedürftig, verdächtig, positiv und technisch unbrauchbar eingruppiert. Bei 46873 Untersuchungen (100%) waren 83,4% (n=39092) negativ, 7,8% (n=3665) wiederholungsbedürftig, 3,2% (n=1483) verdächtig, 0,9% positiv (n=428). 4,7% (n=2205) wurden als technisch unbrauchbar eingestuft. Die wahre Malignitätsrate in unserem Kollektiv liegt bei ca. 2%. Diese Zahl ergibt sich, wenn alle positiven Befunde berücksichtigt werden, 25% der verdächtigen und ein Anteil von etwa 10% zugerechnet wird, um die falsch-negative Rate, die bei uns bei etwa 10% liegt, zu berücksichtigen. Die positive Prädiktion des positiven zytologischen Befundes liegt bei uns bei über 95%. Der Anteil von Thyreoiditiden liegt bei etwa 3%, bei der Thyreoiditis de Quervain scheint es in unserem Untersuchungsgut saisonale Häufungen zu geben. Schilddrüsenzysten finden sich in unserem Material in ca. 17% der Fälle. Unsere Ergebnisse können sicher nicht ohne weiteres auf andere Gebiete übertragen werden. In anderen Untersuchungsserien aus den USA oder Japan ist bekannt, daß dort Autoimmunthyreoiditiden bei weitem die häufigsten Thyreoiditisformen sind. Die relativ hohe Häufigkeit von follikulären Schilddrüsentumoren [8] erschwert die Zytodiagnostik im Kropfendemiegebiet.

Auch vom Standpunkt der Ökonomie im Gesundheitswesen, bieten sich Konzepte unter Einschluß der Feinnadelpunktion an. Wenn die direkten und indirekten Kosten einer Patientenbetreuung mit Punktionszytologie mit der Patientenbetreuung durch konsequente histologische Abklärung kalter und/oder sonographisch echoarmen Knoten verglichen wird, so ergibt sich eine volkswirtschaftlich erfreuliche Bilanz zu Gunsten der generellen Anwendung der Zytodiagnostik [5, 10, 11, 12]. Wir schätzen, daß auf Grund der bei uns durchgeführten ca. 50000 Schilddrüsenfeinnadelpunktionen in ca. 10000 Fällen auf eine Schilddrüsenoperation verzichtet werden kann. Dies ergibt einen volkswirtschaftlichen Nutzen von ca. 50 Millionen DM. Dieser Betrag liegt um ein vielfaches höher als sämtliche Personal- und Sachkosten, die das Land Bayern für das Institut für Klinische Zytologie aufgewendet hat. Die schlechte Honorierung zytologischer Leistungen im Bereich der Punktionszytologie ist sicher einer der Hemmfaktoren für die raschere Ausbreitung dieser Methode.

Die Punktionszytologie der Schilddrüse, aber auch in anderen Bereichen muß als ein Gesamtsystem betrachtet werden, in dem eine optimale diagnostische Leistungsfähigkeit nur zu erreichen ist, wenn alle einzelnen Faktoren des Systems optimal funktionieren. Dazu gehört die Indikationsstellung, die Durchführung der Feinnadelpunktion, Ausstreichen des Zellmaterials, die Übermittlung der klinischen Situation und Fragestellung, Ordnung im Punktionsbereich zur Vermeidung von Präparatevertauschungen, sorgfältiger Transport der Präparate, damit diese nicht zerbrechen, optimale Färbung und nicht zuletzt eine sorgfältige zytomorphologische Untersuchung der Präparate durch einen erfahrenen und ausgewiesenen Zytologen. Auch wenn nur einzelne Komponenten des Systems gestört sind, können die Leistungsdaten auf ein sehr ungünstiges Niveau absinken. Die Rate technisch unbrauchbarer Präparate kann leicht auf 30–40% steigen, diese Größenordnung kann dann auch für die falsch-negativ Rate gelten. Falsch-positive Untersuchungen – in der Hand eines erfahrenen Diagnostikers eine Rarität – treten bei unerfahrenen Untersuchern gehäuft auf, der positive prädiktive Wert der zytologischen Krebsdiagnose kann in solchen Fällen weit unter 50% sinken.

Literatur

[1] Bommer, J., U. Schenck: Entzündungen der Schilddrüse. Schwerpunkt Medizin *1* (1981) 20–30.

[2] Bayer-Pietsch, E.: Grenzen der zytomorphologischen Klassifizierung von Schilddrüsenerkrankungen. In: B. Weilheimer, J. Jung, B. Gloebel (Hrsg.): Schilddrüse 1977, Symposium in Homburg/Saar, S. 144–147. Georg Thieme Verlag, Stuttgart-New York 1978.

[3] Droese, M.: Aspirationszytologie der Schilddrüse. F. K. Schattauer Verlag, Stuttgart 1979.

[4] Droese, M., M. Bähre, D. Emrich et al.: Zytologische Diagnose der Schilddrüsenentzündungen. Dtsch. Med. Wschr. *104* (1979) 875–88.

[5] Hamberger, B., H. Gharib, L. J. Melton III et al.: Fine-needle aspiration biopsy of thyroid nodules, impact on thyroid practice and cost of care. Am. J. Medicine *73* (1982) 381–384.

[6] Hedinger, Chr., L. H. Sobin: Histological typing of thyroid tumours. WHO, Geneva 1974.

[7] Hedinger, Chr. et al.: Histological typing of thyroid tumours. Springer Verlag, Berlin 1988.

[8] Löhrs, U., W. Permanetter, F. Spelsberg et al.: Das Schilddrüsenkarzinom im bayerischen Strumaendemiegebiet. Klin. Wschr. *58* (1980) 415–424.

[9] Löwhagen, T., E. Sprenger: Cytologic presentation of thyroid tumors in aspiration biopsy smears. Acta cytol. *18* (1974) 192–197.

[10] Schenck, U.: Technik der Feinnadelpunktion von tastbaren Knoten mit dem Cameco-Griff. Münchn. Med. Wschr. *122* (1980) 361–362.

[11] Schenck, U., G. Burger, P. Gais et al.: Zytologie der Schilddrüse. Diagnostische Praxis und bildanalytische Untersuchungen im bayerischen Kropfendemiegebiet. Georg Thieme Verlag, Stuttgart, New York 1986.

[12] Schenck, U., G. Burger, U. Jütting: Bildanalytische Untersuchungen der Kerntextur an Pappenheim-gefärbten Schilddrüsen-Feinnadelpunktaten. In: Schilddrüse 1985, 7. Konferenz über die menschliche Schilddrüse Homburg/Saar, 10.–12. 10. 85, Georg Thieme Verlag, Stuttgart-New York 1986.

[13] Scriba, P. et al.: Schilddrüsenpunktionsdiagnostik und die Diagnose von Schilddrüsenkrankheiten – Empfehlungen der Sektion Schilddrüse der Deutschen Gesellschaft für Endokrinologie. Der Nuklearmediziner *1* (1985) 67–94.

[14] Zajicek, J.: Aspiration Cytology of supradiaphragmatic organs. Monographs in Clinical Cytology. Vol. 4, Ed.: G. L. Wied, S. Karger, Basel 1974.

Alle Mikrofotografien außer Abb. 7 mit 40× Objektiv fotografiert. Abb. 7 mit 100× Immersionsobjektiv.

Diskussion

Pfannenstiel:
Haben Sie Erfahrungen mit optischen Führungshilfen bei der Feinnadelpunktion, d. h. der ultraschallgezielten Punktion? Ist bei diesem Vorgehen die Rate technisch unbrauchbarer Aspirate geringer als im Mittel 10% bei den bisherigen Verfahren?

Schenck:
Wir haben damit wenig Erfahrung. Ich weiß aber von einzelnen Einsendungen, daß gezielt punktiert wurde und auch dabei kein Material gewonnen werden konnte. Das hängt damit zusammen, daß die Führungstechnik im allgemeinen das Fächern nicht erlaubt. Dann müßte man evtl. andere Nadeltypen nehmen. Das heißt: bei uns wird üblicherweise im Zusammenhang mit der Sonographie punktiert, aber die sonographisch gezielte Punktion ist sicher die Ausnahme.

Freyschmidt:
Herr Schenck, Sie beobachten 28% nicht typisierbare Proben, die unter Verdacht auf Thyreoiditis übersandt wurden. Wir haben viele Verdachtsdiagnosen: „Thyreoiditis" als Reizung im Bereich des Nervus Glossopharyngeus entlarven können. Die Patienten haben Schmerzen des Glossopharyngeus. Schmerzen, selbst wenn man tastet, möchte man glauben, es ist die Schilddrüse. Diese Diagnose ist natürlich dann nicht verifizierbar, wenn man da punktiert hat.

Schenck:
Das ist ganz klar. Der Verdacht auf eine Thyreoiditis wird inzwischen viel häufiger gestellt, als tatsächlich eine da ist. Die Zahl 28% bezog sich allerdings auf die Fälle von Thyreoiditis, in denen wir uns zwar auf das Vorliegen einer Thyreoiditis festlegen, aber zytologisch eine Typisierung der Thyreoiditisform nicht gelingt.

Wachsmuth:
Zur Durchführung einer ultraschallgesicherten Feinnadelpunktion reichen normale Nadeln von 0,8 mm, deren Spitzen mit den heute vorhandenen 5MH-Schallköpfen gut darstellbar sind.

Schenck:
Ich stimme Ihnen sicher zu, daß ein sonographisch diagnostizierter kleiner Herd auch sonographisch gezielt punktiert werden soll. Ansonsten ist aber in den meisten Fällen die Punktion nach der palpierenden Hand ausreichend. Ich sehe das Problem, daß die Punktate, die wir sonographisch gezielt bekommen haben, wegen der längeren Verweildauer der Nadel an einer Stelle relativ blutreich gewesen sind. Vielleicht haben Sie da eine bessere Technik, als ich es kenne.

Mahlstedt:
Welche klinische Information benötigt der Zytologe? Ich habe in Erinnerung, daß eine thyreostatische Therapie sehr leicht zu einer Fehldiagnose Schilddrüsenmalignom führen kann.

Schenck:
Zu der Fehldiagnose eines Schilddrüsenmalignoms bei einer Funktionsstörung haben wir bei etwa 50 000 Untersuchungen einen Fall. Das ist also extrem selten. Wobei ich als positiv verstehe: die definitive Festlegung auf eine Krebserkrankung. Unter thyreostatischer Therapie usw. beobachtete Veränderungen machen zusätzliche Schwierigkeiten. Deshalb sind für uns die klinischen Angaben sehr wichtig. Aber man kann auch ohne klinische Angaben ein Großteil der Fälle völlig ohne Probleme diagnostisch beantworten. Ohne klinische Angabe ist jedoch ein Dialog zwischen Kliniker und Zytologe nicht möglich.

Grebe:
Herr Schenck, ist Ihnen bekannt oder haben Sie irgendwo gelesen, daß Impfmetastasen nach einer Punktion entstanden sind. Zum Beispiel unmittelbar am Muskel.

Schenck:
Es gibt eine Arbeit über eine Impfmetastase im Stichkanal nach einer Stanzbiopsie. Das wurde vor vielleicht 20 Jahren von Crile beschrieben. Prinzipiell kann man sagen, die Möglichkeit ist immer denkbar – aber das sind extreme Raritäten. Wenn wir einen Fall beobachtet hätten, hätten wir es bestimmt publiziert.

Dralle:
Als Chirurg möchte ich Ihnen auch sehr danken, daß Sie einen Kommentar zu der Bedeutung der Zytologie vor der Operation gegeben haben. Sie haben auf Ihrem Dia geschrieben, auch bei Operation oder man könnte sagen, trotz Operation. Ich kann eigentlich nur auf die Bedeutung hinweisen, so wie Sie es letztlich auch ausgeführt haben, daß gerade bei Operationen die Zytologie sehr wichtig ist. Ihre eigenen Ergebnisse zeigen, daß es weniger darum geht, die benignen von den malignen Tumoren sicher zu trennen. Die exakte Bedeutung der Zytologie ist, daß man die wirklich positiven Tumorbefunde erfaßt und dann von Beginn der Operationen eine klare Strategie entwickeln kann.

Avcin:
Herr Schenck, Sie haben gesagt, daß Sie meistens nur die Palpation der Feinnadelpunktion vorausschicken. Hier bin ich überhaupt nicht einverstanden. Wir denken bei uns, daß jede Feinnadelpunktion unter dem Ultraschall geführt sein soll – wenigstens von 2 oder 3 Stellen.

1. Man weiß wo man ist. Im Knoten, durch den Knoten ober über dem Knoten.
2. Man weiß, ist man, sagen wir in einem zystisch degenerierten Teil des Knotens, das kann auch bei den Karzinomen passieren, oder ist man im soliden Gewebe.

3. Es gibt Knoten, das finden wir in der Literatur und das haben wir auch selbst beobachtet bei einigen Patientinnen, die wir nie palpieren könnten, die wir nie auf dem Szintigramm gesehen haben. Das waren Knoten mit einem Durchmesser von 4–5 mm, die wir nur mit dem Ultraschall gesehen haben und die wir nur mit der ultraschall-kontrollierten Feinnadelpunktion punktieren könnten.

Schenck:
Dem letzten Punkt stimme ich sofort zu. Das andere ist, ich lasse mir meine palpierenden Finger nicht zu einem verbotenen Sensor deklarieren. Die palpierenden Finger sind wie die klinische Diagnostik ein ganz wichtiger Aspekt in der Medizin. Ich glaube, daß man mit den Händen sehr fein fühlen kann. Das heißt, was ich mit den Händen fühlen kann, sollte ich natürlich sonographisch auch untersuchen. Aber in jedem Fall sonographisch zu punktieren, halte ich nicht für nötig.

Bildgebende Verfahren: Dynographie, Röntgendiagnostik, Computertomographie, Kernspintomographie

H. Hundeshagen

Mit den heute routinemäßig eingesetzten Untersuchungsverfahren läßt sich die Schilddrüsendiagnostik weitestgehend absichern. Wichtig ist die klinische Untersuchung mit Anamnese und Palpation. Weiterhin werden in-vitro-Verfahren zur Bestimmung der verschiedenen Serum-Hormon-Parameter eingesetzt. Immer mehr wird die Szintigraphie als Funktions-Szintigraphie zur Bestimmung des Stoffwechsels topographisch lokalisierter Areale innerhalb des Organs angewendet. Sonographie und Zytopunktion vervollständigen die Verfahren, die heute in Praxis und Klinik die meisten Fragestellungen der Schilddrüsendiagnostik beantworten.

Die *Angiodynographie*, eine farbkodierte Doppler-Sonographie, liefert hochaufgelöste Real-time-Abbildungen des Gewebes und zusätzlich eine Real-time-Farbdarstellung. Neben dieser Untersuchung wird eine gebräuchliche B-Bild-Sonographie durchgeführt. Diese Verfahren werden zur Zeit nur an wenigen Kliniken in Anwendung gebracht, hauptsächlich auch um Erfahrungen zu sammeln [10, 11, 12]. In Abhängigkeit von der Vaskularisierung des Schilddrüsengewebes erhält man Bildinformationen. So ist eine hyperthyreote Struma vom normalfunktionierenden Schilddrüsengewebe zu differenzieren. Autonome Adenome erkennt man an dem gefäßreichen Randsaum, während bei szintigraphisch kalten Knoten der Nachweis einer Hypervaskularisierung mit dieser Methode auf die Wahrscheinlichkeit einer Malignität hinweist. Weitere vergleichende Untersuchungen müssen die Wertigkeit der Angiodynographie für die Schilddrüsendiagnostik noch erarbeiten. Aber auch hier gilt wie bei der normalen Sonographie, daß retrosternale Anteile nicht darstellbar sind.

Die *konventionelle Röntgendiagnostik* hat ihren festen Platz durch Tracheazielaufnahmen, gegebenenfalls bei Schluckbeschwerden, den Oesophagusbreischluck und durch die Röntgenuntersuchung von Thorax und Skelett bei Schilddrüsen-Karzinomen mit Verdacht auf Metastasen.

Bis zur Einführung der Kernspintomographie war die *Computertomographie (CT)* die Methode der Wahl zur Darstellung von retrosternal, intrathorakal gelegenen Schilddrüsenanteilen, besonders wenn diese im Szintigramm mit minderer oder keiner Radioaktivitätsbelegung sich darstellten. Substernale Strumen lassen sich durch die CT gut vom umliegenden Gewebe abgrenzen. Da auch heute noch wenig Untersuchungsmöglichkeiten durch vorhandene Kernspintomographiegeräte und, wenn diese zur Verfügung stehen, durch wenig vorhandene Untersuchungszeit zur Verfügung stehen, bleibt die Computertomographie für die Diagnostik im Retrosternal-Mediastinal-Bereich die Methode der Wahl.

Die *Kernspintomographie* als zur Zeit noch aufwendigstes Verfahren, liefert für den Hals-Thorax-Bereich sehr gut die Weichteile differenzierende Bilder und diese in beliebig zu legenden Ebenen. Auch die Untersuchungszeit kann in Grenzen bis 10 Minuten gehalten werden. Da besonders gut die Gefäße sich darstellen lassen, und zwar ohne Kontrastmittel, kann man diese von den soliden Strukturen trennen.

Das normale Schilddrüsengewebe zeigt ein homogenes Signalmuster mit einer höheren Intensität gegenüber dem Muskel. T_2-betonte Bilder eignen sich sehr gut zum Nachweis von fokalen, multinodulären und diffusen Veränderungen des Schilddrüsengewebes. T_1-betonte Bilder eignen sich, da kurze Sequenzen verwendet werden, zur Größenbestimmung und zum Nachweis von Zysten und Hämangiomen. Aber eine eindeutige Differenzierung von fokalen Karzinomen und benignen Knoten gelingt noch nicht [5, 7, 9]. Lymphknoten bis zu einer Größe von 3 mm können nachgewiesen werden [7, 8]. Bei Hyperthyreose zeigt die quantitative Analyse der T_1- und T_2-Signale des Schilddrüsengewebes im Verhältnis zum Signal der Muskeln einen Anstieg in Abhängigkeit zum T4 im Serum und zum Jodumsatz [3].

Betrachtet man die bisher vorliegende Literatur über den Einsatz der Kernspintomographie bei Schilddrüsenerkrankungen, so ist auch hier wegen der geringen Anzahl an Untersuchungsgruppen zunächst noch ein Erprobungs- und Methoden-Vergleichsstadium erreicht.

Wir selbst verwenden die Kernspintomographie als Referenzverfahren für die sonographische Größenbestimmung der Schilddrüse, besonders auch bei der Verlaufskontrolle nach Therapie und für die Diagnostik retrosternaler Anteile.

Untersucht wird mit einem 1-Tesla-Gerät Magnetom der Firma Siemens unter Verwendung einer Helmholtz-Spule und des Spin-Echo-Verfahrens. Es werden Schichten mit einer Dicke von 6 mm sowie T_1- und T_2-betonte Bilder erstellt.

Als Beispiel der Referenzuntersuchungen wurden Patienten ohne und mit retrosternalem Strumaanteil untersucht und die Größe der Schilddrüse berechnet, dies nach Szintigraphie und Flächenbestimmung [1, 4], nach Sonographie und Berechnung nach der Ellipsoidmethode [2] sowie nach Kernspintomographie und Berechnung nach der Scheibenmethode [6] (Abb. 1).

Wir finden eine gute Korrelation von Sonographie und Kernspintomographie für die Größenbestimmung bei suprasternal gelegenem Schilddrüsengewebe, eine schlechtere Korrelation für die retrosternalen Anteile im Vergleich zwischen szintigraphischer und kernspintomographischer Größenbestimmung (Abb. 2).

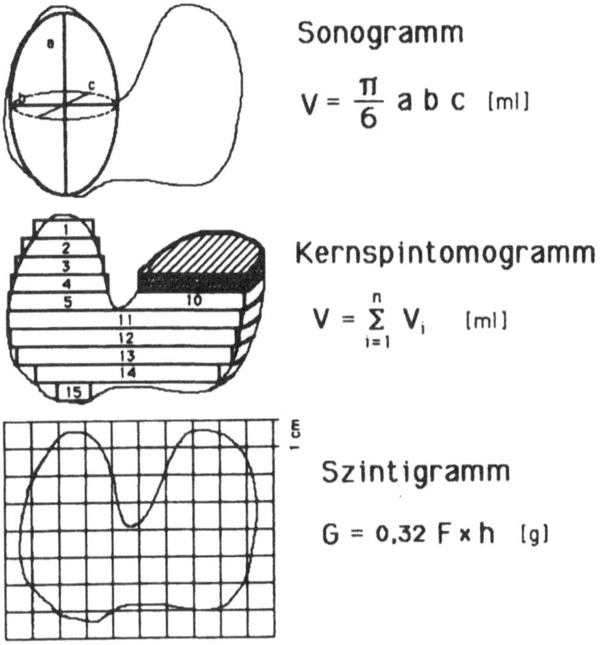

Abb. 1 Berechnungsschema zur Bestimmung des Schilddrüsenvolumens

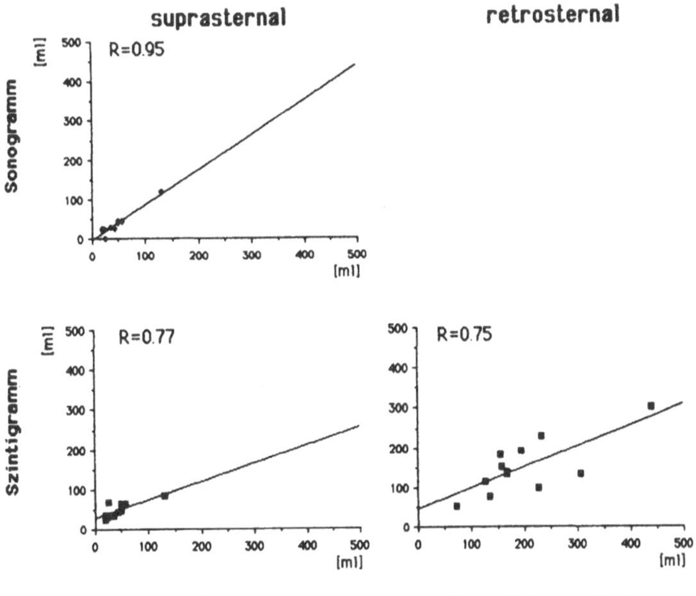

Abb. 2 Korrelation nach Volumenbestimmungen nach Szintigraphie, Sonographie und Kernspintomographie suprasternaler Schilddrüsenanteile sowie Szintigraphie und Kernspintomographie retrosternaler Anteile

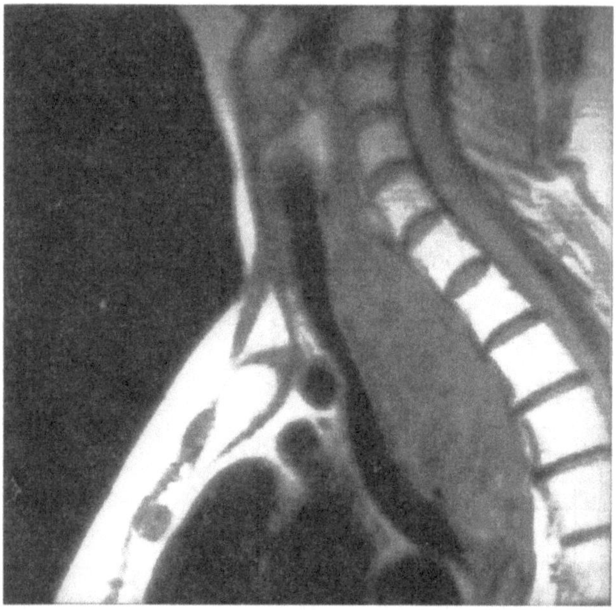

Abb. 3a Kernspintomographie: Sagittaler Schnitt, T_1-betont, großer retrosternaler retrotracheal gelegener Struma-Anteil

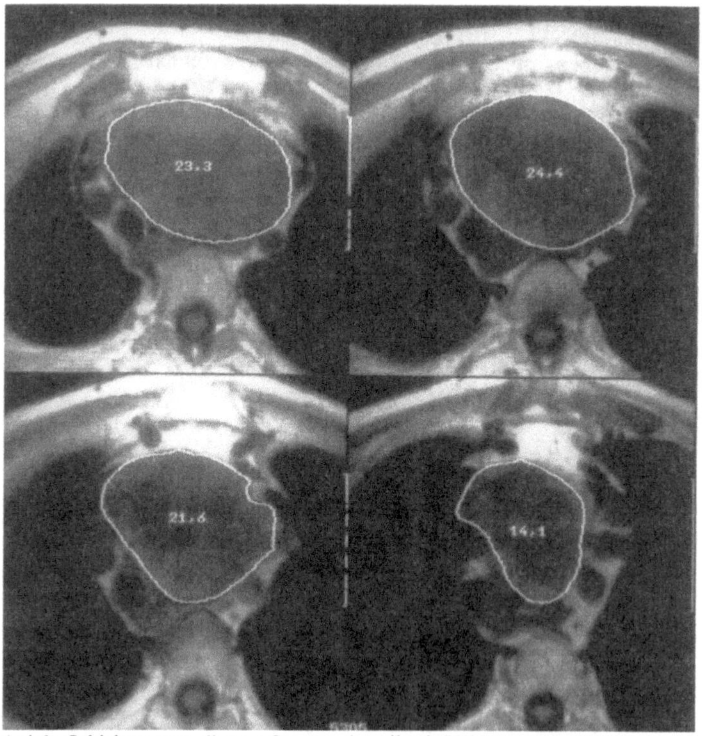

Abb. 3b Axiale Schichten von diesem Struma-Anteil mit Volumenberechnung

Sehr gut sind die retrosternalen Anteile der Schilddrüse in allen Ebenen zu analysieren (Abb. 3a, b). In Abb. 3 ist ein solcher Anteil retrotracheal gelegen und nach dem Echomuster normales Schilddrüsengewebe darstellend abgebildet. Auch sind die einzelnen axialen Schnitte mit ihren jeweiligen berechneten Volumen dargestellt. Für den Chirurgen sind solche Abbildungen zur Operationsplanung sehr gut geeignet. Aber auch Verlaufskontrollen nach Therapie gewinnen an Bedeutung, so z. B. eines Lymphknotens bei papillärem Schilddrüsenkarzinom und hochdosierter Radiojodtherapie nach totaler Thyreoidektomie (Abb. 4a, b, c).

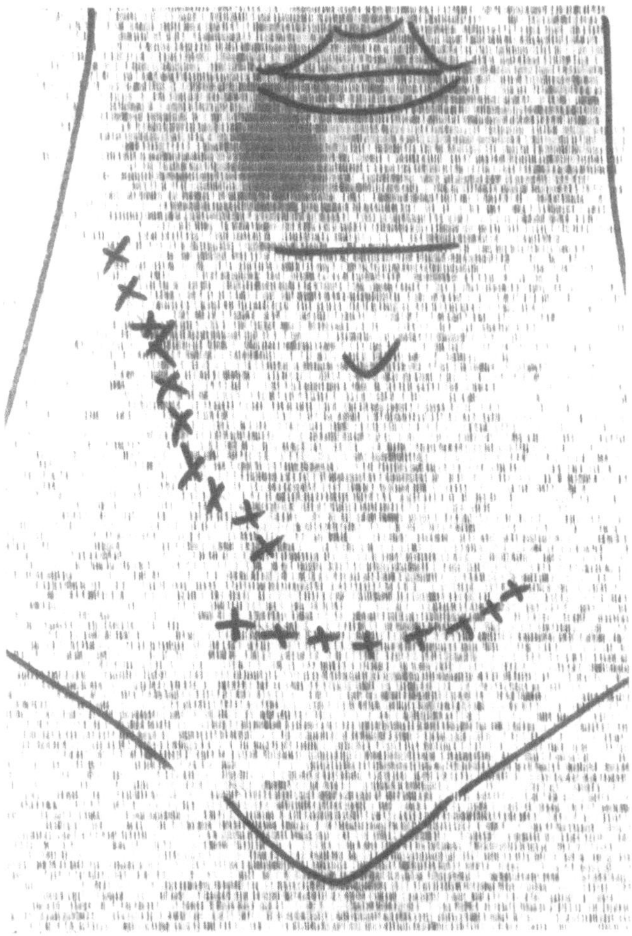

Abb. 4a Szintigraphischer Nachweis: 131-Jod-Speicherung in einer Lymphknoten-Metastase bei einem Pat. mit papillärem Schilddrüsenkarzinom nach totaler Thyreoidektomie und hochdosierter Radiojodtherapie

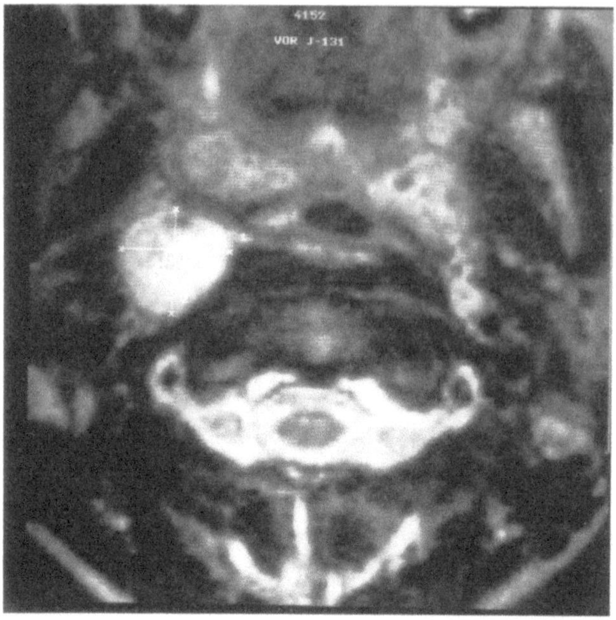

Abb. 4b Kernspintomographie: Axialer Schnitt in Höhe des Lymphknotens, Untersuchung vor der 131-Jod-Therapie

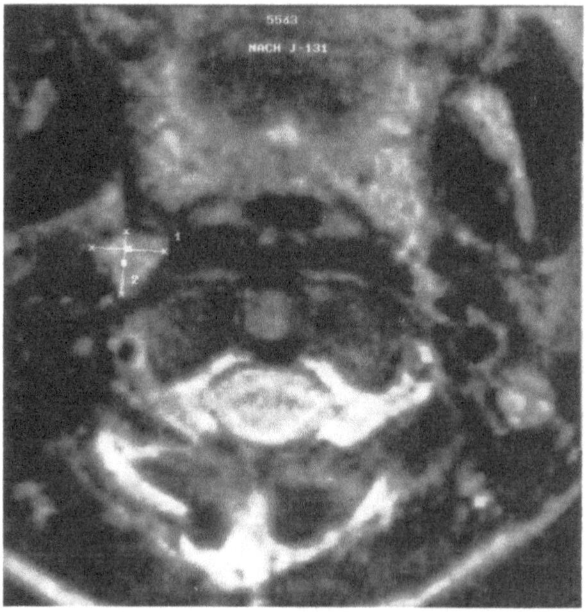

Abb. 4c Kernspintomographie 3 Monate nach 131-Jod-Therapie
axialer Schnitt, gleiche Schicht wie Abb. 4b, T_1-betont, Helmholz-Spule

Diskussion

Grebe:
Ich möchte Herrn Hundeshagen noch ergänzen: die Computertomographie kann bisweilen helfen, eine retrotracheale oder retroösophageale Struma zu erkennen, die im Szintigramm nicht auffällt. Beim Ultraschall sieht man oft nicht die hintere Begrenzung. Fortbestehende Beschwerden mit Druckgefühl oder sogar Schluckbeschwerden sollten zur CT-Untersuchung führen.

Wolf:
Wenn der Patient vorher mit Kontrastmittel untersucht wurde, haben wir nachher die Probleme mit der Elimination. Das kann, glaube ich, gar nicht häufig genug betont werden, und das ist sicher auch ein Argument, im Einzelfall hohe Kosten für eine Untersuchung am NMR in Kauf zu nehmen. Denn erstens hat der Chirurg dann die dreidimensionale Information und zweitens haben wir nicht den Zeitverlust von Wochen bis Monaten.

Zusammenfassung

Klinische Untersuchung, in-vitro-Laborbestimmung, Szintigraphie, Sonographie und Feinnadelpunktion, durchgeführt von erfahrenen Untersuchern, decken auch heute das gesamte Spektrum der Schilddrüsendiagnostik ab. Lediglich bei mediastalen Prozessen kann der Einsatz der Computertomographie oder der Kernspintomographie nötig sein. Im übrigen muß mit den hier erwähnten Methoden noch weiter Erfahrung gesammelt werden. Es ist jedoch darauf zu achten, daß aus ökonomischen Gesichtspunkten die Großgeräteverfahren nur wenn es unbedingt nötig erscheint, eingesetzt werden.

Literatur

[1] Allen, H. C. Jr., W. E. Goodwin: The Scintillation Counter as an Instrument for the in vivo Determination of Thyroid Weight. Radiology *58* (1952) 68.
[2] Brunn, J., U. Block, G. Ruf et al.: Volumetrie der Schilddrüsenlappen mittels Real-Time-Sonographie *106* (1981) 1138–1340.
[3] Charkes, N. D., A. H. Maurer, J. A. Siegel et al.: MR Imaging in Thyroid Disorders: Correlation of Signal Intensity with Graves Disease Activity. Radiology *164* (1987) 491–495.
[4] Doering, P., K. Kramer: Die Bestimmung des Schilddrüsengewichts mit der Szintigraphie nach Gabe von Radiojod. Strahlentherapie *105* (1958) 245.
[5] Gefter, W. B., Ch. E. Spritzer, B. Eisenberg et al.: Thyroid Imaging with High-Field-Strength Surface-Coil MR1 Radiology *164* (1987) 483–490.
[6] Igl, W., P. Lukas, B. Leisner et al.: Sonographische Volumenbestimmung der Schilddrüse. Vergleich mit anderen Methoden. Nuklearmedizin *20* (1981) 64–71.

[7] Mountz, J. M., G. M. Glazer, C. Dmuchowski et al.: MR Imaging of the Thyroid: Comparison with Scinigraphy in the Normal and Diseased Gland. J. Comp Assist Tomogr. *11* (1987) 612–619.
[8] Noma, S., K. Nishimura, K. Togashi et al.: Thyroid Gland: MR Imaging Radiology *164* (1987) 495–499.
[9] Sandler, M. P., J. A. Patton: Multimodality Imaging of the Thyroid and Parathyroid Glands. J. Nucl. Med. *28* (1987) 122–129.
[10] Schwaighofer, B., A. Kurtaran, P. Hübsch et al.: Farbkodierte Doppler-Sonographie bei Schilddrüsenerkrankungen: erste Erfahrungen. Fortschr. Röntgenstr. *149* (1988) 310–313.
[11] Thomas, Chr., W. Bautz, W. Müller-Schauenburg et al.: Angiodynographie bei umschriebenen Schilddrüsenveränderungen. *150* (1989) 72–75.
[12] Woodcock, J. P., G. M. Owen, E. J. Shedden et al.: Duplex Scanning of the Thyroid. Ultrasound in Med. & Biol. *11* (1985) 659–663.

Präoperative Diagnostik, Indikation und Technik transsternaler Eingriffe bei benigner und maligner Struma

H. Dralle, S. Becker, G. F. W. Scheumann

Einleitung

Transsternale Eingriffe bei Erkrankungen der Schilddrüse sind im Gesamtkrankengut der Schilddrüsenpatienten insgesamt selten (0,1–0,9%) [1, 4]. Ihre Besonderheit gegenüber zervikalen Schilddrüsenresektionen liegt in der Erweiterung des Operationstraumas und der erhöhten operativ bedingten Morbidität und Mortalität.

Während die Häufigkeit transsternaler Eingriffe bei benigner Struma in den letzten Jahren weitgehend unverändert ist, da die Notwendigkeit zum transsternalen Vorgehen meist operationstechnisch begründet ist, hat die Häufigkeit transsternaler Eingriffe bei bestimmten Formen der malignen Struma vor allem aus Radikalitäts-orientierten Gründen auch im eigenen Krankengut deutlich zugenommen.

Krankengut

Während in den sechs Jahren von 1975–1981 an unserer Klinik nur insgesamt 17 zerviko-mediastinale Schilddrüsenoperationen durchgeführt wurden (1,2% der Schilddrüsenoperationen), stieg die Anzahl transsternaler Eingriffe von 1982–1989 auf insgesamt 44 (2,7% der Schilddrüsenoperationen), davon allein bei 29 Patienten wegen eines Schilddrüsenmalignoms (Abb. 1).

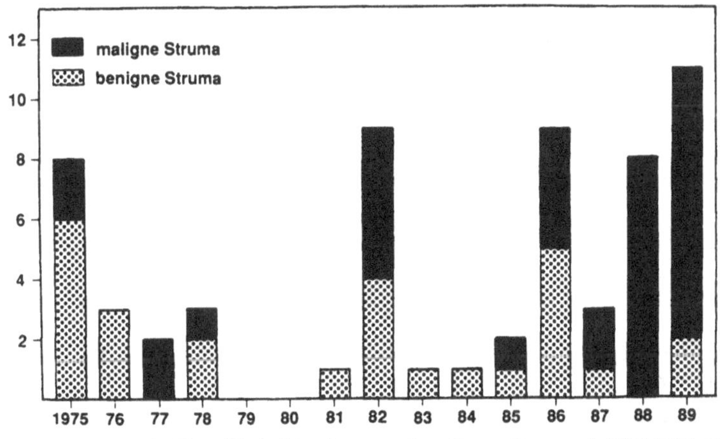

Abb. 1 Transsternale Eingriffe bei benigner und maligner Struma (MHH 1975–1989, n=61)

Bei 27 von insgesamt 61 Patienten lag eine benigne zerviko-mediastinale Struma vor, davon bei 3 Patienten eine „echte“ intrathorakale Struma (Einteilung nach Wölfler, 1883 [3]), bei 34 Patienten bestand eine maligne Struma. Bei 8 Patienten mit benigner (8/27, 30%) und 15 Patienten mit maligner Struma (15/34, 44%) war dem zerviko-mediastinalen Eingriff eine frühere Schilddrüsenoperation vorausgegangen, es handelte sich also um einen zervikalen Rezidiveingriff.

Präoperative Diagnostik

Wenn die klinische Untersuchung (Stridor, „verstrichenes“ Jugulum, Halsvenenstauung), Sonographie und Szintigraphie bereits einen dringenden Verdacht für das Vorliegen einer mediastinalen Struma ergeben, stellt das wichtigste Diagnostikum zum Nachweis der mediastinalen Ausdehnung die Röntgen-Thoraxuntersuchung in zwei Ebenen und die Computertomographie dar. Bei unklarer Organzugehörigkeit von Prozessen im zerviko-mediastinalen Übergangsbereich kann auch die Magnet-Resonanz-Tomographie eine wesentliche Ergänzung bedeuten. Bei Stridor werden zur Beurteilung der Weite des Tracheallumens Tracheazielaufnahmen durchgeführt. Eine Röntgenuntersuchung der Trachea im Saug- und Preßversuch zur Tracheomalaziediagnostik sollte nur unter besonderer Indikation und Überwachung erfolgen, da hierbei die Möglichkeit der Provokation eines akuten Atemnotsyndroms gegeben ist. Wesentliche operationstechnische Bedeutung gerade bei geplanten zerviko-mediastinalen Eingriffen hat die präoperative Beurteilung der Funktion der Nervi recurrentes. Bei vorbestehender Recurrensparese (operativ bedingt nach zervikaler Voroperation oder tumorbedingt bei Schilddrüsenmalignom) stellt die Stroboskopie eine wichtige Zusatzuntersuchung dar, um eine etwaige Restbeweglichkeit der Stimmbänder besser zu erfassen. Da vor allem bei Patienten mit benigner mediastinaler Struma nicht immer eine sicher auf die Schilddrüsenvergrößerung zu beziehende Symptomatik vorliegt, sollte insbesondere bei älteren Patienten zu Entscheidungsfindung über die richtige Therapiewahl auch eine detaillierte kardio-pulmonale Untersuchung durchgeführt werden, um einerseits das individuelle operative Risiko genauer zu erfassen und andererseits andere Grunderkrankungen auszuschließen bzw. nachzuweisen, die ebenfalls Ursache einer vorliegenden Dyspnoe sein können.

Indikation

Die Indikationsstellung zur Operation wird bei Patienten mit benigner zerviko-mediastinaler oder mediastinaler Struma im wesentlichen durch die Beschwerdesymptomatik und fehlende oder nicht effektive alternative Behandlungsmöglichkeit bestimmt. Beim Schilddrüsenkarzinom stellen zusätzlich zur topographischen Ausdehnung des Tumors die Radikalitätsanforderungen an das Ausmaß der Lymphadenektomie vor allem beim medullären und papillären Schilddrüsenkarzinom die wesentlichen indikatorischen Kriterien zum transsternalen Vorgehen dar.

Hauptindikatoren zur operativen Behandlung *benigner zerviko-mediastinaler Strumen* sind wie bei zervikalen Schilddrüsenvergrößerungen die klinische Manifestation der Schilddrüsenkrankheit: lokale Verdrängungssymptome bzw. -beschwerden und Schilddrüsenüberfunktion. Ein Malignitätsverdacht gründet sich ebenso wie bei der zervikalen Struma auf klinische (Wachstum), szintigraphische („kalter" Knoten) und gegebenenfalls zytologische Befunde (follikuläre Neoplasie mit Atypien). Die mediastinale Lage selbst bedeutet wahrscheinlich kein gegenüber zervikalen Strumen erhöhtes Karzinomrisiko. Eine individuelle Operationsentscheidung erfordern vor allem Patienten ohne klinische Symptomatik, in der Literatur ca. 15–40% der Patienten [2], im eigenen Krankengut 28% der Patienten mit benigner zerviko-mediastinaler Struma [4]. Da akute Atemwegsobstruktionen bei Schilddrüsenkranken nicht selten gerade auf retrosternalen bzw. mediastinalen Schilddrüsenvergrößerungen beruhen, ist generell auch eine Operationsindikation bei bislang asymptomatischen Patienten zu sehen. Letztlich bestimmen bei diesen Patienten Befundausdehnung und individuelles Operationsrisiko die Therapieempfehlung.

Häufiger als bei benignen Strumen, deren mediastinale Ausdehnung in der Regel bereits auf der routinemäßig präoperativ durchgeführten Röntgen-Thoraxuntersuchung in zwei Ebenen sichtbar wird, ist bei *Schilddrüsenkarzinomen* die überraschende mediastinale Primärtumorausdehnung oder Lymphknotenmetastasierung Anlaß einer erst intraoperativ zu treffenden Entscheidung für ein transsternales Vorgehen. Hinzu kommt, daß bei lokaler Infiltration organüberschreitender Karzinome eine Herauslösung des mediastinalen Tumoranteils ungleich riskanter ist und zudem häufig dann auch nicht immer radikal erfolgen kann als bei der benignen Struma, sodaß der Entschluß zum transsternalen Vorgehen eher frühzeitig gefaßt werden sollte, als daß intraoperative Komplikationen (insbesondere venöse Blutungen) dieses Vorgehen erzwingen. Nicht zuletzt wird bei fortgeschrittenen Karzinomen auch die Nervus recurrens-Darstellung von mediastinal her in caudo-kranialer Richtung erleichtert (manchmal überhaupt erst möglich gemacht) und ist bei transsternalem Vorgehen der primären Darstellung im Halsbereich dann vorzuziehen. Abhängig vom Tumortyp des Schilddrüsenkarzinoms ist vor allem bei allen differenzierten und medullären Schilddrüsenkarzinomen eine aus Radikalitätsgründen erforderliche mediastinale Tumorausräumung indiziert, wenn der Allgemeinzustand nicht individuell besonders begründete Kontraindikationen bietet. Beim undifferenzierten Schilddrüsenkarzinom und vor allem beim malignen Lymphom oder zerviko-mediastinalen Metastasen anderer Organkarzinome ist die Indikation zur transsternalen Tumorresektion sehr kritisch zu stellen und weitgehend vom zu erwartenden symptomatisch-palliativen Effekt unter Berücksichtigung des der Operationserweiterung innewohnenden erhöhten Morbiditäts- und Mortalitätsrisikos abhängig.

Eine mit zunehmender Häufigkeit gestellte Indikation zum transsternalen Vorgehen bieten die beiden Tumortypen des Schilddrüsenkarzinoms, das medulläre und papilläre Karzinom, die nicht selten frühzeitig oder – vor allem nach inadäquater primärer Lymphadenektomie – auch im weiteren Verlauf zerviko-mediastinale Lymphknotenmetastasen entwickeln. Nur durch eine systematische Lymphadenektomie ist bei diesen Karzinomtypen Tumorfreiheit und möglicherweise Überlebensverlängerung zu erzielen [5]. Die Indikation zur mediastinalen Lymphadenektomie ist bei diesen Patienten in jedem Fall bei szintigraphischem [6] und/oder computertomographischem Hinweis für einen Lymphknotenbefall gegeben. Ob darüberhinaus, zumindest beim medullären Karzinom, eine mediastinale Lymphadenektomie bei allen bilateral zervikal nodal-positiven Karzinomen einen prognoseverbessernden Effekt hat, ist derzeit noch unklar.

Technik

Bei den meisten *benignen mediastinalen Strumen* ist ein kombiniertes zerviko-mediastinales Vorgehen angezeigt, da häufig gleichzeitig eine zervikale Schilddrüsenvergrößerung besteht. Nur bei den „echten“ intrathorakalen Strumen, die immer im vorderen Mediastinum gelegen sind und ihre Gefäßversorgung aus thorakalen Gefäßen erhalten, fehlt in der Regel der zervikale Anteil, sodaß eine primäre Thorakotomie (oder mediane Sternotomie) erfolgt.

Bei der zerviko-mediastinalen Resektion als Ersteingriff einer benignen Struma hat sich bewährt, nach zervikaler Exploration beider Schilddrüsenlappen und Feststellung der retrosternalen bzw. mediastinalen Schilddrüsenausdehnung zunächst auf der Schilddrüsenseite, die am weitesten in das Mediastinum hineinreicht, eine vollständige Mobilisation des oberen Schilddrüsenlappens und Dissektion der oberen Polgefäße vorzunehmen. Auf diese Weise kann die Schilddrüse in der richtigen Schicht unter Zug am oberen Lappenanteil ohne Zerreißungen und Gefäßverletzungen aus dem Mediastinum herausgelöst werden. Nur wenn dieses Manöver aufgrund des Mißverhältnisses zwischen intrathorakaler Strumagröße und Durchmesser der oberen Thoraxpertur nicht gelingt, ist eine mediane Sternotomie angezeigt. Bei Rezidivstrumen ist naturgemäß aufgrund der Verwachsungen der Einsatz dieser Technik erschwert oder auch nicht möglich.

Ein Morcellement des mediastinalen Tumoranteiles ist nicht zu empfehlen, da unkontrollierte Blutungen auftreten können; ebenso birgt der Versuch einer kaudalen digitalen Luxation des mediastinalen Anteils diese Gefahr in sich. Wenn eine Erweiterung der oberen Thoraxapertur erforderlich wird, ist meist eine partielle, d. h. obere mediane Sternotomie ausreichend. Sie stellt kaum eine wesentliche Operationserweiterung dar und ist daher der kompletten medianen Sternotomie vorzuziehen. Nach erfolgter partieller Sternotomie ist eine Mobilisation des mediastinalen Strumaanteils und, nach Darstellung des Nervus recurrens und der Nebenschilddrüsen, die Resektion der Struma meist ohne Schwierigkeiten durchführbar.

Obwohl beim *Schilddrüsenkarzinom* eine zerviko-mediastinale Tumorausdehnung nicht immer präoperativ ersichtlich ist, geben Sonographie und Computertomographie ebenso wie der Tatbestand einer ausgedehnten bilateralen zervikalen Lympknotenmetastasierung beim papillären und medullären Schilddrüsenkarzinom bereits wichtige Hinweise. Aus Radikalitätsgründen sollte vor allem bei allen differenzierten und medullären Schilddrüsenkarzinomen immer dann eine transsternale mediastinale Tumorausräumung über eine komplette mediane Sternotomie vorgenommen werden, wenn klinisch (bilaterale zervikale Lymphknotenmetastasierung bei unilateralem Primärtumor) oder bildgebend der Verdacht auf mediastinale Lymphknotenmetastasen besteht, oder eine radikale Entfernung des Primärtumors von zervikal her nicht möglich ist. Eine Auslösung des Tumors, wie bei der benignen zerviko-mediastinalen Struma beschrieben, ist beim Karzinom meist nicht möglich und aus Radikalitätsgründen auch nicht zu empfehlen.

Die systematische zerviko-mediastinale Lymphadenektomie beim medullären und papillären Schilddrüsenkarzinom wird im eigenen Vorgehen nach einer standardisierten Technik durchgeführt, die auf einer Einteilung der Lymphknotenstationen in insgesamt 4 Lymphknoten-Kompartimente beruht (I, zentral, II, zervikal-lateral rechts, III, zervikal-lateral links, IV, mediastinal) (Abb. 2). Diese Kompartment-Einteilung hat sich sowohl aufgrund operativ-technischer als auch tumorbiologisch-prognostischer Kriterien bewährt; sie bietet darüberhinaus eine bessere allgemeine Vergleichsmöglichkeit der operativen Ergebnisse.

Zusammenfassung und Schlußfolgerungen

Transsternale Eingriffe bei Schilddrüsenerkrankungen sind mit einem deutlich höheren operativ bedingten Morbiditäts- und Mortalitätsrisiko verbunden. Im eigenen Krankengut betrug die Gesamtmortalität bei 61 wegen benigner und maligner Struma durchgeführten Operationen 4,9% gegenüber 1,5% bei zervikalen Schilddrüsenmalignomoperationen und einer fehlenden Hospitalletalität bei zervikalen Eingriffen wegen einer benignen Struma (Tab. 1). Bei allen Patienten mit Verdacht auf das Vorliegen einer mediastinalen Beteiligung der Schilddrüsenerkrankung sollte daher eine weiterführende bildgebende Diagnostik zur genauen Abklärung der Ausdehnung des Schilddrüsenprozesses erfolgen, um einen etwaigen transsternalen Eingriff bestmöglichst planen zu können bzw., insbesondere bei benigner Struma, den Patienten nach Risikoabwägung einer konservativen Behandlung zuzuführen (vgl. Tab. 2). Die 123-Jod-Szintigraphie (bei benignen Erkrankungen) sowie die Computertomographie und NMR-Diagnostik stellen einen wesentlichen Fortschritt zur Funktions- und Lokalisationsdiagnostik von Veränderungen im zerviko-mediastinalen Übergangsbereich dar. Bei stan-

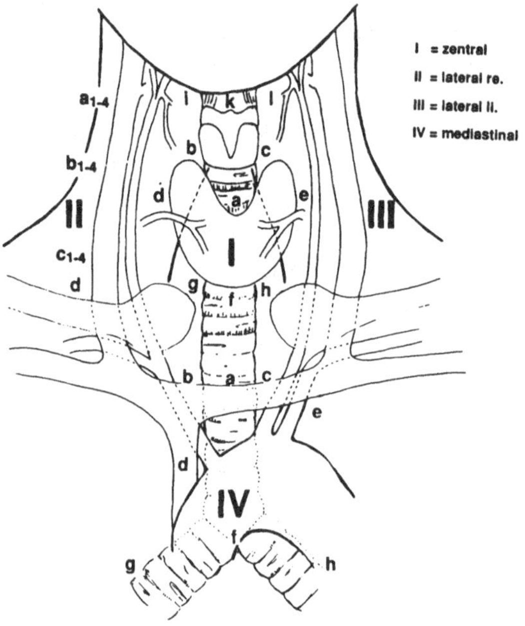

I zervikal-zentral	II, III zervikal – lateral re/li	IV mediastinal
a praetrach.-suprathyreoidal	a parajugulär kranial	a praetrach. oberhalb Trach. bif.
b paratrach.-kranial re	(1–4 ventral, medial, lat.,	b paratrach. re
c paratrach.-kranial li	dorsal V. jug. int.)	c paratrach. li
d perithyreoidal re	b parajugulär mittlere LK(1–4)	d paracaval
e perithyreoidal li	c parajugulär kaudal (1–4)	e unterhalb V. brachioceph. li
f praetracheal infrathyreoidal	d supraclaviculär	f prae/paratrach. unterhalb
g paratrach.-kaudal re		Trach. bif.
h paratrach.-kaudal li		g Lungenhilus re
i submandib. re		h Lungenhilus li
k submental		
l submandib. li		

Abb. 2 Systematik der zerviko-mediastinalen Lymphadenektomie beim medullären und papillären Schilddrüsenkarzinom.

Tabelle 1 Operative Ergebnisse transsternaler Eingriffe bei benigner und maligner Struma (MHH, 1975–89, n=61)

	n	Hypokal- zämie n (%)	Rekurrensparese* unil.	 bil. n (%)	Hospital- letalität n (%)
Benigne Struma	27	0	1 (3.7)	1 (3.7)	1 (3.7)
Maligne Struma	34	1 (2.9)	3 (8.8)	1 (2.9)	2 (5.9)
	61	1 (1.6)	4 (6.6)	2 (3.3)	3 (4.9)

* nicht eingeschlossen tumorbedingte RP

dardisierter Technik, unter Durchführung einer nur partiellen Sternotomie bei benigner Struma und systematischer, Kompartment-orientierter Lymphadenektomie beim medullären und papillären Schilddrüsenkarzinom, stellt die transsternale Resektion ein Verfahren mit ausgezeichneten funktionellen und onkologischen Resultaten dar.

Tabelle 2 Transsternale Eingriffe bei benigner und maligner Struma

Diagnostik	Indikation		Verfahrenswahl
Thorax in 2 Eb. Tracheazielaufn. b. Trachealsten. (cave: Saug-/Preßversuch) Lungenfunktion indirekte Laryngoskopie Stroboskopie b. Recurrensparese CA^{2+} i. S.	Benigne (zerviko-)mediast. Struma – Verdrängungssymptome – Hyperthyreose – Malignitätsverdacht – asymptomatische mediast. Struma?	→	• zerviko-mediastinale Struma: primär zervikal, Sternotomie bevorzugt partiell, selten komplett • echte intrathoracale Struma: primär thoracal oder kombiniert zerviko-thoracal (Sternotomie/Thoracotomie)
123-I-Szintigraphie CT (ggf. NMR)			
Tracheoskopie, Oesophagoskopie b. lokal fortgeschr. SD-Ca	Maligne Struma – lokale Radikalität (PC, FC, MC, AC?) – systematische Lymphadenektomie (MC, PC)	→	• zerviko-mediastinaler Primärtumor, LK-Metastasen: kombinierte zerviko-mediast. Resektion, generell komplette mediane Sternotomie (Ausnahmen: event. AC, reduz. AZ)

Literatur

[1] Bay, V.: Diagnostik und Therapie der intrathorakalen Struma. Schwerpunktmedizin *4* (1981) 45–51.

[2] Röher, H. D., P. E. Goretzki, R. A. Wahl et al.: Intrathorakale Struma. Chirurg *60* (1989) 384–390.

[3] Wölfler, A.: Über die Entwicklung und den Bau des Kropfes. Langenbecks Arch. Chir. *29* (1983) 1–97.

[4] Becker, S.: Diagnostik, Operationsindikation und operative Therapie benigner und maligner intrathorakaler Strumen. Dissertation. Hannover 1989.

[5] Tisell, L. D., G. Hansson, S. Jansson et al.: Reoperation in treatment of asymptomatic metastasizing medullary thyroid carcinom. Surgery *99* (1986) 60–66.

[6] Clarke, S. E. M., C. R. Lazarus, P. Wraight et al.: Pentavalent 99m Tc DMSA, 131-I-MIBG, and 99m Tc MDP – an evaluation of three imaging techniques in patients with medullary carcinoma of the thyroid. J. Nucl. Med. *29* (1988) 33–38.

2. Diagnostisches Vorgehen

2.1. Struma mit Euthyreose

Struma mit Euthyreose: allgemeines Vorgehen

G. Benker, Th. Olbricht, D. Reinwein

Die Struma mit Euthyreose stellt den Hauptanteil der Schilddrüsenerkrankungen in Praxis und Klinik dar. Die Neuerungen der letzten Jahre betreffen Definition, Klassifikation und die Überlegungen zur rationellen Diagnostik und Differentialdiagnose dieser Erkrankung. Zu den wichtigsten Differentialdiagnosen gehören die Autonomie mit „borderline"-Hyperthyreose, der in dieser Tagung eine eigene Sektion gewidmet ist, sowie die entzündlichen Schilddrüsenerkrankungen.

Definition

Während man früher nach der WHO-Klassifikation jede sicht- und tastbare Schilddrüsenvergrößerung als Struma definierte, legt man seit Einführung der Sonographie reale Volumina zugrunde. Dies ist ein Fortschritt, aber gleichzeitig ein Problem, da die Verteilung der Volumina wie die des Blutdrucks in der Bevölkerung kontinuierlich ist. Speziell überschneiden sich die Volumenverteilungen tastbarer bzw. sichtbarer Schilddrüsen mit der Volumenverteilung nicht tastbarer und nicht sichtbarer Schilddrüsen, und zwar in ganz erheblichem Ausmaß (Tabelle 1).

Tabelle 1 Mediane und Streubereiche des sonographisch bestimmten Schilddrüsenvolumens bei Strumaklassen 0 bis III (nach WHO definiert)

Struma	0–I	I	II	III
n	157	196	88	11
Median	19	28	43	67
Streubereich	9–61	7–144	12–160	21–120

Dazu kommt, daß in einem Jodmangelgebiet wie Deutschland Daten über die Schilddrüsengröße per se fragwürdig sind, wenn sie an hiesigen Bevölkerungsquerschnitten gewonnen wurden. Man hat sich provisorisch hier auf arbiträre Grenzen geeinigt, nämlich 25 ml für Männer und 18 ml für Frauen, gemessen jeweils nach der Methode von Brunn [2]. Bei 6jährigen Kindern gelten 4, bei 13jährigen 8 ml als obere Normgrenze. Man muß diese Grenzen cum grano salis nehmen. Tatsächlich zeigt ein Vergleich mit einem Land mit ausreichender Jodversorgung, nämlich Schweden, daß praktisch alle Volumina in Deutschland nach rechts, d. h., hin zu größeren Volumina hin, verschoben sind [3]. Das bedeutet, daß auch die sogenannten normalen Schilddrüsen in Deutschland immer noch „relativ“ zu groß sind. Dies bringt uns auf der einen Seite ein unlösbares Problem, das Phänomen „Struma“ allein volumetrisch zu definieren, auf der anderen Seite jedoch erklärt sich hieraus zwanglos das Auftreten strumatypischer regressiver Veränderungen (z. B. Zysten) in scheinbar normal großen Schilddrüsen.

Man darf nicht vergessen, daß die sonographische Volumetrie einen großen Fortschritt gegenüber den früheren Schätzverfahren darstellt; man muß sie heute als obligat für die Diagnose der Struma und ihre Verlaufskontrolle mit oder ohne Therapie betrachten [6].

Klassifikation

Die Klassifikation der Struma mit Euthyreose nach den Empfehlungen der Sektion Schilddrüse richtet sich nach der Ätiologie. Diese wird hierzulande zwar ganz überwiegend durch den Jodmangel bestimmt, doch hat diese „gängige“ Diagnose den Nachteil, nicht direkt beweisbar zu sein. Die Jodausscheidung ist nämlich bei allen Bewohnern eines Jodmangelgebietes niedrig, gleichgültig ob sie eine Struma haben oder nicht. Die übrigen Differentialdiagnosen sind zwar z. T. seltener, aber nur problematisch auszuschließen. Klinisch bzw. anamnestisch sind zu erfassen die strumigen Noxen als Ursache, die Akromegalie, knotige Veränderungen in der Schilddrüse und floride Hyperthyreosen. Der Nachweis von Zysten, Blutungen und Thyreoiditiden gelingt sonographisch. Aufwendig wird es beim Ausschluß der Autonomie, die auch zahlenmäßig ein großes Problem darstellt, sofern nicht bestimmte Verdachtsmomente, z. B. negativer TRH-Test, höheres Alter, knotige Veränderungen, von vornherein dafür sprechen.

Ausschlußdiagnostik

Mit den basalen diagnostischen Maßnahmen (Schilddrüsenhormonbestimmung, TRH-Test, Szintigraphie, Sonographie, gegebenenfalls erweitert durch immunologische Untersuchungen, Feinnadelpunktion, histologische Klärung) gelingt der Ausschluß der weitaus meisten differentialdiagnostischen Möglichkeiten und damit der indirekte Nachweis der Jodmangelgenese der Struma. Nicht zur Routinediagnostik gehört bislang der Nachweis von wachstumsstimulierenden Antikörpern.

Einflußfaktoren und Krankheitswert

Es stößt bei kritischen Hörern leicht auf Unglauben, daß bereits eine Vergrößerung eines Organs einen Krankheitswert haben soll. Die Frage stellt sich besonders bei einer nur grenzwertig veränderten Drüse. Haben vielleicht irgendwelche nicht-krankhaften Faktoren eine Bedeutung für das Schilddrüsenvolumen? Und welche Folgen hat eine Schilddrüsenvergrößerung für das weitere Leben?

Neben dem Jodmangel sind Geschlecht, Alter, Körpergröße, Gewicht, Rauchen und den Östrogenen Einflüsse zugesprochen worden. Bedeutungsmäßig steht der Jodmangel hier zweifellos an erster Stelle; wo Einflüsse des Rauchens und der Östrogene gefunden wurden, waren sie eher gering. Alter und Gewicht korrelieren miteinander, dadurch erklärt sich die (relativ geringe, aber statistisch signifikante) Beziehung zwischen Alter und Schilddrüsenvolumen und Gewicht und Schilddrüsenvolumen in eigenen Untersuchungen (alle Beobachtungen an Frauen):

Alter-Schilddrüsenvolumen	r = 0,272
Gewicht-Schilddrüsenvolumen	r = 0,253
Alter-Gewichtsindex	r = 0,489

Im mensuellen Zyklus fanden wir keine eindeutigen reproduzierbaren Schwankungen des Schilddrüsenvolumens (Abb. 1), auch keine auffallenden Unterschiede zwischen Rauchern und Nichtrauchern (Abb. 2). Es ist anzunehmen, daß diese durchaus möglichen Einflüsse durch den Einfluß des Jodmangels völlig überdeckt werden.

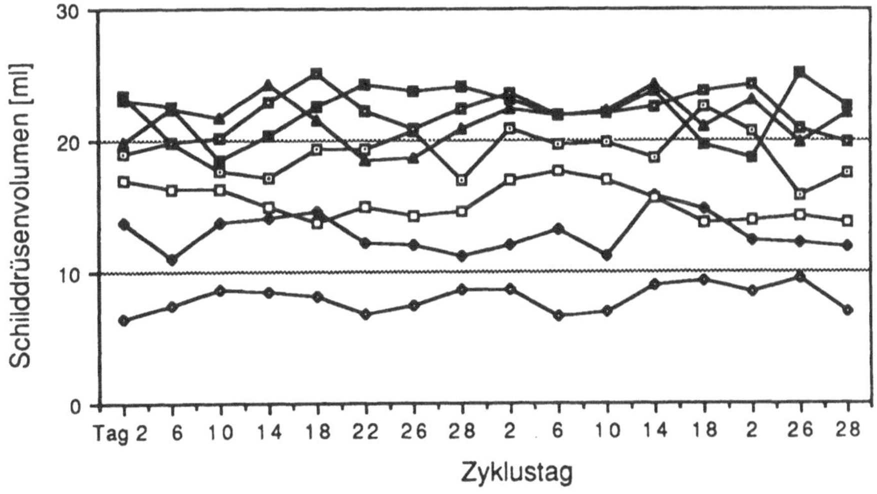

Abb. 1 Sonographisch bestimmte Schilddrüsenvolumina während des mensuellen Zyklus bei gesunden Probandinnen; oben Einzel- unten Mittelwerte.

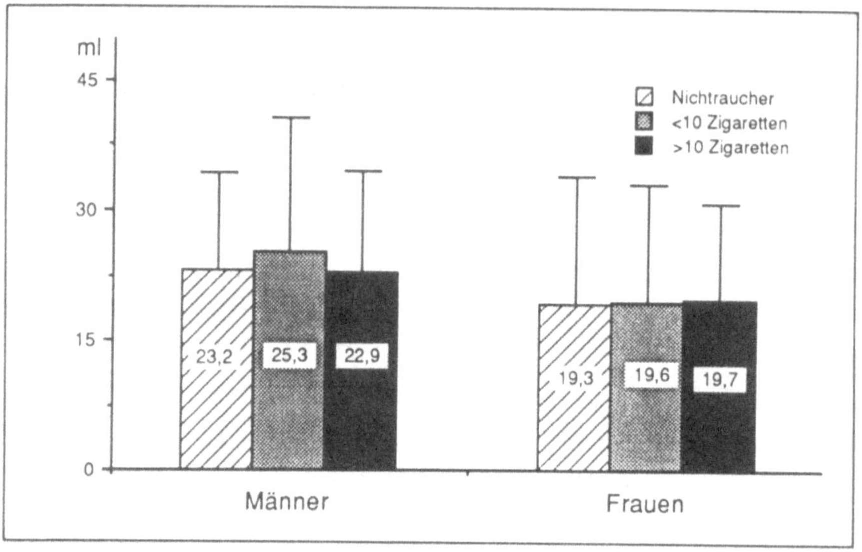

Abb. 2 Sonographisch bestimmte Schilddrüsenvolumina bei Rauchern und Nichtrauchern.

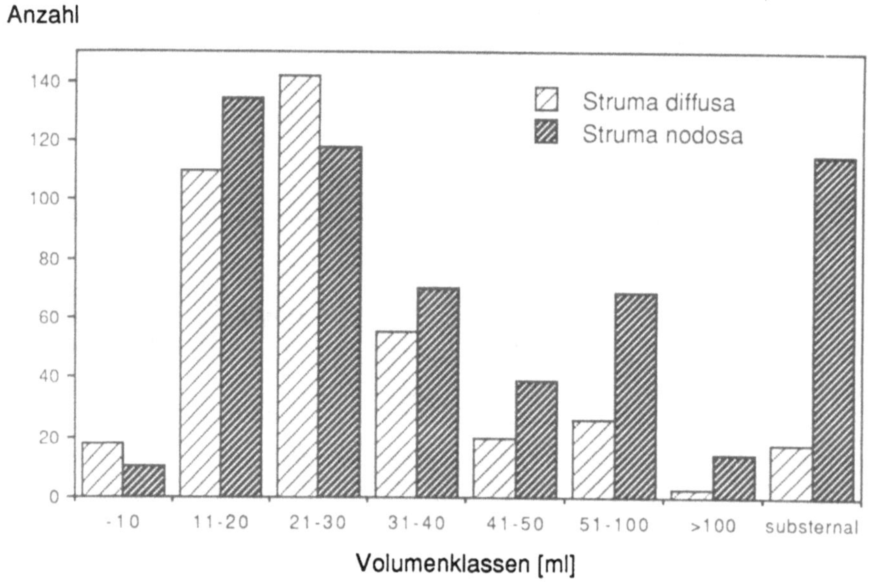

Abb. 3 Sonographisch diffuse und knotige Strumen in Abhängigkeit von der Strumagröße: Je größer die Struma, um so häufiger finden sich Knoten.

Der Krankheitswert der Jodmangelstruma resultiert aus den möglichen und im Einzelfall nicht vorhersehbaren Spätfolgen: Regressive Veränderungen und Autonomieentwicklung, ersteres mit der Gefahr lokaler Komplikationen, und das zweite mit der Gefahr der Hyperthyreose. Als eine Knotenstruma bezeichnet man jede knotig veränderte, wenn auch scheinbar „normal große" Schilddrüse, wobei die sonographische Diagnostik heute die Frage aufwirft, wie klein ein solcher herdförmiger Prozeß sein darf, um noch Knoten genannt werden zu dürfen. Auch wenn die Beziehung des Schilddrüsenvolumens zum Alter nur sehr locker ist, so nimmt doch das Volumen einer bereits vorhandenen Struma auf Grund eigener Daten mit dem Alter zu, und ebenso die Binnenstrukturveränderungen [5]. In einem Krankengut von über 70jährigen von Hoff und Mitarbeitern fanden sich noch 20% Strumaträger [4]. Bereits ab einem Strumavolumen von mehr als 30 ml dominieren Knotenstrumen über diffuse Strumen (Abb. 3). Die Autonomieentwicklung wird im Rahmen weiterer Beiträge behandelt werden.

Diagnostisches Prozedere

Wir müssen nach allen vorliegenden Studien davon ausgehen, daß in der BRD 6–8 Millionen Strumaträger vorhanden sind, deren Diagnose und Therapie pro Jahr nach Pfannenstiel 1 Mrd DM kostet. Allein diese Größenordnung legt eine Zurückhaltung beim diagnostischen Aufwand für Diagnose und Verlauf nahe (Tabelle 2).

Tabelle 2 Kosten für Diagnose und Therapie von Jodmangelkrankheiten in der BRD 1981 und 1986

Kosten für Jodmangelkrankheiten in der BRD	Quelle: Arbeitskreis Jodmangel 1987 Aufwendung in DM 1981	Aufwendung in DM 1986
Gesamtkosten für Diagnostik und Therapie	856 000 000	1 220 000 000
davon für jodmangelbedingte Schilddrüsenkrankheiten (75%)	642 000 000	900 000 000

Für die Basisuntersuchung reicht die Sonographie und die Klärung der Funktionslage; bei Verdacht auf Hyperthyreose die T4- und T3-Bestimmung, zum Ausschluß einer Hyper- sowie einer Hypothyreose die (sensitive) TSH-Bestimmung. Szintigraphie und Feinnadelpunktion sowie immunologische Untersuchungen bleiben speziellen Problemen vorbehalten. Streitfrage ist heute, wieweit der Ausschluß einer Autonomie in jedem Falle vor einer Behandlung, speziell vor einer Jodidtherapie, zwingend sei. Dieses Problem kann geradezu juristische Implikationen haben, wenn es nämlich zu einer Hyperthyreose kommt. Um Wiederholungen zu vermeiden, will ich hier nur etwas zur Größenordnung dieses Problems sagen (Abb. 4). Nach Bähre hat jeder 2. Patient über 40 Jahre eine Autonomie [1], das sind 10 Millionen Bundesbürger. Im Jahre 1988 hatten 240 000 Menschen hierzulande eine Hyperthyreose – das ist eine Schätzung aus der Menge der verbrauchten Thyreostatika und geht von der Annahme aus, daß jeder Patient mit Hyperthyreose irgendwann einmal über kürzere oder längere Zeit Thyreostatika bekommt (vgl. Abb. 5; die Zahl scheint in den letzten Jahren leicht anzusteigen). Wir wissen auch aus einer Erhebung, die wir selbst durchgeführt haben, daß der Prozentsatz nichtimmunogener Hyperthyreosen etwa 33 beträgt. Die Prävalenz des M. Basedow würde nach dieser Schätzung also etwa 0,4% betragen. Wenn also 10 Millionen eine Autonomie haben und 80 000 eine Hyperthyreose, die ja Folge dieser Autonomie ist, so beträgt die Hyperthyreoseprävalenz 0,8%. Dies ist nun keine Häufigkeit, die rechtfertigt, bei jeder Struma ohne sonstige Verdachtsmomente einen Suppressionstest zu fordern.

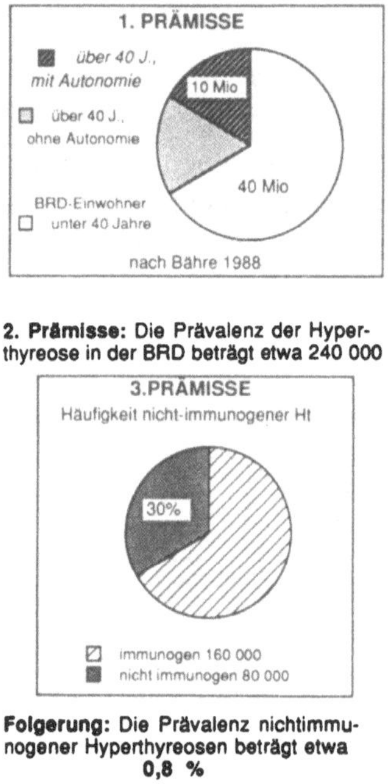

Abb. 4 Überlegungen zur Prävalenz von Autonomie und Hyperthyreose: Bei einer Prävalenz von 10 Millionen Schilddrüse mit Autonomie in der BRD und einer Prävalenz von 80 000 Patienten mit nichtimmunogener Hyperthyreose hätten 0,8% der Patienten mit Autonomie eine hyperthyreote Stoffwechsellage.

Eine große Bedeutung für die Autonomieerkennung hat nach den Erfahrungen der Düsseldorfer Arbeitsgruppe das TSH. Es müßte überhaupt in der Ausschlußdiagnostik ganz obenan stehen. Tatsächlich zeigt eine Leistungsübersicht der KBV von 1985, daß knapp drei Viertel aller diagnostischen Leistungen T4- und

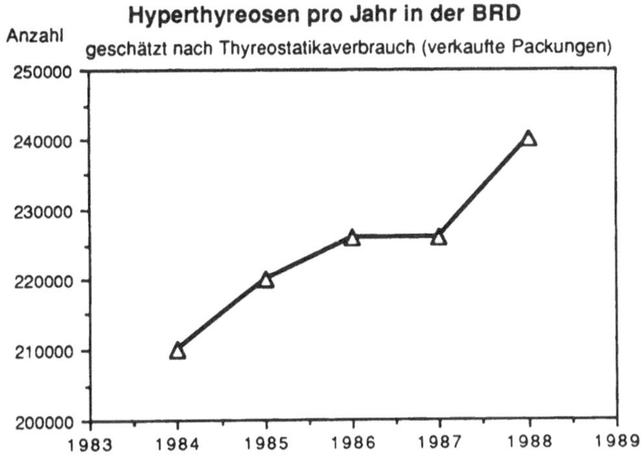

Abb. 5 Anzahl der Hyperthyreosen in der BRD, geschätzt aus dem Thyreostatikaverbrauch. Der Thyreostatikaverbrauch steigt an, obwohl die durchschnittliche Dosierung der Thyreostatika eher zurückgegangen sein dürfte.

T3-Bestimmungen sind, und daß TSH nur 8,5% ausmacht (Abb. 6). Die Bedeutung des TSH wird bzw. wurde somit sicher unterschätzt. Mit der Einführung sensitiver TSH-Tests und zunehmender Bekanntheit der Diagnostikempfehlungen der Sektion Schilddrüse dürfte sich dieses Bild inzwischen geändert haben.

Entbehrlich in der Diagnostik sind fixe Testkombinationen, mögen sie für das Labor auch noch so rationell sein. Der TRH-Test kann in vielen Fällen heute

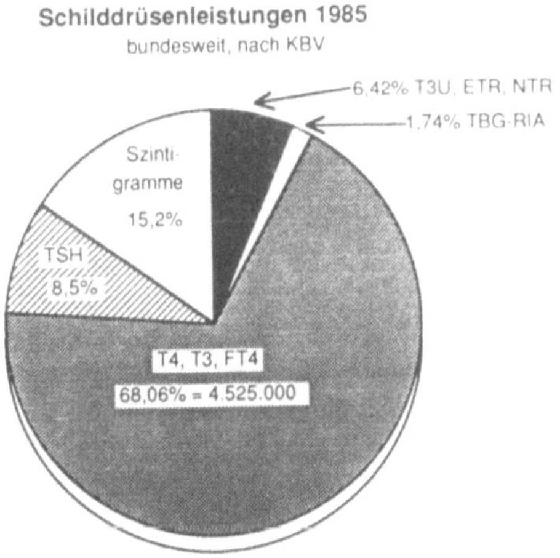

Abb. 6 Einzelleistungen in der Schilddrüsendiagnostik 1985 (nach Angaben der KBV). Der Hauptanteil entfällt auf die Bestimmung der Schilddrüsenhormone, TSH macht – trotz seiner Bedeutung in der Ausschlußdiagnostik – bisher nur einen kleinen Anteil aus.

durch den basalen TSH-Wert ersetzt werden. Szintigramme unter Schilddrüsenhormontherapie sind nur als Suppressionsteste sinnvoll. Im Verlauf muß man Parameter, die nur initial zum Ausschluß gemacht werden, nicht immer wiederholen. Der Patient mit TBG-Anomalien zum Beispiel bekommt im Laufe der Zeit höchst selten eine solche Anomalie neu. Nicht jeder sonographische Aspekt der Schilddrüse fordert immunologische Diagnostik, und bei sonographisch homogener Schilddrüse braucht man nur in besonderen Fällen ein Szintigramm (Tabelle 3). Die von Pfannenstiel geschätzten knapp 300,– DM für die Diagnostik einer euthyreoten Struma erscheinen uns viel; sie lassen sich, darüber muß man sich im klaren sein, ohne weiteres verfielfachen, wenn man die große Palette diagnostischer Möglichkeiten ungezielt einsetzt.

Tabelle 3 Das sonographische Muster der Schilddrüse als Leitfaden für die weitere Diagnostik der Struma mit Euthyreose

Sonographisches Muster	Szintigraphie erforderlich?	Schilddrüsenantikörper erforderlich?
Echonormal	nein	nein
Echoreich	ja	nein
Mischbild	ja	nein
Echoarm	ja	ja
Echofrei	ja	ja

Literatur

[1] Bähre, M., R. Hilgers, C. Lindemann et al.: Thyroid autonomy – sensitive detection in vivo and estimation of its functional relevance using quantified high-resolution scintigraphy. Acta endocrinol. *117* (1988) 145.

[2] Gutekunst, R., W. Becker, H. Herrmann et al.: Ultraschalldiagnostik der Schilddrüse. Dtsch. med. Wschr. *113* (1988) 1109.

[3] Gutekunst, R., H. Smolarek, U. Hasenpusch et al.: Goitre epidemiology: thyroid volume, iodine excretion, thyroglobulin, and thyrotropin in Germany and Sweden. Acta endocrinol. (Copenh.) *112* (1986) 494.

[4] Hoff, H. G., M. Busse, Th. Olbricht et al.: Volumen und Morphologie der Schilddrüse im Alter. Med. Welt *39* (1988) 306.

[5] Olbricht, Th., G. Benker: Medikamentöse Therapie der Jodmangelstruma bei Erwachsenen über 40 Jahre, bei Knotenstruma, Zustand nach Schilddrüsenresektion und Rezidivstruma. Wiesbadener Schilddrüsengespräche 1989 (im Druck).

[6] Olbricht, Th., G. Benker, D. Reinwein: Ultrasound: a novel tool for the diagnosis and follow-up of simple goitre. In: D. Reinwein, P. C. Scriba (Hrsg.: Treatment of endemic and sporadic goitre. S. 175. Schattauer-Verlag 1985.

Diskussion

Weyer:
Bei durchschnittlichen Kosten von 1 Milliarde DM pro Jahr für Schilddrüsen-Krankheiten und einem Anteil von 68% für Hormonbestimmungen an allen Schilddrüsen-Laborleistungen, sollte die Sektion Schilddrüse darauf hinwirken, daß diese ungezielten Hormonbestimmungen in Großlabors etc. eingestellt werden.

Prager:
Der Aussage im Diapositiv „Diagnostische Vorgehen, die sich ausschließen", daß Hormonmedikation und Szintigraphie nicht gemeinsam zur Anwendung kommen dürfen, möchte ich widersprechen. Die Szintigraphie ist eine Untersuchung, die eine funktionale Aussage anstrebt. Diese Aussage läßt sich optimal gerade nur unter Suppression erzielen. Es wäre deshalb direkt zu fordern, daß Szintigramme nicht ohne hormonelle Suppression, also die Umkehrung Ihrer Forderung, stattfinden sollen.

Benker:
Es tut mir leid, wenn das mißverständlich ausgedrückt war; ich wollte natürlich nichts gegen das Suppressionszintigramm gesagt haben. Sondern es drehte sich um die Szintigramme, die allein aus irgendwelchen Gründen unter laufender Therapie durchgeführt werden und daher natürlich keine Aussagekraft haben.

Emrich:
Sie haben sich nochmal mit der Epidemiologie der Strumagrößen beschäftigt. Ist es so, daß Frauen oder Männer – wie eine neuere Studie zeigt – häufiger eine Struma haben.

Benker:
Nach unseren Angaben können wir das nicht bestätigen, da war die Prävalenz eigentlich gleich hoch.

Weyer:
Herr Benker, ich muß mich nochmal zur Szintigraphie unter T4-Substitution äußern. Die Szintigraphie wird nicht aus irgendwelchen Gründen irgendwie durchgeführt, wie Sie sagen, sondern die Szintigraphie wird unter T4-Substitutionen durchgeführt

1. zum Ausschluß kompensierter Autonomien, die vielleicht bei Erst-Szintigraphien nicht erkannt worden sind und
2. um die Suppression der Therapie und eventuell den Therapieerfolg bzw. die Wirkung der Therapie oder Therapieumstellung zu belegen. Ich würde sogar die Forderung aufstellen, daß grundsätzlich jeder mit Schilddrüsenhormonen substituierter Patient mit Struma, der älter ist als 30 Jahre, mindestens einmal unter Substitution aus diesen Gründen szintigraphiert werden muß.

Benker:
Ich muß nochmal betonen, es ging mir nicht um irgendein Wort gegen den Suppressionstest, den wir ständig eigentlich unter den Gesichtspunkten, wie Sie gesagt haben, ausführen. Es ging mir aber sehr wohl darum, etwas gegen Szintigraphien ohne definierte Bedingungen zu sagen, die bei einer bekannten Struma einfach so unter Therapie gemacht werden.

Oberhausen:
Es ist etwas schwierig, könnten Sie das „einfach so mal" präzisieren? Sonst kommen wir ja nie zu einem Schluß.

Benker:
Für eine Szintigraphie unter Thyroxintherapie muß es eine Indikation geben. Und diese Indikation ist, wie sehr richtig zum Ausdruck kam, der Ausschluß einer Autonomie. Wo aufgrund der Bedingungen, die am Untersuchungstage herrschen, diese Voraussetzungen nicht gewährleistet sind, wo einfach die Szintigraphie gemacht wird, weil sie eben zum Programm gehört bei einer Struma, da ist sie nicht indiziert und das wollte ich sagen und dabei muß ich auch bleiben.

Besonderheiten im Kindes- und Jugendalter

S. Zabransky

Definition

Die Struma mit Euthyreose tritt auch bei Kindern und Jugendlichen meist in Form der sog. endemischen Struma auf. Man versteht darunter die nicht maligne Schilddrüsenvergrößerung ohne Funktionsstörung. Bisher wurde die Diagnose Struma aufgrund des klinischen Befundes durch Inspektion und Palpation gestellt. Nach einer Definition der WHO ist dann eine Schilddrüsenvergrößerung als Struma anzusehen, wenn sie Seitenlappen einer Schilddrüse größer als das Endglied der Daumen des Untersuchers sind. Die Stadieneinteilung nach WHO dürfte allgemein bekannt sein. Bei dieser Art der Diagnostik gehen sehr viele subjektive Beurteilungskriterien ein.

Ein neuer Aspekt ergibt sich mit der sonographischen Diagnosestellung. Danach wird unabhängig vom klinischen Befund das sonographisch bestimmte Schilddrüsenvolumen als Maßstab gewertet. Nicht subjektive, sondern objektive Kriterien legen damit die Diagnose fest. Schwierig ist dabei aber die Definition der normal großen Schilddrüse. Die von verschiedenen Untersuchern erhobenen Normalwerte können streng genommen nur für die jeweilige Region gelten. Unterschiedliche Grade des Jodmangels machen es fast unmöglich, allgemein gültige Normbereiche festzulegen.

Schönau und Mitarbeiter fanden in Erlangen für den mittelfränkischen Raum folgende obere Normwerte für das Schilddrüsenvolumen: für 6-Jährige 4 ml, für 13-Jährige 8 ml, für 18-Jährige 10 ml. Diese Werte wurden aus den Mittelwerten und der dreifachen Standardabweichung ermittelt.

Epidemiologie

Bei den Kindern im Alter von 11–15 Jahren lagen in diesem Erlanger Kollektiv (die Daten sind noch nicht publiziert) die Volumina von 38% der Kinder oberhalb des oberen Richtwertes. T4 und TSH lagen im Normbereich. Klinisch waren die Kinder unauffällig.

Gutekunst und Mitarb. verglichen 1985 die Schilddrüsenvolumina deutscher und schwedischer Kinder. Das Volumen war bei den deutschen Kindern mehr als doppelt so groß wie bei den schwedischen Kindern, die in einem Gebiet mit ausreichender Jodversorgung leben. Entsprechend war die Jodausscheidung der deutschen Kinder stark vermindert.

Ursachen der euthyreoten Struma

Häufigste Ursache der euthyreoten Struma beim Kind ist der Jodmangel. Die Bundesrepublik ist ein Jodmangelgebiet. Der Jodbedarf wird nur zu einem Drittel gedeckt. Differentialdiagnostisch müssen aber auch Jodfehlverwertungsstörungen und die Hashimoto Thyreoditis in Erwägung gezogen werden. Eine Autonomie der Schilddrüse kommt beim Kind dagegen so gut wie nicht vor.

Diagnostik

Die Diagnostik ist wie beim Erwachsenen auf die Überprüfung der Funktion und der Morphe ausgerichtet.

Funktionsdiagnostik

Euthyreose ist ein klinischer Begriff, der zutrifft, wenn keine Zeichen einer erhöhten oder verminderten Wirksamkeit von Schilddrüsenhormonen vorliegen. Die biologisch wirksamen Fraktionen von T4 und T3 liegen im Normbereich. Eine Ausnahme stellt die periphere Schilddrüsen-Hormonresistenz dar, welche allerdings sehr selten vorkommt. Zur routinemäßigen Überprüfung der Schilddrüsenfunktion genügt die Bestimmung von T4 und TSH. Der TRH-Test ist zur Primärdiagnostik nicht erforderlich. Schilddrüsenantikörper sollten nur gezielt bei dringendem klinischen Verdacht auf eine Autoimmunerkrankung analysiert werden.

Morphologische Diagnostik

Die diffuse Struma des Kindes ist keine Indikation für ein Routineszintigramm. Wünschenswert wäre allerdings die routinemäßige sonographische Untersuchung jeder klinisch vergrößerten Schilddrüse. Das Sonogramm kann zur Erkennung knotiger oder auch entzündlicher Veränderungen beitragen.

Klinische Untersuchung

Bei der klinischen Untersuchung ist bei der Palpation der Schilddrüse vor allem auf knotige Veränderungen zu achten. Sind LK-Vergrößerungen im Halsbereich vorhanden, muß das Einzugsgebiet untersucht werden. Gezielt ist nach vorausgegangenen Infektionen sowie nach der Verlaufsentwicklung der Knoten zu fragen.

Therapie

Unter der Prämisse, daß Jodmangel die häufigste Ursache der euthyreoten Struma darstellt, ist die Behandlung der ersten Wahl die Gabe von Jodid. Kleinkinder erhalten 100 µg, Schulkinder und Jugendliche 200 µg pro die oral. Erst wenn nach 6 Monaten keine deutliche Verringerung des Schilddrüsenvolumens zu erkennen ist, sollte die Behandlung auf L-Thyroxin in Kombination mit Jodid umgestellt werden. Nach Normalisierung des Schilddrüsenvolumens sollte eine Dauertherapie mit mindestens 100 µg Jodid pro die zumindest während der ganzen Kindheit und Adoleszenz erfolgen. Die lebenslange Beibehalten dieser Medikation wäre sinnvoll.

Die alleinige prophylaktische Zufuhr von jodiertem Kochsalz reicht nicht aus, um den Jodbedarf bei diesen gegenüber Jodmangel besonders sensitiven Patienten zu decken. Bei täglicher Einnahme von mindestens 2 g Kochsalz können lediglich 20–40 µg Jodid pro Tag zugeführt werden.

Prädilektionsalter der euthyreoten Struma ist das Neugeborenenalter und die Pubertät. Die genannten therapeutischen Richtlinien gelten auch für diese beiden Situationen, nämlich die sog. Konnatale Struma und sie sog. Pubertätsstruma. Liegen bei der Neugeborenen-Struma die Schilddrüsenfunktionsparameter T4 und TSH im Normbereich werden täglich 50 µg Jodid in Tablettenform verabreicht. Bei hypothyreoter Stoffwechsellage bevorzugen wir die kombinierte Therapie mit Jodid und Thyroxin. Kinder mit einem Geburtsgewicht unter 2500 g erhalten 100 µg Jodid pro die, Kinder über 2500 g 150 µg Jodid pro die. Thyroxin wird in einer Dosierung von 8–10 µg/kg KG verabreicht. Wichtig ist die Verlaufskontrolle um Rezidive rechtzeitig zu erkennen.

Knotenstruma

Besondere Probleme wirft die knotig veränderte Struma auf. Jeder Schilddrüsenknoten im Kindesalter ist solange verdächtig, maligne Elemente zu enthalten, bis das Gegenteil bewiesen ist, wenngleich es sich meist um benigne Adenome oder

Zysten handelt. Die Therapie der Wahl ist die operative Entfernung der Knoten, ob sie nun klinisch erkennbar waren oder durch das Sonogramm diagnostiziert wurden.

Zusammenfassung

Die klinisch erkennbare Schilddrüsenvergrößerung kommt bevorzugt beim Neugeborenen und Pubertierenden vor, also in Entwicklungsphasen, in denen das Endokrinium besonders belastet wird. Der höhere Schilddrüsenfunktionszustand bedingt auch einen höheren Jodbedarf. Der bei uns bestehende Jodmangel führt daher bei entsprechender Prädisposition zur Manifestation der Struma.

Sonographische Untersuchungen haben gezeigt, daß etwa ein Drittel der Kinder eine klinisch nicht erkennbare Schilddrüsenvergrößerung haben, die mit erniedrigter Jodausscheidung einhergeht.

Jährlich werden auch im pädiatrischen Bereich viele Millionen sinnlos für Diagnostik und Therapie der euthyreoten Struma verschleudert. Zu fordern ist die Versorgung der Bevölkerung mit ausreichenden Jodmengen. Die gesetzlichen Voraussetzungen sind jetzt, wie wir heute morgen von Frau Pickardt hörten, offensichtlich gegeben. Die alleinige Verwendung von jodiertem Kochsalz reicht dazu allerdings nicht in allen Fällen aus. Dies konnten inzwischen Studien in der Bundesrepublik und in Österreich zeigen.

Neben dem diagnostischen und therapeutischen Nihilismus beobachtet man vielfach auch eine Überdiagnostik und unnötige Hormontherapie, die wiederum zu unnötigen Verlaufskontrollen führen.

Die euthyreote diffuse Struma des Kindes ist in der Regel gut zu behandeln und hat eine gute Prognose. Wichtig wären epidemiologische Langzeitstudien, in denen die Entwicklung von der Kindheit in das spätere Erwachsenenalter hinein dokumentiert wird, um mehr über die Verlaufsentwicklung der euthyreoten Struma und ihre Spätfolgen zu erfahren.

Einfluß der Jodsupplementierung auf die frühkindliche Strumaentwicklung und die Hyperthyreoseinzidenz in Halle

F. Eckhard Ulrich, R. Kellner, U. Schneyer, M. Klaua, W. Meng, K. Bauch, N. Beier

Einleitung

Bereits 1927 stellte der Stadtschularzt Japha bei der Untersuchung von mehr als 14000 Schulkindern der Stadt Halle eine Strumaprävalenz von über 5% fest. Er bezog sie jedoch auf die Pubertät und lehnte in seinem Bericht an das Preußische Ministerium für Volkswohlfahrt die Notwendigkeit einer Jodprophylaxe ausdrücklich ab. Grimm fand 1947 bei 2200 6- bis 19jährigen Jugendlichen eine Verkropfung von bis zu über 50%. Somit sind die Region Stadt und die Umgebung von Halle schon vor über 60 Jahren als Strumaendemiegebiet ausgewiesen. Neuere Daten, ergänzt durch eine DDR-weite Untersuchung von über 600000 Musterungskandidaten durch Meng und Mitarbeiter, gibt die Tabelle 1 wieder. Eindeutig ist auch ein Jodmangel mindestens II. Grades, der in Tabelle 2 für 1985 mit 27,7 µg Jod/g Kreatinin im Mittel ausgewiesen wird. Die Daten entstammen DDR-weiten Erhebungen, in die Material aus Halle eingegangen ist. In Naumburg und Umgebung hatten wir 1978/79 bei 43 12- bis 15jährigen strumösen Schülern 26 µg/g Kreatinin und bei 52 etwa gleichaltrigen Kindern aus der Gemeinde Groß-Jena im Kreis Naumburg sogar nur 14,8 µg/g Kreatinin gefunden. Die Erwachsenen wiesen einen Mittelwert von 35,6 µg Jod/g Kreatinin auf [1, 4].

Tabelle 1 Jodmangelsituation bis 1985

DDR (1981)		% Struma	max.	min.	n
		12,4	35,2 (Suhl)	1,95 (Rostock)	623477 m
		% Struma	n		
Halle Stadt	Neugeborene	12,7	5802	97% der Lebendgeborenen (1977)	
	Vorschulkinder	7,9	5344	65% aller 4–6jährigen Kinder	
	Frauen > 20 J.	55,4	1000		
Kreis Naumburg	Gesamtbevölkerung	25,2	6072	10% der Einwohner	
Gesamt (1977–1984)				18218	
Frühere Daten:	Japha (1927)		14000	Schulkinder > 5% Strumen	
Halle Stadt:	Grimm (1948)		2200	6–19jährige Schüler 35–51% Strumen	

(Kellner, Meng, Ulrich)

Methoden der Jodsupplementierung

1983 begannen wir nach Vorarbeiten der Arbeitsgruppe Schilddrüse in der Gesellschaft für Endokrinologie und Stoffwechselkrankheiten der DDR mit der Jodsupplementierung. Anfangs wurde das Tafelsalz mit 25 mg Kaliumjodid/kg angereichert und in die am stärksten verkropften Südbezirke ausgeliefert. Das Gemisch erwies sich als sehr instabil. Ab Mai 1985 gingen wir daher zu einem Sprühverfahren über, mit dem 32 mg Kaliumjodat in 1 kg Kochsalz eingebracht wurden. Bis heute wird nur die sogenannte Paketware jodiert. In dieser Tatsache liegt die relativ hohe Zugabe von KJO_3 begründet. Sie garantiert eine zusätzliche Jodaufnahme von 100 µg/Tag bei einem Zusalzen von 5 g. Bisher werden etwa 95% des Tafelsalzes jodiert. Stichproben ergaben einen mittleren Jodatgehalt von 33,1 mg mit einer Schwankung von 29,1–35,1 mg/kg Kochsalz. Ab 1991 soll auch die Sackware mit Jod versetzt werden. Damit wird die Supplementierung auch in Großküchen, d. h. im Betriebsessen und bei anderen zentralgeregelten Versorgungen, wirksam.

Durch Kontakt mit Vertretern der Veterinärmedizin, der 1984/85 seinen Niederschlag in der Gründung einer interdisziplinären Jodkommission fand, wurde die Jodprophylaxe um eine wesentliche Quelle bereichert. Der in den Rinder-, Schweine- und Schafbeständen herrschende Jodmangel mit seinen gravierenden Folgen für die Fleisch- und Milchproduktion sowie für die Aufzucht wurde durch die seit 1986 generell angewandte Jodierung der Mineralstoffgemische für das Viehfutter mit 10 mg Kaliumjodat/kg Gemisch innerhalb von 2 Jahren nahezu vollständig beseitigt. Der Jodgehalt der Fleisch-, Wurst- und Milchprodukte stieg an (Tabelle 2). Diese zusätzliche Jodreserve bringt unter Berücksichtigung der Ernährungsgewohnheiten der DDR-Bevölkerung eine tägliche Jodmehrzufuhr von etwa 35 µg.

Tabelle 2 Jodierung des Tafelsalzes (32 mg KJO_3/kg) und der Mineralstoffmischungen für die Tierernährung (10 mg KJO_3/kg)

Ergebnisse:	Jodexkretion (µg/g Kreatinin)	1988 : 1985
	63 ± 5,3	27,7 ± 1,7
	Jodgehalt der Kuhmilch (µg/l)	
	53 ± 34	17 ± 9,9 $p < 0{,}001$
	Neonatenstrumen	
	0,93%	12,7%
Erste Daten aus dem Kreise Naumburg (1989): Strumapraevalenz < 20%		
Labordaten (RIA)	1982	1988
T_3 Ref. nmol/l	2,24 ± 0,57 (n = 27)	3,2 ± 1,2 (n = 50)
T_4 Ref. nmol/l	103 ± 20,3 (n = 76)	125 ± 25,9 (n = 50)

(Anke, Bauch, Kellner, Ulrich)

Ergebnisse

Mit dem Greifen der Jodprophylaxe kam es in der gesamten DDR zu einem Rückgang der neonaten Strumen. Ähnliche Daten, wie sie für den Bezirk Halle vorliegen, werden aus der Region um Leipzig, Karl-Marx-Stadt und Jena berichtet. Auch aus der laufenden Nachfolgestudie im Kreis Naumburg wird ein Rückgang der Verkropfung gemeldet. Die Jodausscheidung im Urin stieg auf mehr als das Doppelte. Gleichzeitig zeichnet sich eine Veränderung der Referenzwerte für die peripheren Schilddrüsenhormone ab. Sie sind für den Bezirk Halle mit anderen Daten in Tabelle 2 dargestellt und bedürfen noch der statistischen Sicherung. Erwartungsgemäß kam es zu einem zum Teil drastischen Anstieg der Hyperthyreosen. Die in Tabelle 3 wiedergegebenen Zahlen wurden in mehreren Untersuchungen im Bezirk Halle gewonnen. Die endokrinologischen Zentren und die mit ihnen kooperierenden medizinischen Einrichtungen in der DDR haben diesen Trend ab 1986 ausnahmslos bestätigt. Noch liegen keine neuen, die Hyperthyreoseprävalenz betreffenden Zahlen für das Jahr 1989 vor. Der Thiamazolverbrauch (Tabelle 3) läßt jedoch deutlich werden, daß der Gipfel der Zunahme überschritten und ein Rückgang auf die Werte vor der Jodprophylaxe zu erwarten ist [2, 3].

Tabelle 3 Hyperthyreoseverhalten bis 1988 (89): ausgewählte Daten aus Stadt und Bezirk Halle

Allgemeinpraxis Dr. B.:			
ca. 2000 Patienten	1983	1988	Faktor
	9	34	3,8
Stationäre Einrichtungen	381	1115	2,9
Diss. Beier, N.	1982/83	1986/87	
Gesamt:	431	1231	2,9
Es stiegen die:	nicht klassifizierbaren Hyperthyreosen um den Faktor:		2,2
	immunogenen (Basedow) Hyperthyreosen um den Faktor:		1,8
	autonomen (aller Formen) Hyperthyreosen um den Faktor:		9,7(!)
	latenten Hyperthyreosen um den Faktor:		1,6
	jodinduzierten Hyperthyreosen um den Faktor:		2,3

Thiamazolverbrauch (OP zu 100 Tbl à 5 mg)					
1984	1985	1986	1987	1988	1989 I. Halbjahr
8415	8615	10116	17713	27664	5979

(Beier, Ulrich)

Diskussion und Schlußfolgerungen

Für das Wirksamwerden der Jodsupplementierung in der Human- und Veterinärmedizin liegen erste Ergebnisse vor. Für letztere ergab sich ein drastischer Rückgang in der Verkropfung der Tierbestände. Die Tierverluste durch Jodmangel sanken auf unter 1%. In der Humanmedizin sind die Ergebnisse der Jodprophylaxe in einem Ansteigen der Jodausscheidung im Urin zu sehen. Diese vermehrte Exkretion ist in den einzelnen Bezirken unterschiedlich. Sie beträgt im Bezirk Rostock z. B. das Doppelte, in der Region Karl-Marx-Stadt und Jena das Dreifache der vor der Jodierung gemessenen Werte. Die Neugeborenenkröpfe in den Bezirken Halle, Karl-Marx-Stadt und Jena sanken auf unter 1%. Hesse beschreibt eine Verringerung der euthyreoten Strumen II. Grades unter Jugendlichen in der Umgebung von Jena. Im Hypothyreose-Screening bei Neugeborenen gingen die basalen TSH-Werte, die über 20 mE/l lagen von 1,5% in den Jahren 1980/81 auf unter 0,5% in den Jahren 1986/87 zurück. Gleichzeitig stieg allerdings die Zahl der Hyperthyreosen um den durchschnittlichen Faktor von 2 bis 3 an. Von diesem Anstieg waren sowohl die Immunhyperthyreosen als auch die autonomiebedingten Schilddrüsenüberfunktionen betroffen. Im eigenen Patientengut ergibt sich eine Steigerungsrate der Hyperthyreosen im Vergleich zwischen den Jahren 1982 und 83 und 1986 und 87 um etwa das Dreifache. Betroffen sind Hyperthyreosen aller Formen. Das extreme Ansteigen der autonombedingten Schilddrüsenüberfunktionen dürfte auf die hohe Autonomierate in einem Kropfendemiegebiet, wie es der Bezirk Halle darstellt, zurückzuführen sein und darüber hinaus untersuchungstechnische Gründe haben. Es handelt sich vorwiegend um milde Hyperthyreoseverläufe. Die Argumentation der Gegner einer Jodprophylaxe, daß hier eine risikoträchtige Erkrankung provoziert wird, ist durch nachfolgende Überlegungen zu entkräften:

1. Es werden durch die Jodprophylaxe nur bisher latente Hyperthyreosen in ihrer Manifestation vorverlegt.
2. Die Jodprophylaxe wird in wenigen Jahren die Kropfrate in der DDR auf die sogenannten Reststrumen, die weniger als 3% der Bevölkerung befallen reduzieren. Damit wird ein pathogenetisches Moment für die Entwicklung von Autonomien der Schilddrüse und von Malignomen in Knotenkröpfen ausgeschaltet.
3. Der Thiamazolverbrauch im Bezirk Halle läßt erkennen, daß der Höhepunkt der Hyperthyreosewelle überschritten ist und dabei ein Rückgang der Inzidenz erwartet werden kann. Dabei ist anzunehmen, daß die Hyperthyreoseprävalenzen aus den Jahren vor der Jodsupplementierung sogar unterschritten werden.

Ohne Zweifel ist der Jodausgleich nicht die alleinige Ursache für den Anstieg der Hyperthyreosen. Bessere diagnostische Möglichkeiten und eine durch die Information über die Jodsupplementierung zu verzeichnende Sensibilisierung von Ärzten und Patienten spielen als Steigerungsfaktor eine zusätzliche Rolle. Unabhängig davon bestehen negative Einwirkungen aus der Umwelt auch nach der Jodsalzprophylaxe weiter. Unter Berücksichtigung der durch die Veterinärmedizin erschlossenen zusätzlichen Jodquellen und unter Einbeziehung der Tatsache, daß ab 1991 in der DDR das gesamte Speisesalzaufkommen mit Kaliumjodat versetzt werden soll, ist eine Rücknahme der bisherigen Jodierungsgröße von 32 mg Kaliumjodat/kg Kochsalz auf 15 bis 20 mg anzustreben.

Literatur

[1] Bauch, K. et al.: Endocrinologia Experimentalis. *23* (1989) 77–84.
[2] Kellner, R. et al.: Dtsch. Gesundh.-Wesen *36* (1981) 214–219.
[3] Meng, W. et al.: Dtsch. Gesundh.-Wesen *36* (1981) 1275–1279.
[4] Ulrich, F. E. et al.: Wissenschaftl. Zeitschr. Universität Halle 1989 (im Druck).

Diskussion

Wachsmuth:
Gibt es außer der Kochsalzjodierung in der DDR auch eine Gabe von Jodid-Tabletten z. B. an Schulkinder? In der BRD gab es Regionen, z. B. Ravensburg, wo die Gabe von Jodidtabletten an Schulkinder zu deutlich geringerer Schilddrüsengröße führte als in anderen Regionen der BRD.

Ulrich:
Es ist in der DDR durchaus auch – und zwar von den Perinatologen – mit Jodid behandelt worden, bei den Schwangeren, deswegen sind die Neonatenstrumen auch schon etwas früher zurückgegangen. Aber wir haben sonst eigentlich keine andere Jodprophylaxe als die, die über das derzeit noch paketierte Tafelsalz läuft. Das wird ab 1991 das gesamte Salz erreichen, dann werden wir auch mit der Jodierungshöhe von 32 mg Kaliumjodat wieder auf 15–20 mg runtergehen.

Windeck:
Aus Ihrer Erfahrung können wir vielleicht lernen, denn möglicherweise werden wir dasselbe Problem auch bald haben. Haben Sie irgendwelche Erfahrung sammeln können, welche Behandlung für die jodinduzierte Hyperthyreose günstig ist? Bedürfen diese Patienten einer definitiven Therapie durch Radiojod oder Operation. Es wäre denkbar, daß man sie nur ¼ bis ½ Jahr mit Thyreostatika behandeln muß und sich dann spontan eine Euthyreose einstellt?

Ulrich:
Ich kann Ihnen jetzt keine Zahlen dazu nennen. Mein Eindruck ist, daß die Hyperthyreosen im allgemeinen mild verlaufen. Es gibt sicher auch welche, die einer definitiven Therapie bedürfen. Aber die meisten lassen sich mit relativ geringen Thiamazol-Dosen, zum Teil unter 5 mg, führen. Und wir konnten eigentlich einen Teil auch der Autonomien nach einem ½ bis 1 Jahr schon wieder absetzen.

Klett:
Nachgewiesenermaßen reicht die Jodzufuhr bei der in der BRD eingeführten Jodsalzprophylaxe dann nicht aus, wenn jodiertes Speisesalz nur zum Zusalzen Verwendung findet. Die Jodzufuhr liegt dann bei durchschnittlich 40 µg Jodid täglich. Verfügen Sie über Untersuchungsergebnisse über die Größenordnung

der Jodsalzzufuhr unter den in der DDR eingeführten Bedingungen der kombinierten Verwendung im jodierten Speisesalz und der in der Tiermast angewandten Jodierung des Tierfutters?

Ulrich:
Es gibt wenige Daten die uns die Lebensmittelchemiker und die Leute, die mit dem Lebensmittelverbrauch zu tun haben, nennen konnten. Wir wissen nur, daß über die Jodierung des Viehfutters jetzt etwa 35 Mikrogramm Jodid pro Tag bei den Ernährungsgewohnheiten der DDR-Bevölkerung zusätzlich dazukommen. Wir wissen über den echten Jodverbrauch der mit dem Salz jetzt reinkommt, natürlich wenig, wir wissen nur, daß wir vorher im Schnitt eben bei einer Jod-Ausscheidung von unter 30 Mikrogramm pro Gramm Kreatinin gelegen haben. Weitere Daten liegen uns nicht vor.

Hehrmann:
Ich könnte die Frage des Kollegen aus Heidelberg beantworten bezüglich der Veränderung in Ravensburg: die Ravensburger Kinder erhalten weiterhin Jod-Tabletten. Nur nicht mehr aus der regionalen Apotheke, die diese Tabletten in den früheren Jahren hergestellt hat, sondern von einer namhaften „Schilddrüsenfirma".

Kallee:
Dazu will ich noch ergänzen, diese Jodid-Tabletten wurden 1923 vom damaligen Oberamtsarzt in Zusammenarbeit mit dem Apotheker Otto in der Trapp'schen Apotheke in Tübingen hergestellt. Sie wurden damals unter dem Namen Ottonia Stärke I und Stärke II verkauft und später hat dann der Stadtapotheker von Wetzingen die Fabrikation übernommen. Das lief bis vor einem Jahr, wurde dann vorübergehend unterbrochen, aber wieder eingeführt. Aber soviel ich weiß, kam merkwürdiger Weise im Deutschen Reich niemand außer dem Oberamtsarzt von Ravensburg auf die Idee, sowas auch bei anderen Kindern zu machen. Und so ist es geblieben.

Heckhausen:
Heute morgen ist gesagt worden, daß wir ein neues Bundesgesetz haben, welches die Jodsalzversorgung der Bevölkerung verbessert. Ist das nur ein Kompromiß, ist das ein Schritt nach vorn, oder ist es als ideal anzusehen? Denn das Gesetz besagt doch, das die Jodsalzprophylaxe auf freiwilliger Basis beruht und nicht eine generelle Jodsalzprophylaxe zur Folge hat. Kann man sich damit abfinden, ist es ein Idealzustand, den wir jetzt haben?

Ziegler:
Wenn Ihre Frage ausdiskutiert wird, brauchen wir den Rest des Nachmittags. Lassen Sie mich ein provokatives Statement machen: Unsere Gesellschaft schließt das Recht auf Krankheit mit ein. Wir haben in der Bundesrepublik Irrationalitäten, wir schließen uns aus dem Verbund der umliegenden Länder

aus. Das bedeutet den Verzicht auf die gesetzliche Jodsalzprophylaxe. Das Freiwilligkeitsprinzip ist ein Feigenblatt, aber besser als gar nichts, das müssen wir anerkennen und insofern liegt es in der gleichen Ebene wie andere Rechte auf Krankheit. Ich will von Geschwindigkeitsbeschränkung nicht reden.

Oberhausen:
Damit Herr Ulrich, darf ich mich nochmals ganz herzlich bedanken. Sie sehen, was Sie angestellt haben hier.

Diagnostik und Therapie der Rezidivstruma

P. E. Goretzki, A. Frilling, M. Grussendorf, L. Bastian, H. D. Röher

Einleitung

Das Problem der Rezidiventwicklung nach Operationen gutartiger Schilddrüsenvergrößerungen wurde schon 1917 von Roux fatalistisch mit den Worten bedacht: „... der Patient steigt mit dem Rezidiv vom Operationstisch." In den nachfolgenden Jahrzehnten konnte jedoch durch konsequente Nachsorge der Patienten mit Verordnung einer dauerhaften „Rezidivprophylaxe" zumindestens die Rate der frühpostoperativen Rezidive drastisch gesenkt werden [2, 5]. Besondere Verdienste hat sich hier der Chirurg Steiner [12] erworben, der immer wieder auf die notwendige Compliance der Patienten hinwies, die seiner Ansicht nach nur durch aktives Eingreifen der Therapeuten gewahrt werden kann. Die bis zum Ende der siebziger Jahre akzeptierte Notwendigkeit einer Suppression des Thyroidea stimulierenden Hormons (TSH) mit Schilddrüsenhormonen wurde nach Untersuchungen von Westermark et al. [8, 15] jedoch zunehmend in Frage gestellt. Letztendlich können nach heutiger Vorstellung die Ergebnisse so zusammengefaßt werden: TSH übt eine wachstumsstimulierende Wirkung auf menschliche Schilddrüsengewebe aus. Neben TSH gibt es jedoch noch andere Wachstumsfaktoren wie z. B. den epidermalen Wachstumsfaktor (EGF) und den insulinartigen Wachstumsfaktor (IGF-I), die zu einer Strumaentwicklung beitragen können [4]. Zusätzlich wurde von Müller-Gärtner et al. [7] und der Gruppe um Studer [13, 14] noch darauf hingewiesen, daß pathologische Schilddrüsengewebe eine vermehrte „autonome Wachstumstendenz" aufweisen, die auch ohne äußere Stimulation zur Entwicklung von Rezidivtumoren führen kann (Tabelle 1).

Die vorübergehende Verunsicherung aller Beteiligten bezüglich Notwendigkeit und Effektivität einer Rezidivprophylaxe, wie auch bezüglich der Festlegung der Medikation (Thyroxin, Jod oder die Kombination beider Substanzen) ist somit der Kenntnis gewichen, daß Struma-Rezidivprophylaxe die chirurgische Entfernung allen pathologischen Gewebes voraussetzt und die Suppression aller patho-

Tabelle 1 Ursachen für die Entstehung von Rezidivstrumen

1. zurückgebliebenes pathologisches Schilddrüsengewebe
2. persistierender pathologischer Wachstumsreiz
3. zusätzliche strumigene Faktoren

logischen Wachstumsstimulatoren anstrebt. Da diese Forderung jedoch nur teilweise erfüllt werden kann (z. B. Veränderung der Produktion des IGF-I bei Akromegalie [6, 11]), ist die Entstehung einer Rezidivstruma immer zu bedenken. Sollte sich trotz dauerhafter medikamentöser Therapie eine Rezidivstruma entwickeln, die durch eine Radiojodtherapie nur unzureichend behandelbar ist (geringe Speicherung), kann heute unter entsprechender operativer Technik die radikale chirurgische Strumaentfernung mit, im Vergleich zu früheren Jahren, weit geringerer Morbidität angestrebt werden.

Patienten und Ergebnisse

In der Zeit von April 86 bis August 89 führten wir an der Chirurgischen Klinik der Heinrich-Heine-Universität in Düsseldorf 1308 Schilddrüsenoperationen durch. Von diesen waren 156 (11, 9 %) Operationen Rezidiveingriffe, die bei 67 Patienten (42,9%) wegen gutartiger Rezidivstruma mit peripherer Euthyreose und bei 41 Patienten (26,3%) wegen gutartiger Rezidivstruma mit peripherer Hyperthyreose durchgeführt wurden. In 48 Fällen (30,8%) war die Reoperation wegen Persistenz oder lokoregionalem Rezidiv eines Schilddrüsemalignoms notwendig.

Rezidiveingriffe machten, abhängig von der zugrunde liegenden Diagnose, 8,5–11,6% aller Operationen gutartiger Strumen aus und 37,5% der Operationen maligner Schilddrüsentumoren (Tabelle 2).

Tabelle 2 Häufigkeit der Operationen von Rezidivstrumen im Vergleich zur Häufigkeit der Erstoperationen bei verschiedenen Schilddrüsenerkrankungen

	N	1. Op. N	N	Re-Op. (%)
Struma mit Euthyreose	786	719	67	(8,5)
Struma mit Hyperthyreose	394	353	41	(11,6)
Malignome	128	80	48	(37,5)
total	1308	1152	156	(11,9)

Die Ursachen der Rezidiventstehung lag bei 22 Patienten (20,4%) allein in einer inadäquaten Erstoperation. Hier ist besonders das Belassen großer Reste bei Morbus Basedow, die fehlende Resektion aller autonomen Knoten bei multifokaler Autonomie der Schilddrüse und das Übersehen intrathorakaler Schilddrüsengewebe bei sowohl zervikal wie intrathorakal ausgedehnter Struma zu nennen (Tabelle 3). In 19 Fällen (17,6%) konnte die fehlende Rezidivprophylaxe bei primär kleinen oder normalen Schilddrüsenresten eindeutig als Grundlage der Rezidiventstehung angeschuldigt werden. Bei den übrigen 67 Patienten (62,0%)

Tabelle 3 Versuch der retrospektiven Einteilung operativ behandelter Patienten mit Rezidivstrumen in: inadäquat erstoperierte und erst postoperativ entstandene Rezidive aufgrund pathologischer Wachstumsstimulation

Diagnose	N	Pseudorezidiv N (%)	Chronische Wachstumsstimulation N (%)
M. Basedow	19	10 (53)	9 (47)
Autonome Struma	23	5 (22)	18 (78)
intrathorakal	7	7	–
familiäre Häufung	16		16
Struma ohne T4	19		19
trotz T4	24		24
total	108	22 (20,4)	86 (79,6)

waren die Differenzierung zwischen belassenem pathologischen Gewebe und nicht supprimiertem pathologischen Wachstumsreiz nur unzureichend möglich (Tabelle 3).

Die Indikation zur Operation der Rezidivstrumen nach Operation der primär benignen Schilddrüsenvergrößerung (N=108 Pat.) war in 13 Fällen (12,0%) aufgrund der Verdachtsdiagnose eines Malignoms und in 74 Fällen (68,5%) aufgrund mechanischer Komplikationen gestellt worden. Die Malignominzidenz der Rezidivstrumen betrug 2,8% (3/108). Sie lag damit nicht wesentlich höher als die Malignominzidenz der Ersteingriffe an der Schilddrüse (1,8% (19/1072)), wenn alle Patienten mit präoperativ nachgewiesenen Schilddrüsenmalignomen nicht berücksichtigt werden. 16 Patienten (14,8%) wiesen bei bekannter Familienanamnese trotz konsequenter Rezidivprophylaxe eine zunehmende Wachstumstendenz zurückgelassener Schilddrüsengewebe auf. Bei diesen Patienten wurden auch ohne mechanische Komplikationen oder dringendem Malignomverdacht die radikale Entfernung der Struma angestrebt und vorgenommen (Tabelle 4).

Die Radikalität der Rezidivoperation wird von der Notwendigkeit der Entfernung allen pathologischen Gewebes bestimmt. Dieser Forderung steht jedoch die

Tabelle 4 Indikation zur Rezidivoperation (D. 4/86–8/89)

	N (%)	N (%)
Verdacht Malignität	13 (12,0)	
Malignität		3/ 13 (23)
mechanische Komplikationen	74 (68,5)	
Struma III°		29/ 74 (39)
intrathorakal		13/ 74 (18)
L-T4 Resistenz		
familiäre Belastung	16 (14,8)	16
andere	5 (4,6)	
total (%)	108 (100)	61/108 (57)

Problematik des verbackenen und nur schwer präparierbaren Operationsfeldes gegenüber, welches die Gefahr erhöhter Morbidität beinhaltet. Im jeweiligen Einzelfall wird deshalb oft erst intraoperativ das Ausmaß der Resektion festgelegt werden können.

Bei 38 Patienten (35,8%) mit einseitig betonten oder allein einseitig nachweisbaren Rezidiven führten wir eine einseitige Resektion durch, die in 7 Fällen (18%) als Hemithyreoidektomie vorgenommen wurde. Bei 69 Patienten (63,9%) wurde eine beidseitige Resektion des Schilddrüsenrezidivs vorgenommen, wobei in 16 Fällen (23%) eine Hemithyreoidektomie mit subtotaler Resektion der Gegenseite bzw. eine totale Thyreoidektomie erfolgte (Tabelle 5).

Tabelle 5 Ausmaß des Rezidiveingriffs in Abhängigkeit von der Größe und Lage der Struma und der zugrunde liegenden Schilddrüsenerkrankung

Struma	N	1 Seite/Hemitx	Stx-BDS/Stx + Hemi	Tx
II°	47	25 / 3 (60%)	11 / 6 (36%)	2 (4%)
III°	29	4 / 2 (21%)	18 / 5 (79%)	
thorakal	13	1 / 1 (15%)	11 (85%)	
M. Basedow	19	1 / 1 (11%)	14 / 3 (89%)	
total (%)	108	38 (35,5)	67 (62,6)	2 (1,9)

Die Komplikationen betrafen hauptsächlich Lähmungen des Nervus Recurrens (in 6 Fällen (5,6%) einseitige und bei einem Patienten (0,9%) beidseitige Recurrensparese), das Auftreten eines postoperativen Hypoparathyreoidismus (1 Fall (0,9%)), lokale Wundheilungsstörungen (2 Fälle (1,9%)) und Nachblutungen, die eine Revision erforderlich machten (3 Fälle (2,8%)). Weitere allgemeine Letalität (Pneumonie etc.) wie auch spezifische Komplikationen (andere Nervenläsionen, Mediastinitis etc.) traten nicht auf. Die Komplikationen sind in Tabelle 6 als Komplikationen pro Patient und nicht pro freigelegter Schilddrüsenseite dargestellt (N=108 gegenüber N=176). Letzteres Vorgehen würde eine scheinbare Verbesserung der einseitigen Recurrensparesen-Rate von 3,4% widerspiegeln, welche jedoch 5,6% der Patienten betrifft.

Tabelle 6 Postoperative Komplikationen nach Operationen von Rezidivstrumen

Struma	N	Rekurrensparese 1 S	BDS	Hypoparathyreoidismus	Wundheilungsstörungen	Nachblutung
II°	47	1	–	1	1	1
III°	29	2	1	–	1	1
thorakal	13	1	–	–	–	–
M. Basedow	19	2	–	–	–	1
total	108	6	1	1	2	3
%	(100)	(5,6)	(0.9)	(0.9)	(1,9)	(2,8)

Diskussion

Die Gründe für die Entwicklung einer Rezidivstruma können unseres Erachtens nach am besten in drei Gruppen eingeteilt werden:

1) inadäquate Erstoperationen;
2) inadäquate Nachsorge;
3) bisher nicht beeinflußbare pathologische Stimulation des Schilddrüsenwachstums.

Im Einzelfall kann es jedoch schwierig sein oder gar unmöglich werden nach Jahren der Rezidiventwicklung die Bedeutung der einzelnen Faktoren nachzuweisen. Dies trifft in ganz besonderem Maße für die Bedeutung einer chronischen TSH-Stimulation zu [14]. So kann nach Studer die Entwicklung genügend großer Mengen autonomer Rezidivgewebe zu einer TSH-Suppression führen, die keinen Rückschluß mehr auf die Bedeutung des TSH in der Initialphase der Rezidiventwicklung schließen läßt [14]. Die klinische Notwendigkeit postoperativer TSH-Suppression in normale bzw. subnormale Bereiche sollte daher mit dem Nachweis von TSH als Wachstumsfaktor menschlicher Schilddrüsengewebe ausreichend belegt sein [2, 7, 13, 14]. Die einzige therapeutische Möglichkeit besteht somit in der konsequenten Hormon- und/oder Jodsubstitution mit gleichzeitiger sonographischer und hormoneller Kontrolle der Effektivität dieser Therapie.

Vergleichbares gilt auch für zurückgelassene Restgewebe mit pathologischer Wachstumsaktivität, die die Grundlage einer Rezidiventwicklung darstellen können [1, 7]. Nur individuell angepaßte Operationsverfahren mit Entfernung aller autonom wachsenden Schilddrüsengewebe können hier das drohende Rezidiv verhindern.

Schwieriger erscheint uns dagegen die Beurteilung klinischer Bedeutung anderer Wachstumsstimulatoren, wie z. B. des IGF-I oder des EGF. Da hier zur Zeit nur geringe therapeutische Möglichkeiten vorhanden sind, muß im speziellen Fall von Patienten mit Akromegalie und Struma eine radikale Schilddrüsenresektion zur Verhinderung eines Rezidivs gefordert werden [6, 11].

Für die Diagnostik der Schilddrüsenrezidive gelten keine Besonderheiten im Vergleich zur Ersterkrankung, außer daß häufiger intrathorakale Reststrumen zu erwarten sind, die vor der Erstoperation nicht diagnostiziert oder bei der Erstoperation nicht mitreseziert wurden [10]. Die Anzahl der zufällig auftretenden Karzinome in Rezidivstrumen stellt nach den eigenen Erfahrungen mit 2,8% gegenüber 1,8% bei Erstoperationen dagegen kein übermäßig gehäuft auftretendes Problem dar. Entscheidend ist jedoch durch Diagnostik, mit Nachweis der Speicherfähigkeit der Rezidivgewebe und Messung der extrathorakalen Atemobstruktion (z. B. mit Hilfe der Ganzkörper-Plethysmographie), Rückschlüsse auf die Effektivität konservativer Therapieversuche erzielen zu können. So erscheint uns eine Operation von Rezidivstrumen mittlerer Größe mit guter Speicherfähigkeit der Gewebe nur äußerst selten indiziert. In diesen Fällen verspricht eine Radiojodtherapie sowohl eine Besserung der funktionellen Störungen als auch der mechanischen Probleme [1, 3].

Leider stehen jedoch bei den vielen Rezidivstrumen mechanische Beeinträchtigungen oder Malignitätsverdacht im Vordergrund, so daß für diese Patienten allein die operative Therapie angezeigt erscheint. Die Komplikationen sind auch weiterhin gegenüber Erstoperationen um das 5–8fache erhöht, doch hat eine insgesamt verbesserte Technik (anatomische Präparation – keine Kochleation; falls möglich Darstellung des N. Recurrens durch weit laterale und kaudale Präparation in meist nicht anoperiertem Gebiet) z. B. die Recurrenspareserate im eigenen Krankengut von 18,4% auf 5,6% senken können. Dennoch sollte die Operation den seltenen Ausweg aus einer nicht beherrschten Krankheit mit Rezidivneigung darstellen, dem Patienten aber die adäquate Erstoperation und konsequente Nachsorge zur Verhütung eines Rezidivs empfohlen werden.

Literatur

[1] Frilling, A., P. E. Goretzki, H. D. Röher: Persistierende Hyperthyreose – ein chirurgisches Problem. Wien. Med. Wschrft. *18* (1988) 450–451.

[2] Goretzki, P., R. A. Wahl, H. D. Röher: Nachsorge schilddrüsenoperierter Patienten und Rezidivprophylaxe. Schwerpunkt-Medizin *4* (1981) 11–14.

[3] Goretzki, P. E., A. Frilling, M. Grussendorf et al.: Chirurgische Therapie der Schilddrüsenautonomie. Nuklearmediziner *4* (1989) 251–255.

[4] Goretzki, P. E., R. Koob, C. Koller et al.: Thyrotropin (TSH) stimulates cell growth and DNA synthesis in monolayer cultures of human thyrocytes independent of the adenylate-cyclase system. Acta Endocrinol. (Copenh) *281* (1987) 273–280.

[5] Kürten, K., R. Grundmann: Probleme und Erfolge der Nachsorgesprechstunde nach Strumaoperation. Schilddrüse 1983, S. 244–249. Georg Thieme Verlag, Stuttgart–New York 1984.

[6] Miyakawa, M., M. Saji, T. Tsushima et al.: Thyroid volume and serum thyroglobulin levels in patients with acromegaly: correlation with plasma insulin-like growth factor I levels. J. Clin. Endocrinol. Metab. *67* (1988) 973–978.

[7] Müller-Gärtner, H. W., H. Baisch, T. Wiegel et al.: Increased desoxyribonucleic acid synthesis of autonomously functioning thyroid adenomas: independent of but further stimulable by thyrotropin. J. Clin. Endocrinol. Metab. *68* (1989) 39–45.

[8] Persson, C. P. A., H. Johansson, K. Westermark et al.: Nodular goiter – is thyroxine medication of any value? World J. Surg. *6* (1982) 391–396.

[9] Röher, H. D., P. E. Goretzki, A. Frilling: Indikation und Grundzüge der chirurgischen Therapie von Schilddrüsenerkrankungen. Radiologe *29* (1989) 119–124.

[10] Röher, H. D., P. E. Goretzki, R. A. Wahl et al.: Intrathorakale Struma. Chirurg *60* (1989) 384–390.

[11] Seif, F. J., W. A. Scherbaum, W. Knisel et al.: Struma, thyreoidale Autonomie und Hyperthyreose bei Akromegalie. Schilddrüse 1983, S. 340–344. Georg Thieme Verlag Stuttgart–New York 1984.

[12] Steiner, H., H. D. Röher, G. Riccabona: Indikation zur operativen Therapie des Strumarezidivs.

H. Steiner (Hrsg.): Vortragsheft zum Internationalen Schilddrüsensymposium Salzburg, Nov. 1977.

[13] Smeds, S., H. J. Peter, H. Gerber et al.: Effects of thyroxine on cell proliferation in human multinodular goiter: a study on growth of thyroid tissue transplanted to nude mice. World J. Surg. *12* (1988) 241–245.

[14] Studer, H.: Growth control and follicular cell neoplasia. In: G. A. Medeiros-Neto, E. Gaitan (Hrsg.): Frontier in thyrology, S. 131 ff. Plenum Pub Corp, Philadelphia.

[15] Westermark, K., P. A. Persson, H. Johansson et al.: Nodular goiter: effects of surgery and thyroxine medication. World J. Surg. *10* (1986) 481–487.

Diskussion

Galvan:
Für die Ausbildung eines Strumarezidivs ist die fehlende oder schlechte Nachsorge der wesentliche Faktor, wie in Salzburg zu belegen ist: bei nicht kontrollierten Strumaresezierten ist die Rezidivrate der Zugewiesenen mit 60% sehr hoch, beim kontrollierten chirurgischen Krankengut 1,5 bis 2%.

Goretzki:
Ich wollte überhaupt nicht gegen die Nachsorge reden oder irgend etwas von der Wichtigkeit der Nachsorge hinwegnehmen. Ich bin aus eigener Erfahrung der Auffassung, daß diesen Extremzahlen, die Sie nennen, kaum durch unsere Erfahrung widersprochen werden kann. Wir wollen einen Patienten betrachten, der nach einer chirurgischen Therapie wirklich an einem Status anfängt, der optimal ist. Und da müssen wir auch die Qualität der Rezidivprophylaxe messen und nicht an Fehlern, die begangen worden sind und nicht beseitigt wurden. Deswegen habe ich auf diese Besonderheit der Persistenz abgezielt.

Emrich:
Die Diskussion um die Kontrolle nach Operation ermutigt mich, zu fragen, ob folgendes Vorgehen nicht sinnvoller ist: den Patienten postoperativ direkt unter Thyroxin zu setzen und 6–9 Monate zu warten. Unter dem Thyroxin dann ein Szintigramm zu machen, um zu sehen, ob eine Autonomie da war, ob Reste da sind, dann abzusetzen und zu prüfen, ob er substitutionsbedürftig ist. Da sich TSH-Spiegel noch bis zu einem Jahr nach Operation verändern können, und je früher wir in diesem Zeitraum untersuchen, umso eher bekommen wir doch (unter Umständen) falsche Eindrücke und hängen einem Patienten eine Hypothyreose an. Deshalb wollte ich aus ökonomischen und praktischen Gründen diesen Vorschlag machen.

Schober:
Gegen die unmittelbar postoperativ begonnene automatische Substitution spricht meines Erachtens die Inhomogenität der Operationsergebnisse bei Strumektomie. Ich darf an Arbeiten von Herrn Dralle und den Vortrag von Herrn Goretzki

erinnern. Darin spielen die Pseudorezidive oder „falschen" Rezidive eine klinisch relevante Rolle. Durch eine unmittelbare Therapie ohne Diagnostik würde diese Differentialdiagnostik der Rezidivstruma teilweise unmöglich gemacht oder maskiert werden.

Ziegler:
Vielleicht auch von mir eine Anmerkung dazu:

Herr Emrich, ich glaube auch Ihr Vorgehen betrifft wieder nur die Patienten, die Sie selbst vor der Operation untersucht haben und die Sie gut kennen; bei denen Sie vorher schon abgeschätzt haben, ob ein Thyroxin-Bedarf da war. Das heißt, Sie würden sozusagen blind substituieren ohne Rücksicht darauf, was der Operationsbericht schreibt, wieviel reseziert worden ist. Ich muß sagen, ich kann mich diesem Vorschlag nicht ganz anschließen.

Emrich:
Vielleicht haben Sie mich mißverstanden.

Ziegler:
Wenn ich der einzige bin, ist das ja nicht so schlimm, aber ...

Emrich:
Der Chirurg entläßt den Patienten mit Empfehlung einer mittleren oder relativ hohen Dosis Thyroxin, und nach 9 Monaten kommt der Patient wieder. Dann machen Sie ein Sonogramm. Sie können ein Szintigramm unter Suppression machen. Sie brauchen nicht vorher zu wissen, wie er war, und dann setzen Sie ihn ab und kontrollieren ihn 3 Monate später (nur periphere Werte). Dann wissen Sie, was Sie substituieren sollen und haben ein klareres Bild als nach 3, 6 oder 8 Wochen. In diesen 9 Monaten würde der Patient nicht hypothyreot, er hat keine Rezidivgefahr, weil er unter Substitution steht. Das war meine Überlegung.

Ziegler:
Vielen Dank für diese Bemerkung. Ich habe Bedenken gegen eine automatische Substitution durch den Chirurgen.

Börner:
Ein 6wöchentliches therapiefreies Intervall nach der Operation ist für die spätere Beurteilung der Schilddrüsenfunktion sehr wertvoll. Es hat den weiteren Vorteil, daß – da die Beurteilung der Histologie meist nicht gleich vorhanden ist – wir dann die Möglichkeit haben, dem Patienten unbehandelt und ohne Schilddrüsenhormone gleich zur Thyreodektomie raten zu können, wenn das nötig ist.

Horster:
Ich möchte davor warnen, zu schematisieren. Es gibt Patienten, Herr Goretzki, die sehr radikal operiert werden müssen und die nach 3 Wochen in einer massiven Hypothyreose sind und denen man es kaum zumuten kann, 6 Wochen zu warten.

Börner:
Dazu möchte ich sagen: „Ausnahmen bestätigen die Regel“, und wir erhalten regelmäßig den Operationsbericht und werden in solchen Fällen natürlich eine Ausnahme machen.

Ziegler:
Herr Goretzki, haben Sie Ihr Material auch darin analysiert, ob anfangs vielleicht einfachere Probleme und zunehmend dann kompliziertere auftraten? Denn so kann die Statistik vielleicht auch ein bißchen täuschen.

Goretzki:
Sie haben völlig recht. Deswegen sagte ich, das ist sicher nicht die Inzidenz der Rezidiv-Struma. Aber es ist trotzdem eine ganze Anzahl, wie wir sehen. Das sollte einfach eine Dokumentation sein. Das Problem besteht – und Sie haben völlig recht – je bekannter mein Chef wird, desto mehr Überweisungen von Problempatienten bekommen wir auch.

Verlaufskontrolle

B. Leisner

Die Kontrolle therapeutischer Maßnahmen erfüllt grundsätzlich zwei Aufgaben: Zum einen liefert sie die nötigen Informationen zur weiteren Steuerung der Behandlung im Einzelfall und ermöglicht so die Abschätzung der Richtigkeit der Therapiestrategie. Diese wird auch beeinflußt durch die Summe des Erkenntnisgewinns aus verschiedenen, gleich oder ähnlich gelagerten Therapiefällen. Andererseits dient die Kontrolluntersuchung nicht selten der Überprüfung der Diagnose. So ist bei der Verlaufskontrolle der Behandlung der Struma mit Euthyreose die *Erfolgskontrolle* von der *Diagnoseüberprüfung* zu unterscheiden. Der angestrebte Erfolg der Strumatherapie ist die Verkleinerung des Organs. Erste Hinweise gibt die *Anamnese* von Druckgefühl, Heiserkeit, Schluckbeschwerden und evtl. Dyspnoe. Bei der körperlichen Untersuchung kann die *Halsumfangsmessung* als grob orientierend herangezogen werden. Es bestehen dabei allerdings beträchtliche Fehlermöglichkeiten. Bei der *Inspektion* zeigt sich gelegentlich die Veränderung der Venenzeichnung auf Grund einer zurückgehenden oberen Einflußstauung. *Palpatorisch* wird die Konsistenz geprüft, die bei ursprünglich diffusen Strumen mit Verkleinerung des Organs etwas zunimmt, bei knotigen Strumen dagegen Tendenz zur Abnahme zeigt. Gelegentlich treten ursprünglich nicht sicher tastbare Knoten bei Rückgang des Parenchyms palpatorisch deutlich hervor. Objektiver Parameter der Strumagröße ist das sonographisch bestimmte *Volumen*. Da heute nahezu ausschließlich real-time-Geräte verwendet werden, hat sich die Ermittlung des Lappenvolumens nach dem Modell des Rotationsellipsoids bewährt ($V = 0{,}5 * a * b * c$; wobei a, b, c die jeweils größte Längs-, Quer- und Tiefenausdehnung des Schilddrüsenlappens ist). Die zu erwartenden maximalen Fehler, gemessen an der Referenzmethode der „Scheibchen"-Technik, gehen aus Tabelle 1 hervor [4].

Seit Einführung der volumetrischen Methode hat eine Reihe von Studien gezeigt, daß die medikamentöse Therapie der euthyreoten Struma im Mittel eine Volumenabnahme um 30% bis maximal 40% erreichen läßt. Abbildung 1 zeigt eine Zusammenfassung der Ergebnisse, wobei weder die Art der Medikation, noch die Dauer und die Tatsache berücksichtigt sind, ob das TSH supprimiert war oder nicht. Nahezu übereinstimmend geht aus diesen Studien jedoch hervor, daß, gleich bei welcher Therapieform, nach 6–8 Monaten nicht mehr mit einer weiteren Abnahme des Schilddrüsenvolumens zu rechnen ist. Interessanterweise sind 80–90% des Volumenrückgangs bereits nach drei Monaten erreicht. Daraus ergibt sich, daß zur Kontrolle des Therapieerfolgs eine Untersuchung frühestens nach drei, üblicherweise nach sechs Monaten erfolgen sollte.

Tabelle 1 Vergleich verschiedener Methoden zur Volumenbestimmung der SD mit der Referenzmethode [4]. V_{SD} = Volumen der SD; V_L = Lappenvolumen; A_G = Gesamtfläche der SD im Szintigramm; a = kranio-kaudale SD-Länge; b = Breite der SD; c = sonographisch bestimmte maximale Dicke eines Lappens; $F_1 = 0{,}53$; $F_2 = 0{,}66$; k = Korrekturfaktor für das bildgebende Verfahren; S = Schnittebenenabstand; F_i = Einzelfläche eines US-Schnitts der SD; r = Korrelationskoeffizient. Die sonographische Volumenbestimmung der Schilddrüse ist ein genaues Verfahren und sollte bei vergleichenden Studien über den Therapieerfolg der Größenreduktionstherapie bei euthyreoter Struma eingesetzt werden

Formel und Verfahren		Korrelation mit dem sonographischen Verfahren	maximaler Fehler (95% der Fälle)
I	Volumenschätzung durch Palpation und Szintigramm (n=142)	r = 0,78 n = 142	± 82%
II	$V_{SD} = \frac{1}{3} \times A_G^{3/2}$	r = 0,91 n = 101	± 88%
III	$V_L = \frac{\pi}{6} \times a \times b^2$ Rotationsellipsoid	r = 0,90 n = 101	± 90%
IV	$V_L = F_1 \times a \times b \times c$	r = 0,95 n = 101	± 37%
V	$V_L = F_2 \times A_G \times c$	r = 0,96 n = 101	± 35%
VI	$V_{SD} = k \times S \times \sum_{i=1}^{n} F_i$	–	± 11,8%

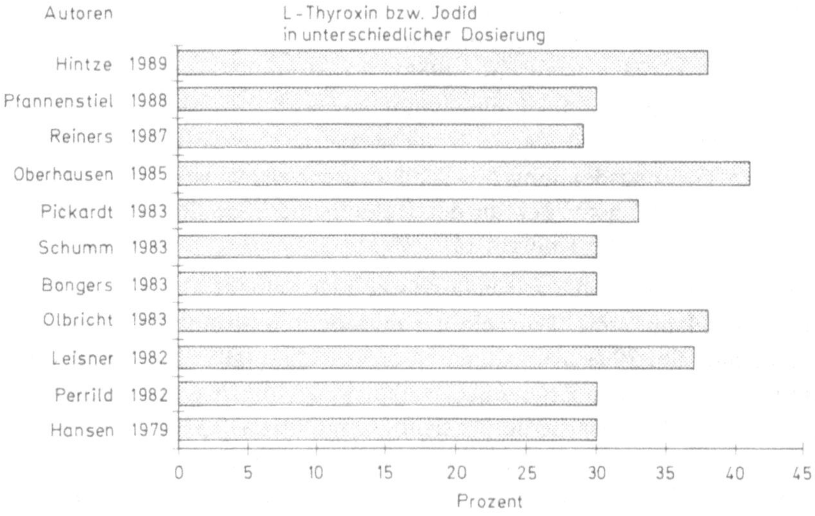

Abb. 1. Volumenabnahme bei medikamentöser Therapie der euthyreoten Struma

Nachdem sich gezeigt hat, daß bei der Mehrzahl der Schilddrüsenkranken (und dazu gehören auch die Träger euthyreoter Strumen) die *Thyreoglobulinspiegel* erhöht sind, und sich wiederum bei einem Teil der Strumaträger durch thyreosuppressive Hormontherapie in den Normbereich absenken lassen, wurde ein potentieller Wert der Thyreoglobulinbestimmung für die Erfolgskontrolle der Strumatherapie postuliert. In einer umfassenden, multizentrischen Studie stellten Reiners et al. [7] jedoch fest, daß aus dem Verhalten des Serum-Tg keine relevanten Rückschlüsse auf den Erfolg der Hormontherapie der euthyreoten Jodmangelstruma gezogen werden können. Auch bei der Behandlung von Rezidivstrumen fand Fritzsche [3] lediglich bei etwa 70% der Patienten, die auf die Hormontherapie ansprachen, einen signifikanten Tg-Abfall. Andererseits war und blieb bei den Non-Respondern das Tg unter Hormontherapie nur in 70% der Fälle erhöht. Damit ist die Bestimmung des Tg-Spiegels für die Vorhersage eines Therapieerfolgs im Einzelfall ohne Bedeutung.

Die zweite wichtige Aufgabe der Kontrolluntersuchung ist die *Überprüfung der Diagnose*. In erster Linie handelt es sich dabei um den Ausschluß einer funktionellen Autonomie. Insbesondere dann, wenn bei der Primärdiagnostik im Sinne eines Minimalprogramms auf eine Suppressionsszintigraphie verzichtet wurde, kommt der *Kontrolle* nach vier Wochen unter laufender antihyperplastischer Therapie besondere Bedeutung zu. Obwohl bei dieser Untersuchung Anamnese und klinischer Befund Hinweise auf die *Verträglichkeit* geben, ist doch mit einem sehr geringen Prozentsatz an wegweisenden Befunden zu rechnen (Tabelle 2). Daher sollte der unter L-Thyroxinmedikation aussagefähigste Parameter, nämlich der T_3-Spiegel oder der fT_3-Spiegel bestimmt werden. Verfolgt man das Therapiekonzept der thyreosuppressiven Hormonmedikation, so ist eine Absenkung des TSH-Spiegels unter die Nachweisgrenze zu fordern. Fragwürdig erscheint die Hormonmedikation bei bereits initial negativem TRH-Test (bzw. nicht nachweisbarem TSH). Emrich und Klaushenke [2] wiesen zudem nach, daß das Hyperthyreoserisiko in diesem Falle etwa 10% gegenüber 0,7% bei primär positivem TRH-Test beträgt. Ist unter L-Thyroxin TSH nicht nachweisbar und/ oder durch TRH nicht stimulierbar, so sollte diese Situation zur Anfertigung eines Suppressionsszintigramms und Ermittlung des Suppressions-Uptakes ausgenutzt werden. Dies gilt umso mehr, je älter die Patienten sind, je länger die Struma besteht und je mehr sie knotige Anteile enthält (Tabelle 3), da hier die

Tabelle 2 Klinik unbehandelter autonomer Adenome ohne vollständige Suppression des paranodulären Gewebes („kompensiert") (V. Zemella et al. 1989)

Keine Symptome	72%
Globusgefühl	20%
Psychovegetativ	4%
Arrhythmie	4%

Häufigkeit funktioneller Autonomien stark zunimmt [1]. Unter Jodidmedikation (200–500 μg/die) geht die TSH-Stimulation zwar zurück, es kommt in der Regel aber nicht zur vollständigen TSH-Suppression. Tritt sie ein, so kann die Ursache eine bisher maskierte, funktionelle Autonomie mit substratgesteuerter Hormonüberproduktion sein. Manifeste Hyperthyreosen sind allerdings selten. In Einzelfällen ist nach sicherem Ausschluß einer Immunthyreopathie und einer funktionellen Autonomie eine jodinduzierbare Hyperthyreose gefunden worden [8]. Sie ist wahrscheinlich auf eine (fraglich genetisch bedingte), fehlende Adaptationsfähigkeit an erhöhtes Jodangebot zurückzuführen und klingt nach Absetzen der Jodidtherapie spontan ab.

In Abhängigkeit vom Ergebnis des Therapieversuchs und von der gewählten Strategie kann nach etwa sechs Monaten zu folgenden Fragen Stellung genommen werden (Tabelle 4):

1. Umsetzen von TSH-suppressiver L-Thyroxindosierung auf Substitution?
   Wenn die Volumenabnahme 30–40% erreicht hat, ist kein weiterer Effekt zu erwarten. Niedrig normale TSH-Spiegel sind anzustreben.
2. Umsetzen von TSH-suppressiver L-Thyroxinmedikation auf Jodid? Bei Patienten unter 40 Jahren sollte nach Eintreten der Strumaverkleinerung auf einen suffizienten Ausgleich des alimentären Jodmangels (200 μg/die) geachtet werden. Weiterbehandlung mit L-Thyroxin führt zu zunehmender Jodverarmung der Schilddrüse [5], was nach Beendigung der Hormontherapie zu erneutem Strumawachstum prädestiniert.
3. Umsetzen von Jodid auf L-Thyroxin?
   Spricht die Struma nicht auf eine Jodidgabe an, so ist ein Therapieversuch mit L-Thyroxin oder einem Kombinatonspräparat (L-Thyroxin und Jodid) angezeigt.
4. Ist die operative Behandlung indiziert?
   Dies ist der Fall, wenn trotz suffizienter Dosierung ein weiteres Wachstum ggf. mit Lokalbeschwerden zu verzeichnen ist, und/oder sonographisch neu aufgetretene Knoten nachweisbar werden.

Besonderheiten ergeben sich bei der *Verlaufskontrolle nach Strumaresektion:* Ei-

Tabelle 3 Häufigkeit einer funktionellen Autonomie in Abhängigkeit von Patientenalter, Strumagröße und -art (nach Bähre et al. [1])

Alter (Jahre)	< 25	26–35	36–45	> 45
(%)	14	37	39	65
Strumaart	diffus	uninodös		multinodös
(%)	32	61		76
Strumagröße (g)	< 30	31–50		> 50
(%)	18	37		77

Tabelle 4 Fließschema der Verlaufskontrolle bei der medikamentösen Behandlung der Struma mit Euthyreose

Zeit nach Therapiebeginn	Ziel	Entscheidung
	Verlaufskontrolle der Struma	
4 Wochen	*Diagnoseüberprüfung* – Verträglichkeit – fT_3, TSH (evtl. TRH-Test) – Szintigraphie (Demaskierung aut. Adenome)	Abbruch der med. Therapie?
6 Monate	*Ergebnisüberprüfung* – Klinik – Sonographie	L-T_4: TSH-Suppr. statt Substitution? statt Jodid? Jodid: statt L-T_4? Operation?
	nach Strumaresektion	
6 Wochen	*Rezidivprophylaxe* – Hormonspiegel, TSH (TRH-Test)	L-T_4 Substitution oder Jodid?
6 Monate	– Hormonspiegel, TSH nach Absetzen – Sonographie	

ner routinemäßigen Rezidivprophylaxe mit Schilddrüsehormon steht man zunehmend skeptisch gegenüber. Bei einer ersten Kontrolle sechs Wochen postoperativ werden daher die peripheren Hormonspiegel und das TSH bestimmt. Liegen sie im Referenzbereich der Euthyreose, so ist eine Substitution mit Jodid (200 μg/die) ausreichend. Ist das TSH dagegen erhöht, sollte mit L-Thyroxin substituiert werden.

Sechs Monate postoperativ liefert die Kontrolle von T3 (fT3 oder Gesamt-T3), sowie von TSH nach Absetzen der Medikation Hinweise auf eine mögliche Tendenz zur Hypothyreose. Fehlen sie, so sollte man mit Jodid weiter substituieren. Andernfalls ist die u. U. lebenslange Einnahme von L-Thyroxin erforderlich. Sonographisch läßt sich nach Rückgang der narbigen Strukturverwerfungen der Rest des Schilddrüsengewebes quantifizieren als Ausgangspunkt für weitere Verlaufskontrollen in jährlichem Abstand.

Literatur

[1] Bähre, M., R. Hilgers, C. Lindemann et al.: Thyroid autonomy – sensitive detection in vivo and estimation of its functional relevance using quantified high-resolution scintigraphy. Acta Endocrinol. *17* (1988) 145.

[2] Emrich, D., G. Klaushenke: Hyperthyreose bei Schilddrüsenhormonbehandlung der Jodmangelstruma. Dtsch. med. Wschr. *111* (1986) 577.
[3] Fritzsche, H.: Ist das gutartige Strumarezidiv zu verhindern? Internistische Aspekte. Acta chir. Austr. Sonderheft (1988) 6.
[4] Igl, W., C. R. Pickardt, B. Leisner: Physik und Technik der Schilddrüsensonographie, Volumetrie, Standardisierung der Befunde. Akt. Endokr. Stoffw. *4* (1983) 85.
[5] Leisner, B.: Treatment of diffuse simple goitre with iodine. In: D. Reinwein, P. C. Scriba (Hrsg.): Treatment of endemic and sporadic goitre, S. 203. Schattauer Stuttgart–New York 1985.
[6] Olbricht, Th., H. G. Hoff, G. Benker et al.: Sonographische Volumetrie der Schilddrüse zur Verlaufskontrolle bei der Thyroxin- und Jodidbehandlung. Dtsch. med. Wschr. *110* (1985) 863.
[7] Reiners, Chr., B. Schaede, W. Börner et al.: Thyreoglobulinbestimmungen zur Therapiekontrolle der endemischen Struma: Ergebnisse einer Multizenterstudie. In: C. R. Pickardt, P. Pfannenstiel, B. Weinheimer (Hrsg.): Schilddrüse 1987, S. 367. Georg Thieme Verlag, Stuttgart–New York 1989.
[8] Skare, S., H. M. M. Frey: Iodine induced thyrotoxicosis in apparently normal thyroid glands. Acta endocrinol. *94* (1980) 332.

Diskussion

Dralle:
Ich war bisher immer der Meinung, daß nach 6 Wochen der günstigste Zeitpunkt ist, die Schilddrüsenfunktion zu kontrollieren. Es würde mich interessieren, welches Ihre Erfahrung oder Daten sind, diese Schilddrüsenfunktionskontrolle schon nach 3 Wochen durchzuführen. Im übrigen kann ich sagen, daß aus unserer Sicht ein beträchtlicher Teil der schilddrüsenoperierten Patienten von einer sofortigen postoperativen Schilddrüsensubstitution profitiert. Das sind alle die Patienten, die ausgedehnter reseziert werden mußten, oder die eine Schilddrüse hatten, welche auch in ihrem Rest nicht mehr funktionstüchtig ist. Das ist doch ein relativ großer Teil der Patienten.

Leisner:
Ich bin grundsätzlich Ihrer Meinung, daß die erste Kontrolle nach 6 Wochen der beste Zeitpunkt ist. Gelegentlich ist es jedoch vorteilhaft, zu kontrollieren, wenn der Patient unter dem Eindruck der Operation steht. Ich möchte daran aber nicht generell festhalten. Wichtig erscheint mir jedoch, daß nicht *schematisch unmittelbar* substituiert wird.

Ziegler:
Das Argument, die Kontrolle wegen der Disziplin der Patienten vorzuziehen, ist nicht anzuerkennen. Drei Halbwertzeiten des Thyroxins postoperativ erscheint auch mir einfach zu kurz. Ich glaube, wir sollten einig sein zu sagen, 6 Wochen ist ein vernünftiger Zeitpunkt.

Hehrmann:
Die unter Suppressionstherapie erzielte Volumenreduktionen von 25 bis 40% gelingt ausschließlich bei jungen Patienten unter 40 Jahren (‚Bivis') mit diffuser

Struma. Die Effekte sind viel geringer bei älteren Patienten mit Knotenstruma, deren Langzeit-Suppressionstherapie daher nicht nur nicht indiziert, sondern evtl. gefährlich ist.

Leisner:
Herr Hehrmann (dem sollte ja dieser saloppe Kommentar dienen), die älteren Patienten sind in dieser Hinsicht nicht zu kontrollieren, weil kein Erfolg zu erwarten ist.

Koch:
„Kontrollen nach Operation sollen nach 6 Wochen erfolgen." Starre Schemata halte ich für problematisch; die Therapie sollte individuell je nach praeoperativer Schilddrüsendiagnostik und operativen Maßnahmen erfolgen. Eine Kontrolle nach 6 Monaten halte ich für zu spät, wenn eine suppressive Therapie durchgeführt werden soll. Es muß zwingend vorher eine Kontrolle der Suppressivität gemacht werden, da die suppressive Levothyroxin-Dosis individuell sehr unterschiedlich ist.

Leisner:
Ich bin mir bewußt, daß eine allzu starke Schematisierung schlecht ist. Daß man im Einzelfall den Patienten individuell kontrollieren muß, ist vollkommen klar. Das richtet sich – wie Herr Dralle gesagt hat – auch nach dem Ausmaß der Operationen und nach dem, was dahinter stand. Ich glaube trotzdem, daß das Konzept der Suppressivität nach Strumaresektion durchaus zweifelhaft ist, und daß man mehr und mehr zu einer Substitution kommen sollte, ob die nun mit Jodid oder mit Levothyroxin erfolgt, das sei dahingestellt. Unter dem Konzept der Substitution ist Überprüfung der TSH-Suppressivität nicht so wichtig, als vielmehr die gewünschte TSH-Konzentration. Deswegen, glaube ich, kann man an diesem von mir vorgestellten Schema mit gutem Grund festhalten. Das heißt aber nicht, daß es in jedem Einzelfall so gemacht werden muß.

Beurteilung der TSH-suppressiven Potenz einer kontinuierlich gesteigerten T4-Dosis

W. Langsteger, P. Lind, P. Költringer, W. Florian, O. Eber

Die symptomatische Therapie zur Entlastung und TSH-Suppression der Jodmangelstruma wird in der überwiegenden Anzahl der Fälle mit Schilddrüsenhormon und hier wiederum mit Levothyroxin durchgeführt. In dieser hier erstmals vorgestellten Studie wurde die TSH-suppressive Wirkung unter einer schrittweisen Erhöhung von Levothyroxin untersucht.

Patienten und Methode

Insgesamt 23 Patienten (22 w, 1 m; durchschnittliches Alter 35.8a) mit einer euthyreoten blanden Struma Grad I wurden mit reinem Levothyroxin behandelt; in 6wöchigen Abständen erfolgte jeweils eine Dosissteigerung um 25 μg T4 bis zum Erreichen der vollständigen TSH Suppression. Nach der Bestimmung des Ausgangszustandes wurden in 6wöchigen Abständen fT3, fT4 und TRH-Bestimmungen durchgeführt, zusätzlich erfolgte alle 3 Monate eine Schilddrüsenvolumetrie und eine Tc-Uptake Messung. Das gesamte Patientenkollektiv wurde in 2 Gruppen unterteilt:

- Gruppe I (n=14) mit einem Ausgangswert des bTSH über 1 mU/ml.
- Gruppe II (n=9) mit einem Ausgangswert des bTSH unter 1 mU/ml.

Durch die Sonographie wurde eine knotige Umwandlung ausgeschlossen; die Volumetrie erfolgte nach der Methode von Brunn et al. [2]. Mittels der Szintigraphie wurde eine Autonomie der Struma ausgeschlossen; die Bestimmung des TcTu erfolgte nach der Methode von Mahlstedt und Joseph [4]. Eine Jodexposition wurde mittels einer Harnjodidbestimmung ausgeschlossen [5].

Ergebnisse

Sowohl in Gruppe I und in Gruppe II kam es zu einem signifikanten Anstieg der fT4-Spiegel im Serum gegenüber dem Ausgangswert. Bei den Serum fT3-Spiegeln war in beiden Gruppen gegenüber dem Ausgangswert keine signifikante Veränderung nachweisbar.

Unter 100 μg T4 betrug die Abnahme des Tc-Uptakes in beiden Gruppen 61%

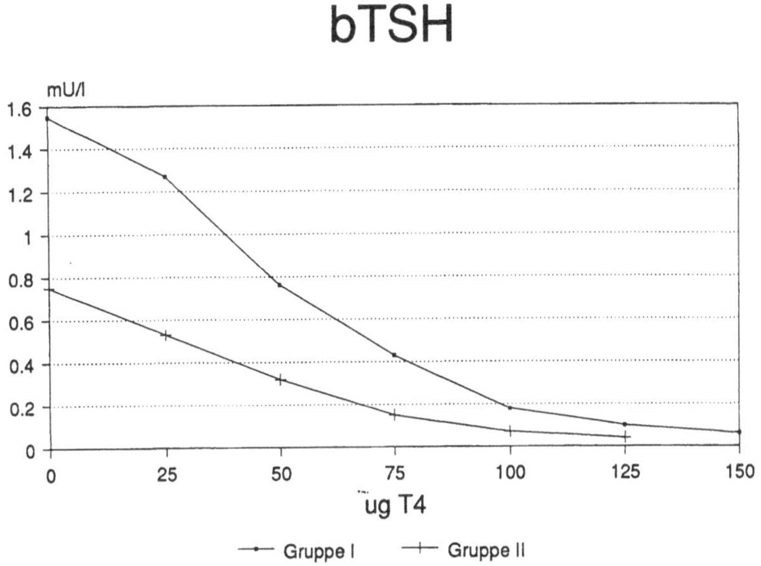

Abb. 1 bTSH-Verläufe in Gruppe I und II unter einer kontinuierlich gesteigerten T4-Suppressionsdosis.

gegenüber dem Ausgangswert. In Gruppe I war die Abnahme unter einer Dosierung von 150 μg T4 73% gegenüber dem Ausgangswert. Unterschiede zwischen Gruppe I und Gruppe II waren nicht nachweisbar. Nach 6monatiger Behandlungsdauer, d. h. unter einer Dosierung von 100 μg T4 betrug die Abnahme der

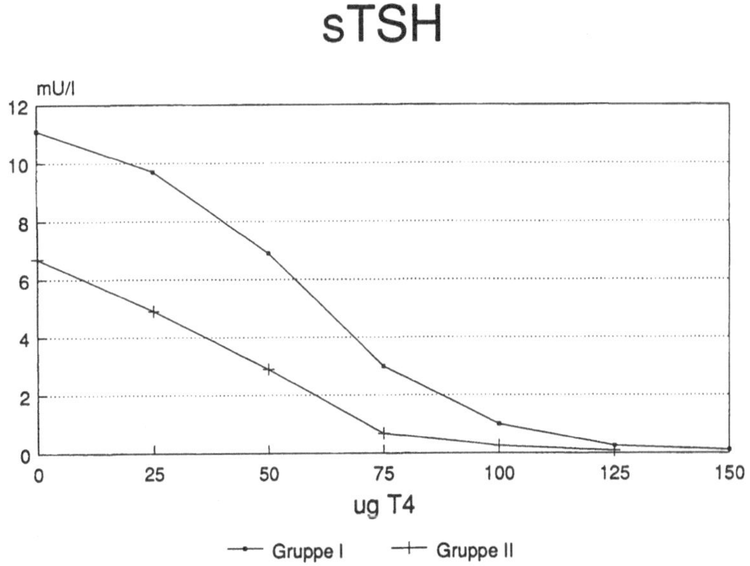

Abb. 2 sTSH-Verläufe in Gruppe I und II unter einer kontinuierlich gesteigerten T4-Suppressionsdosis.

Strumagröße in Gruppe I 25%, in Gruppe II 19% gegenüber vom Ausgangswert. In Gruppe I konnte nach 9monatiger Behandlungsdauer eine Reduktion um 33% gegenüber dem Ausgangswert gefunden werden.

Abbildungen 1 und 2 zeigen, daß unter einer Suppressionstherapie von 100 μg T4 in der Gruppe I das basale TSH nach TRH-Stimulation (sTSH) einen Anstieg von 0.18 auf 1.0 aufweist. Eine vollständige Suppression des TRH-Testes findet sich unter einer Dosierung von 150 μg T4. In der Gruppe II findet sich unter einer Dosierung von 100 μg T4 ein basales TSH von 0.08, welches auf TRH-Stimulation lediglich einen Anstieg auf 0.25 mU aufweist. Hier findet sich unter einer Dosierung von 125 μg T4 bereits eine vollständige Suppression.

Diskussion

Wie bereits Böttger et al. [1] und Charrie et al. [3] nachweisen konnten, kann von einem basalen TSH-Wert nicht in jedem Fall auf das Verhalten im TRH-Test geschlossen werden, da der stimulierte TSH-Wert nicht linear mit dem basalen Wert korreliert. An Hand unserer eigenen Ergebnisse konnte genau gezeigt werden, daß bei einem basalen TSH-Ausgangswert < 1 mU/l in nahezu sämtlichen Fällen bei einer Suppressionsdosis von 100 μg T4 eine weitgehend vollständige TSH-Suppression vorhanden ist. Demgegenüber findet sich bei einem bTSH-Ausgangswert > 1 mU/l unter 100 μg T4 noch eine deutliche TSH-Antwort im TRH-Test. Auf Grund dieser Ergebnisse sollte bei einem basalen TSH-Ausgangswert < 1 mU/l zumindest eine Dosis von 100 μg T4 verabreicht werden, um eine vollständige Suppression zu erzielen. Bei darüberliegenden bTSH-Ausgangswerten kann eine vollständige Suppression erst bei einer Dosis von 150 μg T4 angenommen werden.

Literatur

[1] Böttger, I. G., H. W. Pabst, G. Bienhaus et al.: Non-linear correlation of basal serum TSH and TRH-stimulated TSH response: new aspects in pituitary-thyroid regulation. Nuc. Med. Com. *8* (1987) 1063.

[2] Brunn, J. U., G. Block, J. Ruf et al.: Volumetrie der Schilddrüsenlappen mittels Real-time-Sonographie. Dtsch. Med. Wschr. *106* (1981) 138.

[3] Charrie, A., J. Tourniaire, M. H. Bernard et al.: Discordance entre dosage basal de TSH et reponse thyreotrope a TRH au cours du traitement par les hormones thyroidiennes des cancers thyroidiens differencies. Ann d'Endocr. *50* (1989) 31–35.

[4] Mahlstedt, J., K. Joseph: Tc-99m-thyroid uptake (TcTU) – ein Cleranceäquivalent zur Beurteilung der Schilddrüsenregulation. Prozeßrechnergesteuerte ROI-Technik und vereinfachte mechanische ROI-Technik. Nuc. Compact. *7* (1976) 108.

[5] Wawschinek, O., O. Eber, W. Peter et al.: Bestimmung der Harnjodidausscheidung mittels einer modifizierten Cer-Arsenitmethode. ÖGKC *1* (1985) 13.

Einfluß von Jodid auf den Serumthyreoglobulinspiegel: kein geeigneter Parameter zur Verlaufskontrolle der Struma

J. Rendl, Th. Schmidt, W. Börner

Der Serumthyreoglobulinspiegel (Tg-Spiegel) ist bei Patienten mit Struma ohne oder mit begleitender Schilddrüsen (SD)-Funktionsstörung erwiesenermaßen generell höher als bei gesunden Kontrollpersonen [4, 10, 15]. Was die Korrelation zwischen SD-Größe und Tg-Spiegel anbetrifft existieren teilweise widersprüchliche Ergebnisse. Torrigiani et al. [20] fanden höhere Tg-Spiegel bei großen Strumen im Vergleich zu kleinen, während Pezzino et al. [13] keine signifikante Korrelation zwischen SD-Größe und Tg entdecken konnte. Die Mehrheit der Autoren [4, 6, 9, 18] allerdings stellten eine positive Korrelation zwischen SD-Volumen und Tg-Level im Serum fest. Zudem wiesen viele Arbeitsgruppen [3, 5, 16, 19] nach, daß sowohl eine chirurgische als auch eine medikamentöse Behandlung einer euthyreoten Struma mit einer Reduktion des Serum-Tg einhergeht. Letzteres bildete die Grundlage dafür, den Tg-Spiegel als Verlaufsparameter für die Strumatherapie heranzuziehen. Dieses Vorgehen ist aber gerade in letzter Zeit zunehmend unter Kritik geraten, da sich eine signifikante Korrelation zwischen der Abnahme des sonographisch bestimmten SD-Volumens und des Tg-Spiegels unter und nach Langzeittherapie mit SD-Hormonen nicht zeigen läßt (vgl. z. B. Schaede et al. [17]). Auch Gärtner et al. [7] hatten bereits 1983 festgestellt, daß es nur bei 50% der Strumapatienten, welche mit Thyroxin behandelt wurden, zu einem Abfall des Tg kam. Diese Ergebnisse lassen erkennen, daß sich der Tg-Spiegel eigentlich nicht zur Verlaufskontrolle der Strumabehandlung eignet, da die Mechanismen, durch welche Tg freigesetzt und ins Serum abgegeben wird, trotz zahlreicher Untersuchungen [1, 2, 8, 11, 12, 14] noch nicht geklärt sind. Die vorliegende Arbeit weist in die gleiche Richtung, indem sie aufzeigt, daß unabhängig von der SD-Größe der Tg-Spiegel sich allein durch den Einfluß von Jodid erheblich ändern kann.

Patienten und Methodik (vgl. Tabelle 1)

Es wurde eine prospektive Studie an 15 euthyreoten Patienten durchgeführt, welche im Rahmen von Herzkatheteruntersuchungen nichtionische Röntgenkontrastmittel i. v. appliziert bekamen; verwendet wurde Jopamidol (Solutrast®) und Jopromid (Ultravist®). Die dabei verabreichten Jodmengen bewegten sich in

Tabelle 1 Methodik

Prospektive Studie an 15 euthyreoten Patienten	
Rö-Kontrastmittel:	– Jopamidol (Solutrast®) – Jopromid (Ultravist®) (= 30–100 g Jod)
Gemessene Parameter:	– Serumthyreoglobulinspiegel – Serumgesamtjod (Technicon) – Serumjodid (Ionenaustauscher) – Serumjodid/Serumgesamtjod (%) – Harnjodausscheidung (Technicon)
Zeitpunkt der Messungen:	1–2 Tage vor Applikation sowie 3–4 h, 1., 4., 7., 11. und 21. Tag nach Verabreichung

einer Größenordnung von 30 bis 100 g Jod. Bezüglich der genauen Kriterien, welche diese Patienten erfüllten, sowie des ausführlichen Studienprotokolls sei auf den Beitrag „Beeinflussen nichtionische Röntgenkontrastmittel die Schilddrüsenparameter?" von J. Rendl et al. in diesem Buch verwiesen. Zusätzlich zu den dort angegebenen Parametern wurde bei den vorliegenden Patienten der Serumthyreoglobulinspiegel (hTg-Spiegel) bestimmt und das Verhältnis Serumjodid zu Serumgesamtjod in Prozent berechnet. Die Zeitpunkte, zu denen diese Parameter gemessen wurden, sind identisch, nämlich 1–2 Tage vor Konstrastmittelapplikation, 3–4 h danach sowie am 1., 4., 7., 11. und 21. Tag nach Verabreichung.

Ergebnisse

Die Kurvenverläufe für Urinjod, Serumgesamtjod und Serumjodid finden sich in Abbildung 1. Aufgetragen sind wegen der hohen auftretenden Konzentrationsunterschiede die Logarithmen derselben. An der Kurve des Serumjodids läßt sich ablesen, daß auch bei Anwendung nichtionischer Röntgenkontrastmittel große Mengen freies Jod (=Jodid) freigesetzt werden. Nach dem 1. Tag jedoch fällt die Kurve, zusammen mit den anderen, stetig und im wesentlichen biexponentiell ab. Betrachtet man dagegen den Verlauf des Jodids bezogen auf das Gesamtjod im Serum (Abb. 2), so erkennt man einen signifikanten Anstieg am 4./5. Tag (Wilcoxon, $P < 0{,}001$ bezogen auf den Ausgangswert). Parallel dazu steigt auch der hTg signifikant zum selben Zeitpunkt an (Wilcoxon, $P < 0{,}01$), (Abb. 3). Die Korrelation zwischen der Höhe des hTg-Anstiegs und derjenigen des J^-/Gesamtjod-Anstiegs ist hochsignifikant. ($r=0{,}88$; $P < 0{,}01$). Nach dem 4./5. Tag p. i. fällt das hTg kontinuierlich ab und liegt am 18.–23. Tag p. i. signifikant unter dem Wert vor Jodbelastung (Wilcoxon, $P < 0{,}001$) (Abb. 3).

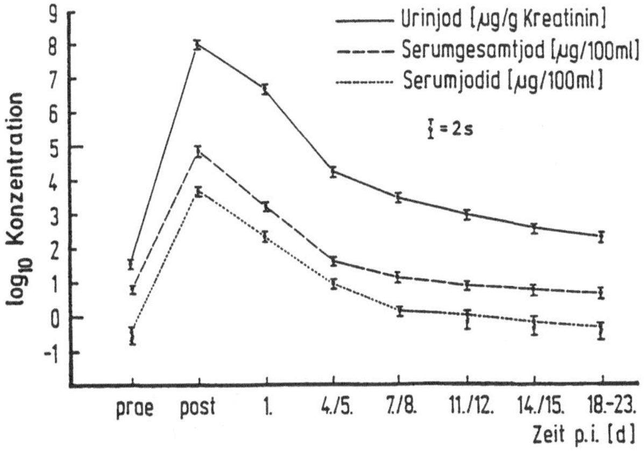

Abb. 1 Konzentration (log 10) Urinjod, Serumjodid und Serumgesamtjod während des Untersuchungszeitraumes

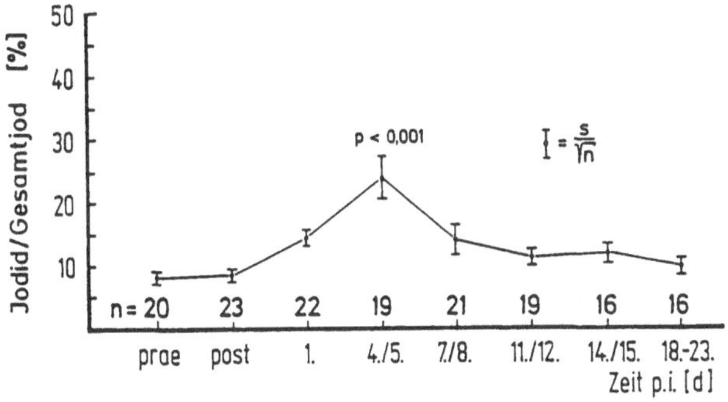

Abb. 2 Jodid bezogen auf das Gesamtjod im Serum

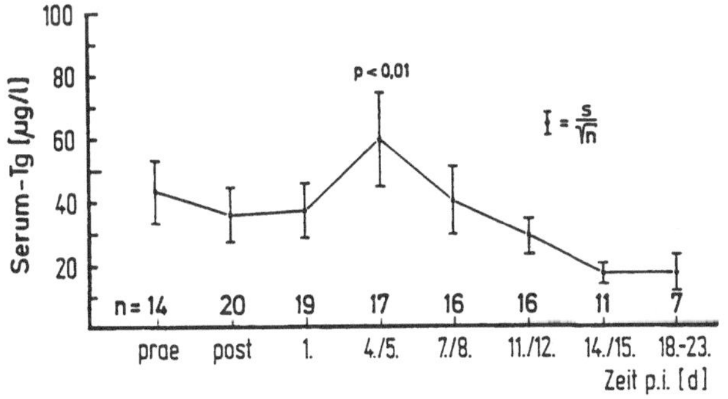

Abb. 3 Serumthyreoglobulinspiegel während des Untersuchungszeitraumes

Diskussion

Auch die nichtionischen Röntgenkontrastmittel setzen große Mengen an Jodid (J^-) frei, was zunächst zu einer starken Erhöhung der intrathyreoidalen J^--Konzentration führt. Überschreitet die J^--Konzentration in der Schilddrüse diejenige des Plasmas, so setzt ein passiver J^--Ausstrom aus der SD ein. Dieser könnte für den Anstieg des Quotienten J^-/Serumgesamtjod am 4./5. Tag p. i. verantwortlich sein (s. Abb. 2). Interessanterweise steigt parallel dazu zu genau demselben Zeitpunkt auch der hTg-Spiegel an (Abb. 3) und zwar um so stärker, je höher der Anstieg des J^-/Serumgesamtjod ist.

Dies ließe sich sehr einfach erklären, wenn eine Kopplung zwischen dem hTg-Ausstrom und dem Jodidausstrom aus der SD bestehen würde. Eine derartige Kopplung ist bis jetzt jedoch noch nicht direkt nachgewiesen worden, zumal die Mechanismen der hTg-Freisetzung ins Serum nach wie vor ziemlich unklar sind [1, 11, 14]. Daß Jodid und im Zusammenhang damit der Wolff-Chaikoff-Effekt einen Einfluß auf das intrathyreoidale „hTg-Processing" haben, scheint allerdings unbestritten [12].

Unabhängig davon ändert das nichts an der Tatsache, daß man durch Erhöhung des Jodidspiegels im Serum signifikante Veränderungen des hTg-Spiegels hervorrufen kann, welche selbst weder vom SD-Volumen noch von sonstigen Ausgangsparametern abhängen. Insbesondere nimmt der Serum-hTg-Spiegel nach Jodbelastung innerhalb von drei Wochen signifikant ab ohne daß sich in diesem kurzen Zeitraum das SD-Volumen wesentlich verändert hat. Diese Zusammenhänge belegen eindrucksvoll, wie wenig sinnvoll es ist, den hTg-Spiegel als Verlaufsparameter einer Strumatherapie heranzuziehen.

Literatur

[1] Björkmann, U., P. Ring, R. Ekholm: Intracellular Transport and Secretion of Thyreoglobulin in isolated thyroid-follicles. In: C. M. Eggo, N. G. Burrow (Hrsg.): Thyreoglobulin – The Prothyroid hormone. S. 127. Raven Press, New York 1985.

[2] Feldt-Rasmussen, U.: Serum thyroglobulin and thyroglobulin autoantibodies in thyroid diseases. Pathogenic and diagnostik aspects. Allergy *38* (1983) 369.

[3] Feldt-Rasmussen, R., M. Blichert-Toff, J. Date et al.: Serum thyroglobulin concentration in nontoxic goiter and response to surgery with special reference to risc of goiter relapse. World J. Surg. *10* (1985) 566.

[4] Feldt-Rasmussen, U., L. Hegedush, J. M. Hansen et al.: Relationship between thyroid volume and serum thyroglobulin during long-term suppression with tri-jodothyronine in patients with diffuse non-toxic goitre. Acta Endocrinol. *105* (1984) 184.

[5] Feldt-Rasmussen, U., P. H. Petersen, J. Date et al.: Serum thyroglobulin in patients undergoing subtotal thyroidectomy for toxic and nontoxic goitre. J. Endocrinol. Invest. *8* (1982) 161.

[6] Fenzi, G. F., C. Ceccarelli, E. Maccfua et al.: Reciprocal changes of serum thyroglobulin and TSH in residents of a moderate endemic goitre area. Clin. Endocrinol. 23 (1985) 17.

[7] Gärtner, R., A. Hainzinger, K. Horn et al.: Evidence for autonomous thyroglobulin release from euthyroid and hyperthyroid nodular goitre. Klin. Wochenschr. *61* (1983) 737.

[8] Gebel, F., F. Famelli, U. Burgi et al.: The site for leakage of intrafollicular thyroglobulin into the blood stream in simple goitre. J. Clin. endocrinol. Metab. *57* (1983) 915.

[9] Hegedus, L., S. Karstrup, D. Veiergang et al.: High frequency of goitre in cigarette smokers. Clin. Endokrinol. *22* (1985) 287.

[10] Van Herle, A. J., G. Vassart, J. E. Dumont: Control of thyroglobulin synthesis and secretion. N. Eng. J. Med. 301 (1979) 239.

[11] Herzog, V.: Transcytosis in thyroid follicle cells. J. Cell Biol. *97* (1983) 607.

[12] Kohn, L. D., M. De Luca, P. Santisteban et al.: Thyroglobulin interactions with thyroid membranes: Implications for the regulation of thyroid hormone formation. In: C. M. Eggo, N. G. Burrow (Hrsg.): Thyroglobulin – The Prothyroid hormone, S. 171. Raven Press, New York 1985.

[13] Pezzino, V., R. Vigneri, S. Squatrito et al.: Increased serum thyroglobulin levels in patients with non-toxic goiter. J. Clin. Metab. *46* (1978) 653.

[14] Pierce, L. R., C. Turzolo, G. Salvatore: Thyroid coated vesicles and thyroglobulin transport. In: C. M. Eggo, N. G. Burrow (Hrsg.): Thyroglobulin – The Prothyroid hormone S. 133, Raven Press, New York 1985.

[15] Refetoff, S., E. G. Lever: The value of serum thyroglobulin measurement in clinical practice J.A.M.A. *250* (1983) 2352.

[16] Reiners, Chr.: Serum thyroglobulin (hTg) for follow-up of thyroxine therapy in endemic goiter. In: D. Reinwein, P. C. Scriba (Hrsg.): Treatment of Endemic and Sporadic goiter. Schattauer-Verlag, 1985.

[17] Schaede-Candinas, B., J. Rendl, M. Weppler et al.: Thyreoglobulin-Bestimmungen im Rahmen der Verlaufskontrolle der Levothyroxin-Therapie der endemischen Struma. Der Nuklearmediziner *11* (1988) 133.

[18] Schlossberg, A. H., J. C. Jacobsen, H. K. Ibbertson: Serum thyroglobulin in the diagnosis and management of thyroid carcinoma. Clin. Endocrinol. *10* (1979) 17.

[19] Steurer, Th., Chr. Reiners: Serum Thyreoglobulin (hTg) nach Operation blander Strumen. Akt. Endokr. Stoffw. *3* (1982) 126.

[20] Torrigiani G., D. Doniach, I. M. Roitt: Serum thyroglobulin levels in healthy subjects and in patients with thyroid diseases. J. Clin. endocrinol. Metabol. *29* (1969) 305.

Diskussion

Heckhausen:
Wie groß ist der Prozentsatz, in wieviel % erwarten Sie eine Hyperthyreosis factitia, und wann ist bei Ihren Untersuchungen der ideale Zeitpunkt eine Hyperthyreosis factitia festzustellen? Sie haben das ja über einen langen Zeitraum von mehreren Wochen beobachtet. Am ehesten ist wohl ein positiver Befund nach 3 Wochen etwa zu erwarten?

Rendl:
Bei uns war eine Autonomie immer ausgeschlossen. Eine Hyperthyreosis factitia hatten wir nicht erwartet, die ist auch nicht aufgetreten. Außerdem muß man natürlich dazu sagen, daß das Patientenkollektiv relativ klein war. Da kann man keine Aussagen dazu treffen.

Allgemeine Diskussion zu Struma bei Euthyreose

Sauer:
Die Thyreoglobulin-Bestimmung ist ja nicht eine Bestimmung die der Verlaufskontrolle der Struma diffusa euthyreotica dient, wenn die Struma diffus und euthyreot bleibt. Die andere Ansicht von Herrn Prof. Horster meint aber folgendes: die Thyreoglobulin-Konzentration stände in einer Korrelation zum Auftreten degenerativer Veränderungen in der Schilddrüse. Daraus meint er, einen Schluß auf die Operationsnotwendigkeit der Schilddrüse ziehen zu können. Wird bei zunehmenden degenerativen Veränderungen in der Struma der Thyreoglobulinspiegel in einer bestimmten Richtung signifikant verändert?

Horster:
Sie bringen mich ein bißchen in Verlegenheit. Ich stimme zu: bei der diffusen Struma steht das überhaupt nicht zur Diskussion. Und ich möchte auch den Vorrednern sagen, hier ist das Thyreoglobulin irrelevant. Das, was ich gerne vertrete ist die Frage, ob es sich lohnt, bei Patienten mit nodösen Strumen und erhöhten Thyreoglobulinspiegeln eine solche Therapie zu beginnen.

Hehrmann:
Noch ein Wort zu Thyreoglobulin als Verlaufsparameter unter Suppressiontherapie der Struma. Die von Herrn Leisner hier in einer Abbildung vorgestellte Arbeit von Herrn Fritsche aus Feldkirch zeigte expressis verbis einen Thyreoglobulin-Suppressions-Test für die Therapiekontrolle der Struma. Ich möchte festhalten, daß die von Herrn Leisner hier gezeigten Daten aus der Arbeit eindeutig belegen, daß das Thyreoglobulin kein geeigneter Parameter für diesen Zweck ist und daß alle hier anwesenden Experten das gleiche auch gesagt haben.

Herrmann:
Ich habe zu den 3 vorangegangenen Vorträgen eine Frage. – Vielleicht merken Sie es, daß liebgewordene Stadieneinteilungen der Struma vermischt werden. – Wir alle haben gelernt, daß die Struma I–III vielleicht bis in das bayerische Endemiegebiet noch bis IV eingeteilt werden konnte. Jetzt sollen wir uns nicht mehr nach Palpation und Inspektion richten, sondern nach der Volumetrie. Aber dann vermisse ich eine von uns allen geförderte oder akzeptierte Stadieneinteilung nach Volumina. Ich glaube, hier wäre mal wieder eine Aufgabe für die Sektion oder Arbeitskreise, eine entsprechende Gradeinteilung oder Stadieneinteilung der Struma zu fördern. Es sei denn, wir bleiben dabei und wir einigen uns darauf, daß wir uns an der klinischen Strumaeinteilung ohne Sonographie festhalten.

2.2 Struma mit Autonomie

Allgemeines zur funktionellen thyreoidalen Autonomie

K. Joseph

Einleitung

Plummer [108] unterschied aufgrund ausgedehnter klinischer und histologischer Studien bereits 1913 zwei Formen der Hyperthyreose:

Die eine betraf die ganze Schilddrüse von Patienten mit oder ohne diffuse Strumen, die meist auch eine endokrine Ophthalmopathie hatten. Zudem rezidivierte die Überfunktion häufig nach der Operation. Davon trennte Plummer jene Form der Überfunktion ab, als deren Ursache er die lokalisierte Hypertrophie in meist knotig veränderten Strumen ansah. Bei diesen Patienten hat er nie Augensymptome gesehen und so gut wie niemals postoperative Rezidive beobachtet [109]. Der Beweis, daß es sich bei dieser Erkrankung um eine funktionelle Autonomie handelt, wurde erst mehr als dreißig Jahre später autoradiographisch erbracht [25, 30].

Heute fassen wir die eine Form der Hyperthyreose als Immunthyreopathie auf, bei der jede Schilddrüsenzelle Opfer einer Stimulation mit Immunglobulinen ist [145]. Bei der anderen, dem Morbus Plummer vermutet man den Fehler in der betroffenen Zelle selbst. Teile der Schilddrüse arbeiten autonom, während die Regulation in den übrigen Teilen des Organs erhalten ist [26].

Pathogenese der funktionellen Autonomie

Schon in der normalen Schilddrüse sind Follikelzellen polyclonalen Ursprungs vorhanden, die sich sowohl in ihrer Funktion wie in ihrem Wachstumspotential voneinander deutlich unterscheiden [104, 105, 106, 107, 130, 131]. Morphologisch kann man die funktionelle Heterogenität der Zellen nicht erkennen [86, 131], sondern erst durch die Technik der Autoradiographie gelingt der Nachweis unterschiedlichen Jodumsatzes der Thyreozyten auch innerhalb eines Follikels [94, 95, 96, 97, 98, 99, 134].

Schon normal regulierbare Thyreozyten verfügen über ein gewisses Maß autoregulatorischen [64], TSH-unabhängigen Jodstoffwechsels einschließlich Hormonsynthese [45, 140, 141, 154], der sie befähigt, annähernd 10% ihrer normalen Leistung auch ohne TSH zu erbringen [95]. In funktionell autonomen Zellen aber sind dank unterschiedlicher Enzymausstattung sowohl die Kapazität der Jodierung als auch die Aktivität der Peroxydasen und das Ansprechen der Endozytose auf TSH erhöht [105, 130, 133]. Thyreozyten besitzen in Strumen aber nicht nur eine ausgeprägte funktionelle Heterogenität, sondern können auch höchst unterschiedliche Wachstumseigenschaften haben [104, 105, 106, 107, 130, 131] oder auf Wachstumsfaktoren unterschiedlich ansprechen [106, 132]. Unter der Einwirkung eines chronischen milden Wachstumsreizes haben Zellen mit erhöhter Wachstumstendenz einen Proliferationsvorteil, so daß sich dann aus solchen Zellkohorten Knoten bilden können. Die Art des Wachstumsreizes ist letztlich gleichgültig: sowohl TSH als Folge des Jodmangels als auch andere hormonale, parakrine oder autokrine Wachstumsfaktoren induzieren vorzugsweise eine Proliferation der Thyreozyten mit hohem Wachstumspotential [107]. Funktionelle Autonomie und erhöhte Wachstumsneigung von Follikelzellen gehen nicht notwendig einander parallel, schließen einander jedoch nicht aus. So entstehen funktionell hypoaktive Follikel, wenn sie sich aus funktionell wenig aktiven, aber sehr replikationsfreudigen Zellen ableiten. Es überwiegt die funktionelle Autonomie dann in Tochterfollikeln, wenn die Follikelzellen überwiegend von funktionell autonomen Zellen abstammen. Auch funktionell autonomes Schilddrüsengewebe kann selbst eine höchst heterogene Proliferationskapazität besitzen, so daß autonome Gewebsareale unterschiedlich schnell wachsen können.

Damit sind die infolge der milden chronischen Stimulation ablaufenden und zu Knotenstrumen führenden Wachstumsprozesse [130] und auch die höhere Prävalenz funktionell autonomen Schilddrüsengewebes in endemischen Jodmangelgebieten [15, 75] beschrieben, aber nicht die Ursache der funktionellen Autonomie! Die ursprüngliche Vermutung, sie sei in einer Überempfindlichkeit gegenüber TSH [23] begründet, hat sich nicht bestätigt [50]. Auch stimulierende Immunglobuline, die entweder nicht [21] oder nur in geringerem Ausmaß [83, 126, 152] nachgewiesen wurden, können nicht die Ursachen sein. Nach Xenotransplantation funktionell autonomen Schilddrüsengewebes behält dieses seine charakteristischen funktionellen Eigenschaften, während Gewebe von Basedow-Strumen dann alle Zeichen der Überfunktion verliert [107, 118]!

Die Hypothese, daß der Fehler wohl in der Zelle selbst zu suchen sei, scheint durch neuere Befunde gestützt zu werden [142]. Biochemisch könnte die trotz Fehlen einer Stimulation von außen persistierende Hyperaktivität der funktionell autonomen Thyreozyten durch eine Steigerung eines positiven oder durch Schwächung eines negativen intrazellulären Kontrollmechanismus erklärt werden. Ein 20K-Protein scheint als Inhibitor oder Repressor der Thyreozytenfunktion zu wirken; es wird durch Phosphorylierung inaktiviert, so daß die inhibierende Wirkung aufgehoben wird. Fehlt das hemmende Protein überhaupt oder ist es in zu geringer Konzentration vorhanden, was auch Folge seiner zu schnell ablaufenden Inaktivierung sein kann, so ist die unregulierte metabolische Aktivität der Zelle die Folge [142]. Noch gibt es keinen Hinweis, ob dieser der funktionell autonomen Zelle inhärente Fehler erworben ist oder genetisch determiniert, wofür die beobachtete familiäre Häufung der funktionellen Autonomie zu sprechen scheint [51, 60, 62, 73].

Funktionell autonome Thyreozyten müssen nicht notwendig gegenüber TSH refraktär sein, wie einige ältere Arbeiten zu beweisen scheinen [25, 67, 128]. Die ebenfalls beschriebene weitere Funktionssteigerung autonomer Zellen durch TSH [66, 107, 125, 135, 138] findet ihre Erklärung durch den Nachweis von TSH-Rezeptoren auf ihrer Zelloberfläche [102]. Auch die Wirkung anderer, etwa das Wachstum stimulierender Faktoren [38, 38a, 146], auf solche funktionell unabhängigen Zellen wird so verständlich, wie auch die Koexistenz von Immunthyreopathie und funktioneller Autonomie in Knotenstrumen [130a].

Erscheinungsformen der Autonomie

Autonomes Gewebe kann als solitärer Knoten, also als unifokale Autonomie auftreten, die früher als Autonomes Adenom [62, 95, 98] bezeichnet wurde. Meist sind aber schon weitere kleinere autonome Gewebsbezirke vorhanden [99], die sich dem szintigraphischen Nachweis noch entziehen. In Wahrheit handelt es sich um ein ganzes Spektrum unterschiedlicher Erscheinungsformen, das vom solitären autonomen Areal [95] über multiple speichernde Bezirke bis hin zum fast homogenen Aktivitätsverteilungsmuster reicht [26, 67, 94, 98, 99, 131], von der unifokalen bis hin zur multifokalen/disseminierten Form der Autonomie [77, 78, 79] also. Somit können die Angaben unterschiedlicher Autoren über die relative Häufigkeit der Autonomieformen sehr differieren (Tabelle 1).

Tabelle 1 Relative Häufigkeit der Autonomieformen

	Relative Häufigkeit der Autonomieformen			
	unifokal	multifokal	disseminiert	Autor
%	25	49	26	Bähre et al. [10]
der	57		43	Becker et al. [13]
Patienten	38		62	Joseph et al. [75]

Klinik

Klinisch ergibt sich nach Ausschluß einer Immunthyreopathie der Verdacht auf funktionelle Autonomie bei euthyreoten Patienten mit einer Struma dann, wenn bei einem Alter über 50 Jahren Knoten in einer Struma mit einem Volumen von über 50 ml gefunden werden bei inhomogener Speicherung im Szintigramm [9,

10, 35, 71]. Häufig ist die Hyperthyreose – so überhaupt vorhanden – gering ausgeprägt, doch ist auch eine schnelle Progression bis hin zur thyreotoxischen Krise beobachtet worden, die meist nach Zufuhr großer Jodmengen auftrat [18, 85, 150]. Die Symptome der Hyperthyreose sind mit Ausnahme der Ophthalmopathie [108] dieselben wie bei der Immunthyreopathie. Der relativ hohe Anteil vor allem kardialer Beschwerden mag mit dem meist höheren Lebensalter der Patienten in Zusammenhang gebracht werden [95, 101, 108].

Diagnostik

In-vitro-Diagnostik: Die für funktionell autonome Thyreozyten charakteristische, von der thyreotropen Regulation unabhängige und vor allem nicht supprimierbare Jodaufnahme, Hormonsynthese und -freisetzung müssen bei ausreichendem Jodangebot zwangsläufig zu einem Hormonüberschuß und damit zu einer Hyperthyreose führen, wenn zwei Grundbedingungen erfüllt sind:

Es muß ein genügend hohes Jodangebot vorhanden sein, und die Menge und/oder Aktivität des autonomen Gewebes muß für eine das normale Maß übersteigende Hormonproduktion ausreichen [39, 78, 79, 144]. In Gebieten mit Jodmangel aber ist die eine Bedingung nicht erfüllt, so daß auch bei großen Mengen autonomen Gewebes der Hormonbedarf des Körpers nur gedeckt werden kann, wenn auch das regelbare Gewebe seinen Beitrag zur Hormonversorgung des Körpers liefert [71]. Somit wäre weder aus den dann normalen Hormonkonzentrationen im Serum noch aus dem TSH-Spiegel ein Rückschluß auf autonomes Schilddrüsengewebe bei euthyreoten Patienten möglich. Daher fallen unter den Bedingungen des Jodmangels nur 17% der Patienten mit thyreoidaler Autonomie durch eine erhöhte FT_4-Konzentration [113] und bis zu 25% durch ein erhöhtes Gesamt-T_3 oder FT_3 auf [17, 40, 113, 114]. Das entspricht etwa unseren Zahlen aus dem Jahre 1977 [79]. Empfindlicher erscheint der TRH-Test [85, 110, 149] bzw. die sensitive Bestimmung der basale TSH-Konzentration, die als einander gleichwertig betrachtet werden können [113]. Bei immerhin 66% der Patienten mit Autonomie aus dem Würzburger Bereich war die Konzentration des bTSH erniedrigt in Übereinstimmung mit einem subnormalen Delta-TSH, in Essen bei 54% [113]. Aus anderen Bereichen der Bundesrepublik werden Zahlen zwischen 22% [71, 77, 78, 79] und 60% [35] genannt. Eine der Ursachen für diese Diskrepanz könnte die sehr unterschiedliche Anwendung der Suppressionsszintigraphie sein: je häufiger sie durchgeführt wird, um so größer ist die Zahl der entdeckten Autonomien bei euthyreoten Patienten mit noch normalem TSH-Spiegel [113]. Wenn auch der TRH-Test bzw. die sensitive Bestimmung des bTSH von den in vitro-Methoden die empfindlichsten sind im Hinweis auf autonomes Schilddrüsengewebe [9, 34, 44, 90], so ist die Suppresssionsszintigraphie im Nachweis der

Autonomie jedoch um das 2,5fache empfindlicher [9, 35, 71, 78]. Das gilt um so mehr, als auch eine spontane Normalisierung des zunächst negativen TRH-Testes beobachtet wurde, wahrscheinlich bedingt durch Fluktuation in der Jodzufuhr [43, 149].

Sonographie und Szintigraphie

Nur im Nachweis von Herdbefunden bei der thyreoidalen Autonomie hat die Sonographie eine Sensitivität von 94% [13, 14]. In etwa 75% erscheint ein echoarmer Herdbefund, der dem mikrofollikulären Aufbau vieler autonomer Knoten entspricht, doch immerhin 25% sind aufgrund heterogener Follikelpopulationen oder infolge narbig-regressiver Gewebsveränderungen nicht echoarm! Somit ist der Nachweis der Echoarmut eines Herdes durch die Sonographie kein ausreichend sensitiver Parameter zur Diagnose der Autonomie [13]. Die nur qualitative Auswertung des *Szintigrammes* ermöglicht die Verdachtsdiagnose Autonomie nur dann, wenn sich umschriebene Bezirke mit gegenüber der Umgebung vermehrter Aktivitätsaufnahme abgrenzen lassen. Kombiniert man regionale Impulsmessung mit sonographischer Bestimmung der Gewebsdicke zur Quantifizierung der Aktivitätsspeicherung im Verhältnis zum Gewebsvolumen in Gestalt des Impulsdickenquotienten [65], so kann man Bezirke mit nur scheinbar vermehrter Aktivitätsaufnahme, in Wahrheit aber spezifisch gleicher Speicherung pro Gramm Gewebe wie in den übrigen Organanteilen von solchen unterscheiden, die eine spezifisch erhöhte Speicherung aufweisen. Diese Methode hat jedoch eine Reihe von Fehlerquellen: Enthält eine fokale Autonomie große zystische Anteile, so kann ein falsch niedriger Wert errechnet werden. Ein falsch erhöhter entsteht dann, wenn man ein Referenzareal auswählt, dessen Aktivitätsaufnahme aufgrund degenerativer Veränderungen vermindert ist. In Grenzfällen liegt der Impulsdickenquotient meist ebenfalls im Grenzbereich, erlaubt also keine Diagnose. Er liefert bestenfalls die Verdachtsdiagnose, ermöglicht jedoch nicht den Autonomiebeweis, den erst das Suppressionsszintigramm erbringt.

Szintigraphische Technik

Korrelation von TcTU mit ITU und Jodidclearance:
Das Szintigramm der Schilddrüse stellt als Funktionstopogramm die regionale Verteilung der Jodidraffung dar, wenn es zu einem frühen Zeitpunkt nach Injektion von Jodisotopen oder von Tc99m-Pertechnetat angefertigt wird. Pertechnetat unterliegt als Anion gleicher Konfiguration wie Jodid demselben Mechanismus der Jodraffung [12]. Es ist jedoch nur eine Untersuchung des Trapping-Mechanismus möglich [4], da Pertechnetat in der Schilddrüse nicht oder nur zu einem verschwindend geringen Bruchteil organisch gebunden wird [57, 59, 103, 123, 127].

Die Kinetik der Pertechnetataufnahme in der Schilddrüse unterscheidet sich von der des Jodids: Es erfolgt in den ersten Minuten ein sehr schneller Anstieg der Aufnahmekurve, der für Pertechnetat und Jodid annähernd gleich ist. Während dann die Jodidaufnahme bedingt durch die organische Jodbindung im Kolloid [56] stetig weiter ansteigt, bildet die Aufnahmekurve für Pertechnetat zwischen der 15. und 30. Minute ein Plateau [122], da dann Ein- und Ausstrom gleich sind. Der Zeitpunkt, zu dem dieses erreicht wird, ist variabel und kann im Einzelfall nicht vorausgesagt werden [60].

Am genauesten kann die Intensität der Jodidraffung, die in gewissen Grenzen der Autoregulation unterliegt [64], vor allem aber stimulierenden Einflüssen durch TSH oder Immunglobuline ausgesetzt ist, durch die Jodidclearance bestimmt werden. Zwischen Jodidclearance und frühen Radiojod-Uptakewerten besteht jedoch eine sehr straffe Korrelation [46], so daß frühe Uptakewerte als Clearanceäquivalent ein für klinische Bedingungen genügend genaues Maß der Jodidraffung darstellen. Zahlreiche Untersuchungen belegen, daß auch die Pertechnetataufnahme sowohl mit der Jodidclearance [91] als auch mit den Jodaufnahmewerten [2, 6, 91, 122] linear korreliert, so daß der TcTU als valider Schätzer der Jodidraffung gilt [2, 58, 91].

Verfahren zur Bestimmung des TcTU

Quantitative Szintigraphie:
Die mit Sondentechnik [49, 112] oder durch quantitative Auswertung von Szintigrammen [48, 84, 121, 124, 153] zunächst erhaltenen Ergebnisse waren wegen der ungüstigen Relation von niedriger Schilddrüsen- zu hoher Untergrundaktivität nicht genau genug. Erst durch Verwendung der Gammakamera ohne [61, 67, 90] und mit angeschlossenem Rechner [5, 9, 23, 29, 32, 47, 63, 67, 69, 89, 92] konnte die Pertechnetataufnahme in der Schilddrüse genau genug gemessen werden. Unter den zahlreichen Varianten der Bestimmung des TcTU werden zwei bevorzugt: Der TcTU als statisches Szintigramm in der Äquilibriumphase beginnend ab der 15. Minute nach der Injektion und der TcTU in der Aufnahmephase als dynamisches Szintigramm von der 5. bis zur 15. Min. [9, 10]. Wir bevorzugen die Messung in der Äquilibriumphase, weil diese Methode bei guter Reproduzierbarkeit den in der Praxis bedeutsamen Vorteil hat, daß der Meßzeitpunkt nicht auf die Minute eingehalten werden muß [67, 68, 69, 89, 90]. Die Ergebnisse beider Methoden korrelieren mit einem r=0,998 sehr gut [69].

Aussagekraft des TcTU

Der TcTU macht als Maß für die Jodidraffung lediglich eine Aussage über die Höhe der Jodidclearance zum jeweiligen Meßzeitpunkt. Ein erhöhter TcTU kann Folge des Jodmangels wie auch Begleiterscheinung einer Hyperthyreose sein

[82]. Genausowenig kann man einem erniedrigten TcTU eine Aussage über die Ursache der Erniedrigung entnehmen.

Der TcTU wurde bisher eingesetzt zur Verlaufskontrolle unter thyreostatischer Therapie [122, 143], wobei Pertechnetat hierfür geeigneter ist als Jodid, da es – nur dem Trapping unterliegend – durch die thyreostatische Behandlung nicht beeinflußt wird [122]. Weitere Einsatzmöglichkeiten der TcTU-Bestimmung bestehen in der Dokumentation des Erfolges einer Radiojodtherapie [77] (Tabelle 2) und bei der Verlaufskontrolle von Patienten mit autonomem Schilddrüsengewebe [72].

Tabelle 2 Rückgang des TcTU nach ^{131}J-Therapie: Objektivierung des Therapieerfolges.

	TcTU (% d. Dosis: $\overline{X} \pm S_X$)	
Autonomie	vor	nach ^{131}J-Therapie
multifokale	14,3 ± 4,6	3,8 ± 1,0
unifokale	9,6 ± 1,2	2,8 ± 1,7

Die Hauptindikation für die Anwendung der quantitativen Szintigraphie mit Tc99m-Pertechnetat besteht jedoch in der Früherkennung der Autonomie [71, 73, 78]. Auch hier ist der TcTU für sich allein genommen wenig aussagekräftig. Betrachtet man ihn jedoch gemeinsam mit einem peripheren Parameter wie zum Beispiel dem FT_4, so läßt sich auch bei jeweils normalen Einzelwerten ein pathologisches Verhalten der thyreoidalen Regulation erkennen. Auch eine gemeinsame Betrachtung von basaler TSH-Konzentration und TcTU hilft bei der Erkennung autonomen Schilddrüsengewebes [69]. Zwar besteht auch bei regelbarem Gewebe keine lineare Korrelation von TSH und TcTU, doch fällt bei der thyreoidalen Autonomie der disproportional zur bTSH-Konzentration erhöhte TcTU auf. Eine parabolisch verlaufende, empirisch ermittelte Grenzlinie trennt die Werte der Patienten, deren Schilddrüsen klinisch relevante Menge autonomen Gewebes enthalten, von denen ohne Autonomie (Abb. 1). Der Beweis der funktionellen Autonomie wird jedoch erst durch das quantitativ ausgewertete Suppressionsszintigramm erbracht.

TcTU unter Suppressionsbedingungen

Schon früh wurde festgestellt, daß die Bestimmung der thyreoidalen Pertechnetataufnahme unter Suppressionsbedingungen auch als Regulationstest geeignet ist [48, 77, 122]. Unter den zahlreichen Varianten der Suppressionsteste bevorzugen wir eine Suppression mit 200 µg L-Thyroxin pro Tag über 14 Tage. Bei älteren Patienten werden niedrigere Dosen von 75 bis 100 µg pro Tag verab-

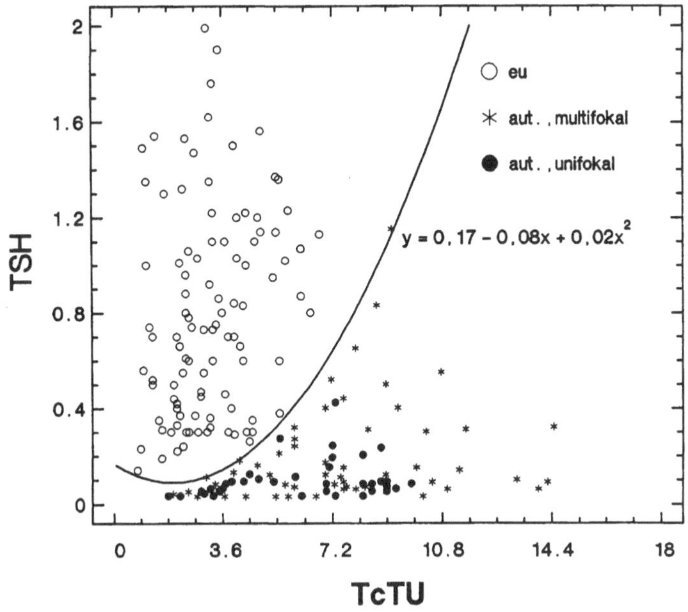

Abb. 1 Die gemeinsame Betrachtung von TcTU und bTSH ermöglicht die Verdachtsdiagnose funktionelle Autonomie: Patienten mit klinisch relevanten Mengen autonomen Gewebes weisen ein disproportional zum bTSH zu hohen TcTU auf (nach [69])!

reicht, nur muß dann die Suppression protrahiert in der Regel über 4 Wochen durchgeführt werden. In jedem Einzelfalle hat man sich durch die Bestimmung der basalen TSH-Konzentration von der vollständigen Suppression der TSH-Ausschüttung zu überzeugen!

Bei Patienten ohne erkennbare autonome Gewebsanteile sinkt der TcTU nach Suppression auf Werte zwischen 0,2 und 1,8% der applizierten Aktivitätsmenge ab. Diese Werte stimmen gut mit denen überein, die mit der 2. Variante der Bestimmung des TcTU erhoben worden sind [9].

Der Suppressionstest kann zur regionalen Bestimmung des TcTU nach Suppression ausgebaut werden [9, 33, 74, 77]. Im regelbaren Gewebe sinkt der TcTU unter Suppression auf Werte unter 40% des Ausgangswertes ab. Wir nehmen dann funktionelle Autonomie an, wenn der regionale TcTU oberhalb 70% des Ausgangs-TcTU liegt [67] (Abb. 2). Einer anderen Definition folgend wird schon Autonomie angenommen, wenn die Minderung des regionalen TcTU unter Suppression nur um 10% geringer ausfällt als im benachbarten Gewebe [10].

Wir beachten seit vielen Jahren die strengen Kriterien bei der Definition der funktionellen Autonomie und halten zudem den Nachweis regionaler Autonomie nur dann für erwähnenswert, wenn der globale $TcTU_{Supp}$ oberhalb 1,8% liegt, und für klinisch relevant nur bei einem globalen $TcTU_{Supp}$ über 3%.

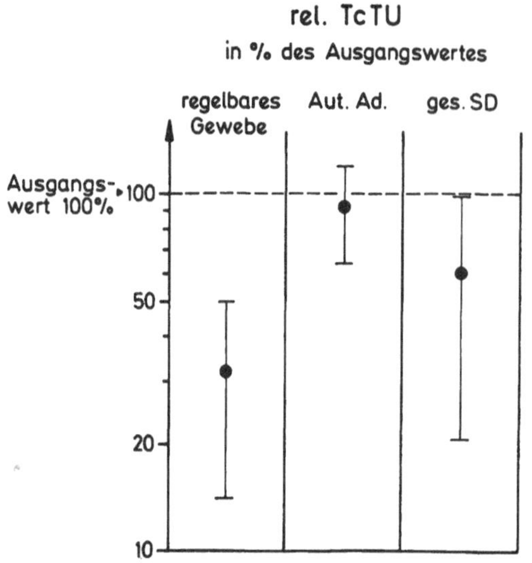

Abb. 2 Der unter Suppression regional in % des Ausgangswertes gemessene relative TcTU liegt im autonomen Gewebe oberhalb von 70% (nach [69]).

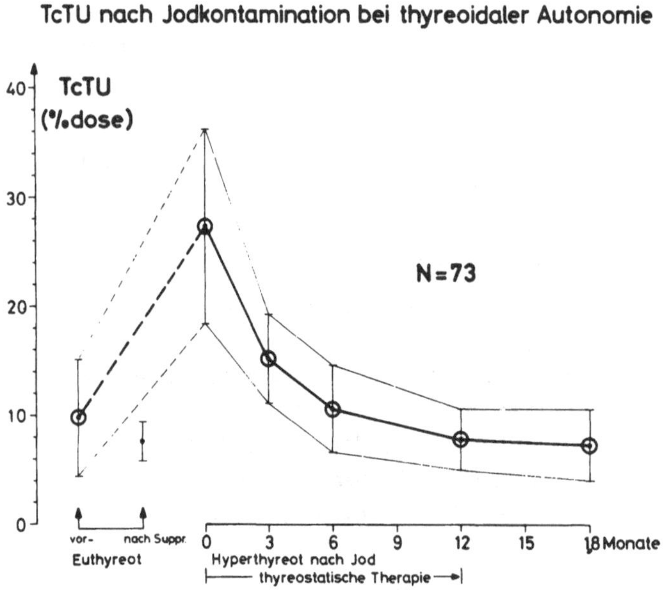

Abb. 3 Anstieg des TcTU während der durch Jod ausgelösten Hyperthyreose und Rückkehr zum Ausgangswert nach thyreostatischer Behandlung (nach [72]).

Die Höhe des TcTU unter Suppressionsbedingungen läßt auf die Menge und/oder Aktivität funktionell autonomen Gewebes rückschließen, ermöglicht damit eine Abschätzung des Hyperthyreoserisikos [35, 68, 71, 72, 73, 79].

Es ist aber nicht möglich, von der Höhe des TcTU bei einem hyperthyreoten Patienten allein auf den Schweregrad der Hyperthyreose zu schließen. Es muß dabei immer berücksichtigt werden, daß der TcTU mit der Hyperthyreose ansteigt, mit Erreichen des eumetabolen Zustandes aber wieder absinkt, wie wir schon vor Jahren beobachtet haben [72] (Abb. 3). Als Erklärung wird angenommen, daß der intrathyreoidale Jodumsatz funktionell autonomen Gewebes durch Jod beschleunigt werden kann [119].

Die anfänglichen Bedenken, man könne mit Pertechnetat falsch normale Befunde erhalten [137] haben sich inzwischen weitgehend zerstreut, da diese extrem selten zu sein scheinen [8, 11, 22, 100, 120, 129, 136] und inzwischen die Feinnadelbiopsie obligatorisch eingesetzt wird [151], um sonographisch und szintigraphisch auffällige Befunde abzuklären. Das Risiko, daß sich in autonomem Schilddrüsengewebe ein Schilddrüsenkarzinom verbirgt, erscheint äußerst gering zu sein [16, 42, 96, 151]. Somit hat sich die frühere Aussage, daß das kurzlebige Jod 123 gegenüber dem Tc99m-Pertechnetat für Routinezwecke keine nenneswerten Vorteile biete [6], sondern im Gegenteil eher Nachteile mit sich bringe hinsichtlich Auflösungsvermögen und Strahlenbelastung [11], weitgehend bestätigt.

Indikation zur quantitativen Szintigraphie

Soll jeder Patient mit einer Struma, in der sonographisch Herde nachgewiesen sind, ein Suppressionsszintigramm erhalten? Zunächst ist man geneigt, dies bei der hohen Strumainzidenz in unserem Lande zu verneinen. Da aber tastbare oder sonographisch verifizierte Strukturanomalien ohnehin eine Indikation zur Szintigraphie sind, sollte man sich überlegen, ob man bei euthyreoten Patienten mit normaler Konzentration des bTSH nicht auf ein Ausgangsszintigramm verzichtet und nur ein Szintigramm unter Suppressionsbedingungen durchführt, wobei allerdings die beschriebene quantitative Auswertung mit rechnergesteuerter Gammakamera obligatorisch wäre. Ausgeschlossen werden sollte eine Autonomie durch ein Suppressionsszintigramm stets bei Patienten mit länger bestehender Struma wegen der dann erhöhten Autonomie-Prävalenz vor einer Jodapplikation aus diagnostischer oder therapeutischer Indikation.

Das gilt natürlich auch vor einer beabsichtigten Behandlung mit Levothyroxin wegen des bei Autonomie dann erhöhten Hyperthyreoserisikos [36, 37]. Eine weitere dringliche Indikation für diese Untersuchung ist der Autonomieausschluß bei Patienten mit therapierefraktären Herzrhythmusstörungen [68]. Generell sollte man bei allen Patienten mit länger bestehender, knotig umgewandelter Struma daran denken, daß eine funktionelle Autonomie vorliegen könnte!

Unterscheidung der funktionellen Autonomie von der Immunthyreopathie

Charakteristisch für die funktionelle Autonomie ist das Fehlen sowohl einer endokrinen Ophthalmopathie [108] als auch jeglicher Hinweise auf eine Immunthyreopathie, da mikrosomale Antikörper und stimulierende Immunglobuline nicht nachgewiesen werden können. Zu einem Zeitpunkt, als stimulierende Imunglobuline noch nicht routinemäßig bestimmt werden konnten, haben Schicha und Emrich [117] ein Schema entwickelt, um aus klinisch leicht zugänglichen Parametern eine Differenzierung zu ermöglichen. Gesichert erscheint ihnen eine Immunthyreopathie bei Vorliegen einer endokrinen Ophthalmopathie. Fehlt diese und sind auch mikrosomale Antikörper nicht vorhanden, so spricht diese Konstellation eher für eine funktionelle Autonomie.

Weitere Kriterien wie Alter über 50 Jahre, Struma mit Knoten, szintigraphisch kalte Bezirke sowie eine Jodkontamination werden ebenfalls mitbewertet und verbessern die Voraussagewahrscheinlichkeit für jeweils eine der beiden Erkrankungsformen. Heute wird man selbstverständlich auch den für Immunhyperthyreosen in der Regel charakteristischen Befund der diffusen Echoarmut zu Differentialdiagnose mit heranziehen, doch trägt der gelegentlich auch bei dieser Erkrankung anzutreffende Befund eines multinodulären echoreichen Strukturmusters differentialdiagnostisch nichts zur Klärung bei. So wird man die Differenzierung von dem Ergebnis der Bestimmung der TSH-Rezeptor-Antikörper abhängig machen: ein positiver Befund beweist die Immunthyreopathie, ein negativer aber schließt sie nicht aus, da immerhin bei bis zu 20% der Patienten mit Immunthyreopathie diese Antikörper fehlen können [35].

Eine rasche Unterscheidung beider Krankheitsformen gelingt durch die Bestimmung der Dichte im Computertomogramm, die eine Funktion der intrathyreoidalen Jodkonzentration ist. Charakteristisch für die Immunthyreopathie ist eine geringe Dichte im Bereich von minimal 36 bis maximal 58 Hounsfield-Einheiten, während alle von uns gemessenen funktionellen Autonomien Dichtewerte oberhalb 68 H. E. aufwiesen [70] (Tabelle 3).

Tabelle 3 Die Differenzierung der immunogenen Hyperthyreose von der Hyperthyreose bei multifokaler Autonomie ist auch aufgrund unterschiedlicher Dichte im CT möglich!

	CT Dichte (H. E.)		
	n	$\bar{X} \pm S_X$	Bereich
Gesunde	60	75,0 ± 6,2	62– 88
multifokale Autonomie, hyperthyreot	34	80,9 ± 7,2	68–105
immunogene Hyperthyreose	19	48,5 ± 7,9	36– 58

Tabelle 4 Vergleich der in der Literatur mitgeteilten Prävalenz der funktionellen Autonomie mit der bei uns ermittelten

	Prävalenz der funktionellen Autonomie	
	Nr. Lit. Verz.	%
USA	[55]	0,6
Brasilien	[55]	2,4
Niederlande	[55]	9
Sizilien	[15]	4,4 def. reg.
		2,7 suff. reg.
Schweiz	[55]	33
BRD		
Göttingen	[10]	45
Marburg		15,2
Würzburg	[13]	6,7 bzw. 11,0

Klinische Bedeutung der funktionellen Autonomie

Die Beantwortung dieser Frage setzt die Kenntnis von Prävalenz, natürlichem Verlauf und des Ausmaßes der Gefährdung eines Patienten durch funktionell autonomes Schilddrüsengewebe voraus!

Prävalenz: Sicher wird die Prävalenz der Autonomie in Strumaendemiegebieten immer noch unterschätzt. Wenn auch die Angaben über die Häufigkeit der Autonomie große Unterschiede aufweisen, besteht wohl Einigkeit darüber, daß ein großer Teil der Hyperthyreosen dadurch verursacht wird [149], wobei sie in 12 bis 15% durch solitäre autonome Knoten ausgelöst werden [3, 41, 62, 139, 155]. Hauptursache der geographischen Unterschiede in der Häufigkeit der Autonomie dürfte die unterschiedliche Jodversorgung sein [149]. So sinkt nach Einführung der Jodprophylaxe die Prävalenz der Autonomie jährlich ab [95, 111]. In Ländern mit ausreichender Jodversorgung wie den USA und Australien kommen fokale Autonomien bei nur 0,9 bzw. 2% der Patienten vor [51, 55]. Unter den Bedingungen grenzwertigen Jodmangels liegt die Häufigkeit der Autonomie bei etwa 10% [110], während sie in Gebieten mit persistierendem Jodmangel Grad I und II steil ansteigt auf Werte um 40% und höher [10, 35]. (Tabelle 4). Davon

Tabelle 5 Prävalenz der Autonomie im eigenen Krankengut bezogen auf die Erstaufnahmen und getrennt für die unterschiedlichen Autonomieformen aufgeführt.

	Prävalenz der Autonomie in % der Neuaufnahmen 1/89–9/89
unifokal	7,1%
multifokal/disseminiert	8,2%

sollen zwischen 34 [149] und 60 bis 65% [76, 95] multifokale oder disseminierte Autonomieformen sein. Bei uns liegt die Prävalenz der Autonomie bei 5% bezogen auf das gesamte Krankengut [72, 75], bei 15,2%, wenn man die Zahl der Patienten mit autonomem Schilddrüsengewebe nur auf die Erstaufnahmen bezieht (Tabelle 5). Die Geschlechtsrelation w:m wird allgemein mit 4: 1 und 9: 1 [62, 71, 149, 155], in Ausnahmen mit 11:1 [15, 54] angegeben.

Natürlicher Verlauf

Der natürliche Verlauf der Schilddrüsenfunktion bei Patienten mit funktioneller thyreoidaler Autonomie ist nur schwer zu beurteilen. Zum einen verläuft die Entwicklung der Autonomie nur langsam [19, 20]. Schon Plummer [108] berichtet, daß der Patient im Durchschnitt drei Jahre wartete, ehe er den Arzt aufsuchte. Zum anderen haben sich Verlaufsuntersuchungen meist nur auf wenige Patienten und vor allem auf solche mit solitären autonomen Knoten [15] und über nur kurze Zeit [55] beschränkt. Zudem werden die Ergebnisse stark durch Selektion beeinflußt: Da große autonome Knoten in der Regel schnell entfernt werden, beobachtet man dann bei den nur kontrollierten Patienten mit geringen Mengen autonomen Gewebes Funktionsstörungen nur in einem geringen Prozentsatz [15, 20, 54, 55, 85, 93, 97, 114, 149, 150]. In den meisten autonomen Knoten wurde szintigraphisch [7] oder sonographisch [54] eine zentrale Degeneration beschrieben; sogar die spontane Rückbildung ist in Einzelfällen vorgekommen [19, 149].

Wiener [149] sah bei 32% seiner Patienten gröbere, klinisch relevante Veränderungen in mehrjährigem Verlauf. Wichtigste Komplikation war die Hyperthyreose bei etwa 20% der Patienten, die 2,5 bis 17,4 Jahre nach Diagnosestellung auftrat. Ähnliche Zahlenangaben stammen aus Sizilien [15]. Hamburger [55] berichtet aus den USA, daß in einem Zeitraum zwischen 2 und 6 Jahren 20% der Patienten mit fokaler Autonomie hyperthyreot geworden sind. In einer anderen Gruppe blieben die Patienten während eines 15 Jahre dauernden Beobachtungszeitraums euthyreot. Bei der Bewertung dieser Angaben muß man aber berücksichtigen, daß alle autonomen Knoten von mehr als 3 cm-Durchmesser entfernt worden waren!

Die Angaben von Reinwein et al. [114] sprechen ebenfalls dafür, daß die Entwicklung einer Hyperthyreose bei Patienten mit kleineren solitären autonomen Knoten eher selten ist. Die Darstellung im Szintigramm aber kann sich durch Variation des alimentären Jodangebotes verändern [76, 150]. Faßt man die Angaben über Verlaufsuntersuchungen bei Patienten mit solitären autonomen Knoten zusammen, so kann man davon ausgehen, daß maximal 29% dieser Patienten in einer Beobachtungszeit von bis zu 15 Jahren hyperthyreot geworden sind [15, 55,

81, 93, 114, 149]. Bei multifokalen Autonomien ist der Anteil hyperthyreoter Patienten sehr viel größer: In Berichten aus der Bundesrepublik sind 45% hyperthyreot und 28% haben grenzwertige Befunde [13], laut den Angaben anderer Autoren bis zu 66% bzw. 27% [110]. Im eigenen Krankengut wurden in einem Beobachtungszeitraum von 2 bis 23 Jahren nur 22% der Pat. mit unifokaler, dagegen aber 60% derer mit multifokaler Autonomie hyperthyreot [71, 75] (Tabelle 6)!

Tabelle 6 Hyperthyreoseprävalenz bei unifokaler Autonomie nach der Literatur: Vergleich mit der von uns beobachteten und getrennt nach uni- und multifokaler Autonomie aufgeschlüsselten

	Entwicklung einer Hyperthyreose bei der Autonomie			
Autor	Nr. Lit. Verz.	n	Verlauf (Jahre)	Hyperthyreoe (%n)
Belfiore et al.	[15]			
def. reg.		14	bis zu 4	29
suff. reg.		58	bis zu 9	19
Blum et al.	[20]	35	bis zu 12	1
Hamburger	[55]	167	0,5– 2	5
			2 – 6	5
			7 –15	0,6
Joseph et al.	[68]			
unifokal		1078	2 –23	22
multifokal/diss.		732	2 –23	60
Reinwein et al.	[114]	76	bis zu 10	8

Autonomie und Alter

Autonomes Schilddrüsengewebe wächst in der Regel langsam [20, 108], so daß die Größe autonomer Gewebsbezirke parallel mit dem Alter zuzunehmen scheint. Auch die Häufigkeit der Hyperthyreose nimmt mit steigendem Lebensalter zu (Abb. 4). Hamburger [55] fand, daß nur 25% seiner Patienten mit unifokalen Autonomien bei Stellung der Diagnose unter 20 Jahre alt waren, 14 bis 17% zwischen 20 und 50, während dann im Alter über 50 Jahren die Häufigkeit der Autonomie erheblich größer war. In unserem Gebiet waren 37% der Patienten mit thyreoidaler Autonomie im Alter unter 50 Jahren euthyreot, im höheren Lebensalter dagegen nur noch 24% [13]. Mit der Zunahme der Menge autonomen Schilddrüsengewebes in mit zunehmendem Alter größer werdenden Strumen (Tabelle 7) wird die Beobachtung erklärt, daß das basale TSH und das Delta-TSH absinken [60, 116], während FT_4 und T_3 steigende Tendenz aufweisen [10]. Die gleiche Erklärung gilt für die Beobachtung, daß hyperthyreote Patien-

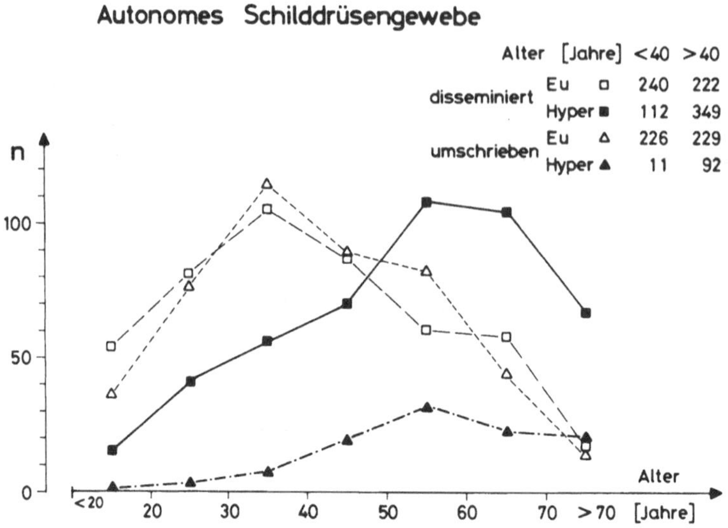

Abb. 4 Altersverteilung der thyreoidalen Autonomie: auffällig ist vor allem der Anstieg der Zahl hyperthyreoter Patienten mit zunehmendem Lebensalter (nach [75]).

ten mit funktionell autonomem Schilddrüsengewebe im Mittel älter sind als solche mit einer immunogenen Hyperthyreose [54, 73, 95, 101, 149, 155]. Dieser Sachverhalt muß jedoch immer im Zusammenhang mit Veränderungen in der Jodversorgung gesehen werden. So hat Plummer noch ein mittleres Lebensalter von 36,5 Jahren bei seinen Patienten mit „toxischen Knotenstrumen“ errechnet [108]. Dies wird verständlich, wenn man die damals auch in den USA deutlich höhere Prävalenz von Knotenstrumen auch bei jungen Menschen berücksichtigt. In unserem Krankengut sind von den Patienten mit unifokaler Autonomie 42% unter 40 Jahre alt und von denen mit multifokaler/disseminierter Autonomie 38%. Mit zunehmendem Lebensalter aber steigt sowohl bei den uni- wie auch bei den multifokal/disseminierten Autonomien der Prozentsatz der Hyperthyreosen auf ein Vielfaches an [75].

Tabelle 7 Der mit zunehmendem Alter wachsende Prozentsatz pathologischer Suppressionsteste wird als Hinweis auf die Zunahme autonomen Gewebes gewertet

	Häufigkeit pathologischer Suppression			
Alter (Jahre)	≤25	26–35	36–45	>45
% der Pat.	14	37	39	65
Strumaart	diffus	einknotig		multinodulär
% der Pat.	32	61		76
Schilddrüsengewicht	(g)	≤30	31–50	>50
% der Pat.		18	37	77

nach Bähre 1988 [10]

Zusammenhang zwischen Hyperthyreosehäufigkeit und Menge autonomen Gewebes

Klinische Relevanz erhält die funktionelle thyreoidale Autonomie dann, wenn die Hyperplasie gegenüber degenerativen Veränderungen überwiegt und die Hormonproduktion den Bedarf des Organismus übersteigt [99].

Muß jeder Patient mit autonomem Schilddrüsengewebe als potentiell hyperthyreot angesehen werden [40, 115]? Das Hyperthyreoserisiko scheint von der Zahl funktionell autonomer Follikel und ihrer spezifischen Hormonproduktion abzuhängen [131]. Dafür sprechen Befunde, die bei unifokalen Autonomien eine parallele Zunahme von Größe autonomer Gewebsbezirke und Hyperthyreosehäufigkeit in Abhängigkeit vom Alter zeigen [20]. Die Annahme eines ursächlichen Zusammenhanges zwischen Hyperthyreoserisiko und Menge autonomen Gewebes wird weiter gestützt durch die klinische Erfahrung, daß bei unifokalen Autonomien mit einem Durchmesser unterhalb von 2,5 cm auch im Falle supranormalen Jodangebotes in aller Regel keine Hyperthyreose zu erwarten ist, sondern daß diese erst bei autonomen Knoten mit einem Durchmesser oberhalb von 3 cm gehäuft auftritt [20, 55, 79, 97, 98, 101].

Wir haben uns um ein Verfahren zur Abschätzung der funktionellen Masse autonomen Gewebes bemüht. Nach Abeichung an Operationspräparaten unifokaler Autonomien fanden wir, daß der TcTU unter Suppression mit dem Volumen autonomen Gewebes korreliert (Abb. 5). Aufgrund dieser Beziehung kann die funktionelle Masse autonomen Gewebes auch bei den multifokalen/disseminier-

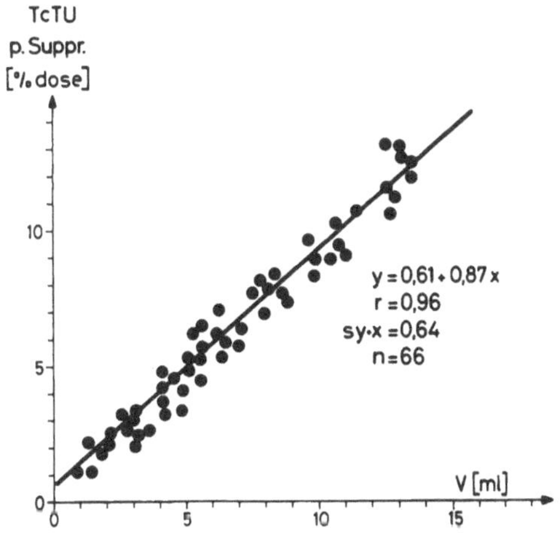

Abb. 5 Korrelation des Volumens autonomen Gewebes – bestimmt an operierten unifokalen Autonomien – mit dem $TcTU_{Supp}$. Aufgrund dieser Beziehung ist aus dem $TcTU_{Supp}$ ein Rückschluß auf die Menge autonomen Gewebes auch bei der multifokalen/disseminierten Autonomie möglich (nach [79]).

ten Formen mit dem $TcTU_{Supp}$ abgeschätzt werden. Überschreitet autonomes Gewebe eine „kritische" Menge [79] von etwa 8 ml entsprechend einer unifokalen Autonomie von größer 2,5 cm Durchmesser, so wird bei steigendem Jodangebot genügender Dauer eine Hyperthyreose zu erwarten sein, da autonome Zellen ihre Jodidclearance nicht genügend absenken können [39, 144, 78, 79]. Die Abbildung 6 liefert dafür den Beweis: bei Patienten mit unifokalen Autonomien steigt das Äquivalent des freien Thyroxins im Serum volumenproportional an, wenn der Serumjodidspiegel oberhalb 1,0 µg/dl liegt [79]. Schließlich gibt es genügend Beobachtungen, die die Auslösung von Hyperthyreosen durch Jodzufuhr in genügender Höhe und von längerer Dauer durch iatrogene Maßnahmen oder eine hochdosierte Jodprophylaxe bei vorbestehender thyreoidaler Autonomie belegen [1, 18, 28, 29, 35, 37, 39, 80, 87, 88, 144].

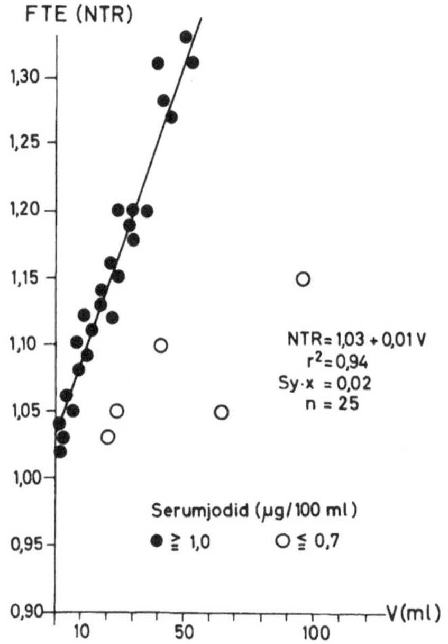

Abb. 6 Unter der Bedingung einer genügend hohen Jodzufuhr von ausreichender Dauer (Jodidspiegel größer 1,0 µg/dl) steigt bei unifokalen Autonomien der FT_4-Spiegel (gemessen als FT_4-Äquivalent FTE) proportional zum Volumen autonomen Gewebes an (nach [79]).

Ein erhöhtes Hyperthyreoserisiko besteht ebenfalls bei der Behandlung von Patienten mit autonomem Schilddrüsengewebe mit Levothyroxin [36, 37]. Die Jodzufuhr in geringen Mengen, wie sie bei der generellen Jodsalzprophylaxe erfolgt, reicht dagegen nicht aus, um bei Patienten selbst mit großen Anteilen autonomen Gewebes eine Hyperthyreose auszulösen. Die Tabelle 8 zeigt die Ergebnisse einer Behandlung von Patienten mit unterschiedlichen Mengen autonomen

Tabelle 8 Kleine Mengen Jodid lösen auch bei großen Mengen autonomen Gewebes keine Hyperthyreose aus, wie die Simulation der generellen Jodsalzprophylaxe bei Patienten mit uni- und multifokaler funktioneller Autonomie bis zu 9 Jahre zeigt!

			Autonomie unter Jodid 0,1 mg/die a) unifokal b) multifokal/disseminiert			
		N	FT_4 (µg/dl) $\overline{X} \pm S_X$	TT_3 (ng/dl) $\overline{X} \pm S_X$	TcTU (% d. Dosis) $\overline{X} \pm S_X$	b TSH (mE/l) $\overline{X} \pm S_X$
vor	a	66	6,8 ± 1,9	142 ± 29	6,4 ± 1,9	0,98 ± 0,83
	b	63	6,6 ± 1,6	145 ± 22	7,3 ± 2,9	1,3 ± 0,6
unter Jodid	a	19	9,6 ± 1,0	144 ± 23	1,8 ± 0,6	0,38 ± 0,23
	b	17	9,7 ± 1,2	156 ± 24	3,8 ± 0,8	0,2 ± 0,2

Beobachtungszeitraum unter Behandlung 2 bis 9 Jahre

Schilddrüsengewebes mit täglich 100 µg Jodid über bis zu 9 Jahre, Bedingungen also, die die generelle Jodsalzprophylaxe simulieren. Das begrenzte zusätzliche Jodangebot löste bei keinem Patienten eine Hyperthyreose aus!

Therapeutische Konsequenzen bei Autonomie

Es besteht Übereinstimmung darüber, daß nicht bei allen Patienten mit autonomem Schilddrüsengewebe eine prophylaktische Entfernung oder Zerstörung dieses Gewebes notwendig ist [16, 55, 149], da offenbar bei kleinen unifokalen Autonomien Komplikationen in Form einer Hyperthyreose [114] oder anderer Art [17, 27, 96] selten sind. Ist eine Hyperthyreose eingetreten, so wird vorübergehend mit Thyreostatika behandelt [150]. Da das Risiko weiterer hyperthyreoter Phasen hoch ist, sollte dann eine definitive Behandlung durch Operation oder Radiojodtherapie erfolgen [53, 147, 148, 150], deren Ergebnisse in unserem Krankengut die Tabellen 9 und 10 zeigen.

Wie aber soll bei den Patienten mit Autonomie verfahren werden, die noch nie hyperthyreot waren? Da das Risiko einer Hyperthyreose von Menge und Aktivität autonomen Gewebes abzuhängen scheint, empfehlen wir eine definitive Behandlung dann, wenn das autonome Gewebe das Ausmaß eines autonomen Knotens mit einem Durchmesser von 2,5 cm, das durch den $TcTU_{Supp}$ abgeschätzt wird [79], übersteigt. Bei kleinen Mengen autonomen Gewebes mit geringer Aktivität warten wir ab und kontrollieren jährlich mit Ultraschall und in vitro-Untersuchungen. Selbstverständlich wird der Patient eingehend vor Jod in größeren Mengen gewarnt, und nie darf die Diagnose Autonomie aus der Problemliste dieses Patienten verschwinden [131]!

Tabelle 9 Ergebnisse der ^{131}J-Therapie bei unifokaler Autonomie

Ergebnisse der ^{131}J-Therapie unifokaler Autonomien (AFTN) (Dosis: 300 Gy)		
Zahl der Patienten N=396	1. Therapie % N	2. Therapie % N
AFTN ausgeschaltet	96	100
euthyreot	92	94
hypothyreot ($FT_4\downarrow$, TSH $\uparrow\uparrow$)	0	1
grenzwertig		
eu-/hypothyreot ($FT_4\leftrightarrow$, TSH $\uparrow$)	3	5
hyperthyreot ($TT_3\uparrow$, TSH $\downarrow$)	3	0
grenzwertig		
eu-/hyperthyreot ($TT_3\leftrightarrow$, TSH $\downarrow$)	2	0
Alter (Jahre), $\overline{X} \pm S_X$, Bereich	63 ± 9	41–81
Beobachtungszeitraum (Jahre)	2–21	
Aktivitätsmenge (MBq), $\overline{X} \pm S_X$	526 ± 116	

Tabelle 10 Ergebnisse der ^{131}J-Therapie bei multifokaler Autonomie

Ergebnisse der ^{131}J-Therapie multifokaler Autonomien (AFTT) (Dosis: 150 Gy)		
Zahl der Patienten N=239	1. Therapie % N	2. Therapie % N
AFTT ausgeschaltet	84	95
euthyreot	78	86
hypothyreot ($FT_4\downarrow$, TSH $\uparrow\uparrow$)	0	1
grenzwertig		
eu-/hypothyreot ($FT_4\leftrightarrow$, TSH $\uparrow$)	6	8
hyperthyreot ($TT_3\uparrow$, TSH $\downarrow$)	5	1
grenzwertig		
eu-/hyperthyreot ($TT_3\leftrightarrow$, TSH $\downarrow$)	11	4
Alter (Jahre), $\overline{X} \pm S_X$, Bereich	65 ± 10	39–85
Beobachtungszeitraum (Jahre)	2–17	
Aktivitätsmenge (MBq), $\overline{X} \pm S_X$	444 ± 148	

Nicht abwarten sollte man jedoch bei Patienten mit Zweiterkrankungen, insbesondere bei solchen mit kardialer Symptomatik. Dann können auch kleine autonome Gewebsbezirke Krankheitswert haben und zu einer definitiven Behandlung Anlaß geben [16, 27, 52], vor allem bei Patienten jenseits des 40. Lebensjahres [97]. Auch bei jüngeren Patienten wird man mit der Behandlung nicht warten, wenn eine deutliche Wachstumstendenz des autonomen Knotens nachgewiesen wird [31]. Gerade dann aber ist sehr genau darauf zu achten, daß alles autonome Gewebe entfernt wird, da sonst „Rezidivautonomien" nicht selten sind [14, 147].

Verhalten bei notwendigen Kontrastmittelgaben

Eine Autonomie sollte ausgeschlossen sein, bevor Patienten mit tastbaren Schilddrüsenvergrößerungen jodhaltige Medikamente und insbesondere jodhaltige Röntgenkontrastmittel appliziert werden. In der Regel sollte neben FT_4, T_3 und bTSH ein Szintigramm mit quantitativer Auswertung und Berechnung des TcTU durchgeführt werden, wofür maximal 30 Min. anzusetzen sind. Sollte dafür aber keine Zeit mehr sein, so muß durch Gabe von Perchlorat die Aufnahme abgespaltenen Jods in autonomes Schilddrüsengewebe verhindert werden. Wir empfehlen am Tage vor der Kontrastmittelgabe, am Tage der Untersuchung und noch vier weitere Tage je 3 × 20 Tropfen Irenat® entsprechend 1,2 Gramm Perchlorat. So verhalten wir uns auch bei bekannter Autonomie oberhalb der „kritischen“ Menge. Thiamazol verabreichen wir zusätzlich, wenn die Struma große Mengen autonomen Gewebes enthält oder wenn aus der Anamnese eine Hyperthyreose bekannt ist.

Zusammenfassung

Funktionell autonome Thyreozyten scheinen ganz oder überwiegend unabhängig zu sein von der Regelung durch das hypothalamisch-hypophysäre System. Biochemisch wird als Ursache angenommen, daß den Zellen ein als Inhibitor oder Repressor fungierendes Prinzip fehlt, so daß eine unregulierte metabolische Aktivität der Zelle die Folge ist.

Funktionell autonomes Schilddrüsengewebe wird in Gebieten mit endemischem Jodmangel häufiger beobachtet auch in Strumen eumetaboler Patienten und ist dort häufiger die Ursache von Hyperthyreosen als in Regionen mit ausreichender alimentärer Jodzufuhr. Hyperthyreosen entstehen dann, wenn eine ausreichende Zahl funktionell autonomer Thyreozyten vorhanden ist, denen genügend Jod über genügend lange Zeit angeboten wird.

Unter den Bedingungen des Jodmangels aber sind die meisten Patienten mit thyreoidaler Autonomie euthyreot. Periphere Hormonparameter und Sonographie haben im Nachweis der Autonomie keine ausreichende Sensitivität. Weiter führt diagnostisch die Kombination von quantitativer Szintigraphie mit Bestimmung des TcTU in Kombination mit der Bestimmung der basalen TSH-Konzentration, doch wird erst durch den Suppressionstest der Beweis der Autonomie geliefert. Der $TcTU_{Supp}$ erlaubt zumindest anhaltsweise auch eine Abschätzung der Masse bzw. der Aktivität autonomen Schilddrüsengewebes. Da Patienten mit größeren Mengen autonomen Schilddrüsengewebes mit höherer Wahrscheinlichkeit Gefahr laufen, an einer durch Jod ausgelösten Hyperthyreose zu erkranken, sollte man bei noch euthyreotem Zustand prophylaktisch zu einer definitiven

Therapie raten. Eine abwartende Haltung kann man nur dann vertreten, wenn nur geringe Mengen wenig aktiven autonomen Gewebes vorhanden sind und keine Zweiterkrankung die Schwelle der Empfindlichkeit gegenüber einem auch nur geringen Anstieg der Hormonkonzentration herabsetzt! Bei kleinen Mengen autonomen Gewebes, etwa bei unifokalen Autonomien mit einem Durchmesser kleiner als zwei Zentimeter wird man dann zu einer destruktiven Therapie raten müssen, wenn die Patienten an einer Zweit-, insbesondere einer Herzerkrankung leiden!

Literatur

[1] Adams, D. D., T. H. Kennedy, J. C. Stewart et al.: Hyperthyroidism in Tasmania following iodide supplementation: Measurements of thyroid-stimulating autoantibodies and thyrotrophin. J. Clin. Endocrinol. Metab. *41* (1975) 221.

[2] Alexander, W. D., R. Mc G. Harden, J. Shimmins: Studies of the thyroid iodide „trap" in man. Rec. Prog. Hormone Res. *25* (1969) 423.

[3] Al Hindawi, A. Y., T. N. Al-Hiti, W. I. Baba: Radioiodine in the diagnosis and therapy of solitary hyperfunctioning thyroid nodules. Nucl. Med. *7* (1968) 82.

[4] Andros, G., P. V. Harper, K. A. Lathrop et al.: Pertechnetate-^{99m} localisation in man with application to thyroid scanning and the study of thyroid physiology, J. Clin. Endocrinol. Metab. *25* (1965) 1067–1077.

[5] Armstrong, D. I., T. G. H. Rogers, B. E. W. Brownlie: Computer-assisted thyroidal technetium uptake measurement using a short pinhole-to surface distance. Amer. J. Roentgenol. *123* (1975) 60.

[6] Arnold, J. E., S. Pinsky: Tc-99m or J-123 for thyroid imaging: a comparative study. J. Nucl. Med. *17* (1976) 261–267.

[7] Ashkar, F. S., W. M. Smoak: „Owl eye" sign of benign autonomous thyroid nodule. JAMA *214* (1970) 1563.

[8] Atkins, H. L., J. F. Klopper, R. M. Lambrecht: A comparison of technetium-99m and iodine-123 for thyroid imaging. Amer. J. Roentgenol. *117* (1973) 195–201.

[9] Bähre, M., R. Hilgers, C. Lindemann et al.: Physiological aspect of the thyroid trapping function and its suppression in iodine deficiency using 99mTc-pertechnetate. Acta Endocrinol. (Copenh.) *115* (1987) 175–182.

[10] Bähre, M., R. Hilgers, C. Lindemann et al.: Thyroid autonomy, sensitive detection in vivo and estimation of its functional relevance using quantified high-resolution scintigraphy. Acta Endocrinol. (Copenh.) *117* (1988) 145–153.

[11] Baker, G. A., D. J. Lum, E. M. Smith et al.: Significance of radiocontaminants in ^{123}J for dosimetry and scintillation camera imaging. J. Nucl. Med. *17* (1976) 740–743.

[12] Baumann, E. J., N. Searle, A. Yalow et al.: Behavior of the thyroid towards elements of seventh periodic group. Amer. J. Physiol. *185* (1956) 71.

[13] Becker, W., W. Börner, G. Gruber: Szintigraphie und Sonographie bei der Diagnostik der Schilddrüsenautonomie. Dtsch. med. Wschr. *111* (1986) 1630–1635.

[14] Becker, W., Chr. Reiners, W. Börner: Präoperative sonographische Lokalisationsdiagnostik autonomer Adenome – ihre Bedeutung zur Verringerung von Rest- oder Rezidivautonomien. Nuklearmediziner *3* (1985) 265–271.

[15] Belfiore A., L. Sava, F. Runello et al.: Solitary autonomously functioning thyroid nodules and iodine deficiency. J. Clin. Endocrinol. Metab. *56* (1983) 283.

[16] Blum, M.: Commentary on chapter 3, in: J. I. Hamburger, J. M. Miller (Hrsg.): Controversies in clinical thyroidology, S. 81. Springer-Verlag, New York 1981.
[17] Blum, M., B. J. Biller, D. A. Bergmann: The thyroid cork: Obstruction of the thoracic inlet due to retroclavicular goiter. JAMA *227* (1974) 189.
[18] Blum, M., T. Kranjac, C. M. Park et al.: Thyroid storm after cardiac angiography with iodinated contrast medium. Occurrence in a patient with a previously euthyroid autonomous nodule of the thyroid. JAMA *235* (1976) 2324.
[19] Blum, M., M. A. Jr. Nocero: Spontaneous resolution of a euthyroid autonomous nodule of the thyroid. Am. J. Med. Sci. *264* (1972) 49.
[20] Blum, M., L. Shenkman, C. S. Hollander: The autonomous nodule of the thyroid: Correlation of patient age, nodule size and functional status. Am. J. Med. Sci. *269* (1975) 43.
[21] Bolk, J. H., J. W. F. Elte, J. K. Bussemaker et al.: Thyroid-stimulating immunoglobulins do not cause non-autonomous, autonomous, or toxic multinodular goiters. Lancet *2* (1979) 61.
[22] Börner, W., E. Moll, E. Rauh et al.: Ein ^{123}J-^{99m}Tc-Zweiphasen-Kurztest, in: G. Hoffmann, H.-A. Ladner (Hrsg.): Radioisotope in Pharmakokinetik und Klinischer Biochemie, S. 637–640. Stuttgart 1970.
[23] Burke, G., M. Szabo: Dissociation of in vivo and in vitro „autonomy" in hyperfunctioning thyroid nodules. J. Clin. Endocrinol. Metab. *35* (1972) 199.
[24] Busemann, E. Sokole, J. B. van der Schoot: Early thyroid uptake: comparison of ^{123}J-iodide and 99mTc-pertechnetate. In: T. Munkner (Hrsg.): Quality Factors in Nuclear Medicine, S. 167.1–167.6. Kopenhagen 1975.
[25] Cantor, R. E., N. D. Charkes: The effect of TSH on the solitary hyperfunctioning thyroid nodule. J. Nucl. Med. *8* (1967) 758.
[26] Charkes, N. D.: Scintigraphic evaluation of nodular goiter. Semin. Nucl. Med. *1* (1971) 316.
[27] Charkes, N. D.: Commentary on chapter 3, in: J. I. Hamburger, J. M. Miller (Hrsg.): Controversies in clinical thyroidology, S. 88. Springer-Verlag, New York 1981.
[28] Coindet, J. F.: Nouvelles recherches sur les effects de l'iode et sur les précautions à suivre dans le traitement du goitre par ce nouveau remède. Ann. Chim. Phys. (Paris) *16* (1821) 252.
[29] Connolly, R. J., G. I. Vidor, J. C. Stewart: Increase in thyrotoxicosis in endemic goitre after iodination of bread. Lancet. *1* (1970) 500.
[30] Cope, O., R. W. Rawson, J. N. Mc Arthur: The hyperfunctioning single adenoma of the thyroid. Surg. Gynecol. Obstet. *84* (1947) 415–426.
[31] Croom III, R. D., M. D. Colin, G. Thomas et al.: Autonomously functioning thyroid nodules in childhood and adolescence. Surgery *102* (1987) 1101–1108.
[32] De Garreta, A. C., H. I. Glass, A. Goolden: Measurment of the uptake of ^{99m}Tc by the thyroid. Brit. J. Radiol. *41* (1968) 896–898.
[33] Dige-Petersen, H., O. J. Clemmensen, L. Hummer: Evolution of autonomy in idiopathic nontoxic goiter, evaluated by regional suppressibility of ^{99m}Tc-uptake and TSH response to TRH. Nucl. Med. *XV* (1976) 197.
[34] Emrich, D., Bähre, M.: Autonomy in euthyroid goitre: Maladaptation to iodine deficiency. Clin. Endocr. *8* (1978) 257.
[35] Emrich, D., M. Bähre, H. Schicha: Detection and significance of thyroid autonomy in iodine-deficient goitre. In: R. Hall, S. Köbberling (Hrsg.): Thyroid disorders associated with iodine deficiency and excess, S. 261–271. Raven Press, New York 1985.
[36] Emrich, D., G. Klauschenke: Hyperthyreose bei Schilddrüsenhormonbehandlung der Jodmangelstruma. Dtsch. med. Wschr. *111* (1986) 577–581.
[37] Emrich, D., Karkavitsas, U. Facorro et al.: Influence of increasing iodine intake on thyroid function in euthyroid and hyperthyroid states. J. clin. Endocr. *54* (1982) 1236–1241.
[38] Drexhage, H. A., G. F. Bottazzo, D. Doniach et al.: Evidence for thyroid-growth-stimulating immunoglobulins in some goitrous thyroid diseases. Lancet *2* (1980) 287–291.

[38a] Duh QY, Gum E. T., P. L. Gerend, S. E. Raper et al.: Epidermal growth factor receptors in normal and neoplastic thyroid tissue. Surgery *98* (1985) 1000–1007.

[39] Ermans, A. M., M. Camus: Modifications of thyroid function induced by chronic administration of iodide in the presence of „autonomous" thyroid tissue. Acta Endocrinol. (Kbh.) *70* (1972) 463.

[40] Evered, D. C., F. Clark, V. B. Petersen: Thyroid function in euthyroid subjects with autonomous thyroid nodules. Clin. Endocrinol. (Oxf.) *3* (1974) 149.

[41] Ferraz, A., G. A. Medeiros-Neto, A. C. Toledo et al.: Autonomous thyroid nodules. I. A clincal classification and the use of a diagnostic index. J. Nucl. Med. *13* (1972) 733.

[42] Fisher, D. A.: Thyroid nodules in childhood and their management. J. Pediatr. *89* (1976) 866.

[43] Gemsenjäger, E.: Further aspects of autonomy in euthyroid surgical patients. J. Mol. Med. *4* (1980) 59.

[44] Gemsenjäger, E., J. J. Staub, J. Girard et al.: Preclinical hyperthyroidism in multinodular goitre. J. clin. Endocr. *43* (1976) 810.

[45] Gerber, H., H. J. Peter, F. Ramelli et al.: Autonomie und Heterogenität der Follikel in der euthyreoten und hyperthyreoten menschlichen Knotenstruma: die Lösung alter Rätsel? Schweiz. Med. Wochenschr. *113* (1983) 1178.

[46] Glöbel, B., R. Berberich: Die Messung der Jodidaufnahme in die Schilddrüse. Nuc Compact *7* (1976) 102.

[47] Goebel, R., G. Leb, O. Eber: Der 20 Minuten-^{99m}Tc-Speicherwert als Schilddrüsendiagnostikum. Med. Klinik *70* (1975) 154.

[48] Goolden, A. W. G., H. I. Glass, E. O. Williams: Use of ^{99m}Tc for routine assessment of thyroid function. Brit. med. J. *IV* (1971) 396–399.

[49] Gray, H. W., L. A. Hooper, W. R. Greig: Method for reducing extrathyroidal neck radioactivity: Use of a special collimated scintillation detector. J. Nucl. Med. *13* (1972) 693–694.

[50] Green, W. L., S. H. Ingbar: The effect of iodide on the rate of release of J^{131} from autonomous thyroid nodules. J. Clin. Invest. *41* (1962) 173.

[51] Hales, I., G. Cowie, J. Myhill et al.: Autonomous functioning nodules and thyrotoxicosis. Med. J. Aust. *1* (1967) 198.

[52] Hamburger, J. I.: Evolution of toxicity in solitary nontoxic autonomously functioning thyroid nodules. J. Clin. Endocrinol. Metab. *50* (1980) 1089.

[53] Hamburger, J. I., G. Kadian, H. W. Rossin: Why not radioiodine therapy for toxic nodular goiter? Arch. Intern. Med. *119* (1967) 75.

[54] Hamburger, J. I.: Solitary autonomously functioning thyroid lesions. Diagnosis, clinical features and pathogenetic considerations. Am. J. Med. *58* (1975) 740.

[55] Hamburger, J. I.: Should all autonomously functioning thyroid nodules be ablated to prevent the subsequent development of thyrotoxicosis? In: J. I. Hamburger, J. M. Miller (Hrsg.): Controversies in clinical thyroidology, S. 69. Springer-Verlag, New York 1981.

[56] Hays, M. T.: Kinetics of the Human Thyroid Trap: A Compartmental Model. J. Nucl. Med. *19* (1978) 789–795.

[57] Hays, M. T., F. A. Green: In vitro studies of ^{99m}Tc-Pertechnetate binding by human serum and tissues. J. Nucl. Med. *14* (1973) 149–158.

[58] Hays, M. T., B. Wesselossky: Simultaneous measurement of thyroidal trapping ($^{99m}Tc\ O_4^-$) and binding ($^{131}J^-$): Clinical and experimental studies in man. J. Nucl. Med. *14* (1973) 785–792.

[59] Heck, L., K. Lathrop, A. Gottschalk et al.: Perchlorate washout of pertechnetate from the thyroid. J. Nucl. Med. *9* (1968) 323.

[60] Heinze, G., H. Ingrisch, K. J. Pfeiffer et al.: Vergleich der Aufnahme und Clearance von ^{99m}Tc und ^{131}J durch die Schilddrüse. Nuc Compact *4* (1973) 2–3.

[61] Higgins, H. P., D. Ball, S. Eastham: 20 min. ^{99m}Tc-thyroid uptake: a simplified method using the gamma camera. J. Nucl. Med. *14* (1973) 907–911.

[62] Horst, W., H. Rösler, C. Schneider et al.: 306 cases of toxic adenoma: Clinical apsects, finding in radioiodine diagnostics radiochromatography and histology: results of ^{131}J and surgical treatment. J. Nucl. Med. *8* (1967) 515.
[63] Hurley, P. J., M. N. Maisey, T. K. Natarajan et al.: A computerized system for rapid evaluation of thyroid function. J. Clin. Endocrinol. Metab. *34* (1972) 354–360.
[64] Ingbar, S. H.: Autoregulation of the thyroid. Mayo Clin. Proc. *47* (1972) 814–823.
[65] Igl, W., U. Fink, B. Leisner: Die Kombination von Szintigramm und Sonogramm in der Diagnostik des autonomen Schilddrüsenadenoms. Nuc Compact *10* (1979) 184.
[66] Ingrisch, H., H. G. Heinze, J. Wöhler et al.: Absolute Jodaufnahme autonomer Adenome der Schilddrüse vor und nach exogener TSH-Stimulation. Dtsch. Med. Wochenschr. *99* (1974) 1677.
[67] Joseph, K.: Statische, dynamische und quantifizierte Schilddrüsenszintigraphie. Der Nuklearmediziner *2* (1979) 83–101.
[68] Joseph, K.: Diagnostische und therapeutische Strategie bei thyreoidaler Autonomie. In: P. Pfannenstiel, D. Emrich, B. Weinheimer (Hrsg.): Schilddrüse 1985, S. 526–535. Georg Thieme, Stuttgart 1986.
[69] Joseph, K.: Methodik der szinitgraphischen Diagnostik bei der Schilddrüsenautonomie. Der Nuklearmediziner *12* (1989) 175–185.
[70] Joseph, K., F. Berg-Schlosser, K. Herbert: Computertomographie Bestimmung der intrathyreoidalen Jodkonzentration im Strumaendemiegebiet. Fortschr. Röntgenstr. *144* (1986) 417–421.
[71] Joseph, K., J. Mahlstedt: Früherkennung potentieller Hyperthyreosen im Strumaendemiegebiet. Dtsch. med. Wschr. *105* (1980) 1113–1118.
[72] Joseph, K., J. Mahlstedt, R. Gonnermann et al.: Verlaufsuntersuchungen bei Patienten mit autonomem Schilddrüsengewebe (AFTT). Nuc Compact *10* (1979) 206–213.
[73] Joseph, K., J. Mahlstedt, R. Gonnermann et al.: Early recognition and evaluation of the risk of hyperthyroidism in thyroid autonomy in an endemic goiter area. J. Mol. Med. *4* (1980) 21.
[74] Joseph, K., J. Mahlstedt, U. Welcke: Die Beeinflussung der thyreoidalen ^{99m}Tc-Pertechnetataufnahme (TcTU) durch therapeutische und diagnostische Suppression, Nuc Compact *10* (1979) 22–28.
[75] Joseph, K., J. Mahlstedt, U. Welcke: Thyreoidale Autonomie – Altersverteilung und Verhalten unter Jodprophylaxebedingungen. Nuc Compact *10* (1979) 100–104.
[76] Joseph, K., J. Mahlstedt, U. Welcke: Autonomously functioning thyroid tissue (AFTT) during iodide prophylaxis. J. Molec. Med. *4* (1980) 87.
[77] Joseph, K., H. H. Pries, H. Küppers et al.: Regulationsuntersuchungen zur Beurteilung des Therapieerfolges nach ^{131}J-Therapie. Nuc Compact *7* (1976) 179–182.
[78] Joseph, K., J. Mahlstedt, H. H. Pries et al.: Untersuchungen über die Regulation der thyreoidalen Jodidclearance in Abhängigkeit von der Konzentration freien Thyroxins. Nuc Compact *7* (1976) 71–76.
[79] Joseph, K., J. Mahlstedt, H.-H. Pries et al.: Früherkennung und Abschätzung des Hyperthyreoserisikos autonomen Schilddrüsengewebes. Nuc Compact *8* (1977) 134–141.
[80] Kohn, L. A.: The midwestern American „epidemic" of iodine induced hyperthyroidism in the 1920s. Bull. N. Y. Acad. med. *52* (1976) 770–781.
[81] Landgarten, S., R. Spencer: A study of the natural history of „hot" thyroid nodules. Yale J. Biol. Med. *46* (1973) 259.
[82] Lange, S., G. Golde: Die Kinetik der thyreoidalen $^{99m}TcO_4$-Anreicherung. Nuclear-Med. *13* (1974) 160–169.
[83] Leclere, J., M. C. Bene, A. Duprez et al.: Behaviour of thyroid tissue from patients with Graves disease in nude mice. J. Clin. Endocrinol. Metab. *59* (1984) 175.
[84] Leeper, R. D., M. Powell, R. S. Benua: Use of scaler attachment to rectilinear scanner to

measure ^{99m}Tc-Pertechnetate uptake by the thyroid: clinical studies. J. Nucl. Med. *15* (1974) 1117–1119.
[85] Lerro, S., M. Losa, M. T. Trisorio et al.: Free thyroid hormone levels and TSH response to TRH in patients with autonomous thyroid adenomata and normal T_3 and T_4. Clin, Endocrinol. (Oxf.) *23* (1985) 373.
[86] Lupulescu A. P., C. B. Boyd: Follicular adenomas. Arch. Pathol. *93* (1972) 492.
[87] Maberly, G. F., J. M. Corcoran, C. J. Eastman: The effect of iodized oil on goitre size, thyroid function and the development of the Jod Basedow phenomenon. Clin. Endocrinol. (Oxf.) *17* (1982) 253.
[88] Mahlstedt, J., K. Joseph: Dekompensation antonomer Adenome der Schilddrüse nach prolongierter Jodzufuhr. Dtsch. med. Wschr. *98* (1973) 1748–1751.
[89] Mahlstedt, J., K. Joseph: Schilddrüsendiagnostik mit Gammakamera und Prozeßrechner: Apparativer Gigantismus oder ökonomische Notwendigkeit? Nuc Compact *7* (1976) 50–52.
[90] Mahlstedt, J., K. Joseph: ^{99m}Tc-Thyroid Uptake (TcTU) – ein Clearanceäquivalent zur Beurteilung der Schilddrüsenregulation: Prozeßrechnergesteuerte ROI-Technik und vereinfachte mechanische ROI-Technik für die Gammakamera. Nuc Compact 7 (1976) 108.
[91] Mahlstedt, J., H. Schmidt, K. Joseph: Untersuchungen zur Verläßlichkeit der ^{99m}Tc-Speichertests als Schätzer der thyreoidalen Stimulation. Fortschr. Röntgenstr. *131* (1979) 536–544.
[92] Maisey, M. N., T. K. Natarajan, P. J. Hurley et al.: Validation of a rapid computerized method of measuring ^{99m}Tc-pertechnetate uptake for routine assessment of thyroid structure and function. J. Clin. Endocrinol. Metab. *36* (1973) 317–322.
[93] McCormack, K. R., Sheline, G. E.: Long-term studies of solitary autonomous thyroid nodules. J. Nucl. Med. *8* (1967) 701.
[94] Miller, J. M., R. C. Horn, M. A. Block: The evolution of toxic nodular goiter. Arch. Intern. Med. *113* (1964) 72.
[95] Miller, J. M.: Plummers disease. Med. Clin. North Am. *59* (1975) 1203.
[96] Miller, J. M.: Summary of chapter 3 and commentaries. In: J. I. Hamburger, J. M. Miller (Hrsg.): Controversies in clinical thyroidology, S. 100. Springer-Verlag, New York 1981.
[97] Miller, J. M., M. A. Block: The autonomous functioning nodule: Therapeutic considerations. Arch. Surg. *96* (1968) 386.
[98] Miller, J. M., M. A. Block: Functional autonomy in multinodular goiter. JAMA *214* (1970) 535.
[99] Miller, J. M., R. C. Horn, M. A. Block: The autonomous functioning thyroid nodule in the evolution of nodular goiter. J. Clin. Endocrinol. Metab. *27* (1967) 1264.
[100] Miller, J. M., A. G. Kasenter, D. S. Marks: Disparate imaging of the autonomous functioning thyroid nodule with ^{99m}Tc-pertechnetate and radioiodine. Radiology *119* (1976) 737.
[101] Molnar, G. D., R. D. Wilber, R. E. Lee et al.: On the hyperfunctioning solitary thyroid nodule. Mayo Clin. Proc. *40* (1965) 665.
[102] Müller-Gärtner, H. W., C. Schneider, V. Bay et al.: Increased thyrotropin binding in hyperfunctioning thyroid nodules. Horm. Metab. Res. *19* (1987) 382.
[103] Papadopoulos, S., S. McFarlane, R. Mc. G. Harden: A comparison between the handling of iodine and technetium by the thyroid gland of the rat. J. Endocr. *38* (1967) 381–387.
[104] Peter, H. J., H. Gerber, H. Studer: Ätiologie, Pathogenese und Epidemiologie der Schilddrüsenautonomie. Der Nuklearmediziner *12* (1989) 161–168.
[105] Peter, H. J., H. Studer, R. Forster et al.: The pathogenesis of „hot" and „cold" follicles in multinodular goiters. J. Clin. Endocrinol. Metab. *55* (1982) 941.
[106] Peter, H. J., H. Studer, P. Groscurth: Autonomous growth, but not autonomous function, in embryonic human thyroids: a clue to understanding autonomous goiter growth. J. Clin. Endocrinol. Metab. *66* (1988) 968–973.
[107] Peter, H. J., H. Gerber, H. Studer et al.: Pathogenesis of heterogeneity in human multinodular

goiter. A study on growth and function of thyroid tissue transplanted onto nude mice. J. Clin. Invest. *76* (1985) 1992.
[108] Plummer, H. S.: The clinical and pathological relationship of simple and exophthalmic goiter. Am. J. Med. Sci. *146* (1913) 790–795.
[109] Plummer, H. S.: The function of the thyroid gland containing adenomatous tissue. Trans. Ass. Am. Phys. *43* (1928) 159.
[110] Pickardt, C. R.: Jodexposition und Schilddrüsenautonomie. Der Nuklearmedziner *12* (1989) 205–212.
[111] Purves, H. D.: The aetiology and prophylaxis of endemic goitre and cretinism. The New Zealand Med. J. *80* (1974) 477–479.
[112] Preston, D. F., W. W. Winterwitz, J. Kopp: Detection of hyperthyroidism by neck uptake of pertechnetate. J. Nucl. Med. *15* (1974) 525.
[113] Reiners, Chr., E. Martin, C. Milani et al.: Wertigkeit von In-vitro-Parametern für die Diagnostik der funktionellen Autonomie der Schilddrüse. Der Nuklearmediziner *12* (1989) 187–196.
[114] Reinwein, D., B. Gieshoff, U. Ufacorro et al.: The natural course of the autonomous thyroid adenoma. Ann. d'endocr. *39* (1978) 110.
[115] Ridgway, E. C., B. D. Weintraub, J. L. Cellalos, et al.: Suppression of pituitary TSH secretion in the patient with a hyperfunctioning thyroid nodule. J. clin. Invest. *52* (1973) 2783.
[116] Roti, E., E. Gardini, L. D'Amato et al.: Goiter size and thyroid function in an endemic goiter area in northern Italy. J. Clin. Endocrinol. Metab. *63* (1986) 558–563.
[117] Schicha, H., D. Emrich: Imunogene und nicht immunogene Hpyerthyreose. Versuch einer klinischen Abgrenzung. Dtsch. Med. Wochenschr. *108* (1983) 6.
[118] Schumm, P.-M., H. J. C. Wenisch, U. Schwedes, et al.: Untersuchungen zur Xenotransplantation von humanen benignen Schilddrüsengeweben auf thymusaplastische Nacktmäuse als Grundlage eines neuen Bioassays zur Bestimmung schilddrüsenstimulierender Immunglobuline (TSI) bei Hyperthyreose vom Typ Basedow. In: H. Schatz, D. Doniach (Hrsg.): Autoimmunity in thyroid disorders, S. 52. Thieme, Stuttgart 1984.
[119] Schumm-Draeger, P.-M., R. Senekowitsch, F. D. Maul et al.: Evidence of in vivo iodine-induced hyperthyroidism in functional autoimmune and autonomous human thyroid tissue xenotransplanted to nude mice. Klin. Wochenschr. *65* (1987) 197–201.
[120] Shambaugh, G. E., T. L. Quinn, R. Oyasu: Disparate thyroid imaging: combined studies with sodium pertechnetate Tc-99m and radioactive iodine. J. Amer. Med.-Ass. *228* (1974) 866.
[121] Sharpe, A. R. Jr., C. T. Gardner, W. A. Cassida et al.: Thyroid uptake and scan using technetium-99m pertechnetate, J. Nucl. Med. *8* (1967) 337.
[122] Shimmins, J., W. D. Alexander, D. G. McLarty et al.: ^{99m}Tc-pertechnetate for measuring thyroid suppressibility, J. Nucl. Med. *12* (1971) 51–54.
[123] Shimmins, J. G., R. McG. Harden, W. D. Alexander: Loss of pertechnetate from the human thyroid. J. Nucl. Med. *10* (1969) 637–640.
[124] Shimmins, J., T. E. Hilditch, R. McG. Harden et al.: Neck extra thyroidal activity of ^{99m}Tc-pertechnetate, J. Nucl. Med. *10* (1969), 483–486.
[125] Skillern, P. G., E. P. McCullagh, M. Clamen: Radioiodine in diagnosis and therapy of hyperthyroidism: Hyperthyroidism caused by hyperfunctioning thyroid adenoma. Arch. Intern. Med. *110* (1962) 888.
[126] Smyth, P. P. A., D. Neylan, D. K. O'Donovan: The prevalence of thyroid-stimulating antibodies in goitrous disease assessed by cytochemical section bioassay. J. Clin. Endocrinol. Metab. *54* (1982) 357.
[127] Socolow, E. L., S. H. Ingbar: Metabolism of ^{99m}Pertechnetate by the thyroid gland of the rat, Endocrinology *80* (1967) 337–344.
[128] Soin, J. S., W. Beal, J. A. Burdine: Disappearance of autonomous thyroid nodule under TSH stimulation. J. Nucl. Med. *15* (1974) 1209.

[129] Strauss, H. W., P. J. Hurley, H. N. Wagner: Advantages of ^{99m}Tc-pertechnetate for thyroid scanning in patients with decreased radioiodine uptake. Radiology *97* (1970) 307–310.

[130] Studer, H.: A fresh look at an old thyroid disease: euthyroid and hyperthyroid nodular goiter. J. Endocrinol. Invest. *5* (1982) 57.

[130a] Studer, H., G. Huber, M. Derwahl et al.: Die Umwandlung von Basedowstrumen in Knotenkröpfe: ein Grund des Hyperthyreoserezidivs. Schweiz. med. Wschr. *119* (1989) 203–208.

[131] Studer, H., H. R. Hunziker, C. Ruchti: Morphologic and functional substrate of thyrotoxicosis caused by nodular goiters. Am. J. Med. *65* (1978) 227.

[132] Studer, H., H. J. Peter, H. Gerber: Toxic nodular goiter. Clin. in Endocrinol. and Metab. *14* (1985) 351–372.

[133] Studer, H., F. Ramelli: Simple goiter and its variants: Euthyroid and hyperthyroid multinodular goiters. Endocr. Rev. *3* (1982) 40.

[134] Taylor, S.: The evolution of nodular goiter. J. Clin. Endocrinol. Metab. *13* (1953) 1232.

[135] Toccafondi, R. S., C. M. Rotella, A. Tanini et al.: Thyrotrophin-responsive adenylate cyclase activity in thyroid toxic adenoma. Acta Endocrinol. (Kbh.) *92* (1979) 658.

[136] Turner, J. W., R. Spencer: Thyroid carcinoma presenting as a pertechnetate „hot" nodule, but without ^{131}J uptake: case report. J. Nucl. Med. *17* (1976) 22–23.

[137] Usher, M. S., A. Y. Arzoumanian: Thyroid nodule scans made with pertechnetate and iodine may give inconsistent results. J. Nucl. Med. *12* (1971) 136–137.

[138] Vague, J., R. Simonin, A. Alland et al.: Effects de la T.S.H. sur quelques nodules thyroidiens sécrétants. Ann. Endocrinol. (Paris) *31* (1970) 666.

[139] Vague, J., R. Simonin, G. Miller et al.: Diagnosis and evolution of autonomous secreting thyroid nodules. In: C. Cassano, M. Andreoli (Hrsg.): Current topics in thyroid research. S. 883. Academic Press, New York 1965.

[140] VanderLaan, W. P., R. Caplan: Observations on a relationship between total thyroid iodine content and the iodide-concentrating mechanism of the thyroid gland of the rat. Endocrinology *54* (1954) 437.

[141] Van Middlesworth, L.: Thyroxine accumulation in thyroids of hypophysectomized rats. Endocrinology *84* (1969) 375.

[142] Van Sande, J., F. Lamy, R. Lecocq et al.: Pathogenesis of autonomous thyroid nodules: in vitro study of iodine and adenosine 3′-, 5′-monophosphate metabolism. J. Clin. Endocrinol. Metab. *66* (1988) 570–579.

[143] Van't Hoff, W., G. G. Pover, P. L. Drury: Technetium uptake in the management of thyrotoxicosis. Clinical Endocrinology *8* (1978) 327–333.

[144] Vidor, G. I., J. C. Stewart, J. R. Wall et al.: Pathogenesis of iodine-induced thyrotoxicosis: studies in northern Tasmania. J. Clin. Endocrinol. Metab. *37* (1973) 901.

[145] Volpé, R., N. R. Farid, C. von Westarp et al.: The pathogenesis of Graves' disease and Hashimoto's thyroiditis. Clin. Endocr. *3* (1974) 239.

[146] Westermark, K. F., L. Karlson, L. E. Ericson et al.: Epidermal growth factor: a regulator of thyroid growth and function in vitro. In: M. C. Eggo, G. N. Burrow (Hrsg.): Thyroglobulin – the prothyroid hormone. Progress in endocrine research and therapy, Vol. 2. S. 255–262. Raven Press, New York 1985.

[147] Wiener, J. D.: Is partial thyroidectomy definitive treatment for Plummer's disease (autonomous goiter)? Clin. Nucl. Med. *8* (1983) 78.

[148] Wiener, J. D.: Long-term follow-up after iodine-131 treatment for Plummer's disease (autonomous goiter). Clin. Nucl. Med. *10* (1985) 256.

[149] Wiener, J. D.: Long-term follow-up in untreated Plummer's disease (autonomous goiter). Clin. Nucl. Med. *12* (1987) 198.

[150] Wiener, J. D., A. A. A. Vries: On the natural history of Plummer's disease. Clin. Nucl. Med. *4* (1979) 181.

[151] Wiener, J. D., E. L. Frensdorf: Thyroid autonomy (Plummer's disease) with contralateral malignancy-mere coincidence? Acta Med. Scand. *200* (1976) 509.
[152] Wiener, J. D., R. D. van der Gaag: Autoimmunity and the pathogenesis of localized thyroid autonomy (Plummer's disease). Clin. Endocrinol. (Oxf.) *23* (1985) 635.
[153) Williams, E. D., H. I. Glass, A. W. G. Goolden et al.: Comparison of two methods of measuring the thyroidal uptake of ^{99m}Tc, J. Nucl. Med. *13* (1972) 159–162.
[154] Wöhler, J., H. G. Heinze, C. R. Pickardt et al.: Eine neue, risikolose Methode zur Diagnostik dekompensierter autonomer Adenome der Schilddrüse. Dtsch. Med. Wochenschr. *99* (1974) 1240.
[155] Ziliotto, D., N. Conte, C. Scandellari: L'adenoma tossico della tiroide. Studio di 160 casi e rassegna della letteratura. Folia Endocrinol. (Roma) *19* (1966) 76.

Diskussion

Bähre:
Wenn Patienten mit Hyperthyreose im Verlauf der thyreostatischen Therapie einen Abfall des TcTU zeigen, leiden sie mit hoher Wahrscheinlichkeit an einer immunogenen Hyperthyreose.

Bretzel:
Könnten Sie uns Nicht-Nuklearmedizinern die Wertigkeit des Jod-123-Uptake-Tests bei der Diagnostik der Autonomie im Vergleich zum TcTU-Test nennen?

Joseph:
Der 123-Jod-Uptake ist etwa doppelt so hoch, wie der Technetium-Uptake. Beide sind einander gleichwertig. Die Kosten für das 123-Jod sind soviel höher, daß man eigentlich auf 123-Jod verzichten kann und mit dem TcTU als Technetium-Pertechnetat-Uptake dasselbe Resultat bekommt. Sie haben keinen diagnostischen Verlust bei Verzicht auf 123-Jod. Zu Herrn Bähre: Was Sie als Verlauf eines Falles angesehen haben, waren die Mittelwerte eines Kollektives. Wieviel es genau waren, weiß ich nicht – aber das müßte man dem Dia entnehmen können. Sie dürfen eigentlich bei mir auch erwarten, daß ich eine immunogene Hyperthyreose sicher ausgeschlossen habe. Die Abgrenzung oder die Abschätzung der Aktivität autonomen Gewebes ist bei euthyreoten Patienten mit dem Uptake unter Suppressionsbedingungen sicher möglich. Aber wovor ich warnen wollte ist, einen Wert von hyperthyreoten Patienten zu benutzen.

Herrmann:
Herr Joseph, woher wissen Sie, daß – wenn Sie 50 bis 75 Mikrogramm Thyroxin über 14 Tage bei alten Menschen empfehlen, aus der klinisch sicheren wichtigeren und honorigeren Annahme – man den Patienten damit nicht schaden kann? Woher wissen Sie darüber hinaus, daß die dann supprimiert sind? Welchen Parametern entnehmen Sie das?

Joseph:
durch TSH zum Beispiel.

Herrmann:
Also brauchen Sie doch das basale TSH.

Joseph:
Sie dürfen keinen Uptake-Wert unter Suppressionsbedingungen beurteilen wollen, ohne Kenntnis des basalen TSH.

Herrmann:
Und wenn das basale TSH schon supprimiert war bei einer latenten Hyperthyreose?

Joseph:
Dann brauchen Sie nicht mehr zu supprimieren.

Herrmann:
Ist das so lächerlich? Das glaube ich gar nicht mal. Autonome Adenome kompensierter Art – kompensiertes autonomes Adenom.

Joseph:
Worauf Herr Herrmann abhebt, ist die Speicherung im paranodulären Gewebe. Die gibt es; aber Sie wissen (das weiß man schon sehr lange), daß dieses Gewebe tatsächlich etwa 10% auch ohne TSH aufnehmen kann. Das ist natürlich und durch Autoregulation bedingt. Trotzdem wird eine weitere Suppression unnötig und die würde auch nichts an der Aufnahme in dem paranodulären Gewebe ändern.

Kallee:
Das 123-Jod, Herr Joseph, wird nicht 2mal, sondern etwa 10mal stärker in der Schilddrüse als Technetium angereichert. Der Vorteil von 123-Jod ist, daß man damit das proteingebundene 123-Jod messen kann (einziger Parameter, mit dem man direkt den Jodumsatz in der Schilddrüse bestimmen kann). Ich glaube, die Vorteile des 123-Jod sind gegenüber 99 Tc-TU so groß, daß man in den meisten Fällen zu Gunsten der Patienten nicht auf den Preis sehen darf.

Joseph:
Sicher ist, Herr Kallee, daß die Jodaufnahme höher ist. Aber es kommt doch darauf an, zu welchem Zeitpunkt Sie das betrachten. Das, was ich gesagt habe, bezog sich auf den 20-Minuten-Wert. Wenn ich Technetium-Uptake mit Jod-Uptake vergleiche, dann muß ich diese Werte zur selben Zeit vergleichen. Uptake mit Jod 20 Minuten nach Injektion ist doppelt so hoch wie mit Technetium. Daß er hinterher weiter ansteigt, ist also wirklich Basiswissen, über das wir eigentlich verfügen sollten.

Wenn Sie 123-Jod immer noch als ‚überlegen' bezeichnen, befinden Sie sich wirklich im Gegensatz zur gesamten Weltliteratur. Es gibt keinen einzigen vernünftigen Beweis dafür, daß 123-Jod besser sei. Es gibt nur ein paar kasuistische Mitteilungen darüber, daß man mit Pertechnetat möglicherweise ein follikuläres Karzinom der Schilddrüse, welches zwar noch Jodidclearance, aber keine organische Bindung mehr aufweist, übersehen könnte. Das sind aber absolute Raritäten. Ich habe so etwas noch nicht gesehen und glaube, die meisten hier im Raume werden mit mir einer Meinung sein.

Fazit: da die Kosten für das 123-Jod erheblich höher sind als für Pertechnetat und eine diagnostische Überlegenheit des 123-Jod mit Sicherheit nicht vorhanden ist, kann in keiner Weise heute noch die Anwendung des 123-Jod gerechtfertigt werden.

Bähre:
Herr Prof. Joseph, mit allem Respekt, den ich sowohl vor Ihnen als auch vor Ihren Arbeiten habe, eine nicht immunogene Hyperthyreose – also eine Autonomie mit einem Uptake oberhalb von 10% – ist sicherlich höchstgradig selten. Das belegen auch Studien aus der Münchner Gruppe, die inzwischen vorgelegt wurden. Ich möchte insistieren. Die Uptakes, die im Verlauf gemessen wurden und die höher als 10% waren, vor allen Dingen dann, wenn es sich um Mittelwerte handelte, waren von Patienten mit immunogenem Geschehen.

Mahlstedt:
Eine handfeste Struma mit Autonomie kann einen Uptake von 15 bis 16% haben. Der Versuch, die immunogene Hyperthyreose über den Uptake von der Autonomie zu differenzieren, hat eine statistische Bedeutung, wenn man genug verzerrte Kollektive miteinander vergleicht. Aber für die individuelle Entscheidung hat diese Untersuchung keine selektive Bedeutung.

Bähre:
Herr Mahlstedt, der Jodmangel in der Lübecker Bucht ist nicht wesentlich anders als im übrigen Deutschland. Es gibt da nur graduelle, keine prinzipiellen Unterschiede. Deswegen sollten wir uns im Niveau entsprechend hier orientieren.

Die Kombination von regionaler ^{99m}Tc-Aufnahme und regionaler sonographischer Volumetrie bei fokaler Autonomie

D. Emrich, U. Erlenmaier

Die funktionelle Relevanz einer Autonomie ist wahrscheinlich nicht nur von der Menge der autonomen Zellen, sondern auch von ihrer Aktivität abhängig. Um dies zu untersuchen, kombinierten wir die regionale ^{99m}Tc-Aufnahme unter Suppression ($TcUr_s$) und die regionale sonographische Volumenbestimmung (Vr). Es läßt sich dann durch Division von $TcUr_s$ und Vr ein Parameter berechnen, der ein Maß für die Aktivität der Autonomie pro g Gewebe darstellt (AIr_s). Für solche Untersuchungen sind in erster Linie unifokale Autonomien geeignet, da hier autonomes und nicht autonomes Gewebe in derselben Schilddrüse sonographisch und szintigraphisch häufig voneinander abgrenzbar ist. Wir haben bisher 28 Patienten auf diese Weise untersucht. 21 waren laborchemisch eu- und 7 hyperthyreot. Das autonome Volumen lag zwischen 1 und 20 ml.

In Abbildung 1 sind die Mittelwerte für ^{99m}Tc-Aufnahme und Aktivitätsindex unter Suppression bei den 21 laborchemisch euthyreoten Patienten getrennt für

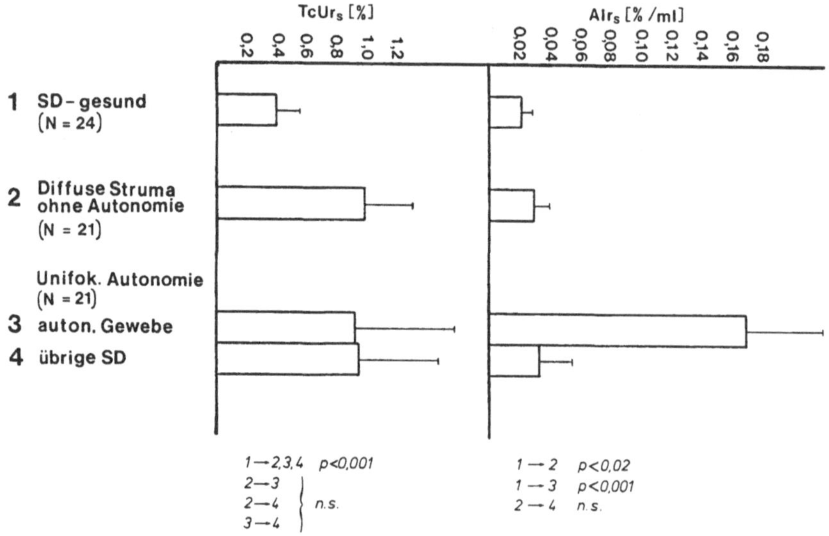

Abb. 1 TcU_s und AI_s bei Schilddrüsengesunden, Patienten mit diffuser Struma ohne Autonomie und bei euthyreoten Patienten mit unifokaler Autonomie, getrennt für das autonome und restliche Schilddrüsengewebe.

das autonome Gewebe und die übrige Schilddrüse im Vergleich zu je einer Gruppe Schilddrüsengesunder und Patienten mit diffuser Jodmangelstruma ohne Anhalt für Autonomie dargestellt. Es ergibt sich:

1. Auch bei diffuser Struma ohne sonstigen Hinweis auf Autonomie (normale globale dosisbezogene Tc-Aufnahme unter Suppression, normaler Ausfall des TRH-Testes) sind ^{99m}Tc-Aufnahme und Aktivitätsindex unter Suppression gegenüber Schilddrüsengesunden im Mittel signifikant erhöht. Dies spricht in Übereinstimmung mit den autoradiographischen Untersuchungen von Studer [2] dafür, daß auch diffuse Strumen ohne sonstigen Hinweis auf Autonomie einen erhöhten Anteil autonomer Zellen aufweisen.
2. Bei Betrachtung der Mittelwerte findet sich bei unifokaler Autonomie kein Unterschied zwischen der ^{99m}Tc-Aufnahme unter Suppression für das autonome Gewebe, dem Gewebe der übrigen Schilddrüse und dem bei diffusen Strumen. Erst die Berechnung des Aktivitätsindex zeigt für das autonome Gewebe im Mittel eine deutliche Erhöhung um den Faktor 7–8. Im Mittel unterscheidet sich der Aktivitätsindex zwischen Schilddrüsenrestgewebe bei unifokaler Autonomie und dem diffuser Strumen ohne Autonomie nicht.

In Abbildung 2 ist die regionale ^{99m}Tc-Aufnahme bei Patienten mit unifokaler Autonomie in Abhängigkeit vom Autonomievolumen aufgetragen (bei Euthyreoten mit, bei Hyperthyreoten ohne Suppression). Es findet sich bei euthyreoten Patienten eine deutliche Beziehung zum Autonomievolumen (r=0,93), wie es

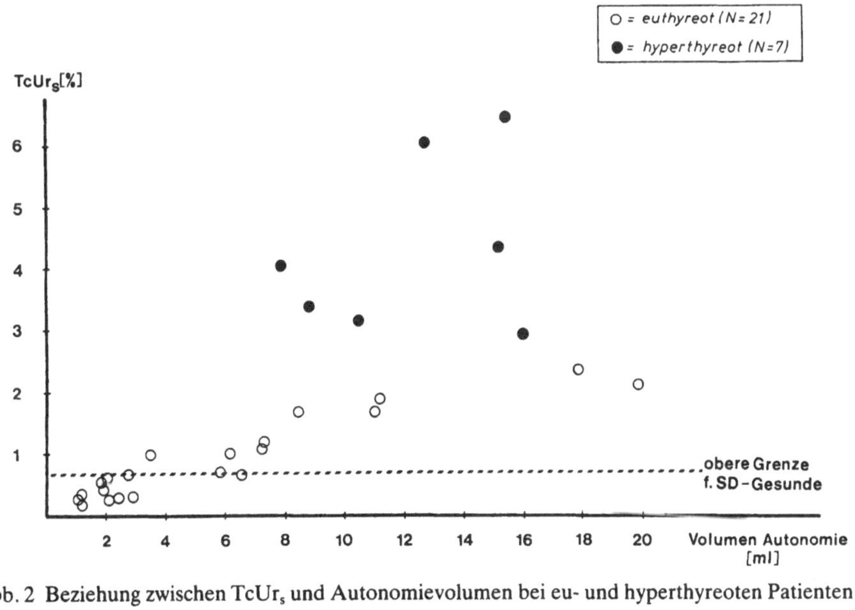

Abb. 2 Beziehung zwischen TcUr$_s$ und Autonomievolumen bei eu- und hyperthyreoten Patienten mit unifokaler Autonomie.

Joseph u. Mitarb. [1] schon vor längerer Zeit beschrieben haben. Bis etwa 5 ml liegt die regionale Tc-Aufnahme unter Suppression im Bereich der Schilddrüsengesunder. Bei den hyperthyreoten Patienten, bei denen man annehmen muß, daß durch die deutlich erhöhten Hormonkonzentrationen eine Selbstsuppression erfolgt und von daher ein Vergleich mit den exogen supprimierten Werten der euthyreoten gerechtfertigt erscheint, liegen die regionalen ^{99m}Tc-Aufnahmewerte bis auf einen Fall oberhalb von 3% und damit über den Werten bei euthyreoten Patienten. Zur Frage einer Beziehung zwischen Autonomievolumen und regionaler ^{99m}Tc-Aufnahme bei hyperthyreoter unifokaler Autonomie ist die Fallzahl bisher zu gering.

In Abbildung 3 haben wir den Aktivitätsindex gegen das Autonomievolumen aufgetragen. Es ergibt sich, daß dieser im Gegensatz zur regionalen Tc-Aufnahme bei euthyreoten Patienten in allen Fällen über dem Schilddrüsengesunder liegt, aber nicht einheitlich ist. Er schwankt zwischen 0,005 und 0,03% pro ml, d. h. um den Faktor 6. Er zeigt keine Beziehung zum Autonomievolumen. Die Werte der hyperthyreoten Patienten liegen bis auf einen Fall deutlich über denen der euthyreoten.

Wir haben bei den euthyreoten Patienten geprüft, ob sich Beziehungen zwischen der regionalen ^{99m}Tc-Aufnahme sowie dem Aktivitätsindex unter Suppression und dem TRH-Test-Ergebnis, das zwischen vollständiger Suppression und normalem Ausfall schwankte, ergeben. Dies war jedoch bisher nicht der Fall. Als

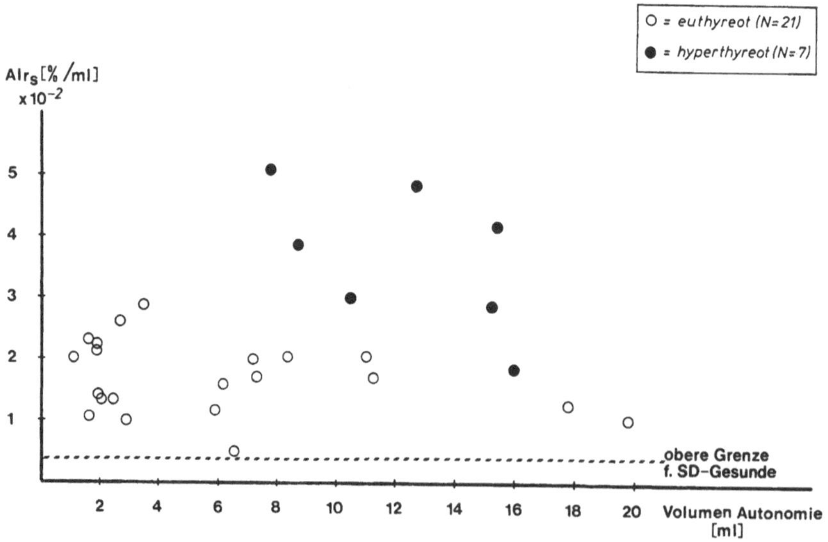

Abb. 3 Beziehung zwischen AIr_s und Autonomievolumen bei eu- und hyperthyreoten Patienten mit unifokaler Autonomie.

Ursachen hierfür kommen methodische Beschränkungen, die begrenzte Fallzahl und unbekannte Faktoren in Betracht.

Zusammenfassend fanden wir, daß:

1. sich auch bei diffusen Strumen ohne qualitativen globalen szintigraphischen Hinweis auf Autonomie gegenüber Schilddrüsengesunden quantitativ eine Autonomie nachweisen läßt,
2. der Aktivitätsindex bei unifokaler Autonomie deutlich schwankt und keine Beziehung zum Autonomievolumen aufweist und
3. daß sich bei Euthyreose bisher weder eine Beziehung der regionalen ^{99m}Tc-Aufnahme unter Suppression, noch der spezifischen Aktivität der Autonomie, zum Ausfall des TRH-Testes nachweisen läßt.

Literatur

[1] Joseph, K., J. Mahlstedt, U. Welcke: Früherkennung der thyreoidalen Autonomie durch Kombination von quantitativer Szintigrammauswertung mit einem Äquivalent des freien T_4. Nucl.-Med. *19* (1980) 54–63.

[2] Studer, H., H. J. Peter, H. Gerber: Natural heterogenity of thyroid cells: The basis for understanding thyroid function and nodular goiter growth. Endocr. Rev. *10* (1989) 125–135.

Regionaler ^{99m}Tc-Uptake der Schilddrüse (TcTU) in Kombination mit Sonographie bei fokaler Autonomie

T. Kreisig, C. R. Pickardt, C. Vaitl, C. M. Kirsch, P. Knesewitsch

Einleitung

In der Strumadiagnostik ist eine palpatorisch oder sonographisch nachgewiesene Knotenstruktur durch die Szintigraphie weiter abzuklären. Mit Hilfe eines Kamera-Rechner-Systems besteht neben der visuellen Beurteilung und der Messung von Impulsverhältnissen die Möglichkeit der globalen und regionalen Quantifizierung der Radionuklidaufnahme. Als etabliertes Verfahren darf der thyreoidale Tc-Uptake (TcTU) gelten, der ein Maß für die Jodidclearance darstellt [1, 13] und in die Diagnostik der Schilddrüsenautonomie Eingang gefunden hat [2, 3, 9, 10]. In dieser Studie wurde untersucht, inwieweit Sonographie mit Volumetrie und Szintigraphie mit regionalem TcTU ($TcTU_r$) sich bei der Abklärung von fokalen Schilddrüsenautonomien ergänzen.

Patienten und Methode

In die Studie wurden 65 Patienten mit szintigraphisch und sonograpisch eindeutig abgrenzbaren fokalen Autonomien (51 unifokale und 14 multifokale) einbezogen. Das TSH war bei allen Patienten zum Zeitpunkt der Untersuchung supprimiert, in 13 Fällen nach exogener Suppression mit 60 µg T3/die über 10 Tage. Bei allen übrigen Patienten fand keine schilddrüsenspezifische Medikation statt. Patienten mit Jodkontamination, nachgewiesen durch Anamnese oder Jodbestimmung im Spontanurin, wurden ausgeschlossen. Von den 51 Patienten mit unifokalen Autonomien hatten 13 eine kompensierte fokale Autonomie, nachgewiesen durch exogene TSH-Suppression, und je 19 Patienten ein supprimiertes basales TSH ohne bzw. mit peripher erhöhten Schilddrüsenhormonspiegeln (latente bzw. manifeste Hyperthyreose). Als unifokal wurde die Autonomie dann bezeichnet, wenn szintigraphisch nur eine fokale Mehranreicherung mit einer paranodulären Speicherung von weniger als 20% dieses Maximums vorlag und sonographisch keine weiteren Knotenstrukturen nachgewiesen werden konnten.

Die in-vitro-Diagnostik umfaßte Gesamt-Thyroxin, Thyroxin bindendes Globulin, Gesamt-Trijodthyronin und sensitives TSH.

Bestandteile der in-vivo-Diagnostik waren die Sonographie einschließlich Volumetrie mit einem 7,5 MHz-Realtime-Sektorscanner (Phillips) sowie die Szintigra-

phie mit Quantifizierung. Das Volumen der einzelnen Schilddrüsenlappen wie auch das der fokalen Autonomien wurde in sagittaler und transversaler Schnittführung nach folgender Formel unter Annäherung an einen Rotationsellipsoiden errechnet:
$V = a \times b \times c \times 0{,}5.$
Sonographisch abgrenzbare Zystenstrukturen innerhalb der fokalen Autonomien wurden ebenfalls ausgemessen und vom Knotenvolumen abgezogen.

Die Szintigraphie begann 20 Minuten nach i.v.-Applikation von 40 MBq ^{99m}Tc-Pertechnetat. Bei vorgegebener Impulszahl von 200 000 lag die Aufnahmedauer (T) in der Regel zwischen 5 und 10 Minuten. Die verabreichte Aktivität (A) ermittelte sich aus der Messung der vollen und leeren Spritze sowie der Applikationsstelle. Die Quantifizierung erfolgte über die Bestimmung des globalen (gesamte Schilddrüse) wie auch regionalen TcTU (fokale Mehrspeicherung). Dazu wurde mittels der region-of-interest-Technik nach Untergrundkorrektur die Nettoimpulszahl der Schilddrüse bzw. der fokalen Mehrspeicherung durch die Aufnahmedauer T dividiert und in % der verabreichten Aktivität A angegeben.

Ergebnisse

Die Abhängigkeit des $TcTU_r$ vom zugehörigen sonographischen Knotenvolumen (V_r) bei fokalen Autonomien zeigt Abbildung 1. Die beiden Parameter korrelieren signifikant ($p < 0{,}0001$) mit dem Koeffizienten $r=0{,}77$. Die Regressionsgerade lautet: $TcTU_r = 0{,}10 \times V_r + 0{,}93$.

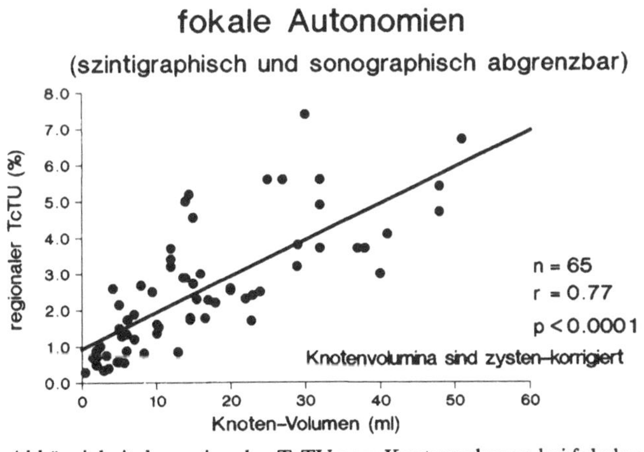

Abb. 1 Abhängigkeit des regionalen TcTU vom Knotenvolumen bei fokalen Autonomien unter TSH-suppressiven Bedingungen.

12 von 13 Patienten mit kompensierter fokaler Autonomie haben Knotenvolumina von < 8 ml (entsprechend einem Durchmesser von 2,5 cm) und alle 13 Patienten haben TcTU-Werte von < 2,0%, in 11 Fällen davon unter 1,0% (Abb. 2a).

Bei 18 von 19 Patienten mit unifokaler Autonomie und latenter Hyperthyreose sind die Knotenvolumina > 8 ml und der $TcTU_r$ > 1,0% (Abb. 2a). Alle Patienten mit manifester Hyperthyreose haben Knotenvolumina über 14 ml (entsprechend einem Durchmesser über 3,0 cm) und einen $TcTU_r$ von etwa 2% und darüber (Abb. 2b).

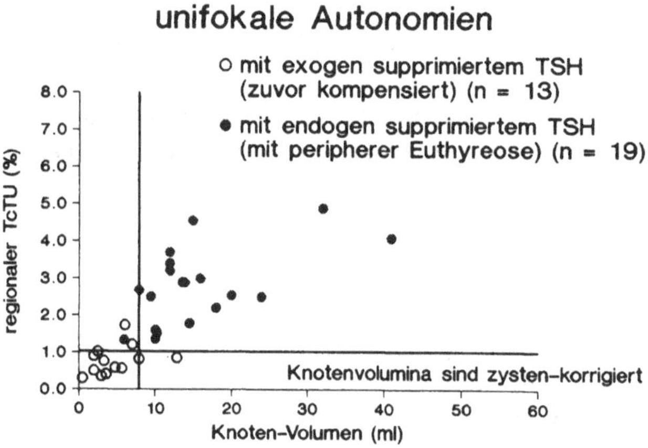

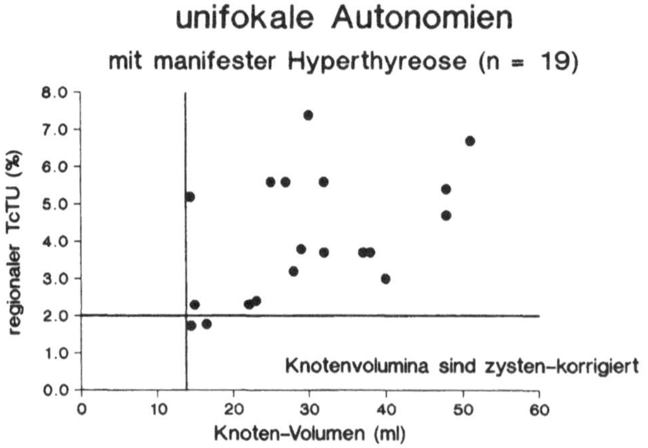

Abb. 2a und b Zusammenhang von regionalem TcTU, Knotenvolumen und Schilddrüsenstoffwechsellage bei unifokalen Autonomien.

Diskussion

Eine fokale Autonomie läßt sich durch eine umschriebene Radionuklidmehranreicherung im Schilddrüsenszintigramm („heißer Knoten") unter TSH-suppressiven Bedingungen nachweisen. Dabei handelt es sich um eine herdförmige Ansammlung von Follikeln, die autonom und unabhängig von der thyreotropen Stimulation Schilddrüsenhormone produzieren. Autoradiographische Untersuchungen [6, 12, 14] konnten zeigen, daß sowohl im heißen Knoten als auch im übrigen, paranodulären Schilddrüsengewebe heterogen autonome und nicht autonome Follikel vorliegen. Der szintigraphisch nachweisbare Unterschied zwischen heißem Knoten und paranodulärer Speicherung ist lediglich ein makroskopisches Abbild der unterschiedlichen relativen Häufung von autonomen und nicht autonomen Follikeln.

Der TcTU ist ein Maß für die Jodidclearance [1, 13] der Schilddrüse und damit unter TSH-Suppression (endogen oder exogen) ein Maß für die Menge der autonom hormonproduzierenden Follikel [2, 3, 9]. Die eigenen Ergebnisse belegen eine signifikante Korrelation zwischen Größe der fokalen Autonomie und $TcTU_r$ über ein weites Spektrum sehr unterschiedlich großer Knoten. Die Streuung der $TcTU_r$-Werte bei gleichem Volumen (Abb. 1) läßt sich durch die Heterogenität in der Follikelverteilung erklären. Übereinstimmende Ergebnisse lieferten Untersuchungen von Joseph und Mitarbeiter [8, 9].

Bei der Abklärung einer Struma bzw. Schilddrüsenerkrankung ist neben der Palpation die Sonographie wegen ihrer deutlich höheren Aussagekraft [5] fester Bestandteil der Diagnostik. Läßt sich dabei eine Knotenstruktur abgrenzen, so ist diese, sofern es sich nicht eindeutig um eine Zyste handelt, szintigraphisch weiter abzuklären [4].

Die sonographisch ermittelte Größe der abgrenzbaren Struktur erlaubt für den Fall der Autonomie näherungsweise eine Abschätzung der autonomen Masse. Da bei Knotenvolumina von weniger als 8 ml (entsprechend einem Durchmesser von 2,5 cm) alle Patienten euthyreot waren (Abb. 2a), und kein Patient mit einer manifesten Hyperthyreose ein Knotenvolumen von weniger als 14 ml (entsprechend einem Durchmesser von 3,0 cm) aufwies (Abb. 2b), läßt das Volumen des autonom funktionierenden Gewebes gewisse Rückschlüsse auf das Hyperthyreoserisiko zu. Patienten mit einer latenten Hyperthyreose hatten ebenfalls in der Regel Knotenvolumina über 8 ml (Abb. 2a). Somit findet sich eine Abhängigkeit des Hyperthyreoserisikos von der Knotengröße, was in Übereinstimmung mit früheren Berichten [7, 10] ein kritisches Volumen mit einem Durchmesser ab 2,5 bis 3 cm begründet.

Maß der Aktivität der Schilddrüsenautonomie ist der TcTU unter TSH-suppressiven Bedingungen [2, 3, 9], sofern keine Jodkontamination vorliegt [2, 11]. Jodkontaminierte Patienten waren in dieser Studie ausgeschlossen. Unifokale Autonomien mit einem regionalen TcTU unter 1,0% fanden sich nur bei euthyreoten Patienten nach exogener TSH-Suppression (Abb. 1). Erst oberhalb dieser Schwelle wurden latente und erst oberhalb von etwa 2% TcTUr manifeste Hyperthyreosen beobachtet. Nach szintigraphischen Kriterien schließen *uni*fokale Autonomien geringe Mengen autonomer Follikel im paranodulären Gewebe, wie oben erläutert, nicht aus. Dies hat zur Folge, daß auch bei unifokalen Autonomien unter TSH-Suppression der globale TcTUr stets etwas höher liegt als der TcTUr.

Aus diesen Ergebnissen kann geschlossen werden, daß bei bestehender fokaler Autonomie ein regionaler TcTUr unter Suppression von etwa 2% und darüber das Risiko einer manifesten Hyperthyreose z. B. als Folge einer Jodkontamination in sich birgt. Ein TcTUr-Grenzwert, unterhalb welchem kein Risiko bei Jodkontamination besteht, kann derzeit noch nicht angegeben werden. Ob der TcTUr unter TSH-Suppression als prädiktiver Faktor in der Erkennung potentieller Autonomierisiken geeignet ist, muß erst in zukünftigen Studien untersucht werden.

Schlußfolgerungen

1) Bei fokalen Autonomien besteht zwischen der sonographisch ermittelten Knotengröße und dem regionalen TcTU ein signifikanter Zusammenhang.
2) Eine fokale Autonomie mit einem Durchmesser von weniger als 2,5 cm verursacht alleine noch keine Hyperthyreose. Manifeste Hyperthyreosen sind in der Regel erst ab einem Durchmesser von 3 cm zu erwarten.
3) Ein regionaler TcTU von weniger als 1% unter Suppression ist in der Regel mit einer noch kompensierten fokalen Autonomie verbunden.
4) Ein regionaler TcTU unter Suppression ab etwa 2% birgt die Gefahr einer manifesten Hyperthyreose z. B. nach Jodkontamination in sich. Dagegen ist noch offen, ob durch niedrigere TcTU-Werte ein Hyperthyreoserisiko ausgeschlossen werden kann.

Literatur

[1] Alexander, W. D., R. McG. Harden, J. Shimmins: Studies of the thyroid iodide „trap" in man. Rec. progr. hormone. res. *25* (1969) 423–439.

[2] Bähre, M., R. Hilgers, C. Lindemann et al.: Physiological aspects of the thyroid trapping function and its suppression in iodine deficiency using ^{99m}Tc pertechnetate. Acta endocrinol. (Copenh.) *115* (1987) 175–182.

[3] Bähre, M., R. Hilgers, C. Lindemann et al.: Thyroid autonomy: sensitive detection in vivo and

estimation of its functional relevance using quantified high-resolution scintigraphy. Acta endocrinol. (Copenh.) *117* (1988) 145–153.

[4] Becker, W., W. Börner, G. Gruber: Szintigraphie und Sonographie bei der Diagnostik der Schilddrüsenautonomie. Dtsch. Med. Wochenschr. *111* (1986) 1630–1635.

[5] Berghout, A., W. M. Wirsingia, N. J. Smits et al.: The value of thyroid volume measured by ultrasonography in the diagnosis of goitre. Clinical Endocrinology *28* (1988) 409–414.

[6] Gerber, H., H. J. Peter, F. Ramelli et al.: Autonomie und Heterogenität der Follikel in der euthyreoten und hyperthyreoten menschlichen Knotenstruma: Die Lösung alter Rätsel? Schweiz. med. Wschr. *113* (1983) 1178–1187.

[7] Hamburger, J. I.: The autonomously functioning thyroid lesion. Diagnosis, clinical features and pathogenetic considerations. Amer. J. Med. *58* (1975) 740–748.

[8] Joseph, K., J. Mahlstedt, H.-H. Pries et al.: Früherkennung und Abschätzung des Hyperthyreoserisikos autonomen Schilddrüsengewebes. NucCompact *8* (1977) 134–138.

[9] Joseph, K., J. Mahlstedt, R. Gonnermann et al.: Early recognition and evaluation of the risk of hyperthyroidism in thyroid autonomy in an endemic goitre area. J. Mol. Med. *4* (1980) 21–37.

[10] Joseph, K.: Diagnostische und therapeutische Strategie bei thyreoidaler Autonomie. Zusammenfassung. In: 6. Konferenz über die menschliche Schilddrüse, Homburg/Saar, S. 524–536. Georg-Thieme, Stuttgart 1985.

[11] Kreisig, T., C. R. Pickardt, G. Bechtner et al.: ^{99m}Tc-Uptake der gesamten Schilddrüse (globaler TcTU) und der Einfluß der Jodversorgung bei unauffälliger Schilddrüse, einfacher Struma und Schilddrüsenautonomie. Nucl-med. *28* (1989) 21.

[12] Miller, J. M., M. A. Block: Functional autonomy in multinodular goiter. JAMA *214* (1970) 535–539.

[13] Shimmins, J., W. D. Alexander, D. G. McLarty et al.: ^{99m}Tc-pertechnetate for measuring thyroid suppressibility. J. Nucl. Med. *12* (1971) 51.

[14] Studer, H., F. Ramelli: Simple goiter and its variants: euthyroid and hyperthyroid multinodular goiters. Endocrine Reviews *3* (1982) 40–61.

Diskussionsbemerkung: Lobus pyramidalis (L. py.)

E. Kallee

Bei unserer 30jährigen Patientin Fie. (Nr. 10389/290956) bestand ein M. Basedow mit geringfügigen, nicht genau lokalisierbaren Schluckbeschwerden (Kloßgefühl). Wie Abbildung 1 zeigt, reichte hier der reaktivierte Ductus thyreoglossus (D. th.) bis in den Zungengrund. Zusammen mit den Herren Müh und Wahl [1] konnten wir in einer retrospektiven Studie bei 90–95% unserer Basedow-Fälle im ^{123}J-Szintigramm (7,4 MBq) mit der Pinhole-Kamera einen L. py. oder einen D. th., oder beides, feststellen. Dagegen fehlten diese fetalen Relikte bei mehr als 95% der autonomen Adenome.

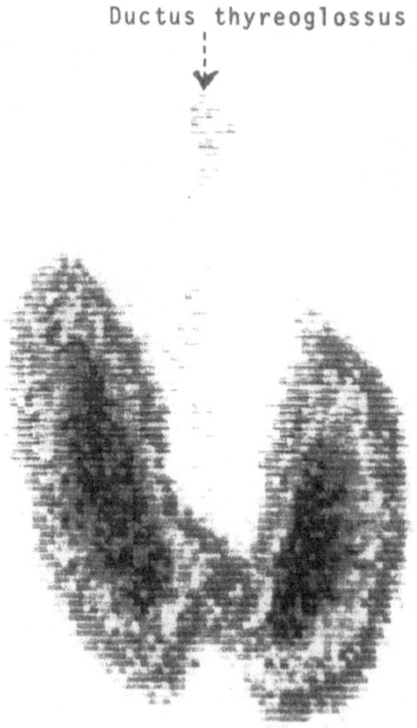

Abb. 1: Lobus pyramidalis und D. thyreoglossus bei M. Basedow. Vom medialen Rand des re. Schilddrüsenlappens (im Bild li.) zieht ein L.py. kranialwärts. Dieser setzt sich über eine schwach radioaktive Brücke bis in den Zungengrund fort.

Offenbar stimuliert der TRAb bei Autoimmunthyreoiditiden nicht nur die Schilddrüse selbst, sondern auch ihre embryologischen Residuen. Beim autonomen Adenom dagegen fehlt eine Stimulation durch TRAb oder TSH. Folglich kann der szintigraphische Nachweis eines L. py. oder D. th. bei manifesten Hyperthyreosen eine differentialdiagnostische Information liefern. Allerdings gelingt der sichere Nachweis oder Ausschluß dieser reaktivierten Relikte meist nur mit ^{123}J, nicht immer mit $^{99m}TcO_4$ [2].

Literatur

[1] Wahl, R., U. Müh, E. Kallee: The pyramidal lobe – a helpful criterion in the differential diagnosis of thyroid diseases. Klin. Wochenschr. *67* (1989) 647.

[2] Schmid, L., O. Lauer, E. Bayer-Pietsch, H. W. Pabst: Zungengrund-Struma unter besonderer Berücksichtigung von Diagnostik und Therapie. Fortschr. Med. *98* (1980) 1673–1678.

Andere Erkrankungen und Autonomie

Th. Olbricht, Chr. Reiners, G. Benker

Die funktionelle Autonomie der Schilddrüse ist im Jodmangelgebiet Deutschland ein häufiges Problem. Bähre und Emrich [1] konnten dies in ihrer eindrucksvollen Studie für die Region Göttingen kürzlich erneut belegen. Altersabhängig hatten – ermittelt mit der quantifizierenden Gammakamera-Szintigraphie unter Schilddrüsenhormon-Suppression – 40% der untersuchten Patienten Hinweise auf eine relevante Autonomie. Diese große Zahl gibt dem Thema – „andere Erkrankungen und Autonomie" – seine Bedeutung.

zwei Aspekte sind dabei besonders herauszustellen:

1. Beobachtungen über das gemeinsame Vorkommen von funktioneller Autonomie der Schilddrüse und anderen Schilddrüsenerkrankungen.
2. Die Auswirkungen einer thyreoidalen Autonomie – gemeint ist die veränderte Stoffwechselsituation bei Autonomie – auf andere Organsysteme.

Koinzidenz von funktioneller Autonomie und anderen Schilddrüsenerkrankungen

Funktionelle Autonomie und Schilddrüsenkarzinom

Aus der Literatur gibt es Beobachtungen, die eine Verknüpfung von funktioneller Autonomie und Schilddrüsenkarzinomen vermuten lassen. Dabei entsteht die Frage, ob es sich nur um ein zufälliges Vorkommen beider Erkrankungen handelt, oder ob sogar eine gemeinsame Genese diskutiert werden muß. Wichtig ist schließlich die Frage, ob die Beziehung zwischen beiden Schilddrüsenerkrankungen so relevant ist, daß dies in jedem Fall therapeutisch berücksichtigt werden muß.

Verschiedene Autoren geben eine Koinzidenz zwischen 0,5 bis 18% an. Der große Bereich erklärt sich durch die unterschiedlichen Ansätze zur Ermittlung dieser Zahlen.

Edmonds und Tellez [5] untersuchten retrospektiv bei 502 Patienten mit Schilddrüsenkarzinom die Häufigkeit einer funktionellen Autonomie zum Zeitpunkt der Diagnose des Schilddrüsenkarzinoms. Bei 11 (2,1%) der Patienten wurde eine begleitende funktionelle Autonomie diagnostiziert. Sieben von diesen wiesen eine hyperthyreote Knotenstruma mit multifokaler Autonomie auf, ein Patient eine unifokale Autonomie. Bei den verbleibenden drei Patienten wurde das Karzinom zufällig bei Resektion einer Knotenstruma mit funktioneller Autonomie entdeckt. Es bestand kein Unterschied in der Prognose der Patienten, bei denen das Karzinom ohne oder mit funktioneller Autonomie kombiniert auftrat.

Reinwein und Mitarbeiter [21] berichteten kürzlich über die Erfahrungen an 1116 Patienten mit Schilddrüsenmalignomen. Nur 1,9% hatten vor oder zum Zeitpunkt der Erstuntersuchung eine Funktionsstörung der Schilddrüse. 5 Patienten (0,45%) waren primär wegen eines autonomen Adenoms der Schilddrüse operiert worden mit dem Zufallsbefund eines papillären oder eines follikulären Schilddrüsenkarzinoms. In dieser Studie ist interessant, daß bei der Erstpräsentation immerhin in 16,8% der Fälle von follikulären Karzinomen warme und heiße Knoten nachgewiesen wurden. Möglicherweise ist dies für Jodmangelgebiete typisch, analog der Verteilung autonomer Adenome unter den Hyperthyreoseformen [20]. Man kann also keineswegs aufgrund des Befundes eines warmen Knotens ein Karzinom ausschließen.

Anders der Ansatz von Smith und Mitarbeitern [24]. Sie berichten über 30 konsekutiv operierte Patienten mit unifokaler funktioneller Autonomie, wobei sich in 2 Fällen (6%) histologisch ein follikuläres Karzinom sichern ließ. Sie nehmen diese Beobachtung zum Anlaß, die operative Resektion als Therapie der Wahl und der Radiojod-Therapie überlegen bei unifokaler funktioneller Autonomie herauszustellen.

Rösler und Mitarbeiter [23] untersuchten nur die Fälle maligner Strumen mit Hyperthyreose. Bei 53 von 273 Struma maligna-Patienten wurde anläßlich der Erstuntersuchung eine Hyperthyreose diagnostiziert. 4 hatten eine Basedow-Hyperthyreose und bei 49 bestand die Hypertyhreose auf dem Boden einer funktionellen Autonomie. In etwa der Hälfte der Fälle (45%) waren funktionelle Autonomie und maligne Struma zwei unterscheidbare eigene Krankheiten: Kalte Knoten bei multifokaler Autonomie oder neben einem solitären heißen Knoten. In etwa der anderen Hälfte der Fälle (55%) waren funktionelle Autonomie, überwiegend mit dem Bild eines autonomen Adenoms, also heißer Knoten und maligner Tumor identisch. Allerdings konnte diese Identität histologisch nur in den wenigsten Fällen gesichert werden. Hieb- und stichfest blieb, daß schätzungsweise mit einem malignen szintigraphisch heißen Tumor unter 50 (primär benignen) autonomen Adenomen gerechnet werden muß. Angaben von anderen Autoren über die Häufigkeit von autonomen Adenomen und Schilddrüsenkarzinomen schwanken zwischen 0 und 2,8% [8].

Funktionelle Autonomie und Morbus Basedow

Über das Auftreten einer Basedow-Hyperthyreose und einer funktionellen Autonomie in derselben Schilddrüse wurde ebenfalls in jüngster Zeit berichtet.

Auch wir können aus unserem Essener Patientengut hierzu einen Fall beitragen (Abb. 1). Bei dieser Patientin wurde im Alter von 42 Jahren die Diagnose einer Hyperthyreose vom Typ Basedow mit endokriner Orbitopathie festgestellt und 1977 eine Radiojod-Behandlung durchgeführt. Die Patientin war in der Folgezeit euthyreot und stellte sich zuletzt im Sommer 1989 vor. Zu diesem Zeitpunkt bestand biochemisch die Konstellation einer latent hyperthyreoten Stoffwechsellage. Szintigraphisch konnte unter Suppressions-Bedingungen eindeutig eine unifokale funktionelle Autonomie der Schilddrüse gesichert werden. Autoantikörper gegen den TSH-Rezeptor waren nicht erhöht.

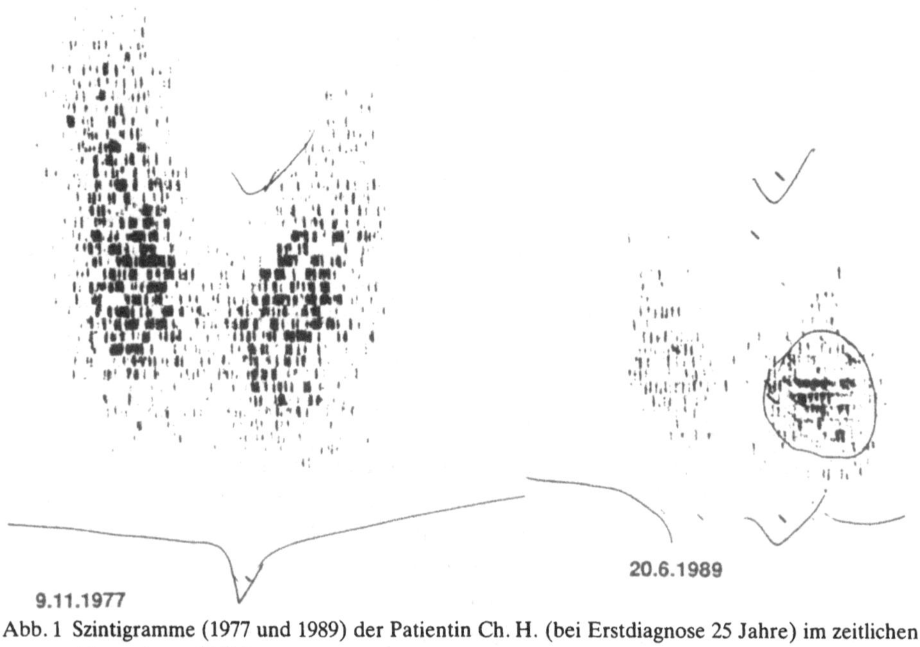

Abb. 1 Szintigramme (1977 und 1989) der Patientin Ch. H. (bei Erstdiagnose 25 Jahre) im zeitlichen Abstand von 12 Jahren.
Ursprünglich Diagnose eines M. Basedow; hyperthyreote Stoffwechsellage und endokrine Orbitopathie. 1977 Radiojodtherapie. Bei Kontrolluntersuchung 1989 gesicherter Nachweis (Suppressionsszintigramm) einer fokalen funktionellen Autonomie mit latenter Hyperthyreose.

Auch Ikekubu und Mitarbeiter (ein Fall) [10] sowie Studer und Mitarbeiter (3 Fälle) [26] berichteten über das zeitlich versetzte Vorkommen eines klassischen Morbus Basedow und einer Hyperthyreose mit funktioneller Autonomie bei demselben Individuum. Erklärt werden kann dies (Abb. 2) durch den Übergang der ursprünglich diffusen Basedow-Struma in einen mikronodulären Knotenkropf mit autonom wachsenden Zellverbänden, die zum Teil auch eine hohe autonome Funktion haben. Studer konnte dies anhand autoradiographischer Un-

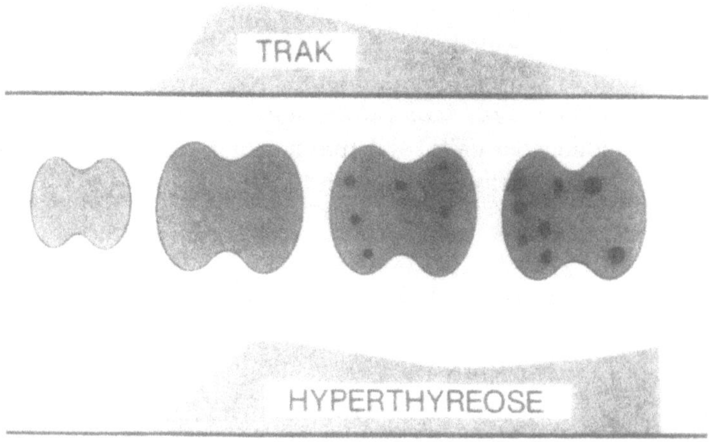

Abb. 2 Schematische Darstellung des Übergangs einer diffusen Basedowstruma in einen multinodulären Knotenkropf mit autonom wachsenden Zellverbänden und hoher autonomer Funktion (nach Studer et al. 1989).

tersuchungen belegen. Diese fokalen Hyperplasien können mit der Zeit die Thyreotoxikose unterhalten, obwohl die ursprüngliche Autoimmunhyperthyreose nicht mehr besteht. Möglicherweise ist dies einer der Gründe, warum weder der Schweregrad einer Basedow-Hyperthyreose noch die Rezidivhäufigkeit nach Absetzen einer thyreostatischen Therapie mit dem Titer irgendwelcher zirkulierender, Thyreoidea-stimulierender Immunglobuline einhergeht. Ob es sich hierbei um Raritäten handelt oder ob solches zeitlich versetzte Auftreten einer funktionellen Autonomie nach einer Immunhyperthyreose häufiger vorkommt, wurde bisher nicht gezielt untersucht.

Thyreoiditis und funktionelle Autonomie

Über die Koinzidenz von Thyreoiditis und funktioneller Autonomie gibt es keine direkten Daten. Möglicherweise ist aber eine von Mariotti und Mitarbeitern 1986 veröffentlichte Studie [15] als indirekter Hinweis auf einen solchen Zusammenhang zu werten. Er untersuchte die Häufigkeit einer Schilddrüsenunterfunktion nach einer Strahlenbehandlung mit 131 Jod bei unifokaler funktioneller Autonomie in einer retrospektiven Studie an 126 Patienten. Bei nur 5 Patienten (4%) konnte in einem Beobachtungszeitraum von 1–2 Jahren nach Radiojod-Behandlung eine Hypothyreose nachgewiesen werden.

Durch Bestimmung der Schilddrüsenantikörper konnten Hinweise auf eine Prognose über das Hypothyreose-Risiko im Anschluß an eine Strahlenbehandlung gewonnen werden. Aus dem Kollektiv der ursprünglich 25 Schilddrüsenautoantikörper-positiven Patienten entwickelten 4 (16%) eine Hypothyreose, während nur bei einem (1%) der 101 Autoantikörper-negativen Patienten eine Schilddrüsenunterfunktion auftrat. Ob bei den Autoantikörper-positiven Patienten eine Thyreoiditis vorlag, und ob diese dann für die Entwicklung einer Hypothyreose nach Radiojod-Behandlung der unifokalen funktionellen Autonomie verantwortlich war, muß allerdings zunächst Spekulation bleiben.

Auswirkungen einer thyreoidalen Autonomie auf andere Organsysteme

Abgesehen von lokalen, mechanischen Problemen infolge fokaler „knotiger" Prozesse wird sich die Auswirkung einer funktionellen Autonomie auf andere Organsysteme über die jeweils vorliegende Schilddrüsenstoffwechsellage manifestieren. Hier spielt zweifellos die Beeinflussung des kardiovasculären Systems klinisch die Hauptrolle.

In Jodmangelgebieten sind die disseminierten bzw. fokalen Autonomien häufig Ursache einer hyperthyreoten Stoffwechsellage. Es gibt aber bei allen Formen der funktionellen Autonomie fließende Übergänge, so daß eine Euthyreose, latente Hyperthyreose oder manifeste Hyperthyreose mit einem entsprechenden Muster von Laborwerten vorkommen kann.

Bei geringem Ausmaß der Autonomie, dokumentiert durch einen niedrigen Technetium-Uptake-Wert (unter Suppression), einen positiven TRH-Test und normale periphere Hormonwerte ist mit der Entwicklung einer Hyperthyreose im Verlauf kaum zu rechnen. Eine definitive Therapieindikation stellt sich in diesen Fällen nicht unmittelbar und ein kontrolliert abwartendes Beobachten ist gerechtfertigt. Liegt bereits bei Erstdiagnostik der funktionellen Autonomie eine hyperthyreote Stoffwechsellage vor, ergibt sich ebenfalls kein Problem. Die Indikation zur ablativen Therapie ist absolut und zusätzlich bestehende extrathyreoidale Erkrankungen, insbesondere kardialer Genese, werden durch die Hyperthyreose auf dem Boden der funktionellen Autonomie aggraviert.

Problematisch bezüglich der klinischen Relevanz bleibt die biochemische Konstellation von negativem TRH-Test und noch normalen Gesamthormonwerten, vor allem dann, wenn auch noch szintigraphisch eine ungenügende Suppression nachgewiesen ist. Diese Form einer latenten Hyperthyreose tritt bei unseren Patienten mit funktioneller Autonomie häufig auf. Frage ist, ob diese Situation bereits einer relevanten krankhaften Veränderung entspricht und damit bereits eine Indikation zur definitiven Therapie darstellt.

Vor 4 Jahren hat Professor Hesch anläßlich der Tagung Schilddrüse 1985 die latente Hyperthyreose folgendermaßen beschrieben: „... es handelt sich um die merkwürdigen Ergebnisse von negativen TRH-Testen bei gesunden Schilddrüsenkranken." Mit diesem Satz drückte er hervorragend die Unsicherheit der klinischen Einordnung dieser zunächst biochemischen Befundkonstellation aus. In der Zwischenzeit haben mehrere Autoren über die in Tabelle 1 dargestellten Beobachtungen bei latenter Hyperthyreose berichtet.

Tabelle 1 Beobachtete Auswirkungen eines negativen TRH-Testes bei latenter Hyperthyreose

	Beobachtungen bei latenter Hyperthyreose	
Jennings	1984	verkürzte Herzzykluszeiten
Röckel	1987	psychische Veränderungen
Paul	1988	verminderte Knochendichte
		Konzentrationsanstieg von
Becket	1985	Glutathion-S-Transferase
Nyström	1989	Prokollagen-III-Peptid
Caron	1989	Sexualhormonbindendes Globulin

Jennings und Mitarbeiter [11] fanden bei entsprechender Konstellation eine singifikante Verkürzung der systolischen Zeitintervalle, die als Parameter einer veränderten Myokardkontraktilität benutzt werden können [14].

Paul und Mitarbeiter [19] berichteten über einen gesteigerten Knochenabbau bei prämenopausalen Frauen. Allerdings waren diese Veränderungen im Vergleich zu einem euthyreoten altersentsprechenden Kontrollkollektiv nur sehr gering und die Knochendichte war lediglich im Bereich der Hüfte, nicht im Bereich der Lendenwirbelsäule geringer.

Röckel und Mitarbeiter [22] konnten anhand psychopathometrischer Tests zeigen, daß bei latenter Hyperthyreose bereits Abweichungen auftraten, die mit denen bei manifester Hyperthyreose teilweise identisch waren, sich andererseits aber im Vergleich zur euthyreoten Kontrollgruppe deutlich unterschieden. Sie folgerten daraus, daß bereits eine isolierte Suppression der TSH-Antwort, auch bei noch normaler Bestimmung der peripheren Hormone T3 und T4 als echte Form der Hyperthyreose angesehen werden sollte, die u. U. bereits therapeutische Maßnahmen erfordert. Mehrere Autoren berichteten auch über einen Konzentrationsanstieg von bestimmten Enzymaktivitäten [3], Globulinen, wie z. B. dem sexualhormonbindenden Globulin [4] und anderen Eiweißkörpern wie dem Prokollagen-III-Peptid [16, 13]. Diesen Beobachtungen stehen aber mehrere kritische Einwände entgegen. Bis auf die Untersuchung von Röckel und Mitarbeitern [22] über psychische Veränderungen wurden alle übrigen Beobachtungen bei exogen durch Levothyroxin-Medikation erzeugter latenter Hyperthyreose gemacht. Teilweise, so bei der Beobachtung eines gesteigerten Knochenabbaus handelt es sich um ein sehr heterogenes Patientengut mit langjähriger LT4-Medikation aufgrund ganz unterschiedlicher vorbestehender Schilddrüsenerkrankungen. Methodische Bedenken müssen insbesondere bei der Erstellung und Reproduzierbarkeit der Herzzykluszeiten geäußert werden. Teils handelte es sich nur um sehr kurze Beobachtungszeiten. So konnte z. B. nach längerer Thyroxin-Medikation wieder ein Abfall des Prokollagen-III-Peptids in den Normbereich beobachtet werden [16]. Und auch bei der Studie von Röckel [22] muß zumindest eine fehlende Spezifität der Befunde diskutiert werden; viele der nachgewiesenen psychischen Veränderungen können auch bei einer hypothyreoten Stoffwechsellage vorkommen. Schließlich stellt sich überhaupt die Frage nach der klinischen Relevanz bei Veränderungen wie z. B. einem Konzentrationsanstieg des sexualhormonbindenden Globulins. Können diese Veränderungen tatsächlich als Ausdruck einer Gewebshyperthyreose herangezogen und interpretiert werden?

Ob die genannten Beobachtungen bei endogener latenter Hyperthyreose, wie sie bei der funktionellen Autonomie vorliegt, eine Rolle spielen, ist bisher nicht bekannt. Allerdings finden sich folgende gesicherten biochemischen Daten bei latenter Hyperthyreose und funktioneller Autonomie in der Literatur:

Unstrittig ist, daß es sich um ein graduiertes, wahrscheinlich auch oszillierendes Phänomen handelt – also um einen instabilen Zustand –, der aber nicht nur in Richtung einer sich manifestierenden Hyperthyreose weisen muß.

Gemsenjäger und Gerard [9] führten bei 35 Patienten mit multifokaler funktioneller Autonomie und dem biochemischen Status einer latenten Hyperthyreose bei Erstuntersuchung wiederholte Hormonmessungen durch: Bei 11 Patienten wurde eine wechselnde TSH-Antwort im TRH-Test beobachtet, bei 15 blieb der TRH-Test unverändert negativ und bei weiteren 9 Patienten wurden bei wiederholter Messung supranormale individuelle Schilddrüsenhormonkonzentrationen gefunden. Bei einem Teil der Patienten ließ sich trotz fehlender TSH-Antwort nach TRH noch ein signifikanter Anstieg des Trijodthyronins nachweisen. Diese Beobachtungen unterstreichen deutlich, daß es sich bei der latenten Hyperthyreose nicht um einen distinkten pathophysiologischen Zustand handelt.

Vergleichbare Befunde zeigten Bartalena und Mitarbeiter [2] die bei Patienten mit unifokaler Autonomie teils noch meßbare zirkadiane Schwankungen der Serum-TSH-Konzentration fanden, teils waren die TSH-Basalwerte vollständig supprimiert. Nach diesen Untersuchungen scheint ein nicht meßbarer morgendlicher TSH-Wert, bestimmt mit einem sensitiven TSH-Assay immer mit einem fehlenden physiologischen TSH-Nachtpeak sowie einer fehlenden TSH-Antwort im TRH-Test assoziiert zu sein.

Andere Autoren [12, 18, 25], konnten bei latenter Hyperthyreose und unifokaler Autonomie durch sequentielle Messungen zeigen, daß die FT4- und FT3-Serumkonzentrationen fluktuieren und dabei auch häufig den oberen Normbereich überschreiten. Diese, zumindest zeitweise bestehende „Hyperthyreose" scheint der Hauptmechanismus zu sein, der für die permanente TSH-Suppression einer Population mit normalen Gesamt-Schilddrüsenhormonkonzentrationen verantwortlich ist.

Latente Hyperthyrose und Herzrhythmusstörungen

Ob diese biochemischen Beobachtungen bei latenter Hyperthyreose auch eine klinische Relevanz besitzen, ist bisher noch nicht endgültig geklärt. Allerdings weisen einige Kasuistiken in diese Richtung.

Forfar [7] [6] berichtet über 3 Patienten mit latenter Hyperthyreose bei unifokaler funktioneller Autonomie. Nach definitiver Therapie kam es bei vorbestehender Tachyarrhythmia absoluta jeweils zu einer spontanen Konversion in den Sinusrhythmus. Andere Autoren [27] berichten über einen Patienten mit paroxysmaler supraventrikulärer Tachykardie bei autonomem Adenom und latenter Hyperthyreose. Bei diesem koinzidierten die episodisch erhöhten FT4-Werten mit den tachykarden Phasen.

Käme es bei latenter Hyperthyreose häufiger zu kardialen Problemen, müßte man insbesondere bei älteren Patienten und bereits vorbestehender kardialer Erkrankung mit einer hohen Gefährdung rechnen. Es wäre aber sicherlich auch falsch, aufgrund von Einzelbeobachtungen einen negativen TRH-Test oder ein supprimiertes basales TSH allein zur Beurteilung der Therapienotwendigkeit bei funktioneller Autonomie heranzuziehen. Dies konnten wir auch durch eigene Beobachtungen anhand sequentiell durchgeführter TRH-Tests bei Patienten mit funktioneller Autonomie und primär euthyreoter Stoffwechsellage belegen [17].

Zwar hatten mit einer Ausnahme alle im Verlauf manifest hyperthyreot gewordenen Patienten bereits primär einen negativen TRH-Test; die überwiegende Zahl der Patienten mit negativem TRH-Test bei Erstuntersuchung blieb aber im Verlauf euthyreot und zeigte keinerlei krankhafte, speziell kardiale Störungen. Dies bedeutet, daß im Hinblick auf eine sich entwickelnde Hyperthyreose der Prognoseindikator „negativer TRH-Test" zwar eine hohe Sensitivität, aber nur eine geringe Spezifität besitzt.

Therapieindikation bei funktioneller Autonomie mit latenter Hyperthyreose

Aufgrund dieser unterschiedlichen Beeinflussungsmöglichkeiten und der meist völlig blanden Verläufe einer latenten Hyperthyreose bei funktioneller Autonomie, darf die Bedeutung eines supprimierten TSH oder einer fehlenden TSH-Antwort im TRH-Test allein nicht überbewertet werden und stellt bei diesen Patienten noch keine zwingende Therapieindikation dar.

Der Entschluß, eine latente Hyperthyreose bei funktioneller Autonomie mit einer definitiven (Radiojod-Behandlung/Operation) Therapie zu beseitigen, kann nur aufgrund einer globalen Beurteilung, allem voran aufgrund der klinischen Symptome des Patienten gefällt werden. Die eigentliche klinische Bedeutung der latenten Hyperthyreose bei Autonomie liegt in ihrer potentiell gravierenden Bedeutung bei bereits bestehenden oder späteren schweren Erkrankungen anderer Organe. Dies bedeutet, daß jeweils individuell und bei jeder Kontrolluntersuchung erneut die Therapieindikation überdacht werden muß. Zu diskutieren ist, ob ein pragmatisches Vorgehen mit genereller Indikationsstellung zur Radiojod-Behandlung oder Operation bei allen älteren Erwachsenen – z. B. Patienten über 50 Jahre – (in der Meinung, daß die latente (und fluktuierende) Hyperthyreose in diesen Fällen ein klinisch relevanter Teilfaktor für den Allgemeinzustand ist) zu besseren Langzeiterfolgen führt. Entsprechende Studien fehlen.

Literatur

[1] Bähre, M., R. Hilgers, C. Lindemann et al.: Schilddrüsenautonomie: Sensitive Erkennung in vivo und Einschätzung ihrer funktionellen Relevanz mit der quantifizierten hochauflösenden Szintigraphie. Acta Endocrinolog. *117* (1987) 145.

[2] Bartalena, L., E. Martino, M. Falcone et al.: Evaluation of the Nocturnal Serum Thyrotropin (TSH) Surge, as Assessed by TSH Ultrasensitive Assay, in Patients Receiving Long Term L-Thyroxine Suppression Therapy and in Patients with Various Thyroid Disorders. J. Clin. Endocrinol. Metab. *65* (1987) 1265.

[3] Becket, G. J., H., Kellet, S. Gow et al.: Raised plasma glutathione S-transferase values in hyperthyroidism and in hypothyroid patients receiving thyroxine replacement: evidence for hepatic damage. Brit. Med. J. *291* (1985) 427.

[4] Caron, Ph., A. Bennet, C. Barousse et al.: Effects of Hyperthyroidism on Binding Proteins for Steroid Hormones. Clin. Endocrinol. *31* (1989) 219.

[5] Edmonds, C. J., M. Tellez: Hyperthyroidism and Thyroid Cancer. Clin. Endocrinol. *28* (1988) 253.

[6] Forfar, J. C., H. C. Miller, A. D. Toft: Occult Thyrotoxicosis: A Correctable Cause of „Idiopathic" Atrial Fibrillation. Am. J. Cardiol. *44* (1979) 9.

[7] Forfar, J. C., A. D. Toft: Thyrotoxic atrial fibrillation: an underdiagnosed condition? Br. Med. J. *285* (1982) 909.

[8] Gemsenjäger, E. J., J. Locher, J. Hensch: Autonomes Adenom und Karzinom der Schilddrüse. Schweiz. Rundschau Med. *62* (1973) 1542.

[9] Gemsenjäger, E., J. Girard: Preclinical hyperthyroidism – a graded condition. Acta Endocrinol. *102* (1983) 531.

[10] Ikekubo, K., M. Hino, H. Ito et al.: The development of a solitary toxic thyroid nodule following Graves' disease. Clin. Nucl. Med. *13* (1988) 748.

[11] Jennings, P. E., B. P. O. Malley, K. E. Griffin et al.: Relevance of increased serum thyroxine concentrations associated with normal serum triiodothyronine values in hypothyroid patients receiving thyroxine: a case for „tissue thyrotoxicosis". Brit. Med. J. *289* (1984) 2645.

[12] Lerro, S., M. Losa, M. T. Trisorio et al.: Free thyroid hormone levels and TSH response to TRH in patients with autonomous thyroid adenomata and normal T3 and T4. Clin. Endocrinol. *23* (1985) 373.

[13] Locher, J. T., M. Oberleitner: Wirkung der Schilddrüsenhormone auf die Kollagenbiosynthese. Akt. Endokr. Stoffw. *6* (1985) 143.
[14] Lüderitz, B., K. Wittmer, D. Jüngst: Wertigkeit der Pulswellenerscheinungszeit bei Störungen der Schilddrüsenfunktion. Med. Klin. *73* (1978) 1657.
[15] Mariotti, S.: Schilddrüsenautoantikörper im Serum als Risikofaktor für die Entwicklung einer Hypothyreose nach Radiojodtherapie wegen eines „heißen" Solitärknotens der Schilddrüse. Acta Endocr. (Kbh.), *113* (1986) 500.
[16] Nyström, E., P. A. Lundberg, K. Petersen et al.: Evidence for a slow tissue adaptation to circulating thyroxine in patients with chronic L-Thyroxine treatment. Clin. Endocrinol. *31* (1989) 143.
[17] Olbricht, Th., D. Sandrock, G. Benker et al.: Development of hyperthyroidism (HT) in initially euthyroid patients with solitary autonomous thyroid nodules (ATN). In: Various types of hyperthyroidism, Schattauer-Verlag 1989 (im Druck).
[18] O'Malley, B. P., F. D. Rosenthal, A. Exley et al.: Low serum TSH with normal total thyroid hormone levels: an indicator of free T4 excess. Clin. Endocrinol. 30 (1989) 627.
[19] Paul, T. L., J. Kerrigan, A. M. Kelly et al.: Long-term L-Thyroxine Therapy Is Associated With Decreased Hip Bone Density in Premenopausal Women. JAMA *259* (1988) 3137.
[20] Reinwein, D., G. Benker, M. P. König et al.: Klinische Aspekte der Hyperthyreose in Gebieten unterschiedlicher Jodversorgung. Schweiz. med. Wschr. *117* (1987) 1245.
[21] Reinwein, D., G. Benker, R. Windeck et al.: Erstsymptome bei Schilddrüsenmalignomen: Einfluß von Alter und Geschlecht in einem Jodmangelgebiet. Dtsch. med. Wschr. *114* (1989) 775.
[22] Röckel, M., J. Teuber, R. Schmidt et al.: Korrelation einer „latenten Hyperthyreose" mit psychischen und somatischen Veränderungen. Klin. Wochenschr. *65* (1987) 264.
[23] Rösler, H., C. Wimpfheimer, Ch. Ruchti et al.: Hypertyhreose bei maligner Struma. Nuklearmedizin *6* (1984) 293.
[24] Smith, M., Ch. McHenry, H. Jarosz et al.: Carcinoma of the Thyroid in Patients with Autonomous Nodules. Am. Surg. *54* (1988) 488.
[25] Studer, H., H. Bürgi, M. P. König: Die klinische Bedeutung der „sub- oder präklinischen" Hyperthyreose. Schweiz. med. Wschr. *108* (1978) 2029.
[26] Studer, H., G. Huber, M. Derwahl et al.: Die Umwandlung von Basedowstrumen in Knotenkröpfe: ein Grund des Hyperthyreoserezidivs. Schweiz. med. Wschr. *119* (1989) 230.
[27] Vermioglio, F., S. Benvenga, A. Granata et al.: Abnormalities in Pituitary Thyroid Axis Function Tests in Patients with Paroxysmal Supraventricular Arrhythmias. Horm. metabol. Res. *19* (1987) 71.

Diskussion

Usadel:

Herr Olbricht, in der von Ihnen zitierten Arbeit von Frau Röckel (1987), einer Doktorantin unserer Gruppe, wurden Patienten mit latenter Hyperthyreose beschrieben. Es handelte sich nicht um medikamentös oder anders verursachte Hyperthyreosen, deren psychische Veränderungen untersucht wurden. Es ist noch unklar, ob es sich um einen therapiebedürftigen Zustand handelt. Die Inzidenz manifester Hyperthyreosen scheint mit Ihren Angaben übereinzustimmen. Wir bemühen uns gerade darum, in einem Großbetrieb unserer Region bei 9000 scheinbar gesunden Arbeitenden festzustellen, wie mit sensitiver TSH-Bestimmung ergänzend untersucht die Prävalenz ist. Dabei kommen wir auf 3,5% solcher Störungen. Wenn man 0,5% der Untersuchten abzieht, weil sie Medikamente einnehmen, bleiben noch 3%. Davon sind (vorläufig) tatsächlich latent oder manifest hyperthyreot 2,5%. Aus diesem Grund werden wir jetzt eine prospektive Studie rekrutieren, die dann doppelblind mit einer Interventionsstudie therapiert wird. Dann wird die Frage zu beantworten sein: ist das ein Zustand, der behandelt werden muß oder nicht?

Verlaufs- und Therapiekontrolle der Struma mit Autonomie

D. Emrich

Die verbesserten Möglichkeiten zur Erkennung einer funktionellen Autonomie in der eu- und hyperthyreoten Phase führen zu unterschiedlichen Therapiestrategien (abwartende Haltung, Schilddrüsenhormongabe, definitive Behandlung durch Radiojod oder Operation). Damit ergibt sich die Notwendigkeit, den Verlauf der Erkrankung und den Effekt einer Therapie zu kontrollieren.

Verlaufskontrolle

Unser Wissen über den natürlichen Verlauf der Autonomie in einer Struma ist sehr beschränkt. Außer dem Jodmangel kennen wir keine Faktoren, die ihre Entstehung unterstützen. Wir wissen nur, daß

1. sich eine Autonomie sehr langsam, d. h. über Jahre bis Jahrzehnte entwickelt [18],
2. sie sich in länger bestehenden und großen Strumen mit Knoten und degenerativen Prozessen wesentlich häufiger findet [1, 5]
3. und eine spontane Rückbildung wahrscheinlich sehr selten ist.

Wie zur Primärdiagnostik stehen auch zur Verlaufs- und Therapiekontrolle einer Autonomie die quantitative Szintigraphie unter Suppression sowie die sensitive TSH-Bestimmung bzw. der TRH-Test zur Verfügung und zur Beurteilung der Stoffwechsellage die Schilddrüsenhormonkonzentrationen im Blut.

Neben den mechanischen Problemen, die durch die Struma entstehen können, liegt das Risiko der Autonomie in der Gefahr der Hyperthyreoseentwicklung, besonders nach Jodexposition. Wir besitzen jedoch keine ausreichenden Zahlen für das spontane und jodinduzierte Hyperthyreoserisiko. Die einzige Autonomieform, bei der systematische retrospektive Untersuchungen über den natürlichen Verlauf vorliegen, ist die unifokale Autonomie. Wir fanden in der Literatur 4 Studien, in denen mehr als 50 Patienten im Mittel mehr als 3 Jahre beobachtet wurden (Tabelle 1). Es zeigt sich, daß die jährliche Hyperthyreoserate bei unifokaler Autonomie relativ gering ist. Dies entspricht dem langsamen Verlauf der Erkrankung. Man muß jedoch damit rechnen, daß innerhalb von 20 Jahren 35–70% dieser Patienten eine Hyperthyreose entwickeln. Inwieweit, besonders in Jodmangelgebieten, eine plötzliche Jodexposition mit hohen Dosen die Hyper-

Tabelle 1 Jährliche Hyperthyreoserate bei unifokaler Autonomie nach Angaben aus der Literatur

	n	mittl. Beob-achtungszeit (a)	Hyperthyreose-rate/a	Bemerkungen
Wiener, 1979, [16]	58	4,1	1,7	Jodmangelgebiet mit Jodsalzprophylaxe
Hamburger, 1980, [9]	159	3,5	3,6	Jodmangelgebiet mit Jodsalzprophylaxe
Zieseniss, et al. 1981, [19]	183	3,7	1,2	Jodmangelgebiet
Olbricht, et al. 1988, [11]	375	4,4	3,6	Jodmangelgebiet

thyreoserate erhöht, läßt sich derzeit nicht abschätzen. Belfiore et al. [4] zeigten in einer vergleichenden Studie eines Jodmangelgebietes und einer Zone mit ausreichender Jodzufuhr, daß die Hyperthyreoserate bei ausreichender Nahrungsjodaufnahme signifikant erhöht war. In der Studie von Olbricht et al. [11] war das Auftreten der Hyperthyreose stochastisch. Sie fanden keine Kriterien (Patientenalter, Adenomgröße, szintigraphischer Befund, Ausfall des TRH-Testes), die eine Aussage über das Hyperthyreoserisiko gestatteten. Die quantitative Suppressionszintigraphie stand hierfür noch nicht zur Verfügung. Es ist nicht bekannt, ob die o. a. Beobachtungen auch für die anderen Autonomieformen gelten.

Wir wissen ferner, daß in den Jodmangelgebieten Europas der Anteil von Hyperthyreosen auf dem Boden einer Autonomie ca. 40% beträgt [12] und daß bei hyperthyreoten Patienten der Anteil mit Jodkontamination höher liegt als bei euthyreoten [13]. In einem nennenswerten, bisher jedoch nicht abzuschätzenden Anteil, kommt es bei Patienten mit Struma und Autonomie nach einmaliger hoher Jodexposition zu einem passageren Anstieg der Hormonkonzentrationen, besonders des Thyroxins, ohne klinische Symptomatik [6].

Was läßt sich unter diesen Umständen tun, wenn nach Feststellung einer Autonomie keine Indikation zur definitiven Behandlung besteht oder der Patient eine solche Maßnahme ablehnt? Der Anteil dieser Patienten ist beträchtlich. Man sollte ihn als erstes über die Diagnose aufklären einschließlich der Beschreibung hyperthyreoter Symptome und zur Jodkarenz raten. Ist eine Jodapplikation unerläßlich, sollte besonders bei älteren Patienten mit nodulärer Struma über ca. 8–12 Wochen der klinische Befund kontrolliert werden und bei Verdacht auf Entwicklung einer Hyperthyreose die Bestimmung der Hormonkonzentrationen erfolgen. Ist eine Autonomie bereits bekannt (negativer TRH-Test, Suppressionsszintigramm, unzureichende Suppression der globalen thyreoidalen ^{99m}Tc-Aufnahme), kann man 2–3 Tage vor der Applikation jodhaltiger Kontrastmittel bis 3 Wochen nach der Untersuchung 10–20 mg Thiamazol verabreichen unter Kontrolle der Hormonkonzentrationen. Dennoch wird das spontane und jodinduzierte Hyperthyreoserisiko bei Autonomie eher überschätzt. Sonst würde man bei ihrer hohen

Prävalenz in der Bundesrepublik und der Anwendung von jodhaltigen Kontrastmitteln von mehr als 100 Tonnen pro Jahr eine höhere Hyperthyreoserate beobachten. Man sieht vornehmlich nur die Patienten, bei denen sich eine Hyperthyreose entwickelt und kaum solche, die nach Jodapplikation klinisch stumm bleiben.

Da die Struma mit Autonomie durch partielle oder vollständige Selbstsuppression des nicht autonomen Gewebes durch die leicht erhöhte Hormonproduktionsrate häufig keine oder nur eine geringe Wachstumstendenz zeigt [14], ist bei geringerer funktioneller Relevanz der Autonomie (positiver TRH-Test, TcU_s < 2%) eine abwartende Haltung ohne Therapie vertretbar. Die jährliche Kontrolle sollte sich neben der Anamnese (Hinweise auf hyperthyreote Symptome, mechanische Beschwerden), auf Bestimmung der Hormonkonzentrationen im Plasma und Volumetrie der Schilddrüse durch Sonographie beschränken. Eine szintigraphische Kontrolle ist, falls keine Änderungen des klinischen Befundes oder der Hormonkonzentrationen auftreten, im Abstand von ca. 5 Jahren ausreichend, um eine Veränderung der Autonomie zu erfassen. Bei Verdacht auf hyperthyreote Symptome oder Zunahme der Struma ist eine erneute ausführlichere Diagnostik zur Frage der definitiven Therapie angezeigt. Das Problem bei abwartender Haltung besteht in der Praktikabilität. Mit zunehmendem Zeitabstand von der Erstdiagnose, fehlender oder geringer Wachstumstendenz der Struma und Wohlbefinden, nimmt die Bereitschaft des Patienten zur Nachuntersuchung immer weiter ab, so daß viele von ihnen einer systematischen Kontrolle entgehen. Sie vergessen z. T. auch, daß sie mit einem Hyperthyreoserisiko belastet sind. Hier ist in erster Linie der Hausarzt gefordert. Er muß besonders bei älteren Patienten bei Auftreten von kardialen Symptomen, Gewichtsabnahme und Anorexie auch an eine hyperthyreote Entgleisung denken. Entwickelt sich eine klinisch manifeste Hyperthyreose bei Struma mit Autonomie, ist in der Mehrzahl, spätestens aber bei Auftreten eines Rezidivs, eine definitive Therapie indiziert. Nach einer von uns kürzlich abgeschlossenen Studie bei rein thyreostatischer Behandlung einer Hyperthyreose auf dem Boden einer Autonomie betrug die Rezidivrate bei Ersterkrankung 50% und die von Rezidiven 80% [15].

Therapiekontrolle

Wenn man bei einer Struma mit bekannter Autonomie eine Schilddrüsenhormonbehandlung zur Verkleinerung der ja weit überwiegenden nicht autonomen Strumaanteile durchführt, was nicht so abwegig ist, wie oft angenommen wird, sollte man nach 6–12 Monaten das Strumavolumen durch Sonographie kontrollieren. Auf diese Weise läßt sich entscheiden, ob die Fortsetzung der Therapie sinnvoll ist. Patienten mit Struma und Autonomie unter suppressiver Therapie mit Schilddrüsenhormon bedürfen einer engmaschigeren Kontrolle, da bei ihnen im Vergleich zu Patienten ohne Autonomie die Hyperthyreoserate von < 1% auf knapp 10% ansteigt [7]. Hierbei muß man sich in erster Linie auf eine genaue Anamnese und die Erfassung hyperthyreoter Symptome verlassen, da zumindest die Thyroxinkonzentration auch bei Patienten ohne Autonomie unter Thyroxinbehandlung in 15–20% der Fälle erhöht ist. Häufig genügt bei Auftreten hyperthyreoter Symptome ein Absetzen der Medikation, um den euthyreoten Zustand wieder zu erreichen. In etwa 40% der Fälle ist eine kurzfristige (3–4 Monate) thyreostatische Therapie notwendig [7].

Bei allen Patienten mit Jodmangelstruma unter Schilddrüsenhormontherapie ohne vorausgegangenes Suppressionsszintigramm sollte man die Hormongabe ausnutzend, einmal ein solches durchführen. Man ist dann überrascht, wie häufig dabei Autonomien auftauchen. Dies muß keineswegs immer zu einer Änderung, der Therapiestrategie führen, da die Autonomie in vielen Fällen eben nur leicht ausgeprägt ist. Die definitive Behandlung einer Autonomie durch Operation oder Radiojod bedarf unabhängig von der Stoffwechsellage vor Behandlung der genauen Überprüfung ihres Effektes. Hierzu sind neben Anamnese und klinischem Befund heranzuziehen:

1. Die Sonographie zur Erfassung einer Verkleinerung oder Beseitigung der Struma.
2. TSH_b bzw. TRH-Test und die Hormonkonzentrationen.
3. Noch wichtiger ist jedoch die Suppressionsszintigraphie, da sie allein erlaubt, das Therapieergebnis auch quantitativ zu erfassen.

Eine verläßliche Beurteilung des Therapieergebnisses ist nur möglich, wenn man ein ausreichend langes Intervall von mindestens 3–4 Monaten nach der Therapie verstreichen läßt.

Wenn man die Angaben in der chirurgischen und nuklearmedizinischen Literatur zu den Ergebnissen der definitiven Therapie der Autonomie bei hyperthyreoter und euthyreoter Stoffwechsellage durchsieht, fällt auf, daß sich die Mehrzahl der Autoren nur mit der unifokalen Autonomie beschäftigt und daß die Auswahlkriterien für die Patientenkollektive wie auch die Parameter zur Beurteilung der Ergebnisse sehr uneinheitlich sind. Es fanden sich nur drei Studien, bei denen die Suppressionsszintigraphie systematisch zur Überprüfung des Effektes einer definitiven Therapie eingesetzt wurde. Die Marburger Arbeitsgruppe berichtete bereits 1976 über 82 hyperthyreote Patienten, die sie nach Radiojodtherapie mit der Suppressionsszintigraphie untersuchen [10]. Bähre legte vor 2 Jahren unsere Ergebnisse bei einer relativ kleinen Zahl von Patienten mit Hyperthyreose auf dem Boden einer Autonomie vor [1, 2]. Beide Gruppen setzten sich vorwiegend mit den Diskrepanzen zwischen der ^{99m}Tc-Aufnahme unter Suppression und dem Ausfall des TRH-Testes auseinander. Sie kamen übereinstimmend zu dem Ergebnis, daß bei dieser Frage die Bestimmung der globalen thyreoidalen ^{99m}Tc-Aufnahme unter Suppression dem TRH-Test unterlegen ist. Wir haben in einer kürzlich publizierten Studie versucht, die Ergebnisse der qualitativen Szintigraphie der globalen thyreoidalen ^{99m}Tc-Aufnahme unter Suppression, des TRH-Testes, der Hormonkonzentrationen und der Volumenänderung der Schilddrüse bei 88 euthyreoten Patienten mit verschiedenen Formen der Autonomie zur Beurteilung des Therapieeffektes heranzuziehen [8]. 50 der Patienten waren operiert und 38 mit Radiojod behandelt. Die wesentlichen Ergebnisse lassen sich wie folgt zusammenfassen:

1. Nach der qualitativen Szintigraphie unter Suppression war die Operation der Radiojodbehandlung überlegen,
2. die Normalisierung der globalen thyreoidalen ^{99m}Tc-Aufnahme unter Suppression zeigte mit 76 bzw. 84% der Fälle keinen Unterschied zwischen den beiden Therapieformen.
3. Bei höherem Schweregrad der Autonomie (globale thyreoidale ^{99m}Tc-Aufnahme unter Suppression > 3,2%) muß bei Radiojodtherapie die Strahlendosis wahrscheinlich erhöht werden, um zu einer ausreichenden Beseitigung der Autonomie zu gelangen.
4. Die Volumenreduktion der Struma war nach Operation deutlich besser als nach Radiojodbehandlung.
5. Die Rate manifester Hypothyreosen war nach operativer Behandlung mit 16% höher als nach Radiojodbehandlung mit 3%.

Die Häufigkeit echter Rezidive nach definitiver Behandlung einer Autonomie ist wegen der bisher unzureichenden Kontrollmaßnahmen und eines notwendigen langen Beobachtungszeitraumes derzeit nicht zu beantworten. Wiener [16, 17] sah bei einer maximalen Beobachtungszeit von 7,7 Jahren echte Rezidive in 5,7% und die Würzburger Arbeitsgruppe [3] in 3,9% bei einer maximalen Beobachtungszeit von 2,5 Jahren. Man muß bei solchen Ergebnissen aber auch daran denken, daß es sich z. T. auch um Autonomien handeln kann, die trotz optimaler Diagnostik vor Therapie nicht erkennbar waren. Meist sind Restautonomien nach definitiver Therapie funktionell nicht relevant. Dennoch ist es wichtig, sie zu erkennen und den weiteren Verlauf zu kontrollieren.

Zusammenfassend bedürfen Patienten mit Jodmangelstruma und Autonomie bei euthyreoter Stoffwechsellage einer sorgfältigeren Kontrolle als die ohne Autonomie, wenn man sich wegen fehlender mechanischer Beschwerden durch die Struma und/oder niederem Schweregrad der Autonomie nicht zu einer definitiven Therapie entschließt.

Nach definitiver Therapie einer Autonomie ist sowohl bei eu- wie hyperthyreoter Stoffwechsellage vor Behandlung frühestens nach 3–4 Monaten eine einmalige ausführliche Untersuchung (Sonographie, Hormon- und TSH-Bestimmung, quantitative Szintigraphie unter Suppression) erforderlich, um den Effekt der Maßnahme und die Stoffwechsellage sicher zu beurteilen. Danach richtet sich auch, ob und ggfls. welche weiteren therapeutischen oder prophylaktischen Maßnahmen erforderlich sind.

Literatur

[1] Bähre, M., R. Hilgers, C. Lindemann et al.: Thyroid autonomy: Sensitive detection in vivo and estimation of its functional relevance using quantified high-resolution scintigraphy. Acta endocr. (Copenh.) *117* (1988) 145–153.

[2] Bähre, M., K. Kloßek, A. Reinartz: Die Pertechnetataufnahme der Schilddrüse unter Suppression (TcU_s) zur Verlaufskontrolle nach immunogener und nicht immunogener Hyperthyreose. In: C. R. Pickardt, P. Pfannenstiel, B. Weinheimer (Hrsg.): Schilddrüse 1987, S. 279–284, Thieme, Stuttgart 1989.

[3] Becker, W., C. Reiners, W. Börner: Präoperative sonographische Lokalisationsidagnostik autonomer Adenome – ihre Bedeutung zur Verringerung von Rest- oder Rezidivautonomien. Nuklearmediziner *8* (1985) 265–271.

[4] Belfiore, A., L. Sava, F. Runello et al.: Solitary autonomously functioning thyroid nodules and iodine deficiency. J. Clin. Endocrinol. Metab. *56* (1983) 283–287.

[5] Emrich, D., M. Bähre: Autonomy in euthyroid goiter: Maladaptation to iodine deficiency. Clin. Endocr. *8* (1978) 257–265.

[6] Emrich, D., N. Karkavitsas, U. Facorro et al.: Influence of increasing iodine intake on thyroid function in euthyroid and hyperthyroid states. J. Clin. Endocrinol. Metab. *54* (1982) 1236–1241.

[7] Emrich, D., G. Klaushenke: Hyperthyreose bei Schilddrüsenhormonbehandlung der Jodmangelstruma. Dtsch. Med. Wschr. *15* (1986) 577–581.

[8] Emrich, D., M. Reinhardt: Ergebnisse der definitiven Behandlung der Autonomie bei Jodmangelstruma. Nuklear Medizin *28* (1989) 11–16.

[9] Hamburger, J. I.: Evolution of toxicity in solitary non-toxic autonomously functioning thyroid nodules. J. Clin. Endocrinol. Metab. *50* (1980) 1089–1093.

[10] Joseph, K., H. Küppers, H. H. Pries et al.: Regulationsuntersuchungen zur Beurteilung des Therapieerfolges nach 131-J-Therapie. NucCompact 7 (1976) 28–31.

[11] Olbricht, Th., D. Sandrock, G. Benker et al.: Development of hyperthyroidism in initially euthyroid patients with solitary autonomous thyroid nodules. In: Reinwein, D. u. P. C. Scriba (Hrsg.): The various types of hyperthyroidism. Urban & Schwarzenberg, 1990, 103–111.

[12] Reinwein, D., G. Benker, M. P. König et al.: The different types of hyperthyroidism in Europe. Results of a prospective survey of 924 patients. J. Endocrinol. Invest. *11* (1988) 193–200.

[13] Schicha, H., U. Facorro, P. Schürnbrand et al.: Frequency of iodine contamination in a thyroid clinic. J. Molecular Medicine *4* (1980) 177–181.

[14] Treichel, S.: Vergleichende Untersuchungen bei der Schilddrüsenhormonbehandlung euthyreoter Strumen. Inauguraldissertation, Göttingen 1983.

[15] Voth, E., N. Dickmann, H. Schicha et al.: Rezidivrisiko nach thyreostatischer Behandlung bei immunogener und nicht immunogener Hyperthyreose. Nuclear Medizin 29 (1990) 1–6.

[16] Wiener, J. D., A. A. A. de Vries: On the natural history of plummers' disease. Clin. Nucl. Med. *4* (1979) 181–191.

[17] Wiener, J. D.: Long-term follow-up after iodine-131 treatment for Plummers' disease (autonomous goiter). Clin. Nucl. Med. *10* (1985) 256–259.

[18] Wiener, J. D.: Plummer's disease: localized thyroid autonomy. J. Endocrinol. Invest. *10* (1987) 207–224.

[19] Zieseniss, K., U. Zeidler, H. Creutzig et al.: Ist das autonome Adenom der Schilddrüse therapiebedürftig? Med. Klinik *76* (1981) 193–196.

Diskussion

Klose:
Wenn keine prognostischen Kriterien für die Entwicklung einer Hyperthyreose nach Jod-Exposition bei Autonomie existieren, welche Diagnostik ist dann überhaupt gerechtfertigt? Mal überspitzt gefragt. Für unsere Klinik ist das sehr relevant. Wir haben mehr als 3000 Kontrastmittelanwendungen.

Emrich:
Es ist in der Tat schwierig. Aber wenn Sie wissen, ein Patient hat ein autonomes Adenom und es kommt hinterher zu einer Hyperthyreose und Sie tun nichts, daß Sie unter Umständen juristische Schwierigkeiten bekommen. Ich empfehle Technetium-Uptake unter Suppression. Und bei etwa 2% würde ich prophylaktisch eine thyreostatische Therapie vornehmen.

Wolf:
Technetium-Uptake ist (ökonomisch) bei über 3000 Katheteruntersuchungen jedes Jahr nicht drin.

Emrich:
Die haben ja auch nicht alle ein autonomes Adenom. Wieviel Prozent dieser Patienten haben eine Struma oder einen Knoten, daß Sie überhaupt daran denken müssen. Viele dieser Patienten haben ja unter Umständen auch eine Vordiagnostik. Man muß schon differenzieren.

Börner:
Mein Vorschlag: TSH-Spiegel bestimmen. Wenn der erniedrigt ist, weitere Diagnostik.

Pickardt:
Kommerzielle Überlegungen entbinden uns nicht von der Verpflichtung, den einzelnen Patienten auf die Indikation zu einer solchen Untersuchung in Relation zu den übrigen bestehenden Erkrankungen zu prüfen; denn der Patient, der dringend diese Herz-Katheter-Untersuchung braucht, hat ein kardiales Risiko. Wenn er zusätzlich ein thyreoidales Risiko hat, dann ist er deutlicher gefährdet. Im Einzelfall ist es notwendig zu wissen: hat der Patient eine Schilddrüsenanamnese? hat er eine Struma? und wenn er eine Struma hat, muß er diagnostiziert werden. Die Schilddrüsendiagnostik muß dann vorgenommen und die Erkrankung in der Schilddrüse diagnostiziert werden.

Wolf:
Vielen Dank Frau Pickardt. Ich glaube, das trifft die Vorgehensweise eines großen Teils der hier Anwesenden. Wir machen es konkret so: sensitives TSH und

bei grenzwertig niedrigem TSH, danach Technetium-Uptake (natürlich nicht unter Suppressionsbedingungen), und haben damit im eigenen Universitätsklinikum keine von uns ausgelöste thyreotoxische Krise mehr gehabt. Wir erhalten von draußen im Jahr etwa 10 thyreotoxische Dekompensationen, die intensivpflichtig sind.

Sauer:
Ich bitte um Entschuldigung, wenn ich etwas insistiere. Aber ich glaube, ich habe einen praktikablen Vorschlag zu machen: in meiner ziemlich großen Schildrüsenambulanz mache ich seit einiger Zeit folgendes:

Jede nuklearmedizinische Untersuchung kommt in den Röntgenpaß. Ich habe einen Stempel entwickelt, der die Worte enthält „Autonomie" oder „Autonomie verdächtig". Das ist ganz schnell anzustreichen. Und den bekommen die Patienten mit.

Zur chirurgischen Therapie der Rezidivautonomie

E. Kiffner, K. H. Staubach, A. Kooistra, C. Bürk, R. Gutekunst

Einleitung

Die Struma mit fokaler, insbesondere aber die mit diffuser Autonomie stellt hohe Ansprüche an eine differenzierte präoperative Diagnostik und an die chirurgische Therapie. Kommt es bei diesem Krankheitsbild trotz operativer Therapie zum Strumarezidiv, erfordert dieses wegen des Risikos des Reeingriffs besondere differential-therapeutische Erwägungen, wobei bei alleiniger Autonomie der operative Eingriff meist nicht die erste Wahl darstellt.

Patienten und Methoden

Bei retrospektiver Analyse des Krankengutes der Chirurgischen Universitätsklinik Lübeck der Jahre 1978 bis 1989 fanden sich bei 1050 operierten Strumen (Abb. 1) 110 Rezidivstrumen, wobei sich ein Viertel dieser Patienten auf die Struma mit fokaler oder disseminierter Autonomie erstreckt (Abb. 2). Die weitere Analyse des Krankengutes zeigte, daß die fokale Autonomie in diesem Krankengut mit 17% deutlich stärker vertreten ist als die disseminierte Autonomie mit 7%. Ursache hierfür ist unseres Erachtens die Tatsache, daß bei der sogenannten fokalen Autonomie die Enukleation des Knotens von vielen Operateuren noch bevorzugt wird im Gegensatz zu der von uns praktizierten beidseitigen subtotalen Resektion, auch bei diesem Krankheitsbild, da sich immer subklinische Herde finden lassen, die bei Belassen Anlaß für das Rezidiv sind.

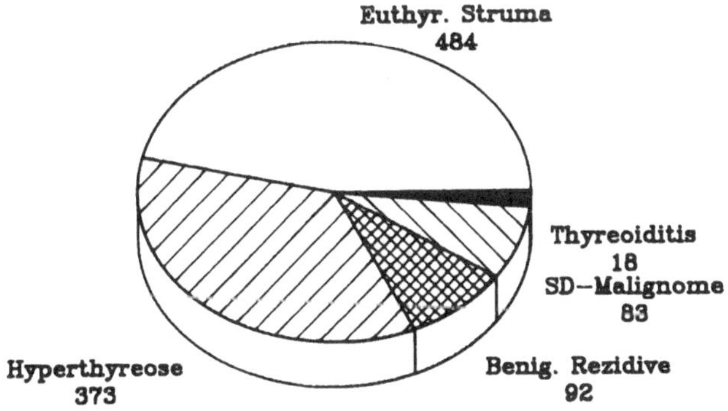

Abb. 1 Verteilung der Operationsindikationen insgesamt bei 1050 Strumen

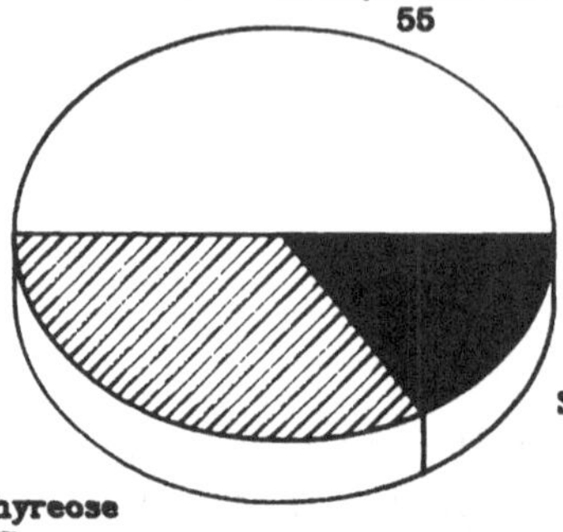

Abb. 2 Verteilung der Rezidivstrumen auf die einzelnen Krankheitsbilder

Die überwiegende Mehrzahl der Rezidivautonomien entstammte so auswärts voroperierten Patienten. Die Indikation zur operativen Reintervention wurde jedoch nicht nur auf dem Boden der Diagnose: Rezidivautonomie gestellt, sondern nur in Verbindung mit anderen wesentlichen Befunden, z. B. bei klinischem Verdacht auf das Vorliegen einer Struma maligna, bedingt durch rasche Größenzunahme des Kropfes oder durch einen verdächtigen zytologischen Befund. Diese Indikation zusammen mit dem Ziel einer funktions-orientierten Therapie erklärt, daß bei diesen Patienten in 50% die Hemithyreoidektomie zur definitiven Sanierung durchgeführt wurde. Bei diesem therapeutisch-taktischen Vorgehen mußten wir jedoch eine erhöhte Rate von postopertiven Rekurrensparesen beobachten, und zwar sahen wir eine unmittelbar postoperative Rekurrenspareserate von 4% gegenüber 0,8% im nicht-voroperierten Krankengut. Im weiteren Beobachtungsverlauf sank die Rekurrenspareserate jedoch auf Werte um 2%, so daß 2% passagere Rekurrensparesen waren.

Schlußfolgerung

Die diffuse, aber auch die fokale Autonomie setzen bereits vor dem Ersteingriff eine differenzierte Diagnostik voraus, um eine ausreichende, funktionskritische Resektion zu ermöglichen. Dies gilt um so mehr beim Rezidiveingriff, da das postoperative Risiko deutlich erhöht ist. Die Voraussetzungen für weitere Rezidive sollte weitestgehend ausgeschaltet werden. Die Hemithyreoidektomie ist deshalb in dieser Situation das Verfahren, das diesen Forderungen am nächsten kommt trotz eines erhöhten Risikos für den Nervus recurrens.

Die Adenomgewichtsverhältnisse in Abhängigkeit vom Dekompensationsgrad

G. Kautz, J. Reiff, K. van de Weyer

Vom 1. Januar 1980 bis 31. Dezember 1985 wurden an der Radiologischen Abteilung des Mutterhauses der Borromäerinnen in Trier 323 Patienten wegen einer gutartigen Schilddrüsenerkrankung mit ^{131}J behandelt und mehrfach nachuntersucht, wobei die Nachuntersuchungsperiode maximal 8 Jahre im Mittel aber 16 Monate betrug. Das Geschlechtsverhältnis von Frauen und Männern verhält sich wie 6,2:1. Unser untersuchtes Strumaendemiegebiet entspricht dem geographischen Gebiet von Trier Stadt und Land, Teilen der Eifel, des Hunsrücks und des Saarlandes. Die prä- und posttherapeutische Diagnostik bestand in jedem Fall aus den von der Sektion Schilddrüse vorgeschlagenen Maßnahmen.

Die Besonderheit dieser Nachuntersuchung und der Ergebnisse liegen im Bereich der Schilddrüsen- und der Adenomvolumenbestimmung [5] bei Strumapatienten mit thyreoidaler Autonomie [3, 4, 2]:

Das durchschnittliche Alter der behandelten Patienten betrug 68,9 Jahre; wobei der jüngste Patient 43 und der älteste 88 Jahre alt war (Abb. 1).

Wir sehen gegenüber den bei der Radiojodtherapie allgemein bekannten alten Patientengruppen, daß bei unserem Patientenkollektiv eine starke Rechtsverschiebung in der Altersverteilung vorliegt.

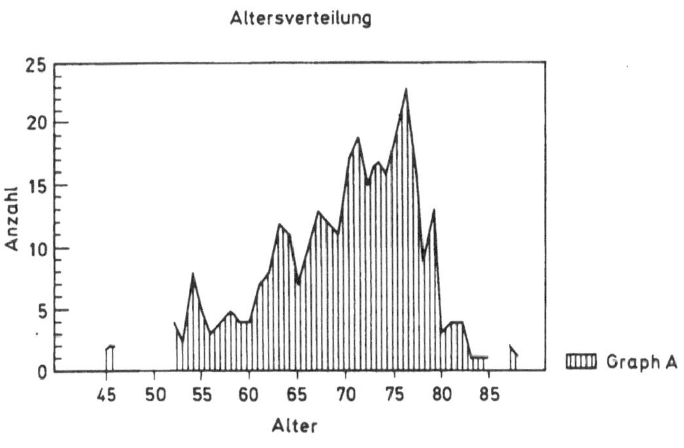

Abb. 1 Altersverteilung

Bei diesem Kollektiv teilten sich die autonomen Schilddrüsenerkrankungen folgendermaßen auf:

	(n)
a) kompensiert	137
b) dekompensiert	115
c) multipel	61

Die verschiedenen Formen der Autonomie haben wir unter anderem speziell nach ihren Volumenverhältnissen untersucht.

Das Volumen vor der RJT haben wir sonographisch bestimmt. Dabei ergab sich der in Abb. 2 wiedergegebene auffällige Befund.

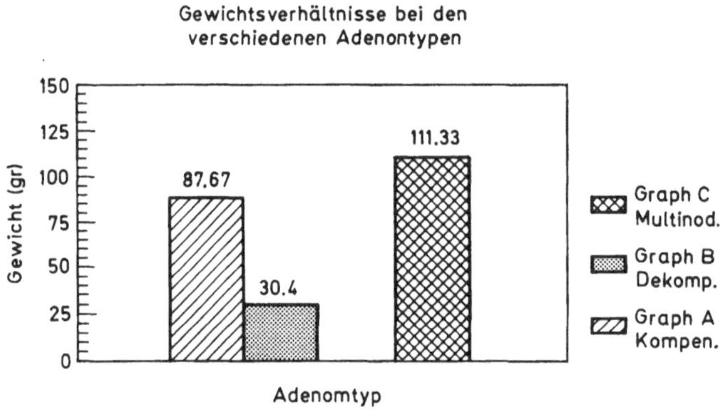

Abb. 2 Gewichtsverhältnisse in bezug auf den speziellen Adenomtyp

Die Größendifferenz zwischen den kompensierten und dekompensierten autonomen Adenomen unterscheidet sich aber von den uns bisher bekannten Veröffentlichungen [1].

Bei unseren Patienten sind die dekompensierten autonomen Adenome kleiner als die kompensierten. Dies ist von der Physiologie bzw. von der Pathophysiologie der Schilddrüse eigentlich auch zu erwarten [5]. Unsere Ergebnisse weisen darauf hin, daß sich die zunehmende Dekompensation eines autonomen Adenoms regulierend auf sein Größenwachstum auswirkt.

Über die Auswirkung der Radiojodtherapie auf diese Ergebnisse können wir nur anhand der veränderten Symptomatik nach der Radiojodtherapie eine Aussage machen; da es bei unserem Patientenkollektiv aus organisatorischen und altersbedingten Gründen nicht möglich war, eine sonographische Nachuntersuchung durchzuführen. Wir können also nur von seiten der verbesserten Symptomatik im Halsbereich her sagen, daß bei einem Großteil der Patienten der Halsumfang und die Beschwerdesymptomatik am Hals abgenommen hat (Tabelle 1).

Tabelle 1 Beschwerdesymptomatik vor und nach der Radiojodtherapie (RJT)

	vor der RJT:	nach der RJT:
Halsumfangszunahme	77%	31%
Kloßgefühl	25%	2%
Engegefühl	14%	0%
Schluckbeschwerden	26%	7%
Stridor	12%	0%
Einflußstauung	8%	0%
Husten	8%	2%
Heiserkeit	18%	9%

Abschließend möchten wir die niedergelassenen Ärzte noch einmal auf die Bedeutung einer sorgfältigen Nachsorge der Patienten hinweisen, die sich, wie die Sektion Schilddrüse in ihren vielen Beiträgen gezeigt hat, sehr positiv auf den Langzeiterfolg der Therapie auswirkt. Nicht zuletzt würde uns dadurch aber auch an kleineren Zentren eine weitergreifende wissenschaftliche Arbeit ermöglicht.

Literatur

[1] Heinze, H. G., U. Bohn: ^{131}J-Therapie des autonomen Adenoms der Schilddrüse. Dtsch. med. Wschr. *112* (1987) 1073–1079.

[2] Joseph, K.: Diagnostische und therapeutische Strategie bei thyreoidaler Autonomie. In: P. Pfannenstiel, D. Emrich, B. Weinheimer (Hrsg.). Schilddrüse 1985, S. 524–533. Thieme, Stuttgart–New York 1989.

[3] Leisner, B.: Zusammenfassung der Sitzung: Radiojodtherapie der nicht immunogenen Hyperthyreose. In: C. R. Pickardt, P. Pfannenstiel, B. Weinheimer (Hrsg.): Schilddrüse 1987, S. 197–198. Thieme, Stuttgart–New York 1989.

[4] Mahlstedt, J.: Strategie bei der Radiojodtherapie der nichtimmunogenen Hyperthyreose. In: C. R. Pickardt, P. Pfannenstiel, B. Weinheimer (Hrsg.): Schilddrüse 1987, S. 461–462. Thieme, Stuttgart–New York 1989.

[5] Reiners, Chr.: Einführung in die Radiojodtherapie der nicht immunogenen Hyperthyreose. In: C. R. Pickardt, P. Pfannenstiel, B. Weinheimer (Hrsg.): Schilddrüse 1987, S. 163–167. Thieme, Stuttgart–New York 1989.

Jodexposition und Schilddrüsenautonomie

C. R. Pickardt

Die globale Schilddrüsenfunktion bei Patienten mit einer nachweisbaren Autonomie kann euthyreot mit normalem TSH sein, der Definition einer Grenzhyperthyreose gehorchen oder einer Schilddrüsenüberfunktion entsprechen [7]. Die Verteilung der verschiedenen Funktionszustände unter Patienten mit gesicherter Autonomie ist je nach Untersucher und den zugrunde liegenden diagnostischen Kriterien sehr heterogen [1, 2, 3, 4, 6, 11, 12, 14, 16, 17].

Wenige Studien gewähren Einblick in den natürlichen Verlauf der Schilddrüsenfunktion bei dieser Erkrankung [6, 12, 13, 14, 17]. Man muß davon ausgehen, daß in den ersten 10 Jahren nach Diagnosestellung bei etwa 20–30% der ursprünglich euthyreoten Patienten eine Überfunktion auftreten wird. Olbricht [14] berechnete eine jährliche Hyperthyreoserate von 3,1% bis zum 8. Beobachtungsjahr. Die Überfunktion ist bei älteren Menschen häufiger als bei jüngeren, Patienten mit planimetrisch größeren Autonomien sind älter [2, 4].

Obwohl vornehmlich in der Zeit der Verwendung nicht wasserlöslicher jodhaltiger Kontrastmittel zum Teil schwere jodinduzierte Hyperthyreosen beobachtet wurden, gibt es ganz wenige experimentelle und klinische Daten über die kritische Menge an Jod, die zur Auslösung einer Hyperthyreose notwendig ist und über den natürlichen Verlauf der so induzierten Schilddrüsenüberfunktion. Bei vier Patienten mit einem ursprünglich euthyreoten „autonomen Adenom" beobachteten Ermans und Camus [5] unter 400 µg Jodid pro Tag sehr rasch einen Anstieg der Schilddrüsenhormonspiegel und eine verzögerte klinische Manifestation der Hyperthyreose. Ähnliches berichteten Livadas und Mitarbeiter [10]. Joseph und Mitarbeiter [11] konnten 1979 bereits zeigen, daß bei euthyreoten Patienten mit uni- und multifokaler Autonomie 100 µg Jodid pro Tag keine manifeste Schilddrüsenüberfunktion auslösten, wohl aber eine Suppression der TSH-Sekretion. In einer früheren Untersuchung konnten wir zeigen [15, 16], daß Patienten mit einer Hyperthyreose auf dem Boden einer Autonomie zu etwa 63% Hinweise auf eine exogene Jodkontamination hatten, bei Grenzhyperthyreose hatten 81% und bei einer partiellen TSH-Suppression 78% erhöhte Serumjodspiegel. Die Kontaminationsrate war also unabhängig von der Schilddrüsenfunktion in allen 3 Gruppen in etwa gleich hoch. Aus diesen Beobachtungen ist abzuleiten, daß bei eindeutig nachweisbarer funktioneller Autonomie eine Jodexposition nicht a priori zu einer Hyperthyreose führen muß.

Wir sind dieser Frage der jodinduzierten Hyperthyreose bei funktioneller Autonomie weiter nachgegangen [8, 9]. Tabelle 1 zeigt, daß die Patienten mit Hyper-

Tabelle 1 Technetiumuptake und Urinjodausscheidung bei Patienten mit funktioneller Autonomie der Schilddrüse (N=160) und Hyperthyreose, Grenzhyperthyreose oder subnormalem basalem TSH-Spiegel

	Hyperthyreose	TSH suppr.	TSH > 0,1 < 0,4 μE/ml
N	47	70	43
TCTU (%)*	5,4**	2,7	2,2
range	0,1–19,1	0,1–6,6	0,5–7,6
Urinjod* (μg/g Krea)	72	62	80
range	15–3014	16–697	24–268
> 100 μg/g(%)	28	33	35

* Median
** sign (p < 0,001)

thyreose einen signifikant höheren Technetiumuptake hatten als Patienten mit einer Grenzhyperthyreose oder einem subnormalen basalen TSH-Spiegel. Die mittlere Urinjodausscheidung war in allen 3 Gruppen gleich. Sie liegt allerdings höher als bei 153 Patienten mit Struma ohne Autonomie, deren Jodausscheidung im Median bei 48,0 μg/g Kreatinin (range: 8.0–422 μg/g) lag. Der Anteil von Patienten mit einer für unsere Region relativ hohen Urinjodausscheidung von mehr als 100 μg/g Kreatinin lag ohne signifikanten Unterschied zwischen 28 und 35%. Auch aus dieser Untersuchung läßt sich wegen der breiten Überlappung für den spontanen globalen Technetiumuptake bei funktioneller Autonomie keine eindeutige Risikogrenze ermitteln, oberhalb derer durch jodhaltige Substanzen eine Hyperthyreose auslösbar wäre. Bähre [1] fand in einer Gruppe von Patienten mit Autonomie und normaler Schilddrüsenfunktion sowie einem Uptake von mehr als 3,2% unter Suppressionsbedingungen keinen mit einer erhöhten Urinjodausscheidung. Die Untersuchungen von Bähre [1] und auch die von Kreisig [9] deuten jedoch an, daß ein Technetiumuptake bei nicht kontaminierten Patienten mit funktioneller Autonomie von mehr als 3% auf ein Hyperthyreoserisiko schließen läßt. Das gleichzeitige Vorkommen von Hyperthyreose und niedrigem Technetiumuptake (Abbildung 1) läßt jedoch den Verdacht auf eine bereits stattgehabte Jodkontamination aufkommen und in dieser Gruppe auch nachweisen. Solange eine Jodkontamination also nicht auszuschließen ist, sind globale spontane Technetiumuptakewerte von kleiner als 3% nicht zum Ausschluß eines Hyperthyreoserisikos geeignet.

Bevor die Diskussion um die Indikation zur prophylaktischen Behandlung funktioneller Autonomien wieder aufgenommen wird, muß bedacht werden, daß die Altersabhängigkeit der Hyperthyreose [2, 4] ein Indiz für eine Vergrößerung der bereits ausgebildeten autonomen Adenome in der Schilddrüse mit zunehmendem Lebensalter sein kann. Somit gibt es kein Kriterium für die Unterscheidung zwi-

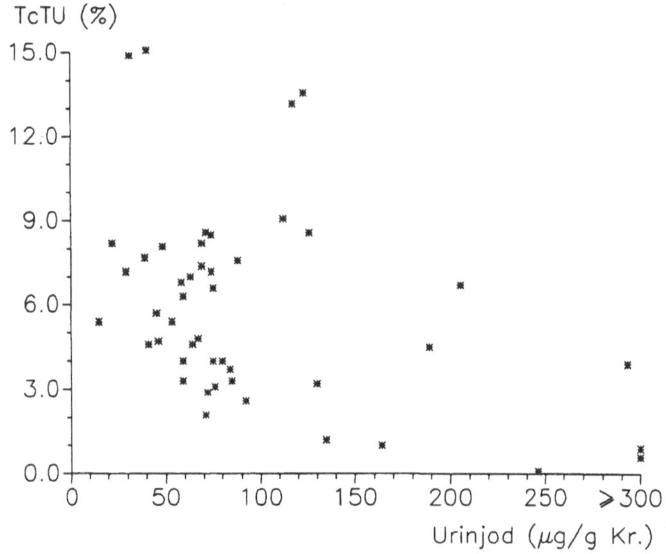

Abb. 1 Funktionelle Autonomie der Schilddrüse mit Hyperthyreose: Beziehung zwischen Technetiumuptake und Urinjodausscheidung

schen behandlungsbedürftigen und nicht behandlungsbedürftigen Patienten mit Schilddrüsenautonomie.

Zusammenfassung

1. Eine exogene Jodkontamination führt keineswegs bei jedem Patienten mit funktioneller Autonomie zur manifesten Hyperthyreose.
2. Das Risiko der Hyperthyreose scheint bei älteren Patienten und bei größeren autonomen Gewebeanteilen zuzunehmen.
3. Der Technetiumuptake ist bei Patienten mit Hyperthyreose höher als bei solchen mit normaler Funktion und bei Grenzhyperthyreose.
4. Da der Technetiumuptake durch die exogene Jodkontamination beeinflußt wird, ist dieser Meßwert kein zuverlässiges Kriterium zur Abschätzung des Hyperthyreoserisikos.

Literatur

[1] Bähre, M., R. Hilgers, C. Lindemann et al.: Thyroid autonomy: Sensitive detection in vivo and estimation of its functional relevance using quantified high resolution scintigraphy Acta Endocr. (Copenh.) *117* (1988) 145.

[2] Becker, W., W. Börner, G. Gruber: Szintigraphie und Sonographie bei der Diagnostik der Schilddrüsenautonomie. Dtsch. Med. Wschr. *111* (1986) 1630.

[3] Belfiore, A., L. Sava, F. Runello et al.: Solitary autonomously functioning thyroid nodules and iodine deficiency. J. Clin. Endocrinol. Metab. *56* (1983) 283.
[4] Blum, M., L. Shenkman, C. S. Hollander: The autonomous nodule of the thyroid: Correlation of patients age, nodule size and functional status. Am. J. Med. Sci. *43* (1975) 269.
[5] Ermans, A. M., M. Camus: Modification of thyroid function induced by chronic administration of iodide in the presence of „autonomous" thyroid tissue. Acta endocrinol. (Copenh.) *70* (1972) 463.
[6] Hamburger, J. I.: Should all autonomously functioning thyroid nodules be ablated to prevent the subsequent development of thyrotoxicosis. In: J. J. Hamburger, J. N. Miller (Hrsg.): Controversies in clinical thyroidology, S. 69. Springer, New York, Heidelberg, Berlin 1981.
[7] Heinze, H. G., C. R. Pickardt, P. C. Scriba: Das autonome Adenom der Schilddrüse. Dtsch. Med. Wschr. (1975) 2223.
[8] Kreisig, T., C. R. Pickardt, G. Bechtner et al.: Global 99m-Tc-thyroid uptake (TCTU) in euthyroid goiter and hyperthyroid goiter and the influence of iodine supply. In: The various types of hyperthyroidism, D. Reinwein, P. C. Scriba (eds.) Urban u. Schwarzenberg, München, 1990.
[9] Kreisig, T., C. R. Pickardt, K. Horn et al.: Nativer 99m-Tc-Uptake in der Differentialdiagnostik von unauffälliger Schilddrüse, Struma mit Euthyreose und Schilddrüsenautonomie in einem Jodmangelgebiet (eingereicht).
[10] Livadas, D. P., D. A. Koutras, A. Souvatzoglou et al.: The toxic effects of small iodine supplements in patients with autonomous thyroid nodules. Clin. Endocrinol. 7 (1977) 121.
[11] Joseph, K., J. Mahlstedt, U. Welcke: Thyreoidale Autonomie – Altersverteilung und Verhalten unter Jodprophylaxebedingungen. Nuc. Compact. *10* (1979) 100.
[12] Joseph, K.: Thyreoidale Autonomie, Diagnostik, Therapie und Nachsorge. Therapiewoche *36* (1986) 1711.
[13] Mornex, R., J. J. Orgiazzi: Hyperthyroidism. In: M. de Vischer (Hrsg.): The thyroid gland, S. 279–376. Raven Press 1980.
[14] Olbricht, Th.: Epidemiologische und funktionelle Aspekte der Struma unter spezieller Berücksichtigung der Schilddrüsensonografie. Habilitationsschrift, Universität Essen, 1988.
[15] Pickardt, C. R., A. Witte, G. Busch et al.: Die Bedeutung exogener Jodkontamination für die Manifestation von Hyperthyreosen. In: C. R. Pickardt, H. Schleusener, B. Weinheimer (Hrsg.): Schilddrüse 1989, S. 303. Georg Thieme Verlag Stuttgart, New York 1985.
[16] Pickardt, C. R.: Jodexposition und Schilddrüsenautonomie. Der Nuklearmediziner *12* (1989) 205.
[17] Silverstein, G. E., G. Burke, R. Kogan: The natural history of the autonomous hyperfunctioning thyroid nodule. Ann. Intern. Med. *67* (1967) 539.

Diskussion

Mahlstedt:
Ich möchte die Frage der Jodkontamination durch Kontrastmittel etwas kommentieren und präzisieren. Was wir mit den üblichen Methoden messen, wird zum größten Teil in dieser Form von der Schilddrüse gar nicht aufgenommen. Und unsere doch sehr schwachen Kenntnisse über die Folgen der Jodidfreisetzung aus Kontrastmitteln müßten eigentlich systematisch untersucht werden. Ich glaube, daß unsere unterschiedlichen Kenntnisse oder Erfahrungen auf diesem Sektor dadurch bedingt sind, daß in früheren Jahren die Hersteller von Röntgenkontrastmitteln sehr rasch erkannten, daß es wichtig ist, stabile Verbindungen zu

produzieren. Verbindungen, in denen möglichst wenig und geringe Konzentrationen von leicht dejodierbaren Substanzen vorliegen. Und daß unsere Erkenntnisse nur verbessert werden können, wenn wir „Echt-Jodid" messen können.

Mödder:
Ich habe Schwierigkeiten im Umgang mit der Autonomie. Vielleicht weil ich ein ganz einfaches Vorstellungsmodell davon habe. Es gibt in der normalen Schilddrüse schon einen gewissen Grad an Autonomie. Das ist auch bekannt; denn sonst wäre im Suppressionstest die Jodaufnahme auf Null zu supprimieren. Unter Vermehrung des autonomen Gewebes steigt der Grad der Autonomie an und wird irgendwann pathologisch (Scheitelpunkt positiver/negativer TRH-Tests). Wann dieser Grenzwert erreicht ist, ist Willkür. Wir haben Mitte der 70er Jahre Patienten unter definierten Mengen von Jodid untersucht (damals etwas angefeindet) und haben festgestellt, daß eine jodinduzierte Hyperthyreose auszulösen war, wenn sich der Suppressionswert um weniger als 15% des Ausgangswertes supprimieren ließ. Das erklärt auch, warum nicht alle diese Autonomien durch Jod provozierbar sind. Nur bei ähnlich untersuchten Patienten sollte man eine Therapie vorschlagen.

Prager:
Würden Sie bei einem älteren Menschen mit Knotenstruma, der vorher nicht diagnostiziert war und es steht eine Röntgenkontrastuntersuchung bevor (z. B. abklärendes i.v.-Pyelogramm oder Nieren-CT) vorher die Parameter der Schilddrüse prüfen, um ihn eventuell vorbehandeln zu können? Wie steht's bei jungen Leuten, die eine subklinische Hyperthyreose haben, mit negativem TRH-Test, die auch klinisch symptomfrei sind, und man will eine Kontrastmittelgabe vornehmen? Würden Sie sie vorbehandeln? Welches Schema einer Vorbehandlung empfehlen Sie?

Usadel:
Frau Pickardt, würden Sie meine Meinung teilen, daß bei Patienten über 50 Jahren, die (aus welchen Gründen auch immer) in eine Klinik kommen, sehr großzügig TSH basal gemessen werden sollte, weil die Prävalenz einer Autonomie sehr, sehr hoch ist?

Pickardt:
Erst zu Herrn Mahlstedt:
Ich bin nicht sicher, ob wir nicht mit der Standardmethode der Jodbestimmung nachweisen können, daß ein Mensch im Jodexzeß ist oder nicht. Daß Jodid frei wird, auch bei den sogenannten nichtionischen Kontrastmitteln haben wir heute hier gehört. Und da ist wohl auch das freie Jodid bestimmt worden, so gut das heute geht. Ich glaube, das steht schon auf einigermaßen festen Füßen.

Zu dem Patienten mit der nachgewiesenen, funktionellen Autonomie mit supprimiertem TSH oder auch noch nicht supprimiertem TSH: er hat nun einmal ein

Risiko, wenn ich ein Kontrastmittel gebe. Nur ist es so, daß die wasserlöslichen Kontrastmittel ja relativ schnell wieder ausgeschieden sind. Aber ich würde es auch nicht für richtig halten, den Patienten, der ein meßbares TSH hat, mit antithyreodalen Substanzen zu behandeln, damit ich in einer Pseudo-Sicherheit eine Kontrastmittelexposition durchführen kann. Denn es gibt keine Dosis-Wirkungs-Beziehung zwischen den antithyreoidalen Medikamenten und dem im Serum zirkulierenden fremden Jod. Es gibt keinen Beweis dafür, daß diese Therapie wirklich greift, wieviel ich geben muß und wie lange ich behandeln muß. Damit ist diese Frage bereits beantwortet.

Und damit ist, meiner Ansicht nach, auch die gesamte sogenannte prophylaktische Therapie mit Thyreostatika unter dem mehr oder weniger vagen Verdacht einer Autonomie ad absurdum geführt. Ich meine, daß wir bei einem Patienten, bei dem wir einen Verdacht auf eine Schilddrüsenkrankheit haben, auch diesbezüglich untersuchen und die Indikation zur Kontrastmitteldiagnostik überprüfen müssen. Das hat bei diesen wasserlöslichen Kontrastmitteln wahrscheinlich eine relativ geringe Bedeutung. Es hat eine immense Bedeutung bei Patienten, die mit Amiodarone behandelt werden.

Bei jedem Patienten mit funktioneller Autonomie oder mit Knotenstruma sollte das Risiko von vorneherein mit in Erwägung gezogen werden. Es bleibt dem einzelnen Kollegen die Aufgabe, diesen Patienten weiter zu beobachten, bis er sicher ist, daß das Kontrastmittel nicht zum Schaden geführt hat.

Wolf:
Vielen Dank Frau Pickardt, ich glaube, das war ein recht gutes abschließendes Statement.

Zur Hyperthyreoseinzidenz im Raum Berlin–Brandenburg vor und nach Jodsalz-Supplementierung

H. Deckart, F. Behringer, E. Deckart

Zielstellung

Dem endemischen Jodmangel in der DDR, einem Strumaendemiegebiet 2. Grades im Norden, 3. Grades im Süden mit einer mittleren Jodausscheidung von 27.9 ± 18,5 µg Jod/g Kreatinin (im Norden im Mittel 37,4 µg, im Süden 22,4 µg) wurde mit einer Jodsupplementierung der Nahrung begegnet. Diese erfolgt schrittweise: 1983 wurden 25 mg Kaliumjodid/kg Speisesalz im Süden und im Bezirk Cottbus angeboten. Seit 1985 werden 85% des Paketsalzes mit 32 mg des stabileren Kaliumjodats pro kg jodiert, wobei die in Gemeinschaftsküchen überwiegend verwendete Sackware noch nicht einbezogen wurde. Da der Hypertonie-Prävention wegen sparsamer Kochsalzverbrauch empfohlen wird und damit der persönliche Kochsalzverbrauch schwer beurteilbar ist, wurden 1986 systematisch jodierte Mineralstoffgemische an Rinder, Schafe und Schweine verfüttert. Bereits 1988 war ein nahezu vollständiger Rückgang der Neugeborenen-Strumen nachweisbar. Mit der bei Einführung einer Jodsalzsupplementierung vorübergehend auftretenden Aktivierung autonomer Adenome, disseminierter Autonomien oder auch der Immunhyperthyreosen mußte nach den Erfahrungen anderer Länder gerechnet werden. Unser Bericht informiert über deren Erfassung.

Über die Häufigkeit von jährlichen Hyperthyreose-Neuerkrankungen (Inzidenz) im deutschen Raum liegen kaum Berichte vor. Zur Ermittlung der Inzidenzrate (= Anzahl der Neuerkrankungen innerhalb eines bestimmten Zeitraumes pro z. B. 10^5 Personen einer Risikopopulation) bedarf es der Erfassung einer genau definierten Bevölkerungszahl. Sie war in unseren Untersuchungen in einer großen und einer kleinen Kommune gegeben:

Seit 1975 bestehen in den elf Stadtbezirken Berlins (DDR) Stadtbezirksberatungsstellen für Schilddrüsenkrankheiten, die von der Klinik für Nuklearmedizin und Endokrinologie (KNME) im Klinikum Buch aufgebaut, angeleitet und koordiniert wurden [1]. Bei freier Arztwahl wird jeder Patient zur Schilddrüsendiagnostik der Beratungsstelle seines Wohnbezirkes überwiesen, dort diagnostiziert, in Zusammenarbeit mit der KNME einer Spezialuntersuchung zugeführt, behandelt oder mit einer Therapieempfehlung dem Primärarzt rücküberwiesen. Die seit 1975 in KNME und Beratungsstellen geführte Statistik jährlich auftretender Neuerkrankungen von Thyreopathien diente als Basis der Berechnung der Inzidenzrate unter Bezug auf die im Jahrbuch der Statistik angegebenen Einwohnerzahlen der Stadtbezirke und Berlins (ca. 1,2 Mio).

In einem Landkreis der Mark Brandenburg (Fürstenwalde/Spree) wurde ein Gebiet mit 48000 Einwohnern über 8 Jahre von einem Endokrinologen (F. Behringer) betreut, so daß die Inzidenzrate in gleicher Weise wie in Berlin ermittelt werden konnte [2].

Ergebnisse und Diskussion

Die Inzidenzrate der Berliner Bevölkerung betrug in den Jahren 1975 bis 1985 im Mittel 17.1 Neuerkrankungen an Hyperthyreose/Jahr/10^5 Einwohner. Im Jahre 1981 wurde sie mit 20.76 ermittelt, 1988 (nach Jodsupplementierung) stieg sie auf 48.77, d. h. auf das 2,35fache an.

Das Verhältnis nicht immunogene:immunogene Ätiopathogenese war vor der Supplementierung 1981 1:2,36, danach 1988 1:1.64. Die Geschlechtsverteilung männlich:weiblich lag 1981 bei 1:11 (immunogen), 1:12 (nicht immunogen) und änderte sich 1988 auf 1:10 (immunogen) bzw. 1:7,7 (nicht immunogen), vgl. Tabelle 1.

Tabelle 1 Hyperthyreose-Inzidenzrate: Neuerkrankungen/Jahr/10^5 Einw.

Jodsupplementierung	Berlin (1,2 Mio Einw.)	Landkreis Fürstenwalde (48000 Einwohner)
vor	20,76	21,11
nach	48,77	42,35
Steigerung gesamt	1:2,35	1:2,01
Steigerung immunogene Form	1:1,88	1:1,51
Steigerung nicht immunogene Form	1:5,97	1:2,58
Geschlechtsverteilung männlich : weiblich		
	vor Suppl.	nach Suppl.
gesamt	1:11	1: 6,8
immunogene Form	1:11	1:10
nicht immunogene Form	1:12	1: 7,7

Im Landkreis Fürstenwalde lag die Inzidenzrate bei 21,11/Jahr/10^5 Einwohner in den Jahren 1980–85, vor Jodsupplementierung. Sie stieg um den Faktor 2,01 auf 42,35 nach der Jodsupplementierung (1987/88) an. Die Verhältnisse der nicht immunogenen/immunogenen Form und das Geschlechtsverhältnis entsprach den Angaben von Berlin. Die Hyperthyreose-Inzidenz nach Jodsupplementierung war altersabhängig: die Zunahme wurde überwiegend durch Patienten über 40 Jahre beobachtet (Abb. 1).

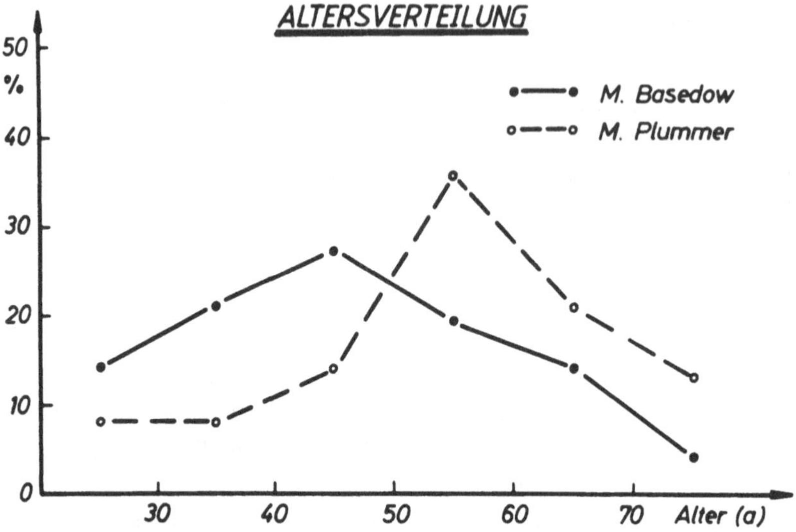

Abb. 1 Altersverteilung der Hyperthyreosen nach Jodsupplementierung: die Zunahme betraf sowohl bei immunogener wie nicht immunogener Hyperthyreose überwiegend Patienten über 40 Jahre.

Der Anstieg von Hyperthyreosen ist auch am Verbrauch von Thyreostatika (Thiamazol) abzulesen, der durch die zentrale Verteilung vollständig erfaßt werden kann und eine gute Korrelation zur Hyperthyreose-Inzidenzrate ergab: Anstieg des Methimazol®-Verbrauches von 1984 (vor Jodsupplementierung) zu 1987 (nach Supplementierung) um den Faktor 2,8 (Abb. 2). Ob der Rückgang 1988 (Faktor 2,5) bereits eine Abnahme erkennen läßt, ist fraglich.

Die Analyse des Krankengutes im Landkreis Fürstenwalde mit 95 Neuerkrankungen von 1980–1987 hat eine *jahreszeitliche Häufung* der immunogenen Form in den Monaten April bis Juni ergeben, während die nicht immunogene Hyperthy-

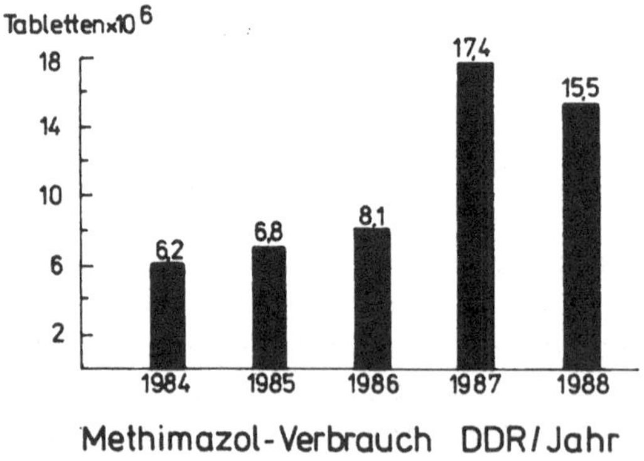

Abb. 2 Anstieg des Thyreostatika-Verbrauchs vor (1984) und nach (1987, 1988) Jodsupplementierung um den Faktor 2,8 bzw. 2,5

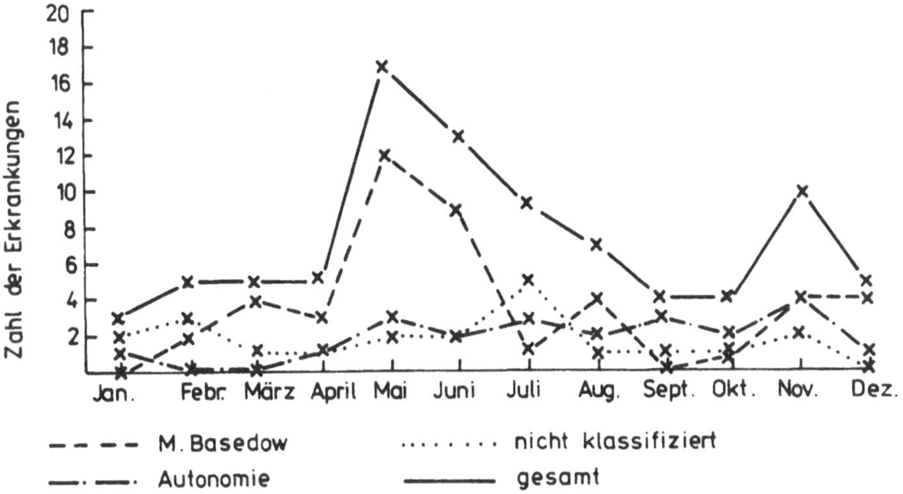

Abb. 3 Saisonale Häufung des Beginns von Hyperthyreose-Neuerkrankungen der immunogenen Form im Frühjahr; die nicht immunogene zeigte keine Abhängigkeit von der Jahreszeit

reose über das ganze Jahr verteilt war: Zeitpunkt des Beginns subjektiver Beschwerden und klinischer Symptome (Abb. 3). Die Ursache dieser saisonalen Häufung konnten wir nicht klären. Berichte aus dem Schrifttum haben keine ätiopathogenetische Differenzierung ihrer Fälle durchgeführt, andererseits eine Jodinduktion nachweisen können, die jahreszeitlich unterschiedlich war [14, 15, 16].

Ein Vergleich von Inzidenzraten der Hyperthyreose aus dem Schrifttum ist Tabelle 2 zu entnehmen. Unsere Ergebnisse stimmen mit den Berichten aus USA (Minnesota), Island, England, Dänemark, Italien und Tasmanien (vor Beginn der Brot-Jodierung) überein. Anstiege der Inzidenzraten wurden nach diäteti-

Tabelle 2 Angaben zur Inzidenz der Hyperthyreose aus der Literatur in zeitlicher Reihenfolge

Autor	Land und Periode	Inzidenz (Erkrankungen/100 000 Einw.)
Thjodleifsson [3]	Island 1938–1967	9,7–13,8
Furzyfer [4]	Minnesota 1935–1967	19,8
Stewart [5]	Tasmanien 1960–1963	22,5
Thommesen [6]	Dänemark 1964–1968	22,0
Pohl [7]	Österreich 1965–1975	70
Mogensen [8]	Dänemark 1972–1974	27,6
Greig [9]	Westschottland 1973	50
Baldwin [10]	Connecticut 1975–1976	30
Haraldsson [11]	Island 1980–1982	23,6
Barker [12]	England 1982	22,7
Bulfoni [13]	Italien 1983–1984	26,98

scher Jodzufuhr aus Österreich [7] und Tasmanien (Faktor 5) berichtet [5]. In Gebieten mit reichlicher Jodversorgung ist die Autoimmunhyperthyreose häufiger, die thyreoidale Autonomie seltener: in Island betrug das Verhältnis nicht immunogen:immunogen 1:6, in den USA 1:11. Demgegenüber werden in Jodmangel- und Strumaendemiegebieten ein Verhältnis beider Formen von etwa 1:1 angegeben [3–13].

Höhe und Dauer einer gesteigerten Hyperthyreose-Inzidenzrate nach Jodsupplementierung ist als dosisabhängig erkannt worden: in Österreich und Tasmanien blieb sie über ein Jahrzehnt nachweisbar, in anderen Ländern ging sie nach 1 bis 3 Jahren zurück. Die Situation in unserem Land bleibt abzuwarten.

Die Analyse wurde unterstützt durch die Stadtbezirksberatungsstellen Berlins (Ost): B. Adam, H. Apitz, G. Hannemann, R. Hans, R. Haßler, Th. Jordan, G. Klein, I. Kubitschek, H. Kühne, E. Kleinau, I. Loreck, E. von Meczynski, A. Neumann, R. Patzwaldt, A. Pech, M. Ratzke, Ch. Uhlig.

Literatur

[1] Deckart, H., E. Kleinau, D. Klessen et al.: Organisation der Betreuung von Patienten mit Schilddrüsenerkrankungen in Berlin. Dt. Gesundh. Wesen *32* (1977) 784–787.

[2] Behringer, F.: Zur Inzidenz der Hyperthyreose in einem Landkreis der Mark Brandenburg. Eine epidemiologische Studie 1980–1987. Med. Dissertation (A), Berlin 1989.

[3] Thjodleiffson, B.: A study of Graves' disease in Iceland. Acta Med. Scand. *198* (1975) 309–314.

[4] Furzyfer, J.: Kurland, L. T.; V. M. McConahey et al.: Graves' disease in Olmsted County, Minnesota, 1935 through 1967. – Mayo Clin. Proc. *45* (1970) 636.

[5] Stewart, J. C., G. J. Victor: Thyrotoxicosis induced by iodine contamination of food – a common unrecognised condition? – Brit. Med. J. *1* (1976) 372–375.

[6] Thommesen, N., J. Nirell, H. P. O. Kristensen: A five year study of hyperthyroidism in a central hospital. – Ugeskr. Leager *133* (1971) 1663.

[7] Pohl, G.: Die Hyperthyreose im Salzburger Strumaendemiegebiet. – Wien. Med. Wschr. *126* (1976) 243–245.

[8] Mogensen, E. F., A. Green: The epidemiology of thyrotoxicosis in Denmark. Incidence and geographical variation in the Funen region 1972–1974. – Acta Med. Scand. *208* (1980) 183–186.

[9] Greig, W. R.: Radioactive iodine treatment of thyrotoxicosis: the current position. – G. C. Walker (Hrsg.): Ninth symposium on advanced medicine – Pitman Medical, London 1973.

[10] Baldwin, D. B., D. Rowett: Incidence of thyroid disorders in Connecticut. J. Am. Assoc. *239* (1978) 742–744.

[11] Haraldsson, A., S. T. Gudmundsson, G. Larusson et al.: Thyrotoxicosis in Iceland 1980–1982. Acta Med. Scand. *217* (1985) 253–258.

[12] Barker, D. J. P., D. I. W. Phillips: Current incidence of thyrotoxicosis and past prevalence of goiter in 12 British towns. Lancet, *2* (1984) 567–570.

[13] Bulfoni, A.: Valutazione epidemiologica della tireotossicosi in una popolazione ospedalizzata. Min. Med. 77 (1986) 815–818.

[14] Jacobowitz, H.: Basedow und Jahreszeit. Zschr. Klin. Med. *122* (1932) 307–315.

[15] Öhme, C., H. Paal: Untersuchungen mittels der Reid Huntschen Reaktion, besonders bei Asthma bronchiale. Med. Klin, *13* (1930) 454–457.

[16] Phillips, D. I., D. J. Barker, J. A. Morris: Seasonality of thyrotoxicosis. J. Epidemiol. Community Health *39* (1985) 72–74.

2.3. Struma mit Morbus Basedow

Primäre Diagnostik der Struma mit M. Basedow

E. Moser

Bei der Schilddrüsenüberfunktion vom Typ Basedow handelt es sich bekanntlich um eine Autoimmunerkrankung, bei der Antikörper gegen den in der Zellmembran gelegenen TSH-Rezeptor die Hormonsynthese und -sekretion unkontrolliert stimulieren. Klinisch manifestiert sich der M. Basedow in unterschiedlicher Inzidenz als Hyperthyreose, Struma, endokrine Orbitopathie und prätibiales Myxödem. Keine der vier Befunde ist obligat, die endokrine Orbitopathie findet sich bei weniger als der Hälfte der Patienten. Strumagröße und -konsistenz lassen sich nur beschränkt verwerten. Eine diffuse schwirrende Struma, die rasch entsteht, ist allerdings diagnoseweisend für M. Basedow. Wie andere Autoimmunerkrankungen, ist auch die Basedow-Hyperthyreose durch einen häufigen Wechsel von Remission und Rezidiven charakterisiert. Daher ist eine breitgefächerte Ausgangsdiagnostik bei einer lebenslangen Erkrankung, wie es der M. Basedow nun einmal ist, wesentlich und auch ökonomisch, da die vor Therapie noch unverfälschten Ausgangsbefunde nicht mehr nachholbar sind.

Die vorliegende Übersicht zur Primärdiagnostik der Struma mit M. Basedow widmet sich einigen Aspekten der klinischen Symptomatologie, den verschiedenen technischen Untersuchungsverfahren sowie den Möglichkeiten einer Abgrenzung zwischen immunogener und nichtimmunogener Hyperthyreose.

Klinik

Eine Hyperthyreose, die mit der bekannten klassischen Symptomatik einhergeht, bereitet keine diagnostischen Schwierigkeiten. Problematisch jedoch ist die Erkennung symptomarmer oder sogar symptomloser Formen der Hyperthyreose. Ihre relative Häufigkeit nimmt mit wachsendem Patientenalter deutlich zu. Angaben zum Häufigkeitsverlauf verschiedener Symptome in Abhängigkeit vom Patientenalter zeigt Abbildung 1. Die geprüften Symptome wie Tachykardie, Herzpalpitationen, feuchte und warme Haut, vermehrte Schweißneigung und Wärmeintoleranz nehmen bei Patienten mit M. Basedow besonders nach dem 50. Lebensjahr deutlich ab, einige Symptome verschwinden in der 8. Lebensdekade sogar völlig. Diese Befunde [13] unterstreichen die Wichtigkeit einer akribischen physikalischen Untersuchung von Patienten mit Verdacht auf M. Basedow, besonders jenseits des 50. Lebensjahrs.

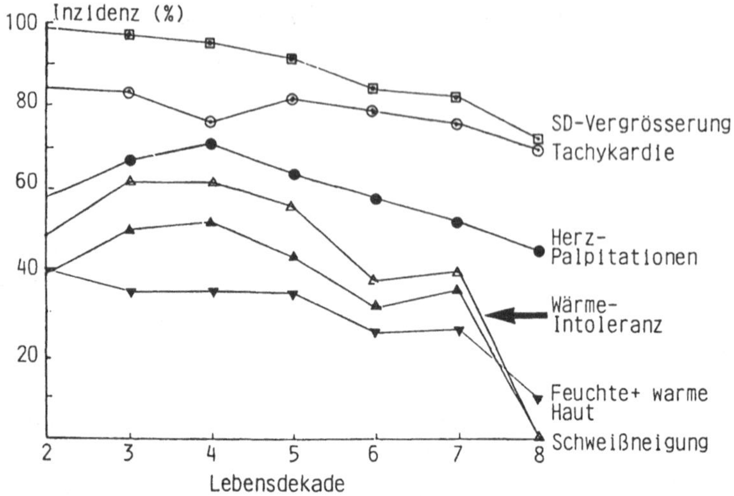

Abb. 1 Abnahme der Inzidenz typischer Hyperthyreose-Symptome mit dem Alter

In der genannten Arbeit von Nordyke et al. [13] gibt der Befund einer Struma einen wichtigen Hinweis auf M. Basedow. Dieses Symptom fand sich in einer Häufigkeit von 95% bei Patienten unter 50 Jahren, von 83% im 6. Lebensjahrzehnt und von 73% im 7. Lebensjahrzehnt. Das Ergebnis unterstreicht die Schwierigkeit der Diagnosesicherung beim älteren Patienten, wenn zusätzlich zur Oligo- oder Monosymptomatik keine Schilddrüsenvergrößerung vorliegt.

Technische Untersuchungen

In-vitro-Tests

Nicht nur die Ausschlußdiagnostik, sondern auch die labormäßige Absicherung der klinisch bereits vermuteten Diagnose „Immunhyperthyreose" beginnt mit der Bestimmung von TSH bzw. dem TRH-Test. Die thyreotrope Stimulation ist ein Maß für die Antwort des Reglerorgans auf die zirkulierenden Schilddrüsenhormone.

Ob der TRH-Test durch eine supersensitive Bestimmung des basalen TSH in jedem Falle zu ersetzen ist, wird kontrovers diskutiert. Es gibt Befunde, die darauf hinweisen, daß die Bestimmung des basalen TSH ohne Stimulation unpräzise ist und zu mehrdeutigen Interpretationen führen kann. Mürtz und Usadel [12] zeigten, daß ein supersensitiv gemessener basaler TSH-Wert bei primärer Hypothyreose zwar verläßlich ist, jedoch beim Ausschluß bzw. Beweis einer hyperthyreoten Stoffwechsellage Grauzonen hinterläßt, die durch den TRH-Test klarer werden.

Ein supprimierter basaler TSH-Wert bzw. ein nichtstimulierbarer TRH-Test sichert erst zusammen mit den erhöhten Werten an freien Schilddrüsenhormonen die Diagnose einer Hyperthyreose. Allerdings läßt auch die Bestimmung von Gesamt T4 (TT4) – bzw. Gesamt T3 (TT3) – eine sichere Differenzierung zu, sofern der Serum-Spiegel des thyroxinbindenden Globulins (TBG) zusätzlich bestimmt wird. Dadurch lassen sich mögliche Interferenzen des TBG bei gleichzeitiger Medikation mit Kontrazeptiva, Steroiden, Sulfonamiden, Salizylaten und Heparin sowie die Beeinflußbarkeit bei schweren Organerkrankungen von Leber und Nieren berücksichtigen.

Bei der vergleichenden Bewertung der fT4-Bestimmung gegenüber der TT4-Bestimmung ist zu berücksichtigen, daß die Messung der freien Hormone zwar durch veränderte Hormonbindungskapazitäten nicht beeinflußt wird, andererseits die verfügbaren Meßmethoden nach wie vor hinsichtlich der Normwerte und Grenzen erheblich differrieren und daher mit Vorsicht zu interpretieren sind [6, 17]. Es gibt Hinweise, daß der fT4-Wert in Grenzbereichen, z. B. bei latenter Hyperthyreose, kein ausreichend empfindlicher Parameter ist. Nur wenn die Messung von fT4 mit einem methodisch aufwendigen Zweiparameter-Verfahren erfolgt, lassen sich Aussagewert von fT4 und T4/TBG Quotienten vergleichen [6, 17].

Bei einer hyperthyreoten Stoffwechsellage sind die Trijodthyroninspiegel regelmäßig erhöht und sichern zusätzlich die Diagnose. Die sogenannte T3-Hyperthyreose, also eine isolierte T3-Erhöhung bei normalen T4-Werten, findet sich wohl häufiger bei Frühformen und nichtimmunogenen Schilddrüsenfunktionsstörungen.

Eine ausschließlich rationale Diskussion der erforderlichen In-vitro-Diagnostik sollte für die gleichzeitige Bestimmung von Trijodthyronin und Thyroxin plädieren. Dies wird folgendermaßen begründet:

1. Beide Werte, wenn erhöht, stellen die Diagnose auf eine breitere Basis.
2. Die gleichzeitige Bewertung dieser beiden Schilddrüsenhormonparameter erlauben eine bessere Einsicht in das Verhältnis von glandulärer Hormonsekretion und peripherer Konversion.

Immunologische Kriterien

Einen besonderen Stellenwert in der Diagnostik der Immunhyperthyreose nehmen die immunologischen Parameter ein. Wegen der therapeutischen Konsequenz ist es wichtig, immunogene und nichtimmunogene Hyperthyreosen zu unterscheiden. Während die Schilddrüsenautonomie ablativ, d. h. operativ oder mit Radiojod, behandelt werden sollte, ist bei immunogener Hyperthyreose initial ein medikamentöser Therapieversuch mit Thyreostatika angezeigt.

Von den zur Zeit bekannten Schilddrüsenautoantikörpern haben im wesentlichen nur die mikrosomalen Antikörper (MAK), die Thyreoglobulin-Antikörper (TAK) und schilddrüsenstimulierende TSH-Rezeptor-Antikörper (TRAK) eine klinische Bedeutung [10]. Die MAK sind vermutlich identisch mit Antikörpern gegen die thyreoidale Peroxidase. Mit der TRAK-Bestimmung werden sowohl krankhaft stimulierende wie blockierende pathologische Immunglobuline erfaßt. Die Bestimmung weiterer schilddrüsenstimulierender Antikörper (TSAB) tritt hinter der Bestimmung der MAK, TAK und TRAK zurück. Beim M. Basedow finden sich TRAK in einer Häufigkeit von 80 bis 90%, MAK zwischen 60 und 70% und TAK zwischen 30 und 50%. Diese Zahlen legen nahe, daß bei der Verdachtsdiagnose „M. Basedow" der TRAK-Nachweis als die immunologische Bestimmungsmethode der ersten Wahl zu gelten hat [3, 7].

Nach wie vor ist die Frage offen, ob MAK und TAK primäre Auslöser einer autoimmunen Schilddrüsenkrankheit sind oder ob es sich dabei lediglich um Epiphänomene handelt, sie also keineswegs zuverlässige Indikatoren für einen Autoimmunprozeß in der Schilddrüse sind.

Ob neuentwickelte Labormethoden zum Nachweis von Antikörpern gegen ein TSH-Rezeptorprotein bei Patienten mit M. Basedow Eingang in die klinische Routinediagnostik finden können, ist strittig. Unstrittig hingegen ist die Forderung nach einer Flurbereinigung auf dem Feld der Nomenklatur. Selbst dem Fachmann fällt es nicht immer leicht, die verschiedenen Begriffe, wie LATS, TRAb, TSAb, TDA, TBII, TSI, TIIG, klar zu unterscheiden.

Findet sich bei Patienten mit Hyperthyreose eine endokrine Orbitopathie, so sind alle Antikörperbestimmungen überflüssig. Der positive prädiktive Wert (PPV) der EO ist höher als der PPV der Summe aller Antikörperbestimmungen.

Sonographie

Die Schilddrüsendiagnostik wird durch die Ultraschalluntersuchung um morphologische Kriterien bereichert. Bei hyperthyreoter Stoffwechsellage ist sonographisch die Abgrenzung von umschriebenen echoarmen Bezirken im Sinne von autonomen Adenomen gegenüber diffusen Hyperthyreosen möglich. Die unbehandelte Immunhyperthyreose zeigt in hohem Prozentsatz ein charakteristisches, nämlich gleichmäßig echoarmes Schallbild, wobei allerdings die Hashimoto-Struma von der Basedow-Hyperthyreose nicht unterschieden werden kann [4, 11]. Die disseminierte Autonomie bietet, wie die blande Struma diffusa, im allgemeinen eine normale Echogenität. Somit ist die Differenzierung zwischen diffuser Autonomie und M. Basedow sonographisch nicht in jedem Falle möglich, da eine unauffällige Binnenechostruktur eine Immunhyperthyreose nicht ausschließt.

Neben den erwähnten morphologischen Hinweisen gibt die Sonographie der Schilddrüse Aufschluß über das Schilddrüsenvolumen. Dieser Wert ist sowohl bei der Erstuntersuchung als auch zur Therapiekontrolle von Bedeutung. Die Schilddrüsenvolumetrie ist eine objektive Meßmethode, die der Größenmessung durch Palpation und Halsumfangbestimmung hoch überlegen ist. Unter optimalen Bedingungen ist die Fehlerbreite der sonographischen Volumetrie < 10% [5, 14].

Eine neue diagnostische Möglichkeit zur Abklärung der Struma bei M. Basedow wird in der farbkodierten Doppler-Sonographie gesehen [15]. Das Verfahren wurde an insgesamt 45 Patienten überprüft, 16 waren an einer Immunhyperthyreose erkrankt, bei den restlichen handelte es sich um schilddrüsengesunde Probanden (n=15) bzw. um Patienten mit anderen Schilddrüsenerkrankungen (n=14).

In allen Basedow-Strumen ließ sich ein typisches pulsatiles Schallmuster nachweisen, das sich von Systole zur Diastole ändert und als „Thyroid inferno" beschrieben wird. Dieses Muster war in normalen Schilddrüsen, in Knotenkröpfen und in Schilddrüsenkarzinomen nicht nachweisbar. Die Autoren sehen in der farbkodierten Doppler-Sonographie ein nichtinvasives Verfahren mit hoher Treffsicherheit und gutem Preis-Leistungs-Verhältnis zur Diagnose der Basedow-Struma. Bis zu einer endgültigen Bewertung müssen jedoch Studien mit größeren Fallzahlen folgen.

Szintigraphie

Bei laborchemisch gesicherter Hyperthyreose sollte die Sonographie der Schilddrüse in jedem Falle durch ein Szintigramm ergänzt werden. Hier ist nicht der früher übliche Schilddrüsen-Rectilinear-Scan „state of the art", sondern die Gammakamera-Funktions-Szintigraphie. Die hiermit mögliche Bestimmung des Technetium-uptakes (TcTU) ist ein Äquivalent zur Jodid-Clearance und somit ein relevanter Funktionsparameter des Schilddrüsenumsatzes. Die Höhe des TcTU erlaubt bei der Abklärung einer Struma bei M. Basedow folgende differentialdiagnostische Überlegungen [2]:

1. TcTU-Werte über 40% sind pathognomonisch und nahezu beweisend für eine immunogene Hyperthyreose.
2. TcTU-Werte zwischen 20 und 40% kommen ebenfalls fast ausschließlich bei der immunogenen Hyperthyreose vor. In Verbindung mit einer fehlenden TSH-Stimulation und einem diffus echoarmen Sonogramm ist die Diagnose M. Basedow so gut wie gesichert. Die Differentialdiagnose zwischen Hyperthyreosis factitia und anderen Hyperthyreoseformen ist durch den TcTU leicht zu stellen: Bei Hyperthyreosis factitia finden sich ein stark erniedrigter TcTU und erhöhte Hormonwerte.

3. Erhöhte TcTU-Werte mit normalen Hormonspiegeln sind sowohl bei jodaviden Strumen als auch bei disseminierten Autonomien mit peripherer Euthyreose nachweisbar. Hier bringt ein Suppressionsszintigramm (Bestimmung des TcTU vor und nach Suppression) die Unterscheidung.

Im folgenden soll ein Vergleich von Wunsch und Wirklichkeit bei der Diagnostik der Struma mit M. Basedow versucht werden. Ein solcher Vergleich ist möglich, nachdem die Europäische Schilddrüsengesellschaft (ETA) 1986 eine Europäische Umfrage über Diagnostik und Therapie der Basedow-Hyperthyreose initiiert hat. In dieser Umfrage wurden deutliche Unterschiede zwischen den europäischen Ländern sichtbar, dies betraf jedoch die Therapie stärker als die Diagnostik. Daraufhin wurde der ursprüngliche Fragebogen 1987 deutschen Schilddrüsenexperten vorgelegt. Eine entsprechende Umfrage wurde in Österreich von der dortigen nuklearmedizinischen Gesellschaft (ÖNG) durchgeführt. Die Häufigkeitsverteilungen der verschiedenen In-vitro- und In-vivo-Teste zeigen Tabelle 1 und Tabelle 2 [1, 8, 9].

Tabelle 1 Häufigkeitsverteilung der verschiedenen in-vitro Teste zur Diagnostik der Struma mit M. Basedow: Ergebnisse der ETA-Studie und der nachfolgenden Umfragen in der Bundesrepublik Deutschland und in Österreich

	ETA (1986)	BRD (1987)	A (1986)
TT4	74%	70%	52%
TT3	74%	68%	64%
fT4-Index	43%	34%	35%
fT4	41%	48%	50%
fT3	22%	31%	33%
TSH_b	55%	66%	50%
TRH-Test	29%	53%	52%
MAK	63%	76%	74%
TAK	62%	59%	57%
TRAK	38%	62%	57%
Tg	22%	14%	12%
Cholesterin	12%	14%	19%
Urin-J-Exkretion	6%	6%	16%

ETA: Glinoer et al. (1987)
BRD: Auf'mkolk et al. (1988)
A: Fritzsche (1987)

Als In-vivo-Diagnostikum der ersten Wahl gilt für alle 3 Studien die Szintigraphie, an zweiter Stelle folgt die Sonographie. Nur in der Bundesrepublik Deutschland wird die Ultraschalluntersuchung ebenso häufig eingesetzt wie die Szintigraphie. Ohne Szintigramm auskommen zu können, glauben bei uns nur etwa ⅕ der Schilddrüsenexperten, in der Nachbarrepublik sind es noch wesent-

Tabelle 2 Häufigkeitsverteilung der verschiedenen in-vivo Teste zur Diagnostik der Struma mit M. Basedow: Ergebnisse der ETA-Studie und der nachfolgenden Umfragen in der Bundesrepublik Deutschland und in Österreich

	ETA (1986)	BRD (1987)	A (1986)
Szintigramm	66%	79%	98%
99m-Tc	50%	95%	78%
123-J	14%	5%	15%
131-J	36%	-	7%
Suppressions-Test	1%	2%	2%
Sonogramm	21%	79%	64%
ohne Szintigramm	18%	20%	4%
additiv zum Sz	82%	80%	96%

ETA: Glinoer et al. (1987)
BRD: Auf'mkolk et al. (1988)
A: Fritzsche (1987)

lich weniger. Weiterhin belegt die Tabelle, daß sich 123-Jod als Radionuklid zur Schilddrüsendiagnostik nicht durchsetzen konnte, hier hat 99m-Technetium eine dominierende Stellung. 131-Jod spielt zur Schilddrüsendiagnostik kaum noch eine Rolle. So sehr die routinemäßige Durchführung eines Uptake-Testes und Szintigramms unter Suppressionsbedingungen die diagnostischen Möglichkeiten zur Abklärung der Schilddrüsenautonomie bereichert hat, bei der Immunhyperthyreose spielt sie keine Rolle.

In der In-vitro-Diagnostik stand zur Zeit der Studiendurchführung die Bestimmung der Gesamt-Schilddrüsenhormone im Vordergrund. Möglicherweise hat sich zwischenzeitlich das Bild zugunsten der freien Hormone verschoben. Eine genauere Analyse belegt, daß in der Bundesrepublik 88% der Studienteilnehmer zwischen 4 und 8 In-vitro-Tests durchführen, in Österreich sind es 71%. Die ETA-Studie [9] konnte große regionale Schwankungen bei dem Einsatz von In-vitro-Untersuchungen zur Abklärung der Immunhyperthyreose feststellen. Maßgebenden Einfluß haben zweifelsohne soziale und ökonomische Gesichtspunkte. An erster Stelle der Antikörperbestimmung liegt bei allen Studien der Nachweis von mikrosomalen Antikörpern. Erstaunlich hoch mit insgesamt 62% ist bei uns die Häufigkeit der TSH-Rezeptor-Antikörperbestimmung (TRAK-Test).

Schon bei den Ergebnissen der Europäischen Studie war keine einheitliche Linie, weder bei der In-vivo noch bei der In-vitro-Diagnostik zu erkennen. Diese Diskrepanzen wurden auf wirtschaftliche, lokale und nationale Gegebenheiten zurückgeführt.

Schlußbemerkung

Die große Zahl möglicher In-vivo- und In-vitro-Untersuchungen erlaubt eine differenzierte Diagnostik der Hyperthyreose. Wegen der unterschiedlichen therapeutischen Konsequenzen sind die autoimmunen von den autonomen Formen zu unterscheiden. Neben der großen Palette technischer Untersuchungen mit unterschiedlicher Effizienz besitzt bei der Abklärung der Basedow-Struma die Erhebung der Anamnese und die physikalische Untersuchung eine dominierende Rolle. Dies wird in einer schon älteren, allerdings nach wie vor aktuellen Arbeit von Schicha und Emrich [16] betont. Die Autoren haben versucht, Kriterien zu finden, die eine Abgrenzung von vermutlich immunogener und nichtimmunogener Hyperthyreose bereits bei Diagnosestellung unter Verwendung klinischer Befunde und allgemein zugänglicher Laboratoriumsuntersuchungen erlauben. Primärkriterien für eine Immunhyperthyreose waren endokrine Orbitopathie und der Nachweis von Schilddrüsenautoantikörpern. Die Sekundärkriterien betrafen Lebensalter, Vorkommen oder Fehlen einer Struma und von Strumaknoten, szintigraphisch kalte Bezirke und eine Jodkontamination in Zusammenhang mit dem Ausbruch der Erkrankung. Durch diese Kriterien lassen sich immunogene und nichtimmunogene Hyperthyreosen mit großer Sicherheit unterscheiden. Diese Sicherheit ist noch weiter steigerbar, wenn als Sekundärkriterien der kalte Knoten durch Echogenität und die Bestimmung von MAK und TAK durch den TRAK-Test ersetzt werden.

Literatur

[1] Auf'mkolk, M., R. Lagasse, D. Glinoer et al.: Diagnostik und Therapie der Basedow-Hyperthyreose: Ergebnisse der bundesdeutschen Umfrage 1987. Med. Klin. *83* (1988) 590–595.

[2] Baum, R. P., G. Hör: Gammakamera-Funktionsszintigraphie in der Differentialdiagnose des Morbus Basedow: Ergebnisse bei 423 Patienten. Röntgenpraxis *39* (1986) 425–428.

[3] Becker, W., C. Reiners, W. Börner: Bestimmung schilddrüsenspezifischer Autoantikörper mit einem Radiorezeptorassay (TRAK-Test). Nuc Compact *14* (1983) 168–170.

[4] Becker, W., Ch. Reiners, W. Wiedemann et al.: Sonographie bei diffuser Hyperthyreose: sind immunogene Formen differenzierbar? Klinikarzt *13* (1984) 920–932.

[5] Brunn, J., U. Block, G. Ruf et al.: Volumetrie der Schilddrüsenlappen mittels Real-time-Sonographie. Dtsch. med. Wschr. *106* (1981) 1338–1340.

[6] Ekins, R. P.: Principles of measuring free thyroid hormone concentrations in serum. Nuc Compact *16* (1985) 305–313.

[7] Finke, R., P. Kotulla, B. Wenzel et al.: Klinische Bedeutung der Bestimmung von schilddrüsenstimulierenden Antikörpern. Dtsch. med. Wschr. *106* (1981) 38–42.

[8] Fritzsche, H.: Diagnose und Therapie der Basedow-Hyperthyreose: Ergebnisse einer österreichischen Studie. Acta med. Austriaca *14* (1987) 61–68.

[9] Glinoer, D., H. Hesch, R. Lagasse et al.: The management of hyperthyroidism due to Graves' Disease in Europe in 1986 – Results of an International Survey. Acta Endocrinol. (Kbh.) Suppl. *185* (1987) 9–25.

[10] Horster, F. A.: Die Bedeutung von MAK, TAK, TRAK und Thyreoglobulin bei der Diagnose von Schilddrüsenkrankheiten. Internist *29* (1988) 538–540.
[11] Maier, R., P. Pfannenstiel, W. Adam et al.: Sonographische Strukturen bei Autoimmunerkrankungen der Schilddrüse. Int. Welt *10* (1981) 422–428.
[12] Mürtz, H., K. H. Usadel: Zur Inzidenz und rationellen Diagnostik symptomarmer Hyperthyreosen. Inn. Med. *13* (1986), 225–230.
[13] Nordyke, R. A., F. I. Gilbert jr., A. S. M. Harada: Graves' Disease-Influence of Age on Clinical Findings. Arch. Intern. Med. *148* (1988) 626–631.
[14] Pickardt, C. R.: Sonographische Bestimmung des Schilddrüsenvolumens. Dtsch. med. Wschr. *107* (1982) 426–427.
[15] Ralls, P. W., D. S. Mayekawa, K. P. Lee et al.: Color-Flow Doppler Sonography in Graves' Disease: „Thyroid Inferno". AJR *150* (1988) 781–784.
[16] Schicha, H., D. Emrich: Immunogene und nicht immunogene Hyperthyreose. Dtsch. med. Wschr. *108* (1983) 6–11.
[17] Spencer, C. A.: The comparative clinical values of free T4 estimation using different methodological approaches. Nuc Compact *16* (1985) 321–327.

Diskussion

Kallee:
Herr Moser, Sie haben gestern nicht richtig aufgepaßt. Ich habe nie behauptet, daß der Lobus pyramidalis spezifisches Diagnostikum für den Morbus Basedow wäre, aber ich gebe Ihnen Recht. Ihr Bild beruhigt mich, selbst mit Technetium kann man einen starken Lobus pyramidalis schwach darstellen. Übrigens, was die Mehrheit angeht, möchte ich auf Friedrich Schiller zurückgreifen, der in seinem Schauspiel „Demetrius" im Anschluß an die Abstimmung des Polnischen Reichstags fragt: „. . . die Mehrheit? Was ist die Mehrheit? Mehrheit ist der Unsinn. Für Brot und Stiefel muß der Bettler dem Mächtigen seine Stimm' verkaufen" und dann geht es schließlich zum Schluß weiter: „. . . der Staat muß untergehen, früh oder spät, wo Mehrheit siegt und Unvernunft entscheidet."

Hehrmann:
Trotz nochmaliger Erläuterung ist nicht einsehbar geworden, warum in der Primärdiagnostik zur Bestätigung der klinischen Hyperthyreose der TRH-Test generell empfohlen wird. Die Hyperthyreose wird durch den Nachweis erhöhter peripherer Schilddrüsen-Hormon-Konzentrationen bestätigt, während der TRH-Test definitionsgemäß negativ ist. Die Sensitivität des TRH-Testes ist bei der Hyperthyreose 100%, aber die Spezifität ist miserabel.

Moser:
Aber Sie wissen ja nicht, wenn Sie den Patienten vor sich haben, daß er eine immunogene Hyperthyreose hat. Es ist ja häufig das Problem der Abgrenzung zwischen disseminierter Autonomie und Morbus Basedow.

Weyer:
Sichert bei peripher hyperthyreoter Stoffwechsellage der positive TRAK-Titer nicht die Diagnose eines Morbus Basedow?

Moser:
Sie meinten: periphere Hyperthyreose und positiver TRAK.

Weyer:
Ja.

Moser:
Es gibt ja auch Falsch-Positiv-TRAK-Befunde. Auch die Spezifität ist nicht 100%ig.

Mann:
Die Arbeit von Schicha und Emrich zur Abgrenzung der immunogenen Hyperthyreose von der Autonomie hat 1983 nur die mikrosomalen und Thyreoglobulin-Antikörper (nicht TSH-Rezeptor-Antikörper) mit einbezogen. Seitdem TRAK verfügbar ist, hat das vorgeschlagene Differenzierungsschema an Bedeutung verloren. 80–90% der Patienten können durch TRAK klassifiziert werden. Nur wenn TRAK negativ ist, erscheint es mir sinnvoll, die mikrosomalen Antikörper zu bestimmen. Mit TRAK und MAK sind praktisch 100% der Patienten richtig einzuordnen. Bei Vorliegen einer endokrinen Orbitopathie sind alle Antikörperbestimmungen diagnostisch entbehrlich.

Ziegler:
Haben Sie mit dem Punktesystem nach Schicha & Emrich, das ja aus einem Hannoveraner Kollektiv entwickelt worden ist, in Freiburg mit der dort unterschiedlichen Strumahäufigkeit der Bevölkerung gearbeitet? Ergeben sich dabei Unterschiede in der Punktezahl o. ä.?

Moser:
Nein, ich habe noch keine großen Freiburger Erfahrungen, weil ich noch nicht lange in Freiburg bin. Aber in München hab' ich mit dem Punktesystem gute Erfahrungen gemacht und kann es eigentlich auch für das Kropfendemiegebiet München empfehlen. Ich nehme an, daß Südbaden und Südbayern nicht wesentlich unterschiedlich sind.

Seif:
Sie haben ein schönes Bild gezeigt über die Dynographie der Schilddrüse. Das ‚Thyroid inferno' bei Morbus Basedow in der Ultraschall-Dynographie ist wohl das Äquivalent der schwirrenden Struma mit einer Sensitivität von 30% und Spezifizität über 95%. Man sollte dieses klinische Symptom, mit Finger und/oder Stethoskop feststellbar, nicht vergessen.

Moser:
Ich wollte auch dieses Verfahren nur als Geck darstellen und nicht in die Primärdiagnostik des Morbus Basedow einordnen.

Globaler ^{99m}Tc-Uptake der Schilddrüse (TcTU) als zusätzlicher Parameter in der Abgrenzung des M. Basedow von der disseminierten Autonomie

T. Kreisig, C. R. Pickardt, C. Vaitl, C. M. Kirsch, P. Knesewitsch

Einleitung

Beim Nachweis einer Hyperthyreose sollte sowohl hinsichtlich der therapeutischen Konsequenzen als auch im Hinblick auf die Prognose die Ätiologie geklärt werden, sofern keine endokrine Orbitopathie die Diagnose bereits sichert. Die Schilddrüsenszintigraphie ist dazu wesentlicher Bestandteil des diagnostischen Spektrums. Liegt eine homogene intrathyreoidale Radionuklidverteilung vor, so kann durch die visuelle Beurteilung nicht zwischen einem M. Basedow und einer disseminierten Autonomie unterschieden werden. Deshalb wurde untersucht, inwieweit die quantitative Auswertung des Tc-Uptakes der gesamten Schilddrüse (globaler TcTU) [2, 3, 6] den Informationsgehalt der Szintigraphie bei homogener Nuklidanraffung erhöht und damit die Differentialdiagnostik verbessert.

Patienten und Methode

Bei 121 Patienten mit manifester Hyperthyreose wurde eine schilddrüsenspezifische Medikation entweder noch nie durchgeführt oder mit einer für die einzelnen Präparate ausreichenden Dauer zuvor abgesetzt. Ein M. Basedow wurde als gesichert angesehen (n=40), wenn entweder eine endokrine Orbitopathie (n=3) oder eindeutig positive TSH-Rezeptor-Antikörper (n=34) nachweisbar waren bzw. wenn beide Zeichen positiv waren (n=3). Eine disseminierte Autonomie (n=16) wurde als Ausschlußdiagnose angenommen, wenn bei homogener Radionuklidverteilung in der Schilddrüse keine endokrine Orbitopathie bestand und TSH-Rezeptor-Antikörper nicht nachweisbar waren. Die restlichen 65 Patienten mit uni- oder multifokalen Autonomien fanden in dieser Studie keine weitere Berücksichtigung.

Die in-vitro-Diagnostik umfaßte folgende Parameter: Gesamt-Thyroxin, Thyroxin bindendes Globulin, Gesamt-Trijodthyronin, sensitives basales TSH, Thyreoglobulin-Antikörper, mikrosomale Antikörper und TSH-Rezeptor-Antikörper.

Teil der in-vivo-Diagnostik war routinemäßig die Sonographie einschließlich Volumetrie der gesamten Schilddrüse mit einem 7,5 MHz-Realtime-Sektorscanner sowie die Szintigraphie mit Quantifizierung. Letztere begann stets 20 Minuten nach i.v.-Applikation von 40 MBq 99m-Tc-Pertechnetat. Bei vorgegebener Impulszahl von 200000 lag die Aufnahmedauer (T) in der Regel zwischen 5 und 10 Minuten. Die verabreichte Aktivität (A) ermittelte sich aus der Messung der vollen und leeren Spritze sowie der Applikationsstelle. Die Quantifizierung erfolgte über die Bestimmung des TcTU der gesamten Schilddrüse, wobei regelhaft rechteckige „regions of interest" (ROIs) wie folgt gewählt wurden: Eine kleine ROI (1) umschließt die gesamte Schilddrüse gerade vollständig, eine zweite größere ROI (2) beinhaltet die gesamte ROI 1 und möglichst viele Halsweichteilgewebe unter Ausschluß der Speicheldrüsen nach oben und der großen Gefäße nach unten. Die ROI 2 dient der Untergrundkorrektur. Der TcTU läßt sich dann wie folgt ermitteln:

$$\mathrm{TcTU}\ (\%) = \frac{100}{T \times A} \mathrm{X} \frac{N1 \times F2 - N2 \times F1}{F2 - F1}$$

Dabei stellen N1 und N2 die Impulszahlen sowie F1 und F2 die Flächen der beiden ROIs dar.

Ergebnisse

Von 121 hyperthyreoten Patienten weisen 54 eine homogene intrathyreoidale Nuklidverteilung auf, 38 Patienten mit M. Basedow und 16 mit disseminierter Autonomie. Die TcTU-Werte zeigen für beide Hyperthyreoseformen unterschiedliche Häufigkeitsverteilungen (Abb. 1). So liegen 68% aller Basedow-Patienten oberhalb der 9,0%-Grenze und 88% der Autonomie-Patienten darunter. Da nur 2 von 16 Patienten mit Autonomie einen TcTU von mehr als 9,0%

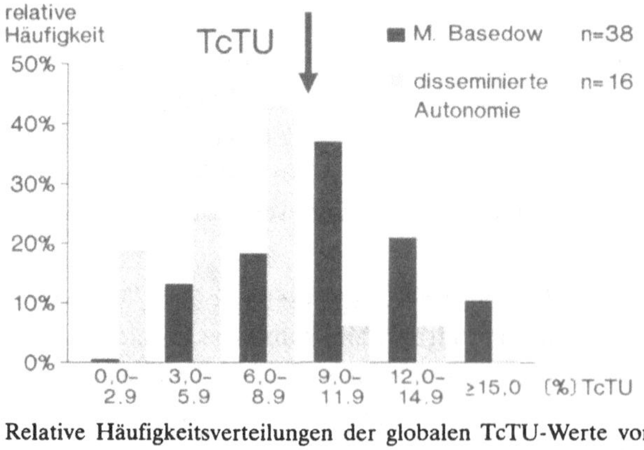

Abb. 1 Relative Häufigkeitsverteilungen der globalen TcTU-Werte von M. Basedow und disseminierter Autonomie.

aufweisen, kann der M. Basedow durch das Kriterium „TcTU ≥ 9,0% bei homogenem Szintigramm“ mit einer Spezifität von 88% diagnostiziert werden (Tabelle 1). Ein TcTU unter 9,0% trennt nicht zwischen M. Basedow und disseminierter Autonomie.

Eine diffuse Echoarmut im Sonogramm wird bei 21 von 38 Patienten mit M. Basedow (Sensitivität 55%) und bei 2 von 16 Patienten mit disseminierter Autonomie beobachtet (Tab. 1). Daraus errechnet sich eine Spezifität von 88% für den M. Basedow. Somit liegen die Ultraschallergebnisse etwas ungünstiger als die des Szintigramms mit TcTU.

Die beiden Kriterien „Schilddrüsen-Gesamtvolumen nicht größer als 30 ml“ und „Patientenalter höchstens 30 Jahre“ weisen im einzelnen schlechtere Sensitivitäten und/oder Spezifitäten als der TcTU und das Ultraschallergebnis auf (Tabelle 1). Eine Kombination aller 4 in der Tabelle aufgeführten Punkte mit der Bedingung „mindestens 2 der 4 Kriterien müssen erfüllt sein“ steigert die Sensitivität in der Basedow-Diagnostik geringfügig auf 71%, verglichen mit dem alleinigen TcTU-Ergebnis. Die Spezifität bleibt im Vergleich unverändert bei 88%.

Tabelle 1 Typische Kriterien für M. Basedow mit den zugehörigen Sensitivitäten und Spezifitäten

Im Falle eines *homogenen Szintigramms und manifester Hyperthyreose* sind folgende Kriterien spezifisch für *M. Basedow:*

	Sensitivität	Spezifität
1) TcTU ≥ 9,0%	68%	88%
2) Echoarmut	55%	88%
3) Volumen ≤ 30 ml	55%	69%
4) Alter ≤ 30 Jahre	18%	94%
≥ 2 der 4 Kriterien zutreffend	71%	88%

Diskussion

In der differentialdiagnostischen Abklärung der Hyperthyreose stellt die Schilddrüsenszintigraphie einen wesentlichen Bestandteil dar, insbesondere für Patienten ohne endokrine Orbitopathie (bei etwa 40–60%) [4, 9]. Neben der Augenbeteiligung gelten positive TSH-Rezeptor-Antikörper als beweisend für den M. Basedow [3, 5, 10]. Die Sensitivität dieser Antikörper beträgt jedoch nur etwa 70–90%. Zur weiteren Abklärung werden häufig sogenannte Sekundärkriterien herangezogen, die im einzelnen typisch, jedoch nicht beweisend für den M. Basedow sind [8, 9]. Bei einer ohnehin durchgeführten Szintigraphie verursacht eine zusätzliche quantitative Auswertung des Tc-Uptakes als Maß für die thyreoidale Jodid-Clearance [1] keine Mehrbelastung für den Patienten, erhöht jedoch den Informationsgehalt der Untersuchung.

Da hyperthyreote Patienten mit M. Basedow äußerst selten eine inhomogene („multifokale") intrathyreoidale Nuklidanreicherung aufweisen (2 von 40 Patienten), stellt die visuelle Beurteilung des Szintigramms eine Vorselektionierung dar. Bei vorhandener Hyperthyreose ist ein homogenes Szintigramm typisch, jedoch nicht beweisend, da sich visuell die disseminierten Autonomien nicht abgrenzen lassen. Die Häufigkeitsverteilungen der TcTU-Werte von M. Basedow und disseminierter Autonomie in Abbildung 1 lassen erkennen, daß ein TcTU von 9,0% beide Kollektive am besten trennt. Ein TcTU von $\geq$ 9,0% weist mit einer Spezifität von 88% auf einen M. Basedow hin. TcTU-Werte unter 9,0% erlauben keine Aussage über die Ätiologie der Hyperthyreose. Der TcTU stellt somit keine Hilfe in der Diagnosesicherung der disseminierten Autonomie dar, welche weiterhin als Ausschlußdiagnose anzusehen ist, da keine beweisenden in-vitro-Parameter zur Verfügung stehen.

Baum und Mitarbeiter [3] berichten über eine den eigenen Ergebnissen (Abb. 1) sehr ähnliche TcTU-Verteilung für Patienten mit M. Basedow. In der Abgrenzung zur disseminierten Autonomie wurde, unabhängig von TSH-Rezeptor-Antikörper- und Augenbefund, ein TcTU > 20% als spezifisch angesehen, wobei die Sensitivität bei diesem hohen Grenzwert mit etwa 20% sehr niedrig ist.

Die diffuse Echoarmut bei Vorliegen einer nicht vorbehandelten Hyperthyreose wird in der Literatur als nahezu beweisend für einen M. Basedow mit hoher Sensitivität (70–90%) angesehen [7]. In der vorliegenden Studie ist die diffuse Echoarmut ebenfalls spezifisch (88%) für die immunogene Hyperthyreose, jedoch liegt diese bei nur 55% der Basedow-Patienten vor. Ein Teil dieser Patienten war jedoch antithyreoidal vorbehandelt. Die Sonographie stellt somit am eigenen Krankengut keine bessere Differenzierungshilfe zwischen beiden Hyperthyreoseformen dar als die Szintigraphie mit TcTU.

Die eigenen Ergebnisse bestätigen frühere Befunde [8], daß ein niedriges Patientenalter und ein geringes Schilddrüsenvolumen in Verbindung mit einer Hyperthyreose eher für einen M. Basedow als für eine disseminierte Autonomie sprechen. Ähnlich wie bei Schicha und Mitarbeitern [8, 9] beschrieben, wurde versucht, durch die Kombination mehrerer sogenannter Sekundärkriterien – TcTU, Echogenität, Schilddrüsenvolumen und Patientenalter – die Differentialdiagnostik zu verbessern. Im Vergleich zur Szintigraphie mit TcTU erbrachte diese Viererkombination keinen wesentlichen Zugewinn in der Abgrenzung der disseminierten Autonomie vom M. Basedow.

Schlußfolgerungen

1) Liegt eine Hyperthyreose ohne endokrine Orbitopathie vor, so ist in der weiteren Diagnostik eine Szintigraphie mit Quantifizierung des TcTU zu fordern.

2) Bei hyperthyreoten Patienten ohne Knotenstruma, ohne endokrine Orbitopathie und ohne eindeutig positive TSH-Rezeptor-Antikörper sind sogenannte Sekundärkriterien hilfreich und notwendig, um die Pathogenese der Hyperthyreose zu differenzieren. Bei solchen Patienten ist die Szintigraphie *mit* TcTU neben der Sonographie unabdingbar.
3) Bei Hyperthyreose und homogenem Szintigramm ist ein TcTU über 9% mit 88% spezifisch für einen M. Basedow, niedrigere Werte trennen jedoch *nicht* zwischen immunogener und nicht immunogener Hyperthyreose.

Literatur

[1] Alexander, W. D., R. McG. Harden, J. Shimmins: Studies of the thyroid iodide „trap" in man. Rec. progr. hormone. res. *25* (1969) 423–439.
[2] Bähre, M., R. Hilgers, C. Lindemann et al.: Physiological aspects of the thyroid trapping function and its suppression in iodine deficiency using ^{99m}Tc pertechnetate. Acta endocrinol. (Copenh.) *115* (1987) 175–182.
[3] Baum, R. P., J. Happ, F. D. Maul et al.: $^{99m}TcO_4$-Uptake und TSH-Rezeptor-Autoantikörper – Vergleichende Untersuchung bei M. Basedow und anderen Schilddrüsenerkrankungen. Nucl. Med. *24* (1985) 141–5.
[4] Boha, K.: Therapie der Hyperthyreose bei Verdacht auf M. Basedow und nicht-klassifizierbare Hyperthyreose. Dissertationsschrift, München 1989.
[5] Hörmann, R., B. Saller, R. Müller et al.: Methodische Probleme und klinische Wertigkeit der Bestimmung von TSH-Rezeptor-Antikörper mit einem kommerziellen Kit. Lab. med *9* (1985) 208–213.
[6] Joseph, K., J. Mahlstedt, R. Gonnermann et al.: Early recognition and evaluation of the risk of hyperthyroidism in thyroid autonomy in an endemic goitre area. J. Mol. Med. *4* (1980) 21–37.
[7] Maier, R.: Ultraschalldiagnostik der Schilddrüse. 2. Auflage. Schattauer Verlag, Stuttgart–New York 1988.
[8] Schicha, H., D. Emrich: Immunogene und nicht immunogene Hyperthyreose. Dtsch. med. Wschr. *108* (1983) 6–11.
[9] Schicha, H., D. Emrich, I. Schreivogel: Hyperthyroidism due to Graves' disease and due to autonomous goiter. J. Endocrinol. Invest. *8* (1985) 399–407.
[10] Witte, A., J. Habermann, C. R. Pickardt: Is TSH-displacing activity (TDA) a helpful parameter in the diagnosis and follow-up of Graves' disease. Acta. Endocrinol. (Copenh.) *99,* Suppl. 246 (1982) 65–66.

Diskussion

Raue:
Durch Kombination der drei Kriterien EO, Antikörper und diffuse Echoarmut ist in 97% der Patienten die Diagnose Immunthyreopathie möglich. Eine Szintigraphie erübrigt sich dann.

Kreisig:
Was die endokrine Orbitopathie anbelangt, gebe ich Ihnen vollkommen recht: wenn sie diagnostiziert wurde, erübrigt sich eine szintigraphische Abklärung mit einem Radionuklid. Bei allen anderen Formen besteht keine sichere Differenzierungsmöglichkeit. Es gibt auch bei Sonogrammen Falsch-Positive-Befunde: disseminierte Autonomien mit mäßiger Echoarmut. Die sonographische Echoarmut gilt sicher nicht als absolutes Kriterium. Insofern halten wir, wenn die endokrine Orbitopathie nicht von vornherein eine Diagnoserichtung weist, ein Szintigramm in der Erstdiagnostik eines möglichen Morbus Basedow für notwendig. Dann bringt der Technetium-Uptake für den Patienten keine zusätzliche Erschwernis und sicher eine Mehrinformation.

Seif:
Die Beobachtung von Herrn Kallee aufnehmend möchte ich anregen, Ihre gut dokumentierten Szintigramme daraufhin durchzumustern: wie oft kann man bei Morbus Basedow und/oder bei Autonomie der Schilddrüse den Lobus pyramidalis feststellen?

Kreisig:
Nach meiner Erinnerung sind die meisten wohl mit Lobus pyramidalis, aber ein systematisches Ergebnis ist mir nicht präsent.

Jodausscheidung und Stoffwechselkontrolle in der Behandlung der Hyperthyreose

C. Nolte, G. Benker, D. Reinwein, G. Galvan, G. Kahàly, J. H. Lazarus, K. Hackenberg, G. Bretzel, H. J. Gräf, H. Schleusener, H.-G. Schneider, R. Ziegler, L. Tegler, O. R. Nilson

Seit 5 Jahren wird in Essen die prospektive Europäische Multizentrische Studie zur Behandlung der Hyperthyreose mit fixen Dosen Thiamazol durchgeführt. Hier werden Patienten mit Morbus Basedow randomisiert, mit entweder 10 oder 40 mg Thiamazol für ein Jahr behandelt, danach folgt ein Auslaßversuch, und die Patienten werden ein weiteres Jahr beobachtet, um Unterschiede in den Remissionsraten zu überprüfen.

Im Rahmen dieser Studie konnte bei 296 Patienten aus 13 europäischen Schilddrüsenzentren zum Zeitpunkt des Behandlungsbeginns eine Urinprobe zur Jodbestimmung gewonnen werden. Jod wurde zentral im Labor von Herrn Professor König im Inselspital Bern gemessen. 259 Jodbestimmungen waren verwertbar. Wir fragten uns, ob Beziehungen zwischen der Höhe der Jodausscheidung und der Normalisierung der Stoffwechsellage (zu den Kontrollzeitpunkten 3, 6 und 12 Wochen nach Therapiebeginn) bestehen.

Wir teilten die Patienten nach der Jodausscheidung in 3 Gruppen ein: Unter 50, 50 bis 100 und über 100 µg Jod pro Gramm Kreatinin. 21 Patienten waren anamnestisch jodkontaminiert. Davon schieden 7 Patienten zum Zeitpunkt der Hyperthyreose-Diagnose über 150 µg Jod/g Kreatinin aus.

Abbildung 1 zeigt die Ergebnisse in der Patientengruppe, die mit 10 mg Thiamazol behandelt wurde (n=131). Nur die Patienten mit der niedrigsten Jodausscheidung wurden innerhalb von 3 Wochen euthyreot; Patienten mit höherer Jodausscheidung blieben zum Teil länger als 12 Wochen hyperthyreot.

Im Gegensatz dazu war unter 40 mg Thiamazol die Stoffwechselnormalisierung deutlich schneller. In dieser Gruppe (n=128) waren bis auf 2 Patienten mit einer Jodausscheidung über 100 µ/g Kreatinin alle Patienten innerhalb von 12 Wochen euthyreot (Abb. 2).

Von den insgesamt 11 Patienten, die länger als 12 Wochen hyperthyreot blieben, hatten 7 eine Jodausscheidung von mehr als 100 µg pro Gramm Kreatinin. Es bestand im Gesamtkrankengut keine Beziehung zwischen Jodausscheidung und Alter oder Geschlecht.

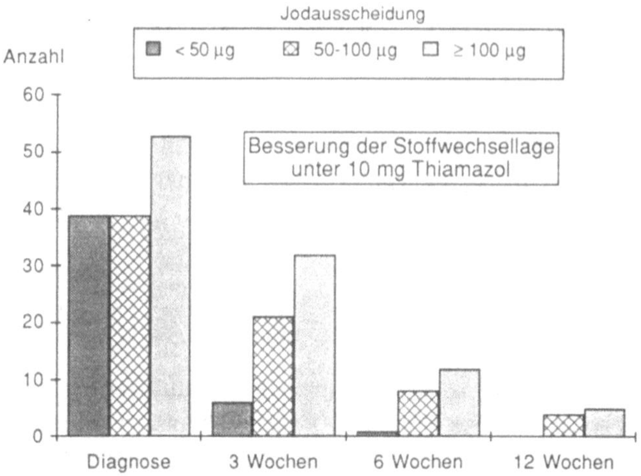

Abb. 1 Jodausscheidung und Normalisierung der Stoffwechsellage unter 10 mg Thiamazol. Dargestellt ist die Zahl der hyperthyreoten Patienten vor sowie 3, 6 und 12 Wochen nach Beginn der thyreostatischen Behandlung.

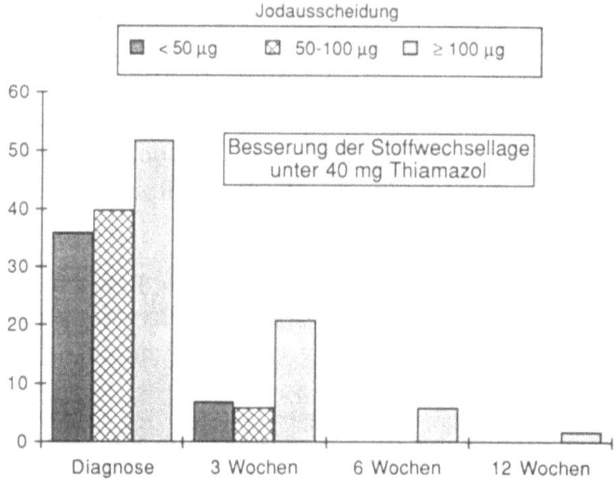

Abb. 2 Jodausscheidung und Normalisierung der Stoffwechsellage unter 40 mg Thiamazol. Dargestellt ist die Zahl der hyperthyreoten Patienten vor sowie 3, 6 und 12 Wochen nach Beginn der thyreostatischen Behandlung.

Schlußfolgerung

Je höher die Jodausscheidung und je niedriger die Dosis des Thyreostatikums, um so langsamer normalisiert sich bei Patienten mit Hyperthyreose die Stoffwechsellage. Nur bei ausgeprägtem Jodmangel läßt sich die Hyperthyreose erfolgreich mit niedrigen Thyreostatikadosen behandeln. Schon bei geringer Steigerung der Jodzufuhr gelingt dies nicht mehr in allen Fällen. Der Wirkungsverlust des Thyreostatikums durch höhere Jodzufuhr läßt sich durch Erhöhung der Dosis kompensieren.

Diskussion

Schleusener:
Die von Ihnen dargestellten Befunde sind sehr wichtig. Bedeutet dies, daß nach Einführung der Jodsalzprophylaxe die Frage der optimalen (Initial-)Dosis von Thiamazol neu untersucht werden muß?

Nolte:
Nein! Dies gilt für alle untersuchten Zentren.

Herrmann:
Haben Sie eine Erklärung für den höheren Thiamazolbedarf bei höherer Jodausscheidung? Dieser Befund bestätigt unsere ältere Empfehlung, bei jodinduzierter thyreotoxischer Krise, hohe Thiamazoldosen im Bereich von 200 mg i.v. zu injizieren, um überhaupt einen medikamentösen Effekt zu erzielen. Wahrscheinlich handelt es sich um einen kompetitiven Effekt von Jodid und Thiamazol an der TPO.

Nolte:
Ja, dies ist unsere Erklärung.

Altersabhängigkeit körperlicher und psychischer Befunde bei manifesten Hyperthyreosen

B. Schlote, B. Nowotny, R. Schmidt, D. Kleinböhl, R. Lösbrock, J. Teuber, J. Vardarli, L. Schaaf, K. H. Usadel

Fragestellung

Bekannt ist, daß bei älteren Patienten die manifeste Hyperthyreose uncharakteristische Symptome aufweisen kann [2, 7]. Zur Charakterisierung eines vor allem auch in den psychischen Symptomen geradezu entgegengesetzten Beschwerdebildes der Hyperthyreose bei älteren Patienten im Vergleich zu dem jüngerer Patienten wurde von Lahey [9] der Begriff der „apathischen Form" im Gegensatz zur „agitierten Form" der Hyperthyreose, die eher typisch für jüngere Patienten ist, geprägt. Systematische testpsychologische Untersuchungen zu Unterschieden der psychischen Befindlichkeit jüngerer und älterer Patienten mit Hyperthyreose fehlen bisher.

Ziel der Studie war es daher, systematisch den Zusammenhang zwischen Alter, körperlichen und psychischen Befunden bei Patienten mit manifester Hyperthyreose zu untersuchen. Um hyperthyreosebedingte Altersveränderungen von anderen altersbedingten psychischen Veränderungen unterscheiden zu können, erschien es notwendig, die Befunde jüngerer und älterer Hyperthyreosepatienten mit denen euthyreoter Kontrollen zu vergleichen. Da bereits die Krankenhauseinweisung die psychische Befindlichkeit beeinflussen kann, mußte ein Vergleich mit euthyreoten gleichalten ebenfalls stationär aufgenommenen Patienten erfolgen.

Methoden

Aufgrund laborchemischer Kriterien wurden die Patienten der Hyperthyreosegruppe oder der euthyreoten Gruppe zugeordnet:

Hyperthyreose: Basaler TSH-Wert ⟨ .2 mE/l, Delta-TSH im TRH-Test ⟨ 2.5 mE/l, T3 ⟩ 2.0 µg/l und/oder T4 ⟩ 130 µg/l, TBG im Normbereich;
Euthyreose: Basaler TSH-Wert 0.2–3.5 mE/l, Delta-TSH im TRH-Test 2.5–24.0 mE/l, T3 0.6–2.0 µg/l, T4 45–130 µg/l, TBG im Normbereich.

Für beide Gruppen wurden *Ausschlußkriterien* definiert. Sie betrafen Erkrankungen oder Einnahme von Medikamenten, die die Konzentration der Schilddrüsenhormone, von TSH oder TRH bzw. die psychische Befindlichkeit beeinflussen können. Anschließend wurde nach dem Alter unterteilt. Die Einteilung der Altersgruppen in „jüngere“ Patienten im Alter von 20–60 Jahren und „ältere“ Patienten im Alter von über 61 Jahre beruht auf der Altersverteilung der Hyperthyreosepatienten. Im Jahre 1988 wurde in der II Medizinischen Klinik 56mal die Diagnose Hyperthyreose gestellt. Sie verteilt sich auf folgende Altersgruppen:

21–30 Jahre: 5
31–40 Jahre: 3
41–50 Jahre: 4
51–60 Jahre: 7
61–70 Jahre: 15
71–80 Jahre: 14
81–90 Jahre: 8

Relativ geringe Häufigkeiten von Hyperthyreose bei Patienten unter 40 Jahren machte eine weitere Gruppendifferenzierung in Patienten zwischen 20 und 40 Jahren und Patienten zwischen 41 und 60 Jahren unmöglich. Es wurden schließlich folgende vier Gruppen gebildet:

1. 27 „jüngere“ Hyperthyreosepatienten 〈 61 Jahre ($\bar{x}$=44,6 Jahre/2 Männer, 25 Frauen). Es fanden sich darunter:
   - 18 Fälle mit immunogener Hyperthyreose (Morbus Basedow)
   - 3 Fälle mit autonomen Adenomen
   - 6 Patienten konnten aufgrund fehlender Angaben nicht eindeutig zugeordnet werden.
2. 28 „ältere“ Hyperthyreosepatienten 〉 60 Jahre ($\bar{x}$=71,3 Jahre/4 Männer, 24 Frauen).
   - 14 Fälle mit immunogener Hyperthyreose (Morbus Basedow)
   - 12 Fälle mit autonomen Adenomen
   - 2 Patienten konnten nicht eindeutig zugeordnet werden.
3. 17 „jüngere“ Kontrollpatienten 〈 61 Jahre ($\bar{x}$=43,8 Jahre/9 Männer, 8 Frauen)
4. 9 „alte“ Kontrollpatienten 〉 60 Jahre ($\bar{x}$=70,8 Jahre/3 Männer, 6 Frauen).

Die Gruppen wurden hinsichtlich des Auftretens verschiedener körperlicher und psychischer Symptome verglichen, die in anderen Studien gut zwischen Patienten mit Hyperthyreose und Kontrollen trennten [17, 18, 20, 22]. In allen Studien lag das Durchschnittsalter der Gruppen unter 40 Jahre.

Folgende *Erhebungsinstrumente* wurden (u. a.) verwendet: Crooks Index [4], Motorische Leistungsserie nach Schoppe [5], Zahlennachsprechen – ein Kurzzeitgedächnistest [19], Depressivitätsskala [23], State-Trait-Angstinventar [10], visuelle Analogskalen für Empfindlichkeit und Erregbarkeit abgeleitet aus der Eigenschaftswörterliste [6] und eine Kurzfassung des Gießener Beschwerdebogens [3] zur Bewertung des „Beschwerdedrucks“.

Ergebnisse

Obwohl gleiche Auswahlkriterien auf junge und alte Patienten angewandt wurden, zeigte sich, daß junge Patienten mit Hyperthyreose tendenziell höhere TT3 Werte hatten als ältere hyperthyreote Patienten (Tabelle 1). Junge Kontrollpatienten unterschieden sich dagegen nicht signifikant von alten Kontrollpatienten hinsichtlich ihrer peripheren Schilddrüsenhormonkonzentrationen und dem TSH-Basalwert.

Tabelle 1 Laborchemische Befunde bei jungen und alten Patienten (t: p <.10)

	Hyperthyreose			Euthyreose	
Alter:	< 61 J.		> 60 J.	< 61 J.	> 60 J.
Anzahl:	27		28	17	9
TSH Basalwert	0,06		0,06	1,8	1,5
T3	3,7	t	2,6	1,3	1,2
T4	190,2		164,5	79,3	78,0
TBG	21,4	t	24,6	20,9	23,4

Der *Crooks Index* ist eine Liste gewichteter „Symptome und Zeichen der Hyperthyreose" [4]. Der Gesamtindex war bei jüngeren Patienten tendenziell höher als bei älteren Patienten (Tabelle 2), ein Ergebnis, das hauptsächlich auf Patientenangaben („Symptome") und kaum auf ärztliche Befunde („Zeichen") zurückzuführen ist. Die am häufigsten genannten Symptome älterer Patienten waren Belastungsdyspnoe (71%), Herzklopfen (65%), Schwitzen, Vorliebe für Kälte und Gewichtsabnahme (alle 59%). Die jüngere Hyperthyreose-Gruppe nannte die gleichen Beschwerden, aber häufiger, mit Ausnahme von Belastungsdyspnoe. Auffallend war die größere Zahl der Nennungen von Müdigkeit bei jüngeren Hyperthyreosepatienten (86%) im Vergleich zu der Zahl der Nennungen bei älteren Patienten (41%).

In beiden Gruppen war der Befund einer tastbar vergrößerten Schilddrüse („jüngere" Patienten: 100%; „ältere" Patienten: 94%) und der eines feinen Fingertremors („jüngere„: 86%; „ältere": 74%) fast gleich häufig (Tabelle 2). Deutliche Unterschiede ergaben sich in der größeren Häufung einer Tachykardie (Puls ⟩ 90) bei älteren im Vergleich zu jüngeren Hyperthyreosepatienten. – Ein Vergleich der Crooks Index-Ergebnisse der beiden Hyperthyreosegruppen mit den euthyreoten Kontrollen zeigt, daß große Unterschiede zwischen jungen Kontrollen und jungen Hyperthyreosepatienten bestehen, sowohl bezüglich der von Patienten genannten Symptome als auch bezüglich der ärztlichen Befunde: Wenn junge Kontrollpatienten überhaupt einen Punkt im Crooks Index erzielten, dann aufgrund von Gewichtsabnahme oder tastbar vergrößerter Schilddrüse. Ältere Kontrollpatienten unterschieden sich von älteren Hyperthyreosepatienten haupt-

Tabelle 2 Körperliche Zeichen und Symptome der Hyperthyreose entsprechend dem Crooks Index bei Patienten mit manifester Hyperthyreose < 61 Jahre und > 60 Jahre und bei euthyreoten Kontrollpatienten < 61 Jahre und > 60 Jahre (t: p<.10; *: p<.05)

	Manifeste Hyperthyreose			Euthyreose	
Altersgruppe:	< 61 J.		> 60 J.	< 61 J.	> 60 J.
Anzahl:	7		17	7	5
Crooks-Index	17.0		11.2	−4.5	−3.2
Symptome (gewichtet)	12.4	*	6.1	−1.3	−0.4
Belastungsdyspnoe	57%		71%	0	43%
Herzklopfen	71%		65%	0	43%
Vorliebe Kälte	86%		59%	0	29%
Gewichtsabnahme	71%		59%	25%	57%
Müdigkeit	86%		41%	0	57%
Vorliebe Wärme	14%		41%	75%	71%
Zeichen (gewichtet)	4.6		5.8	−3.3	−2.8
Tastbar vergr. Schilddr.	100%		94%	25%	86%
Fingertremor	86%		76%	0	43%
Hyperkin. Syndrom	29%		47%	0	0
Puls	81.1	t	93.0	71.3	72.0

sächlich durch deutliche Vorliebe für Wärme, durch ein völliges Fehlen des Hyperkinesesyndroms und durch selteneres Auftreten von feinschlägigem Fingertremor. Das heißt Patientenangaben von Belastungsdyspnoe, Herzklopfen, Gewichtsabnahme sowie die Befunde tastbar vergrößerte Schilddrüse und Fingertremor sind mindestens einzeln gesehen unspezifisch und aufgrund anderer altersbedingter Veränderungen und Erkrankungen zu erwarten.

Befragt, welche Beschwerden wie stark belasten, zeigt sich, daß für ältere Hyperthyreosepatienten Appetitlosigkeit (2.2) das relativ größte Problem ist, für jüngere dagegen Zittern (2.2) und Schwitzen (2.1) (Tabelle 3; die Punktewerte entsprechen Ratingangaben mit: 0=nicht/1=kaum/2=einigermaßen/3=erheblich/4=stark). Bei den Kontrollpatienten zeigten sich keine ausgeprägten Altersunterschiede. – Jüngere Hyperthyreosepatienten lagen mit ihrem Beschwerdedruck bezüglich Herzbeschwerden auf dem 77. Perzentil, ältere Hyperthyreosepatienten dagegen lediglich auf dem 62. Perzentil. Die Streuungen der Angaben zum subjektiven Belastungsgefühl waren sehr groß.

Alle Gruppen gaben gleichermaßen einen leicht erhöhten *Angstzustand* an. Da dies auch bei Kontrollpatienten, nicht aber bei Nicht-Patienten-Kontrollen [15] einer ähnlichen Studie der Fall ist, sind die erhöhten Angstwerte wohl auf eine Reaktion auf die Krankenhauseinweisung und Befürchtungen bezüglich der damit verbundenen zahlreichen diagnostischen Untersuchungen zurückzuführen.

Tabelle 3 Testpsychologische und Fragebogenergebnisse bei „jungen" und „alten" Patienten mit und ohne Hyperthyreose (t: p<.10; *: p<.05; **: p<.01)

	Hyperthyreose			Euthyreose		
Altersgruppe:	<61 J.		>60 J.	<61 J.		>60 J.
Anzahl:	22		27	16		
Belastungsgefühl durch:						
Schwitzen	2.1		1.2	1.3		0.8
Gewicht	0.4		0.5	0.9		0.9
Wärmeüberempfindlichk.	1.8		0.9	0.5		0.2
Appetitlosigkeit	0.6		2.2	0.3		0.6
Zittern	2.2		1.6	0.6		0.0
Herzbeschwerden (Perzentil)	77.P	*	63.P	67.P	*	50.P
Affektive Befunde:						
Depressivität (T-Werte)	61.1	*	57.0	57.3	*	50.1
Angstzustand (Rohwerte)	45.9		45.1	43.2		43.7
Angstneigung (T-Werte)	51.2		48.2	53.3	t	45.5
Empfindlichkeit (Rohwerte)	8.4	*	6.0	5.5	*	4.4
Erregbarkeit (Rohwerte)	9.8		8.5	6.0		4.9
Kurzzeitgedächtnis:						
Nachgesproch. Zahlen vorw.	6.7	*	6.0	6.3		5.7
Nachgesproch. Zahlen rückw.	4.5	**	3.3	4.5		3.7
Psychomotorische Leistungsfähigkeit:						
Liniennachfahren rechte Hand:						
Fehlerzahl	28.8	**	46.2	23.6	**	36.3
Fehlerdauer	29.7	**	73.9	28.9		36.3
Liniennachfahren linke Hand:						
Fehlerzahl	33.8	*	44.2	24.4	*	51.0
Fehlerdauer	37.2	**	71.1	33.6	t	46.0

Die Neigung, ängstlich zu reagieren, entspricht bei allen Gruppen etwa dem Durchschnitt der Normalbevölkerung. Aber auch hier liegen die Werte der beiden jüngeren Patientengruppen jeweils über denen der älteren (Tabelle 3).

Jüngere Hyperthyreosepatienten stellten sich tendenziell als *erregbarer* (nervös, zappelig) und *empfindlicher* (verletzbar, empfindlich) im Vergleich zu älteren Hyperthyreosepatienten dar (Tabelle 3). Bei Kontrollpatienten zeigt sich der gleiche „Alterseffekt", nur sind die Werte jeweils signifikant niedriger, d. h. die hyperthyreoten Gruppen stellen sich in diesen Bereichen auffälliger dar.

Gleiches gilt für die Ergebnisse des *Depressionsfragebogens*. Hier liegt der Durchschnittswert jüngerer Patienten (T=61.1) über eine Standardabweichung über dem Mittelwert der Normalbevölkerung (T=50), der Durchschnittswert der älteren Patienten ist tendenziell niedriger (Tabelle 3). Ein noch deutlicherer Alterseffekt tritt bei den Kontrollen auf: Ältere Patienten erreichen im Durchschnitt Depressivitätswerte, die dem Mittelwert der Normalbevölkerung entsprechen. Jüngere Kontrollpatienten hatten dagegen wieder einen deutlich höheren Wert.

Im *Kurzzeitgedächtnistest* zeigt sich erwartungsgemäß eine geringere Leistung älterer Patienten. Interessant ist jedoch, daß die Hyperthyreose sowohl auf jüngere als auch auf ältere Patienten im Vergleich zu der jeweiligen Kontrollgruppe einen leicht leistungssteigernden Effekt hat (Tabelle 3).

In den Befunden zur *psychomotorischen Leistungsfähigkeit* zeigt sich eine deutliche Leistungsabnahme älterer Hyperthyreosepatienten. Eine Leistungsabnahme tritt auch bei den Kontrollpatienten der älteren Altersgruppe auf (Tabelle 3). Hier jedoch sind weit weniger Zunahmen bei der Randberührungsdauer zu verzeichnen, einem Indikator für ausgeprägte Beeinträchtigungen der Arm-Handkoordination. Insgesamt gibt es aber gerade bei den Arm-Handgeschicklichkeitsvariablen in allen Gruppen extrem große Streuungen.

Diskussion

Es ist anzunehmen, daß die Unterschiede zwischen der jüngeren und der älteren Gruppe der Hyperthyreosepatienten noch stärker ausgefallen wäre, wenn die jüngere Gruppe mehr Patienten im Alter von 20–35 Jahre enthalten hätte. Die Unterteilung in junge, d. h. unter 61jährige Patienten und ältere, d. h. über 60-jährige Patienten, ist willkürlich und beruht auf einer in der Literatur verbreiteten Einteilung, die den Beginn des Alters zwischen 60 und 65 Jahren ansetzt.

Die Verringerung der Symptomatik mit zunehmendem Alter, die wir festgestellt haben, stimmt mit anderen Untersuchungen der Symptomatik bei älteren Hyperthyreosepatienten überein [16]. Zudem führen Atkinson et al. [1] mehrere Formen möglicher Maskierung der Hyperthyreose auf: kardiale, gastrointestinale, diabetische oder psychoneurotische Maskierung. Bei unseren Patienten stand nicht ein bestimmter Symptomkomplex im Vordergrund: Sowohl kardiovaskuläre als auch nervöse Symptome und Befunde traten bei den älteren Patienten relativ häufig auf. Eindeutige apathische und agitierte Formen der Hyperthyreose, auf die alle die von Lahey [9] genannten Kriterien zutrafen, waren in beiden Altersgruppen selten. Die agitierte Form, die sowohl mit körperlichen als auch ausgeprägten psychischen Beeinträchtigungen einherging, fand sich bei 2 von 22 „jungen" Hyperthyreosepatienten (Alter: 44, 52 Jahren) und 1 von 27 „alten" Patienten (61 Jahre). Drei der 27 älteren Patienten (Alter 66, 67, 67 Jahre) wiesen keinerlei Symptome auf und gaben keinerlei Beeinträchtigungen an. Die relativ geringe Ausprägung psychischer Symptome ist wahrscheinlich darauf zurückzuführen, daß schwere Formen der Hyperthyreose insgesamt selten geworden sind. In einer großen Anzahl der Fälle war die Hyperthyreose bei

Beginn der Behandlung der Erkrankung, die zur Einweisung führte, nicht bekannt.

Interessant ist die Diskrepanz zwischen der Selbstdarstellung älterer Hyperthyreosepatienten und den ärztlichen Befunden (Tabelle 4). Relativ zur jüngeren Hyperthyreosegruppe haben ältere Patienten auffälligere ärztliche Befunde. Dies steht im Widerspruch zu einer relativ „gesünderen" Selbstdarstellung älterer Patienten im Vergleich zur jüngeren Hyperthyreosegruppe. Beispiele:

1. Tremor: In beiden Altersgruppen von Patienten mit Hyperthyreose tritt fast gleich häufig ein feiner Fingertremor auf. Bei älteren Patienten ist er derart ausgeprägt, daß die motorische Leistungsfähigkeit in einem Test, z. T. stark beeinträchtigt ist. (Die Patienten sollen einen Metallgriffel ruhig in einer kleinen Öffnung in einer Metallplatte halten bzw. mit dem Griffel eine ausgestanzte Linie entlangfahren. Bei starker motorischer Beeinträchtigung kommt es zu häufigen und besonders auch langen Kontakten mit den Rändern der Öffnung oder Linie). Befragt nach der Beeinträchtigung durch Zittern geben Patienten der älteren Gruppe jedoch eine geringere subjektive Belastung durch das Symptom an als die Patienten der jüngeren Gruppe (s. Tabelle 4).

Tabelle 4 Diskrepanz objektiver Befunde und subjektiver Beeinträchtigungseinschätzung.

	Hyperthyreose	
	< 61 Jahre n=22	> 60 Jahre n=27
Tremor		
Psychomotorische Leistungsfähigkeit		
R. Hand/Randberührungshäufigk.	29	< 46
R. Hand/Randberührungsdauer	30	< 74
Subjektives Belastungsgefühl		
Zittern	2.2	< 1.6
Kardiale Symptomatik		
Befunde:		
Puls	81.1	< 93.0
Puls > 90	29%	< 41%
Vorhofflimmern	14%	< 41%
Subjektives Belastungsgefühl:		
Herzbeschwerden (Perzentilwert)	77	< 62

2. Herzbeschwerden: Die durchschnittliche Herzfrequenz lag bei älteren Patienten deutlich über der der jüngeren Patienten (93.0 versus 81.1 Schläge pro Minute). Ebenso waren „Herzrhythmusstörungen" bei älteren Patienten häufiger als bei jüngeren (41% gegenüber 14%) und ältere Patienten kamen häufiger mit einer kardialen Diagnose zur Aufnahme. Dennoch gaben relativ weniger Patienten der älteren Gruppe im Crooks Index an, „Herzklopfen bei geringer Bela-

stung“ wahrzunehmen. Bei der Befragung zur subjektiven Belastung durch Herzbeschwerden lagen die jungen Hyperthyreosepatienten auf dem 77.Perzentil, die über 60jährigen nur auf dem 63. Perzentil.

Folgende Gründe erscheinen für die geringere Symptomnennung älterer Patienten möglich.

1. Die älteren Hyperthyreosepatienten in unserer Studie haben geringere TT3 Konzentrationen und geringere TT4 Konzentrationen im Serum. Verschiedene Studien berichten über einen positiven Zusammenhang zwischen peripheren Schilddrüsenhormonen und testpsychologisch oder fragebogenmäßig erhobenen Hyperthyreosesymptomen (*TT3*: Kopell et al. [8], Wilson et al. [21], *TT4*: Wallace et al. [18], Rockey & Griep [14], Zeitlhofer et al. [22]). Diese Erklärung scheint jedoch nicht auszureichen, da der gleiche Trend zu geringeren Beschwerdeangaben auch bei euthyreoten Kontrollpatienten zu beobachten ist, deren Altersgruppen sich hinsichtlich peripherer Schilddrüsenhormonkonzentrationen nicht unterscheiden.

2. Es liegt ein allgemeiner „Alterseffekt“ bei der Selbstdarstellung vor. Die weniger häufige Symptomnennung und „gesündere“ Selbstdarstellung alter Hyperthyreosepatienten muß im Zusammenhang mit den Ergebnissen älterer Kontrollpatienten im Vergleich zu jüngeren Kontrollpatienten gesehen werden.

a) Es könnte zu einer geringeren Wahrnehmung – mindestens körperlicher – Beeinträchtigungen mit zunehmendem Alter kommen aufgrund eines höheren Schwellenwertes, da alte Menschen häufiger und stärker mit altersbedingten Beeinträchtigungen konfrontiert werden.

b) Wahrscheinlich spielen Abwehrprozesse und Antworttendenzen in Richtung „sozialer Erwünschtheit“ bei der Beantwortung von Fragen nach Symptomen und psychologischen Fragebögen eine Rolle. In verschiedenen Studien zeigte sich, daß ältere Menschen häufig Antworten „beschönigen“ [11, 13] und stärker negative, d. h. eher auf Krankheit weisende Antworten vermeiden, da es „ja eigentlich nicht so schlimm sei“ oder „man es so ja nicht sagen könne“ [12].

Abschließend ist zu bemerken, daß auch diese Studie aufzeigt, daß eine rechtzeitige Diagnose der Hyperthyreose bei alten Patienten wesentlich schwieriger ist als bei jüngeren Patienten. Besonders beim alten Menschen ist Wert auf eine gute Arzt-Patient-Beziehung zu legen, so daß es dem Patienten leichter fällt „typische Altersbeschwerden“ zu äußern.

Literatur

[1] Atkinson, R. L., W. T. Dahms, D. A. Fisher et al.: Occult Thyroid Disease in an Elderly Hospitalized Population. Journal of Gerontology *33* (1978) 372–376.

[2] Bartels, E. C.: Hyperthyroidism in patients over 65. Geriatrics *20* (1965) 20: 459–462.

[3] Brähler, E.: Der Gießener Beschwerdebogen, Habilitationsschrift. Gießen 1978.
[4] Crooks, J., I. P. C. Murray, E. J. Wayne. Statistical methods applied to the clinical diagnosis of thyrotoxicosis. Quarterly Journal of Medicine, New Series XXVIII, *110* (1959) 211–234.
[5] Hamster, W.: Die Motorische Leistungsserie. Mödling-Austria, 1980.
[6] Janke, W., G. Debus: Die Eigenschaftswörterliste. Verlag Dr. Hogrefe, Göttingen 1978.
[7] Köbberling, J.: Besonderheiten der Hyperthyreose im höheren Lebensalter. Münch. med. Wschr. *126* (1984) 864–868.
[8] Kopell, B. S., W. K. Wittner, D. Lunde et al.: Influence of Triiodothyronine on Selective Attention in Man as Measured by the Visual Averaged Evoked Potential. Psychosomatic Medicine *32* (1970) 494–503.
[9] Lahey, F. H.: Non-activated (apathetic) type of hyperthyroidism. The New England Journal of Medicine *204* (1931) 747–748.
[10] Laux, L., P. Glanzmann, P. Schaffner et al.: State-Trait-Angstinventar. Beltz-Test GmbH, Weinheim 1981.
[11] Lawton, M. P., W. M. Whelihan, J. K. Belsky: Personality Tests and their uses with older adults. In: J. E. Birren, R. B. Sloane (Hrsg.): Handbook of Mental Health and Aging S. 537–553. Englewood Cliffs, Prentice-hall 1980.
[12] Nowotny, B., B. Schlote-Sautter, E.-R. Rey et al.: Anwendung von Selbstbeurteilungsinstrumenten bei älteren Krankenhauspatienten. Zeitschrift für Gerontologie (Im Druck).
[13] Oswald, W. D., U. M. Fleischmann: Das Nürnberger Alters-Inventar NAI. Universität Erlangen, Nürnberg 1982.
[14] Rockey, P. H., R. J. Griep: Behavioral dysfunction in hyperthyroidism, improvement with treatment. Arch. Int. Med. *140* (1980) 1194–1197.
[15] Röckel, M.: Untersuchungen zur Korrelation einer latenten Hyperthyreose mit psychischen und somatischen Veränderungen.: Inauguraldissertation. Heidelberg 1987.
[16] Tibaldi, J. M., U. S. Barzel, J. Albin et al.: Thyrotoxicosis in the very old. Amer. J. of Med. *81* (1986) 619–622.
[17] Vinson, D. B., L. R. Robbins (1960): Objectivity in the assessment of the thyrotoxic patient. J. Psychosom. Res. *4* 236.
[18] Wallace, J. E., D. J. Mac Crimmon et al. (1980): Acute hyperthyroidism: cognitive and emotional correlates. J. Abnorm. Psychol. *89* (1986) 519–527.
[19] Wechsler, D.: Handanweisung zum Hamburg-Wechsler-Intelligenztest für Erwachsene (HAWIE). Verlag Hans Huber, Bern, 1982.
[20] Whybrow, P. C., A. J. Prange, C. R. Treadway et al.: Mental Changes Accompanying Thyroidgland Dysfunction. Arch. Gen. Psychiat. *20* (1969).
[21] Wilson, W. P., J. E. Johnson, R. B. Smith: Affective Change in Thyrotoxicosis and Experimental Hypermetabolism. Recent advances in biological Psychiatry. 4 (1962) 234-242.
[22] Zeitlhofer, J., B. Saletu, J. Stary et al.: Cerebral function in hyperthyroid patients. Neuropsychobiology *11* (1984) 89–93.
[23] Zerssen, D. v.: Paranoid-Depressivitäts-Skala und Depressivitäts-Skala, Manual, Beltz-Test Gesellschaft, Weinheim 1976.

Besonderheiten der Hyperthyreose – Diagnostik bei älteren Patienten

H. J. Heberling, C. Blankenburg, Ch. Blankenburg, D. Lohmann

Bei Patienten im höheren Lebensalter geht eine Hyperthyreose nicht selten mit speziellen Problemen einher, so daß eine gesonderte Betrachtung gerechtfertigt erscheint, obwohl es sich nicht um eine besondere Entität handelt [6–9].

Aus zeitlichen Gründen kann hier nur auf einige Besonderheiten der Ätiologie und klinischen Diagnostik hingewiesen werden.

Patientengut und Methoden

Die Auswertung erfolgte retrospektiv bei 211 Patienten aus einem relativen Jodmangelgebiet und umfaßt den Zeitraum von Januar 1984 bis Mitte 1986. Anhand eines standardisierten Erfassungsbogens wurden die klinischen und paraklinischen Daten erfaßt. Bei der Abklärung der Schilddrüsenfunktion und der zugrundeliegenden Schilddrüsenkrankheit wurden allgemein übliche in-vitro und in-vivo Methoden angewendet.

Ergebnisse und Diskussion

In allen Altersgruppen findet sich erwartungsgemäß ein Überwiegen der weiblichen Patienten. 46 Patienten (21%) waren zum Zeitpunkt der Diagnosestellung älter als 60 Jahre. Die Besonderheiten der Ätiologie im höheren Lebensalter sind in der Abbildung 1 erkennbar.

In Übereinstimmung mit Ergebnissen anderer Arbeitsgruppen zeigt sich eine Zunahme der thyreoidalen Autonomien und eine Abnahme der immunogenen Formen der Hyperthyreose mit zunehmendem Lebensalter [1, 9].

Dies entspricht dem Konzept der fortschreitenden Autonomisierung in langzeitig bestehenden Jodmangelstrumen. Häufiger als im jüngeren Lebensalter war eine Manifestation oder Auslösung der Hyperthyreose im Zusammenhang mit einer Jodkontamination zu sehen, wobei jodhaltige Röntgenkontrastmittel quantitativ die größte Rolle spielten. Von den Medikamenten sind jodhaltige Augentropfen zu beachten.

Ähnliche Erfahrungen wurden von anderen Autoren mitgeteilt [3, 5, 11]. Insgesamt war bei etwa 1/5 der Patienten ein vorausgegangener Jodkontakt nachweisbar.

Bei älteren Patienten mit Hyperthyreose weicht das klinische Bild nicht selten deutlich vom lehrbuchmäßigen Bild einer Hyperthyreose im jüngeren Lebensalter ab [2, 4, 7, 10], so daß initiale Fehldiagnosen die Folge sind. Immerhin kamen 35% der älteren Patienten mit anderen Diagnosen, wie Verdacht auf okkultes Neoplasma, therapierefraktäre Herzinsuffizienz oder Herzrhythmusstörungen zur Aufnahme.

Die Abbildung 2 zeigt die subjektiven Beschwerden bei jüngeren und älteren Patienten. Ganz vordergründig fanden wir bei den älteren Patienten einen teilweise exzessiven Gewichtsverlust, der bei einem Drittel mit einer ausgeprägten Appetitminderung einherging. Nicht selten war deshalb ambulant eine ausgedehnte Tumorsuche erfolgt, ehe die Patienten zur weiteren Abklärung überwiesen wurden. Bei diesen Patienten ist auch die besondere Gefährdung durch Einsatz jodhaltiger Röntgenkontrastmittel gegeben.

Eine Wärmeintoleranz war bei den älteren Patienten vergleichsweise seltener zu beobachten. Die übrigen subjektiven Erscheinungen fanden sich in dieser Altersgruppe etwa in gleicher Häufigkeit. Im Unterschied zu den Patienten bis zum 40. Lebensjahr überwiegen diffusknotige Strumen (Abb. 3). Bei ungefähr 70% der älteren Patienten standen Zeichen der Herzinsuffizienz im Vordergrund.

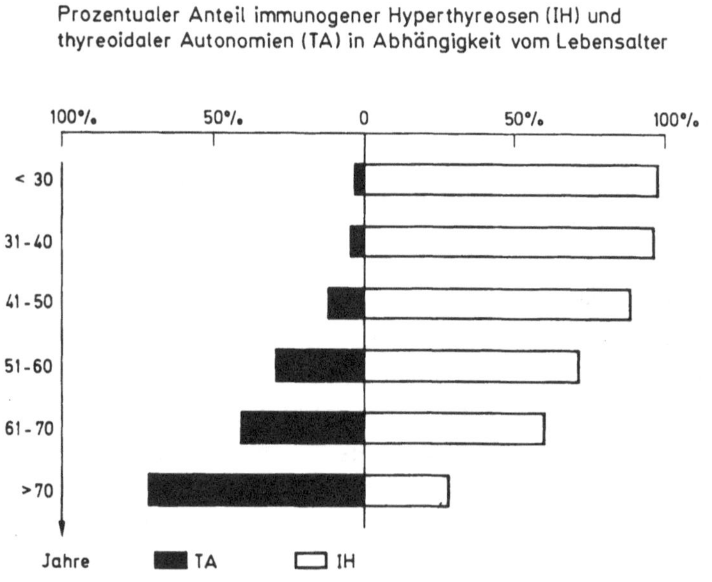

Abb. 1 Prozentualer Anteil immunogener Hyperthyreosen (JH) und thyreoidaler Autonomien (TA) in Abhängigkeit vom Lebensalter

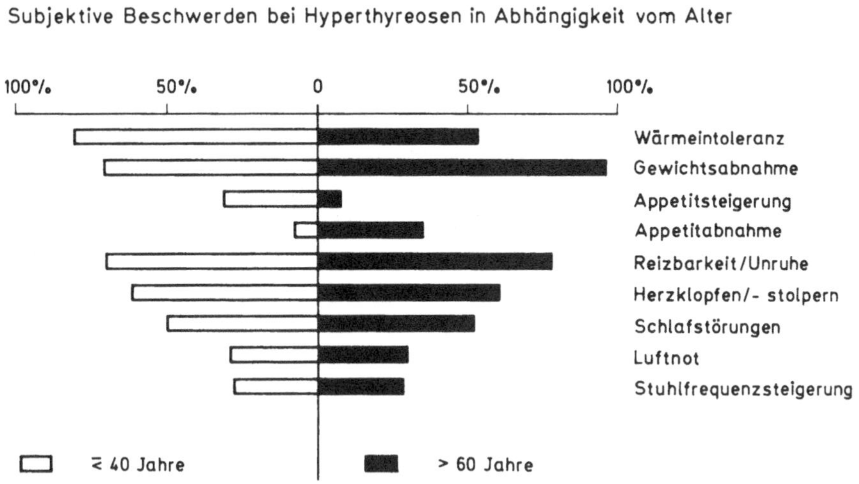

Abb. 2 Subjektive Beschwerden bei Hyperthyreosen in Abhängigkeit vom Alter

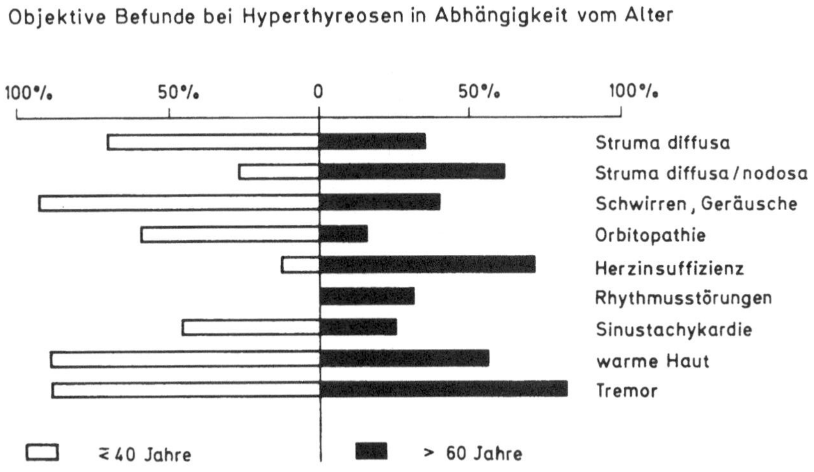

Abb. 3 Objektive Befunde bei Hyperthyreosen in Abhängigkeit vom Alter.

Nahezu ⅓ der älteren Patienten wiesen eine absolute Arrhythmie, mitunter als einziges objektives Kriterium, auf. Schwirren und/oder Gefäßgeräusche über der Schilddrüse sowie eine autoimmune Orbitopathie waren entsprechend der unterschiedlichen Ätiologie seltener.

Die Darstellung der subjektiven und objektiven Befunde zeigt, daß eine klinische Diagnosestellung auf Grund der häufig mono- und oligosymptomatischen Formen bei älteren Patienten tatsächlich erschwert ist und die auftretenden Erscheinungen auch anderen im Alter häufigen Erscheinungen zugeordnet werden können oder auch als normale Alterszeichen mißgedeutet werden.

Schlußfolgerungen

Die Hyperthyreose bei älteren Patienten ist kein seltenes Ereignis. Der überwiegende Anteil entsteht in langzeitig bestehenden Jodmangelstrumen und wird durch Jodkontamination ausgelöst. Die Hyperthyreose dieser Altersgruppe ist nicht symptomfrei, verläuft aber häufig mit Symptomen, die auch anderen im Alter häufigen Erkrankungen zugeordnet werden können. Die Umverteilung der Symptomschwerpunkte führt initial häufig zu Fehleinschätzungen. Dadurch wird die Diagnosezeit oft erheblich verlängert.

Literatur

[1] Emrich, D., M. Bähre: Autonomy in euthyroid goiter: maladaption to iodine deficiency. Clin. Endocrinol. (Oxf.) *8* (1978) 257.

[2] Forfar, J. C., A. D. Toft: Thyrotoxic atrial fibrillation: an underdiagnosed condition? Brit. Med. J. *285* (1982) 909.

[3] Geisthövel, W.: Hyperthyreose nach jodhaltigen Augentropfen. Dtsch. med. Wochenschr. *109* (1984) 1304–1305.

[4] Heberling, H.-J., C. Blankenburg, Chr. Blankenburg et al.: Besonderheiten der Hyperthyreosen bei älteren Patienten, 6. Symposium für klinische Endokrinologie. Wissenschaftliche Beiträge der Friedrich-Schiller-Universität Jena 1989.

[5] Herrmann, J., H. L. Krüskemper: Gefährdung von Patienten mit latenter oder manifester Hyperthyreose durch jodhaltige Röntgenkontrastmittel und Medikamente. Dtsch. med. Wochenschr. *103* (1978) 1334–1443.

[6] Hintze, G., J. Köbberling, H. D. Becker: Die subtotale Thyreoidektomie – eine therapeutische Alternative bei jodinduzierter Hyperthyreose. In: C. R. Pickardt, H. Schleusener, B. Weinheimer (Hrsg.): Schilddrüse 1983. 6. Konferenz über die menschliche Schilddrüse, 156–164. Georg Thieme Verlag, Stuttgart, New York 1985.

[7] Köbberling, J., G. Hintze, H. C. Blossly et al.: Diagnostische Probleme der Hyperthyreose im höheren Lebensalter. Dtsch. med. Wochenschr. *106* (1981) 973–978.

[8] Köbberling, J.: Besonderheiten der Hyperthyreose im höheren Lebensalter. Münch. med. Wochenschr. *126* (1984) 864–868.

[9] Köbberling, J., G. Hintze: Schilddrüsenkrankheiten im Alter. In: P. Pfannenstiel, D. Emrich, B. Weinheimer (Hrsg.): Schilddrüse 1985, 7. Konferenz über die menschliche Schilddrüse, 298–305. Georg Thieme Verlag, Stuttgart, New York 1986.

[10] McConahey, W. M.: Why hyperthyroidism in the elderly shouldn't be ruled out: Geriatrics *36* (1981) 83–91.

[11] Steidle, B., S. Grehn, F. J. Self: Jodinduzierte Hyperthyreose durch Röntgenkontrastmittel. Dtsch. med. Wochenschr. *104* (1979) 1435–1438.

Diskussion

Börner:
Es kommt im Alter nicht nur zu einer Verschiebung der Symptomatik, sondern zu einer Oligo- bzw. Monosymptomatik bei Morbus Basedow. Dies führt zu

diagnostischen Schwierigkeiten. Stimmen Sie mir zu bzw. haben Sie ähnliche Erfahrungen gemacht?

Heberling:
Da kann ich Ihnen nur zustimmen, Herr Prof. Börner. Wir haben das geprüft. Etwa ⅓ der Patienten wiesen nur ein Symptom auf.

Georgi:
Ist die Umänderung des klinischen Bildes der Hyperthyreose genauso beim Morbus Basedow zu verzeichnen oder trifft das mehr für die Autonomie zu? Ich tendiere eigentlich zum Letzteren.

Heberling:
Auch bei beiden trifft's zu.

Georgi:
In gleichem Umfang?

Heberling:
Ja.

Teuber:
Sie können die Herzrhythmusstörungen nur auf die Hyperthyreose beziehen, wenn Sie den Patienten in die Euthyreose bringen. Beobachten Sie bei Euthyreose ohne zusätzliche Antiarrhythmika, daß die Herzrhythmusstörungen rückläufig sind, so war diese Störung Ausdruck der Hyperthyreose. Haben Sie das gemacht?

Heberling:
Das haben wir gemacht und beim überwiegenden Teil der Patienten waren dann die Rhythmusstörungen beseitigt. Nicht bei allen Patienten konnte natürlich in dieser Altersklasse die bestehende Herzrhythmusstörung beseitigt werden, da natürlich auch chronische Herzkrankheiten im Alter vorliegen.

Andere Erkrankungen und Morbus Basedow

K. H. Usadel

Bei einer Betrachtung von möglichen Erkrankungen bei Morbus Basedow kann systematisch unterschiedlich vorgegangen werden, indem die folgenden Gesichtspunkte schwerpunktmäßig hervorgehoben werden:

a) Erkrankungen, die gemeinsam mit Morbus Basedow auftreten
b) Erkrankungen, die mit Morbus Basedow verwechselt werden können
c) Erkrankungen (bzw. krankhafte Mit- oder Begleitreaktionen), auf die während eines Morbus Basedow geachtet werden muß
d) Erkrankungen bzw. Symptome, die im Zusammenhang mit Morbus Basedow fehlgedeutet werden können.

Im folgenden wird auf a) eingegangen, da die unter den Punkten b–c genannten Gesichtspunkte bei a) subsummiert werden können und in Tabelle 1 zusammengefaßt dargestellt sind.

Tabelle 1 Erkrankungen bzw. Organveränderungen, die gemeinsam mit Morbus Basedow auftreten können

1. Augenveränderungen
2. Kardiovaskuläres System
3. Respirationstrakt
4. Effekte auf das zentrale und autonome sowie periphere Nervensystem und Muskulatur
5. Knochen, Kalziumstoffwechsel, Gelenke
6. Haut
7. Gastrointestinaltrakt, Leber
8. Fett- und Kohlenhydratstoffwechsel
9. Blut- und lymphatisches System
10. Niere
11. Morbus Basedow und andere endokrine Organe

Die in Tab. 1 aufgeführten Punkte 1–10 werden im Folgenden detaillierter dargestellt.

Augenveränderungen

Es ist eine altbekannte Tatsache, daß bei Autoimmunhyperthyreosen vom Typ Basedow häufig parallel eine sogenannte endokrine Orbitopathie auftritt. Die Ursache der entzündlichen Infiltration durch immunkompetente Zellen und die folgende zunehmende reaktive Fibrosierung der Augenmuskeln sowie des Retrobulbärraumes und mitunter auch des Nervus opticus ist unbekannt. Am wahrscheinlichsten ist eine Manifestation des Autoimmungeschehens außer in der Schilddrüse, eben auch an den beteiligten Geweben der Orbita. Das Erscheinungsbild variiert sehr stark von diskreten einseitigen Lidödemen bis zu beiderseitigen fulminanten entzündlichen Veränderungen mit Exophthalmus, Augenmuskelparesen, Schmerzen, Lakrimation, Corneaerosionen. Interessanterweise können die Augensymptome 3 Monate bis 12 Jahre vor der Manifestation einer Basedow-Hyperthyreose und noch 3 Monate bis 15 Jahre nach Auftreten der Hyperthyreose entstehen [7]. Bei der Differentialdiagnose Hyperthyreose durch Autonomie oder durch autoimmunologisch bedingte Vorgänge spielt das Symptom Orbitopathie eine große Rolle, wobei festgestellt werden muß, daß Augensymptome bei Autonomien der Schilddrüse nicht vorkommen. Auf das Problem, daß bei Morbus Basedow sich in der Folgezeit auch autonome Bezirke entwickeln können, sei hier nicht weiter eingegangen.

Kardiovaskuläres System

Hyperthyreosen, welcher Ursache auch immer, führen häufig zu einer seit langem bekannten Symptomatik des kardiovaskulären Systems. Häufig werden Tachykardie, Rhythmusstörungen sowie Kardiomegalie im Sinne einer Hypertrophie beobachtet, die über zunehmende Dilatation zu Herzinsuffizienz führt. Andere Symptome bei der Hyperthyreose wie Tremor, verstärktes Schwitzen, Tachycardie, Blutdruckerhöhungen, werden durch die Aktivierung des sympaticoadrenalen Systems bedingt. Ursächlich sind folgende Interaktionen bedeutsam: gesteigerte Sensitivität von Zielzellen, die durch Katecholamine aktiviert werden können. Ein Anstieg der Zahl der adrenergen Rezeptoren, sowie ein Anstieg der Gewebespiegel von Katecholaminen durch verschiedene Mechanismen (fehlende Inaktivierung, gesteigerte Sekretion durch die Nebennieren, gesteigerte Abgabe durch sympathische Nerven, die durch das zentrale Nervensystem ebenfalls aktiviert sein können, verstärkte Gewebedurchblutung) finden sich bei Erhöhung der Schilddrüsenhormonblutspiegel. Andererseits ist offensichtlich, daß hohe Schilddrüsenhormonspiegel direkt die myokardiale Kontraktilität steigern, andererseits eine Steigerung der diastolischen Depolarisation und eine Verkürzung des Aktionspotentials im Sinusknoten verursachen. Die resultierende Herzhypertrophie kann eine Gewichtszunahme von 20–90% betragen, wobei ohne eine stattgefundene Dilatation nach Erreichen einer Euthyreose durch Therapie eine komplette Reversibilität zu beobachten ist. Klinisch imponiert ein hebender Herzspitzenstoß, ein deutlich lauterer 1. Herzton sowie ein akzentuierter 2. Herzton, gelegentlich kann ein 3. Herzton auftreten. Ein Mitralklappenprolaps ist häufiger bei Patienten mit Schilddrüsenüberfunktion zu finden. Bei lang anhaltender Hyperthyreose stellen sich Vorhofflimmern und verschiedenste Herzrhythmusstörungen ein. Insgesamt besteht ein gesteigerter cardiac output. Da im höheren Alter die Hyperthyreosen sehr häufig oligo-symptomatisch oder scheinbar asymptomatisch verlaufen, können Symptome des kardio-vaskulären Systems, insbesondere am Herzen selbst, oft das einzige Zeichen sein, das auf eine Schilddrüsenüberfunktion hindeutet.

Respirationstrakt

Patienten mit Hyperthyreose leiden sehr häufig unter Dyspnoe bei Belastungen vergleichbar wie bei Herzinsuffizienz, ohne daß eine solche oder eine Lungenerkrankung besteht. Der Lungenfunktion kann eine verringerte Compliance und eine gesteigerte funktionelle Residualkapazität vorliegen. Diese Symptome werden über einen reduzierten Muskeltonus der an der Atmung beteiligten Muskulatur erklärt. Bei Erreichen einer Euthyreose sind diese Veränderungen in aller Regel reversibel, ebenso wie es bei der allgemeinen hyperthyreoten Myopathie vergleichbar der Fall ist.

Effekte auf das zentrale und autonome, sowie periphere Nervensystem und Muskulatur

Bei Schilddrüsenüberfunktionszuständen werden zahlreiche Effekte auf das zentrale wie periphere Nervensystem symptomatisch. So finden sich häufig verstärkte Irritabilität, Nervosität, Schlaflosigkeit, Bewegungsunruhe, feinschlägiger Tremor und vermehrtes Schwitzen. Diese Symptome kommen allerdings auch unspezifisch bei verschiedenen funktionellen Störungen vor, müssen aber hinsichtlich einer Schilddrüsenfunktionsstörung abgeklärt werden. Wenn diese Symptome einerseits typische Symptome darstellen, so variieren sie in ihrer Stärke erheblich. Während psychometrisch erfaßbare Parameter-Abweichungen von der Norm sehr typisch sind, so werden sie von Patient zu Patient ebenfalls sehr variieren, zumal die psychischen Veränderungen und Befindlichkeitsstörungen mit zunehmendem Lebensalter sich oft in ihrem Charakter ändern, aber auch mitunter sehr diskret in ihrer Ausprägung darbieten können. Während z. B. junge, zumeist weibliche, hyperthyreote Patienten eher mit Nervosität, Unausgeglichenheit imponieren, werden mit zunehmendem Alter diese Befindlichkeitsstörungen viel eher mit einer depressiven Verstimmung [10], ja einer Depression vergleichbar, wobei Symptome wie Agitiertheit, Adynamie und Teilnahmslosigkeit schnell wechseln können.

Bei schwerer Hyperthyreose findet sich in aller Regel das Bild einer generalisierten Enzephalopathie, die bei der thyreotoxischen Krise in ein Koma mündet. Wird die endokrine Überfunktion überwunden und treten keine weiteren Komplikationen auf, sind diese Symptome reversibel.

Die bekannte muskuläre Hypotonie wird bei genauer Anamnese und Untersuchung bei vielen Hyperthyreotikern deutlich erkennbar. Mit zunehmender Schwere der Hyperthyreoseklinik verstärkt sich die Myopathie, so daß das Bild einer Myasthenia gravis geboten werden kann. Diese Symptome werden zwischen 20% [8] und 100% [9] bei einer Hyperthyreose beobachtet. Längerbestehende unerkannte Hyperthyreosen zeigen das Bild einer chronischen Myopathie. Die Patienten sind mitunter nicht in der Lage, ohne Hilfe ihrer Hände und Arme vom Stuhl aufzustehen. Ursächlich ist letztlich ein extremer Katabolismus hauptverantwortlich, andererseits finden sich mikroskopisch Ödeme und Lymphozyteninfiltrate, sowie Mukopolysaccharid-Zelleinschlüsse. Bei Entwicklung einer thyreotoxischen Krise entwickelt sich häufig kurz vor dem Koma das Bild einer Bulbärparalyse mit entsprechenden Sprachstörungen und gelegentlich auftretenden Atemmuskellähmumgen.

Eine Myasthenia gravis kann andererseits parallel zu einer Autoimmunhyperthyreose bestehen und läßt einen Zusammenhang im Sinne einer Polyautoimmunerkrankung vermuten. Wie jede andere Erkrankung wird auch sie durch die Hyperthyreose an sich verstärkt. Zum einen werden sämtliche Stoffwechselvorgänge stimuliert, andererseits resultiert aufgrund zahlreicher experimenteller Untersuchungen eine Vulnerabilitätssteigerung verschiedenster Gewebe gegenüber toxischen Substanzen. Die bei uns selten beobachtete thyreotoxische periodische muskuläre Paralyse kommt sehr viel häufiger im fernen Osten vor. Ihre Symptome ähneln sehr der periodischen hypokaliämischen Paralyse. Die Ursache ist letztlich nicht geklärt und kann nach starker psychischer und physischer Belastung sowie Kälte ausgelöst werden.

Knochen, Kalziumstoffwechsel, Gelenke

Bei allen Formen der Hyperthyreose werden insbesondere bei älteren Patienten vermehrt Osteoporose-Zeichen gefunden. Photonen-Absorptionsmessungen zeigen eine verminderte Knochenmasse, wobei histomorphometrisch eine verringerte Knochenmasse mit einem erhöhten Turnover nachgewiesen wurden [5]. Bei älteren Patienten ist eine Reversibilität dieser Parameter nach Erreichen einer Euthyreose fragwürdig, bei jüngeren Patienten scheint eine Reversibilität dieser Knochendemineralisierungen möglich.

Diese, eine Hyperthyreose begleitende Osteoporose ist nicht letztlich verstanden. Es wurde eine vermehrte Kalzium- und Phosphatausscheidung im Urin und Stuhl nachgewiesen, wobei die Serum-, Kalzium- und Phosphatwerte in der Regel normal sind. Gelegentlich können jedoch Hyperkalziämien beobachtet werden. Diese reagieren in aller Regel auf Kortikosteroide sehr gut. Die alkalische Knochenisoenzymphosphatase ist häufig im Serum bei Hyperthyreoten erhöht, Parathormon und Kalzitonin bleiben dagegen normal.

Die Akropachie (Thyroid-Acropachy) ist eine sehr selten beobachtete Komplikation bei Morbus Basedow. Sie imponiert durch Schwellen der Fingerendglieder, zum Teil vergleichbar bei chronischen Lungenerkrankungen. Röntgenologisch wie histomorphologisch findet sich eine subperiostale Knochenhypertrophie, insbesondere bei den Phalangen und an den distalen Enden der Knochen der Arme und Beine. Bei Patienten mit hyperthyreotem prätibialen Myxödem ist eine Akropachie häufiger begleitend zu beobachten. Eine gezielte Therapie gibt es nicht, eine Reversibilität ist fraglich.

Die bei Autoimmunhyperthyreose vom Typ Basedow beobachteten Symptome, vergleichbar einer „rheumatoiden Arthritis", sind möglicherweise im Sinne einer Thyreoglobulin-Immunkomplex-Arthritis zu deuten. Gelegentlich können in Gelenkergüssen Antischilddrüsen-Antikörper [1] nachgewiesen werden.

Haut

Die Haut als thermoregulatorisches Organ reagiert bei Hyperthyreose sehr typisch. Feuchte Haut ist eines der wichtigsten Symptome der Hyperthyreose überhaupt. Die Haut fühlt sich warm und feucht an und die Perspiration steigt sehr stark an, bereits nach sehr diskreten Belastungen. Am deutlichsten wird dieses an den Handinnenflächen erkennbar. Während warme feuchte Hände sehr auf Hyperthyreose verdächtig sind, jedoch bei febrilen Zuständen ebenfalls auftreten können, schließen kalte trockene Hände eine Hyperthyreose in aller Regel aus. Während die Haut gelegentlich zur Hyperpigmentation, Dermographismus neigt, findet sich bei einigen Patienten eine deutliche Vitiligo. Der oft berichtete Haarausfall rangiert nicht als vordergründig zu beobachtendes Symptom. So scheint aber bei einem Wechsel einer hyperthyreoten Stoffwechsellage zu einer euthyreoten Stoffwechsellage sich auch die Haarzusammensetzung zu ändern, wobei über sich entwickelnden Bruchstellen der Haare ein vermehrter Haarausfall resultieren kann.

Eine schon seit langem bekannte Veränderung an der prätibial gelegenen Haut ist das prätibiale Myxödem, welches histologisch jenen Veränderungen bei Hypothyreose sehr ähnlich ist. Histologisch werden in tieferen Schichten der Haut geschwollene Bindegewebsfasern gefunden, die vorwiegend Hyaluronsäure bzw. Glukosaminglykane enthalten. Die Assoziation zu Morbus Basedow wird zwischen 3% und 4% gesehen [12]. Das prätibiale hyperthyreote Myxödem kann bezüglich Größe unterschiedlich ausgeprägt sein, häufig finden sich Plaques mit bis zu 30 cm Flächenausdehnung. Eine effektive Therapie ist nicht bekannt. Lokale Steroidapplikationen wurden kasuistisch als effektiv beschrieben.

Selten wird das klinische Symptom einer Onycholysis beobachtet. Hierunter versteht man degenerative Veränderungen des Nagelbettes mit unter Umständen begleitenden Pilzinfektionen der Nägel, hierbei lösen sich die Nägel von den vorderen und lateralen Seiten, wobei sie sich weißlich-blaß verfärben.

Gelegentlich werden Entwicklungen von Teleangiektasien im Sinne von Spider naevi beobachtet, die eine deutliche Neigung zur Regression nach Überwindung einer Hyperthyreose aufweisen.

Gastrointestinaltrakt

Sehr häufig wird bei jeder Hyperthyreoseform eine vermehrte Peristaltik beobachtet. Hierdurch wird eine beschleunigte Darmpassage erreicht, so daß etwa ⅓ der Patienten das Symptom vermehrter Stuhlgang bzw. Diarrhoe aufweisen. Diese kann mitunter so stark sein, daß Fettstühle resultieren. Diese Symptome sind beim Erreichen einer Euthyreose absolut reversibel. Durch einen stark gesteigerten Appetit scheint die Steatorrhoe vorwiegend durch die vermehrte Nahrungsaufnahme und nicht durch eine Malabsorption begründet zu sein. Während der Appetit bei einem Großteil der hyperthyreoten Patienten gesteigert ist, können seltene anorektische Zustände beobachtet werden. Wird eine Achlorhydrie beobachtet, die auf Histamin refraktär ist und werden Serumantikörper gegen Parietalzellen nachgewiesen, so ist bei einer begleitenden perniziösen Anämie an eine Polyautoimmunerkrankung zu denken.

Wenn nicht selten eine akute Ulcusblutung als erstes Symptom in Begleitung einer Hyperthyreose auftritt, so findet man bei intensiv durchgeführten endoskopischen Untersuchungen häufig erosive Veränderungen an der Magenschleimhaut. Zahlreiche experimentelle Untersuchungen lassen darauf schließen, daß die Vulnerabilität verschiedenster Organe gegen verschiedenste Toxine und Noxen bei Hyperthyreose sehr gesteigert ist. Möglicherweise sind die Magen- und Darmschleimhautläsionen bei Hyperthyreose in diesem Zusammenhang zu sehen, möglicherweise auch die häufig beobachtete Hepatopathie, die mit einem Leberenzymanstieg, einer Hyperbilirubinämie und gelegentlich mit zentrolobulären Nekrosen einhergehen kann.

Fett- und Kohlenhydratstoffwechsel

Serumcholesterin ist bei Hyperthyreose häufig erniedrigt, und stellte in der Zeit vor der Möglichkeit, Hormone genau messen zu können, einen wichtigen diagnostischen Parameter in diesem Zusammenhang dar. Parallel werden gelegentlich erhöhte Plasmatriglyzeride vorgefunden.

Die zu beobachtenden Veränderungen des Kohlenhydratstoffwechsels differieren stark und sind komplex. Ein erhöhter Insulinbedarf bei Hyperthyreose dürfte durch die allgemeine Stoffwechselsteigerung bedingt sein. Andererseits finden sich bei ca. 30% der Patienten gestörte orale Glukosetoleranz-Teste. Eine diabetische Stoffwechsellage selbst stellt sich selten ein (2–3%) und entspricht der allgemeinen Prävalenz. Allerdings können Polyautoimmunendokrinopathien bestehen. Ein präexistenter Diabetes mellitus benötigt in aller Regel durch eine hinzukommende Hyperthyreose eine höhere Insulin-Tagesdosis.

Blut und Lymphatisches System

Die gelegentlich bei Hyperthyreose zu beobachtende leichte Anämie, die vermindert auf Vitamin B12 und Folsäure bzw. Eisen anspricht, ist pathophysiologisch nicht klar.

Bei einer Autoimmunerkrankung, wie dem Morbus Basedow, die mehrere Organe betreffen kann, werden neben nachweisbaren Antikörpern gegen Belegzellen, Inselzellen und Nebennierenzellen auch zytotoxische gefunden, die eine Anazidität (2%) mit Ausbildung einer megaloblastären Anämie verursachen können [3]. Bei schweren Hyperthyreosen kann selten eine Thrombozytopenie beobachtet werden (u. U. ein erstes Hyperthyreose-Symptom), die reversibel ist und möglicherweise über einen gesteigerten Abbau verursacht ist. Es können Bilder wie bei einer idiopathisch-thrombozytopenischen Purpura vorliegen. Möglicherweise ist die Fibronektinsynthese gesteigert, die zu einer verstärkten Thrombozytenaggregation führt. Eingehendere Untersuchungen zur Thrombozytenüberlebenszeit liegen diesbezüglich nicht vor.

Andererseits werden recht oft Lymphozytosen im peripheren Blut, eine Milzvergrößerung und Lymphknotenschwellungen beobachtet. Gelegentliche Entwicklung zu Lymphomen wurden beschrieben [13]. Bei eigenen Beobachtungen bestand neben einem Morbus Basedow eine Lymphogranulomatose bei 54 Patienten. Ein Zusammenhang kann lediglich vermutet werden.

Niere

Bei Hyperthyreosen wird eine mäßige Polyurie beobachtet, die auf eine gesteigerte glomeruläre Filtration durch den erhöhten Blutfluß zurückzuführen ist. Ansonsten finden sich durch die erhöhten Schilddrüsenhormone selbst keine renalen Veränderungen. Im Zusammenhang mit Autoimmunhyperthyreosen vom Typ Basedow wurden Glomerulonephritiden beschrieben. Zum einen wurde gezeigt, daß humanes Thyreoglobulin ein nephrotoxisches Antigen darstellen kann

[4]. Andererseits können Thyreoglobulin-Antithyreoglobulin-Komplexe eine Immunkomplexglomerulonephritis verursachen [1].

Morbus Basedow und andere endokrine Organe

Männliche Patienten mit M. Basedow weisen gelegentlich eine Gynäkomastie auf, die sich in aller Regel als reversibel erweist. Ursächlich scheint eine leichte Erhöhung von 17-β-Östradiol verantwortlich zu sein [2]. Selten nachweisbare Hypospermie ist nach Erreichen der Euthyreose in aller Regel reversibel.

Das gleichzeitige Auftreten mit Morbus Addison [11] und sehr selten auch von Diabetes Typ I muß im Sinne einer Autoimmunendokrinopathie gedeutet werden. Lediglich der Nachweis von Inselzellantikörpern und Nebennierenrindenantikörpern ohne Funktionsstörungen an diesen Organen sind epiphänomenologisch und ohne klinische Relevanz, sollten jedoch Anlaß zu Kontrolluntersuchungen sein, um eine Entwicklung mehrerer Organbeteiligungen rechtzeitig zu registrieren, da diese Antikörper auch Ausdruck eines autoimmunen zytotoxischen Geschehens sein können.

Literatur

[1] Blake, D. R., A. M. McGregor, E. Stansfield et al.: Antithyroid-Antibody activity in the synovial fluid of patients with various arthritides. Lancet *II* (1979) 224–226.

[2] Chopra, I. J., D. Tulchinsky: Status of estrogen-androgen balance in hyperthyroid men with Graves' disease. J. Clin. Endocrinol. *38* (1974) 269.

[3] Furszyfer, J., W. M. McConahey, L. T. Kurland et al.: On the increased association of Graves' disease with pernicious anemia. Mayo Clin. Proc. *46* (1971) 37.

[4] Horvath, F. Jr., P. Teague, E. F. Gaffney et al.: Thyroid antigen associated immune complex glomerulonephritis in Graves' disease. Am J. Med. *67* (1979) 901–904.

[5] Jastrup, B., L. Mosekilde, F. Melsen et al.: Serum levels of vitamin D metabolites and bone remodelling in hyperthyroidism. Metabolism *31* (1982) 126–132.

[6] Jordan S. C., B. Buckingham, R. Sakai et al.: Studies of immune-complex glomerulonephritis mediated by human thyroglobulin. Lancet *I* (1981) 1212–1215.

[7] Kohlwagen, R.: Auftreten und Verlauf der endokrinen Orbitopathie bei Patienten mit Immunhyperthyreose. Schilddrüse 1989 (im Druck).

[8] Noseda, G.: Die chronische Myopathie bei Schilddrüsenüberfunktion. Schweiz. Med. Wochenschr. *97* (1967) 797.

[9] Ramsay, J. D.: Thyrotoxic muscle disease. Postgrad. Med. J. *44* (1968) 385.

[10] Röckel, M., J. Teuber, R. Schmidt et al.: Korrelation einer „Latenten Hyperthyreose" mit psychischen und somatischen Veränderungen. Klin. Wochenschr. *65* (1987) 264–273.

[11] Seif, F. J., L. Schaaf, E. Großmann et al.: Idiopathischer Morbus Addison und Autoimmunthyreopathie. Med. Klinik *82* (1987) 215–221.

[12] Sisson, J. C.: Hyaluronic acid in localized myxedema. J. Clin. Endocrinol. *28* (1968) 433.

[13] Ultmann, J. E., G. A. Hyman, B. Calder: The occurence of lymphoma in patients with longstanding hyperthyroidism. Blood *21* (1963) 282.

Diskussion

Grußendorf:
Ist diese fragliche Endothelläsion bei Ödemen eine Folge der Hyperthyreose oder eine Begleiterscheinung bei Immunthyreopathie?

Usadel:
Ich weiß es nicht, einige spekulative Erklärungsmöglichkeiten habe ich ja angeboten.

Grußendorf:
Die Ödeme sind schnell reversibel unter Behandlung. Das würde mehr für eine Hyperthyreosefolge sprechen.

Kallee:
Ich schlage vor, den unglücklichen Terminus „prätibiales Myxödem" durch den Ausdruck „Pseudomyxödem" zu ersetzen. Das Ödem beim Morbus Basedow unterscheidet sich vom echten Myxödem ganz wesentlich: das Basedow-Pseudomyxödem enthält andere Mukopoly-Saccharide als das Myxödem, und es ist vor allem lymphozytär infiltriert. Außerdem ist das Basedow-Pseudomyxödem nicht nur prätibial lokalisiert; ich habe solche Pseudomyxödeme auch schon an den Nates, an den Oberarmen, auf dem Rücken – ja sogar im Gesicht – gesehen.

Knotenbildungen in Basedow-Strumen aus Jodmangelgebieten

J. Marienhagen, W. Becker, W. Hohenberger, J. Giedl, S. Ruf, F. Wolf

Der langjährige Verlauf einer Hyperthyreose vom Typ des Morbus Basedow ist gekennzeichnet durch häufige Rezidive [4]. Bislang ist es nicht gelungen, brauchbare Prognoseparameter in der klinischen Praxis zu etablieren, mit denen Auftreten und Häufigkeit solcher Rezidive frühzeitig abgeschätzt werden können [1]. Auch die Bestimmung der TSH-Rezeptor-Antikörper (TRAK) hat dies nicht leisten können, da sich gezeigt hat, daß auch nach jahrelangem Verlauf einer immunogenen Hyperthyreose ohne Nachweis von TRAK Krankheitsrezidive auftreten können.

Zur Erklärung dieses Phänomens wurden von Studer et al. [3] auf der Basis ihrer Forschungsergebnisse zur morphologischen und funktionellen Thryeozytenheterogenität [2] die Transformation einer lange immunstimulierten Basedow-Struma in eine multinodöse Struma mit konsekutiver multifokaler Autonomie als Ursache des Hyperthyreoserezidivs postuliert und an drei Kasuistiken demonstriert.

Patienten und Methodik

Ausgehend von dieser Hypothese untersuchten wir an einem hinsichtlich Diagnose (Morbus Basedow) und Herkunft aus einem Jodmangelgebiet homogenen Patientenkollektiv die Häufigkeit knotiger Veränderungen in Basedowstrumen sowie ihre Korrelation mit der individuellen Erkrankungsdauer.

Hierzu wurden die histologischen Befunde aller in den Jahren 1983–1988 an der Chirurgischen Universitätsklinik Erlangen unter der Diagnose „Morbus Basedow" operierten Patienten retrospektiv ausgewertet. Alle Patienten waren prä- und postoperativ von der Nuklearmedizinischen Klinik Erlangen betreut worden.

Insgesamt wurden 26 Patienten in die Studie einbezogen. Bei allen Patienten war die Diagnose „Morbus Basedow" durch das Vorliegen einer Endokrinen Orbitopathie bzw. positiver TRAK[1] gesichert.

Die Patienten waren überwiegend jünger als 50 Jahre. 81% der Patienten waren Frauen (Tabelle 1).

1 Kommerzielles Testbesteck der Fa. Henning Berlin.

Tabelle 1 Patienten und Altersverteilung

Altersgruppe:	20–30	31–40	41–50	51–60	61–70 Jahre
n=	8	6	7	2	3
Gesamtzahl der Patienten: n=26					

Die Operationsindikationen ließen sich in 5 Gruppen aufteilen (Tabelle 2).

Die durchschnittliche Erkrankungsdauer betrug im vorliegenden Patientenkollektiv 1,5 Jahre.

Alle Patienten der Indikationsgruppen 1 bis 3 sowie 5 standen zum Operationszeitpunkt unter thyreostatischer Therapie, eine Patientin aus Gruppe 4 wurde im thyreostasefreien Intervall operiert.

Tabelle 2 Operationsindikationen und Erkrankungsdauer

	Erkrankungsdauer			
Indikationen	bis 1	1–2	2–5	über 5 Jahre
1. T_3-Hyperthyreose	8			
2. Thyreostaseunverträglichkeit	4	1	2	
3. Thyreostasedauer			4	2
4. Knotenbildung	1	1		
5. klinisch beobachtetes Strumawachstum	1	2		

Tabelle 3 Schilddrüsengröße und Erkrankungsdauer

	Erkrankungsdauer			
Schilddrüsengröße in g	bis 1	1–2	2–5	über 5 Jahre
50–100 g	4	2	1	1
101–150 g	4	2		
151–200 g	1		1	1
201–250 g	3		4	
251–300 g	2			

Von allen Patienten lagen szintigraphische Untersuchungen mit ^{99m}-Tc-Pertechnetat vor. Auswertbare sonographische Befunde waren in 20 Fällen verfügbar, hierunter alle später diagnostizierten Patienten mit Knotenbildungen.[2]

Alle Patienten hatten – unabhängig von der individuellen Erkrankungsdauer – zum Operationszeitpunkt eine Struma (Tabelle 3). Die Bestimmung der Schild-

2 Siemens Sonoline mit 5 MHz Schallkopf.

drüsengröße erfolgte intraoperativ durch Ermittlung des Resektatgewichtes, zu dem das geschätzte Gewicht der in situ verbliebenen Schilddrüsenreste addiert wurde. Eine Korrelation zu den planimetrisch bestimmten szintigraphischen Größenangaben wurde auf Grund der Fehleranfälligkeit dieses Verfahrens nicht durchgeführt. Eine sonographische Volumetrie zum Untersuchungszeitpunkt war nicht in allen Fällen erfolgt. Eine retrospektive Bestimmung des Schilddrüsenvolumens an Hand der im Polaroidverfahren dokumentierten Untersuchungsbefunde wurde wegen des im Einzelfall nicht kalkulierbaren Fehlers der Methode nicht vorgenommen. Die Angaben zur Schilddrüsengröße beziehen sich somit auf den Operationszeitpunkt.

Ergebnisse

Die Auswertung erbrachte bei 11 von 26 Patienten (42%) Knotenbildungen unterschiedlicher Histologie, darunter 3 papilläre Mikrokarzinome als Zufallsbefund. Die Knoten mit funktioneller Aktivierung (pseudopapilläre Strukturen, Sekretvakuolen, Zylinderepithel, wenig Kolloid) bzw. morphologischer Differenzierung überwogen signifikant gegenüber rein zystisch-regressiven Veränderungen (Tabelle 4). Vergleicht man Vorkommen und Häufigkeit der Knotenbildung mit der individuellen Erkrankungsdauer (Tabelle 5), so zeigt sich, daß schon bei den Patienten mit kurzer Erkrankungsdauer bis zu 1 Jahr der überwiegende Teil der Knoten auftritt (7/11) oder vorhanden war.

Tabelle 4 Histologische Differenzierung der in Basedow-Strumen gefundenen Knotenbildungen

Zystisch-regressive Veränderungen:	n= 2
papilläre Mikrokarzinome:	n= 3
Knoten mit Zeichen funktioneller Aktivität:	n= 5
follikuläres Adenom:	n= 1
Gesamtzahl der Knotenbildungen:	n=11

Tabelle 5 Knotenbildung und individuelle Erkrankungsdauer

	Erkrankungsdauer			
Histologie	bis 1	1–2	2–5	über 5 Jahre
zystisch-regressiv	2			
papilläre Mikrokarzinome	2	1		
funktionelle Aktivierung	3	1	1	
follikuläres Adenom		1		
n=	7	3	1	

Ein Vergleich von Knotenbildung und Altersverteilung zeigt eine Zunahme der Knotenbildung in den höheren Altersgruppen (Tabelle 6).

Szintigraphisch wies keiner der in Basedow-Strumen gefundenen Knoten eine *vermehrte* ^{99m}-Tc-Speicherung auf. Die papillären Mikrokarzinome ließen sich szintigraphisch nicht abgrenzen, das follikuläre Adenom imponierte als szintigraphisch kalter Knoten. Die Gruppe der Knoten mit Zeichen funktioneller Aktivierung zeigte szintigraphisch differente Befunde: in zwei Fällen fand sich ein kalter Knoten, in drei Fällen jedoch ließ sich retrospektiv kein szintigraphisches Korrelat zu dem histologischen Befund feststellen.

Die sonographische Erkennbarkeit der Knotenbildung in Basedowstrumen war erschwert durch die überwiegend vorliegende Echoarmut des Schilddrüsenparenchyms. Die papillären Mikrokarzinome ließen sich in keinem Fall sonographisch

Tabelle 6 Knotenbildung und Altersverteilung

	Altersgruppe			
Histologie	20–30	31–40	41–50	51–65 Jahre
zystisch-regressiv	1			1
papilläre Mikrokarzinome		1		2
funktionelle Aktivierung	1	3	1	
follikuläres Adenom				1

Tabelle 7 Sonographisches und Szintigraphisches Korrelat der in Basedow-Strumen gefundenen Knotenbildungen

	Szintigraphie	
Histologie	kalt	nicht abgrenzbar
zystisch-regressiv	1	1
papilläre Mikrokarzinome		3
follikuläres Adenom	1	
funktionelle Aktivierung	2	3

	Sonographie			
Histologie	ohne Korrelat	echoarm	echoreich	gemischt
zystisch-regressiv	1			1
papilläre Mikrokarzinome	3			
follikuläres Adenom		1		
funktionelle Aktivierung	2		2	1

abgrenzen, das follikuläre Adenom hingegen zeigte eine deutliche Echoarmut. Die Knoten mit funktioneller Aktivierung wiesen kein einheitliches Echomuster auf (Tabelle 7).

Diskussion

Die vorliegende Studie umfaßt Patienten mit Morbus Basedow aus einem Jodmangelgebiet, die überwiegend nach relativ kurzer individueller Erkrankungsdauer aus unterschiedlicher Indikation operiert wurden. Alle Patienten wiesen zum Operationszeitpunkt – unabhängig von der Dauer ihrer Basedowerkrankung – eine Struma unterschiedlichen Schweregrades auf. In diesem Operationsgut lassen sich zu einem hohen Prozentsatz (42%) bereits knotige Veränderungen unterschiedlicher Histologie nachweisen. Nach Arbeiten von Peter [2] und Studer [3] ist anzunehmen, daß ein Teil dieser knotigen Strukturen eine funktionelle und morphologische Heterogenität aufweisen, die eine spätere Autonomieentwicklung begünstigen können.

Andere Ergebnisse von Studer legen die Entwicklung von Hyperthyreoserezidiven bei langjährigem Morbus Basedow durch Umwandlung der Basedow-Struma in einen autonomen Knotenkropf nahe.

Nach den Ergebnissen unserer Studie ist jedoch in einem Jodmangelgebiet bereits in Basedowstrumen mit relativ kurzer Erkrankungsdauer mit einer hohen Prävalenz knotiger Veränderungen zu rechnen. Die von Studer postulierte „Umwandlung" dürfte daher zumindest im Jodmangelgebiet nur schwer nachzuweisen sein. Wenn man diese Hypothese akzeptiert, ist es wahrscheinlicher, daß hier die Bildung einer bereits vor der Basedowerkrankung bestehenden Jodmangelstruma die Ursache für eine spätere Schilddrüsenautonomie darstellt. Die Entstehung einer Hyperthyreose auf dem Boden einer solchen Autonomie wäre dann im Jodmangelgebiet auch bei vorausgegangener immunogener Hyperthyreose als hiervon unabhängige Zweiterkrankung bzw. als Folgeerkrankung des Jodmangels zu werten.

Literatur

[1] Schleusener, H., J. Schwander, G. Holl et al.: Do HLA-DR-typing and measurement of TSH-receptor antibodies help in the prediction of the clinical course of Graves' thyreotoxicosis after antithyroid drug treatment? Acta endocr. (Copenh.) *115* (1987) 318–324.

[2] Peter, H. J., H. Gerber, H. Studer: Ätiologie, Pathogenese und Epidemiologie der Schilddrüsenautonomie. Der Nuklearmediziner *12* (1989) 161–168.

[3] Studer, H., G. Huber, M. Derwahl et al.: Die Umwandlung von Basedowstrumen in Knotenkröpfe: ein Grund des Hyperthyreoserezidivs. Schweiz. med. Wschr. *119* (1989) 203–208.

[4] Marine, D., Ch. Lenhart: Pathological anatomy of exophthalmic goiter. The anatomical and physiological relations of the thyroid gland to the disease: the treatment Arch. intern. Med. *3* (1911) 265–316.

Diskussion

Kallee:
Ihr Vortrag hat mich insofern ganz besonders gefreut, als man im Szintigramm mit ^{123}-Jod in den Basisstrumen meistens keine homogene Verteilung findet, sondern eine Aufteilung in viele Felder.

Leisner:
Mich würde interessieren, ob Sie vor der Operation sonographische Befunde zur Verfügung hatten. Waren diese Knoten sonographisch nachweisbar oder nicht?

Marienhagen:
Teilweise. Die meisten dieser Strumen hatten eine sehr stark ausgeprägte Echoarmut. Wir konnten in dieser Echoarmut knotige Strukturen nur sehr schwer abgrenzen und haben oft Knoten vermutet, wo keine gefunden wurden. Auffällig war, daß wir die Karzinome vorher nicht gesehen haben. Das ist bei der Größe auch nicht verwunderlich.

Eber:
In unserem Krankengut mit Immunhyperthyreose (Typ Basedow) fanden wir sonographisch ca. 37% Knoten.

Wieviele Knoten in Ihrem Krankengut waren szintigraphisch kalt, und waren sie nach TSH stimulierbar?

Marienhagen:
Einer der kalten Knoten war das follikuläre Adenom. Es handelte sich um einen szintigraphisch kalten Knoten von etwa 3 cm ∅. Die anderen beobachteten knotige Veränderungen konnten wir szintigraphisch nicht abgrenzen. Es waren sehr große, szintigraphisch nicht sichtbare Knoten.

Schleusener:
Ich habe Sie richtig verstanden, daß diese Mischformen dadurch entstanden, daß auf eine Knotenstruma ein Morbus Basedow aufgepfropft wurde?

Marienhagen:
In unserer Studie handelte es sich um Patienten mit sehr großen Kröpfen, kein einziger Normalbefund. Wir glauben, daß in diesen großen Strumen die Knoten bereits vorhanden waren und die Entstehung des Morbus Basedow auf eine Knotenstruma trifft (unabhängig von der zuvor bestehenden Knotenbildung).

Schleusener:
Sie kennen sicher die Arbeiten von Studer aus Bern. Er zeigte, daß in Basedow-

Strumen bei lange dauernder Stimulation durch die TSH-Rezeptor-Antikörper, die in jeder Schilddrüse vorhandenen autonomen Zellklone proliferieren können. Das würde in Übereinstimmung damit sein, daß Ihre Patienten mit lange bestehender Struma eine Basedow-Erkrankung bekommen und dann diese Mischform auftritt.

Marienhagen:
Sicher, unsere Studie bezieht sich jedoch vorwiegend auf Patienten, die bereits nach sehr kurzer Erkrankungsdauer operiert wurden.

Uringlykosaminoglykane bei Morbus Basedow und endokriner Orbitopathie

M. Schuler, U. Krause, J. Beyer, G. Kahaly

Im Rahmen der endokrinen Orbitopathie (EO) kommt es zu einer Stimulation retrobulbärer Fibroblasten [1]. Dies hat eine Anhäufung von Glykosaminoglykanen (GAG) und eine damit einhergehende Volumenzunahme der Gewebe im Orbitaraum zur Folge, was als eine Ursache für den Exophthalmus anzusehen ist [2, 3]. GAG sind polyanionische Heteroglykanketten, die aus repetitiven Disaccharideinheiten aufgebaut sind. Sie werden in den Fibroblasten synthetisiert und in die Matrix der verschiedenen Bindegewebe sezerniert. Einem konstanten Turnover unterliegend, erfolgt ihre Elimination renal [4]. Wir haben in der vorliegenden Studie untersucht, ob mittels der renalen GAG-Ausscheidung die Aktivität der EO bestimmt werden kann.

Dazu wurden die Werte von 101 Patienten mit EO verschiedener Stadien (83 w, 18 m; 48, 21–77 Jahre, Median, Bereich) erhoben. Zum Vergleich dienten 36 Patienten mit Immunhyperthyreose Basedow ohne EO (28 w, 8 m; 46.5, 21–79 Jahre) und 14 Patienten mit hyperthyreoten autonomen Schilddrüsenadenomen (10 w, 4 m; 48.5, 27–78 Jahre). Als Kontrollgruppe wurden 103 Patienten (57 w, 46 m; 40, 17–82 Jahre) ohne Schilddrüsenerkrankungen untersucht.

Die GAG wurden aus dem 24 h-Sammelurin der Patienten durch Präzipitation mittels Cetylpyridiniumchlorid und Ethanol isoliert [5] und nach Reaktion mit Carbazol photometrisch (530 nm) quantifiziert [6].

Dabei ergaben sich folgende Werte:

Es bestand ein signifikanter ($p < 0.005$, Wilcoxon-Rangsummentest). Unterschied in der GAG-Ausscheidung zwischen den EO Patienten (19.2, 2.2–64.4 mg/24 h; Median, Bereich) und der Kontrollgruppe (15.8, 2.3–36.7 mg/24 h). Die Gruppen der Patienten mit Immunhyperthyreose Basedow ohne EO (16.2, 1.8–41.6 mg/24 h) und mit Autonomie (15.8, 0.9–32.3 mg/24 h) zeigten hingegen keine derartigen Werte. Besonders auffällig war eine im Durchschnitt zweifache Erhöhung der GAG-Werte bei Patienten mit florider, unbehandelter EO (n=19; 36.7, 15.5–64.4 mg/24 h), während Patienten mit chronischer, nicht therapiebedürftiger EO (n=53; 17.6, 2.2–55.8 mg/24 h) nur unwesentlich von der Kontrollgruppe abhebbare GAG-Ausscheidungen aufwiesen (Abb. 1). Patienten mit aktiver EO unter Prednison-Monotherapie (n=19; 16.6, 5.2–63.0 mg/24 h) und unter Kombinationstherapie mit Prednison und retrobulbärer Bestrahlung (n=10; 15.1, 6.3–44.1 mg/24 h) zeigten niedrigere Werte als unbehandelte Patienten.

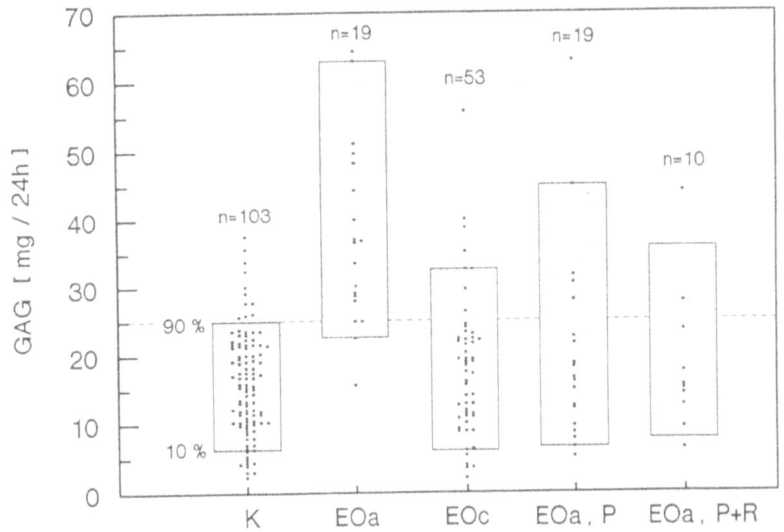

Abb. 1 Glykosaminoglykanausscheidung im Urin bei einem Kontrollkollektiv (K), Patienten mit aktiver, unbehandelter endokriner Orbitopathie (EOa), Patienten mit chronischer, inaktiver EO (EOc), Patienten mit aktiver EO unter Prednison-Monotherapie (EOa, P) und Patienten mit aktiver EO unter Kombinationstherapie mit Prednison und Radiatio (EOa, P+R).

Bei Verlaufsbeobachtungen (Abb. 2) von 14 EO Patienten fiel die GAG-Ausscheidung unter Monotherapie von 34.2±5.3 mg/24 h (Mittelwert ± SEM) auf 12.0±2.2 mg/24 h und unter Kombinationstherapie von 35.9±6.7 mg/24 h auf 12.4±3.1 mg/24 h. Diese nach Abschluß der Therapie im Normalbereich liegenden GAG-Werte korrelierten mit den klinischen Befunden. Desweiteren wurden Rezidive der EO in zwei Patienten von einem Wiederanstieg der GAG-Werte auf über 50 mg/24 h begleitet.

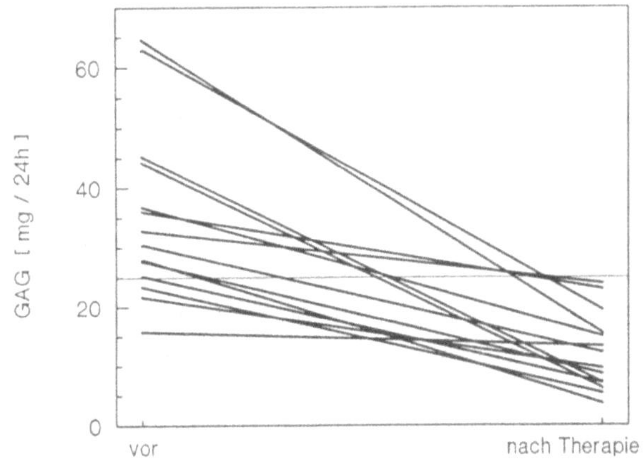

Abb. 2 Verlaufsbeobachtung der Glykosaminoglykanausscheidung im Urin bei 14 Patienten mit endokriner Orbitopathie. Werte vor und nach Therapie.

Nimmt man das 90% Quantil der Kontrollgruppe (25 mg/24 h) als obere Grenze für physiologische GAG-Ausscheidungen, so errechnet sich eine Sensitivität von 89% (17/19) für Patienten mit florider, unbehandelter EO, und eine Spezifität von 85% (45/53) für Patienten mit inaktiver, chronischer EO.

Diese Ergebnisse empfehlen die Anwendung der GAG-Ausscheidung im Urin als Aktivitätsparameter der EO. Desweiteren weist die von uns angewandte Bestimmungsmethode mit ausreichender Präzision (Variationskoeffizienten von unter 10%) und geringem technischen Aufwand die wesentlichen Kriterien für einen routinemäßigen Einsatz auf.

Literatur

[1] Sisson, J. C., P. Kothary, H. Kirchick: The Effects of Lymphocytes, Sera and Long-Acting Thyroid Stimulator from Patients with Graves' Disease on Retrobulbar Fibroblasts. J. Clin. Endocrinol. Metab. *37* (1973) 17–24.

[2] Kendall-Taylor, P.: The Pathogenesis of Graves' Ophthalmopathy. Clin. Endocrinol. Metab. *14* (1985) 331–349.

[3] Jacobson, D. H., C. A. Gorman: Endocrine ophthalmopathy: Current ideas concerning etiology, pathogenesis and treatment. Endocr. Rev. *5* (1984) 200–220.

[4] Poulsen, J. H.: Urine and tissue glycosaminoglycans and their interrelations. Dan. Med. Bull. *33* (1985) 75–96.

[5] Pennock, C. A., R. G. Charles, D. Stansbie: Glycosaminoglycan Fractions in Normal Human Urine. Ann. Clin. Biochem. *12* (1975) 207–211.

[6] Bitter, T., H. M. Muir: A modified uronic acid carbazole reaction. Anal. Biochem. *4* (1962) 330–334.

Diskussion

Reiners:
Unter welchen Bedingungen finden sich unspezifische Erhöhungen der Glykosaminoglykane?

Kahaly:
Rheumatoide Gelenkerkrankungen oder andere rheumatische Erkrankungen führen zu einer Glykosaminoglykanausscheidung. Medikamente – wie Phenobarbital – verursachen eine Erhöhung der GAG-Ausscheidung. Auch das Marfan-Syndrom führt zu einer Erhöhung der Glykosaminoglykanausscheidung.

Herrmann:
Haben Sie denn schon mal korrelieren können, ob der Abfall der Glykosaminoglykane mit dem klinischen Verlauf etwas zu tun hat? Das ist doch das, was wir jetzt alle wissen wollen.

Kahaly:
Das haben wir getan, selbstverständlich. Und es korreliert. Wir möchten aber gerne die klinische Studie abwarten und weiteruntersuchen.

Moser:
Hat die Uringlykosaminoglykanbestimmung eine prognostische Bedeutung: Anstieg vor dem Rezidiv?

Kahaly:
Nein.

Kallee:
Welche Mukopolysaccharide werden unter der Behandlung des Myxödems ausgeschieden?

Kahaly:
Es ist bekannt, daß hauptsächlich die Hyaluronsäure beteiligt ist. Die wird in mehr als 50% der Fälle ausgeschieden. Auch im retrobulbären Raum ist die Hyaluronsäure am häufigsten. Dann kommt die Dermatansulfatkomponente.

Bretzel:
Haben Patienten mit endokriner Ophthalmopathie und Augenmuskelbefall (im CT) eine andere Ausscheidung von GAG als solche mit retrobulbärer Gewebezunahme?

Kahaly:
Ich kann das nicht beantworten, das haben wir noch nicht korreliert.

Bretzel:
Man kann sonographisch die Augenmuskeln sicher ausmessen.

Diagnostik des Basedow-Rezidivs

G. Brabant

Die Pathomechanismen, welche der Basedowschen Erkrankung zugrunde liegen, sind unverändert unklar und Gegenstand kontroverser Diskussionen. Diese Unsicherheit zeigt sich auch im diagnostischen und therapeutischen Procedere bei dieser Erkrankung und wird in den Ergebnissen der deutschen Umfrage zum therapeutischen Vorgehen bei Basedow-Hyperthyreose reflektiert. Im Rahmen dieser Umfrage entschieden sich 27% der Befragten für eine primär medikamentöse, 25% der Befragten für eine chirurgische und 48% der Befragten für eine Radiojodtherapie als optimale Behandlungsmaßnahme bei einem frühen Basedow-Rezidiv [3]. Im Gegensatz zu dieser heterogenen Einschätzung der optimalen Behandlung von Rezidiven zeigte die Umfrage große Einigkeit hinsichtlich der Ersteinstellung der Basedow-Hyperthyreose durch Thyreostatika. Langzeituntersuchungen zur Erfolgsrate dieser thyreostatischen Therapie erbrachten allerdings unbefriedigende Ergebnisse. Wie aus Tabelle 1 zu ersehen, findet sich bei über 1000 untersuchten Patienten, welche zwischen drei und sechzig Monate thyreostatisch behandelt wurden und ein bis zwei Jahre nachuntersucht wurden, eine Rezidivrate von ca. 50%. Rezidive treten dabei vor allem während der ersten Monate nach Absetzen der thyreostatischen Therapie auf. Spätrezidive wurden dagegen in multiplen Studien, welche bis zehn Jahre nach Absetzen die Patienten überprüft haben, nur in Einzelfällen berichtet [10, 11, 13, 17].

Tabelle 1 Häufigkeit von Rezidiven einer Basedow-Hyperthyreose. Übersicht der Literatur mit vergleichbarem therapeutischen Vorgehen

Therapiedauer (Monate)	Nachbeobachtungsdauer (Monate)	Rezidivrate (%) (Rezidive/Gesamtzahl)		Lit. (Jahr)
6– 8	24	41	(43/105)	Reveno (64)
ca. 13	ca. 20	52	(48/ 93)	Alexander (70)
18–24	24	45	(29/ 64)	Lowry (71)
>10	18	45	(37/ 83)	Thalassinos (74)
6	12	63	(41/ 65)	McGregor (80)
3–60	ca. 24	56	(88/158)	Schumm (81)
18	24	51	(37/ 72)	Allannic (83)
12	12	30	(30/101)	Meng (83)
12–20	>20	58	(28/ 48)	Romaldini (83)
6	12	49	(32/ 65)	Weetmann (86)
12	12	50	(227/451)	Schleusener (87)

Untersuchungen zur Einschätzung, ob eine Veränderung der thyreostatischen Therapie in Dauer oder Intensität die Rezidivquote beeinflußt, blieben kontrovers. Die Ergebnisse mehrerer Studien zeigten keinen sicheren Einfluß der Therapiedauer auf die Rezidivhäufigkeit [5, 15, 17, 21, 25]. Zum Einfluß der Therapieintensität sind kontroverse Befunde diskutiert. Romaldini und Mitarbeiter [20] konnten in einer retrospektiven Studie in Brasilien eine signifikant niedrigere Rezidivrate nachweisen, wenn die Patienten hochdosiert mit Thyreostatika behandelt wurden (im Mittel 60 mg Thiamazol), als wenn sie mit einer niedrigeren Dosis eingestellt waren (14 mg Thiamazol). Bei der bislang vorläufigen Auswertung der von Essen aus koordinierten europäischen multizentrischen Vergleichsstudie zum Einfluß der Gabe von 10 mg Thiamazol und 40 mg Thiamazol konnten bei bislang 160 Patienten, welche nach einem Jahr nachuntersucht wurden, identische Rezidivraten in beiden Kollektiven nachgewiesen werden (Benker, persönliche Mitteilung). Als mögliche Erklärung dieser Diskrepanz kommen unterschiedliche regionale Bedingungen wie eine veränderte Jodversorgung in Betracht, welche allerdings bei den brasilianischen Patienten nicht dokumentiert sind. Der wichtige Einfluß der Jodversorgung auf den Verlauf der Basedowschen Erkrankung ist allerdings durch mehrere Studien gut dokumentiert [6]. Zusammenfassend finden sich also keine sicheren Anhaltspunkte, daß eine Variation der thyreostatischen Therapie die Rezidivhäufigkeit verändern kann. Gegen eine Erhöhung der thyreostatischen Dosis spricht bei fraglicher Effektivität die auch von Romaldini und Mitarbeitern [20] beobachtete Erhöhung der Nebenwirkungsrate, so daß gegenwärtig ein solches Vorgehen nicht durchgeführt werden sollte.

Die Suche nach diagnostischen Parametern, welche es frühzeitig zulassen, ein Basedow-Rezidiv zu erkennen, erlangt hiermit größere Bedeutung. Aus der Fülle von Parametern, welche in der Literatur diskutiert werden, seien nur die wichtigsten herausgegriffen. Genetische Faktoren, Subklassen des HLA-Systems sind als Indikatoren eines Basedow-Rezidivs diskutiert worden. Große Untersuchungen zeigen, daß eine Assoziation von HLA-DR3, welches hochsignifikant mit dem Auftreten der Basedowschen Erkrankung assoziiert ist, nicht mit der Rezidivhäufigkeit korreliert. Dagegen wird eine mögliche Assoziation von Rezidiven mit der Expression von HLA-Cw7 diskutiert, und HLA-DR4 ein eher protektiver Einfluß auf die Rezidivhäufigkeit zugeschrieben [2, 8, 16, 18, 22]. Die Ergebnisse einer großen Multizenterstudie [22] machen allerdings die Abhängigkeit solcher Befunde von der Größe der untersuchten Kollektive deutlich. Untersuchungen in der gleichen Stadt an Patientenkollektiven von ca. sechzig Patienten ergaben Unterschiede in der Rezidivhäufigkeit von dreißig bis sechzig Prozent und unterstreichen die Skepsis gegenüber der Aussagekraft kleinerer Studien.

Eine Assoziation zu klinischen Parametern, wie Geschlechtsverteilung oder Alter ließ sich nicht mit Sicherheit erheben. Eine Studie diskutiert eine auffallend niedrige Rezidivhäufigkeit im Alter zwischen dreißig und vierzig Jahren, dies mag aber ebenfalls mit der oben diskutierten zu kleinen Anzahl an Untersuchten dieser Altersklasse zusammenhängen [22]. Das Auftreten und der Verlauf einer endokrinen Orbitopathie scheint nicht mit der Häufigkeit von Rezidiven verbunden zu sein. Im Gegensatz hierzu finden sich in allen Untersuchungen signifikante Korrelationen von Rezidivhäufigkeit und Größe der Struma. So konnte in mehreren Studien gezeigt werden, daß die Rezidivrate bei einer multinodösen Struma beziehungsweise einer Struma diffusa der WHO-Klasse III nahezu 100% beträgt [13, 17, 22].

Schilddrüsenfunktionsteste sind statistisch hochsignifikant mit einem Rezidiv einer Struma assoziiert. Sowohl für einen negativen TRH-Test am Ende der Behandlungsphase ca. vier bis zwölf Wochen nach Absetzen der thyreostatischen Therapie [7] als auch für einen pathologischen Schilddrüsensuppressionstest [22, 27, 28, 29] findet sich in einer Reihe von Studien eine statistisch hochsignifikante Assoziation mit Rezidiven der Basedowschen Erkrankung. TSH Bindungs-inhibierende Antikörper lassen sich ebenfalls hochsignifikant häufiger bei Patienten, welche ein Basedow-Rezidiv erleiden, nachweisen als bei Patienten in Remission. Dagegen sind mikrosomale Antikörper und Antikörper gegen Thyreoglobulin nicht positiv mit der Rezidivhäufigkeit korreliert [22]. Lediglich in der von Schleusener koordinierten Multizenterstudie wird auf die Sensitivität und Spezifität dieser in der Sammelstatistik hochsignifikanten Korrelation von klinischen wie laborchemischen Parametern und der Häufigkeit von Basedowrezidiven eingegangen. Hierbei läßt sich zeigen, daß keiner der Parameter einzeln in der Lage ist, mit ausreichender Genauigkeit ein Rezidiv individuell vorher zu sagen. Auch die Kombination mehrerer Parameter läßt eine solche Aussage im Einzelfall nicht ausreichend sicher zu.

Welche möglichen Erklärungen können hierfür herangezogen werden? Potentiell lassen sich 3 Erklärungen diskutieren:

1. Ein Fortbestehen der Grunderkrankung, welche nach Absetzen der thyreostatischen Therapie rasch zu einem Wiederauftreten der klinischen Symptome führt. Der steile Anstieg der Rezidivrate unmittelbar nach Absetzen der thyreostatischen Therapie spricht für eine solche Erklärung.

2. Entsprechend der kürzlich von Studer et al. [24] geäußerten Hypothese scheint es denkbar, daß in der durch Antikörper chronisch überstimulierten Schilddrüse Autonomien entstehen, welche unabhängig vom weiteren Verlauf des Immunprozesses Rezidive hervorrufen können und möglicherweise, sowohl für einen Teil der Frührezidive wie für die im Verlauf der ersten Jahre beobachteten Rezidive verantwortlich sein können.

3. Sollten sich die Vermutungen einer viralen oder bakteriellen Infektion am Anfang einer Basedowschen Erkrankung bestätigen, so wird leicht erklärlich, daß ein gewisser Teil dieser Rezidive durch neue Infektion erklärt werden kann.

Dies könnte eine Ursache für die auch nach Jahren der Rezidivfreiheit in Einzelfällen beobachteten Spätrezidive sein.

Im Rahmen einer solchen Einteilung ist zu hoffen, daß eine Verbesserung der diagnostischen Möglichkeiten auch zu einer genaueren Einordnung der Ursache eines Rezidivs führen wird und damit zu einer differenzierteren therapeutischen Vorgehensweise. Die kürzliche Verbesserung der Sensitivität und Spezifität des Antikörpernachweises für Thyroglobulin- und mikrosomale (Anti-TPO) Antikörper mag zu einer solchen Einteilung beitragen.

Vor allem durch die in allernächster Zukunft zu erwartende Klonierung des TSH-Rezeptors und der dann möglichen Definition der für die Bindung und Wirkung der über den TSH Rezeptor wirksamen Antikörper ist es vorstellbar, daß die Diagnostik entscheidend neue Impulse erhält. Insbesondere könnte die Differenzierung von fortgesetzter Grunderkrankung gegenüber der Entwicklung von Autonomien wesentlich verbessert werden.

Da diese Verfahren gegenwärtig nicht zur Verfügung stehen oder noch keine Daten existieren, um ihren Wert für eine Rezidivvorhersage einzuschätzen, erscheint vom pragmatischen Standpunkt die Einteilung von Dralle [9] unverändert sinnvoll, der Erkrankte mit Morbus Basedow in eine Gruppe chronisch rezidivierender und eine Gruppe chronisch nicht rezidivierender Patienten aufgrund der in Tabelle 2 abgedruckten Parameter klassifiziert hat. Danach sollten Patienten mit einer chronisch rezidivierenden Form, das heißt einer großen Struma über 40 ml oder einer Struma, welche unter Therapie weiter wächst, einem Technetium-uptake von größer 12% oder persistierend hohem TSH-bindungsinhibierenden Antikörper frühzeitig einer ablativen Therapie zugeführt werden.

Tabelle 2 Formen der Immunthyreopathie (nach Dralle 1987)

Primär chronisch rezidivierend	Chronisch nichtrezidivierend
- persistierende bzw. wachsende Struma	- Struma mit geringer Wachstumstendenz
- hohe Thyreostatika-Dosis als Dauertherapie (> 10 mg/d)	- niedrige Thyreostatika-Dosis als Dauertherapie (< 10 mg/d)
- erhöhter 99 m-Technetium-Uptake	- niedriger 99 m-Technetium-Uptake
- unter Thyreostase persistierend erhöhte TSI	- niedriger Titer der TSI

Literatur

[1] Alexander, W. D., D. G. McLarty, J. Robertson et al.: Prediction of the longterm results of antithyroid drug therapy for thyrotoxicosis. J. Clin. Endocrinol. *30* (1970) 540–543.

[2] Allannic, H., R. Fauchet, Y. Lorcy et al.: A prospective study of the relationship between relapse of hyperthyroid Graves' disease after antithyroid drugs and HLA haplotype. J. Clin. Endocrinol. Metab. *57* (1983) 719–722.

[3] Auf'm Kolk, M., R. Lagasse, D. Glinoer et al.: Diagnostik und Therapie der Basedow-Hyperthyreose. Ergebnisse der bundesdeutschen Umfrage 1987. Med. Klin. *83* (1988) 590–595.

[4] Benker, G., P. Kotulla, P. Kendall-Taylor et al.: TSH binding-inhibiting antibodies in hyperthyroidism: Relationship to clinical signs and hormone levels. Clin. Endocrinol. *30* (1989) 19–28.

[5] Bouma, D. J., H. Kammer, M. A. Greer: Follow-up comparison of short-term versus 1-year antihyroid drug therapy for the thyrotoxicosis Graves' disease. J. Clin. Endocrinol. Metab. *55* (1982) 1138–1142.

[6] Boyages, S. C., A. M. Bloot, G. F. Maberly et al.: Thyroid autoimmunity in endemic goitre caused by excessive iodine intake. Clin. Endocrinol. *31* (1989) 453–465.

[7] Dahlberg, P. A., F. A. Karlsson, R. Jansson et al.: Thyrotropin-releasing testing during antithyroid drug treatment of Graves' disease as an indicator of remission. J. Clin. Endorcinol. Metab. *61* (1985) 1100.

[8] Dahlberg, P. A., G. Holmlund, F. A. Karlsson et al.: HLA-A,-B.-C and DR antigens in patients with Graves' disease and their correlation with signs and clinical course. Acta Endocrinol. *97* (1981) 42–47.

[9] Dralle, H.: Operative Behandlung der Immunthyreopathie. In: C. R. Pickardt, P. Pfannenstiel, B. Weinheimer (Hrsg.): Schilddrüse 1987, S. 52–57, Thieme, Stuttgart–New York 1989.

[10] Hamburger, J. I.: Is long-term antithyroid drug therapy for Graves' disease cost-effective? In: J. I. Hamburger, J. M. Miller (Hrsg.) Springer Verlag New York Controversies in Clin. Thyroidology (1981) 119–157.

[11] Hedley, A. J., R. E. Young, S. J. Jones et al.: Antithyroid drugs in the treatment of hyperthyroidism of Graves' disease: Long-term follow-up of 434 patients. Clin. Endocrinol. *31* (1989) 209–218.

[12] Kasagi, K., H. Hatabu, Y. Tokuda et al.: Studies on thyrotropin receptor antibodies in patients with euthyroid Graves' disease. Clin. Endorinol. *29* (1988) 357–366.

[13] Laurberg, P., P. E. Buchholz/Hansen, E. Iversen et al.: Goitre size and outcome of medical treatment of Graves' disease. Acta Endocrinol. *111* (1986) 39–43.

[14] Lowry, R. C., D. Lowe, D. R. Hadden: Thyroid suppressibility: Follow-up for two years after antithyroid treatment. Brit. Med. J. *2* (1971) 19–22.

[15] Madec, A. M., M. C. Laurent, Y. Lorcy: Thyroid stimulating antibodies: an aid to the strategy of treatment of Graves' disease? J. Clin. Endocrinol. *21* (1984) 247–255.

[16] McGregor, A. M., B. Rees Smith, R. Hall et al.: Prediction of relapse in hyperthyroid Graves' disease. Lancet *I* (1980) 1101–1103.

[17] Meng, W., S. Meng, H. Stöwhas et al.: Ergebnisse der thyreostatischen Langzeittherapie der Hyperthyreose-Einfluß der Struma, der Orbitopathie und der Behandlungsdauer. Dt. Gesundh.-Wesen *37* (1982) 1956–1959.

[18] Pujol-Borell, R., I. Todd, M. Londei et al.: New ideas in thyroid autoimmunity.Journées internat. H.-P. Klotz d'endocrinol. clin. *29* (1986) 164–178.

[19] Reveno, W. S., H. Rosenbaum: Observation on the use of antithyroid drugs. Ann. Int. Med. *60* (1964) 982–989.

[20] Romaldini, J. H., N. Bromberg, R. S. Werner et al.: Comparison of effects of high and low dosage regimes of antithyroid drugs in the management of Graves' hyperthyroidism. J. Clin. Endocrinol. Metab. *57* (1983) 563–570.

[21] Schleusener, H., J. Schwander, C. Fischer et al.: Ergebnisse der thyreostatischen Behandlung bei Patienten mit Basedow-Hyperthyreose: Erfahrungen aus einer prospektiven multizentrischen Studie. In: C. R. Pickardt, P. Pfannenstiel, B. Weinheimer (Hrsg.): Schilddrüse 1987, S. 37–46. Stuttgart–New York 1989.

[22] Schleusener, H., J. Schwander, C. Fischer et al.: Prospective multicentre study on the prediction of relapse after antithyroid drug treatment in patients with Graves' disease. Acta Endocrinol. (Copenh.) *120* (1989) 689–701.

[23] Schumm, P. M., K. H. Usadel, F. Schulz et al.: Konservative Therapie der Hyperthyreose. Dtsch. Med. Wschr. *106* (1981) 43–48.
[24] Studer, H.,G. Huber, M. Derwahl et al.: Die Umwandlung von Basedowstrumen in Knotenkröpfe: ein Grund des Hyperthyreoserezidivs. Schweiz. med. Wschr. *7* (1989) 203–208.
[25] Tamai, H., T. Nakagawa, O. Fukino et al.: Thionamide therapy in Graves' disease: Relation of relapse rate to duration of therapy. Ann. Int. Med. *92* (1980) 488–490.
[26] Thalassinos, N. C., N. W. Oakley, T. Fraser Russell: Five-year follow-up of thyrotoxicosis treated with antithyroid drugs. Endokrinologie *63* (1974) 325–330.
[27] Yamada, T., Y. Koizumi, A. Sato et al.: Reappraisal of the 3, 5, 3′-triiodothyronine-suppression test in the prediction of long term outcome of antithyroid drug therapy in patients with hyperthyroid Graves' disease. J. Clin. Endocrinol. Metab. *58* (1984) 676–680.
[28] Yamada, T., Y. Koizumi, A. Sato: Reappraisal of the 3.5.3'-triiodothyronine-suppression test in the prediction of longterm outcome of antithyroid drug therapy in patients with hyperthyroid Graves' disease. J. Clin. Endocrinol. Metab. *58* (1983) 676–680.
[29] Yamamoto, M., Y. Totsuka, I. Kojima et al.: Outcome of patients with Graves' disease after long-term medical treatment guided by triiodothyronine (T3) suppression test. Clin. Endocrinol. *19* (1983) 467–476.
[30] Weetmann, A. P., A. M. McGregor, R. Hall: Evidence for an effect of antithyroid drugs on the natural history of Graves' disease. Clin. Endocrinol. *21* (1984) 163–172.

Diskussion

Freyschmidt:
Frau Lixfeld hat anläßlich ihrer Veröffentlichung über Beobachtungen bei der Langzeit-Therapie der Hyperthyreose mitgeteilt, daß die Echodichte mit dem Auslaufen eines Schubes zunimmt bis zu einer normalen Echodichte.

Weitere Beobachtungen, auch in meinem Krankengut, scheinen zu ergeben, daß mit Beginn eines Hyperthyreose-Rezidivs die Echodichte deutlich abnimmt. Vielleicht sollte hierauf allgemein geachtet werden.

Reiners:
Bei einer quantitativen Beurteilung der Ergebnisse von TSH-Rezeptor-Autoantikörpern und dem Ergebnis des Suppressionstests ist m. E. der Pessimismus, der aus der ‚Schleusener-Studie' abgeleitet wird, nicht angebracht. Die klinische Erfahrung zeigt, daß sehr hohe AK-Titer und ein sehr hoher Suppressions-Uptake ein hohes Rezidiv-Risiko bedeuten.

Schleusener:
Dazu kann ich antworten, jedenfalls was die Antikörper betrifft: wir haben gesehen, daß bei fast allen Patienten mit hoher TRAK-Aktivität während der Behandlung die Aktivität auf niedrige Aktivitäten fiel. Innerhalb der Behandlungszeit von einem Jahr war dann die Rezidivquote gleich. Wir haben durch die quantitative Veränderung der Antikörper-Aktivität keinerlei Erhellung der Situation bekommen.

Reiners:
Die Frage, die sich in der Klinik stellt, ist doch in der Regel die: ob ein Patient, der während eines bestimmten Intervalls (meinetwegen ein Jahr) thyreostatisch behandelt wurde, weiter behandelt werden muß oder ob die Therapie abgesetzt werden kann. Und in dieser Situation muß ich nochmals sagen, und ich denke, daß viele im Auditorium diese Erfahrung teilen, bedeutet ein hoher Suppressions-Uptake und sehr hoher TSH-Rezeptor-Autoantikörper ein hohes Risiko für den Relaps. Deshalb wird man diese Patienten weiterbehandeln. Dagegen werden ein positiver Suppressionstest und niedrige Antikörpertiter (das zeigt ja auch die Studie) im Endeffekt eine niedrige Wahrscheinlichkeit für den Relaps bedeuten.

Schleusener:
Ich möchte Herrn Reiners insofern recht geben, daß die Antikörper zum Zeitpunkt der Bestimmung die wahre Situation wiederspiegeln, und wenn er wirklich nur wissen will, ob anschließend an die thyreostatische Behandlung besser eine Radio-Jod-Therapie gemacht oder abgesetzt werden soll, dann wäre das eine Berechtigung. Nach gründlichen Berechnungen zur Abschätzung des Risikos einer 131-Jod-Therapie wurde beschlossen, die Behandlung der Hyperthyreose ab dem 20.–25. Lebensjahr mit 131 J neben der operativen Therapie alternativ zu empfehlen. Man erzielt damit, wenn die Dosis entsprechend gewählt ist, immer eine Elimination der Hyperthyreose. Man wird auf die Dauer eine Hypothyreose in vielen Fällen in Kauf nehmen müssen. Aber eine Hypothyreose ist leicht zu behandeln. Es ist Aufgabe des Arztes darauf zu achten, daß der Patient zur Behandlung mit Thyroxin aufgefordert wird.

Die Gefahr der rezidivierenden Hyperthyreose, die ja häufig unerkannt bleibt und die Patienten durch Herzrhythmusstörungen und andere Komplikationen gefährdet, ist größer als die der Hypothyreose. Die thyreostatische Behandlung ist eine gute, risikoarme Therapie, aber letzten Endes wenig effektiv. Deshalb sollten wir vielleicht häufiger in Zukunft an die Radio-Jod-Behandlung auch bei jüngeren Patienten denken.

Persistierende Hyperthyreose nach Operation eines Morbus Basedow

A. Frilling, P. E. Goretzki, L. Bastian, H.-D. Röher

Das vorrangige Ziel der operativen Therapie des Morbus Basedow ist die dauerhafte Elimination der Hyperthyreose. Da die Hyperthyreosepersistenz als krasser Therapiemißerfolg unbedingt zu vermeiden ist, und intraoperativ eine Bestimmung der Restaktivität des belassenen Schilddrüsenparenchyms nicht möglich ist, muß eine radikale Schilddrüsenresektion erfolgen. Dabei wird eine postoperative Hypothyreose, deren Ausprägung nicht kalkulierbar ist, bewußt in Kauf genommen. Die Rate der frühpostoperativ persistierenden oder rezidivierenden Hyperthyreose richtet sich nach der Größe des belassenen Schilddrüsenparenchyms (Tabelle 1) [2, 12]. Als operatives Standardverfahren mit den besten funktionellen Ergebnissen hat sich eine beidseitige subtotale Schilddrüsenresektion unter Belassen von höchstens 4–6 g erwiesen. In Anbetracht der alternativen Therapiemöglichkeiten, wie antithyreoidale Medikation und Radiojodtherapie und wegen der hohen postoperativen Morbidität nach Rezidivoperationen, gilt für den Rezidiveingriff beim Morbus Basedow die Forderung nach strenger Operationsindikation. Die Indikation zum Reeingriff wegen persistierender Hyperthyreose besteht bei großer Reststruma, insbesondere bei Vorliegen von Kompressionserscheinungen, bei Malignitätsverdacht, bei Erfolglosigkeit oder Auftreten von Nebenwirkungen der thyreostatischen Therapie, bei Ablehnen der Radiojodtherapie oder wegen des jugendlichen Alters des Patienten [4, 11, 12, 13].

Tabelle 1 Häufigkeit der Hyperthyreoserezidive nach subtotaler Schilddrüsenresektion beim Morbus Basedow [6]

Autor	Jahr	Häufigkeit
Catell	1949	2,4%
Crile	1951	15%
Green	1964	8%
Hedley	1970	6%
Teng	1980	15%

Patienten und Methode

Von April 1986 bis zum Dezember 1988 wurden in der Abteilung für Allgemeine- und Unfallchirurgie der Heinrich Heine-Universität Düsseldorf 1168 Schilddrüsenoperationen durchgeführt (Tabelle 2). 173 Patienten wurden wegen eines

Tabelle 2 Anzahl der Schilddrüsenoperationen 4/86–12/88 N=1168 Pat.

	gesamt		Rezidiv	
	N	%	N	%
Struma	719			
– Euthyreose		62	64/102	63
Hyperthyreose				
– Autonomie	167	14	19/102	19
– M. Basedow	173	15	19/102	19
Malignom	104	9		
Thyreoiditis	5	0,4		

Morbus Basedow operiert. Bei 19 Patienten (11%) handelte es sich um einen Rezidiveingriff, wobei bei 3 Patienten bereits 2 Operationen vorausgegangen waren. Die Zeitspanne zwischen dem letzten und dem vorausgegangenen Eingriff betrug bei 2 Patienten über 20 Jahre, bei 2 Patienten zwischen 10 und 20 Jahre, bei 3 zwischen 5 und 10 Jahren und bei 12 Patienten unter 5 Jahren. Das mittlere Alter der Patienten lag bei 39,5 Jahren (16–61 Jahre). Die Operationsindikation wurde bei allen Patienten wegen persistierender Hyperthyreose unter thyreostatischer Therapie gestellt. Bei drei Patienten lag außerdem eine große Rezidivstruma vor und bei 2 Patienten eine progrediente endokrine Ophthalmopathie. Bei allen Patienten erfolgte eine beidseitige subtotale Schilddrüsenresektion bis auf einen Parenchymrest von 4–6 g.

Ergebnisse

Die postoperative Nervus recurrens-Paresenrate betrug 5,3%. Bei einem Patienten mußte wegen Hypokalzämie postoperativ eine Substitutionstherapie erfolgen und bei einem weiteren Patienten persistierte auch nach dem Reeingriff die Hyperthyreose (Tabelle 3). Die frühpostoperative Hypothyreoserate lag bei 4,5%. Weitere Komplikationen traten nicht auf.

Tabelle 3 Komplikationen nach operativer Therapie des M. Basedow 4/86–12/88 N=173 Pat.

		N. rec. Parese		Hypokalz.		Nachblutung		persist. Hyperthyr.	
	N	N	%	N	%	N	%	N	%
Eingriff	154	2	1,3	1	0,6	1	0,6	3	1,9
Reeingriff	19	1	5,3	1	5,3	–	–	1	5,3

Diskussion

Das Hyperthyreoserezidiv nach Operation wegen eines Morbus Basedow ist in der Regel auf ein inadäquates Schilddrüsenresektionsausmaß zurückzuführen und korreliert eng mit der Größe des belassenen Schilddrüsenparenchyms [3, 4, 6, 9, 10]. Da trotz radikaler Schilddrüsenresektion mit einer Hyperthyreoserezidivrate von ca. 5% zu rechnen ist, muß auch die Wirkung der wachstumsstimulierenden und funktionsstimulierenden Antikörper in Erwägung gezogen werden [9, 10]. Reziprok zu der Größe des Schilddrüsenrestes verhält sich die postoperative Hyperthyreoserate, wobei Angaben zwischen 44% und 10% gemacht werden [5]. Die Reoperation geht mit einer deutlich höheren postoperativen Komplikationsrate einher [1, 8] und soll unter Berücksichtigung der praktisch komplikationslosen Radiojodtherapie dem Einzelfall vorbehalten bleiben. Um die Rate der postoperativen Hyperthyreosen so gering wie möglich zu halten, ist eine radikale subtotale Schilddrüsenresektion unter Belassen von höchstens 4–6 g Schilddrüsengewebe zu fordern.

Literatur

[1] Bay, V.: Operationsindikationen, präoperative Vorbereitung, Operation und Nachbehandlung des M. Basedow und der anderen Hyperthyreoseformen. Chirurg *51* (1980) 619.

[2] Bradley, E. L., M. DiGirolamo: Remnant function after subtotal thyroidectomy for Graves' disease. South Med. J. *68* (1975) 1245.

[3] Bradley, E. L., R. D. Leichty: Modified subtotal thyroidectomy for Graves' disease. A two-institution study. Surgery *94* (1983) 955.

[4] Dralle, H., O. Schober, R. D. Hesch: Operatives Therapiekonzept der Immunthyreopathie. Langenbecks Arch. Chir. *371* (1987) 217.

[5] Farnell, M., J. A. van Heerden, W. M. McConahey et al.: Hypothyroidism after thyroidectomy for Graves' disease. Am. J. Surg. *142* (1981) 535.

[6] Görtz, G., R. Häring, L. C. Tung: Operatives Vorgehen und dessen Ergebnisse bei der Hyperthyreose vom Typ Basedow. In: H.-D. Röher, R. A. Wahl (Hrsg.): Chirurgische Endokrinologie. Symposium Marburg, S. 4. Thieme, Stuttgart-New York 1983.

[7] Glinoer, D., D. Hesch, R. Lagasse et al.: The management of hyperthyroidism due to Graves' disease in Europe in 1986. Results of an international survey. Acta Endocrinol. Suppl. *185* (1987) 9.

[8] Goretzki, P. E., A. Frilling, M. Grussendorf et al.: Chirurgische Therapie der Hyperthyreose. Akt. Chir. *24* (1989) 47.

[9] Hedley, A. J., W. Michee, T. Duncan, G. Hems, J. Crooks: The effect of remnant size on the outcome of subtotal thyroidectomy for thyrotoxicosis. B. J. Surg. *59* (1972) 559.

[10] Kaplan, E. L., K. McCaffrey: Subtotal thyroidectomy in the treatment of Graves' disease. In: N. W. Thompson et al. (Hrsg.): Endocrine Surgery Update, S. 41. Grune & Statton, New York-London 1983.

[11] Mieny, C. J., R. C. Franz, I. D. Venter: The management of severe hyperthyroidism. World J. Surg. *6* (1982) 689.

[12] Röher, H.-D.: Morbus Basedow. Chirurgische Behandlung. Langenbecks Arch. Chir. *347* (Kongreßbericht 1978) 137.
[13] Schifferdecker, E., K. Schöffling: Therapie der Hyperthyreose vom Typ Morbus Basedow mit Thyreostatica: wie lange soll man behandeln? Med. Klin. *8* (1985) 749.

Diskussion

Leisner:
Meines Erachtens hat auf dem letzten Dia eine weitere Alternative, nämlich die Möglichkeit der Radio-Jod-Therapie, die ohne jede Komplikation zur Ausschaltung der Basedow-Hyperthyreose führen kann, gefehlt.

Frilling:
Die Radio-Jod-Therapie habe ich am Anfang als Alternativ-Therapie erwähnt, Thyreostatika und Radio-Jod-Therapie.

Verlaufskontrolle der Basedow-Struma

R. Berberich

Die Verlaufskontrolle der Basedow-Struma beginnt mit dem Ende der Behandlung, unabhängig von deren Art. Daher ist auch das Ziel der Verlaufskontrolle bei den drei gängigsten Behandlungsformen das gleiche. Es besteht darin, Rezidive der Hyperthyreose bzw. das Auftreten von Hypothyreosen rechtzeitig zu erkennen, um eventuell notwendige Folgetherapien rechtzeitig einleiten zu können. Daher sollten Kontrolluntersuchungen im ersten Jahr nach Therapieende in 2–3 Monaten Abstand erfolgen.

Über den Umfang der Kontrolluntersuchungen besteht derzeit wohl keine einheitliche Meinung. Als Minimalanforderung sollte die Bestimmung der freien Hormonparameter FT4 und FT3 sowie die Bestimmung des basalen TSH gestellt werden. Ergänzend käme die Überprüfung der Supprimierbarkeit der Schilddrüse sowie die Bestimmung der Schilddrüsen-Antikörper und der TSH-Rezeptor-Antikörper in Frage. Die Bestimmung der Antikörper scheint allerdings für die Beurteilung des bleibenden Therapieerfolges keine allzu große Bedeutung zu besitzen. Das gleiche gilt auch für den TSH-TRH-Test. Im folgenden soll nun auf die 3 Hauptbehandlungsarten und deren Kombination eingegangen werden.

Bei der ersten Therapieform der thyreostatischen Therapie ist die Rezidivquote der Hyperthyreose am höchsten, die Hypothyreoserate dagegen am niedrigsten.

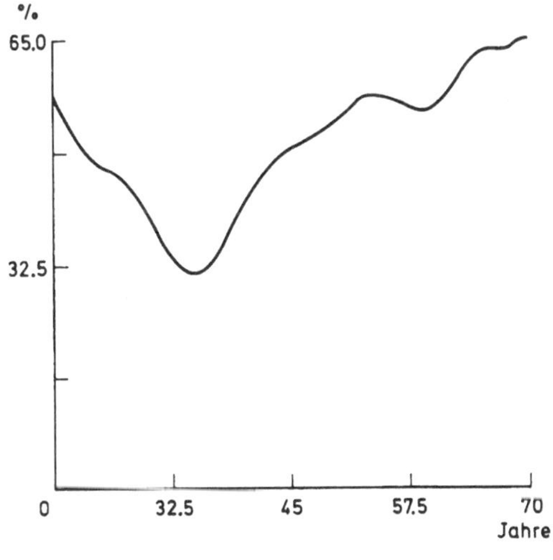

Abb. 1 Altersabhängigkeit des Hyperthyreoserezidivs nach thyreostatischer Behandlung (nach Schleusener 1989 (13))

Die Rezidivrate beträgt nach Literaturangaben bis über 60% und scheint unabhängig von der Dauer der thyreostatischen Behandlung [14], dagegen abhängig vom Alter des Patienten und von der Größe der Struma zu sein [13, 10].

Abbildung 1 zeigt die Altersabhängigkeit der Rezidivquote nach Schleusener et al. [13]. Es handelt sich hierbei um 452 Patienten aus einer Multi-center-Studie. Die niedrigste Rezidivquote fand sich in der Patientengruppe zwischen 30 und 40 Jahren (N=78). Die Unterschiede zwischen dieser Gruppe und den Gruppen unter 30 und über 40 Jahren waren statistisch hochsignifikant. Laubert et al. [10] zeigten, daß ein deutlicher Zusammenhang zwischen der Größe der Schilddrüse und der Rezidivquote besteht. Sie untersuchten 105 Patienten und fanden bei großen Strumen und multinodulösen Strumen Rezidivraten zwischen 70 und 90%, so daß bei diesen Patienten die alleinige thyreostatische Therapie in Frage gestellt werden muß. Nach Solomon und Mitarbeiter [15] scheint das Auftreten des Rezidivs unabhängig von der Dauer der Therapie zu sein und zeigte eine zeitliche Häufung kurz nach Therapieende.

In einer Studie von Horster und Mitarbeitern [8] wurde hierbei bei 212 nachuntersuchten Fällen allerdings zwischen Exazerbation (hyperthyreoter Schub weniger als 12 Monate nach Therapieende) und Rezidiv (Wiederauftreten der Hyperthyreose nach mehr als einem Jahr) unterschieden. In dieser Studie ergab sich lediglich eine Rezidivquote von 26%. Setzt man allerdings eine Rezidivquote von 50–60% im Mittel voraus, so muß man ebenfalls die Möglichkeit einer nicht geringen Zahl von Spontanremissionen diskutieren. Für die mögliche Zahl der Spontanremissionen stehen allerdings nur Daten Ende des vorherigen Jahrhunderts und Anfang dieses Jahrhunderts zur Verfügung, die vor Einführung der „Plummerung" gewonnen wurden. Der Prozentsatz für die Spontanheilung wurde hierbei im Mittel mit 38% angegeben.

Wegen der hohen Rezidivquote nach thyreostatischer Therapie wurde versucht, durch die Untersuchung verschiedenster Parameter eine Voraussage für das Auftreten eines Rezidivs zu treffen. Alexander und Mitarbeiter [1, 2] benutzten hierzu den Suppressionstest nach einjähriger Therapie mit Carbimazol. Bei negativem Suppressionstest trat hierbei immer ein Rezidiv innerhalb eines Jahres auf. Ein positiver Suppressionstest konnte jedoch ein Rezidiv nicht vollständig ausschließen.

Schleusener und Mitarbeiter [13] stellten in der vorher schon erwähnten Multicenter-Studie die Kombination für je 2 Parameter für die Erfolgsvoraussage zusammen. Sie benutzten unter anderem Supp.+TRAK, Supp.+TRH-Test, Supp. +EO, Alter+je einen Parameter und ermittelten hierfür die Sensitivität und Spezifität der Erfolgsvoraussage. Dieser Zusammenhang ist in Tabelle 1 dargestellt. Die Zusammenstellung ergab hierbei teilweise zwar eine hohe Sensitivität, jedoch auch eine unbefriedigende Spezifität. Daraus muß man den Schluß zie-

Tabelle 1 Spezifität und Sensivität der Rezidiverkennung durch Kombination von 2 Beobachtungsparametern (Schleusener et al. 1989 [13])

Kombination der Parameter	Anzahl der Patienten	Sensivität	Spezifität
Supp + TRAK	247	0.80	0.49
Supp + TRH	153	0.94	0.13
Supp + EO	202	0.83	0.52
Supp + Struma	233	0.78	0.58
TRH + Struma	200	0.94	0.19
EO + Struma	259	0.65	0.45
TRAK + Struma	341	0.72	0.40
Alter + TRAK	391	0.78	0.52
Alter + Supp	259	0.82	0.58
Alter + EO	327	0.70	0.44
Alter + Struma	396	0.78	0.32

Supp: Suppressions-Test TRAK: TSH Rezeptor Antikörper
TRH: TRH-Test EO: Exophtalmus

hen, daß eine zuverlässige Voraussage des Erfolgs der thyreostatischen Behandlung derzeit nicht möglich ist. Bei Auftreten eines Rezidivs sollte daher immer eine definitive Therapie in Form einer chirurgischen Behandlung oder eine Behandlung mit 131J durchgeführt werden.

Die Radiojodbehandlung, die neben der chirurgischen Therapie als definitive Therapie in Frage kommt, hat als größten Nachteil das spätere Auftreten einer Hypothyreose zur Folge. Als direkte Folge der Behandlung wurden thyreotoxische Krisen beschrieben. In unserem Krankengut konnten wir dies nicht beobachten. Bei drohenden thyreotoxischen Komplikationen wurde allerdings vorher oder unmittelbar an die Radiojodbehandlung eine adjuvant thyreostatische Therapie eingeleitet. Spätfolgen einer Behandlung mit Radiojod im Sinne einer Karzinom- oder Leukämieentstehung wurden zwar oft diskutiert aber bis heute nicht nachgewiesen. Große Sammelstatistiken von Becker et al. und Dobyns et al. [3, 6] zeigten keine erhöhte Inzidenz der obengenannten Erkrankungen und insbesondere keinen Unterschied in dem chirurgisch behandelten Krankenkollektiv. Über das Auftreten von Hypothyreosen nach Radiojodtherapie werden in Abhängigkeit von der Dosierung bzw. Fraktionierung der Jodaktivitäten in der Literatur sehr unterschiedliche Angaben gemacht. Die Angaben gehen hierbei zwar unter 10% bis über 50% bei einem Überwachungszeitraum von über 10 Jahren [9, 5, 12, 19].

In Abbildung 2 ist die Hypothyreosehäufigkeit in Abhängigkeit von der Zeit nach verschieden dosierten Radiojodaktivitäten dargestellt. Die Angaben wurden der Sammelstatistik von Becker et al. entnommen. Es zeigt sich hierbei eine deutliche Zunahme der Hypothyreosehäufigkeit n Abhängigkeit von der Höhe der Aktivi-

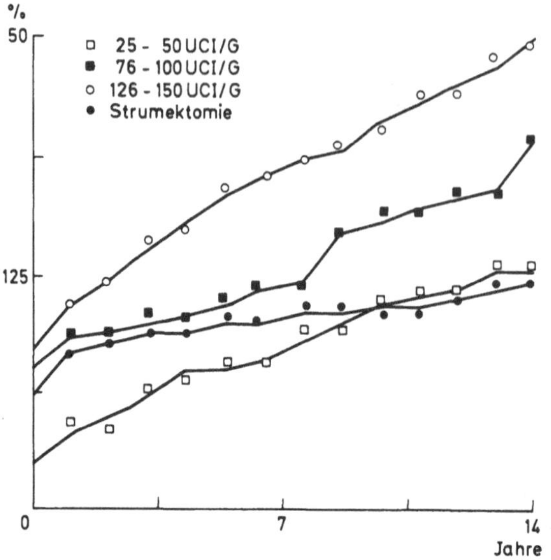

Abb. 2 Hypothyreosehäufigkeit nach verschieden dosierter Radiojodbehandlung und nach Strumektomie (nach Becker 1971 [3])

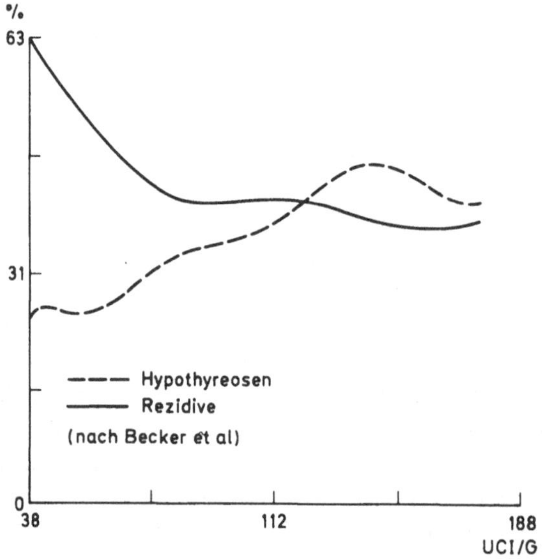

Abb. 3 Wahrscheinlichkeit von Hyperthyreoserezidiv und Hypothyreoseentstehung nach Radiojodbehandlung unterschiedlicher Dosierung (nach Becker 1971 [3])

tät. Im Mittel gesehen ist die Häufigkeit mit 35% nach 7,5 Jahren nicht sehr viel höher als nach chirurgischer Therapie mit 25%.

Die Abbildung 3, die der gleichen Statistik entnommen wurde, zeigt tabellarisch die Wahrscheinlichkeit weiterer Radiojodbehandlungen im Vergleich zur Hypothyreoserate. Neben der Höhe der Aktivität scheint auch die Größe der Schilddrüse für die zu erwartende Hypothyreoserate eine Rolle zu spielen. Glanzmann und Mitarbeiter [7] geben eine Hypothyreoserate von 3% pro Jahr bei diffusen Strumen unter 70 g, 1,2% pro Jahr bei diffusen Strumen über 70 g und 0,7% pro Jahr bei Struma nodosa. Aufgrund der aufgeführten Fakten ist bei der Verlaufskontrolle nach Radiojodtherapie der Basedow-Struma das Augenmerk gleichzeitig auf die Erkennung des Rezidivs und der Hypothyreose zu richten. Hierzu sind Kontrolluntersuchungen in ca. 3-monatigen Abständen im ersten Jahr und dann in jährlichen Abständen ausreichend. Rezidive sollten dann erneut mit Radiojod behandelt werden und Hypothyreosen ausreichend substituiert und in regelmäßigen Abständen kontrolliert werden.

Nach der chirurgischen Behandlung einer Basedow-Struma können neben den operativ bedingten Schäden wie eine Rekurrenslähmung oder eine parathyreoprive Tetanie infolge der Mitentfernung der Epithelkörperchen, sowohl Hyperthyreoserezidive als auch Hypothyreosen auftreten. Hypothyreosen sollten jedoch nur dann als sicher diagnostiziert angesehen werden, wenn sie frühestens 6 Monate nach Strumektomie festgestellt wurden. Flüchtige Hypothyreosen können sehr wohl kurz nach Strumektomie auftreten ohne nachher manifest zu werden.

Die Abbildung 4 zeigt ein Beispiel für eine vorübergehende kurzzeitige Hypothyreose nach Strumektomie [4, 18]. Nach 6 Monaten hat sich hier wieder eine Euthyreose eingestellt. Wie schon vorher gezeigt, ist die Hypothyreoserate nach

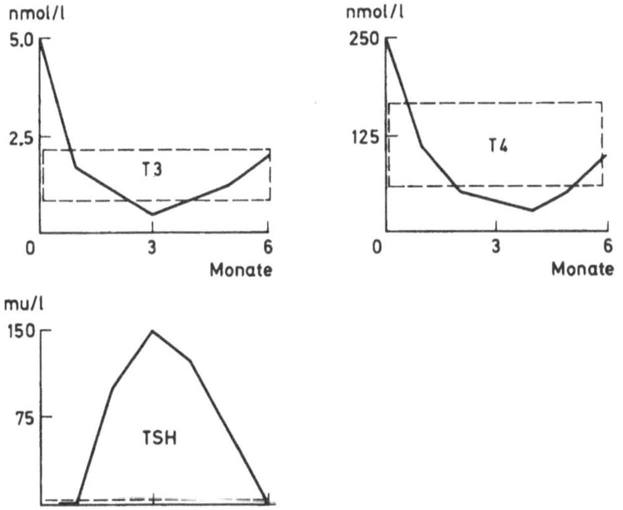

Abb. 4 Vorübergehende Hypothyreose nach Strumektomie Verlauf der T_3, T_4 und TSH-Werte (nach Toft [18])

Strumektomie nur unwesentlich geringer (im Mittel 25% nach der Sammelstatistik von Becker et al., von anderen Autoren werden Werte zwischen 3,5 und 17% angegeben) als nach Behandlung mit 131 Jod [3, 16, 17]. Für die Entstehung der Hypothyreose nach Strumektomie gibt es derzeit keine eindeutige Erklärung. Neben der Blutversorgung des Schilddrüsenrestes, wird der Anteil des verbliebenen Restes an der ursprünglichen Schilddrüsenmasse, das Alter des Patienten (höhere Häufigkeit bei Patienten über 40 Jahren) sowie die alimentäre Jodversorgung als mögliche Ursache diskutiert.

Treten nach Strumektomie Rezidive der Hyperthyreose auf, so ist dies in der Regel auf eine unzureichende Resektion der Struma zurückzuführen [11]. In diesen Fällen ist wegen des höheren Operationsrisikos der erneuten Strumaresektion die Radiojodtherapie die Methode der Wahl. Sie sollte unabhängig vom Alter des Patienten durchgeführt werden. Die Beschränkung auf das höhere Lebensalter kann wegen der nachgewiesenen Risikolosigkeit der Radiojodtherapie bezüglich Karzinom und Leukämieentstehung aufgegeben werden.

Abschließend soll festgestellt werden, daß das wesentliche Ziel der Verlaufskontrolle der Basedow-Struma das Erkennen des Hyperthyreoserezidivs und der behandlungsbedingten Hypothyreose ist. Bei der thyreostatischen Therapie steht hierbei das Rezidiv und bei den anderen beiden Therapieformen die Hypothyreose im Vordergrund.

Literatur

[1] Alexander, W. D., R. McG. Harden: Factors affecting thyroidal suppressibility by triiodothyronine during treatment of thyrotoxicosis with antithyroid drugs. In: W. J. Irvine (Hrgs.): Thyrotoxicosis. Livingstone, Edinburgh 1967.

[2] Alexander, W. D., R. McG. Harden, D. McLarty et al.: Thyroidal suppressibility after long-term treatment of thyrotoxicosis with antithyroid drugs. Metabolism *18* (1969) 58.

[3] Becker, D. W., W. M. McConakry, B. M. Dobyns et al.: The results of radioiodine treatment of hyperthyroidism. A preliminary report of the thyrotoxicosis therapy follow-up study. In: K. Fellinger, R. Höfer (Hrsg.): Further Advances of Thyroid Research, S. 603. Verlag der Wiener medizinischen Akademie, 1971.

[4] Brownlie, B. E. W., C. A. Jensen, J. G. Turner et al.: The pituitary-thyroid axis following surgery for thyrotoxicosis: thyrotropin releasing hormone tests in diffuse thyroid hyperplasia and toxic uninodular goitre. Clin. Endocr. *7* (1977) 159.

[5] Dobyns, B. M., A. R. Vickery, E. Maloof et al.: Functional and histological effects of therapeutic doses of radioactive iodine on the thyroid of man. J. clin. Endocr. *13* (1953) 548.

[6] Dobyns, B. M., G. E. Sheline, J. B. Workman et al.: Malignant and benign neoplasms of the thyroid in patients treated for hyperthyroidism: A report of the cooperative thyrotoxicosis therapy follow-study. J. clin. Endocr. *38* (1974) 976.

[7] Glanzmann, Ch., F. Kaestner, W. Horst: Therapie der Hyperthyreose mit Radio-Isotopen des Jods: Erfahrungen bei über 2000 Patienten. Klin. Wschr. *53* (1975) 669.

[8] Horster, F. A. et al.: Zitiert nach Oberdisse-Klein, Krankheiten der Schilddrüse, S. 330. Georg Thieme Verlag 1980.

[9] Klein, E.: Die fraktionierte Radiojodtherapie der Hyperthyreose (Erfahrungen an 350 Fällen). Nucl.Med. *3* (1963) 251.
[10] Laurberg, P., P. E. Buchholtz Hansen, E. Iversen et al.: Goitre size and outcome of medical treatment of Graves' disease. Acta Endocrinologica *111* (1986) 39–43.
[11] Pegg, E. Ca. S., D. J. Steward, P. D. Bewsher et al.: The surgical management of thyrotoxicosis. Brit. J. Surg. *60* (1973) 765.
[12] Reinwein, D., H. Miss, F. A. Horster et al.: Spätergebnisse der fraktionierten Radiojodtherapie, Kontrolluntersuchungen bei Hyperthyreose nach 2–11 Jahren. Dtsch. med. Wschr. *93* (1968) 2416.
[13] Schleusener, H., J. Schwandner, C. Fischer et al.: Prospective multicentre study on the prediction of relapse after antithyroid drug treatment in patients with Graves' disease. Acta Endocrinologica (Copenh.) *120* (1989) 689–701.
[14] Schumm,P. M., K. H. Usadel, F. Schulz et al.: Konservative Therapie der Hyperthyreose. Retrospektive Studie. DMW *106* (1981) 43–48.
[15] Solomon, D. H., J. C. Beck et al.: The prognosis of hyperthyroidism treated by antithyroid drugs. J. Amer. med. Ass. *152* (1953) 201.
[16] Thjodleifsson, B., A. J. Hadley, D. Donald et al.: Outcome of subtotal thyroidectomy for thyrotoxicosis in Iceland and northeast Scotland. Clin. Endocrinol. *7* (1977) 367.
[17] Toft, A. D., W. J. Irvine, J. Sinclair et al.: Thyroid function after surgerical treatment of thyrotoxicosis. A Report of 100 cases treated with propranolol before operation. New Eng. J. Med. *298* (1978) 643.
[18] Toft, A. D., W. J. Irvine, W. M. Hunter et al.: Anomalous plasma TSH levels in patients developing hypothyroidism in the early months after 131 J therapy for thyrotoxicosis. J. clin. Endocr. *39* (1974) 607.
[19] Toft, A. D., J. Seth, W. J. Irvine et al.: Thyroid function in the long-term follow-up of patients treated with iodine-131 for thyrotoxicosis. Lancet *II* (1975) 576.

Diskussion

Ziegler:
Der Begriff „postoperative Tetanie“ sollte nicht mehr verwendet werden – er führt zu der irrtümlichen Einschätzung, nur die Tetanie sei behandlungsbedürftig. Entscheidend ist der Befund des Hypoparathyreoidismus, der auch ohne Tetanie behandlungsbedürftig ist. Daher sollte besonders der reoperierte Patient sorgfältig dahin überwacht werden, daß ein postoperativer Hypoparathyreoidismus (mit und ohne Tetanie) nicht übersehen wird.

Junge-Hülsing:
Das Thema der Hypothyreosen nach 131 Jod-Therapie und nach Operationen sollte m. E. neu überdacht werden. Sofern es sich bei den behandelten Patienten um eine schwere Hyperthyreose vom Typ Morbus Basedow (mit typischem AK-Muster) handelt, ist zu erwarten, daß die verbliebenen Reste der Schilddrüse immer über die persistierende Immunthyreoiditis vernarben und hypothyreot werden, unabhängig von der Art der Therapie. Aus diesem Grund sind wir mit gutem Erfolg auf die totale Thyreoidektomie bei schweren auto-immun-stimulierenden Hyperthyreosen mit E.O. übergegangen.

Hyperthyreosen nach zerebraler Computertomographie bei zerebralem Insult in einem Strumaendemiegebiet

H.-G. Hoff, Th. Olbricht, W. Beuse

Die Gefahr, bei autonomen, nicht hypothalamisch-hypophysärer Regulation unterworfenem Schilddrüsengewebe durch Gabe von Jod eine Hyperthyreose auszulösen, ist lange bekannt. Dieses Phänomen des Jod-Basedow wurde nach Einführung der Strumaprophylaxe mit Jod in den USA, später dann auch in der Schweiz, Österreich und Tasmanien beobachtet. Bei uns tritt es nach Anwendung jodhaltiger Medikamente, vor allem aber nach Applikation von jodhaltigen Röntgenkontrastmitteln auf.

Mit dem erweiterten Einsatz computertomographischer Untersuchungen bei Patienten mit zerebralen Insulten machten wir die Beobachtung, daß die Inzidenz oft schwer diagnostizierbarer Hyperthyreosen in diesem durch Multimorbidität gekennzeichneten Krankengut auffallend hoch war. Dies war für uns Anlaß, die Schilddrüsenfunktion aller Patienten, die zur Rehabilitation nach einem apoplektischen Insult in der II. Medizinischen Klinik des St. Elisabeth Hospitals Gütersloh, einer Abteilung mit geriatrisch-rehabilitativem Schwerpunkt, weilten, klinisch und bei entsprechendem Verdacht auch biochemisch zu kontrollieren. Die retrospektive Analyse des Patientenguts vom 1. 1. 1985 bis 31. 8. 1986 ergab folgendes Bild:

Für die Untersuchung konnten die Krankenakten von 309 Patienten mit einem apoplektischen Insult mit einem mittleren Alter von 72 Jahren herangezogen werden. Als Vergleichskollektiv dienten 80 gleichaltrige Patienten, welche nach einem chirurgischen oder orthopädischen Eingriff zur weiteren Mobilisation in der Klinik weilten. Alle Patienten stammten aus dem ostwestfälischen Raum.

In allen Fällen, in denen es durch die vorliegenden Unterlagen nicht zweifelsfrei war, ob eine Computertomographie erfolgt und ob diese mit einer Kontrastmittelgabe einhergegangen war, wurde mit den vorbehandelnden Kollegen Kontakt aufgenommen und ggf. durch Einsichtnahme in deren Krankenunterlagen eine eindeutige Klärung herbeigeführt. Eine in vitro-Schilddrüsendiagnostik wurde bei den Patienten im allgemeinen nur dann durchgeführt, wenn sich aus den klinischen Befunden ein Verdacht auf eine Schilddrüsenfunktionsstörung ergab. Wegen des bei älteren Menschen oft sehr blanden, asymptomatischen Verlaufs der Hyperthyreose wurde die Indikation zu einer in vitro-Diagnostik jedoch großzügig gehandhabt.

Ergebnisse

Kontrastmittelexposition

Bei 105 von 309 Patienten mit apoplektischem Insult konnte eine Kontrastmittelgabe nach dem Insult gesichert werden. Dabei handelte es sich zum weitaus überwiegendsten Teil um eine zerebrale Computertomographie mit gleichzeitiger Kontrastmittelgabe (89%). 4 Patienten waren angiographiert worden. In 3 Fällen war während des stationären Aufenthaltes eine intravenöse Cholangio-Cholecystographie und in 4 Fällen ein Urogramm durchgeführt worden. Bei den übrigen 204 Patienten konnte eine Kontrastmittelexposition mit hoher Wahrscheinlichkeit ausgeschlossen werden. Von diesen hatten 46 Patienten ein zerebrales Computertomogramm ohne Kontrastmittel erhalten.

Unter den 80 Patienten mit orthopädisch-chirurgischer Grunderkrankung konnte bei 73 eine Kontrastmittelgabe ausgeschlossen werden. Lediglich diese wurden in die weitere Auswertung mit einbezogen.

Hyperthyreose-Inzidenz

Erwartungsgemäß trat bei den Kontrastmittel-exponierten Patienten eine Hyperthyreose deutlich häufiger auf als bei den Patienten, die keine Kontrastmittel erhalten hatten (Tabelle 1).

Tabelle 1 Häufigkeit einer Hyperthyreose in Abhängigkeit von der Hauptdiagnose und Kontrastmittelexposition

Stoffwechsellage	Zerebraler Insult mit KM	Zerebraler Insult ohne KM	Orthopädisch/ chirurgische E. ohne KM
hyperthyreot	9,5%	3,9%	5,5%
hyperthyreot biochemisch	1,0%	0,5%	–
euthyreot	89,5%	95,1%	94,5%
hypothyreot	–	0,5%	–
	N=105	N=204	N=73

In der Gruppe der Patienten mit orthopädisch-chirurgischer Grunderkrankung, ohne Kontrastmittelexposition wurde aufgrund der klinischen Symptomatik und erhöhten Schilddrüsenwerte in 4 Fällen, entsprechend 5,5%, eine Hyperthyreose diagnostiziert. Ähnlich hoch, mit 4,4%, war die Hyperthyreose-Inzidenz bei den nicht kontrastmittelexponierten Patienten mit zerebralem Insult.

In 5 Fällen, entsprechend 2,5%, wurde aufgrund der klinischen Symptomatik sowie einer charakteristischen biochemischen Konstellation erstmalig eine Hyperthyreose diagnostiziert. 3 Patienten mit einer schon länger bekannten Hyperthyreose, darunter eine vom Typ Basedow, boten weiterhin klinisch und biochemisch eindeutige Zeichen einer Hyperthyreose. Erhöhte periphere Schilddrüsenparameter bei fehlender klinischer Symptomatik wurden bei einem Patienten (0,5%) festgestellt.

1 Patient (0,5%) hatte eine bekannte Hypothyreose bei Schilddrüsenatrophie. Biochemisch bzw. klinisch euthyreot waren 95,1% der Patienten.

In der Gruppe der Kontrastmittel-exponierten Patienten mit zerebralem Insult wurde bei 9 Patienten, entsprechend 8,5%, klinisch und biochemisch eine Hyperthyreose diagnostiziert.

1 Patient (1%) litt bereits vor der Kontrastmittelgabe an einer Hyperthyreose. Dieser zeigte bei Aufnahme in die Klinik stark erhöhte Schilddrüsenhormonkonzentrationen. Bei einem weiteren Patienten (1%) waren die peripheren Schilddrüsenparameter erhöht und der TRH Test negativ, ohne daß typische klinische Symptome einer Hyperthyreose vorlagen.

Latenzzeit

Klinisch faßtbar wurde die Hyperthyreose im Mittel mit einer Latenzzeit von 50 Tagen nach der Kontrastmittelapplikation mit einer Schwankung zwischen 32 und 79 Tagen.

Leitsymptome (Tabelle 2)

Die klinischen Symptome, die Anlaß zur weiteren Abklärung der Schilddrüsenfunktion gaben, waren in einem hohen Prozentsatz kardiale.

Bei 70,8% aller Patienten handelte es sich dabei um eine Sinustachycardie oder Tachyarrhythmie. Allerdings wurde dieses Symptom auch bei euthyreoten Patienten in einem nicht zu unterschätzenden Prozentsatz gefunden (Tabelle 3).

Bei etwa jedem 3. Patienten (37,5%) fiel ein Gewichtsverlust auf, der bei unseren euthyreoten Patienten relativ selten war. Eine warme Haut und Schweißneigung

Tabelle 2 Häufigkeit der klinischen Symptome in Abhängigkeit von der Schilddrüsenfunktion

Symptom	Hyperthyreose N=24	Euthyreose N=357
Tachycardie	70,8%	18,8%
Gewichtsverlust	37,5%	3,6%
warme Haut	20,8%	1,4%
Fingertremor	–	2,2%

Tabelle 3 Häufigkeit der EKG-Befunde in Abhängigkeit von der Schilddrüsenfunktion

EKG-Befund	Hyperthyreose N=24	Euthyreose N=357
Sinustachycardie	37,5%	15,7%
Tachyarrhythmia absoluta	33,3%	3,1%
normfrequente, absolute Arrhythmie	12,5%	19,8%
Extrasystolie (VES/SVES)	16,7%	6,2%

wurde bei 20,8% der hyperthyreoten Patieten, aber nur bei 1,4% der euthyreoten Patienten beobachtet.

Psychische oder vegetative Symptome, Nervosität, Unruhe, Schwäche, Wärmeintoleranz, konnten nicht exakt erfaßt werden, da entsprechende anamnestische Angaben aufgrund der zerebralen Situation der Patienten in vielen Fällen nicht mit einer ausreichenden Sicherheit zu erheben waren.

Insgesamt fiel bei der Auswertung der klinischen Symptome auf, daß ein hoher Prozentsatz der hyperthyreoten Patienten monosymptomatisch war: Fast die Hälfte der Patienten mit einer biochemisch gesicherten Hyperthyreose wies nur eines der 4 Kardinalsymptome auf. Während man bei den euthyreoten Patienten nur noch in etwa einem Viertel der Fälle ein Symptom, insbesondere eine Tachykardie findet, welches Hinweise auf eine Hyperthyreose sein kann, wurde das gleichzeitige Vorkommen zweier Hyperthyreosesymptome bei euthyreoten Patienten nur äußerst selten beobachtet.

Zusammenfassung und Schlußfolgerung

Die von uns untersuchten Patientenkollektive zeigten überraschenderweise auch bei den nicht Kontrastmittel-exponierten Patienten eine hohe Hyperthyreoseinzidenz. Dies muß vor dem Hintergrund gesehen werden, daß Ostwestfalen ein Strumaendemiegebiet ist. In wieweit auch bei diesen Patienten eine anamnestisch nicht erfaßte Jodkontamination für die hyperthyreote Stoffwechsellage mit verantwortlich gewesen ist, läßt sich nicht sicher beantworten, da eine Bestimmung der Jodausscheidung im Urin nicht erfolgte.

Nach Kontrastmittelexposition bei alten Menschen, insbesondere auch nach zerebraler Computertomographie bei apoplektischem Insult muß in Strumaendemiegebieten in einem hohen Prozentsatz mit sich später manifestierenden Hyperthyreosen gerechnet werden. Leitsymptome bei alten Menschen sind dabei insbesondere tachykarde Herzrhythmusstörungen. Da diese oft nicht als Zeichen einer sich manifestierenden Hyperthyreose erkannt werden, stellt die unerkannte Hyperthyreose eine ernste Gesundheitsgefährdung dieser multimorbiden Patienten dar. Eine Kontrastmittelgabe bei zerebraler Computertomographie sollte wie auch jede anderweitige Kontrastmittelapplikation nur aus zwingender Indikation und sofern möglich nur nach vorheriger Blockierung der Schilddrüse durch Perchlorat erfolgen.

Ist eine solche Vorbehandlung nicht möglich, muß eine Nachbeobachtung über 3–4 Monate erfolgen, damit eine sich in der Folgezeit manifestierende Hyperthyreose rechtzeitig erkannt und behandelt werden kann.

Zur Hypokalzämie nach Operation der Basedow-Struma

U. Horas, H. Schmidt-Gayk, R. A. Wahl

Fragestellung

Die chirurgische Therapie des Morbus Basedow erfordert die ausgedehnte subtotale Resektion der erkrankten Schilddrüse unter Bewahrung eines Drüsenrestes von 4–6 g [1, 2]. Dieses Therapiekonzept ist postoperativ mit einer Rate von passageren Hypokalzämien bis zu 20% behaftet [3, 4]. Hieraus ergeben sich die zentralen Fragestellungen der Studie:

- Ist die Hypokalzämie Folge einer intraoperativen Traumatisierung der Epithelkörperchen – wenn ja, ist die Hypokalzämie durch Modifikation der Operationstaktik vermeidbar?
- Ist die Hypokalzämie durch endogene präoperative Parathormonsuppressionen bedingt?

Methoden

Prospektiv randomisiert untersucht wurden zwei Patientengruppen, jeweils n=20. Operationstaktik bei Gruppe I ist die beidseits ausgedehnte subtotale Schilddrüsenresektion mit bilateralen Resten von je 2–3 g; bei Gruppe II die Hemithyreoidektomie und kontralateral subtotale Resektion mit unilateralem Rest von 4–6 g.

Die wichtigsten untersuchten Parameter sind Serum-Kalzium präoperativ, am 1., 2., 3., 5., 20. und 50. postoperativen Tag, sowie Parathormon (c-terminal) präoperativ und am 3. postoperativen Tag.

Ergebnisse

In beiden Gruppen ist ein Abfall von Serum-Kalzium (Mittelwert) am 1. postoperativen Tag nachweisbar, wobei am 20. postoperativen Tag der Ausgangswert wieder erreicht wird (Abb. 1).

Die substitutionspflichtigen Hypokalzämien zeigten einen signifikant höheren Anteil in Gruppe I gegenüber Gruppe II ($\chi^2=7{,}62$ $p<0{,}01$). So waren in Gruppe I 6 von 20 Patienten passager und 1 Patient protrahiert hypokalzämisch gegenüber einem Patienten in Gruppe II mit einer passageren Hypokalzämie (Abb. 2).

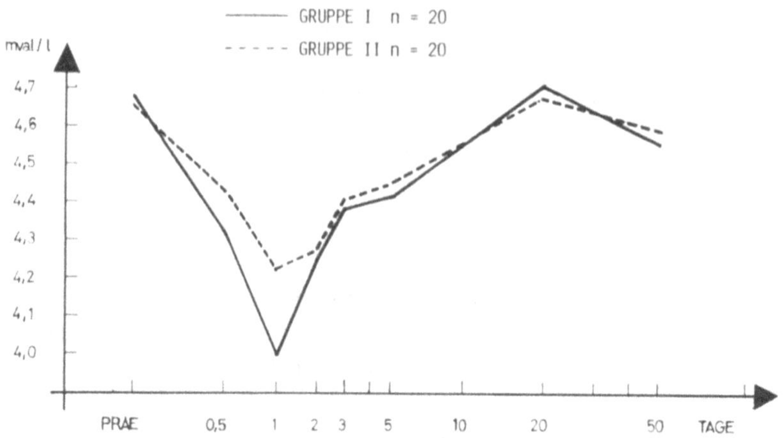

Abb. 1 Serum-Kalzium nach Operation bei M. Basedow

PTH lag präoperativ stets im Normbereich und sank bei allen substitutionspflichtig hypokalzämischen Patienten innerhalb der Norm ab.

Bei den normokalzämischen Patienten war die Differenz von PTH am 3. postoperativen Tag gegenüber präoperativ (Mittelwert) der Gruppe I negativ und der Gruppe II positiv, wobei der Unterschied signifikant ist (χ^2=6,35 p<0,05) (Abb. 3).

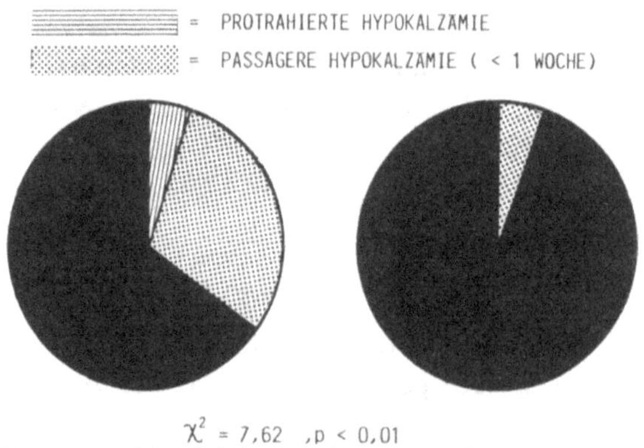

Abb. 2 Hypokalzämiehäufigkeit nach Operation bei M. Basedow

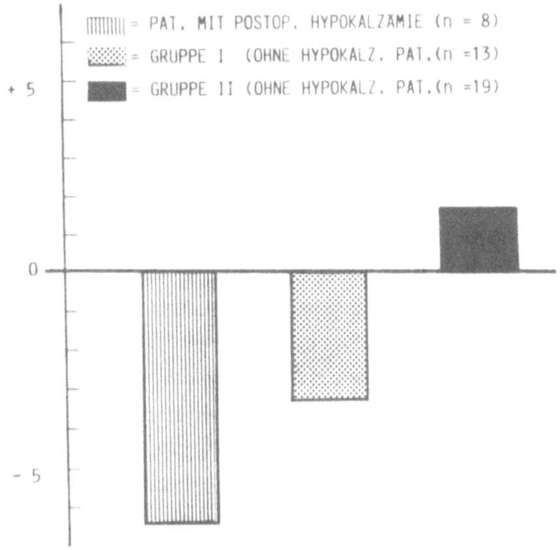

Abb. 3 Differenz von C-terminalem PTH am 3. postoperativen Tag gegenüber dem präoperativen Wert (pmol/l)

Folgerungen

Die postoperative Hypokalzämie beim gut vorbehandelten Basedow-Patienten ist nicht durch präoperativ endogene PTH-Suppression, sondern eindeutig durch eine operativ gesetzte, meist passagere Funktionsbeeinträchtigung der Epithelkörperchen bedingt.

Die operationstaktische Variante – Hemithyreoidektomie mit gegenseitigem Rest von 4–6 g – vermindert dieses Risiko im Vergleich zur derzeit meist geübten beidseits ausgedehnten subtotalen Resektion mit beidseitigen Resten von je 2–3 g.

Literatur

[1] H. Dralle, O. Schober, R. D. Hesch: Operatives Therapiekonzept der Immunthyreopathie. Langenbecks Arch. Chir. *371* (1987) 217–232.

[2] D. Glinoer, D. Hesch, R. Lagasse et al.: The management of hyperthyreoidism due to Graves' disease in Europe in 1986, results of an international Survey. Acta Endorcinol. (Suppl.) 185 9–37 (1987).

[3] E. L. Kaplan, J. Sugimoto, S. Bartlett et al.: Postoperative hypocalcemia – its relation to operative techniques. Ann. Chir. Gynaecol. *72* (1983) 146.

[4] J. Aagard, M. Blichert-Toft, C. Christiansen: Serum levens of calcium and parathyroid hormone after subtotal thyroid resection for Graves' disease. Acta Med. Scand. *211* (1982) 261.

Diskussion

Winter:
Haben Sie in der Gruppe 2 eine erhöhte Rate von Rekurrensparesen gehabt?

Horas:
Nein. Wir haben eine Rekurrenspareserate von unter 1% in beiden Gruppen festgestellt. Das deckt sich auch mit den retrospektiv untersuchten Patienten zwischen 1981 und 1988 in unserem Hause. Wir halten es bei uns so, daß wir bei der beidseits ausgedehnten subtotalen Resektion beide Nervi recurrentes darstellen (obligat) und auch in der Regel alle 4 Epithelkörperchen aufsuchen, wenn wir einen sehr kleinen Rest zu beiden Seiten der Trachea belassen. Wohingegen bei der Hemithyreoidektomie mit klassischer, kontralateraler Resektion die Darstellung des Nervus recurrens auf der Restseite deutlich seltener notwendig war und die Epithelkörperchen meist nur auf der Hemithyreoidektomieseite dargestellt und entsprechend mit einem eigenen Gefäßstiel belassen wurden.

Grußendorf:
Vielen Dank für die schöne Studie. Sie haben jetzt bewußt nur die Kalziumparameter gezeigt. Wie war das mit Rezidivraten und sonstigen Erfolgen dieser Operation?

Horas:
Diese Studie ist erst abgeschlossen worden. Über Rezidive in der Folgezeit kann ich noch nichts sagen.

Wahl:
Zur Frage von Herrn Grußendorf: Bei den 40 Patienten der Studie wurde keine Rekurrensparese und keine persistierende Hyperthyreose festgestellt. Bei über 100 Patienten nach Operation wegen Morbus Basedow der Jahre 1986–1988 wurde keine persistierende Hyperthyreose beobachtet (einseitige Rekurrensparesen weniger als 1% bei Erstoperation).

Hinsichtlich Rezidiv-Hyperthyreosen ist noch keine lückenlose längerfristige Verlaufsbeobachtung erfolgt. Bisher ist ein Patient peripher euthyreot und hat einen persistierend negativen TRH-Test.

Basedow-Rezidiv-Marker im Kindes- und Jugendalter

F. Péter, L. Blatniczky, H. Breyer

Einleitung

Die Erfahrungen der letzten Jahrzehnte zeigen, daß je länger die thyreostatische Behandlung durchgeführt wird, die Chance für eine dauernde Remission besser ist. In den letzten pädiatrischen Fachabhandlungen wird zu einer langzeitigen Therapie Stellung genommen [2–4]. In zahlreichen Studien, so auch in der zuletzt publizierten, außerordentlich sorgfältig geplanten deutschen prospektiven Studie wird die Auffassung vertreten, daß die Dauer der Therapie ein Jahr beträgt. Danach untersucht man die Schilddrüsenparameter, inklusive der Relapsus-Rate [13, 14]. Nach allgemeinen Erfahrungen scheint es, daß im Verlauf des juvenilen Basedow die Schwere und Hartnäckigkeit der Krankheit individuell sehr unterschiedlich ist. Eine optimale Behandlungsdauer kann kurz oder lang sein. Es stellt sich die Frage, wovon diese Differenzen abhängen und welche Faktoren für die Prognose des Krankheitsverlaufs und die Rezidivneigung eine Rolle spielen.

Wir präsentieren hier die Ergebnisse der TRAb und T3/T4 Raten Untersuchungen und zitieren unsere früheren Erfahrungen über einige laborchemische Merkmale des juvenilen Basedow.

Patienten und Ergebnisse

424 Proben von 68 an Morbus Basedow leidenden Patienten (12 Knaben, 56 Mädchen) wurden im Zeitraum von 1982–89 auf TRAb (TSH-receptor antibodies) mit TRAK-Assay (Henning Berlin GmbH) in Alter von 4–17 Jahren untersucht. Die Abbildung 1 zeigt die Ergebnisse der TRAb Untersuchungen, welche bei 24 Kranken während der thyreostatischen Behandlung monatlich bzw. zweimonatlich wiederholt durchgeführt waren. Es ergab sich eine Halbwertzeit des TRAb von 6,8 Monaten. Unter den serienmäßig untersuchten 32 Kranken wurde nur bei 20 eine ständig sinkende Kurve gefunden, bei den anderen 4 (zusammen 24) zeigten diese Kurven eine Erhöhung (in diesen Fällen kalkulierten wir nur mit dem zweiten Teil der Kurven), bei weiteren 8 Patienten mehrere Erhöhungen. Von der Gruppe mit ständig sinkendem TRAb-Spiegel war die Relapsus-Rate 3 von 20, bei der anderen Gruppe aber 10 von 12. Mit der χ^2-Probe stellten wir einen sehr stark signifikanten Unterschied fest (χ^2=19.993; $p < 0.001$).

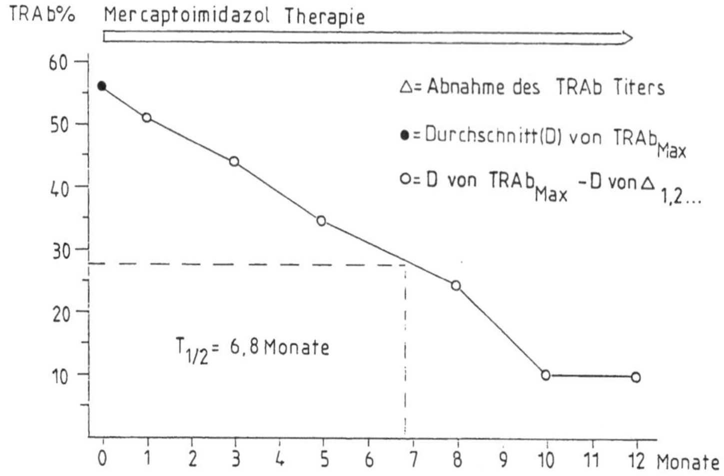

Abb. 1 „Disappearance" Kurve von TRAb (24 Patienten)

Den Zusammenhang zwischen der Normalisierung des TRAb Titers und der Größe der Anfangs-Werte zeigt Abbildung 2. Die Ausgangswerte bei 12 Kindern, bei denen sich der TRAb-Titer innerhalb eines Jahres normalisierte, war 42,6 ± 23,3%. Bei 13 Kranken, die erst im 2. Behandlungsjahr normale Werte zeigten, ergab sich 60,9 ± 13,9%, und 9 Kranke mit Ausgangswerten von 77,6 ± 12,3% zeigten nach 2 Jahren immer noch erhöhte TRAb Werte. Bei der mathematischen Analyse waren diese Differenzen stark bzw. sehr stark signifikant.

Die Formierung von 340 T3/T4 Raten wurden bei fast den gleichen 52 Patienten nach dem Protokoll von Takamatsu u. Mitarb. [15] aus den Jahren 1978–1987 studiert. Die gut auszuwertenden Ergebnisse von 30 Patienten sind auf der ersten Tabelle dargestellt (Tabelle 1). In unserem Material stellte sich die Korrelation

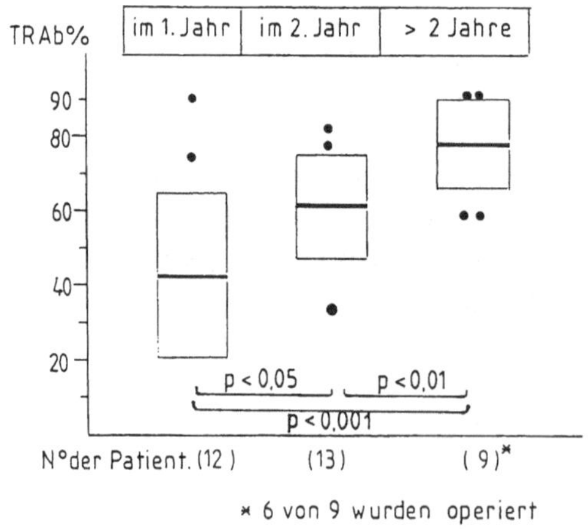

Abb. 2 Anfangs TRAb-Werte der normalisierten Patienten (< 20%)

Tabelle 1 Die Änderung des Schilddrüsenhormon-Spiegels und der T3/T4 Rate in Zusammenhang mit der thyreosatischen Behandlung

Gruppe	T3/T4 Initial	Rate nach 24 Monaten	N° der Patienten u.	Krankheits-Verlauf[1]	Initial Serum T3 (ng/dl)	Initial Serum T4 (μg/dl)	Initial T3/T4	Nach 2jähriger Behandlung Serum T3 (ng/dl)	Nach 2jähriger Behandlung Serum T4 (μg/dl)	Nach 2jähriger Behandlung T3/T4
				Rezidiv 3	688±298[2]	15.0±4.8	44.1	281±62	8.4±2.2	33.9
A	>20	>20	7							
				Remission 4	621±285	21.3±3.4	39.2	193±55	7.4±1.0	26.1
				Rezidiv 10	669±280	17.4±6.5	32.2	214±61	13.2±3.1	16.2
B	>20	<20	19							
				Remission 9	443±189	15.4±3.4	28.1	149±30	8.6±2.1	17.5
				Rezidiv 1	428	21.9	19.5	152	9.7	15.7
C	<20	<20	4							
				Remission 3	285± 86	15.6±3.0	17.6	157± 8	18.3±2.0	18.3
				Rezidiv 14	655±268	19.2±4.7	34.0	219±65	12.1±3.4	18.9
Total			30							
				Remission 16	447±212	16.8±4.0	27.9	162±38	8.3±1.7	19.8
P (Total Rezidiv vs Remission)					<0.05	n. s.[3]	n. s.	<0.01	<0.01	n. s.

[1] Klassifizierung als „Rezidiv" oder „Remission": Hyperthyreose oder Euthyreose aufgrund der Klinik und Laborwerte nach mindestens einer 18 Monate lang dauernden Pause der Therapie
[2] Durchschnitt ± SD
[3] n. s. = nicht signifikant

nicht so klar da, wie bei Erwachsenen. Die T3/T4 Raten zeigen eindeutig, daß sie weniger aussagekräftig sind, als die T3-Werte.

Aus der zweiten Tabelle, wo der Zusammenhang zwischen Schilddrüsenhormon-Fraktionen und TRAb-Titer dargestellt ist, geht hervor, daß die freien Hormonfraktionen besser mit den TRAb-Titer korrelieren, als die Total-Fraktionen (Tabelle 2).

Tabelle 2 Korrelation zwischen Schilddrüsenhormonfraktionen bzw. Raten mit dem TRAb Titer in 70 Blutproben von Patienten mit juvenilem Basedow

	Durchschnitt ± SD		r	P
FT3	8.37	6.93	0.52	<0.001
FT4	2.36	1.98	0.42	<0.01
FT3/FT4	425	234	0.05	n. s.
T3	206.90	92.30	0.38	<0.001
T4	10.94	4.56	0.33	<0.01
T3/T4	22.70	20.80	0.11	n. s.*
TRAb	37.95	20.30		

* n. s. = nicht signifikant

Diskussion

Unter den Laboruntersuchungen bewies sich der TRH-Test als ausgezeichnetes Diagnostikum der Hyperthyreose, bzw. der TRAb Spiegel als Spezifikum des Morbus Basedow. Als Prognostikum fanden wir aber nur den pathologischen flachen TRH Test als nützlich [7, 9]. Wiederum war die Normalisierung der TSH Antwort kein wertvoller Prediktor für eine dauernde Remission [12, 11] . Ähnlich ist unser Eindruck auch bei der Anwendung von supersensitiven TSH-RIA Werten [10].

Die Veränderungen der TRAb-Titer spiegeln relativ gut den jeweiligen Zustand des hinter dem Krankheitsablauf stehenden Pathomechanismus wieder [1, 5, 12]. Zwar ist die Normalisierung des TRAb-Titers keine Sicherheit für eine dauernde Remission, jedoch ist dessen Änderung oft zu einer besseren Beurteilung des individuellen Krankheitsablaufes hilfreich [8]. Diese Ergebnisse (Titerwerte, Halbwertzeit) unterstützen die Vermutung, daß die Basedow-Krankheit bei Kindern und Jugendlichen etwas gutartiger ist, als im Erwachsenenalter. – Bei einer spekulativen Vergleichung kann man es so ansehen, daß das kindliche Schilddrüsenkarzinom benigner ist als bei den Erwachsenen. Weiterhin zeigt die juvenile chronische lymphozytäre Thyreoiditis morphologisch und auch klinisch ein leichteres Krankheitsbild als die echte Hashimoto Thyreoiditis. Dementsprechend ist auch der juvenile Basedow besser zu beeinflussen, als der des Erwachsenen.

Wie seit langem bekannt ist, kann die Erhöhung des T3-Niveaus die Entstehung oder Rezidivierung des Morbus-Basedow früher anzeigen, als der T4-Spiegel [6]. Takamatsu und Mitarb. [14, 15] gehen von diesem Unterschied aus. Die normale T3/T4 Rate liegt zwischen 12–20 ng/µg/dl, ist aber in Fällen mit M. Basedow über 20 erhöht. Für o. g. Autoren ist die Senkung dieser Rate unter 20 ng/µg/dl ein gutes Zeichen der Prognose des M. Basedow beim Erwachsenen. In den Fällen, wo während einer zweijährigen Behandlung die Rate sich nicht normalisiert (Gruppe A), ist das Rezidiv-Risiko sehr groß. In den Fällen mit nicht pathologisch erhöhten T3/T4 Quotienten (Gruppe C) blieb die Mehrheit anderthalb Jahre nach Beendigung der Behandlung in Remission. In pädiatrischer Fachliteratur haben wir keine solche Informationen gefunden.

Wie aus unseren Ergebnissen hervorgeht, spielt bei Kindern mit M. Basedow diese Rate keine günstigere Rolle bei der Auswertung der Prognose als nur der Schilddrüsen-Grundhormonspiegel – in der pädiatrischen Literatur ist ebenso nicht angegeben, daß die freien Hormonfraktionen nützlicher sind, als der Gesamt-T3-Spiegel.

Schlußfolgerungen

1. Die Behandlungsdauer des Morbus Basedow bei Kindern muß man individuell bestimmen; kürzer als ein Jahr, und länger als drei Jahre ist nur in sehr weniger Fällen angezeigt.

2. Bei niedrigen supersensitiven TSH Werten (oder bei flachen TRH-Test Resultaten) ist es wegen einer Relapsus-Gefahr nicht zu empfehlen, die Behandlung abzusetzen.
3. Die Therapie kann man beenden, wenn FT3 und FT4 neben einer niedrig dosierten thyreostatischen Behandlung ein Jahr lang normal sind und sich der supersensitive TSH-Spiegel in den Normalbereich erhöht und der TRAb-Titer sich normalen Grenzwerten (< 20%) nähert.
4. Eine erneute Erhöhung des TRAb-Titers während der Behandlung läßt die Notwendigkeit einer kontinuierlichen Therapie bzw. eine schlechtere Prognose voraussehen.
5. Zwischen dem Remission/Relapsus Verhältnis und Entwicklung der T3/T4 Rate fanden wir keine so deutliche Korrelation, wie es bei Erwachsenen gilt und publiziert wird. Die freien Hormonfraktionen korrelieren mit den TRAb-Titer stärker, als die der Gesamthormonfraktionen.

Literatur

[1] Brown, R. S., L. P. Kertiles, C. Rosenfield et al.: Thyrotropin-receptor autoantibodies in children and young adults with Graves' disease. Amer. J. Dis. Child. *140* (1986) 238–241.

[2] Collen, R. J., E. M. Landaw, S. A. Kaplan et al.: Remission rates of children and adolescents with thyrotoxicosis treated with antithyroid drugs. Pediatrics *65* (1980) 550–556.

[3] Di George, A. M.: Disorders of the thyroid gland. In: R. E. Behrman, V. C. Vaughan (Hrsg.): Nelson textbook of pediatrics, S. 1193–1207. W. B. Saunders Comp., Philadelphia 1987.

[4] Fisher, D.: The thyroid gland. G. D. Brook (Hrsg.): Clinical paediatric endocrinology, S. 309–227. Blackwell Scientific Publications, Oxford 1989.

[5] Foley, Jr. T. P., C. White, A. New: Juvenile Graves disease: usefulness and limitations of thyrotropin receptor antibody determinations. J. Pediatr. *110* (1987) 378–86.

[6] Golden, M. P., S. A. Kaplan, B. M. Lippe et al.: Value of simultaneous T3, T4 and TSH measurements for management of Graves' disease in children. Pediatrics *59* (1977) 762–767.

[7] Péter, F.: Juvenile thyrotoxicosis. Acta endocrin. *112*, Suppl. 279 (1986) 361–366.

[8] Péter, F.: Measurement of TSH receptor autoantibodies (TRAb) in children with hyperthyroidism. In: S. Nagataki, K. Torizuka (Hrsg.): The thyroid, S. 167–170. Excerpta Medica, Amsterdam 1988.

[9] Péter, F., L. Blatniczky, A. Tar: Recent experiences with TRH-test. V. Hesse (Hrsg.: Aktuelle Probleme der Kinderendokrinologie, S. 53–59. F. Schiller Univ., Jena 1981.

[10] Péter, F., L. Blatniczky, A. Tar: Clinical significance of supersensitive TRH assay in paediatric thyroidology (Abstr.) 26th. Proc. of Ann. Meet.; Europ. Soc. Paediat. Endocr., S. 220. Toulouse, 1987.

[11] Péter, F., A. Muzsnai, L. Kovács: Neuere diagnostische Möglichkeiten der Basedow-Krankheit (Ung.) Gyermekgyógyászat *39* (1988) 150–154.

[12] Péter, F., B. Rees Smith, L. Blatniczky: Comparative study on diagnostic and prognostic value of FT4 level, TRH test and TSH recepotor binding assay in Graves' disease (GD) (Abstr.) Pediat. Res. *18* (1984) 1223.

[13] Schleusener, H., J. Schwander, C. Fischer et al.: Prospective multicentre study on the prediction

of relapse after antithyroid drug treatment in patients with Graves' disease. Acta endocr. *120* (1989) 689–701.

[14] Takamatsu, J., T. Hosoya, N. Naito et al.: Enhanced thyroid iodine metabolism in patients with triiodothyronine-predominant Graves' disease. J. Clin. Endocr. Metab. *66* (1988) 147–152.

[15] Takamatsu, J., K. Kuma, T. Mozai: Serum triiodothyronine to thyroxine ratio: A newly recognized predictor of the outcome of hyperthyroidism due to Graves' Disease. J. Clin. Endocr. Metab. *62* (1986) 980–983.

2.4. Struma bei Entzündungen

Zusammenfassung der Ergebnisse der Workshop-Konferenz zum Thema: „Autoimmunthyreoiditis und deren ätiologische Differenzierung“

W. A. Scherbaum, U. Bogner, G. F. Bottazzo

Es war das Ziel dieses Workshops, den aktuellen Wissensstand zur Autoimmunthyreoiditis (AIT) zu diskutieren, neue Möglichkeiten für ihre experimentelle Erforschung zu erarbeiten und Perspektiven für deren klinisch relevante Konsequenzen aufzuzeigen. Neben klinisch arbeitenden Wissenschaftlern nahmen Pathologen, Zellbiologen, Molekularbiologen, Genetiker und Virologen aus 15 europäischen Ländern und von Übersee teil.

In vier Sitzungen wurden die folgenden Themen erörtert:

1. Immungenetik
2. Schilddrüsenperoxidase und Möglichkeiten zu ihrer näheren Charakterisierung
3. Umgebungsfaktoren, die die Entwicklung der AIT beeinflussen
4. In vitro und in vivo Effekte von Zytokinen

Im folgenden sollen die wichtigsten Resultate dieser Sitzungen kurz dargestellt und diskutiert werden.

Immungenetik der Autoimmunthyreoiditis

Die Histokompatibilitäts (HLA) Antigene der Klasse 2 (DR-, DP-, DQ) sind wesentliche Faktoren für die Erkennung von Antigenen und die Ausbildung einer Immunantwort, d. h. Induktion spezifischer T-Lymphozyten und Antikörper. Die Bedeutung der HLA-Moleküle für die Entwicklung einer organspezifischen Autoimmunerkrankung konnte für den Typ 1 (insulinpflichtigen) Diabetes mellitus exemplarisch auf molekularbiologischer Ebene erarbeitet werden. Bei Kaukasiern schützt das Vorhandensein einer Asparaginsäure auf Position 57 des für die HLA-DQ β-Kette kodierenden Gens vor der Entwicklung eines Typ 1 – Diabetes. *Trucco (Pittsburgh)* stellte nun die Hypothese auf, daß diese HLA Klasse 2-Moleküle nicht nur nach dem Schlüssel-Schloß-Prinzip bestimmte Antigene binden, sondern auch abhängig von der Tertiärstruktur der HLA Klasse 2-Moleküle ein Antigen z. T. rasch katalytisch abbauen und so den Fremderkennungsprozeß verhindern können.

Patienten mit endokrinen Autoimmunerkrankungen weisen überzufällig häufig bestimmte Histokompatibilitäts (HLA)-Merkmale auf. Bei der AIT mit Struma handelt es sich um HLA DR5, während beim primären Myxödem HLA DR3 vermehrt gefunden wird. *Badenhoop (Mannheim)* fand, daß bei HLA DR4 und/oder DR5 positiven Patienten mit Autoimmunthyreoiditis die stärkste Assoziation mit DQ7 besteht und daß bestimmte Polymorphismen der DQ A2-Gene positiv mit dieser Krankheit assoziiert sind.

Neben solchen HLA-Typisierungen und DNA-Analysen werden in Zukunft funktionelle Untersuchungen in den Vordergrund immungenetischer Betrachtungen rücken. Mediatoren der Entzündung wie Interleukin 1 (IL-1) und der Tumor-Nekrose Faktor (TNF) können als Effektorstoffe den Entzündungsprozeß stimulieren und sie vermögen gleichzeitig über eine Freisetzung von ACTH die Cortisolsekretion zu steigern und damit die Entzündungsreaktion zu limitieren. *Boehm (Frankfurt)* konnte erstmals zeigen, daß die Aktivität des mit dem HLA-Komplex auf dem kurzen Arm des Chromosoms 6 assoziierten Gens für die 21-Hydroxylase der Nebennierenrindensteroide bei Patienten mit einer AIT reduziert ist. Dieses Enzym limitiert die Produktion von Cortisol. Dies zeigt, daß die Aktivität von Genen, die nicht direkt für Faktoren des Immunsystems kodieren, aber physikalisch an die HLA-Genregion gekoppelt sind, über die Funktion ihrer Genprodukte die Immunantwort beeinflussen können.

Seif (Tübingen) zeigte, daß bei über 90% der Patienten mit einem idiopathischen M. Addison eine AIT vorliegt, während die Assoziation einer AIT mit dem M. Addison knapp 3% beträgt. Die primäre Erkrankung bei der polyendokrinen Autoimmunerkrankung Typ 2 ist also nicht die AIT, sondern der M. Addison. *Becker (Gießen)* fand bei Diabetikern und deren nicht-diabetischen Geschwistern gehäuft mikrosomale Schilddrüsenantikörper und eine gestörte Schilddrüsenfunktion.

Phillips (Cardiff) legte Daten vor, die darauf hinweisen, daß nicht nur die autoimmune Schilddrüsenerkrankung, sondern auch die Tendenz zur Produktion von Schilddrüsen-Antikörpern durch erbliche Faktoren bestimmt wird. Dies bestätigt vielfache Beobachtungen aus der Literatur. Es ist hier allerdings wichtig, durch die Untersuchung einer großen Zahl von Kontrollpersonen die Grenze zum serologischen Normalbefund festzustellen.

Schilddrüsenperoxidase und deren Charakterisierung

Der zweite Teil des Treffens befaßte sich mit der Charakterisierung der Schilddrüsenperoxidase (TPO). *Mariotti (Pisa)* konnte zeigen, daß mit einem neu entwickelten Radioimmunoassay gegen TPO eine höhere Sensitivität und Spezifität im Vergleich zur Anwendung des klassischen Hämaglutinationstestes erzielt werden konnte. *Feldt-Rasmussen (Herlev)* verglich einen kommerziell erhältlichen anti-TPO-Assay mit den Resultaten, die mit einer Immunfluoreszenztechnik zur Bestimmung von anti-mikrosomalen Antikörpern verwandt wurden. Ihre Resultate waren in Übereinstimmung mit Dr. Mariotti's Ergebnissen, die zeigten, daß der anti-TPO-Assay den anderen Meßmethoden zur Bestimmung der mikrosomalen Antikörper überlegen ist. Diese Aussage wurde weiter unterstützt durch Daten von *Weber und Schatz (Bochum),* die drei verschiedene Methoden zur Bestimmung von TPO-Antikörpern verglichen. Sie zeigten, daß eine gute Korrelation zwischen den verschiedenen Nachweismethoden bestand, daß aber der anti-TPO-Radioimmunotest das sensitivste Nachweisverfahren darstellt.

Okamoto und Hamada (Osaka) hatten in der Vergangenheit über TPO-Aktivitäts-inhibierende Immunglobuline (TPII) berichtet. Neuere Daten aus dieser Arbeitsgruppe konnten diese Erstbefunde nicht bestätigen. *Saller (München)* ging in seiner Untersuchung ebenfalls der Frage nach, ob TPO-Antikörper einen inhibitorischen Effekt auf die enzymatische Aktivität des Enzyms ausüben und konnten gleichfalls keine Inhibition feststellen. Ihre Daten zeigten eine heterogene Natur der Autoantikörper, die gegen verschiedene antigene Determinanten des TPO-Moleküls gerichtet sind, aber nicht gegen deren katalytische Aktivität. *Hoermann (München)* verglich 2 neue Techniken für die Bestimmung der mikrosomalen Antikörper (Western Blot) mit den Ergebnissen in der konventionellen Hämagglutinationstechnik. Sowohl unter reduzierenden als auch nicht-reduzierenden Bedingungen war die Sensitivität des Western Blots niedriger im Vergleich zur Hämagglutinationstechnik. Die Bestimmung der Antikörper im anti-TPO-RIA zeigte eine gute Korrelation der mit den 3 Techniken ermittelten Ergebnisse.

Banga (London) berichtete über Untersuchungen zur Charakterisierung der Bindungsstelle der Antikörper an dem TPO-Molekül. Seine Daten sprachen dafür, daß das TPO zahlreiche Epitope besitzt, so daß auch die Autoantikörper eine erhebliche Varianz von Patient zu Patient mit autoimmuner Schilddrüsenerkrankung aufweisen. Zu ähnlichen Ergebnissen, jedoch mit einer anderen Technik, kam *Carayon (Marseille),* der mit zahlreichen monoklonalen Antikörpern gegen TPO die Seren von Patienten untersuchte. Dabei konnten mindestens 4 unterschiedliche antigene Domänen auf dem TPO-Molekül identifiziert werden. *Ludgate (Brüssel)* berichtete über die molekular-genetische Identifizierung von 2 Epitopen des TPO-Moleküls (C2 und C21). Mit den rekombinanten Proteinen entwickelte sie einen Elisa, und stellte in Seren von Patienten mit Autoimmunerkrankungen eine Polyklonalität der Antikörper fest. *Fukuma (Cardiff)* untersuchte die Frage, ob kurzstreckige Peptide auf der Basis der Aminosäuresequenz des TPO potentielle T-Zell-Epitope darstellen und ob sie in der Lage sind, eine T-Zell-Proliferation in Kultur hervorzurufen. Bisher war eine eindeutige Stimulation der T-Zellen von Patienten mit Hashimoto-Thyreoiditis durch die kurzstrekkigen Aminosäureketten nicht festzustellen.

Zwei weitere Vorträge befaßten sich mit der Frage, ob anti-TPO-Antikörper zytotoxische Aktivitäten vermitteln und damit für die Zelldestruktion und die folgende Hypothyreose bei der AIT verantwortlich sind. *Wadeleux (Liege)* untersuchte die Antikörper-abhängige Komplement-vermittelte Zytotoxizität und fand eine signifikante Korrelation zwischen dem zytotoxischen Effekt gegen Schilddrüsenzellen und den anti-TPO-Titern. Eine fehlende Korrelation zwischen TPO-Antikörper-Spiegeln und der Zytotoxizität wurde von *Bogner (Berlin)* berichtet. Er benutzte die Antikörper-abhängige zellvermittelte Zytotoxizität zur Messung der Zytotoxizität. Seine Folgerung war, daß die Zytotoxizität nicht durch TPO-Antikörper, sondern durch bisher nicht charaktierisierte Antikörper ausgeübt wird.

Umgebungsfaktoren, die die Entwicklung der AIT beeinflussen

Im dritten Teil des Meetings diskutierten mehrere Autoren Umwelteffekte, die die Entwicklung einer Autoimmunthyreoiditis induzieren könnten. *Sundick (Detroit)* faßte in seinem Vortrag die Hinweise, daß Jod eine Autoimmunthyreoiditis hervorrufen könne, zusammen. Epidemiologische Daten zeigen eine erhöhte lymphozytäre Infiltration der Schilddrüse sowie eine erhöhte Autoantikörperfrequenz gegen Thyreoglobulin und mikrosomales Antigen nach Gabe von Jodsalz oder löslichem Jod. Im Tiermodell konnten die Befunde bestätigt werden, da in bestimmten Tierspezies (obese-strain chicken, BB-WOR rats) eine Jodalimentation die Ausprägung der AIT verstärkt. Als pathogenetischer Hintergrund wurde von Sundick diskutiert, daß unter bestimmten genetischen oder Umweltbedingungen Jodradikale produziert werden, die die Membranproteine oder Lipide der epithelialen Schilddrüsenzellen schädigen, was zu einer Leukozyteninfiltration und Sensibilisierung gegen autoreaktive T- und B-Zellen führt. *Gaitan (Jackson)* berichtete über die Resultate einer vergleichenden Studie in Kentucky und Kolumbien. Beide Gebiete zeigen eine hohe Prävalenz von Strumen trotz ausreichender Jodsupplementation. Erstaunlicherweise ist aber die lymphozytäre Infiltration und die Frequenz der entdeckbaren Autoantikörper gegen mikrosomales Antigen in Kentucky höher als in Kolumbien. Der Autor folgert, daß die Ursache der Struma in diesen Gegenden nicht der Jodmangel ist, und daß die Jodsupplementation nicht die Ursache der verstärkten Schilddrüseninfiltration und Antikörperproduktion darstellt, da dies nur in Kentucky nachzuweisen ist.

Löbig (Marburg) präsentierte seine Daten über die Prävalenz der post partum Thyreoiditis in zwei Jodmangelgebieten in Westdeutschland. Seine Ergebnisse zeigen, daß eine Schilddrüsendysfunktion während der Schwangerschaft und postpartal in Deutschland wesentlich seltener auftritt als in Ländern mit einer ausreichenden Jodzufuhr. Ob eine Autoimmunthyreoiditis bzw. ein Morbus Basedow durch eine Infektion hervorgerufen werden kann, ist in Diskussion. Erste Untersuchungen zu dieser Fragestellung wurden von *Ciampolillo (London)* aus der Arbeitsgruppe von Bottazzo präsentiert. Sie konnte im Gewebe von Morbus Basedow-Schilddrüsen DNA-Fragmente nachweisen, die eine Übereinstimmung mit Teilen der Sequenz des HIV-Virus (HIV-1 gag) zeigten. Zwei weitere Vorträge befaßten sich mit der Hypothese, ob bakterielle Infektionen einen Triggermechanismus für autoimmune Schilddrüsenerkrankungen darstellen. *Wenzel (Lübeck)* wies kürzlich eine hohe Inzidenz von Antikörpern gegen Antigene von Yersinia enterocolitica bei Patienten mit autoimmunen Schilddrüsenerkrankungen nach. Weitere Untersuchungen zeigten, daß Yersinia enterocolitica Bindungsstellen für TSH aufweisen, und daß Antikörper gegen Yersinien an Schilddrüsenzellen binden. Diese Untersuchungen wurden bestätigt durch *Bech (Klampenborg)*, die ebenfalls bei Patienten mit einem Morbus Basedow eine erhöhte Prävalenz von Antikörpern gegen Yersinien feststellte. Dies kann als Hinweis auf eine Verknüpfung von Yersiniainfektionen mit Schilddrüsenerkrankungen gewertet werden.

In vitro und in vivo Effekte von Zytokinen

Pujol-Borrell, Hanafusa und Bottazzo hatten an Strumen in situ und in vitro zeigen können, daß Schilddrüsen-Epithelzellen unter pathologischen Bedingungen HLA Klasse 2-Antigene an ihrer Oberfläche exprimieren können. Auch eine Infektion von Thyreozyten mit Viren, z. B. Zytomegalie-Viren kann zu einer solchen Klasse 2-Expression führen *(Khoury, San Francisco)*. *Pujol-Borrell (Barcelona)* hat nun auf die Rolle von Adhäsionsmolekülen (CAM) hingewiesen und gezeigt, daß sich stimulierte spezifische Lymphozyten an Thyreozyten anlagern und daß die Expression von ICAM 1 auf Thyreozyten stimuliert werden kann.

Es ist spekuliert worden, daß die Schilddrüsenzellen durch eine aberrante HLA KLasse 2-Expression in die Lage versetzt werden, ähnlich wie Makrophagen, den Schilddrüsenzell-spezifischen T-Helferzellen Autoantigene zu präsentieren und so den intrathyreoidalen Autoimmunprozeß zu stimulieren. *Davies (New York)* legte nun Befunde vor, die dies in vitro belegen. Durch die Verwendung von Schilddrüsenzellinien der Ratte und schilddrüsenspezifischer T-Zell-Klone konnte eine Verunreinigung durch Makrophagen und dendritische Zellen ausgeschlossen werden. Interessant ist auch, daß die Regulation der Expression dieser HLA-Klasse 2-Antigene und damit deren Ausprägung genetisch determiniert ist.

Todd (Nottingham) zeigte, daß Interferon alpha (alpha-IFN) sowie der Epidermal Growth Factor (EGF) die durch gamma-IFN induzierte Expression von HLA Klasse 2-Molekülen auf Schilddrüsenzellen in vitro hemmen. Daß Inhibitoren auch in vivo an der Kontrolle einer aberranten Klasse 2-Expression beteiligt sind, zeigte *Schumm-Draeger (Frankfurt)*. Bei in vivo Versuchen an der athymischen Nacktmaus führte eine Infusion von gamma-IFN zu Läsionen und zur Expression von HLA Klasse 2-Molekülen an xenotransplantiertem Schilddrüsengewebe von Patienten mit M. Basedow. Diese Effekte von gamma-IFN wurden durch eine simultane Gabe von TSH verstärkt und durch IL-2 abgeschwächt. Die durch gamma-IFN induzierte Klasse 2-Expression auf Thyreozyten konnte durch eine kombinierte Behandlung mit IL-2 und Thiamazol völlig supprimiert werden. Diese Befunde belegen erstmals in vivo die von anderen Autoren in vitro gewonnenen Daten, die auf einen immunsuppressiven Effekt des Thyrestatikums Thiamazol hinweisen.

Auch andere Interleukine sind von Interesse. IL-6 ist ein biologisch aktives Zytokin, das von aktivierten Makrophagen und manchen endokrinen Zellen produziert wird. IL-6 führt zwar nicht zu einer Wachstumssteigerung oder vermehrten Thyreoglobulinproduktion humaner Schilddrüsenzellen in vitro *(Krogh-Rasmussen, Kopenhagen)*, es könnte jedoch bei der Autoimmunthyreoiditis eine Rolle spielen für Interaktionen zwischen infiltrierenden mononukleären Zellen. IL-1 beta hemmt die cAMP-Produktion von durch TSH-stimulierte humane Thyreozyten. Endotoxine vermögen die Produktion von IL-1 und TNF zu stimulieren, aber sie sind nicht direkt in der Lage, den Effekt von IL-1 beta auf die Thyreozyten nachzuahmen *(Kayser, Kopenhagen)*.

Es ist noch nicht ganz klar, welche Zytokine am Ort der Entzündung produziert werden. Infiltrierende mononukleäre Zellen aus Schilddrüsen bei AIT, blanden Strumen oder daraus gewonnene T-Zell-Klone scheinen aber quantitativ und qualitativ gleiche Zytokine zu produzieren. Die intrathyreoidale Zytokinproduktion ist also nicht spezifisch für die AIT *(Grubeck-Loebenstein, Wien)*. Thyreozyten können selbst IL-1, IL-6 und TGF-beta produzieren. TGF-beta, das eine autokrine Hemmung auf das Schilddrüsenwachstum ausübt, ist bei blanden Strumen erniedrigt. Dies könnte ein neuer Faktor sein für die Pathogenese der blanden Struma.

Burger (Genf) fand, daß humanes rekombinantes IL-1 bei der Ratte in vivo einen deutlichen Abfall des Serum-TSH bewirkt, während dieses IL-1 in vitro thyreotrope Zellen stimuliert. Dies zeigt, daß wegen der vielfachen Verflechtungen der Kommunikationssysteme von Interleukinen alle in vitro erzielten Resultate durch Versuche in vivo zu verifizieren sind.

Die Interleukin-Therapie hat in die Behandlung einer Reihe von Tumoren Einzug gefunden. *Karlsson (Uppsala)* und seine Gruppe haben als erste darauf hingewiesen, daß durch eine solche Behandlung Autoimmunprozesse induziert werden können. Er hat nun an Hand von mit IFN-alpha – behandelten Patienten mit Karcinoid-Tumoren nachweisen können, daß bei etwa 15% eine Hypothyreose, eine leichte Hyperthyreose oder eine biphasische Schilddrüsen-Funktionsstörung auftritt und daß in zwei Drittel der untersuchten Fällen im Gefolge der Therapie Antikörper gegen eine Reihe epithelialer Zellen einschließlich Thyreozyten nachweisbar sind. Daher sollte die Schilddrüsenfunktion nach einer solchen Therapie regelmäßig kontrolliert werden. Ähnliche Daten wurden von *Atkins (Boston)* vorgelegt, der Patienten mit verschiedenen Karzinomen mit IL-2 und/oder Lymphokin-aktivierten Killerzellen (IL-2/LAK) behandelt hat. Die Schilddrüsenfunktionsstörungen gipfelten 6 bis 11 Wochen nach Therapiebeginn und sie waren in der Regel selbst-limitierend. Patienten, die schon vor Therapiebeginn Schilddrüsenantikörper aufwiesen und nach Therapie Schilddrüsenstörungen zeigten, hatten eine deutlich bessere Tumorregression als andere. Hiermit kann möglicherweise eine Vorselektion betrieben werden. Dies läßt auch vermuten, daß die antineoplastischen Mechanismen der IL-2-Therapie mit der Pathophysiologie der AIT zusammenhängen.

Insgesamt gab der Workshop durch die angeregten und offenen Diskussionen zwischen den klinisch forschenden Thyreoideologen und den Basiswissenschaftlern zahlreiche neue Impulse, die sicherlich die weitere Forschung auf dem Gebiet der Autoimmunthyreoiditis beeinflussen werden.

Hashimoto-Thyreoiditis: Diagnostik und Verlaufskontrolle

R. Gutekunst

Überblick

Hashimoto beschrieb 1912 an histologischen Präparaten von 4 strumaresezierten Frauen die nach ihm benannte Autoimmunthyreoiditis (HT) [17]. Diese 4 Frauen fühlten sich zwar gesund, fielen aber durch ihre derbe Schilddrüsenvergrößerung auf, zumal sie aus keiner Kropfgegend kamen. Die HT wurde bis in die 50er Jahre ausschließlich histologisch überwiegend als Zufallsbefund diagnostiziert [22]. Rose und Witebsky gelang 1956 die Induktion einer HT im Tiermodell [28]. Im selben Jahr 1956 konnte die Gruppe um Doniach erstmalig schilddrüsenspezifische Antikörper (AK) im Serum von HT Patienten nachweisen und die HT somit als Autoimmunerkrankung klassifizieren [8].

Epidemiologie

Epidemiologische Daten zur HT sind spärlich, die diagnostischen Kriterien uneinheitlich und die Erhebungen methodisch oft unbefriedigend. Die Prävalenz wird mit 0,007–3% angegeben [2, 20, 25]. Die durch verbesserte Diagnostik angestiegene HT Inzidenz im allgemeinen Krankengut und die hohe Hypothyreoseprävalenz in der älteren Bevölkerung läßt den Schluß zu, daß die HT weit verbreitet sein muß.

Klinik

In allen klinischen Studien haben mehr als ein Drittel der Patienten keine Beschwerden oder körperlichen Befunde. Je besser und intensiver die Diagnostik, desto größer wird diese Zahl. Die Beschwerden der Patienten sind vielfältig und oft uncharakteristisch [4, 19, 26, 29, 36]. Der Beginn der Erkrankung kann nicht angegeben werden. Eine Schilddrüsenunterfunktion entwickelt sich in der Regel sehr langsam zum Teil erst nach Jahrzehnten und wird daher oft verkannt. Dennoch am häufigsten ist die Gewichtszunahme bei fast der Hälfte der Patienten, was sich gut mit dem Anteil der erhöhten TSH Werte deckt. Hingegen hat nur knapp ein Viertel der Patienten ein Myxödem. Früher galt die Hypercholesterinämie als pathognomonisch für die Hypothyreose und wurde als Diagnostikum herangezogen. Die Hypercholesterinämie ist bei der HT seltener als angenommen; in unserer Untersuchung nicht einmal 10% [16]. Da der Cholesterinspiegel gut mit der Höhe des TSH korreliert, ist die Hypercholesterinämie wahrscheinlich nicht spezifisch für die HT, sondern reversible Folge der hypothyreoten Stoffwechsellage [2, 36, 40].

Im Erwachsenenalter bleibt die Struma in der Regel klein bis mittelgroß [40]. Die Konsistenz ist, soweit die Schilddrüse überhaupt tastbar, vermehrt. Die meist unknotige Schilddrüsenoberfläche erinnert an mittelgrobes Sandpapier. In unserer Studie hatten nur 51% der Patienten ein vergrößertes Schilddrüsenvolumen mit einem Median von 28 ml bei einem Mittelwert von 35,3 ml [16]. In den letzten 8 Jahren sahen auch wir in unserem poliklinischen Krankengut nur 5 bei inzwischen mehr als 100 jährlichen HT Patienten mit einer rasch wachsenden, knotigen Struma. Bei 3 dieser Patienten entwickelte sich im weiteren Verlauf ein malignes Lymphom. Im Kindesalter hingegen fällt die HT oft durch eine plötzliche Strumaentwicklung auf. Im Gegensatz zum Erwachsenenalter bilden sich die Strumen im Kindesalter in der Mehrzahl ohne Funktionsverlust der Schilddrüse wieder zurück [40] (Tabellen 1 und 2).

Tabelle 1 Klinische Symptome bei 92 Patienten mit HT

Symptome	%	(N=92)
keine Beschwerden	30	28
Struma	51	47
Gewichtszunahme	45	41
Psychische Beschwerden	35	32
Myxödem	24	22
Parästhesien	20	18
Adynamie	19	17
Mißempfindung Kopf/Halsbereich	17	16
Anämie	12	11
hyperchrom	7	6
hypochrom	5	5
Hypercholesterinämie	7	6

Tabelle 2 Untersuchungsbefunde bei 92 Patienten mit HT in %

Klinische Symptome	71
Struma	51
MAK positiv	87
< 1:1000	15
1: 32– 100	17
1: 320–1000	56
TSH erhöht	51
4–20 µE/ml	28
> 20	23
Zytologie sicher	91
Sonographie typisch	95

Angeblich soll die endokrine Orbitopathie in Ausnahmefällen auch bei der HT vorkommen. Überzeugende Belege konnte ich in der Literatur nicht finden. Ob es sich in diesen Fällen doch um einen M. Basedow gehandelt hat, bleibt spekulativ. Gleiches gilt auch für eine Hyperthyreose, die durch manche Lehrbücher als Hashitoxikose geistert. Wahrscheinlich ist der hyperthyreote Zustand passager und auf die Phase der Zelldestruktion beschränkt [40].

Die HT tritt zusammen mit bestimmten HLA Sequenzen familiär gehäuft auf. Ebenso ist bei genetisch determinierten Krankheiten wie dem Turner Syndrom und Down Syndrom, aber auch anderen Chromosomenanomalien das HT Risiko erhöht. Die Assoziation der HT mit anderen Autoimmunerkrankungen wird durch das Auftreten zusätzlicher „forbidden clones" erklärt [40].

Über 10% der Patienten sind anämisch, jeweils etwa zur Hälfte hyperchrom bzw. hypochrom. Die hyperchrome Anämie tritt zehnmal häufiger bei den Autoimmunthyreopathien als in der Gesamtbevölkerung auf. Da bei einem Drittel aller Patienten gleichzeitig Magenbelegzellantikörper gefunden werden, erklärt sich die hyperchrome Anämie überwiegend als Folge der Vitamin B 12 Resportionsstörung. Die hypochrome Anämie wird auf eine Eisenverwertungstörung zurückgeführt [20, 40].

Antikörper

Bei der HT werden am häufigsten (70–95%) AK gegen das mikrosomale Antigen (MAK) seltener (40–70%) Thyreoglobulinantikörper (TAK) gefunden. AK gegen das zweite Kolloidantigen sowie Zelloberflächenantikörper sind, obwohl in gleicher Häufigkeit wie die MAK nachweisbar, in ihrer klinischen Bedeutung nicht geklärt. TSH-Rezeptor stimulierende AK sind typisch für den Morbus Basedow, während TSH-Rezeptor blockierende AK bei der atropischen Verlaufsform und schilddrüsenwachstumstimulierende AK bei der hypertrophen Form der HT gefunden werden [1, 9, 11, 23, 27, 30, 33, 34].

MAK

Diagnostische Unsicherheiten ergeben sich aus Daten großer Bevölkerungsstudien, wo in 2–20% MAK ohne klinisch faßbare Schilddrüsenerkrankungen gefunden wurden [2, 5–7, 11, 13, 18, 37]. Das gilt mit 27% gleichermaßen für die Anti-TPO (thyroid peroxidase), die 5–10% spezifischer als die herkömmliche MAK Bestimmung ist. Außerdem läßt der Nachweis von MAK die Differentialdiagnose HT M. Basedow offen. Zwar haben die Patienten mit HT oft höhere MAK Titer als Patienten mit M. Basedow, jedoch lassen sich daraus für den Einzelfall keine diagnostischen Schlüsse ziehen. Darüber hinaus korreliert die Titerhöhe weder mit dem klinischen Beschwerdebild noch mit der Anamnese der Patienten. Hingegen findet man selbst bei unveränderter Klinik deutlich schwankende MAK Titer. Der Nachweis von MAK ist mithin kein Parameter, der auf die Schwere oder die Prognose des Krankheitsverlaufs der HT rückschließen läßt. Unter diesem Aspekt ist die weitverbreitete willkürliche Einteilung in positive und negative MAK Titer zumindest zweifelhaft. Berücksichtigt man alle Personen mit MAK unabhängig von der Titerhöhe, dann liegt die Spezifität der MAK zur Diagnose der HT deutlich über 90% (Tabelle 2) [2, 11, 16, 39, 40].

TAK

Da TAK auch bei Jodmangelstrumen und anderen degenerativen Prozessen der Schilddrüse häufig vorkommen, sind sie für die Diagnostik der HT wenig spezifisch. Die Sensitivität der TAK von 40–70% ist im Vergleich zu über 90% bei den MAK deutlich schlechter. Die immer noch weitverbreitete Bestimmung der TAK ist historisch begründet, für klinische Zwecke entbehrlich [2, 16, 20, 40].

TSH

Im Initialstadium der HT kommen sowohl hyper- wie euthyreote Phasen vor. Die sich nach sehr unterschiedlicher Latenz entwickelnde Hypothyreose kennzeichnet das Endstadium der HT. Nur bei der Hälfte der Patienten mit HT findet man daher eine TSH Erhöhung. Die TSH Bestimmung ist bei Verdacht auf HT zwar notwendig, als Diagnostikum der HT hingegen wenig geeignet (Tabelle 2) [4, 5, 19, 26, 29].

FNP

Die Feinnadelpunktion (FNP) kann die klinischen und/oder serologischen Hinweise auf eine HT untermauern [3, 10, 21]. In über 90% der Fälle gelingt die Diagnose lymphozytäre Thyreoiditis (LT) zytologisch (Tabelle 2). Ergänzende Untersuchungen zur Diagnosesicherung sind notwendig, wenn die Ausstriche zellarm waren. Ob eine unterschiedliche Zellzahl im Ausstrich auf verschiedene Erkrankungen mit eigenen Pathomechanismen hindeutet, oder ob verschiedene Entzündungsstadien der gleichen Erkrankung vorliegen, bleibt unklar [21]. Nur in Ausnahmefällen macht die zytologische Differenzierung zwischen der LT und dem seltenen Lymphom der Schilddrüse Probleme. Zytologisch allein kann allerdings nicht zwischen einer fokalen lymphozytären Infiltration bei degenerativen Prozessen wie man es in Jodmangelkröpfen häufig findet, einer Begleitentzündung z. B. beim papillären Schilddrüsenkarzinom und einer Autoimmunthyreoiditis unterschieden werden [25, 32, 42]. Der Zytologe muß sich auf die Diagnose LT beschränken. Auch bei der nicht immunogenen Thyreoiditis können Onkozyten vorkommen, bzw. bei der HT fehlen. Eine HT, insbesondere wenn nur an einer Stelle punktiert wurde, kann nur im Zusammenhang mit weiteren Untersuchungen – Klinik, AK, TSH und/oder Sonographie diagnostiziert werden. Soweit die Echoarmut im Sonogramm nur fokal auftritt sind zur Differenzierung einer LT und HT, eine Punktion an zwei Stellen – am besten aus dem anderen Lappen – oder/und die AK Bestimmung notwendig. Eine LT in beiden Lappen macht eine HT sehr wahrscheinlich.

Szintigraphie

Die fehlende Technetium-Aufnahme im Szintigramm kann als diagnostisches Mittel zur HT Diagnostik herangezogen werden. In 90% der Fälle sind eine Jodfehlverwertung und ein beschleunigter thyreoidaler Jodumsatz als Ausdruck des durch die Infiltration verkleinerten Jodpools nachweisbar. Die Abhängigkeit der Radionuklidaufnahme von der Funktion und dem Jodgehalt der Schilddrüse, neben dem relativ hohen Aufwand, schränkt den Wert des Szintigramms zur HT Diagnostik ein [20, 35].

Sonographie

Bei der sonographischen Untersuchung von Patienten mit immunogenen Schilddrüsenerkrankungen werden charakteristische Echomuster beschrieben [12, 15, 24, 31, 41]. In unserer Studie [16] fanden wir bei 95% dieser Patienten ein sonographisch echoarmes Reflexmuster beider Schilddrüsenlappen. 14% der Patienten hatten knotige Veränderungen (Tabelle 2). Die Spezifität der Sonographie läßt sich schwer berechnen, da nur wenige Ultraschalluntersuchungen von unselektierten (gesunden) Bevölkerungen, verfügbar sind. In einer Studie, in der Belegschaften ganzer Betriebe sonographiert wurden, hatten 2,5% der Personen eine diffuse Echoverarmung beider Schilddrüsenlappen [14]. Hieraus errechnet sich für diese Population eine Spezifität von wenigstens 95%. Obwohl beim M. Basedow dieselben Schallbilder beschrieben werden, bietet sich die Sonographie als Screening-Untersuchung an, da die klinische Untersuchung in den meisten Fällen die richtige Zuordnung erlaubt. Werden hingegen Schilddrüsenkranke untersucht, muß die Spezifität wesentlich niedriger liegen, da dieses Kollektiv viele Patienten mit M. Basedow enthält. Jedoch wird die körperliche Untersuchung in der Regel eine Differenzierung ermöglichen. Die Kombination von sonographischer und körperlicher Untersuchung hat daher selbst bei einem selektierten Kollektiv eine hohe Spezifität (Tabelle 2).

Diagnostische Empfehlungen

1. Finden sich typische klinische Symptome – Hypothyreose, sandpapierartige, konsistenzvermehrte Schilddrüse – und eine sonographische Echoverarmung

ist die Diagnose HT so gut wie sicher. In diesen Fällen kann die Diagnostik mit der Funktionskontrolle – TSH Bestimmung im Serum – abgeschlossen werden. Bei atypischem Sonogramm aber klinischem Verdacht ist eine AK Bestimmung notwendig. Bei unklarer Differentialdiagnose der Autoimmunthyreopathien kann nur die FNP weiterhelfen.

2. Bei fehlender Klinik aber sonographischen Hinweisen für eine Immunthyreopathie ist die FNP der AK Bestimmung vorzuziehen, da sie gleichzeitig die Differentialdiagnose zuläßt.
3. Bei erhöhtem TSH ohne anamnestische Erklärung ist wiederum die Sonographie der erste Schritt gefolgt MAK Bestimmung und/oder FNP falls erforderlich.
4. Bei positivem AK Befund ergibt sich das weitere Vorgehen aus der Klinik und dem Sonographiebefund.

Verlaufskontrolle

Die Verlaufskontrolle der Patienten mit HT kann sich auf die Überwachung der Funktion und ggf. die Substitution der Schilddrüsenhormone beschränken. Zum Ausschluß einer Anämie sollte das Blutbild überprüft werden. Soweit sich keine klinischen Veränderungen ergeben, sind jährliche Kontrollen ausreichend. Nur wenn die Schilddrüse weiter wächst sind ein Sonogramm und eine FNP zum Ausschluß eines malignen Lymphoms erforderlich.

Literatur

[1] Amino, N., S. R. Hagan, N. Yamada et al.: Measurement of circulating thyroid microsomal antibodies by the tanned red cell hemagglutinin technique: its usefulness in the diagnosis of autoimune thyroid disorders. J. Clin. Endocrinol. *5* (1976) 115.

[2] Amino, N.: Thyroid-directed antibodies. In: S. H. Ingbar, L. E. Bravermann (Hrsg.): Werner's The Thyroid, S. 546–559, J. B. Lippincott Company, Philadelphia 1986.

[3] Baker, B. A., H. Gharib, H. Markowitz: Correlation of thyroid antibodies and cytologic features in suspected autoimmune thyroid disease. Am. J. Med. *74* (1983) 941.

[4] Bastenie, P. A., M. Bonnyns, L. Vanhaelst: Grades of subclinical hypothyroidism in asymptomatic autoimmune thyroiditis revealed by the thyrotropin releasing hormone test. Journal of Clin. Endocrin. and Metab. *51* (1980) 163–167.

[5] Betterle, C., G. Callegari, F. Presotto et al.: Thyroid autoantibodies: A good marker for the study of symptomless autoimmune thyroiditis. Acta Endocrinologica *114* (1987) 321–327.

[6] Bjoro, T., P. I. Gaardener, E. B. Smeland et al.: Thyroid antibodies in blood donors: Prevalence and clinical significance. Acta Endocrinologica 105 (1984) 324–329.

[7] Boyages, S. C., A. M. Bloot, G. F. Maberly et al.: Thyroid Autoimmunity in Endemic Goitre caused by excessive iodine intake. Clin. Endocrinol. *31* (1989) 453–465.

[8] Doniach, D., I. M. Roitt, P. N. Campbell et al.: Autoantibodies in Hashimoto's disease (lymphadenoid goitre). Lancet *II* (1956) 820.

[9] Drexhage, Ha., G. F. Bottazzo, D. Doniach et al.: Thyroid growth-blocking antibodies in primary myxoedema. Nature *289* (1981) 594.
[10] Droese, M., D. Bähre, D. Emrich et al.: Zytologische Diagnose der Schilddrüsenentzündung. Dtsch. med. Wochenschr. *104* (1979) 875.
[11] Editorial: Autoimmune Thyroid Disease And Thyroid Antibodies. Lancet *I* (1988) 1261.
[12] Espinasse, P., D. Espinasse, B. Estour et al.: Echography in thyroiditis. Ultrasound *1* (1980) 345–349.
[13] Gordin, A., J. Maatela, A. Miettinen et al.: Serum thyrotropin and circulating thyroglobulin and thyroid microsomal antibodies in a Finnish population. Acta Endocrinologica *90* (1979) 33–42.
[14] Gutekunst, R., H. Smolarek, U. Hasenpusch et al.: Goitre epidemiology: thyroid volume, iodine excretion, thyroglobulin and thyrotropin in Germany and Sweden. Acta Endocrinologica *112* (1986) 494–501.
[15] Gutekunst, R., W. Becker, R. Hehrmann et al.: Ultraschalldiagnostik der Schilddrüse. Deutsche Medizinische Wochenschrift *113* (1988) 1109–1112.
[16] Gutekunst, R., W. Hafermann, T. Mansky et al.: Ultrasonography related to clinical and laboratory findings in lymphocytic thyroiditis. Acta Endocrinologica (Copenh) *121* (1989) 129–135.
[17] Hashimoto, H.: Zur Kenntnis der lymphomatösen Veränderung der Schilddrüse (Struma Lymphomatosa). Arch. klin. Chir. *97* (1912) 219.
[18] Hawkins, B. R., R. L. Dawkins, H. G. Burger et al.: Diagnostic significance of thyroid microsomal antibodies in randomly selected population. Lancet *II* (1980) 1057–1059.
[19] Hayashi, Y., H. Tamai, S. Fukata et al.: A long term clinical, immunological, and histological follow-up study of patients with goitrous chronic lymphocytic thyroidits. Journal of clinical Endocrinology and Metabolism *61* (1985) 1172–1178.
[20] Klein, E.: Die Entzündungen der Schilddrüse. In: K. Oberdisse, E. Klein, D. Reinwein (Hrsg.): Die Krankheiten der Schilddrüse, S. 595–622. Georg Thieme Verlag, Stuttgart, New York 1980.
[21] Löwhagen, T., J. A. Linsk: Aspiration biopsy cytology of the thyroid gland. In: J. A. Linsk, S. Franzen (Hrsg.): Clinical aspiration cytology, S. 61–83. J. B. Lippincott Company, London 1983.
[22] McConahey, W. M., F. R. Jr. Keating, O. H. Beahrs et al.: On the increasing occurrence of Hashimoto's thyroiditis. J. Clin. Endocrinol. Metab. *22* (1962) 542.
[23] Mori, T., J. P. Kriss: Measurements by competitive binding radioassay of serum anti-microsomal and anti-thyroglobulin antibodies in Graves' Disease and other thyroid disorders. J. Clin. Endocrinol. Metab. *33* (1971) 688.
[24] Müller-Gärtner, H. W.: Grauwerthistogrammanalyse in der Schilddrüsensonographie. Fortschritte Röntgenstrahlen *145* (1986) 283–287.
[25] Oechslin, E., Chr. Hedinger: Thyroiditis lymphomatosa Hashimoto und endemische Struma. Schweizerische Medizinische Wochenschrift *115* (1985) 1182–1191.
[26] Papendieck, L. G. de, S. Iorcansky, M. A. Rivarola et al.: Variations in clinical hormonal and serological expression of chronic lymphocytic thyroiditis (CLT) in children and adolescents. Clinical Endocrinology *16* (1982) 19–28.
[27] Pinchera, A., G. F. Fenzi, L. Bartalena: Thyroid antigens involved in autoimmune thyroid disorders. In: E. Klein, F. A. Horster (Hrsg.): Autoimmunity in Thyroid Disease, S. 48. Schattauer-Verlag, Stuttgart 1979.
[28] Rose, N. R., E. Witebsky: Studies on organ-specificity. V. Changes in the thyroid glands of rabbits following active immunization with rabbit thyroid extracts. J. Immunol. *76* (1956) 417.
[29] Scherbaum, W. A., G. Stöckle, J. Wichmann et al.: Immunological and clinical characterization of patients with untreated euthyroid and hypothyroid autoimmune thyroiditis. Antibody spectrum, response to TRH and clinical study. Acta Endocrinologica *100* (1982) 373–381.
[30] Seif, F. J., M. Klopfer, G. Stöckle: Diagnostischer Wert von Titerhöhe und Häufigkeit der Thy-

roidea-Antikörper bei Schilddrüsenerkrankungen. In: H. Schatz, D. Doniach (Hrsg.): Autoimmunität bei Schilddrüsenerkrankungen, S. 211. Georg Thieme Verlag, Stuttgart 1984.

[31] Simeone, J. F., G. H. Daniels, P. R. Müller et al.: High-resolution real-time sonography of the thyroid. Radiology *145* (1982) 431–435.

[32] Simmonds, M.: Über lymphatische Herde in der Schilddrüse. Virchows Arch. path. Anat. *211* (1913) 73.

[33] Smith, B. R., S. M. McLachlan, J. Furmaniak: Autoantibodies to the Thyrotropin Receptor. Endocr. Rev. *9* (1988) 106.

[34] Stöcker, W., H. Finkenbeiner, R. Gutekunst et al.: Detection of autoantibodies against thyroglobulin, thyroid microsomes and other soluble antigens with a rational and economical immunoblotting microtechnique. Immunbiol. *170* (1985) 94–95.

[35] Studer, H., M. P. König: Der Platz der nuklearmedizinischen Methoden in der Schilddrüsendiagnostik. Schweiz. med. Wochenschr. *114* (1984) 361.

[36] Tachman, M. L., G. P. Guthrie: Hypothyroidism: Diversity of Presentation. Endocrine Reviews *5* (1984) 456.

[37] Tanner, A. R., L. Scott-Morgan, R. Mardell et al.: The incidence of occult thyroid disease associated with thyroid antibodies identified on routine autoantibody screening. Acta Endocrinologica *100* (1982) 31–35.

[38] Tunbridge, W. M. G., D. C. Evered, R. Hall et al.: Natural history of autoimmune thyroiditis. British Medical Journal *282* (1981) 258–262.

[39] Tunbridge, W. M. G.: Epidemiology and prognostic significance of thyroid antibodies. In: H. Schatz, D. Doniach (Hrsg.) Autoimmunity in thyroid disorders, S. 2414. Georg Thieme Verlag, Stuttgart 1984.

[40] Volpe, R.: Autoimmune Thyroiditis. In: S. H. Ingbar, H. E. Bravermann (Hrsg.): Werner's The Thyroid, S. 1266. 5th edn. J. B. Lippincott Company, Philadelphia 1986..

[41] Wiedemann, W.: Autoimmunerkrankungen. In: W. Wiedemann (Hrsg.): Sonographie und Szintigraphie der Schilddrüse, S. 168–177. Thieme Verlag Stuttgart, New York 1984.

[42] Yoshida, H., N. Amino, K. Yagawa et al.: Association of Serum Antithyroid Antibodies with Lymphocytic Infiltrations of the Thyroid Gland. Studies of Seventy Autopsied Cases. J. Clin. Endocrinol. Metab. *46* (1978) 859.

Diskussion

Grußendorf:
Können Sie noch kurz etwas zur akuten Verlaufsform der Hashimoto-Thyreoiditis sagen?

Gutekunst:
Herr Seif wird nachher über diese besondere Form weiter ausführen.

Calvi:
Wie beurteilen Sie den Befund der primären Hypothyreose mit endokriner Ophthalmopathie ohne Anamnese mit Hyperthyreose? Zytologisch überwiegen destruktive Veränderungen. Ist das eine Immunthyreopathie vom Typ Morbus Basedow oder eine Hypothyreose nach Immunthyreoiditis?

Gutekunst:
Wenn Sie Lymphozyten sehen, ist es eine Hashimoto-Thyreoiditis. Das sind sicher seltene Formen, aber die muß es wohl geben.

De Quervain-Thyreoiditis: Diagnostik und Verlaufskontrolle

Ch. Eilles

Die subakute Thyreoiditis wird im allgemeinen mit dem Namen des Schweizer Chirurgen de Quervain verbunden, der 1904 57 Fälle von akuter, nicht eitriger Thyreoiditis beschrieb [27]. De Quervain weist allerdings selber darauf hin, daß die Erstbeschreibung derartiger Fälle wohl von Mygind vorgelegt worden war, der über 18 Fälle einer „Thyreoiditis acuta simplex" berichtete [24]. Als charakteristisch für diese Entzündung wird von beiden Autoren angesehen, daß der Verlauf akut ist und die Entzündung nicht eitrig. Daß es sich um ein eigenes Krankheitsbild handelt, ist heute unbestritten; der Begriff subakut wird allerdings dem klinischen Verlauf nicht immer gerecht, so daß in der neuen Einteilung der Schilddrüsenentzündungen entsprechend den Empfehlungen der Sektion Schilddrüse der Deutschen Gesellschaft für Endokrinologie [19] die Thyreoiditis de Quervain als akut – subakut von ihrem Verlauf her beschrieben wird.

Häufig verwandte Synonyme für die Erkrankung sind granulomatöse Thyreoiditis und Riesenzell-Thyreoiditis, welche auf das histologische Erscheinungsbild der Thyreoiditis de Quervain hinweisen, daß durch aus Histiozyten gebildeten Granulomen und Riesenzellen vom Fremdkörpertyp – entstehend aus monohistiozytären Zellen – gekennzeichnet ist [18, 23, 25, 30].

Das Auftreten von Riesenzellen allein ist allerdings nicht beweisend für eine subakute Thyreoiditis, da Riesenzellen auch bei anderen Schilddrüsenerkrankungen (besonders bei Autoimmunthyreoiditis und papillärem Schilddrüsen-Carzinom) auftreten können. Zytologisch findet man Komplexe von monohistiozytären Zellelementen in Nachbarschaft von Thyreozyten (Abb. 1).

Die Erkrankung ist selten – wir konnten von 1987 bis 1989 24 Patienten mit subakuter Thyreoiditis de Quervain betreuen – und betrifft weit überwiegend das weibliche Geschlecht, in unserem Krankengut in einem Verhältnis von 7:1 (Tabelle 1). Die Erkrankung tritt meistens zwischen der 4. und 5. Lebensdekade auf. In der Kindheit ist die Thyreoiditis de Quervain als Rarität anzusehen.

Ätiologie

Die Ätiologie ist nicht gesichert, wenn auch die übereinstimmende Meinung dahin geht, daß Viren in der Entstehung der Erkrankung eine wesentliche Rolle spielen [8, 9, 14, 19, 45, 46, 49]. Neben dem gelegentlich epidemischen Auftreten

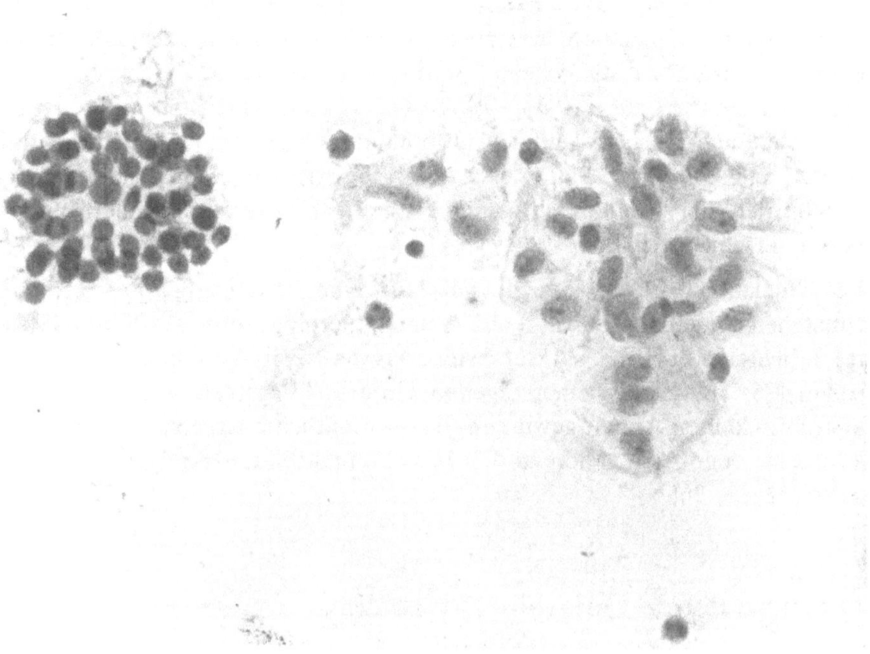

Abb. 1 Zytologisches Ausstrichpräparat bei Thyreoiditis de Quervain: neben einem Thyreozytenverband (links) ist ein größerer Zellkomplex monohistiozytärer Zellen zu erkennen (rechts). HE-Färbung, 220×.

Tabelle 1 Symptomatik bei subakuter Thyreoiditis

n=24	(21 w, 3 m)	Alter 47,3 ± 8,7 Jahre (33–67)
Schmerzen	21	(7 stark, 10 mäßig, 4 gering)
Schwellung	13	
Fieber	5 > 39°	
	5 < 39°	
Müdigkeit, Mattheit	18	
Kopfschmerzen	7	
HT-Zeichen	7	

[22] spricht dafür, daß die subakute Thyreoiditis häufig nach einer Infektion des oberen Respirationstraktes auftritt, und daß Prodromalerscheinungen wie Müdigkeit, Erschöpfung und ein allgemeines Krankheitsgefühl auftreten können, wie sie bei viralen Erkrankungen häufig sind. Eine Leukozytose fehlt fast immer. Die Erkrankung wurde mit verschiedensten Virusinfekten in Zusammenhang gebracht, so mit Mumps, Masern, Influenza, Adenoviren, Coxsackieviren und anderen [14, 45, 46].

Gelegentlich auftretende Autoimmunvorgänge mit Nachweis von Antikörpern gegen Schilddrüsenperoxidase und Thyreoglobulin werden üblicherweise als Begleitphänomen angesehen, wie auch Veränderungen der zellständigen Immunantwort transient zu sein scheinen und mit der Vorstellung einer Virusinfektion vereinbar sind [17, 38, 42, 43, 47]. In letzter Zeit wird allerdings auch für das Auftreten einer persistierenden Autoimmunität nach subakuter Thyreoiditis berichtet, da in Seren von Patienten Antikörper gegen Schilddrüsenantigene gefunden wurden, die sich deutlich von den bisherigen bekannten Schilddrüsenantigenen unterschieden [48].

Verschiedentlich wurde über Hinweise auf eine Beteiligung von Retroviren am Entstehen der subakuten Thyreoiditis und neuerdings sogar des Morbus Basedow [6] berichtet, wobei speziell Retroviren aus der foamy-Familie eine Rolle spielen sollen [35, 36, 49]. In einer eigenen Untersuchungsserie konnten wir hierfür allerdings keinen Anhalt gewinnen (unveröffentlichte Ergebnisse). Als gesichert kann eine enge Assoziation zu den Histokompatibilitäts-Antigenen B35 und C4 gelten [2, 13, 26].

Diagnose der de Quervain-Thyreoiditis

Anamnese und klinische Symptomatik sind führend in der Diagnostik der subakuten Thyreoiditis; alle weiteren diagnostischen Maßnahmen dienen letztlich nur der Diagnosesicherung bzw. der differentialdiagnostischen Abgrenzung (Übersicht bei [14, 46]). Anamnestisch wird häufig ein Virusinfekt einige Wochen vorher – meist im Bereich der oberen Luftwege – angegeben. Nach Abklingen dieses Infektes oder auch im unmittelbaren Anschluß treten dann sehr rasch Schmerzen im vorderen Halsbereich besonders beim Schlucken auf, die bis zum Ohr oder in die Kieferregion ausstrahlen können. Eine druckschmerzhafte Schwellung im Halsbereich kommt häufig hinzu, allgemeine Krankheitszeichen wie Müdigkeit, Abgeschlagenheit und Mattheit sind die Regel, etwa in der Hälfte der Fälle bestehen außerdem subfebrile bis febrile Temperaturen. Die Lokalbeschwerden beginnen oftmals in einem bestimmten Areal der Schilddrüse, um dann in einem anderen Bereich zu wandern. Aufgrund der Symptomatik werden die Patienten gelegentlich einem HNO-Arzt vorgestellt [44] – unter der Verdachtsdiagnose einer Pharyngitis wird manchmal eine erfolglose antibiotische Behandlung eingeleitet.

Zu tasten ist im Halsbereich typischerweise eine derbe, diffuse oder auch knotig imponierende Schwellung der Schilddrüse, die ausgesprochen druckschmerzhaft ist. Vergrößerte regionale Lymphknoten sind meist nicht nachweisbar. Die laborchemischen Befunde erhärten die Verdachtsdiagnose einer subakuten Thyreoiditis weiter. Typischerweise finden sich eine stark erhöhte BSG (bis über 100 mm nach Westergren in der ersten Stunde), während eine Leukozytose selten ist.

Eine Erhöhung der alpha-2-Globuline in der Elektrophorese ist die Regel, hinzu können Verschiebungen der Eisen-Kupfer-Relation treten und gelegentlich eine Erhöhung der alkalischen Phosphatase [7, 10]. Erniedrigung des Hämoglobins bis hin zu einer milden Anämie kann vorkommen. Die Schilddrüsenhormone im Serum können in der Initialphase der Erkrankung durch Freisetzen aus zerstörten Follikeln gelegentlich sogar sehr stark erhöht sein und zu einer Hyperthyreosesymptomatik führen [54]. Die Zerstörung der Follikel ist für die Erhöhung des Thyreoglobulins im Serum verantwortlich [12], gelegentlich kann es auch zu einer Erhöhung des TBG kommen [33]. Autoantikörper gegen Schilddrüsenperoxidase und Thyreoglobulin treten manchmal transient auf, dann aber zumeist auf niedrigen Titerstufen. Szintigraphisch ist initial die Speicherung von Tc-99 m oder Jod 123 global stark vermindert (Abb. 2), in manchen Fällen bestehen aber auch umschriebene Speicherausfälle (Abb. 3), die auch im Verlauf der Erkrankung eine wechselnde Lokalisation aufweisen können [1, 28].

Eine wesentliche Rolle in der Diagnostik kommt heute unter den bildgebenden Verfahren der Sonographie zu [5, 51], die in den befallenen Schilddrüsenarealen oder über der gesamten Schilddrüse eine diffuse, ausgeprägte Echoarmut nachweist. Scharf umgrenzte echoarme Herde sind eher selten, häufiger ist eine inhomogene fleckige Echoarmut zu finden. Echodichte Herde sind als Rarität anzusehen [16].

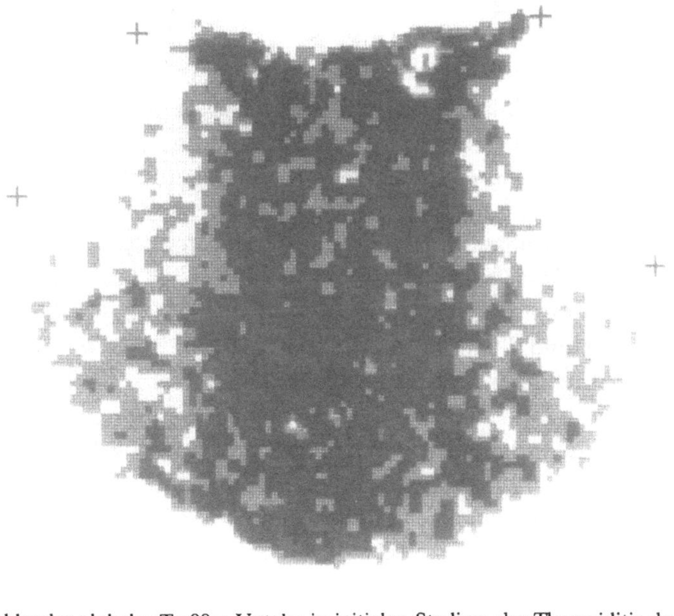

Abb. 2 Fehlender globaler Tc-99m-Uptake in initialen Stadium der Thyreoiditis de Quervain.

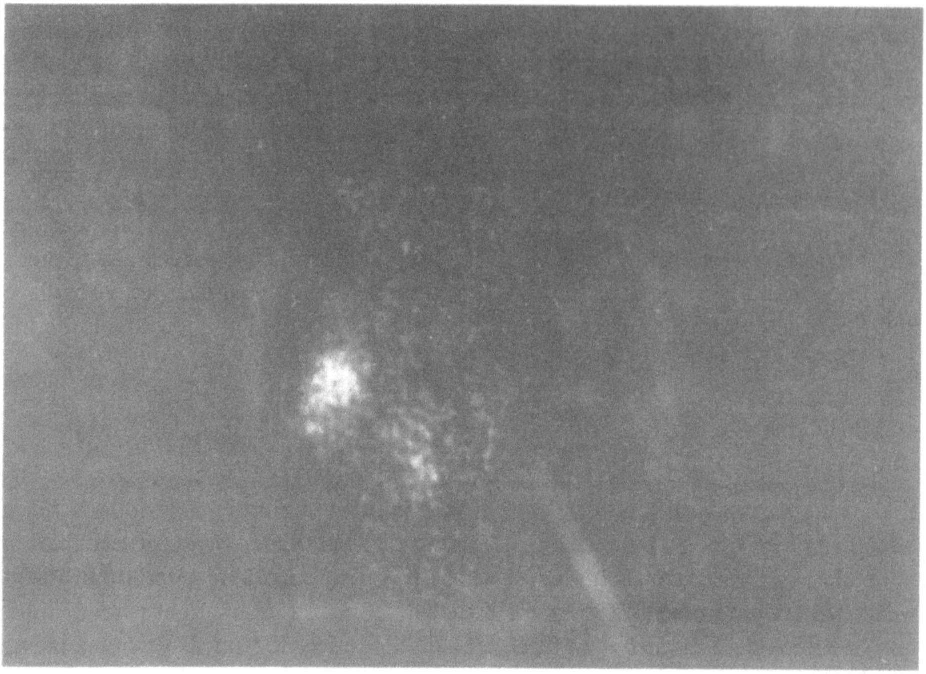

Abb. 3 Initiale Speicherdefekte im T-99m-Szintigramm bei Thyreoiditis de Quervain.

Die Zytologie dient zur Sicherung der Diagnose und vor allem der differentialdiagnostischen Abgrenzung. Die Differentialdiagnose bereitet im allgemeinen keine Schwierigkeiten; vom Beschwerdebild und dem klinischen Befund her muß gelegentlich an ein Schilddrüsenmalignom gedacht werden oder an eine akute eitrige Thyreoiditis; beide Erkrankungen lassen sich durch die Zytologie sicher abgrenzen. Falls keine Lokalbeschwerden vorhanden sind, sondern nur allgemeine Krankheitszeichen, kann allerdings die Differentialdiagnose schwierig sein und sogar an eine Systemerkrankung oder ein Malignom denken lassen [31]. Im klassischen Fall, wenn die Mehrzahl der bisher geschilderten Symptome und klinischen Befunde nachweisbar sind, besteht an der Diagnose kein Zweifel. Allerdings hängt die Ausprägung der Symptome und des zu erhebenden Befundes auch vom Zeitpunkt und Stadium der Erkrankung ab, zu dem die Patienten erstmals einen behandelnden Arzt aufsuchen. Die Daten, die wir in unserer Klinik bei 24 Patienten mit subakuter Thyreoiditis aus den Jahren 1987 bis 1989 erheben konnten, zeigen, daß auch durchaus weniger typische Befundkonstellationen möglich sind. Von 24 Patienten gaben nur 17 Patienten zum Zeitpunkt der Erstuntersuchung starke bis mäßige Schmerzen an, 4 Patienten stuften ihre Beschwerden eher als gering ein. Eine lokale Schwellung fiel bei 13 Patienten auf, bei 10 Patienten bestanden subfebrile bis febrile Temperaturen. Mattheit und Müdigkeit traten bei 18 Patienten auf, Kopfschmerzen bei 7 Patienten, klinische

Hyperthyreosezeichen sind bei der Erstuntersuchung in der Mehrzahl der Patienten nicht nachzuweisen gewesen (Tabelle 1). Auch der Tastbefund ist nicht stets typisch: von immerhin 3 Patienten wurde keinerlei Druckschmerz angegeben. Eine Konsistenzvermehrung besteht allerdings überwiegend (Tabelle 2). In unserem Patientengut dauerte es von Beginn der Beschwerden bis zur definitiven Diagnosesicherung durchschnittlich 3,7 ± 2,5 Wochen mit einer Spannweite von 1 bis 12 Wochen, was darauf hinweist, daß im klinischen Alltag typische Symptome wie auch laborchemische Befunde der subakuten Thyreoiditis bereits wieder im Abklingen sein können, wenn der Patient zur Erstuntersuchung gelangt.

Tabelle 2 Tastbefund bei Subakuter Thyreoiditis

n=24	
Konsistenz:	
derb, hart	9
mäßig derb	12
noch weich	3
Druckschmerz:	
stark	5
mäßig	11
gering	5
kein	3

Die Erniedrigung des Tc99-Uptake über der Schilddrüse global gemessen war in unserem Krankengut weniger stark ausgeprägt; in Einzelfällen ist allerdings keinerlei Nuklidaufnahme in die Schilddrüse mehr nachweisbar gewesen (Tabelle 3 und Abb. 2). Die laborchemischen Befunde in unserem Krankengut sind der Tabelle 4 zu entnehmen. Bei immerhin 2 Patienten bestand bei der Erstuntersuchung eine normale BSG, lediglich 5 von 24 Patienten wiesen eine initial massiv erhöhte BSG auf.

Tabelle 3 Laborbefunde bei subakuter Thyreoiditis

Tc −99 m Uptake (global) (n=16)	
1,3 ± 1,2%	(6 > 1,0%)
AK (MAK, TAK) (n=18)	
negativ 11	positiv 7
MAK 7	(1:400–1:6400)
TAK 3	(1:400)
Schilddrüsenhormone (n=24)	
FT4 (pmol/l 9,4–25,1)	24,4 ± 15,3
(erhöht 4, max. 75,5)	
FT3 (pmol/l 4,3– 9,4)	8,34 ± 4,5
(erhöht 2, max. 21,3)	
TSH basal (mU/l 0,3–4)	0,26 ± 0,44

Tabelle 4 Laborchemische Befunde bei subakuter Thyreoiditis

BSG (n=24)	63 ± 33	
normal	2	
< 50	8	
< 100	9	
> 100	5	
Leukos	< 10 000	14
	> 10 000	2
Eisen (μg/dl)	35,7 ± 9,3	
Kupfer (μg/dl)	197 ± 47	
alpha 2	13,2 ± 3,2	
AP	123 ± 58	

Die Schilddrüsenhormonspiegel lagen in unserem Krankengut durchschnittlich an der oberen Normgrenze, wobei bei 2 Patienten eine eindeutige Erhöhung des FT_3 und bei 4 Patienten eine Erhöhung des FT_4 initial nachzuweisen gewesen war, zum Teil so hoch wie bei akuter Immunhyperthyreose. Entsprechend den Schilddrüsenhormonwerten war der basale TSH-Spiegel anfangs erniedrigt (Tabelle 3).

Von den bildgebenden Verfahren dürfte heuzutage der Sonographie die wichtigste Rolle in der Diagnose der Thyreoiditis de Quervain zukommen. In allen unseren Fällen, die initial sonographisch untersucht wurden, waren zumindest herdförmige Bezirke ausgeprägter Echoarmut nachzuweisen (Tabelle 5).

Eine zytologische Diagnosesicherung führten wir bei 17 unserer Patienten durch, wobei bei 15 Patienten der zytologische Befund vereinbar mit der klinischen Diagnose war, in 2 Fällen war die Zytologie nicht aussagekräftig.

Tabelle 5 Sonographische Befunde bei subakuter Thyreoiditis

Volumina (n=12) 1. U	-12 W	-24 W	-1 J
32,3 ± 12	18 ± 10 p < 0,01	15,5 ± 9,3 n. s. p < 0,01	10,2 ± 4,5 p = 0.05 vs. 1. U
Echodichte (normal 10–18)			
5,21 ± 2,2 p < 0,05	7,23 ± 2,8	8,22 ± 3,53 n. s. p < 0,01 vs. 1 U	9,25 ± 2,83 n. s.
Echomuster (n=22)			
diffus echoarm	3		
inhomogen echoarm	12		
herdförmig echoarm	7		

Therapie und Verlaufskontrolle

Eine kausale Therapie der subakuten Thyreoiditis de Quervain ist nicht bekannt; symptomatisch wird sehr effektiv mit nicht-steroidalen Antiphlogistika (NSA) oder Kortikosteroiden therapiert [15]. Wir bevorzugen die Gabe von Kortikosteroiden in der Initialtherapie, da hierdurch eine etwas raschere Beschwerdefreiheit als bei der Anwendung von NSA erzielt werden kann [53]. Bei immerhin 3 von 6 Patienten, bei denen wir primär NSA der Therapie der subakuten Thyreoiditis einsetzten, mußten nachfolgend wegen ungenügender Besserung der Beschwerden Kortikosteroide zu Hilfe genommen werden. Bei einem Patienten kombinierten wir primär beide Medikamente. Bettruhe halten wir als allgemein roborierende Maßnahme während der akuten Phase für sinnvoll, sie erstreckt sich über 1 bis 2 Wochen. Tabelle 6 zeigt die bei unserem Krankengut gewählte Therapie. Durchschnittlich erzielten wir Beschwerdefreiheit 11,4 ± 5,7 Wochen nach Therapiebeginn mit einer Spannweite von einer bis 20 Wochen.

Tabelle 6 Therapie der subakuten Thyreoiditis

primär Corticosteroide	16
primär NSA	6
NSA, nachfolgend Corticost.	3
primär NSA/Corticost.	1
keine med. Therapie	1
Bettruhe	18
Corticosteroide beginnend mit 48 mg Methylenprednisolon	
NSA: 1,5–3 g ASS	
100–150 mg Diclofenac	

Der Verlauf der de Quervain-Thyreoiditis erfolgt typischerweise in 4 Phasen, wobei einer akuten ersten Phase mit einer Dauer bis zu 2 Monaten eine euthyreote relativ beschwerdefreie Phase folgt; in einer dritten Phase kann es dann zu einer meist subklinischen Hypothyreose kommen. Im vierten Stadium erfolgt typischerweise eine funktionelle Ausheilung [52]. Diese funktionelle Ausheilung wird durch die Normalisierung der peripheren Schilddrüsenhormonwerte und des Szintigrammes dokumentiert (Abb. 4). Bereits frühere Arbeiten wiesen jedoch darauf hin, daß es zu teilweise sehr ausgeprägten Fibrosierungen als Endzustand der subakuten Thyreoiditis kommen kann und somit auch der Übergang in eine substitutionspflichtige Hypothyreose nicht auszuschließen ist [20, 21, 32, 37, 40, 41]. In unserem Krankengut war dies immerhin bei 4 unserer Patienten der Fall. Den seltenen Übergang in eine chronisch lymphozytäre Thyreoiditis oder sogar in einen Morbus Basedow [50] beobachteten wir jeweils in einem Fall. Rezidive traten in unserem Patientengut bei 4 Patienten auf; alle diese Patienten standen unter einer laufenden Kortikoidtherapie in einer Dosierung unter 20 mg Methy-

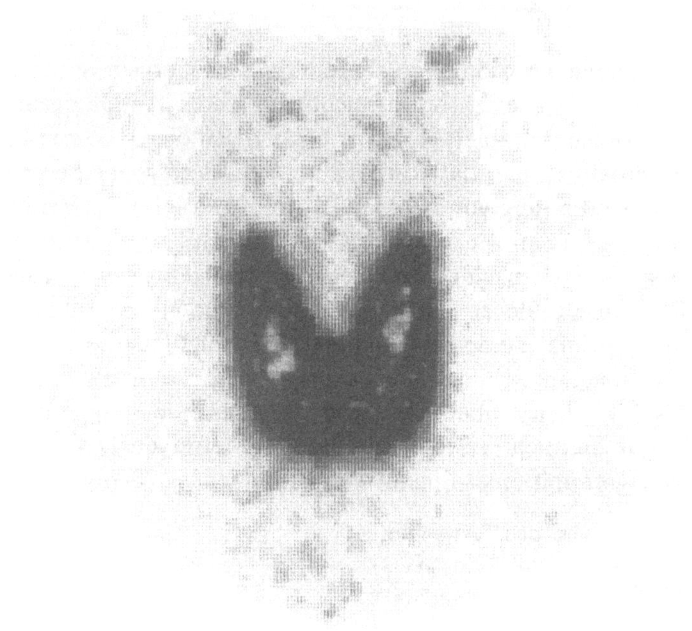

Abb. 4 Normalisierung des Szintigrammes 6 Monate nach Krankheitsbeginn (gleiche Patientin wie Abb. 2).

len-Prednisolon täglich. Durch Erhöhen der Kortisondosis waren die Rezidive rasch beherrschbar.

Eine besondere Bedeutung in der Verlaufskontrolle der Thyreoiditis de Quervain kommt unserer Meinung der Sonographie zu. Bestimmt man standardisiert [3] die Echodichte der entzündlichen Herde, so zeigt sich im Verlauf eine Zunahme der Echodichte, wobei allerdings im Durchschnitt selbst ein Jahr nach Beginn der Erkrankung noch nicht Normalwerte erreicht werden (Abb. 5).

Die Schilddrüsenvolumina nehmen im Verlauf der Erkrankung deutlich ab: bei 12 Patienten, die wir sequentiell untersuchen konnten, war die Volumenabnahme der Schilddrüse über ein Jahr lang eindeutig belegbar und hochsignifikant. Zum Ende des Untersuchungszeitraumes lagen die Schilddrüsenvolumina in unserem Krankengut in einem für das Würzburger Strumaendemiegebiet niedrigen Bereich (Tabelle 5). Ähnliche Ergebnisse wurden auch von Benker und Mitarbeitern vorgestellt [4]. Somit erscheint zwar eine funktionelle Restitutio ad integrum bei der Mehrzahl der Fälle einzutreten, das Schilddrüsenvolumen und somit die Masse funktionstüchtigen Parenchyms nimmt aber doch deutlich ab. Ebenso scheinen die Verläufe langwieriger zu sein, als generell angenommen. Auch ein Jahr nach Beginn der Erkrankung ist in unserem Krankengut die Echodichte durchschnittlich noch gering erniedrigt (Tabelle 5), wie auch Messungen des

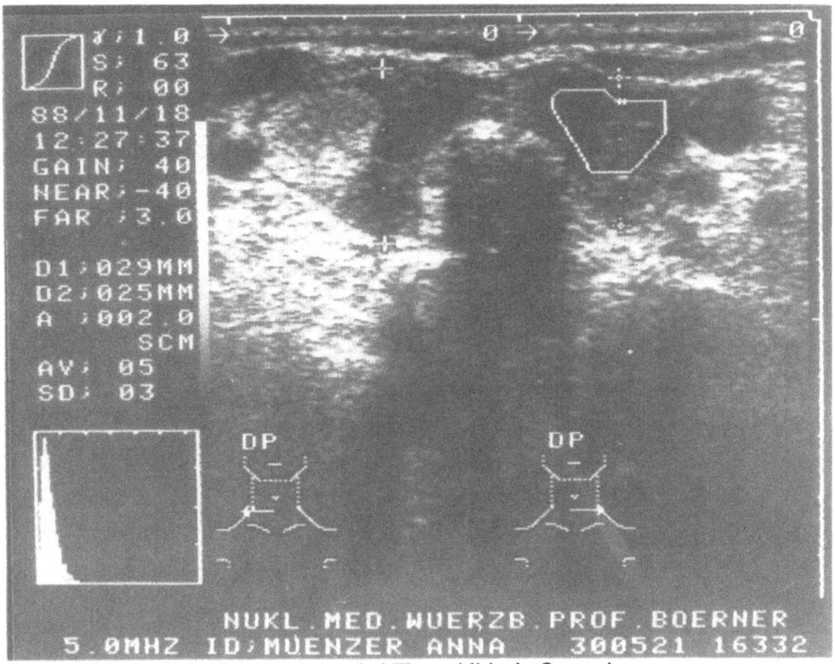

Abb. 5 Sonographische Verlaufsbeobachtung bei Thyreoiditis de Quervain:
a) Extreme Echoarmut um linken Schilddrüsenlappen und Teilen des rechten Schilddrüsenlappens im Initialstadium.

Jodgehaltes der Schilddrüse ergeben haben, daß dieser noch lange Zeit nach klinischer Ausheilung der Erkrankung erniedrigt sein kann [11, 23, 34, 29].

Rezidive der Erkrankung können auch Jahre nach Ersterkrankung auftreten [14].

Wir halten deshalb eine Verlaufskontrolle auch über den Zeitpunkt völliger Beschwerdefreiheit hinaus für erforderlich, um evtl. Rezidive oder den Übergang in eine substitutionspflichtige Hypothyreose zu erkennen. Das in unserer Klinik bewährte Vorgehen in der Verlaufskontrolle der subakuten Thyreoiditis ist Tabelle 7 zu entnehmen. Besonderen Wert legen wir auf die sorgfältige Erhebung

Tabelle 7 Verlaufskontrolle bei subakuter Thyreoiditis

	Klinischer Befund	Sonogramm	Szintigramm	SD-Hormone, TSH	AK, TG	BSG	Klin. Chemie
1. Untersuchung	+	+	+	+	+	+	+
2 Wochen	+			+		+	
4-wöchentlich bis Beschwerdefreiheit	+	+	(+)	+		+	
6 Monate	+			+	+		
1 Jahr	+	+	+	I	+		
dann jährlich	+			+			
Bei Rezidivverdacht wie 1. Untersuchung							

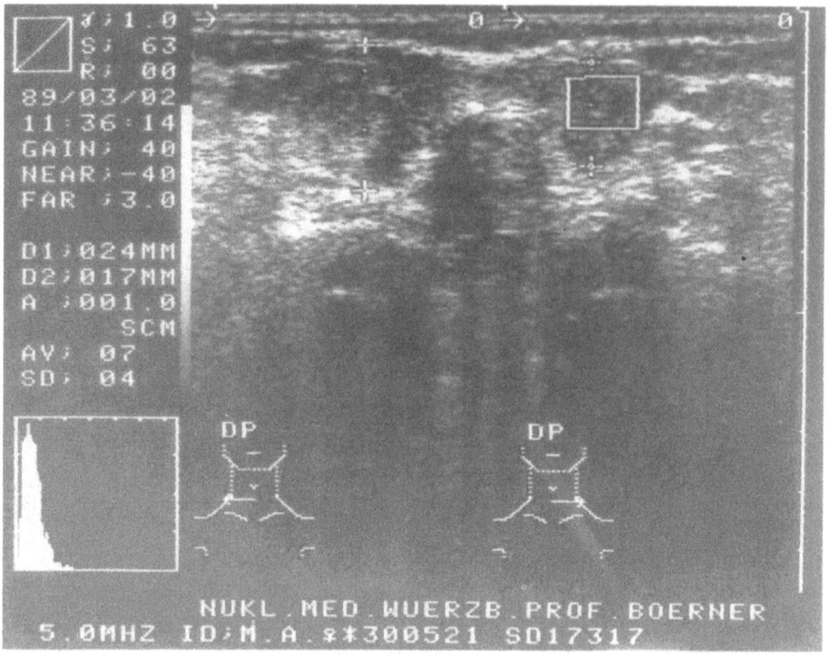

b) Nach 3 Monaten Zunahme der Echogenität.

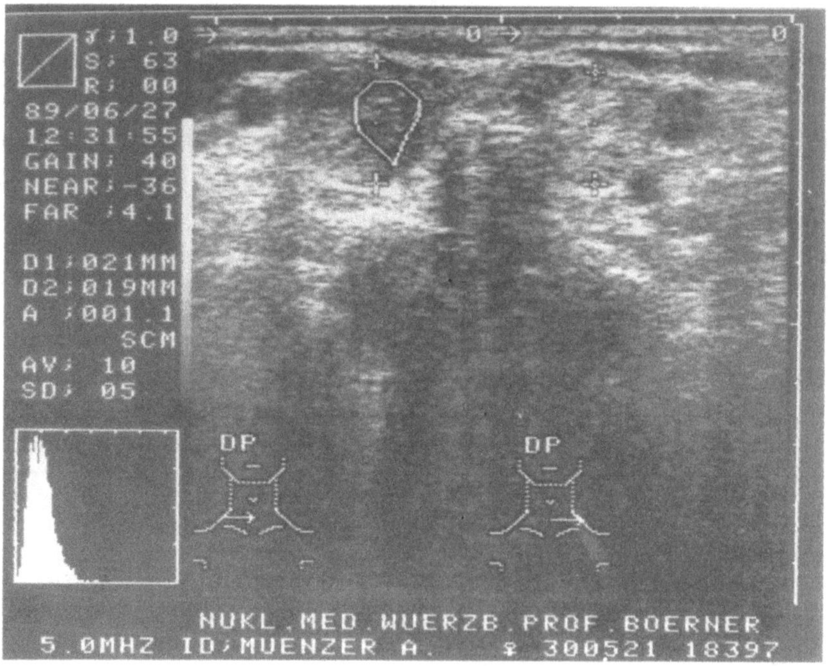

c) Nach 7 Monaten nunmehr eher vermehrte Echodichte im linken Lappen, noch grenzwertige Echoarmut im rechten Lappen.

des klinischen Befundes, auf die Sonographie, Laborchemie (BSG und Elektrophorese) und die Bestimmung der Schilddrüsenhormone. Bei Rezidivverdacht ist stets ein Vorgehen wie bei der Erstuntersuchung zu wählen.

Zusammenfassung

Die Diagnose der subakuten Thyreoiditis de Quervain ist im typischen Fall kaum zu verfehlen, wenn an das Krankheitsbild gedacht wird. Im klinischen Alltag muß man jedoch auch an weniger typische Verlaufsformen denken. Hier werden neben dem klinischen Befund besonders Sonographie und Zytologie in der Diagnosefindung hilfreich sein. Gerade die Sonographie wird auch helfen, evtl. völlig atypische Verläufe mit fehlenden Beschwerden zu erfassen. Derartige Verläufe sind nicht auszuschließen.

Die Therapie der subakuten Thyreoiditis ist für den betreuenden Arzt wie den Patienten einfach und dankbar, da durch NSA oder Kortikosteroide eine rasche und manchmal dramatische Besserung der Beschwerden erreicht werden kann. Die Prognose der Erkrankung ist gut, die funktionelle Restitutio ad integrum die Regel. Übergänge in hypothyreote Funktionslagen sind allerdings möglich und wohl vom Fibrosierungsgrad zum Endpunkt der Erkrankung abhängig. Im Einzelfall können sehr langwierige Verläufe mit Rezidiven auftreten, so daß auch nach vollständigem Abklingen der Beschwerden die Patienten nicht der Kontrolle entzogen werden sollten.

Literatur

[1] Bartels, P. C., R. O. Boer: Subacute Thyroiditis (de Quervain) presenting as a painless „cold" nodule. J. Nucl. Med. *28* (1987) 1488–1490.

[2] Bech, K., J. Nerup, M. Thomsen et al.: Subacute Thyroiditis de Quervain: A disease associated with a HLA-B antigen. Acta Endocrinol. *86* (1977) 504–509.

[3] Becker, W., R. Frank, W. Boerner: Bedeutung einer quantitativen Grauwertanalyse des Sonogramms bei „diffusen" Erkrankungen der Schilddrüse. Fortschr. Röntgenstr. 150 (1989) 66–71.

[4] Benker, G., Th. Olbricht, R. Windeck et al.: The sonographical and functional sequelae of de Quervain's subacute thyroiditis: Lond-term follow-up. Acta Endocrinol. (Cophenh) *117* (1988) 435–441.

[5] Blum, M., A. M. Passalaqua, J. P. Sackler et al.: Thyroid echography of subacute thyroiditis. Radiology *125* (1977) 795–798.

[6] Ciampolillo, A., V. Marini, R. Mirakian et al.: Retrovirus-like sequences in Graves' Disease: Implications for human autoimmunity. Lancet *I* (1989) 1096–1100.

[7] Dalovisio, J. R., L. Blonde, L. M. Cortez et al.: Subacute Thyroiditis with increased alkaline phosphatase. Ann. Intern. Med. *88* (1978) 505–507.

[8] Eylan, E. R. Zmucky: Mumps virus and subacute thyroiditis evidence of a causal association. Lancet *1* (1975) 1062–1063.

[9] Felix-Davies, D.: Autoimmunisation in subacute thyroiditis associated with evidence of infection by mumps virus. Lancet *I* (1958) 880–883.
[10] Fennel, J. S.: Alkaline phosphatase and thyroiditis. Ann. Intern. Med. *89* (1979) 143.
[11] Fragu, P., P. Rougier, M. Schlumberger et al.: Evolution of thyroid 127-I Stores measured by X-ray fluorescence in subacute thyroiditis. J. Clin. Endocrinol. Metab. *54* (1982) 162–166.
[12] Glinoer, D., N. Puttemans, A. J. van Herle et al.: Sequential study of the impairment of thyroid function in the early stage of subacute thyroiditis. Acta Endocrinol. *77* (1974) 26–34.
[13] Goto, H., H. Uno, H. Tamai et al.: Genetic analysis of subacute (de Quervain's) thyroiditis. Tissue Antigens *26* (1985) 110–112.
[14] Greene, J. N.: Subacute thyroiditis. Am. J. Med. *51* (1971) 97–108.
[15] Hamburger, J. I.: Subacute thyroiditis: diagnostic difficulties and simple treatment, J. Nucl. Med. *15* (1973) 81–89.
[16] Kahaly, G., G. Plewe, U. Krause: Sonographisch atypischer Befund einer Thyreoiditis de Quervain. Ultraschall Klin. Prax. *1* (1986) 95–98.
[17] Karlsson, F. A., T. H. Toetterman, R. Jansson: Subacute thyroiditis: activated HLA-DR and interferon-G expressing to cytotoxic suppressor cells in thyroid tissue and peripheral blood. Clin. Endocrinol. *25* (1986) 487–493.
[18] Knecht, H., P. Saremaslani, Chr. Hedinger: Immunohistological findings in Hashimoto's thyroiditis, focal lymphocytic thyroiditis and thyroiditis de Quervain. Virchows Arch. (a) *393* (1981) 215–231.
[19] Krueskemper, H. L., K. Joseph, J. Koebberling et al.: Klassifikation der Schilddrüsenkrankheiten. Der Nuklearmediziner *8* (1985) 95–98.
[20] Lindsay, S., M. E. Dailey: Granulomatous or giant cell thyroiditis. Surg. Gynecol. Obstet. *98* (1954) 197–212.
[21] Lios, S., A. Pontecorvi, M. Caruso et al: Transitory subclinical and permanent hypothyroidism in the course of subacute thyroiditis (de Quervain). Acta Endocrinol. *106* (1984), 67–70.
[22] Martino, E., L. Buratti, L. Bartalena et al.: High prevalence of subacute thyroiditis during summer season in Italy. J. Endocrinol. Invest. *10* (1987) 321–323.
[23] Mizukami, Y., T. Michigishi, M. Kawato et al.: Immunohistochemical and ultrastructural study of subacute thyroiditis, with special reference to multinucleated giant cells. Hum. Pathol. *18* (1987) 929–935.
[24] Mygind, H.: Thyroiditis acuta simplex. J. Laryngol. *9* (1895) 181–193.
[25] Neve, P.: Ultrastructure of the thyroid in de Quervains subacute Granulomatous thyroiditis. Virchows Arch. (a) *351* (1970) 87–98.
[26] Nyulassy, S., P. Hnilica, M. Buc et al.: Subacute (de Quervain's) thyroiditis: association with HLA-Bw35 antigen and abnormalities of the complement system. Immunoglobulins and other serum proteins. J. Clin. Endocrinol. Metab. *45* (1977) 270–274.
[27] De Quervain, F.: Die akute nicht eiterige Thyreoditis und die Beteiligung der Schilddrüse an akuten Intoxikationen und Infektionen überhaupt. Mitteilungen aus den Grenzgebieten der Medizin und Chirurgie. Suppl. *II* (1904) 1–165.
[28] Ramtoola, S., M. N. Maisey: Subacute (de Quervain's) thyroiditis. Br. J. Radiol. *61* (1988) 515–516.
[29] Rapoport, B., M. B. Block, P. B. Hoffer et al.: Depletion of thyroid iodine during subacute thyroiditis. J. Clin. Endocrinol. Metab. *36* (1973) 610–611.
[30] Reidbord, H. E., E. R. Fisher: Ultrastructural features of subacute granulomatous thyroiditis and Hashimoto's disease. Am. J. Clin. Pathol. *59* (1973) 327–337.
[31] Rotenberg, Z., I. Weinberger, J. Fuchs et al.: Euthyroid atypical subacute thyroiditis simulating systemic or malignant disease. *Arch. Intern. Med. 146* (1986) 105–107.
[32] Schnyder, B., C. Hedinger: Die Fibrosierungstendenz bei subakuter Thyroiditis de Quervain. Schweiz. Med. Wochenschr. *116* (1986) 1093–1097.

[33] Shigemasa, C., K. Abe, S. Taniguchi et al.: Serum free thyroxine and thyroxine-binding globulin concentrations in early phase of subacute thyroiditis. Endocrinol. Japon. *34* (1987) 821–829.

[34] Smallridge, R. C., F. M. de Keyser, A. J. van Herle et al.: Thyroid iodine content and serum thyroglobulin: cues to the natural history of destruction-induced thyroiditis. J. Clin. Endocrinol. Metab. *62* (1986) 1213–1219.

[35] Stancek, D., M. Stancekova-Gressnerova, M. Janotka et al.: Isolation and some serological and epidemiological data on the viruses recovered from patients with subacute thyreoiditis de Quervain. Med. Microbiol. Immunol. *161* (1975) 133–144.

[36] Stancekova, M., D. Stancek, F. Ciampor et al.: Morphological, cytological and biological observations on viruses isolated from patients with subacute thyroiditis de Quervain. Acta Virol. *20* (1976) 183–188.

[37] Stein, A., I. Hernandez, J. C. McClintock: Subacute granulomatous thyroiditis: a clinicpathologic review. Ann. Surg. *153* (1961) 149–156.

[38] Strakosch, C. R., D. Joyner, J. R. Wall: Thyroid stimulating antibodies in patients with subacute thyroiditis. J. Clin. Endocrinol. Metab. *46* (1978) 345–348.

[39] Swann, N. H.: Acute thyroiditis. Five cases associated with adenovirus infection. Metabolism *13* (1964) 908–910.

[40] Teixeira, V. L., J. H. Romaldini, H. F. Rodrigues et al.: Thyroid function during the spontaneous course of subacute thyroiditis. J. Nucl. Med. *26* (1985) 457–460.

[41] Tikkanen, M. J., B.-A. Lamberg: Hypothyroidism following subacute thyroiditis. Acta Endocrinol. (Cophenh.), *101* (1982) 348–353.

[42] Toettermann, T. H.: Distribution of T-, B-, and thyroglobulin-binding lymphocytes infiltrating the gland in Graves' disease. Hashimoto's thyroiditis, and de Quervains thyroiditis. Clin. Immunol. Immunopathol. *10* (1978) 270–277.

[43] Toettermann, T. H., A. Gordin, P. Hayry et al.: Accumulation of thyroid antigen-reactive T-lymphocytes in the gland of patients with subacute thyroiditis. Clin. Exp. Immunol. *32* (1978) 153–158.

[44] Vanderlinde, R. J., J. Milne: Subacute thyoiditis with special emphasis on the problem of early recognition. Jama *173* (1960) 1799–1802.

[45] Volpe, R., V. V. Row, C. Ezrin: Circulating viral and thyroid antibodies in subacute thyroiditis. J. Clin. Endocrinol. Metab. *27* (1967) 1275–1284.

[46] Volpe, R.: Subacute (de Quervains) thyroiditis. Clin. Endocrinol. Metab. *8* (1979) 81–95.

[47] Wall, J. R., S. L. Fang, S. H. Ingbar et al.: Lymphocyte transformation in response to human thyroid extract in patients with subacute thyroiditis. J. Clin. Endocrinol. Metab. *43* (1976) 587–590.

[48] Weetman, A. P., R. C. Smallridge, T. B. Nutman et al.: Persistent thyroid autoimmunity after subacute thyroiditis. J. Clin. Lab. Immunol. *23* (1987) 1–6.

[49] Werner, J., H. Gelderblom: Isolation of foamy virus from patients with de Quervain thyreoiditis. Lancet *II* (1979), 258–259.

[50] Werner, S. C.: Graves' Disease following acute (subacute) thyreoiditis. Arch. Intern. Med. *139* (1979) 1313–1315.

[51) Wiedemann, W., W. Boerner: Ultraschalldiagnostik bei Schilddrüsenerkrankungen. Hans Marseille Verlag, München 1984.

[52] Woolner, L. B., W. M. McConahey, O. H. Beahrs: Granulomatous thyroiditis (de Quervain's thyroiditis). J. Clin. Endocrinol. Metab. *17* (1957) 1202–1221.

[53] Yamamoto, M. S. Saito, S. Sakurada et al.: Effect of prednisolone and salicylate on serum thyroglobulin level in patients with subacute thyroiditis. Clin. Endocrinol. *27* (1987) 339–344.

[54] Yoshida, K., T. Sakurada, N. Kaise et al.: Serum free thyroxine and triiodthyronine concentrations in subacute thyroiditis. J. Clin. Endocrinol. Metab. *55* (1982) 185–188.

Diskussion

Dralle:
Eine Frage zur Differentialdiagnose: wie häufig manifestieren sich Ihrer Erfahrung nach systemische, granulamatöse Erkrankungen in der Schilddrüse? Es kommt immer wieder vor, daß man auch im Operationsgut einen solchen histologischen Befund bekommt: „Granulomatöse Thyreoiditis". Die Beschwerden sind vielleicht nicht so eindeutig wie man's gerne hätte, um das nur auf die Schilddrüse zu beziehen – und dann beginnt die Suche nach irgendwelchen anderen granulamatösen Erkrankungen.

Eilles:
Ich könnte mich nicht an den Fall erinnern. Eine Patientin hab ich kurz vorgestellt, die eine Sarkoidose hatte, aber sonst ist mir eigentlich nichts bekannt.

Calvi:
Herr Eilles, Sie verordnen Ihren Patienten Bettruhe. Wie begründen Sie dieses Vorgehen, nachdem Sie selbst zeigten, daß geringe Kortikoidmengen eine dramatische Hilfe bringen. Gehen Ihre Patienten auch ins Bett, wenn Sie es Ihnen empfehlen?

Eilles:
Es ist eine allgemein medizinische Empfehlung, deren Befolgung ich nicht überprüfe.

Voigt:
Bitte nennen Sie neben der Initialdosis auch Dauer und Erhaltungsdosis der Kortikoid-Therapie.

Eilles:
Die Therapie soll natürlich generell solange durchgeführt werden, bis Beschwerdefreiheit erzielt ist, und danach noch etwa vier Wochen länger. So verhalten wir uns. Wir fangen mit 48 Milligramm an, halten das für drei Tage und gehen dann alle drei bis vier Tage 6 Milligramm runter. Das hat sich eigentlich so bewährt.

Voigt:
Sie hatten 4 Rezidive ausgewiesen. Von wieviel Patienten?

Eilles:
Von 24 Patienten.

Mahlstedt:
Zu den hyperthyreoten Phasen bei der de Quervain-Thyreoiditis und bei der Hashimoto-Thyreoiditis meinte Herr Gutekunst, daß ein reiner Follikelzerfall dafür verantwortlich sei. Meinen Sie, daß es sinnvoll sei, in verzweifelten Fällen thyreostatisch zu behandeln? Wenn es ein Follikelzerfall wäre, wäre es ja unsinnig.

Eilles:
Nach meiner Kenntnis der Literatur ist das früher gemacht worden. Vor allem wurde PTU eingesetzt. Aber die Erfolge waren wohl nicht sehr überzeugend. Ich würde, wenn notwendig, symptomatisch vorgehen mit Betablocker oder allein mit der Corticoid-Therapie.

Gutekunst:
Wenn die Patienten länger hyperthyreot bleiben, muß man – glaube ich – seine Diagnose überprüfen, ob man einen Morbus Basedow nicht diagnostiziert hat.

Hüfner:
Die de Quervain-Thyreoiditis ist eine hoch sensitive Erkrankung für Kortikoide. Ich glaube, daß man diese hohen Dosen gar nicht braucht. In der Regel kommt man mit 20–30 Milligramm Prednison gut aus, und häufig können die Patienten die Dosis sehr schnell reduzieren. Bezüglich der Differential-Diagnose möchte ich noch sagen, daß beim anaplastischen Schilddrüsenkarzinom der Schmerz kein Leitsymptom ist. Bei einem 30jährigen Patienten kann eine de Quervain-Thyreoiditis gar nicht verwechselt werden mit einem anaplastischen Karzinom, weil es das in diesem Alter fast überhaupt nicht gibt. Und man tastet ja schon, daß die Entzündung auf das Organ beschränkt ist und keine Ausbreitung in die Umgebung stattgefunden hat wie beim anaplastischen Karzinom. Das ist meistens nicht schmerzhaft.

Eilles:
Ich meine, wir haben gestern einen Fall gesehen, in dem es offensichtlich zu der Verwechslung bei der Erkrankung kam. Zum anderen würde ich natürlich beim Verdacht auf ein anaplastisches Karzinom nicht den geringsten Zweifel offenlassen. Das heißt, ich würde auf jeden Fall eine diagnostische Sicherung durch Feinnadelbiopsie anstreben. Wir können nicht bestätigen, daß anaplastische Karzinome keine Schmerzen machen.

Sonographische Diagnostik und Verlaufskontrolle bei der Thyreoiditis de Quervain

A. Moos, F. Raue, R. Ziegler

Die subakute Thyreoiditis de Quervain ist eine entzündliche Schilddrüsenerkrankung unbekannter Ätiologie, die häufig in Zusammenhang mit vorausgegangenen Virusinfektionen gebracht werden kann. Die Diagnostik ist bei einem typischen Krankheitsbild mit Schmerzen im Halsbereich, starkem Krankheitsgefühl, Fieber, druckschmerzhafter Schilddrüse, erhöhter Blutsenkung. Minderspeicherung im Schilddrüsenszintigramm und Riesenzellen in der durch Feinnadelpunktion gewonnen Zytologie einfach. Die Erkrankung kann Wochen bis Monate anhalten, heilt meist jedoch folgenlos aus. Die Bedeutung der Sonographie der Schilddrüse für die Diagnostik und Verlaufsbeobachtung der Thyreoiditis de Quervain sollte an einem kleineren Patientenkollektiv überprüft werden.

Methode

Bei 20 Patienten der endokrinologischen Ambulanz der Abteilung Innere Medizin I der Universität Heidelberg wurde in den letzten 3 Jahren die Diagnose Thyreoiditis de Quervain gestellt. Kriterien für die Diagnose waren die anamnestisch geäußerten Beschwerden am Hals, der klinische Befund am Hals mit einer druckschmerzhaften geschwollenen Schilddrüse, eine erhöhte Körpertemperatur (über 37,5 °C) sowie die Laboruntersuchung mit einer Erhöhung der Blutsenkung (mehr als 53 mm n. W. in der 2. Std.), pathologische T3, T4, TSH und Antikörper (MAK, TRAK > 500 IU/ml). Bei allen Patienten wurde eine Schilddrüsensonographie (Combison 310, Kretz, Wiesbaden, 5 MHz Schallkopf mit Wasservorlaufstrecke) zum Zeitpunkt der Diagnose (akute Phase n=18 Pat.) und im Verlauf (nach 1–10 Monaten n=12 Pat. sowie nach mehr als 10 Monaten n=7 Pat.) durchgeführt.

Ergebnisse

Von den 20 untersuchten Patienten klagten alle über Schmerzen in der Schilddrüse und wiesen eine erhöhte BSG auf (Diagnosekriterium). In unterschiedlichem Ausmaß fanden sich Schluckbeschwerden, eine druckschmerzhafte Schilddrüse, eine erhöhte Körpertemperatur, eine passagere Hyperthyreose und posi-

Tabelle 1 Befunde bei 20 Patienten mit Thyreoiditis de Quervain

	n	(%)
anamnestisch schmerzhafte Schilddrüse	20	(100)
Schluckbeschwerden	8	(40)
druckschmerzhafte Schilddrüse	12	(60)
erhöhte Körpertemperatur	5	(25)
BSG (> 53 mm nach 2 Std.)	20	(100)
Hyperthyreose (passager)	5	(25)
SD-Antikörper positiv	5	(25)

tive Schilddrüsenantikörper (Tabelle 1). Bei der Sonographie der Schilddrüse in der Akutphase lag bei allen Patienten ein pathologischer Befund vor: 10 Patienten zeigten eine inhomogene echoarme Struktur in einem oder in beiden Schilddrüsenlappen, bei 8 Patienten konnte ein echoarmes Areal abgegrenzt werden. In den ersten 10 Monaten normalisierte sich die Binnenstruktur bei 2 Patienten, 7 hatten weiterhin eine inhomogene Binnenstruktur, 3mal konnte ein echoarmes Areal abgegrenzt werden. Nach 10 Monaten bis 5 Jahren hatte sich bei 6 von 7 Patienten die Binnenstruktur normalisiert, in einem Fall war sie weiterhin inhomogen echoarm (Rezidiv) (Abbildung 1). Mit einer Normalisierung des sonographischen Befundes ist im Mittel nach 12 Monaten zu rechnen, voraus geht die

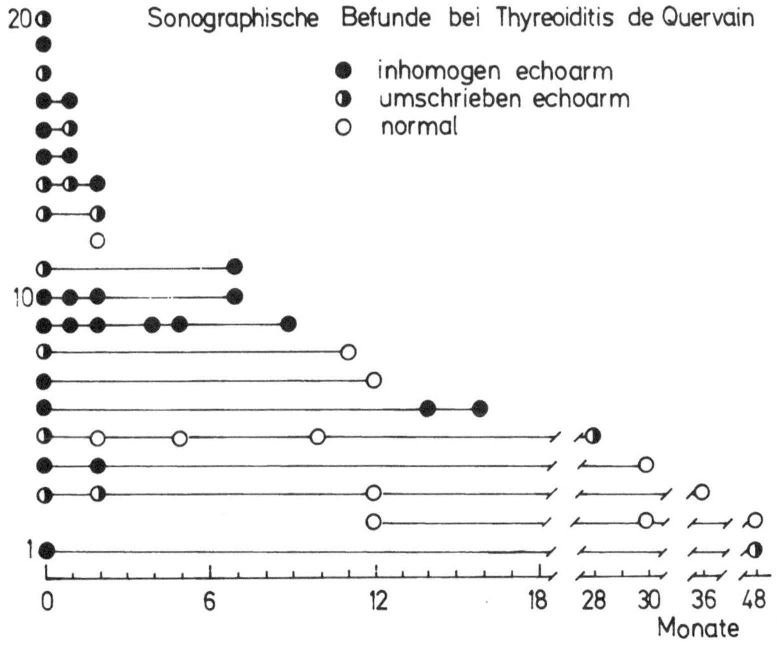

Abb. 1 Sonographische Verlaufskontrolle von 20 Patienten mit gesicherter Thyreoiditis de Quervain (Beurteilung des Binnenmusters: ● = inhomogene Echoarmut, ◑ = umschriebene Echoarmut, ○ = Normalbefund)

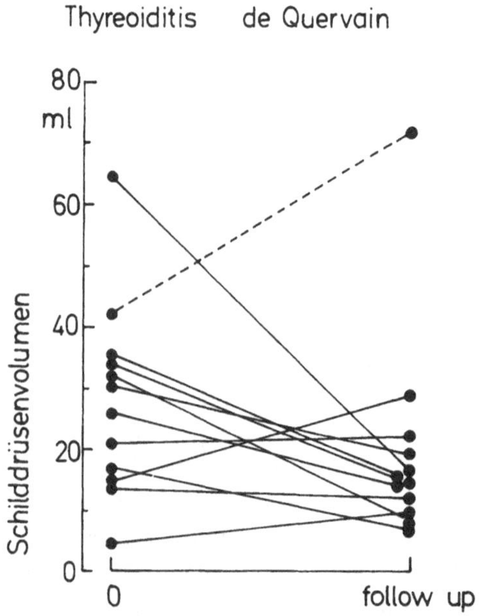

Abb. 2 Sonographische Volumenbestimmung der Schilddrüse bei Patienten mit Thyreoiditis de Quervain im Akutstadium und im Verlauf.

Normalisierung der BSG ($\bar{x}$ = 5 Monate) und der Rückgang der Schmerzen ($\bar{x}$ = 8 Monate). Die Hyperthyreose war ebenfalls nur passager. Das Schilddrüsenvolumen nahm im Beobachtungszeitraum parallel zur Binnenstruktur ab ($\bar{x}$ = – 47% ± 23%). Bei 3 Pat. kam es zur Volumenzunahme (Entwicklung einer Zyste, eines Knotens, bzw. einer Knotenstruma) (Abb. 2).

Diskussion

Als diagnostisches Kriterium für die subakute Thyreoiditis de Quervain kann neben der typischen Klinik und der BSG-Erhöhung die Sonographie der Schilddrüse herangezogen werden. Sie zeigt entweder ein inhomogenes echoarmes Binnenmuster oder ein umschriebenes echoarmes Areal, das meist druckschmerzhaft ist. Entsprechend dem Verlauf mit kompletter Normalisierung des klinischen und laborchemischen Befundes beobachtet man auch eine Rückbildung des pathologischen Binnenmusters sowie eine Abnahme der entzündlich geschwollenen Schilddrüse [1].

Schlußfolgerung: Die Sonographie der Schilddrüse hat neben den klinischen und laborchemischen Paramatern für die Diagnostik der Thyreoiditis de Quervain einen hohen Stellenwert. Die sonographische Verlaufskontrolle mit Beurteilung des Binnenmusters erlaubt die Feststellung der Ausheilung der Thyreoiditis.

Literatur

[1] Benker, G., Th. Olbricht, R. Windeck et al.: The sonographical and functional sequealae of de Quervain's subacute thyreoiditis: long-term follow-up. Acta endrocinologica (Copenh.) *117* (1988) 434–441.

Diskussion

Oppermann:
Frage an Herrn Eilles und Frau Moos:

Die BSG war bei 100% der Patienten mit de Quervain-Thyreoiditis erhöht. In wieviel Prozent dieser Patienten war das C-Reaktive Protein erhöht?

Moos:
Das kann ich nicht sagen.

Eilles:
Bei den acht eigenen Patienten war es immer positiv. Die Akutphaseproteine, zumindest CRP, sind ziemlich vermehrt.

Calvi:
Sie haben gezeigt, daß sich die Sonographie und die BSG als gute Parameter zum Verlauf und zur Ausheilung anbieten. Erstellen auch Sie regelmäßig zusätzlich ein Szintigramm nach einem Jahr?

Moos:
Wir haben uns festgelegt, die Thyreoiditis nach Schmerzäußerung sowie mit BSG und Sonographie zu diagnostizieren und auch den Verlauf mit Hilfe dieser 3 Parameter zu beobachten, so daß wir im Verdachtsfall keine Szintigraphie machen.

Eilles:
Die Normalisierung der BSG ist ein geeigneter Parameter, um die Ausheilung der Erkrankung zu erkennen. Daher sollte die funktionelle Restitutio durch ein Szintigramm abgesichert werden. Natürlich, wenn das klinische Bild der Erkrankung charakteristisch ist, braucht man eigentlich überhaupt keinen anderen Parameter zur Diagnostik oder Verlaufskontrolle.

Sonographische Verlaufsuntersuchungen bei Thyreoiditis de Quervain

L. Schaaf, W. Sauer, B. Eckert, K. H. Usadel, F. J. Seif

Einleitung

Die subakute Thyreoiditis de Quervain ist unter den Thyreoiditiden ein eigenständiges Krankheitsbild, das histologisch durch Epitheloid- und Riesenzellinfiltrate charakterisiert ist. Angaben über die Häufigkeit schwanken zwischen 1 und 6% aller Schilddrüsenerkrankungen. Wahrscheinlich wird die Diagnose insgesamt zu selten gestellt [4, 5].

Der typische Krankheitsverlauf ist durch starke bis stärkste Schmerzen im Halsbereich, vor allem bei Berührung gekennzeichnet. Charakteristischerweise bestehen im akuten Stadium eine ausgeprägte Beschleunigung der Blutsenkungsgeschwindigkeit und ggf. entsprechende Veränderungen in der Serumelektrophorese. Frauen sind insgesamt wesentlich häufiger betroffen als Männer [5, 11, 12]. Unter den möglichen pathogenetischen Mechanismen ist die Virusinfektion hervorzuheben [8, 9, 11].

In dieser Untersuchung soll der Stellenwert der Sonographie beim Erkennen der verschiedenen Stadien einer Thyreoiditis de Quervain definiert werden.

Patienten und Methoden

Untersucht wurden 13 Patientinnen (Durchschnittsalter 46 Jahre, 30–60 Jahre). Außer einer Strumateilresektion bei einer Patientin wegen Struma nodosa waren keine Schilddrüsenerkrankungen bekannt. Anamnestische Hinweise für eine kürzlich durchgemachte Virusinfektion bestanden bei 7 Patientinnen. Die Medikamentenanamnese bezog sich vor allem auf steroidale und nicht-steroidale Antiphlogistika. Außer dem internistischen Routinelabor einschließlich Serumelektrophorese wurden folgende Schilddrüsenhormonparameter bestimmt: TT4, FT4, TT3, FT3, TBG, Autoantikörper gegen Schilddrüsenmikrosomen und gegen Thyreoglobulin (MAK und TAK). Außerdem wurde ein intravenöser TRH-Test (400 μg) durchgeführt. Im Verlauf der Thyreoiditis de Quervain wurden 3 Stadien definiert. Die Akutphase war durch starke Druckschmerzhaftigkeit der Schilddrüse und Beschleunigung der Blutsenkungsgeschwindigkeit definiert (mindestens 80 mm n. W. in der 1. Std.). Andere Erkrankungen waren differentialdiagnostisch ausgeschlossen. Bei Patientinnen, bei denen außer im Akutstadium weitere Ultraschallbefunde vorlagen, wurde ein Verlaufsstadium abgegrenzt. Zusätzlich wurde im Langzeitverlauf ein Folgestadium definiert. Hierbei wurden 2 Gruppen unterschieden: Gruppe 1 mindestens 1 Jahr nach Erkrankungsbeginn, wenn seit mindestens 3 Monaten Beschwerdefreiheit ohne antiphlogistische Therapie bei fehlenden Entzündungszeichen bestand; Gruppe 2, wenn mindestens 4 Monate nach Erkrankungsbeginn ohne applizierte Steroidmedikation Beschwerdefreiheit bei normalisierter Blutsenkungsgeschwindigkeit vorlag. Sämtliche Untersuchungen wurden mit einem Picker 7000 LSC Ultraschallgerät mit einer 5 MHz-Konvexsonde durchgeführt. Durch ein detailliertes Untersuchungsprotokoll wurden folgende sonographische Befunde erfaßt: Volumina der Schilddrüsenlappen nach Brunn und Mitarbeitern [3] Volumen = Länge × Breite × Tiefe × 0,479); Oberflächenkontur: glatt/gewellt; Binnenreflexmuster: fleckig – inselartig/homogen; Anteil der pathologisch echorarefizierten Struktur im Vergleich zum Restgewebe; Asymmetrie zwischen linkem und rechtem Schilddrüsenlappen; Übergang zwischen pathologischen Strukturanteilen und Restgewebe: scharf/fließend; Dynamik der Veränderung im Krankheitsverlauf).

Insgesamt wurden 49 Ultraschalluntersuchungsprotokolle ausgewertet.

Ergebnisse

In der Akutphase (siehe Tabelle 1) bestand bei allen Patientinnen eine glatte Organkontur. Der Tiefendurchmesser war in der Regel betont und das Schilddrüsenvolumen häufig größer als 20 ml. Das Binnenreflexmuster war immer durch echorarefizierte Areale fleckig oder inselartig verändert. Im Extremfall bestand eine völlige Echorarefizierung. Wenn eine ausgeprägte Volumenasymmetrie zwischen linkem und rechtem Schilddrüsenlappen bestand, so war die Applikation des Schallkopfes auf der Seite mit ausgeprägter Echorarefizierung deutlich schmerzhafter als auf der Gegenseite.

In der Verlaufsphase (Tabelle 2) kam es meistens unter antiphlogistischer Therapie zu einer raschen Abnahme der Blutsenkungsgeschwindigkeit. Der vormals betonte Tiefendurchmesser bildete sich ebenso wie das Gesamtvolumen langsam zurück. Dies war in der Regel nach ca. 2–8 Wochen der Fall. Die Strukturveränderungen zeigten einen vergleichsweise protrahierteren Verlauf, der teilweise durch ausgeprägte Dynamik gekennzeichnet war (Zunahme und/oder rasche Änderung der echorarefizierten Areale).

Im Folgestadium bestand häufig eine kleine, echorarefizierte Schilddrüse. Die typischen Befunde des Akutstadiums konnten bei keiner Patientin wiedergefunden werden (Tabelle 3).

Tabelle 1 Akutphase

		Patienten
Funktionslage	Euthyreose	8
	Hyperthyreose	3
SD-Antikörper	positiv	3
	negativ	8
Medikation zum Zeitpunkt der Erstuntersuchung	keine	9
	Steroide	1
	nichtster. Antiphlogistika	1
Latenz Schmerzbeginn	3 bis 6 Wochen	8
bis zur 1. Sono-Unters.	8 bis 12 Wochen	3
Schilddrüsengesamtvolumen	größer 20 ml	8
	kleiner 20 ml	3
Form	Länge: Tiefe < 2,8	8
Kontur	glatt	11
Binnenmuster	fleckig-inselartig	11
Anteil path.	> ⅔ der Ges.-Struktur	4
echorarefiz.	⅓–⅔ der Ges.-Struktur	5
Struktur	< ⅓ der Ges.-Struktur	2
Asymmetrie	zw. li. u. re. SD-Lappen	6
Übergang zw. path. Struktur u. Restgewebe	fließend	6
	scharf	5
	scharf u. fließend	3

Tabelle 2 Verlaufsstadium

		Patienten
Beobachtungszeitraum	2 bis 14 Monate	8
BSG	Normalisierung im Verlauf	8
Medikation im Verlauf	keine	2
	Steroide	5
	nichtster. Antiphlogist.	1
SD-Antikörper im Verlauf	positiv	3
	negativ	5
Funktionslage im Verlauf	Euthyreose	8
SD-Volumen im Verlauf	Volumen kleiner 20 ml nach 1–6 Mon. ($\overline{X}$ = 3½ Mon.)	6
Übergang zw. path. Struktur u. Restgewebe	fließend im Verlauf	8
Dynamik	Zunahme der initialen Echorarefizierung	4
	deutliche Fluktuation der echoarmen Areale	4
Kontur	glatt	8
Sonographische Ges.-Beurteilung	Verd.-Diagnose „de Quervain" nicht mehr mgl. nach 3–12 Mon. ($\overline{X}$ = 8 Mon.)	8

Tabelle 3 Folgestadium

		Patienten
Gruppe A		
Funktionslage	Euthyreose ohne Subst.	0
	mit Subst.	7
SD-Antikörper	positiv	2
	negativ	5
SD-Volumen		
größer 20 ml	Struma nod. geringgrad. Echorarefizierung	2
13–20 ml	inhomogen ohne deutl. Echorarefizierung	1
kleiner 13 ml	inhomogen, echoarm	4
Sonograph. Gesamtbeurteilung	Verd.-Diagnose „de Quervain" nicht mehr möglich	7
Gruppe B		
Funktionslage	Euthyreose ohne Subst.	2
SD-Antikörper	negativ	2
Sonograph. Gesamtbeurteilung	bis auf diskrete Inhomogenität sonograph. Normalbefund	2

Diskussion

Im Laufe der letzten Jahre hat sich die Schilddrüsensonographie als Methode der Verlaufsbeobachtung von verschiedenen Schilddrüsenerkrankungen etabliert. Von 13 Patientinnen mit Thyreoiditis de Quervain wurden insgesamt 49 Ultraschallbefunde und verschiedene klinische sowie laborchemische Daten ausgewertet. In Bezug auf Alters- und Geschlechtsverteilung entsprach unser Kollektiv den Literaturangaben [5, 11, 12]. Häufig ließ sich auch in unserem Patientengut ein kürzlich durchgemachter Virusinfekt eruieren. Inwieweit hierbei eine z. B. HLA-vermittelte Disposition eine Rolle spielt, muß zunächst offen bleiben [1]. Nach differentialdiagnostischem Ausschluß anderer Erkrankungen wurde die Diagnose bei typischer Anamnese, klinischem Befund und entsprechender Laborkonstellation gestellt [5, 6]. Eine aspirationszytologische Diagnosesicherung wegen differentialdiagnostischer Schwierigkeiten war nicht notwendig. Bei 3 Patientinnen waren Schilddrüsen-Autoantikörper (MAK, TAK) nachweisbar. Nach der Literatur ist dies im Verlauf einer Thyreoiditis de Quervain in bis zur Hälfte der Fälle vorübergehend möglich [12]. Auffallend war oft eine relativ lange Latenzzeit von mehreren Wochen zwischen akutem Schmerzbeginn und der Zuweisung in unsere endokrinologische Ambulanz, ohne daß zwischenzeitlich eine medikamentöse Therapie eingeleitet worden wäre. Dies ist als Ausdruck der Unsicherheit bei der Diagnosestellung und beim Einleiten einer adäquaten Therapie zu werten. Außerdem ist zu vermuten, daß die Diagnose einer Thyreoiditis de Quervain insgesamt eher zu selten gestellt wird. Wir gehen deshalb in unserem Patientengut von einer Selektion schwerverlaufender Thyreoiditiden aus. Hierdurch läßt sich auch die bei uns häufige Indikation zur Steroidbehandlung sowie die im Literaturvergleich relativ hohe Rate substitutionsbedürftiger Hypothyreosen im Folgestadium erklären [5, 11, 13, 14]. Die sonographisch definierbare Akutphase war bei allen Patientinnen durch Volumenzunahme unter Betonung des Tiefendurchmessers bei glatter Organkontur, durch fleckig bis inselartige Echorarefizierung, durch häufige Asymmetrien zwischen linkem und rechtem Schilddrüsenlappen sowie durch fließenden und/oder scharfen Übergang zwischen echorarefizierten Arealen und unauffälligem Restgewebe charakterisiert. In der Regel bestanden die sonographisch definierbaren Akutzeichen länger als ihr laborchemisches (Blutsenkungsgeschwindigkeit, Serumelektrophorese) und/ oder klinisches Korrelat (Druckschmerzhaftigkeit). Im weiteren Verlauf waren nach ca. 2–8 Wochen eine deutliche Volumenabnahme und eine protrahierte Rückbildung der Strukturveränderungen der Akutphase zu erheben. Häufig bestanden Dichte- und Strukturwechsel der echorarefizierten Areale. Die Übergänge zwischen normalem Restgewebe und veränderten Strukturen wurden zunehmend fließend. Schon im Verlaufsstadium, insbesondere jedoch im Folgestadium, ließ sich die Verdachtsdiagnose einer Thyreoiditis de Quervain alleine aus dem Ultraschallbefund nicht mehr stellen. Andere Autoren kommen zu ähnlichen Ergebnissen [1, 2, 10]. Echoreiche Knotenstrukturen als Zeichen einer akuten Thyreoiditis de Quervain konnten wir jedoch in keinem Fall diagnostizieren [7]. Als Ausdruck des Endstadiums einer schweren Entzündung ist das Folgestadium in vielen Fällen durch eine kleine, echorarefizierte Schilddrüse charakterisiert. Entsprechend unserer Selektion schwerer Verläufe fand sich dieser Befund in unserem Krankengut relativ häufig. In der Literatur wird oftmals im Folgestadium auch ein sonographischer Normalbefund beschrieben [1]. In der Akutphase ist die Thyreoiditis de Quervain durch einen typischen sonographischen Befund charakterisiert, der die klinische Akutphase mehrere Monate überdauern kann. Schwere Verläufe einer Thyreoiditis de Quervain sind im Endstadium differentialdiagnostisch von einer atrophischen Autoimmunthyreoiditis nicht abzugrenzen.

Zusammenfassung

Um den Stellenwert der Sonographie im Verlauf einer Thyreoiditis de Quervain zu definieren, wurden insgesamt 49 Ultraschallbefunde von 13 Patientinnen (30–60 Jahre) ausgewertet. In der Akutphase zeigte sich eine Volumenzunahme bei glatter Organkontur unter Betonung des Tiefendurchmessers. Die Binnenstruktur zeigte häufig echoarme Areale mit entsprechend inselartigen Veränderungen. Nach 2–8 Wochen kam es zu einer deutlichen Volumenabnahme, wobei sich die Strukturveränderungen langsamer zurückbildeten. Im Folgestadium bestand häufig der Befund einer kleinen, echorarefizierten Schilddrüse. Der klinischen Akutphase entspricht ein charakteristisches sonographisches Bild, das jedoch mehrere Monate überdauern kann. Im späteren Verlauf kann der sonographische Befund von einer Autoimmunthyreoiditis nicht mehr sicher abgegrenzt werden.

Literatur

[1] Benker, G., T. Olbricht, R. Windeck et al.: The sonographical and functional sequelae of de Quervain's subacute thyreoiditis: long-term follow-up. Acta Endocrinol. *117* (1988) 435.

[2] Blum, M., A. M. Passalaqua, J. P. Sackler et al.: Thyroid echography of subacute thyreoiditis. Radiology *125* (1977) 795.

[3] Brunn, J., U. Block, G. Ruf et al.: Volumetrie der Schilddrüsenlappen mittels Real-time Sonographie. Dtsch. Med. Wochenschr. *106* (1981) 1338.

[4] Cassidy, C. E.: The diagnosis and treatment of subacute thyroiditis. In: E. B. Astwood, C. E. Cassidy (Hrsg.): Clinical Endocrinology, Vol. II, S. 220. Grune & Stratton, New York–London 1968.

[5] Heinen, E., J. Herrmann: Die subakute Thyreoiditis. Internistische Welt *9* (1980) 325.

[6] Herrmann, J.: Die Formen der Thyreoiditis, ihre Diagnostik und Therapie. Therapiewoche *30* (1980) 989.

[7] Kahaly, G., G. Plewe, U. Krause et al.: Sonographisch atypischer Befund einer Thyreoiditis de Quervain. Ultraschall Klin. Prax. *1* (1986) 95.

[8] Martino, E., L. Buratti, L. Bartalena et al.: High prevalence of subacute thyreoiditis during summer season in Italy. J. Endocrinol. Invest. *10* (1987) 321.

[9] Poncin, J., M. Hassan: Echographie des thyreoidites non suppurees. J. Radiol. *64* (1983) 713.

[10] Schatz, H.: Zur Thyreoiditis de Quervain. Dtsch. Med. Wschr. *100* (1975) 2377.

[11] Schatz, H.: Klinik und Therapie der Thyreoitiden. Therapiewoche *32* (1982) 1058.

[12] Seif, F. J.: Klinische Bedeutung von Mikrosomen- und Thyreoglobulinantikörpern. Akt. Endokr. Stoffw. *5* (1984) 112.

[13] Tikkanen, M. J., B. A. Lamberg: Hypothyroidism following subacute thyroiditis. Acta Endocrinologica *101* (1982) 348.

[14] Volpé, R.: Subacute (de Quervain's) Thyroiditis. Clinics in Endocrinology and Metabolism *8* (1979) 81.

Diskussion

Benker:

Es würde Ihre Annahme unterstützen, daß das Akutstadium der subakuten Thyreoiditis bereits überschritten war, wenn die Patienten zum Diagnosezeitpunkt normale Schilddrüsenhormone und ein normales TSH hatten. War das der Fall?

Schaaf:

Bei drei Patienten war das TSH passager supprimiert. Bei den anderen Patienten zeigten sich keine funktionellen Auffälligkeiten, bis dann am Ende eine Hypothyreose bei vier Fällen festgestellt wurde.

Lemb:
Die Kombination von echoarmer Schilddrüse im Sonogramm und reduzierter Speicherung im Szintigramm ist ein sehr starker Hinweis auf eine Thyreoiditis de Quervain oder Hashimoto. Aus diesem Grund sollte die Szintigraphie bei der Erstuntersuchung immer mit angefertigt werden. Da bei der de Quervain-Thyreoiditis eine klinische Besserung stets mit einer verbesserten Speicherung korreliert ist, gehört in diesem Fall zur Verlaufskontrolle die Szintigraphie auch dazu.

Schaaf:
Wir haben bei manchen Patienten eine Szintigraphie gemacht. In der Regel bringt diese – zumindest aus unserer Sicht – keinen differential-diagnostischen Zugewinn. Ebenfalls haben wir in der Regel auf die Aspirationszytologie aus dem gleichen Grund verzichtet.

Mödder:
Ich glaube, die subakute Thyreoiditis de Quervain ist sehr viel häufiger als man gemeinhin denkt. Dem Nuklearmediziner begegnet sie weniger in der Schilddrüsenambulanz. Ich habe die meisten merkwürdigerweise bei der Knochenszintigraphie gesehen. Überweisung: Tumorsuche. Das sind die Patienten, die eine hohe BSG wie bei Tumor-Erkrankungen haben, sich kaputt fühlen und bei denen alle Tumormarker schon bestimmt wurden. Die Knochenszintigraphieüberweisung ist dann das Dokument der Ratlosigkeit. Bei denen findet man dann sehr oft, daß sie einen fokalen Befund an der Schilddrüse, punktuelle Schmerzhaftigkeit oder zwei Monate vorher wirklich eine schwere Angina hatten. Ich glaube, man sollte vielmehr dran denken.

Reiners:
Herr Eilles sagte schon, daß die wichtigste Differentialdiagnose der de Quervain-Thyreoiditis das anaplastische Schilddrüsenkarzinom ist. Insofern bin ich durch Ihre Bemerkung etwas irritiert, daß Sie einen punktions-zytologischen Befund bei Ihren Patienten so gut wie nie gebraucht haben. Also ich würde mich da zu unsicher fühlen und nicht alleine auf die Klinik bauen.

Hehrmann:
Ich möchte unterstreichen, was Herr Mödder eben gesagt hat. Diese Patienten kommen ja meistens nach einer diagnostischen Odyssee, waren beim Kieferarzt, beim Hals-Nasen-Ohrenarzt und sonstwo. Und gerade dann, wenn es regionale Thyreoiditiden sind, die einen schmerzhaften solitären Knoten verursachen, ist in der Regel die Verdachts-Diagnose eines Malignoms schon gestellt. Fast alle Patienten kommen bereits mit einem angefertigten Szintigramm zu uns. Also in der Regel sind wir gar nicht mehr gezwungen, noch ein Szintigramm machen zu müssen. Ich gebe Ihnen völlig recht: zum Ausschluß dieses Malignoms (wenn die Verdachtsdiagnose einmal da ist), ist – glaube ich – die Punktion und der Nachweis der typischen Veränderungen einer Thyreoiditis de Quervain unerläßlich.

Seltenere Thyreoiditiden

F. J. Seif

Entzündungen der Schilddrüse entstehen über verschiedene pathogenetische Mechanismen. Schilddrüsenspezifische Autoimmunreaktionen können einerseits zum *Morbus Basedow,* meist mit Hyperthyreose und infiltrativer Orbitopathie, sowie anderseits zur chronischen, *lymphozytären Thyreoiditis Hashimoto* und ihrer atrophischen Variante, dem *idiopathischen Myxödem Gull,* führen. Wahrscheinlich durch Virusinfekte bedingt entsteht die subakute, pseudogranulomatöse *Thyreoiditis de Quervain.* Neben diesen relativ häufigen gibt es *seltenere Thyreoiditisformen,* die in diesem Kapitel abgehandelt werden. Pathogenetisch kommen dabei Infektionen mit Viren, Bakterien und Pilze in Betracht, außerdem ätiologisch ungeklärte Noxen, die granulomatöse und fibrosklerotische Prozesse verursachen.

Bakterielle Thyreoiditiden

Das Schilddrüsenparenchym kann von einer Vielzahl von Bakterien besiedelt werden, wodurch eine Thyreoiditis entsteht. Zu den Erregern zählen *gramnegative, fakultativ anaerobe Stäbchen,* wie Escherichia coli, Eikenella corrodens [41] und Salmonellen, ferner gramnegative anaerobe *Bakteroides-Arten.* Häufiger sind noch *grampositive, anaerobe oder fakultativ anaerobe Kokken,* wie Staphylococcus aureus, hämolysierende Streptokokken und Pneumokokken [15, 51]. Bisweilen findet man außerdem Aktinomyzeten [1], Mykobakterien [19, 22, 33, 44]. Rickettsien und Chlamydien [47], ferner auch Treponema pallidum. In der neueren Literatur konnten Publikationen über gramnegative Neisserien, Gonokokken und Meningokokken, als Erreger einer Thyreoiditis nicht gefunden werden.

Bakterielle Thyreoiditiden entstehen meist über den Blutweg im Rahmen septischer Krankheitsbilder vorzugsweise bei Patienten mit defekter Immunabwehr, wie bei Lymphom, HIV-Infektion, insulinpflichtigem Diabetes mellitus und nach Zytostatika. Auch von infizierten Nachbarstrukturen finden die Erreger über die Lymphgefäße oder per continuitatem ihren Weg in die Schilddrüse, so bei einer Mundbodenphlegmone, zervikaler Lymphadenitis, infiziertem persistierenden Ductus thyreoglossus und bei entzündeten inneren Halsfisteln, die, vorzugsweise bei Negroiden und Asiaten, vom Sinus pyriformis ausgehen [30, 53]. Ferner können Traumata zur bakteriellen Thyreoiditis führen.

In der Regel überwiegt das *klinische Bild* einer akuten oder subakuten Entzündung der Schilddrüse mit den Klagen über Schmerzen im Halsbereich und beim Schlucken, die in den Unterkiefer, ins Ohr und ins Mastoid ausstrahlen. Der betroffene Schilddrüsenlappen kann anfangs diffus geschwollen und druckempfindlich sein. Überwiegend findet man jedoch als Korrelat der entzündlichen Infiltration Knoten, die meist, aber nicht immer druckschmerzhaft sind. Die darüberliegende Haut kann induriert, überwärmt und gerötet sein. Nach zentraler Einschmelzung fluktuiert der Knoten. Das entzündete Schilddrüsenareal kann mit der Umgebung verbacken. Spontane Perforationen von Schilddrüsenabszessen nach außen, in die Trachea, den Ösophagus und ins Mediastinum sollten heute unter ärztlicher Überwachung nur noch selten eintreten. Je nach Ausdehnung und Lokalisation der Entzündung können Heiserkeit, Rekurrenzparese, Trachea- und Ösophagusverlagerung, lokale Thrombophlebitis sowie obere Einflußstauung entstehen. Nur selten stellt sich eine sekundäre zervikale Lymphadenitis ein. Leichtes bis hohes Fieber ist typisch, bei Sepsis auch Schüttelfrost. Aber keines der Symptome ist obligat. Eine unbehandelte, vor allem abszedierende Thyreoiditis ist lebensgefährlich. Je nach Grunderkrankung ist von einer Mortalitätsrate von 8 bis 25% auszugehen [nach 15]. Alle Altersstufen können betroffen sein, auch Kleinkinder [41, 51].

Vom Einsatzzeitpunkt eines effektiven Antibiotikums und von der entzündlichen Reaktionslage des Körpers wird es abhängen, ob eine bakterielle Thyreoiditis, wie oben für den typischen Fall beschrieben, mit Schmerzen, Fieber und schließlich Einschmelzung (Suppuration) einhergeht, oder aber ohne diese verläuft. Auch Granulome und kalte Abszesse können sich bilden. Die entzündliche Reaktionsform wird von der Art der Erreger bestimmt; die intrazellulären Chlamydien verursachen ein Krankheitsbild wie bei der Thyreoiditis de Quervain [47]; die Aktinomykose bedingt eine fistelnde Abszedierung; bei Tuberkulose und Syphilis III entstehen Granulome.

Bei der fieberhaften, septischen und suppurativen Verlaufsform der bakteriellen Thyreoiditis besteht eine Leukozytose mit Linksverschiebung, die Blutsenkung ist beschleunigt, die Akutphasenproteine sind erhöht. Die Schilddrüsenhormone zeigen meist eine Euthyreose, aber auch eine Hyperthyreose durch entzündliche Thyreolyse und im Ausheilungsstadium dem Ausmaß des zerstörten Schilddrüsenparenchyms entsprechend eine Euthyreose oder primäre Hypothyreose. Schilddrüsenspezifische Antikörper sind negativ, es sei denn, eine Autoimmunthyreoiditis liege schon vor der bakteriellen Infektion vor oder es werde, bei entsprechender Disposition, durch die Infektion ein perpetuierender Autoimmunprozeß ausgelöst.

Die *Ultraschalluntersuchung* zeigt im Frühstadium eine Vergrößerung des betroffenen Schilddrüsenlappens mit leichtgradiger Reduzierung der Echogenität. Nach einigen Tagen demarkieren sich unscharf begrenzte, echoarme Knoten, eventuell schon mit echofreiem Bezirk als Ausdruck einer Einschmelzung.

Im *Szintigramm* mit Jodid oder 99m-Pertechnetat sind die Entzündungsinfiltrate speicherfrei. Mit 67-Gallium-Zitrat lassen sich die Infiltrate positiv darstellen. Die Jodverarmung durch entzündliche Thyreolyse läßt sich durch ein indirektes Szintigramm mittels externer 241-Americium-Anregung verfolgen [35, 42]. Durch die Röntgenuntersuchung des Pharynx mit Gastrographin®-Schluck lassen sich eventuell Fistelgänge darstellen; bei der *Pharyngoskopie* kann bei Druck auf den thyreoidalen Entzündungsherd und bestehendem Fistelgang Eiterabfluß beobachtet werden [53].

Einen wichtigen diagnostischen Eingriff stellt die Feinnadelpunktion des Entzündungsherdes dar. Dadurch werden nicht nur Entzündungszellen (Granulozyten) für die *Zytologie* gewonnen, sondern vor allem auch Material zur Anzüchtung der Erreger und für einen bakteriologischen Ausstrich. Bei Sepsis sind auch Blutkulturen notwendig. In der Ausheilungsphase können Lymphozyten gefunden werden; bei Tuberkulose und Syphilis III zeigen sich granulomatöse Elemente, Epitheloidzellen, Langhanssche Riesenzellen und Lymphozyten; bei Chlamydien und Rickettsien (Q-Fieber) findet man eventuell typische Einschlußkörper.

Die bakterielle Thyreoiditis muß mit Antibiotika gezielt und ausreichend behandelt werden. Bei eitriger Einschmelzung ist die rechtzeitige Inzision und Drainage erforderlich, um einem spontanen Durchbruch ins Mediastinum (eitrige Mediastinitis), in die Trachea und den Ösophagus zuvorzukommen. Unter der antibiotischen Behandlung klingt auch bald eine eventuell vorhandene thyreolytische Hyperthyreose ab; eine vorübergehende symptomatische Behandlung mit täglich 3 × 10 mg Propranolol kann notwendig sein. Bei permanenter postthyreoiditischer primärer Hypothyreose ist mit Thyroxin zu substituieren.

Die Infektion der Schilddrüse mit Mycobacterium humanum, Mycobacterium bovinum oder atypischen Formen ist eine seltene Erkrankung. Vor 50 Jahren fand man sie in 0,08 bis 0,4% bei operierten Strumen und in weniger als 0,1% bei Autopsien. Die *tuberkulöse Thyreoiditis* entsteht durch lokalen Übergriff von einer laryngealen Tuberkulose oder einer zervikalen Lymphknotentuberkulose, aber auch als Manifestation einer Miliartuberkulose oder sekundären Organtuberkulose.

Das *klinische Bild* ist unspezifisch; es kann sich als schmerzhafte lokalisierte Thyreoiditis [44], aber meist als nicht schmerzhafter Schilddrüsenknoten, oft vergesellschaftet mit tastbaren zervikalen Lymphknoten, zeigen. Je nach Aktivität und Ausdehnung des tuberkulösen Prozesses können entzündliche Allgemeinerscheinungen fehlen oder vorhanden sein. Die Blutsenkung ist normal oder beschleunigt [19, 22, 33, 44]. Auch Fieber unklarer Genese kann ein Fingerzeig auf eine tuberkulöse Thyreoiditis sein [19]. Verwachsungen mit den umgebenden Strukturen, Fistelbildungen zur Haut und Trachea sowie vorübergehende und bleibende Rekurrenzparesen durch Druck und entzündliche Infiltration können in späten Stadien komplizierend hinzutreten.

Sonographisch sind die spezifischen Granulome unregelmäßig begrenzt, echoarm bis echoreich, bei Einschmelzungen zum kalten Abszeß auch zentral echofrei. Ältere Prozesse neigen zur Verkalkung. In der *Szintigraphie* stellen sich auch die tuberkulösen Entzündungsherde als kalte Knoten dar [19, 22, 33, 44].

Die Schilddrüsenhormone sind in der Regel normal. Eine bisweilen beschriebene Hyperthyreose ist entweder eine zufällige Zweiterkrankung oder sie ist bei einem frischen Prozeß thyreolytisch bedingt wie bei der subakuten Thyreoiditis de Quervain. Ausgedehnte Gewebsdestruktion kann aber auch zur primären Hypothyreose führen. Schilddrüsenspezifische Antikörper sind nicht vorhanden.

Die Diagnose einer tuberkulösen Thyreoiditis kann vermutet werden, wenn andere spezifische Organmanifestationen vorhanden sind, besonders wenn eine Halslymphknotentuberkulose bekannt ist. Meistens wird die Diagnose histologisch gestellt nach Strumaresektion wegen Tumorverdachts. Langhanssche Riesenzellen, Histiozyten, perigranulomatöse Lymphozyteninfiltrate und zentral verkäsende Nekrose sowie der Nachweis von säurefesten Stäbchen und die kulturelle Anzüchtung von Mykobakterien sind pathognomonisch. Durch eine *Feinnadelpunktion* können spezifische Zellen und säurefeste Stäbchen gewonnen werden [19]. Fehlen die Verkäsung und der Erregernachweis, dann belegen ein positiver Tuberkulintest und eine andere spezifische Organmanifestation die Diagnose einer tuberkulösen Thyreoiditis mit ausreichender Wahrscheinlichkeit, so daß auch dann eine tuberkulostatische Therapie indiziert ist. Differentialdiagnostisch kommt vor allem die Sarkoidose in Betracht (siehe unten), die mit etwa 5% bei knotigen Strumen 10mal häufiger zu erwarten ist. Darüber hinaus sind unter anderem auch eine de-Quervain-Thyreoiditis, eine Pilzinfektion und eine Syphilis im Stadium III zu erwägen.

Auch bei vermuteter Tuberkulose sollte der szintigraphisch kalte Knoten operativ saniert und histologisch geklärt werden, zumal das Schilddrüsenkarzinom um ein vielfaches häufiger vorkommt und beide Erkrankungen auch zusammentreffen können. Ist eine tuberkulöse Thyreoiditis vor der Operation ausreichend wahrscheinlich, dann sollte präoperativ für etwa 4 Wochen eine vierfache tuberkulostatische Therapie durchgeführt werden, um eine Infektion des Operationsbettes und eine Verschleppung zu vermeiden. Bei belegter Diagnose ist eine Vierfachtherapie für etwa 6 Monate erforderlich, wenn während dieser Zeit auch eine klinische Heilung eintritt.

In den ersten 3 Jahren nach der Ausheilung der tuberkulösen Thyreoiditis sind jährliche Messungen des basalen TSH erforderlich, um rechtzeitig eine substitutionsbedürftige primäre Hypothyreose zu erkennen.

Die *syphilitische Thyreoiditis*, hervorgerufen durch Treponema pallidum, ist heute eine extrem seltene Organmanifestation des Syphilisstadiums III. Die schmerzlosen tastbaren Knotenbildungen entsprechen den spezifischen Granulomen, den Gummata [3, 20]. Zytologisch dürfen Lymphozyten und Plasmazellen vorherrschen und Epitheloidzellen und Langhanssche Riesenzellen deutlich zurücktreten. Positive, spezifische serologische Reaktionen, andere syphilitische Organmanifestationen und anamnestische Angaben erleichtern die Diagnose. Sie sind vor allem auch dann wesentliche diagnostische Hilfen, wenn eine syphilitische Thyreoiditis in der Form einer interstitiellen Fibrose vorliegt [3, 20]. Die gezielte und ausreichende antibiotische Behandlung ist obligatorisch und kann zum Einschmelzen der Gummata führen. Insbesondere ist im Stadium der Spätsyphilis die komplikationsträchtige Jarisch-Herxheimer-Reaktion zu erwarten und zu behandeln. Bei ausgeschlossener Hyperthyreose anderer Genese können Jodkuren interponiert werden. Eine länger dauernde Hypothyreose muß substituiert werden.

Die *Aktinomykose der Schilddrüse* nimmt ihren Ausgang von einer entsprechenden Osteomyelitis des Unterkiefers, Infektion des Mundbodens, der Halslymphknoten oder Infektion primär persistierender Fistelgänge (laterale Halsfistel, Ductus thyreoglossus). Akute und chronische Entzündungsstadien wechseln ab, so können auch die verbackenen Infiltrate schmerzhaft oder schmerzfrei sein. Die entzündliche Ausbreitung neigt zu Fistelbildung. Die Infiltrate in der Schilddrüse sind sonographisch echoreich [1]. Die Feinnadelpunktion ist hilfreich bei der Diagnostik; der Nachweis grampositiver, verzweigter Aktinomyzetenfilamente, bisweilen in Drusenform, ist charakteristisch [1]. Penizilline, Tetrazykline, Clindamycin und Chloramphenicol sind wirksame Antibiotika.

In der älteren Literatur aus der präantibiotischen Zeit wird über Erregerbefall der Schilddrüse bei *Milzbrandsepsis* (Bacillus anthracis) und über lange Zeit bestehende kalte *Typhusabszesse* (Salmonella typhi) in der Thyreoidea berichtet [3]. *Rickettsiosen,* vor allem das Q-Fieber (Coxiella burneti) sollen eine nicht eitrige Thyreoiditis mit dem klinischen Bild einer de-Quervain-Thyreoiditis hervorrufen können [nach 47]. Auch *Chlamydia psittaci*, der Erreger der Ornithose, und der Erreger der *Katzenkratzkrankheit* (Felinose) werden mit einer subakuten, nicht eitrigen Thyreoiditis in Verbindung gebracht [47, 49]. Einschlußkörper in thyreoidalen Zellelementen sind zu erwarten.

Mykotische Thyreoiditis

Außergewöhnlich selten sind Pilze Erreger einer Thyreoiditis. Die mykotische Thyreoiditis geht auf opportunistische Keime zurück und tritt praktisch nur bei Patienten auf, deren Immunabwehr beeinträchtigt ist, bei angeborenen oder erworbenen Immundefekten, unter Glukokortikoidtherapie, bei Lymphomen und nach Zytostatikabehandlung. Aus den Fallbeschreibungen kann extrapolativ vermutet werden, daß alle pathogenen Pilzspeciei, die eine Fungiämie und einen Leberbefall erzeugen, potentiell, wenn auch selten, eine mykotische Thyreoiditis hervorrufen können.

Thyreoiditiden sind bei *Kandidosen, Aspergillosen* [17], *Allescheriosen, Kokzidioidomykosen* [35], *Kryptokokkosen* [36] und *Pneumozystosen* [18] beschrieben. Meist von einem pulmonalen Herd ausgehend entsteht die thyreoidale Organmanifestation über Fungiämie. Coccidioides immitis und Pneumocystis carinii können das klinische Bild einer subakuten Thyreoiditis hervorrufen [18, 35]. Auch Einschmelzungen treten auf [35]. Der Fall einer „silent thyroiditis" ist bei einer disseminierten Infektion mit Cryptococcus neoformans beschrieben. Entsprechend der Ausdehnung zeichnen sich Speicherdefekte im Jod- oder 99m-Technetium-Szintigramm ab [18, 35, 36]; 67-Gallium-Zitrat kann die Entzündungsherde positiv zeichnen [36]; gleichermaßen wie bei der bakteriellen Thyreoiditis (siehe oben) dargestellt, kann mit der 241-Americium-Anregung der Jodschwund registriert werden [35]. Die Sonographie zeigt echoarme oder echoheterogene Infiltrate.

Wiederum erweist sich die *Feinnadelpunktion* der Schilddrüsenherde als eine diagnostisch effektive Methode, wobei durch speziell gefärbte Ausstriche und Anzüchtung des Punktats in Pilzmedien die Spezies erkannt wird [18, 35]; die Blutkultur ist gleichermaßen wichtig [36]. Bei Coccidioides immitis bewirken die Endosporen eine granulozytäre Entzündung und die Spherulen eine granulomatöse Gewebsreaktion; Suppuration und Fibrose sind nicht selten. Auch Kryptokokkosen und Pneumozystosen führen zur granulomatösen Reaktion mit Makrophagen, Langhansschen Riesenzellen und Lymphozyten. Bei der Pneumozystose findet man vor allem perivaskuläre Zystenbildungen, wobei diese Sporozysten typischerweise 6 bis 8 Sporen erkennen lassen.

Meist bleibt eine Euthyreose bestehen; es kann sich aber auch eine thyreolytische Hyperthyreose entwickeln [18, 35, 36]. Eine primäre Hypothyreose ist als Defektheilung bei sehr ausgedehnter Entzündung zu erwarten. Die Fieber- und Leukozytenreaktion ist sehr variabel.

Die systemische Anwendung von Antimykotika, Ketokonazol oder Amphotericin B, gegebenenfalls das Absetzen von Glukokortikoiden und die Drainage eines gebildeten Abszesses sind gebotene Therapiemaßnahmen. Bei Pneumocystis carinii wird Trimethoprim zusammen mit Sulfamethoxazol eingesetzt.

Parasitäre Thyreoiditis

Über eine akute nichteitrige Thyreoiditis im Zusammenhang mit einer Malariainfektion ist berichtet worden [48]; im beschriebenen Fall bestand darüber hinaus eine Infektion der oberen Luftwege, so daß eher eine Thyreoiditis de Quervain zu vermuten bleibt. Die diskutierte Thyreoiditis bei der Chagasschen Erkrankung (Trypanosoma cruzi) ließ sich nicht verifizieren [34]. Auch wird ab und an eine Echinokokkus-Infestation der Schilddrüse erwähnt.

Virale Thyreoiditis

Typischerweise wird die pseudogranulomatöse *Thyreoiditis de Quervain* als eine durch Viren induzierte Organentzündung betrachtet, wobei auslösend Coxsakkie-, Influenza-, Adeno-, Mumps-, Masern- und Epstein-Barr-Viren in Betracht kommen [55]. Die Erkrankung kann epidemisch auftreten. Unter den Haupthistokompatibilitätsantigenen der Gruppe I (MHC I) soll HLA B35 zur klinischen Manifestation disponieren. Trotz unterschiedlicher Viren ist die zelluläre Entzündungsreaktion mit dem Auftreten von Histiozyten und Langhansschen Riesenzellen einförmig. Es ist bisher offen, ob die Thyreoiditis de Quervain einen Virusbefall der Schilddrüse oder lediglich eine thyreoidale Reaktionsform auf zirkulierende, virusinduzierte Entzündungsmediatoren, wie Interferone, Interleukine und Nekrosefaktoren, darstellt.

Das *Zytomegalievirus* kann jedoch bei geschwächter Immunabwehr, besonders bei AIDS, dem erworbenen Immundefizienzsyndrom (siehe unten), die Thyreozyten befallen [17, 57], wobei meist keine zelluläre Entzündungsreaktion und klinisch dann auch kein thyreoiditisches Korrelat vorhanden sind [17]. Erst bei Zellnekrosen treten Abräumungsreaktionen auf. Histologisch und zytologisch findet man stark vergrößerte Thyreozyten mit basophilen intranukleären Einschlußkörperchen, die gegenüber dem Kernchromatin durch einen schmalen hellen Randsaum abgegrenzt sind [17]; bisweilen liegen die Einschlußkörper auch im Zytoplasma.

Thyreoiditis bei HIV-Infektion und AIDS

Die Infektion mit dem humanen Immundefizienzvirus (HIV-1) und ihre klinische Manifestation als Lymphadenopathie, ARC (AIDS-related complex) und AIDS (erworbenes Immundefizienzsyndrom) äußern sich an vielen Organsystemen, so auch an endokrinen Organen, vor allem an den Gonaden, der Nebennierenrinde, aber auch an der Hypophyse, den Pankreasinseln, den Parathyreoideae und nicht zuletzt auch an der Schilddrüse [2, 14, 57]. Opportunistische Infektionen und das Kaposi-Sarkom können die Schilddrüse befallen [2]. Die HIV-Infektion bewirkt eine zunehmende Insuffizienz des Immunsystems und bisweilen auch eine Thyreoiditis. Bakterien, Pilze und Viren kommen als Erreger in Betracht [2, 14, 17, 18, 36, 57]. Ohne thyreoiditische Symptomatik läuft die *Zytomegalie-Infektion* der

Schilddrüse ab [17]. Unter dem Bild der subakuten Thyreoiditis manifestiert sich eine Infektion mit *Pneumocystis carinii* [18] und anderen Pilzen; auch klinisch stumme Verläufe sind bekannt [36]. In den vorangehenden Kapiteln über bakterielle, mykotische und virale Thyreoiditiden sind weitere diagnostische Einzelheiten beschrieben.

Von der Akuität der Entzündung und ihrem Ausmaß wird es abhängen, ob sich vorübergehend eine selbstlimitierende thyreolytische Hyperthyreose und später eine hypothyreote Defektheilung entwickelt. Unabhängig von einer Thyreoiditis kann im Spätstadium der HIV-Infektion auch eine Hormonkonstellation eintreten, die einer „non-thyroidal illness" (NTI) oder einem „euthyroid sick syndrome" entspricht [2]. Auch der Einfluß von Therapeutika auf die Schilddrüsenfunktion und auf die thyreoidalen Hormonparameter ist zu berücksichtigen. So kann eine Interferon- und Interleukin-2-Therapie eine Autoimmunthyreoiditis induzieren oder verschlechtern [4, 10, 16].

Thyreoiditis bei Therapiemaßnahmen

Adjuvante antineoplastische Therapie mit Leukozyten-*Interferon,* durchgeführt bei Patienten mit metastasiertem Karzinoid und Mammakarzinom, induziert, reaktiviert oder exazerbiert bei einem hohen Prozentsatz der Fälle (14/49 = 26,5% und 5/10 = 50%) eine Autoimmunthyreoiditis mit Anstieg der Serumtiter von thyreoidalen Autoantikörpern und Entwicklung einer primären Hypothyreose und Hyperthyreose [10, 16]. Die verwendeten Interferon-α-Präparationen sind wahrscheinlich nicht ganz frei von Interferon-γ, das an der Zellmembran der Thyreozyten die Expression von Klasse-II-Antigenen des Haupthistokompatibilitätskomplexes induziert und damit die Zellen zur Antigenpräsentation befähigt. Ferner muß bedacht werden, daß Interferon-α Makrophagen direkt zur vermehrten Produktion von Tumornekrosefaktor-α und Interleukin-1 anregt, wodurch die Interferon-γ-Produktion der T-Lymphozyten stimuliert wird. Die Entwicklung einer Autoimmunthyreoiditis wird auch durch die Behandlung mit Interleukin-2 und lymphokinaktivierte Killerzellen (LAK cells) gebahnt [4].

Unter der Behandlung einer mukokutanen Kandidose mit *Ketokonazol* entwikkelte sich eine ausgeprägte primäre Hypothyreose [29]. Eine direkte oder indirekte Einwirkung des Ketokonazols auf die Schilddrüse ist noch nicht bekannt. In den beiden beschriebenen Fällen lag wahrscheinlich ein Kandida-Endokrinopathie-Syndrom vor, wobei eine subklinische thyreoiditische Hypothyreose sich klinisch manifestierte.

Bestimmte Medikamente, vor allem *Rifampizin, Diphenylhydantoin* und *Karbamazepin,* induzieren in der Leber vom Zytochrom-P450 abhängige mischfunktionelle Oxygenasen, die dann auch endogene Hormone, so auch Thyroxin und

Trijodthyronin, rascher inaktivieren. Eine subklinische Hypothyreose kann dadurch klinisch in Erscheinung treten, vor allem wenn ein Parenchymdefekt nach Thyreoiditis oder bei Autoimmunthyreoiditis vorliegt.

Das jodhaltige Antiarrhythmikum *Amiodaron* (37 mg Jod/100 mg) hemmt die periphere aktivierende Konversion des Thyroxins zum Trijodthyronin und führt zu einer Überladung der Schilddrüse mit Jod, ohne daß dadurch bei gesunder Schilddrüse eine Abweichung von der euthyreoten Stoffwechsellage resultiert. Bei Zustand nach Strumaresektion, nach Radiojodbehandlung, bei und nach Thyreoiditis sowie bei Disposition zur Autoimmunthyreoiditis Hashimoto kann durch das hohe Jodangebot eine substitutionsbedüftige primäre Hypothyreose entstehen. Bei autonomem Adenom, bei Struma multinodosa mit funktioneller Autonomie und bei Morbus Basedow verschlimmert sich die Hyperthyreose.

Amiodaron oder eines seiner Metaboliten wird selbst von den Thyreozyten aufgenommen und verursacht einen toxischen Effekt, wie er auch bei Pneumozyten und Hepatozyten bekannt ist [52]. Es kann von einer *Amiodaron-Thyreoiditis* gesprochen werden, denn die toxische Schädigung führt zu zellulären Reaktionen, wie sie von der traumatischen Thyreoiditis und der viralen pseudogranulomatösen Thyreoiditis de Quervain bekannt sind.

Innerhalb einzelner Follikel schwellen die Thyreozyten segmental an, sie vergrößern sich, bilden Vakuolen und Granula. Diese Schaumzellenaggregate können halbkugelförmig sich in den Kolloidraum vorwölben und bisweilen den ganzen Follikel ausfüllen. Zellteilungsfiguren sind erkennbar. Vielkernige synzytiale Zellbildungen, wohl Langhanssche Riesenzellen, treten ebenfalls auf. Die Thyreozyten können desquamieren. Lymphozyten und Plasmazellen sind nur in geringem Maße vorhanden. Die Thyreozyten sind lipofuszinreich, bilden pyknotische Kerne und nekrotisieren. Das lokale interstitielle Bindegewebe reagiert mit einer Fibrose [52]. Mit der Feinnadelpunktion können die beschriebenen Zellelemente gewonnen werden.

Diese Gewebsreaktionen wurden in Schilddrüsengewebe beobachtet, das bei fast totalen Strumaresektionen wegen Hyperthyreose unter Amiodaron-Therapie gewonnen wurde [52]. Da die nicht reagierenden Follikel kolloidreich waren und ruhendes Epithel zeigten, muß angenommen werden, daß die Hyperthyreose auf einen thyreolytischen Prozeß wie bei der de-Quervain-Thyreoiditis zurückgeht, wozu auch die beschriebenen Gewebsveränderungen passen. Auch mikrosomale Autoantikörpertiter können vorübergehend auftreten [39]. Für die Thyreolyse als pathogenetischen Prozeß der *Amiodaron-Hyperthyreose* spricht auch, daß eine thyreostatische Therapie in der Regel ineffektiv ist, aber eine Glukokortikoidtherapie und Absetzen von Amiodaron bald eine bleibende Euthyreose herbeiführen [60].

Bei Überlebenden einer *Knochenmarkstransplantation* entwickelt sich in den ersten 20 Monaten relativ häufig eine Schilddrüseninsuffizienz mit Hormonkonstellationen einer subklinischen oder auch manifesten primären Hypothyreose [25, 50]. Autoantikörper sind in der Regel negativ. Als wesentlicher pathogenetischer Faktor ist die Strahlenschädigung der Schilddrüse bei der Ganzkörperstrahlung anzusehen. Inwieweit Zytostatika dabei zusätzlich die Thyreoidea schädigen, ist noch nicht ausreichend geklärt. Bei einer zusätzlichen thyreoiditischen Komponente, z. B. nach de-Quervain-Thyreoiditis, kann die behandlungsbedürftige primäre Hypothyreose besonders rasch hervortreten [25].

In diesen Fällen kann von einer *Strahlenthyreoiditis* ausgegangen werden, wie sie unter Radiojodbehandlung oder externer Bestrahlung, z. B. wegen Morbus Hodgkin im Halsbereich, eintreten kann. Anfangs kann eine thyreolytische Hyperthyreose entstehen; nach längerer Zeit zeigt sich dann häufig eine primäre Hypothyreose. Für die Entstehung einer Strahlenschädigung der Schilddrüse ist weniger die lokale Gesamtdosis als vielmehr die Dosis pro Fraktion und die Dosisrate maßgebend [50]. An die erhöhte Inzidenz eines papillären Schilddrüsenkarzinoms nach Bestrahlungsexposition sei außerdem erinnert.

Nach einer therapeutischen *131-Jod-Bestrahlungsexposition* sind von den induzierten Veränderungen und der Strahlenthyreoiditis die zentralen Schilddrüsenparenchymbereiche mehr betroffen als die Randbereiche des Organs, wo aus geometrischen Gründen die lokale Dosis geringer ist. Nach etwa 4 Tagen weisen die Thyreozyten eine eosinophile Granularität, eine Zytoplasmaschwellung und eine beginnende Kernpyknose auf. Die Gefäße sind meist kongestiert oder zeigen eine fibrinoide Nekrose der Gefäßwand; die Endothelien sind ebenfalls geschwollen [28]. Später nimmt das Stromaödem weiter zu, woraus sich dann als Endzustand eine interfollikuläre interstitielle Fibrose entwickelt. Die Thyreozyten bilden schließlich Vakuolen aus und desquamieren in das Follikellumen. Follikel können aufbrechen und Kolloid freigeben. In der Regel entwickelt sich in den ersten 6 Wochen auch keine zelluläre Infiltration. Im Spätstadium besteht neben der Fibrose eine eosinophile Granularität weiter; die Thyreozytenkerne sind bisweilen hyperchromatisch und weisen bizarre Formen auf [28].

Traumatische Thyreoiditis

Einmalige oder repetitive *Einwirkungen von Druck* können durch Scherkräfte das Schilddrüsenparenchym lädieren, woraus eine entzündliche, meist intrafollikulär liegende pseudogranulomatöse Reaktion entsteht [11]. Allein die wohl intensive Palpation der Schilddrüse oder einer Struma bei den Voruntersuchungen zu einer Operation reicht aus, kapillare Rhexisblutungen, Desquamation von Follikelepithelien und Ruptur der Follikelbasalmembran hervorzurufen [11]. Siderophagen im Bereich der Blutung sowie Histiozyten, Lymphozyten, vereinzelt auch Langhanssche Riesenzellen, Thyreophagen und desquamierte, pyknotische Thyreozyten im geschädigten Follikel zeigen sich im histologischen Präparat. Die Blutungsreste und die nur fokal disseminierte pseudogranulomatöse Entzündung unterscheidet diese traumatische Thyreoiditis von der Thyreoiditis de Quervain, deren Entzündungsherde ausgedehnt konfluieren [11].

Erwürgungsversuche, Schlageinwirkungen im Halsbereich, z. B. beim Kampfsport [6], und der repetitive Druck eines nicht optimal sitzenden Sicherheitsgurtes im Auto [7] sind als Ursachen einer traumatischen Thyreoiditis bekannt, die unter dem klinischen Bild einer subakuten Thyreoiditis verlaufen kann [7].

Thyreoiditis bei Kollagenosen

Bei *rheumatoider Arthritis* und primärem *Sjögren-Syndrom* häuft sich die Autoimmunthyreoiditis Hashimoto [8, 9]. Neuere Untersuchungen haben gezeigt, daß das Zusammentreffen einer Hashimoto-Thyreoiditis mit *Sklerodermie* und *Lupus erythematodes disseminatus* unterschätzt wird [21, 26, 38]. Eine Struma ist dabei selten das führende klinische Symptom. Ein sekundäres Sjögren-Syndrom und ein CREST-Syndrom (subcutaneous calcinosis, Raynaud's phenomenon, esophageal hypomotility, sclerodactyly, multiple teleangiectasias) scheinen besonders zur Thyreoiditis zu disponieren. Die Stoffwechsellage ist häufig hypothyreot oder subklinisch hypothyreot. Eine Abgrenzung gegenüber dem Niedrig-T3-Syndrom ist erforderlich. Zirkulierende Autoantikörper werden in hohem Prozentsatz gefunden. Eine Aktivierung des organgebundenen Entzündungsprozesses durch erhöhte Interferonproduktion im Rahmen der Kollagenose wird diskutiert.

Vor allem bei der Sklerodermie findet man selten ausgedehnte lymphoplasmazelluläre Infiltrate. Es überwiegt eine interstitielle und interfollikuläre Fibrose, die im fortgeschrittenen Stadium auch zu Parenchymatrophie und Follikeldestruktion führt [21]. Die Schilddrüseninsuffizienz wird durch zwei Autoimmunprozesse herbeigeführt, den organspezifischen thyreoidalen und den generalisierten bindegewebigen. Das Resultat ist eine fibrosierende Thyreoiditis, die von der Riedel-Struma zu unterscheiden ist.

Sarkoidose der Schilddrüse

Die Sarkoidose, auch als *Morbus Boeck* oder in ihrer besonders aktiven Verlaufsform als *Löfgren-Syndrom* bekannt, ist eine entzündliche Erkrankung noch ungeklärter Ätiologie. Die epitheloidzellige granulomatöse Entzündung befällt vorzugsweise Lungen, Lymphknoten und Leber, aber auch jedes andere Organ, so auch die Schilddrüse. Eine Sarkoidose der Schilddrüse wird in etwa 4,5% der

Autopsien gefunden [nach 54], wobei diese Organmanifestation eine generalisierte Sarkoidose aufzeigt.

Bei der Sarkoidose der Schilddrüse findet man meist nicht schmerzhafte multiple Knotenbildungen, die der epitheloidzelligen granulomatösen Infiltration entspricht. Auch als solitäre Schilddrüsenknoten kann sich die Sarkoidose zeigen. Kloßgefühl und Druck im Halsbereich werden angegeben. Seltener führen druckempfindliche Knoten mit Schluckbeschwerden und ausstrahlenden Schmerzen in den Unterkiefer, ins Ohr und Mastoid den Patienten zum Arzt. Bisweilen sind auch gleichzeitig die Speicheldrüsen befallen. Halslymphknoten sind nicht regelmäßig tastbar vergrößert. Dagegen zeigt das Röntgenbild der Thoraxorgane meistens eine bihiläre Lymphadenopathie [13, 40, 45, 46, 54].

Allgemeinsymptome, wie Fieber, Krankheitsgefühl und Gliederschmerzen, sind von der Aktivität und dem Generalisationsstadium des Entzündungsprozesses abhängig. Entsprechend ist im Serum das Angiotensin-Converting-Enzym erhöht, das in den Epitheloidzellgranulomen gebildet wird. Immunreaktionen vom verzögerten Typ sind gehemmt (Candida, Tuberkulin), die IgG-Produktion ist überschießend. Die Blutsenkungsreaktion ist beschleunigt. Der Keim-Test zeigt eine positive Granulombildung erst nach 4 Wochen; die histologische Untersuchung des exzidierten Hautgranuloms ist notwendig.

Die frischen und aktiven Granulome sind im *Ultraschall* als echoarme Infiltration und Knoten erkennbar. Im fibrösen Ausheilungsstadium können sie echoreich werden. In der *Schilddrüsenszintigraphie* mit Technetium oder Jod stellen sich die Infiltrate und Knoten als Speicherdefekte dar. Inwieweit die Galliumszintigraphie auch in der Schilddrüse aktive Granulome darzustellen vermag, ist noch nicht ausreichend untersucht. Sasaki et al. ist dies in einem Fall nicht gelungen [45].

Histologisch entsprechen die Sarkoidoseinfiltrate typischen epitheloidzelligen Granulomen aus Histiozyten (= Epitheloidzellen), Langhansschen Riesenzellen und einem Randsaum aus Lymphozyten. Die Granulome neigen zur Fibrosierung. Zentrale Nekrosen kommen vor, sind aber selten und nicht so ausgedehnt wie bei der Tuberkulose, den syphilitischen Gummata und den Mykosen. Von sarkoidotischen Granulomen unterscheidet sich die Entzündungsreaktion der de-Quervain-Thyreoiditis durch Destruktion der Follikel und intrafollikulärer Lage der Langhansschen Riesenzellen. Durch *Feinnadelpunktion* der Sarkoidoseinfiltrate lassen sich die typischen Zellelemente nachweisen; säurefeste Stäbchen und Pilze sind nicht vorhanden.

Es scheint ein *Syntropismus von Sarkoidose und organspezifischen Autoimmunerkrankungen,* wie Perniziosa, Vitiligo, Morbus Addison, Diabetes mellitus und Hypoparathyreoidismus zu bestehen, so daß die Assoziation mit einer Hashimoto-Thyreoiditis relativ häufig vorkommt [40, 45].

In der Regel ist das funktionstüchtige Thyreoideaparenchym ausreichend, um eine Euthyreose aufrecht zu erhalten. Im aktiven Entzündungsstadium kann sich jedoch bisweilen eine thyreolytische Hyperthyreose entwickeln [32, 45, 46], wie dies typischerweise bei der de-Quervain-Thyreoiditis geschieht. Bei längerem Verlauf und ausgedehnter thyreoidaler Infiltration der Sarkoidose entsteht eine primäre Hypothyreose [40, 54], vor allem wenn gleichzeitig eine Autoimmunthyreoiditis vorliegt. Autoantikörper gegen Schilddrüsenmikrosomen (Thyreoperoxidase) und Thyreoglobulin sind dann nachweisbar. Die thyreolytische Hyperthyreose ist meist selbstlimitierend und wird mit einer Glukokortikoidbehandlung aus Indikation der Sarkoidose gebessert; bis zum Abklingen der Hyperthyreosesymptomatik wird Propranolol eingesetzt. Eine Hypothyreose wird mit Thyroxin substituiert. Bei Euthyreose oder euthyreot substituierter Hypothyreose sind jährlich Hormonkontrollen angezeigt.

Da das Schilddrüsenmalignom etwa gleich häufig wie die Sarkoidose der Schilddrüse ist, wird bei einem Solitärknoten oder einem einlappigen Prozeß eine operative Resektion notwendig, es sei denn, der zytologische Befund belege eindeutig mit Epitheloidzellen und Langhansschen Zellen eine nicht neoplastische Infiltration. Da der Schilddrüsenbefall eine Generalisation und eine komplizierende Organbeeinträchtigung der Sarkoidose darstellt, ist eine Glukokortikoidbehandlung, 20 mg Prednison täglich, über Monate erforderlich unter Abwägung von Nutzen und Risiko. Bei chronisch rezidivierender und organdestruierender Sarkoidose und gleichzeitiger Glukokortikoidkontraindikation kann eine befristete Behandlung mit Cyclosporin A nach wenigen Wochen zur Remission führen.

Die invasive fibrosklerotische Thyreoiditis (Riedel-Struma)

Bei der Riedel-Struma handelt es sich um die thyreoidale Manifestation eines invasiven, Organgrenzen überschreitenden Fibrosierungsprozesses, dessen Pathogenese und Ätiologie unbekannt ist. Die Bindegewebsproliferation ist typischerweise von einer Entzündungsreaktion und einer Vaskulitis (Vasosklerose) mit Obliteration, Aufsplitterung der Elastika und perivaskulärer Fibrose begleitet [23, 37, 43]. Ein Virusinfekt, eine besondere Form der Vaskulitis, ein Autoimmunprozeß am Bindegewebe, eine überschießende Proliferation von Fibroblasten oder eine gestörte Fibrinolyse werden als Ursachen diskutiert [5, 23, 37, 43, 56].

Zusammen mit der Riedel-Struma, aber auch ohne diese thyreoidale Lokalisation, kann sich der Fibrosierungsprozeß auch in anderen Organbereichen manifestieren, so als *Fibrosklerose der Orbita* (Pseudotumor orbitae), *retroperitoneale Fibrose Ormond, mediastinale Fibrose,* als Fibrose der Tränen- und Speicheldrüsen, als Lungenfibrose, als sklerosierende Cholangitis, als mesenteriale Pannikulitis und als Vaskulitis Takayasu.

Die Riedel-Struma ist eine seltene Erkrankung und ist mit einer Häufigkeit von 0,06% bei Strumaoperationen zu erwarten [24]. Frauen sind 3- bis 4mal häufiger betroffen als Männer. Der Manifestationsgipfel liegt zwischen dem vierzigsten und fünfundfünfzigsten Lebensjahr; doch ist die Erkrankung auch bei einem zehnjährigen Mädchen beschrieben [31].

Klinisch beginnt die Riedel-Struma mit einer umschriebenen, schmerzfreien, derben Infiltration (Knoten) im Bereich der Thyreoidea. Auch schmerzhafte Episoden können auftreten [27]. Durch fortschreitende Invasion werden schließlich beide Lappen und der Isthmus befallen. Durch Überschreiten der Schilddrüsenkapsel werden die umliegenden Strukturen in die Fibrosklerose einbezogen, so die Halsmuskulatur, die Gefäße und Nerven, Trachea, Ösophagus und auch die Parathyreoidea. Die Infiltration ist als derbe, teils kantige Struktur zu tasten. Sie ist in der Regel fester als ein Schilddrüsenkarzinom und gegen die Umgebung schlecht verschieblich. Riedel hat die Struma als „eisenhart" bezeichnet; im angelsächsischen Sprachbereich wird die Infiltration als „hölzern" beschrieben. Druckerscheinungen im Halsbereich, Atemnot durch Trachealverlagerung und -verengung, Schluckstörungen durch Verlagerung und Funktionsstörung des Pharynx und Ösophagus, Heiserkeit durch Rekurrenzparese, Gesichtsschwellung bei oberer Einflußstauung und Synkopen bei Karotis-Sinus-Syndrom und Karotisummauerung (eigene Beobachtung) führen den Patienten zum Arzt. Ein akutes, allgemeines Krankheitsgefühl besteht nicht, wenn die Fibrosklerose auf die Schilddrüse beschränkt ist. Eine zweite Schilddrüsenerkrankung kann gleichzeitig vorliegen, so zum Beispiel eine Thyreoiditis de Quervain [12].

Wohl als Ausdruck einer Aktivierung der Gefäßendothelien und der Fibroblasten bildet sich eine entzündliche Allgemeinreaktion in der Form einer gesteigerten hepatischen Synthese der Akutphasenproteine. Man findet eine Erhöhung des C-reaktiven Proteins, des Fribrinogens, der α_2-Globuline und eine Beschleunigung der Blutsenkungsreaktion [5]. Eine eindeutige Leukozytose besteht nicht; manchmal findet man eine relative Eosinophilie.

Durch die Infiltration der Fibrosklerose wird das Schilddrüsenparenchym zerstört. Weder im *Szintigramm* mit Techniltium und Jod, noch mit Thallium sind die Knoten und Infiltrate speicheraktiv. In der *Sonographie* der Thyreoidea ist die Struktur vergröbert und die Fibroskleroseareale sind echoarm [5]. Zu Beginn der Erkrankung besteht eine Euthyreose. Die fortschreitende Fibrosklerose und das notwendige Ausmaß der chirurgischen Resektion bedingen schließlich eine primäre Hypothyreose. Thyreoglobulin kann erhöht sein. Schilddrüsenspezifische Autoantikörper liegen in der Regel nicht vor [5], sind jedoch vereinzelt berichtet worden [37] und könnten das Zusammentreffen der Riedel-Struma mit einer Autoimmunthyreoiditis darstellen.

Da sich viele Zeichen der Riedel-Struma mit Malignomzeichen decken, ist die *operative Therapie* immer anzustreben. Wahrscheinlich ist es vom Proliferationsstadium der Fibrosklerose abhängig, ob eine partielle Resektion die Krankheit zum Stillstand bringt oder ob bei postoperativem Fortschreiten dann eine wochen- bis monatelange *Glukokortikoidtherapie* mit 20 mg Prednison täglich notwendig wird [58, 59, eigene Beobachtung]. Bei Ummauerung der großen Arterien sollte der Chirurg von einer skelettierenden Präparation Abstand nehmen, da Ruptur und Blutung drohen. Eine periarterielle Fibrosklerosemanschette kann sich unter Prednison zurückbilden (eigene Beobachtung).

Makroskopisch ist die Schnittfläche der Fibrosklerose vorwiegend weiß mit fleckförmigem Stich ins Gelbe oder Graue; durch feine Kalkeinlagerung wird die Schnittfläche rauh. Auch können kleine flüssigkeitsgefüllte Hohlräume entstehen [5, 37]. Histologisch fallen die vorherrschenden Bindegewebsstrukturen mit Fibroblasten und Fibrozyten auf sowie die wechselnd ausgeprägte Hyalinisierung und umschriebenen Verkalkungen. In der Elastikafärbung werden die obliterierten Gefäße erkennbar mit der durch Infiltration aufgesplitterten Elastika [37]. Einzelne Schilddrüsenfollikel oder kleine Follikelgruppen, auch gelegentlich mit Schaumzellreaktion, zeigen die Organlokalisation auf. Zu Beginn der Fibrosklerose und im Randbereich fallen kleinere Herde von Lymphozyten und Plasmazellen, auch mit Granulozyten und Eosinophilen auf. Eine onkozytäre Hürthle-Zell-Reaktion oder Langhanssche Riesenzellen fehlen. Damit kann von einer fibrosklerotischen Abheilung bei Autoimmunthyreoiditis Hashimoto und granulomatösen Entzündungen, wie der de-Quervain-Thyreoiditis und Sarkoidose, abgegrenzt werden. Bei einer Feinnadelpunktion der Riedel-Struma werden nur wenige Zellelemente gewonnen, Fibroblasten, Lymphozyten und Plasmazellen, vielleicht auch einzelne Thyreozyten und eosinophile Granulozyten.

Ist die primäre Hypothyreose mit Thyroxin euthyreot substituiert, dann sind diesbezügliche Kontrolluntersuchungen in ein- bis zweijährigen Abständen ausreichend. Bei Fortschreiten der Fibrosklerose ist eine Prednisonbehandlung mit 20 mg täglich über Wochen und Monate bei engmaschiger Überwachung der Ausdehnung und Entzündungsparameter erforderlich. In den ersten Jahren nach Diagnosestellung kann in jährlichen Intervallen durch Röntgenaufnahme der Thoraxorgane und abdomineller Sonographie kontrolliert werden, ob auch eine mediastinale oder retroperitoneale Manifestation der Fibrosklerose sich entwickelt.

Allgemeine Gesichtspunkte

Aus den oben dargelegten Krankheitsbeschreibungen wird erkennbar, daß trotz einheitlicher Ätiopathogenese die klinische Manifestation sehr variabel ist. Der

Organismus reagiert mit unterschiedlichen Akuitäten in Form einer akuten, subakuten oder chronischen Thyreoiditis, die sowohl schmerzhaft als auch schmerzfrei sein kann. Eine zeitliche Abfolge der verschiedenen Akuitäten ist häufig zu beobachten. Entsprechend wird es vom Zeitpunkt der Materialgewinnung für Histologie und Zytologie und einer eventuell laufenden Therapie abhängen, ob Elemente und histologische Kriterien einer serösen, granulozytären, pseudogranulomatösen, granulomatösen, lymphozytären, reparativ fibrotischen, produktiv fibrosierenden oder auch infiltrativ fibrosklerotischen Gewebsreaktion gefunden werden. Andererseits sind die entzündlichen thyreoidalen Gewebsreaktionen begrenzt, so daß vom histologischen Befund nicht eindeutig auf Pathogenese und Ätiologie geschlossen werden darf; bezüglich der Ursache bleibt die Schilddrüsenhistologie mehrdeutig. Der zeitliche Akuitätsverlauf des thyreoidalen Entzündungsprozesses bestimmt außerdem, ob eine ausgewogene, überschießende oder eingeschränkte Hormonbildung und -freisetzung stattfindet und daraus dann eine Euthyreose, Hyperthyreose oder auch eine primäre Hypothyreose resultieren.

In Anbetracht der Vielfältigkeit der Ätiopathogenese und der Variabilität der entzündlichen Reaktionsform ist heute die traditionelle Gleichsetzung einer akuten Thyreoiditis mit einer bakteriellen Infektion, einer subakuten, hyperthyreoten Thyreoiditis mit einer viral ausgelösten de-Quervain-Thyreoiditis oder einer chronischen Thyreoiditis mit einer autoimmunen Hashimoto-Thyreoiditis nur noch mit wesentlichen Einschränkungen gerechtfertigt. Die Begriffe der akuten, subakuten und chronischen Thyreoiditis als Bezeichnungen einer Krankheitseinheit sollten zugunsten einer *ätiopathogenetischen Klassifikation* verlassen werden, zumal sich auch nur daraus gegebenenfalls eine wirksame Therapie ableiten läßt. So ist eine akute Thyreoiditis, verursacht durch Bakterien mit Antibiotika, durch Pilze mit Antimykotika und durch Sarkoidose mit Glukokortikoiden zu behandeln. Daraus folgt, daß der Zytologie und nötigenfalls auch der Histologie sowie dem Erregernachweis eine vorrangige Stellung in der Thyreoiditisdiagnostik einzuräumen ist, vor allem wenn sich daraus therapeutische und prognostische Konsequenzen ergeben.

Die Variabilität der Entzündungsreaktionen macht verständlich, weshalb die typischerweise schmerzhafte Thyreoiditis de Quervain sich bisweilen auch einmal als *„schmerzfreie oder stumme Thyreoiditis"* (painless, silent thyroiditis) manifestiert. Auch muß bedacht werden, daß eine Reihe der oben genannten ätiopathogenetisch differenten Thyreoiditiden, z. B. Palpationsthyreoiditis und Amiodaron-Thyreoiditis, eine pseudogranulomatöse Gewebsreaktion aufweisen.

Ferner sei daran erinnert, daß die lymphozytäre Autoimmunthyreoiditis Hashimoto nicht immer schmerzfrei verläuft. Unter bestimmten Funktionsbedingungen des Immunsystems kann sich der Entzündungsprozeß stark beschleunigen und rasch ausdehnen, so daß auch eine Hashimoto-Thyreoiditis Schmerzhaftigkeit und eine thyreolytische Hyperthyreose (Hashitoxikosis) entwickelt, sofern noch kolloidhaltiges Restparenchym vorhanden ist und der Destruktion anheim fällt. Eine permanente oder passagere primäre Hypothyreose entsteht durch den entzündlichen Parenchymdefekt und eventuell durch blockierende Antikörper. Unter diesem pathogenetischen Verständnis ist die *„postpartale Thyreoiditis"* eine in den Schwangerschaftsablauf eingebundene Exazerbation der Hashimoto-Thyreoiditis. Sie manifestiert sich etwa 3 bis 6 Monate nach dem Partus als Ausdruck einer Phase der Hochregulation der Immunreaktionen, die im zweiten und dritten Trimenon durch die Gravidität supprimiert waren.

Literatur

[1] Arfeen, S., M. T. Boast, D. M. Large: Unilateral thyroid swelling due to actinomycosis. Postgrad. Med. J. *62* (1986) 847–848.

[2] Aron, D. C.: Endocrine complications of the acquired immunodeficiency syndrome. Arch. Intern. Med. *149* (1989) 330–333.

[3] Askanazy, M.: Äußere Krankheitsursachen. In: L. Aschoff (Hrsg.): Pathologische Anatomie. G. Fischer Verlag, Jena 1923.

[4] Atkins, M. B., J. W. Mier, D. R. Parkinson et al.: Hypothyroidism after treatment with interleukin-2 and lymphokine-activated killer cells. N. Engl. J. Med. *318* (1988) 1557–1563.

[5] Beham, A., W. Langsteger, Ch. Schmid et al.: Chronische invasiv-fibröse Thyreoiditis (Riedel-Struma). Fallbericht mit besonderer Berücksichtigung der präoperativen Diagnostik. Wiener klin. Wschr. *100* (1988) 210–215.

[6] Blum, M., M. F. Schloss: Martial-arts thyroiditis. N. Engl. J. Med. *311* (1984) 199–200.

[7] Bornemann, M.: Thyroiditis from a seat belt? Ann. Int. Med. *108* (1988) 641.

[8] Buchanan, W. W., J. Crook, W. D. Alexander et al.: Association of Hashimoto's thyroiditis and rheumatoid arthritis. Lancet *1* (1961) 245–248.

[9] Bunim, J. J.: A broader spectrum of Sjögren's syndrome and its pathogenetic implications. Ann. Rheum. Dis. *20* (1961) 1–10.

[10] Burman, P., T. H. Tötterman, K. Öberg et al.: Thyroid autoimmunity in patients on long term therapy with leucocyte-derived interferone. J. Clin. Endocrinol. Metab. *63* (1986) 1086–1090.

[11] Carney, J. A., S. B. Moore, R. C. Northcutt et al.: Palpation thyroiditis (multifocal granulomatous folliculitis). Am. J. Clin. Pathol. *64* (1975) 639–647.

[12] Chopra, D., M. S. Wool, A. Crosson et al.: Riedel's struma associated with subacute thyroiditis, hypothyroidism and hypoparathyroidism. J. Clin. Endocrinol. Metab. *46* (1978) 869–871.

[13] Cilley, R. E., N. W. Thompson, R. V. Lloyd et al.: Sarcoidosis of the thyroid presenting as a painfull nodule. Thyroidology *1* (1988) 61–62.

[14] Dobs, A. S., M. A. Dempsey, P. W. Ladenson et al.: Endocrine disorders in men infected with human immunodeficiency virus. Amer. J. Med. *84* (1988), 611–616.

[15] Evengard, B., I. Julander: Suppurative Staphylococcus aureus thyroiditis. Scand. J. Infect. Dis. *18* (1986) 483–485.

[16] Fentiman, I. S., F. R. Balkwill, B. S. Thomas et al.: An autoimmune aetiology of hypothyroidism following interferone therapy for breast cancer. Eur. J. Cancer Clin. Oncol. *24* (1988) 1299–1303.

[17] Frank, T. S., V. A. LiVolsi, M. Connor: Cytomegalovirus infection of the thyroid in immunocompromised adults. Yale J. Biol. Med. *60* (1987) 1–8.

[18] Gallant, J. E., R. E. Enriquez, K. L. Cohen et al.: Pneumocystis carinii thyroiditis. Amer. J. Med. *84* (1988) 303–306.

[19] Garg, S. K., V. Ganapathy, P. K. Bandhopadhya et al.: Pyrexia of unknown origin as rare presentation of tuberculous thyroiditis. Indian J. Chest. Dis. & All. Sci. *29* (1987) 52–55.

[20] Gierke, E. von: Drüsen mit innerer Sekretion. In: L. Aschoff (Hrsg.): Pathologische Anatomie. G. Fischer Verlag, Jena 1923.

[21] Gordon, M. B., I. Klein, A. Dekker et al.: Thyroid disease in progressive systemic sclerosis: Increased frequency of glandular fibrosis and hypothyroidism. Ann. Int. Med. *95* (1981) 431–435.

[22] Groen, J. N., B. H. R. Wolffenbuttel, M. G. A. Baggen et al.: Tuberculosis of the thyroid gland. Neth. J. Med. *32* (1988) 199–203.

[23] Hardmeier, T., Ch. Hedinger: Die eisenharte Struma Riedel – Eine primäre Gefäßerkrankung? Virchows Arch. (Path. Anat.) *337* (1964) 547–554.

[24] Hay, I. D.: Thyroiditis: A clinical uptake. Mayo Clin. Proc. *60* (1985) 547–554.

[25] Jones, L., J. Ball, J. F. Apperley et al.: Subacute thyroiditis after bone marrow transplant for chronic granulocytic leukemia. Bone Marrow Transplantation *1* (1987) 411–412.

[26] Jonsson, H., O. Nived, G. Sturfelt: Thyroid disorders are related to secondary Sjögren's syndrome in unselected systemic lupus erythematosus patients. Arthritis Rheum. 31 (1988) 1079–1080.

[27] Katsikas, D., A. J. Shorthouse, S. Taylor: Riedel's thyroiditis. Br. J. Surg. *63* (1976) 929–931.

[28] Kennedy, J. S., J. A. Thomson: The changes in the thyroid gland after irradiation with 131-I or partial thyroidectomy for thyrotoxicosis. J. Path. *112* (1974) 65–81.

[29] Kitching, N. H.: Hypothyroidism after treatment with ketoconazole. Br. Med. J. *293* (1986) 993–994.

[30] Kodama, T., Y. Ito, T. Obara et al.: Acute suppurative thyroiditis in appearance of unusual neck mass. Endocrinol. Japon. *34* (1987) 427–430.

[31] Kumar, P. V. N.: Riedel's struma in a child. Indian J. Pathol. Microbiol. *30* (1987) 287–289.

[32] Langsteger, W., P. Lind, A. Beham et al.: Isolierte Schilddrüsensarkoidose und Hyperthyreose. Schweiz. med. Wschr. *119* (1989) 544–548.

[33] Lioté, H. A., C. Spaulding, B. Bazelly et al.: Thyroid tuberculosis associated with mediastinal lymphadenitis. Tubercle *68* (1987) 227–231.

[34] Lobo, L. C. G., J. Fridman, D. Rosenthal et al.: Interrelationship of endemic goiter and Chagas' disease. J. Clin. Endocrinol. Metab. *22* (1962) 1182–1186.

[35] Loeb, J. M., B. M. Livermore, D. Wolsy: Coccidioidomycosis of the thyroid. Ann. Int. Med. *91* (1979) 409–412.

[36] Machac, J., M. Nejatheim, S. J. Goldsmith: Gallium-67 citrate uptake in cryptococcal thyroiditis in a homosexual male. J. Nucl. Med. Allied Sci. *29* (1985) 283–285.

[37] Meyer, S., R. Hausman: Occlusive phlebitis in multifocal fibrosclerosis. Amer. J. Clin. Path. *65* (1976) 274–283.

[38] Miller, F. W., G. F. Moore, B. D. Weintraub et al.: Prevalence of thyroid disease and abnormal thyroid function test results in patients with systemic lupus erythematosus. Arthritis Rheum. *30* (1987) 1124–1131.

[39] Monteiro, E., A. Galvao-Teles, M. L. Santos et al.: Antithyroid antibodies as an early marker for thyroid disease induced by amiodarone. Brit. Med. J. *292* (1986) 227–228.

[40] Morgan, R., G. H. Hall: Auto-immune thyroiditis and thyroid lymphoma arising in a patient with sarcoidosis. Brit. J. Clin. Pract. *41* (1987) 629–630.

[41] Queen, J. S., H. W. Clegg, D. Morton: Acute suppurative thyroiditis caused by Eikenella corrodens. J. Pediatr. Surg. *23* (1988) 359–361.

[42] Rapoport, B., M. B. Block, P. B. Hoffer et al.: Depletion of thyroid iodine during subacute thyroiditis. J. Clin. Endocrinol. Metab. *36* (1973) 610–611.

[43] Roulet, F.: Über eigenartige Gefäßbefunde bei chronischer Thyreoiditis. Virchows Arch. (Path. Anat.) *280* (1931) 640–648.

[44] Sachs, M. K., G. Dickinson, K. Amazon: Tuberculous adenitis of the thyroid mimicking subacute thyroiditis. Amer. J. Med. *85* (1988), 573–575.
[45] Sasaki, H., T. Harada, T. Eimoto et al.: Case report: Concomitant association of thyroid sarcoidosis and Hashimoto's thyroiditis. Amer. J. Med. Sci. *294* (1987) 441–443.
[46] Schernthaner, G., F. Kummer, W. Hofner et al.: Pulmonale und thyreoidale Sarkoidose und Hyperthyreose. Med. Klinik *74* (1979) 964–968.
[47] Schofield, P. M., E. E. Keal: Subacute thyroiditis associated with Chlamydia psittaci infection. Postgrad. Med. J. *62* (1986) 33–34.
[48] Sein, M.: Acute non-suppurative thyroiditis. Lancet *II* (1938) 673.
[49] Shumway, M., P. L. Davis: Cat-scratch thyroiditis treated with thyrotropic hormone. J. Clin. Endocrinol. Metab. *14* (1954) 742–743.
[50] Sklar, C. A., T. H. Kim, N. K. C. Ramsay: Thyroid dysfunction among long-term survivors of bone marrow transplantation. Amer. J. Med. *73* (1982) 688–694.
[51] Smeal, W. E., L. A. Schenfeld, R. J. Caroff: Acute suppurative thyroiditis in a 3-year old boy. Postgrad. Med. *80* (1986) 100–106.
[52] Smyrk, T. C., J. R. Goellner, M. D. Brennan et al.: Pathology of the thyroid in amiodarone-associated thyrotoxicosis. Amer. J. Surg. Path. *11* (1987) 197–204.
[53] Ueda, J., Y. Kobayashi, K. Hara et al.: Routes of infection of acute suppurative thyroiditis diagnosed by barium examination. Acta Radiologica Diagnosis *27* (1986) 209–211.
[54] Van Assendelft, A. H. W., T. Kahlos: Sarcoidosis of the thyroid gland. Sarcoidosis *2* (1985) 154–156.
[55] Volpé, R.: Subacute thyroiditis. In: S. H. Ingbar, L. E. Braverman (Hrsg.): The Thyroid. A Fundamental and Clinical Text, 5th. edition. J. B. Lippincott Comp., Philadelphia 1986.
[56] Wagenknecht, L. V., J. C. Hardy: Retroperitoneale Fibrosen. Symptomatik – Diagnostik – Therapie – Prognose. G. Thieme Verlag, Stuttgart 1978.
[57] Welch, K., W. Finkbeiner, C. E. Alpers et al.: Autopsy findings in the acquired immune deficiency syndrome. J. Amer. Med. Ass. *252* (1984) 1152–1159.
[58] Westhoff, M.: Riedel-Struma und fibröse Mediastinitis. Positive therapeutische Beeinflußbarkeit durch Corticoide. Dtsch. med. Wschr. *113* (1988) 337–341.
[59] Westhoff, M.: Riedel-Struma und fibröse Mediastinitis. Ihre Beziehung zur multifokalen Fibrose. Dtsch. med. Wschr. *113* (1988) 348–351.
[60] Wimpfheimer, C., M. Stäubli, J. Schädelin et al.: Prednisone in amiodarone-induced thyrotoxicosis. Brit. med. J. *284* (1982) 1835–1836.

Diskussion

Becker:
Sie hatten über einen Fall von Riedel-Thyreoiditis und dessen sonographischen Befund berichtet, den Sie in der Literatur fanden. Wir konnten aus der Würzburger Arbeitsgruppe auch einen Fall publizieren. Wir fanden ein echodichtes Narbenfeld, mit zwar einzelnen echoärmeren Arealen, jedoch vorwiegend ein echoreiches Muster.

Seif:
Hätte ich auch erwartet, aufgrund der Vorstellung, wie diese Echomuster zustande kommen.

Westhoff:
Die Bemerkung von Herrn Becker über die sonographische Erscheinung der Riedelstruma kann ich bestätigen. Wir haben auch ein echoreiches Bild mit vereinzelt echoarmen Strukturen gesehen. Histologisch wurde eine Fibrose beschrieben.

Voigt:
Sie haben am Rande die postpartale Thyreoiditis erwähnt und sagten, das sei eine Unterform der Hashimoto-Thyreoiditis. Ich kenne eine Patientin, bei der mit großer Wahrscheinlichkeit in einem typischen Zeitraum zweimal eine postpartale Thyreoiditis aufgetreten ist. Die Patientin hatte dabei nur ganz moderate Antikörperbefunde mit einer transitorischen Funktionsstörung, die wieder ausheilte. Die Beziehung zur Hashimoto-Thyreoiditis ist mir schwer verständlich. Wenn Sie dazu noch etwas sagen würden?

Seif:
Soweit ich die Literatur kenne und selbst solche Fälle beobachtet habe, wurden immer entsprechende Antikörper gefunden; in der Regel war das kein Basedow. Daß der Basedow postpartal auch exazerbieren kann, steht ja hier wohl nicht zur Diskussion. Also nach meiner Zuordnung, nach meiner Erfahrung ist das immer die Exazerbation einer Hashimoto-Thyreoiditis.

Gutekunst:
Wir beobachteten auch eine Riedelstruma, die mit ein bißchen Echoarmut anfing und dann immer echoärmer wurde. Durch Operation wurde die Diagnose geklärt. Der Sonogramm-Befund war echoarm.

Grebe:
Ich habe in meinem Leben fünf eitrige, abszedierende Thyreoiditiden gesehen: und zwar zwei in Frankfurt, zwei in Gießen und eine in Long Beach im Veteranenhospital. Alle zeigten das klassische Bild einer abszedierenden Entzündung mit den typischen Zeichen. Sie hatten leichtes Fieber (38–38,5°), eine Leukozytose mit Linksverschiebung, im Szintigramm einen kalten Knoten und im Echobild: Wir haben nur die letzte vor 10 Jahren in Gießen untersucht, da war auch eine sehr starke Echoarmut mit freien bis dichten Stellen der Reflexe, und alle wurden operativ behandelt (zwei direkt inzidiert und zwei operativ – die Schilddrüse zum Teil reseziert). Wir haben damals die Punktion wegen der alten Lehrbuchmeinung vermieden, da die Abszedierung ins Mediastium befürchtet wurde, wenn man nicht sofort operiert.

Seif:
Ich bin die neue Literatur in dieser Richtung durchgegangen. Ich hätte mich vor 10 Jahren genauso verhalten und habe aber durch die Beschreibungen in der Literatur bei der akuten eitrigen Thyreoiditis nicht die Überzeugung gewonnen, daß man da durchaus zur Gewinnung des Materials und zur Erregerfestlegung

punktieren sollte. Selbstverständlich, wenn man palpatorisch feststellen kann, daß es bei Fluktuation einschmilzt, muß der Chirurg eingreifen. Der Durchbruch und als Komplikation eine Mediastinitis oder eine Ösophago-Tracheal-Fistel ist eine Komplikation, die heute nicht mehr vorkommen sollte.

Dralle:
Dazu kann man vielleicht über eine ganz interessante Untersuchung von Japanern berichten, die jetzt in Toronto bei dem Chirurgenkongreß vorgelegt wurde. 27 Patienten mit einer akuten eitrigen Thyreoiditis, diagnostisch gesichert bzw. von der Herkunft her durch Breischluck, Nachweis einer Fistel. Bei 25 Patienten operiert mit Fistelexzision, geheilt. Bei 2 Patienten die Fistel nicht gefunden, keine Heilung. Also darauf sollte man hinweisen.

2.5. Struma mit Hypothyreose

Allgemeines Vorgehen mit Verlaufskontrolle bei Struma mit Hypothyreose

R. Hehrmann

Die Hypothyreose kann unter klinischen Gesichtspunkten definiert werden als die Manifestation des Schilddrüsenhormonmangels an verschiedensten Organsystemen, die auf Behandlung mit Schilddrüsenhormonen anspricht.

Pathophysiologisch betrachtet entspricht die Hypothyreose einer verminderten Synthese- und Sekretionsleistung der Schilddrüse. Soweit die Ursache in der Schilddrüse selbst liegt, führt diese verminderte Sekretion zur Aktivierung des normalen Schutzmechanismus gegen Schilddrüsenhormonmangel, der gesteigerten Sekretion von hypophysärem TSH. Dieser Kompensationsversuch kann – zumindest vorübergehend – zu annähernder Korrektur des Hormonmangels führen und die eindeutige klinische Manifestation des Hormonmangels verhindern. Einziger Hinweis auf die Hypothyreose kann dann eine Struma sein und eine Erhöhung des Serum-TSH. Die häufigsten Ursachen für eine Hypothyreose führen jedoch zu einer entweder schubweisen oder allmählich progredienten Zerstörung des Organes Schilddrüse, so daß diese schließlich klein und atroph gefunden wird. Die Koinzidenz einer Hypothyreose mit einer Struma ist daher meist nur ein zeitlich vorübergehendes Phänomen und in jedem Fall deutlich seltener als eine Hypothyreose ohne Struma bzw. mit kleiner oder atrophischer Schilddrüse [9].

Hierzu möchte ich einleitend eine Übersicht zitieren, die von einem Mann stammt, der, wie kein anderer, über einen Zeitraum von etwa 60 Jahren die Endokrinologie und die Thyreologie in Deutschland geprägt und begleitet hat. Ich spreche von Professor Dr. Karl Oberdisse aus Düsseldorf, heute 88 Jahre alt und immer noch rege am thyreologischen Geschehen teilnehmend, und der nur wegen seiner körperlichen Behinderung hier nicht anwesend ist. Seine Zusammenfassung aus dem Jahre 1980 ist aber auch heute noch absolut gültig: „Sieht man die komplett ausgebildete Hypothyreose mit atrophischer Drüse als den Endzustand einer Progression, die von der Immunthyreoiditis ausgeht (wobei in den Anfangsstadien eine hyperthyreote Phase eingeschaltet sein kann), so bereitet dem Verständnis zunächst Schwierigkeiten, daß die thyreoiditische Drüse groß, geschwollen und manchmal schmerzhaft ist und auch in diesem Zustand verharren kann. In manchen Fällen ist die Drüse aber nicht vergrößert, jedoch von fester Konsistenz und palpabel. Der atrophische hypothyreote Endzustand wird sehr viel häufiger als eine Immunthyreoiditis mit vergrößerter Drüse angetroffen. Es scheint also einen Entwicklungsgang zu geben, bei dem die Drüse unter TSH-Einfluß groß bleibt, und einen anderen, bei dem sie kontinuierlich atrophiert und schließlich schwere Funktionsstörungen zeigt. Dies scheint besonders auf die von Beginn an wenig oder mäßig vergrößerten Drüsen zuzutreffen. Übergänge vom kropfig-entzündlichen Zustand der Schilddrüse zur primären Hypothyreose sind beobachtet worden; auch findet sich manchmal im voll ausgebildeten hypothyreotischen Endzustand noch eine palpable Drüse" [19].

Für das gestellte Thema bleibt festzuhalten, daß die Kombination einer klinischen Hypothyreose mit Struma eher selten ist. Da darüber hinaus der Hashimoto-Thyreoiditis bereits ein eigener Vortrag gewidmet war und die iatrogenen Formen sowie andere seltene Formen der Struma mit Hypothyreose in den folgenden beiden Vorträgen abgehandelt werden, grenzt sich das gestellte Thema von selbst ein.

Ein Blick auf die Klassifikation von Schilddrüsenkrankheiten der Sektion Schilddrüse der Deutschen Gesellschaft für Endokrinologie von 1985 (siehe Tabelle 1) läßt erkennen, daß unter den angeborenen irreversiblen Hypothyreosen nur die Jodfehlverwertung und die periphere Schilddrüsenhormonresistenz mit einer Struma einhergehen.

Tabelle 1 Klassifikation der Schilddrüsenkrankheiten 1985 – Hypothyreose

1.1	*Neugeborenen-Hypothyreose*
1.1.1.	angeborene (irreversible)
1.1.1.1.	bei Schilddrüsenaplasie (Athyreose)
1.1.1.2.	bei Schilddrüsendysplasie
1.1.1.2.1.	entop (an normaler Stelle des Halses)
1.1.1.2.2.	ektop (z. B. Zungengrundschilddrüse)
1.1.1.3.	bei Jodfehlverwertung (Dyshormongenese, z. Z. 6 Typen bekannt)
1.1.1.4.	bei peripherer Schilddrüsenhormonresistenz
1.1.1.5.	bei TSH-Mangel
1.1.2.	intrauterin erworbene (reversible bzw. teilreversible) z. B. durch Jodmangel, Jodexzeß; andere strumige Substanzen; immunogen
1.2.	*postnatal erworbene Hypothyreose*
1.2.1.	primär (mit oder ohne Struma)
1.2.1.1.	entzündlich
1.2.1.2.	postoperativ
1.2.1.3.	nach Strahlenbehandlung (Radiojod; externe Bestrahlung)
1.2.1.4.	durch strumigene Substanzen (z. B. Jodexzeß, Medikamente)
1.2.1.5.	bei extremem Jodmangel
1.2.1.6.	anderer Art (z. B. durch Neoplasie; bei hormonbindenden Antikörpern; bei extremem Hormonverlust)
1.2.2.	sekundär (hypophysär bzw. hypothalamisch)
1.3.	*periphere Hormonresistenz* (*Spätmanifestationen*)

Kommentar: Unter Hypothyreose wird ein Defizit an Schilddrüsenhormonwirkung im Organismus (in den Zielorganen) verstanden.

Diese beiden seltenen Krankheitsbilder würde ich jedoch dem Kapitel: „Andere seltene Formen der Hypothyreose“ zuordnen.

Unter den angeborenen, intrauterin erworbenen Formen gehen der Jodmangel und eventuell andere, teilweise noch nicht geklärte strumigene Substanzen mit Struma und Hypothyreose einher. Die immunogenen angeborenen Hypothyreosen, zum Beispiel durch zytotoxische Antikörper sind wiederum in der Regel ohne Struma.

Unter den Hypothyreosen des Erwachsenen gehören wiederum die hypothyreoten Strumen bei extremen Jodmangel zum Thema, während die entzündlichen Strumen mit Hypothyreose meist einer Hashimoto-Thyreoiditis entsprechen und schon abgehandelt wurden. Die nicht seltenen Hypothyreosen mit progredienter Struma unter thyreostatischer Therapie sind iatrogen und Gegenstand des nächsten Beitrages.

Die zentralen Formen der Hypothyreose (hypophysär = sekundär und hypothalamisch = tertiär) verlaufen in aller Regel ohne Struma, es sei denn, der Patient habe vor Eintritt der zentralen Störung bereits eine Struma gehabt. So reduziert sich der ätiologisch, pathogenetische Teil dieses Beitrags auf die Struma mit Hypothyreose in der Folge extremen Jodmangels sowohl bei Neugeborenen als auch im erwachsenen Alter und auf die Erörterung von erwiesenen und möglichen strumigenen Substanzen (siehe Tabelle 2).

Tabelle 2 Ursachen einer Struma mit Hypothyreose

I *angeboren:*
- a) extremer Jodmangel
- b) Jodfehlverwertung
- c) periphere Schilddrüsenhormonresistenz
- d) jodinduziert

II *erworben, im Erwachsenenalter:*
- a) entzündlich, speziell Hashimoto
- b) Thyreostatika – iatrogen
- c) strumigene Substanzen (z. B. Cyanat, Lithium, Huminsäuren)
- d) extremer Jodmangel
- e) Jodexzeß
- f) periphere Hormonresistenz

Da die Diagnostik und auch die Verlaufskontrolle bei Hypothyreose denkbar einfach sind und dies sehr kurz abgehandelt werden kann, werde ich mir erlauben, auf einige Besonderheiten der Hypothyreose in Abhängigkeit vom Manifestationsalter, d. h. bei Neugeborenen, im Kindesalter, im erwachsenen Alter und bei betagten Patienten einzugehen.

Auch das Problem der Hypothyreose in der Schwangerschaft und die Frage der

Therapiebedürftigkeit der subklinischen Hypothyreose wird kurz angesprochen [15].

Erstaunlicherweise gibt es über das Problem der angeborenen Jodmangelstruma in Deutschland nur sehr wenige präzise Untersuchungen. Die wenigen stichhaltigen Untersuchungen, insbesondere von Teller in Ulm [24] und von Stubbe in Göttingen [23] zeigen jedoch, daß das Problem wesentlich größer ist als angenommen. In den beiden genannten Regionen lag die Inzidenz der konnatalen Jodmangelstruma immer bei 3–5% aller Neugeborenen, wovon etwa die Hälfte auch klinische Zeichen wenigstens einer subklinischen Hypothyreose aufwiesen. Mit der Einführung einer obligatorischen Behandlung schwangerer Mütter mit 150 μg Jod in Ulm hat sich die Inzidenz der Neugeborenen Struma durch Jodmangel eindrucksvoll auf 0,3% reduzieren lassen [24].

Auch in den Regionen der Erde, in denen bis heute ein Jodmangel Grad III herrscht, d.h. die Jodaufnahme pro Tag unter 25 μg liegt, ist die konnatale Struma ein häufiges Problem ebenso wie die hohe Inzidenz von Strumen und Hypothyreose bei Erwachsenen.

Die Symptome der Hypothyreose im Säuglingsalter sind zwar dem erfahrenen Pädiater bekannt, aber die Erfahrungen mit dem Neugeborenen-Screening zeigen, daß sie klinisch doch oft nicht frühzeitig erfaßt und als Hinweis auf eine Hypothyreose gewertet werden: Vergrößerte kleine Fontanelle, eine auffällig marmorierte Haut, Nabelhernie, Trinkfaulheit, motorische Trägheit, häufiges langes Schlafen, retardiertes Skelettalter, schlaffe Bauchdecken, Ikterus prolongatus, Makroglossie, auffällige Facies, seltenes heiseres Schreien, seltene Stuhlentleerungen.

Im Schulalter stehen die verzögerte Entwicklung in Form von Kleinwuchs, Entwicklungsverzögerung, retardiertes Skelettalter, verzögerte Pubertät im Vordergrund zusammen mit den mentalen Veränderungen wie Antriebsstörung, Konzentrationsschwäche, Störung der Sprachentwicklung, schlechte Schulleistungen bzw. Intelligenzminderung.

Die Hypothyreose des Erwachsenen hat einen breiten Erkrankungsgipfel zwischen dem 40. und dem 70. Lebensjahr, also im höheren Erwachsenenalter und kommt auch bei betagten Patienten nicht selten vor. Die hier gezeigte Altersverteilung einer Untersuchung aus Irland an 522 Patienten [22] entspricht ziemlich exakt dem kleineren Kollektiv, das von Oberdisse und Reinwein aus Düsseldorf und Essen zusammengetragen wurde.

Daß ätiologisch ein extremer Jodmangel zu Hypothyreosen und Struma führen kann, ist aus zahlreichen epidemiologischen Untersuchungen aus extremen Jodmangelgebieten hinreichend bekannt, allerdings zeigen eine Reihe dieser Untersuchungen auch, daß auch noch andere strumigene Faktoren beteiligt sind oder beteiligt sein müssen. Eindrucksvoll ist hier die Untersuchung von Delange bzw.

Bordoux und Mitarbeiter in Zaire [3, 5]. Hier waren alle Bewohner einer Insel eines Inlandsees dem gleichen starken Jodmangel ausgesetzt, die Kropfhäufigkeit im Norden betrug aber 30%, im Süden 80%. Die Untersuchungen zur Ursache des Phänomens haben gezeigt, daß thyreostatisch wirksame Substanzen mit im Spiel sind. Konkret hatte die Bevölkerungsgruppe mit der extrem hohen Kropfhäufigkeit reichlich Cassava (Maniok) als Grundnahrungsmittel konsumiert. Aus Cassavaglykosiden wird Zyan abgespalten, das wiederum rasch zu Thiozyanat umgewandelt wird. Bei der Bevölkerungsgruppe mit hohem Maniokkonsum wurden erhöhte Thiozyanatkonzentrationen gemessen. Thiozyanat ist ja bekanntlich ein kompetitiver Hemmer der Jodidaufnahme, ähnlich dem Perchlorat. In Ubangi/Zaire wurden Gruppen mit identischem Jodmangel, aber unterschiedlichem Cassavakonsum untersucht, von denen die Gruppe mit hohen Thiozyanatspiegeln stark erhöhte TSH-Spiegel aufwies, während die Gruppe mit niedrigem Thiozyanatspiegel nur gering erhöhte TSH-Konzentrationen hatte [3].

Schlecht untersucht, aber in der Diskussion sind auch sogenannte Huminsäuren, die als Abbauprodukte organischen Materials in den Böden entstehen und ins Grundwasser und damit ins Trinkwasser gelangen können. Ihnen wird zumindest theoretisch eine ätiologische Rolle bei der regionalen Strumaentstehung beigemessen.

Auch von einer Reihe gebräuchlicher Medikamente ist eine strumigene Wirkung bekannt. Am bekanntesten ist die sogenannte Pyrazolon-Struma unter Einnahme Pyrazolon-haltiger Antiphlogistika; auch Tuberkulostatika und orale Antidiabetika werden als strumigene Substanzen diskutiert, letztlich ist auch das Lithium hier zu erwähnen, dessen direkter Effekt auf den Schilddrüsenhormonstoffwechsel im Sinne einer Sekretionshemmung bekannt ist [10].

Insgesamt ist nach wie vor das Problem der strumigenen Wirkung von Nahrungsbestandteilen, Medikamenten etc. nicht ausreichend gewürdigt.

Das klinische Bild der Hypothyreose im Erwachsenen-Alter ist in voller Ausprägung eindrucksvoll. Die klinisch weniger ausgeprägten Hypothyreosen mit nur geringen Organmanifestationen oder oligosymptomatischen Formen sind natürlich schwerer zu erkennen, die subklinische Hypothyreose ist per definitionem eigentlich eine rein laborchemische Diagnose.

Die häufig geklagten subjektiven Beschwerden sind Leistungsminderung, Schwäche, Lethargie, Antriebsmangel, Müdigkeit, verminderte Kältetoleranz, Kältegefühl, Gedächtnisminderung, Obstipation, verminderte Schweißneigung. Etwas weniger häufig sind depressive Stimmung, Gewichtszunahme, Herzbeschwerden, Haarausfall, Appetitlosigkeit, Gliederschmerzen, rheumatische Beschwerden und Dyspnoe. Unter den objektiven Befunden stehen im Vordergrund die trokkene, rauhe Haut, die tiefe Stimme, die langsame Sprache, Schwellungen der Lider und des Gesichtes, rauhes, brüchiges Haar, blasse kalte Haut, Bradykardie, verlangsamte Sehnenreflexe, etwas weniger häufig Makroglossie, Heiserkeit bis Aphonie, periphere Ödeme, Herzvergrößerung und Hypertonie. Eine Struma wird bei Patienten mit Hypothyreose nur in weniger als 33% der Fälle gefunden [9]. Auffallend häufig sind sogenannte psychiatrische Manifestationen bei Hypothyreosen wie Verlangsamung, Lethargie, Apathie, Depression, gelegentlich parnoide Psychosen und eine Art Pseudodemenz, die aber in der Regel nur durch starke Verlangsamung bei ausgeprägter Hypothyreose zustande kommt. Auffallend ist auch, daß diese mentalen Veränderungen wie die Veränderungen der Haut dem physiologischen Alterungsprozeß betagter Patienten nicht unähnlich ist [12, 17, 20].

Klinisch sollte an eine Hypothyreose gedacht werden, wenn folgende Symptomatik im Vordergrund steht:

- ZNS: Lethargie, Depression, Demenz, paranoide und agitierte Zustände, zerebellare Ataxie, Koma, Hypothermie, Taubheit, periphere Neuropathie, Muskelkrämpfe, Karpaltunnelsyndrom
- Kardiovaskulär: Bradykardie, Synkopen, Perikarderguß, Kardiomegalie/Kardiomyopathie, Hypertonie, Claudicatio intermittens, Rénaud-Syndrom
- Respiratorisch: Dyspnoe, Pleuraerguß
- Obstipation
- Gelenksteifigkeit, Arthralgien
- Trockenheit von Haut und Haaren, Brüchigkeit von Haaren und Nägel
- Anämie
- Hyperlipidämie

Die schon erwähnte Ähnlichkeit der mentalen Symptome, der psychischen Veränderungen der Veränderungen der Haut mit dem physiologischen Alterungsprozeß und der schleichende Beginn sowie die langsame Progredienz der Erkrankung führen dazu, daß insbesondere im Alter die Hypothyreose nur mit großer Verzögerung diagnostiziert wird. Erschwerend kommt hier wohl auch die Lethargie und der Antriebsmangel der Patienten hinzu, die den Arzt nicht aufsuchen [12, 17, 20].

Erwähnt sei bei Erwachsenen auch das Problem des Auftretens des sogenannten Schlafapnoesyndroms bei schwerer Hypothyreose [18]. Die zentrale Atemstörung, die schließlich zu alveolärer Hypoventilation und Hypoxie führt, ist ja auch in der Ätiologie des myxodenen Komas von erheblicher Bedeutung.

Eine bei Patienten mit Hypothyreose auftretende Kardiomyopathie [21], bei der vor allem ein verdicktes interventrikuläres Septum imponiert, ist in der Regel unter Therapie mit Schilddrüsenhormonen reversibel.

Bekannt ist auch seit langem das Problem der Hyperlipoproteinämie bei Hypothyreose. Zusammen mit der Hypertonie erhöht diese Stoffwechselveränderung das Risiko kardiovaskulärer Komplikationen von Patienten mit Hypothyreose. In der Regel sind sowohl Cholesterin als auch die Triglyzeride erhöht, das Gesamtcholesterin aufgrund der Erhöhung beider Fraktionen HDL- und LDL-Cholesterin [7].

Unter Therapie der Hypothyreose mit Schilddrüsenhormonen kommt es zwar innerhalb von Monaten zum Absinken der erhöhten Blutfettwerte, allerdings wird eine Normalisierung nicht immer erreicht [7]. Eine Untersuchung von Horster 1986 [16] zeigte, daß die vorherige oder gleichzeitig Gabe von Betasitosterin zusätzlich zu Schilddrüsenhormonen bei Patienten mit Hypothyreose sehr viel rascher zu einer drastischen Senkung und in aller Regel auch zu einer Normalisierung der Blutfettfraktionen führt. Die Untersuchungen und Studien kranken allerdings in der Regel daran, daß die untersuchten Zeiträume sehr kurz waren und somit eine Normalisierung der Blutfettwerte unter alleiniger Schilddrüsenhormonsubstitution durchaus nicht ausgeschlossen erscheint.

Beachtenswert ist in diesem Zusammenhang auch, daß selbst bei subklinischer Hypothyreose signifikante Veränderungen der Blutfettwerte (Anstieg der LDL-Fraktion, Abfall der HDL-Fraktion) gefunden wurden [1].

Die Diagnosesicherung einer Hypothyreose ist, unabhängig vom Bestehen einer Struma sowohl in der Erstdiagnostik als auch in der Verlaufskontrolle einfach und unproblematisch. Die wichtigsten und zuverlässigsten Parameter sind TSH und Thyroxin. Bei allen Hypothyreosen mit begleitender Struma besteht eine TSH-Erhöhung, also die Konstellation einer primären Hypothyreose bei gleichzeitiger Verminderung des Serum-T4. Sofern der Jodmangel Ursache für Struma und Hypothyreose ist, ist die T3-Konzentration weniger verläßlich, da sie kompensatorisch noch relativ lange im Normbereich gehalten werden kann. Mit dem Nachweis des erhöhten TSH, gleichgültig ob in einem sensitiven oder einem traditionellen TSH-Assay und dem Nachweis des verminderten T4 ist die Diagnose der primären Hypothyreose gesichert.

Probleme bei der Diagnostik der Hypothyreose können dann auftreten, wenn durch nicht-thyreoidale Erkrankungen, insbesondere bei Schwerstkranken auf Intensivstationen und Multimorbiden T3 erniedrigt ist („Low T3-Syndrom") oder T4 und T3 erniedrigt sind („Low T4-Syndrom") und eine TSH-Bestimmung nicht durchgeführt wird. Wird – wie gefordert – die TSH-Bestimmung gemacht, dann schließt das in der Regel normale TSH die primäre Hypothyreose aus.

Bei katecholaminabhängigen Patienten auf Intensivstationen muß noch beachtet werden, daß besonders das Dopamin die Sekretion von TSH hemmt. Es kann also vorkommen, daß bei einem Patienten mit primärer Hypothyreose die an sich hohe TSH-Konzentration durch Dopamin gesenkt werden kann [11]. Umgekehrt kann es vorkommen, daß bei alleiniger Bestimmung der freien Hormonfraktionen durch Thyroxin-Bindungs-Inhibitoren (TBI) die freien Hormonfraktionen bei Hypothyreosen fälschlicherweise normal bestimmt werden. Auch hier werden

Fehlinterpretationen vermieden, wenn die TSH-Konzentration bestimmt wird [9, 11, 14]. Zur ätiologischen Klärung der Ursache tragen die Antikörperbestimmungen bei, die bei den Autoimmunthyreoiditen vom Typ Hashimoto in aller Regel mit stark erhöhten Titern nachweisbar sind.

Bei einem Teil von Neugeborenen mit angeborener Hypothyreose können zytotoxische Antikörper in speziellen Assay-Systemen nachgewiesen werden. Ihr Vorkommen korreliert erstaunlicherweise stark mit Entwicklungsanomalien wie ektopen Schilddrüsen oder Schilddrüsenaplasien [2].

Unter den in vivo-Verfahren ist in der Primärdiagnostik einer Hypothyreose mit Struma der Versuch einer Szintigraphie durchaus angezeigt. Sofern extremer Jodmangel die Ursache ist, findet sich eine jodavide Struma mit sehr hohem Joduptake, sofern nicht, wie am Beispiel der Untersuchungen von Delange bzw. Bourdoux gezeigt, andere thyreostatisch wirksame Substanzen wie Thiozyanat zusätzlich wirksam sind [3].

Auch bei der Hashimoto-Thyreoiditis mit Struma kann durchaus eine hohe Nuklidaufnahme vorkommen. Bei den häufigeren Spätstadien der Thyreoiditis ist jedoch die Nuklidaufnahme entweder regional oder diffus über die gesamte Schilddrüse vermindert. Häufig ist die Nuklidaufnahme so gering, daß eine technisch ausreichende Szintigraphie gar nicht mehr möglich ist.

Bei der Sonographie werden charakteristische Befunde erhoben bei der Hashimoto-Thyreoiditis im Sinne eines inhomogen-echoarmen Binnenreflexmusters mit Struma. Bei der atrophischen Thyreoiditis findet sich oft nur eine winzige, manchmal kaum noch nachweisbare Schilddrüse, deren Binnenreflexmuster auch meist echoarm ist [8]. Bei der Hypothyreose mit Struma in der Folge extremen Jodmangels erlaubt die Sonographie die exakte Volumenbestimmung und läßt im Verlauf unter Therapie die Volumenreduktion der Struma leicht erfassen.

Nach Behandlungsbeginn durch Substitution mit Schilddrüsenhormonen werden die Schilddrüsenhormonkonzentrationen und das TSH anfangs in etwa 4-wöchigen Abständen kontrolliert bis klinisch eine euthyreote Stoffwechsellage erreicht ist und die T4- und die TSH-Werte normalisiert sind. Dann können die Intervalle verlängert werden. Bei der Dauersubstitution sind Kontrolluntersuchungen in Abständen von 1–2 Jahren ausreichend. Die Substitutionsdosis wird in Abhängigkeit vom Alter des Patienten und den Begleiterkrankungen gewählt werden. Bei jungen Patienten ohne wesentliches koronares Risiko kann rasch die endgültig angestrebte Schilddrüsenhormondosis, die zwischen 100 und 200 μg Levothyroxin pro Tag in der Regel liegt, gewählt werden, während bei allen Patienten mit Arteriosklerose bzw. koronarer Herzerkrankung nach unserer Ansicht weiterhin ein einschleichendes Therapieregime gewählt werden sollte.

Besonders wichtig scheint die rasche Substitution von Schilddrüsenhormonen bei Hypothyreosen in der Schwangerschaft und die exakte und engmaschige Kontrolle der Patientinnen [13]. Nach einer neueren Untersuchung [4] ist die Komplikationsrate bei Frauen mit Hypothyreose noch deutlich höher als bisher angenommen. In dieser Untersuchung bei 28 Schwangerschaften von 25 Frauen hatten 31% der Mütter eine Anämie, 44% eine Praeeklampsie, 19% Eine Plazentalösung und 19% eine Blutungskomplikation postpartum. Auch die perinatale Morbidität und Mortalität war hoch, 31% der Kinder hatten ein vermindertes Geburtsgewicht unter 2000 g, in 12% kam es zum fetalen Tod. Alle diese Komplikationsraten liegen weit jenseits der Zahlen für gesunde Mütter.

Auch die Frage der Substitutionsbedürftigkeit einer subklinischen Hypothyreose ist in letzter Zeit wiederholt diskutiert worden. Auch die Sektion Schilddrüse hat sich 1985 in Hagen mit diesem Problem befaßt. Es besteht Konsens darin, nicht jede subklinische Hypothyreose grundsätzlich zu substituieren, allerdings gibt es doch eine Reihe von Argumenten, die Substitutionstherapie relativ großzügig einzusetzen, insbesondere während der Schwangerschaft, während der Pubertät und Adoleszenz, nach vorangegangenen ablativen Verfahren, insbesondere nach Strumaresektion, bei allen Patienten mit subklinischer Hypothyreose und Struma und sicher auch bei subklinischen Hypothyreosen mit erhöhten Blutfettkonzentrationen [15]. Die nicht behandelten Patienten sollen ebenfalls regelmäßigen Kontrolluntersuchungen in jährlichen Abständen unterzogen werden. Bei unbehandelten Patienten wird innerhalb von 3–4 Jahren bei 10–25% der Patienten der Übergang in eine manifeste Hypothyreose beobachtet, wobei Patienten mit starker TSH-Erhöhung, hohen Antikörpertitern und/oder Zustand nach Radiojodtherapie besonders gefährdet sind [6].

Insgesamt ist die Diagnostik, Therapie und Verlaufskontrolle von Hypothyreosen nach wie vor eine relativ einfache, klar zu lösende und gleichzeitig dankbare ärztliche Aufgabe. Einige, vom einfachen Schema der Diagnostik und Therapie der Hypothyreose abweichende Besonderheiten wurden herausgestellt.

Literatur

[1] Althaus, B. U., J.-J. Staub, A. R. DeLeche et al.: LDL/HDL – changes in subclinical hypothyroidism: possible risk factors for coronary heart disease. Clin. Endocrinol. *28* (1988) 157–163.

[2] Bogner, U., A. Grüters, B. Sigle et al.: Cytotoxic antibodies in congenital hypothyroidism. J. clin. endocrinol. metab. *68* (1989) 671.

[3] Bourdoux, P., F. Delange, M. Gerard et al.: Evidence that cassava ingestion increases thiocyanate formation: a possible etiologic factor in endemic goiter. J. clin. endocrinol. *46* (1978) 613.

[4] Davis, L. E., K. J. Leveno, F. G. Cunningham: Hypothyroidism complicating pregnancy. Obstet. gynecol. *72* (1988) 108.

[5] Delange, F., A. M. Ermans, H. L. Vis et al.: Endemic cretinism in Idjwi Island. J. clin. endocrinol. *34* (1972) 1059.

[6] Drinka, P. J., W. E. Nolten: Review: Subclinical hypothyroidism in the elderly: to treat or not to treat? Am. J. Med. Sci. *295* (1988) 125–128.

[7] Friis, T., L. R. Pedersen: Serum lipids in hyper- and hypothyroidism before and after treatment. Clin. chim acta *162* (1987) 155.
[8] Gutekunst, R., W. Becker, R. Hehrmann et al.: Ultraschalldiagnostik der Schilddrüse. Dtsche. Med. Wschr. *113* (1988) 1109–1112.
[9] Hehrmann, R.: Klinik und Therapie der Hypothyreose des Erwachsenen. Internistische Welt *3* (1980) 423–433.
[10] Hehrmann, R.: Pathophysiologie des intrathyreoidalen Jodstoffwechsels. Therapiewoche *31* (1981) 1478–1491, 1492–1502.
[11] Hehrmann, R., E. Heinen: Vorgehen und Probleme bei der Diagnose hypothyreoter Zustände des Erwachsenen. Internist *24* (1983) 447–452.
[12] Hehrmann, R.: Hypothyreose – im Alter häufig fehldiagnostiziert. Endokrinologie-Informationen *6* (1985) 295–301.
[13] Hehrmann, R.: Schilddrüsenerkrankungen in der Schwangerschaft. Therapiewoche *37* (1987) 1854–1862.
[14] Hehrmann, R.: Klinische Grundlagen einer rationellen Schilddrüsendiagnostik. Lab. Med. (1989) im Druck.
[15] Hoff, H. G., Th. Olbricht: Die subklinische Hypothyreose – eine behandlungsbedürftige Erkrankung. Med. Klinik *83* (1988) 296–301.
[16] Horster, F.: Hyperlipoproteinämie bei der Hypothyreose. Der informierte Arzt *12* (1986) 17–23.
[17] Horster, F.: Diagnose einer Hypothyreose im Alter. Dtsche. Med. Wschr. *113* (1988) 608–609.
[18] Kittle, W. M., B. A. Chaudhary: Sleep apnea and hypothyroidism. Southern Med. J. *81* (1988) 81.
[19] Oberdisse, K.: Die erworbene Hypothyreose. In: K. Oberdisse, E. Klein, D. Reinwein (Hrsg.): Die Krankheiten der Schilddrüse. S. 388–400. G. Thieme Verlag, Stuttgart 1980.
[20] Pfannenstiel, P.: Hypothyreose im Alter. Münch. med. Wschr. *126* (1984) 861–863.
[21] Shenoy, M. M., J. M. Goldman: Hypothyroid cardiomyopathy: echocardiographic documentation of reversibility. Am. J. Med. Sci. *294* (1987) 1.
[22] Sugrue, D., M. J. Drury: Hypothyroidism among the Irish. Practitioner *226* (1982) 205–208.
[23] Stubbe, P., P. Heidemann: Struma neonatrorum – Blande Struma im Kindesalter. Deutsches Ärzteblatt *80* (1983) 40–44.
[24] Teller, W. M.: Prävention der Neugeborenen-Struma durch Jodbehandlung der Schwangeren. Therapiewoche *34* (1984) 7093–7096.

Diskussionen

Börner:
Vielen Dank für Ihren Beitrag, der noch sehr viele interessante Gesichtspunkte zum Thema brachte.

Zwei Punkte erschienen mir jedoch wichtig, zu erwähnen:

– die Hypothyreose bei oder nach Amiodarone-Therapie;
– des weiteren sollte auf die Hypothyreose bei dystopem
Schilddrüsengewebe, insbesondere der Zungengrundschilddrüse fehlender Halsschilddrüse hingewiesen werden.

Hehrmann:
Vielen Dank für den Hinweis. Amiodarone kommt sicher unter den medikamen-

tös iatrogenen Formen vor. Das habe ich absichtlich ausgespart. Natürlich kommt es zur Hypothyreose durch Entwicklungsstörungen der Schilddrüse: Athyreose, Zungengrundstruma, ektope Strumen, die fast immer mit einer Hypothyreose einhergehen. Ich habe sie hier in der Tabelle nicht ausdrücklich erwähnt. Allerdings habe ich einen Punkt in der Diagnostik übergangen, nämlich auf die Wichtigkeit zytotoxischer Antikörper hinzuweisen. Darüber hat Herr Bogner vor kurzem berichtet, und erstaunlicherweise haben gerade Kinder mit solchen zytotoxischen Antikörpern eine ganz hohe Inzidenz von Entwicklungsanomalien der Schilddrüse. Woher das rührt, ist bisher nicht geklärt.

Weinges:
Substitution, schleichend, einschleichend oder gleich voll rein. Wie steht man heute zu dieser Frage?

Hehrmann:
Ich habe mich diplomatisch zurückgehalten und gesagt, das macht man vom Alter des Patienten und den Begleiterscheinungen abhängig. Selbstverständlich können Sie bei einem jungen Patienten, bei dem die Hypothyreose sich, nach Anamnese, relativ rasch entwickelt hat, sehr schnell auf die endgültig zu erwartende Substitutionsdosis zwischen 100 und 200 Mikrogramm T4 pro Tag gehen. Bei den alten Patienten mit koronaren Herzerkrankungen und Arteriosklerose sind wir nach wie vor der Meinung, lieber auf sichere Weise einschleichend zu substituieren und die Dosis in vierwöchigen Abständen um jeweils 25 Mikrogramm zu erhöhen, bis das TSH supprimiert ist. Bei manchen dieser Patienten kann man sogar bei Auftreten einer Angina pectoris oder ähnlicher Zustände die Normalisierung des TSH nicht erzwingen. Lieber dann noch ein bißchen hypothyreot als einen Herzinfarkt.

Oppermann:
Herr Hehrmann, Sie haben in Ihrer Übersicht zur Diagnostik der Hypothyreose das basale TSH, nicht aber den TRH-Test erwähnt. Der TRH-Test ist jedoch unerläßlich bei *jedem* Verdacht auf eine Hypothyreose, weil hinter jeder Hypothyreose sich eine Hypophysen-Insuffizienz verbergen kann. Beispielsweise hat das Krankheitsbild der lymphozytären Hypophysitis eine Letalität von 50% und ist auch durch eine hypophysäre Hypothyreose gekennzeichnet. Die Krankheit ist zwar selten: etwa 30 publizierte Fälle (der einzige deutsche Fall wurde von mir auf dem Internisten-Kongreß 1989 vorgestellt), die Dunkelziffer ist jedoch sicherlich hoch. Man sollte bei jeder schwangeren Frau im letzten Trimenon und postpartum an eine lymphozytäre Hypophysitis denken. Bei Kopfschmerzen, Struma Hashimoto oder Verdacht auf Hypophysentumor: DD nicht zu verwechseln mit Sheehan-Syndrom!

Hehrmann:
Herr Oppermann, selbstverständlich weiß ich von den Möglichkeiten einer se-

kundären und tertiären Hypothyreose. Dies gehört nun wirklich in die Gruppe der seltenen Ursachen, kommt wahrscheinlich in der Systematik nachher bei Herrn Mann, und außerdem sind wir uns darüber völlig einig, daß hier nicht nur der TRH-Test indiziert ist, sondern eine komplette Hypophysen-Vorderlappen-Diagnostik. Soweit sind wir alle auch Gesamt-Endokrinologen.

Schmidt:
Eine Kasuistik, die man auch unter der iatrogenen Hypothyreose diskutieren könnte: eine Patientin, die mit einem Kaliumverlustsyndrom in die Klinik kam, bei der in der Folge ein Pseudoconn-Syndrom festgestellt wurde. Sie hatte jeden Abend 2000 Salmis gegessen. Gleichzeitig war bei der Patientin eine manifeste Hypothyreose mit Myxödem aufgefallen. Wir konnten die Symptomatik, die sich teilweise überlagerte, nicht daraufhin klären, ob sie die Hypothyreose schon länger und parallel hatte, oder ob ein innerer Zusammenhang zwischen beiden Veränderungen bestehe.
Können Sie etwas dazu sagen?

Hehrmann:
War es laborchemisch eine gesicherte Hypothyreose mit niedrigen, peripheren Hormonen und hohem TSH?

Schmidt:
TSH basal 120 und freies T4 und T3 nicht mehr nachweisbar.

Hehrmann:
Also ich kenne den Zusammenhang zwischen der Einnahme von Salmiakpastillen, die zu dem Pseudoconnsyndrom führen kann und der Entstehung einer Hypothyreose nicht. Ich würde eher vermuten, daß hier eine Koinzidenz bestand.

Junge-Hülsing:
Es scheint mir wichtig, noch einmal auf die Notwendigkeit einer äußerst vorsichtigen und einschleichend-niedrigen Dosierung mit Thyroxin beim Myxödem in höherem Lebensalter hinzuweisen, um Herzinfussizienz, Koronarinsuffizienz oder Herzinfarkt zu vermeiden. Bei Altershypothyreosen findet man im Hinblick auf die Ätiopathogenese in relativ hoher Fallzahl Hinweise auf eine Autoimmun-Thyreoiditis mit hohen Antikörper-Titern.

Hehrmann:
Ich denke, es war wichtig, darauf noch einmal hinzuweisen. Ich weiß nicht, ob Sie sich erinnern: ich glaube, es war vor 4 oder 6 Jahren hier. Da gab es zwei Beiträge zur Behandlung der Hypothyreose. Es wurde jeweils übereinstimmend die hochdosierte, intravenöse Initialtherapie empfohlen – da hatten wir uns ordentlich auseinandergesetzt. Ich glaube, das ist durchaus berechtigt. Es gibt auch mit einzelnen Arbeitsgruppen immer da noch einen gewissen Dissenz und mutige Leute. Aber ich bin in dem Punkt durchaus Ihrer Meinung.

Zweitens: natürlich gehört in die Erstdiagnostik bei diagnostizierter Hypothyreose schon die Untersuchung der Antikörper. Und wenn wir dann in einem hohen Prozentsatz (etwa 80 bis 90%) die mikrosomalen hoch und in einem niedrigeren Prozentsatz Thyreoglobulin-Antikörper hoch finden, haben wir die Ätiologie gesichert. Dann ist es eben der Endzustand einer Hashimoto-Thyreoiditis, wenn diese Titer auch entsprechend pathognomonisch hoch sind; nicht niedrige Titer, wie sie bei der Struma oder der de Quervain-Thyreoiditis auch vorkommen können.

Hypothyreose, basophile Granulozyten und Cholesterin: Neue Untersuchungen zu einem alten Lehrbuch-Dogma

R. Haase, M. Busse, M.-L. Mlynek, Th. Olbricht, W. Reinhardt, S. Lederbogen, G. Benker, D. Reinwein

Vor 30 Jahren wurden von Braunsteiner et al. [1] die Basophilenwerte im Differentialausstrich bei Hyper- und Hypothyreose untersucht und vermutet, daß die Basophilenwerte bei der Hyperthyreose vermindert und bei der primären Hypothyreose erhöht sind, wobei allerdings nur 8 Fälle von Hypothyreose untersucht wurden. In der Differentialdiagnose der Basophilie findet sich seitdem in vielen Lehrbüchern, insbesondere der Hämatologie, im deutschen, aber auch im angloamerikanischen Sprachraum, das Myxödem. Spätere Originalarbeiten zu diesem Thema liegen nach unserer Kenntnis nicht vor. Die vermutete Assoziation, Basophilie – Hypothyreose ist als Ausdruck der begleitenden Fettstoffwechselstörung gedeutet worden [2]. Wir sind dieser Frage an einem größeren Kollektiv primärer unbehandelter Hypothyreosen nachgegangen.
Die 39 Patienten wurden über einen Zeitraum von 10 Jahren (1977 bis 1987) gesammelt. Es handelte sich um 34 Hypothyreosen nach Hashimoto-Thyreoditis, 3 postoperative Hypothyreosen, eine angeborene Hypothyreose und eine Hypothyreose nach Radiojodtherapie. Fingerbeerenausstriche wurden vor Therapie angefertigt und von einem Untersucher (M.-L. M.) ausgewertet. Die Ergebnisse wurden in Beziehung gesetzt zum TSH- und Cholesterinspiegel.

Ergebnisse

Die mittlere Basophilenzahl betrug 1,02 ± 0,16% (Mittelwert und Standardfehler) und war damit nicht auffällig erhöht. TSH maß 74,5 ± 10,7 uE/ml basal und 119 + 19,2 uE/ml nach TRH-Stimulation, das Cholesterin 302,8 ± 15,8 mg/dl.

Patienten mit niedrigerem Cholesterin (unter 300 mg/dl) hatten im Mittel 1,18 ± 0,20% Basophile, Patienten mit höherem Cholesterin (über 300 mg/dl) dagegen im Mittel 0,70 ± 0,21%. Bei einem TSH unter 50 uE/ml betrugen die Basophilen 0,92 ± 0,17%, über 50 uE TSH/ml dagegen 1,13 ± 0,28%.

Wir haben eine multiple Regressionsanalyse durchgeführt, um nachzuweisen, ob die Zahl der Basophilen in Beziehung zu TSH oder Cholesterin steht. Es war keine Korrelation nachweisbar; der β-Koeffizient betrug für TSH 0,08 ($p=0,7$) und für Cholesterin −0,24 ($p=0,27$).

Wir folgern daraus, daß

1. die Zahl der Basophilen bei primärer Hypothyreose nicht auffällig erhöht ist, und

2. daß die Zahl bei Basophilen bei primärer Hypothyreose nicht in Beziehung steht zum TSH-Spiegel oder zur Cholesterinkonzentration.

Literatur

[1] Braunsteiner, H., R. Höfer, N. Thumb et al.: Untersuchungen über die basophilen Leukozyten bei Schilddrüsenkrankheiten. Klin. Wschr. *37* (1959) 250–252.

[2] Oberdisse, K., E. Klein, D. Reinwein: Die Krankheiten der Schilddrüse. 2. Aufl., S. 424. Stuttgart 1980.

Iatrogene Faktoren als Ursache der Struma mit Hypothyreose

O. Schober, C. Puskás

Unter den Ursachen des Defizits an Schilddrüsenhormonwirkung sind Formen der primären Hypothyreose am häufigsten zu nennen. Die iatrogenen Formen, deren Korrelat ein alleiniger morphologischer Verlust oder ein Defizit funktionsfähigen Schilddrüsengewebes, aber auch Folge von Pharmaka mit antithyreoidalem Effekt sein kann, überwiegen zahlenmäßig gegenüber Problemen bei Hormonsynthesestörungen, exzessivem Hormonverlust oder sekundären Formen der Hypothyreose (hypophysär, hypothalamisch) [6, 17, 18, 19].

Es sind folgende Ursachen der iatrogenen Hypothyreose zu nennen:

1. Postoperativ nach Strumektomie/Thyreoidektomie
2. Nach Strahlenbehandlung (Radiojod, externe Bestrahlung wegen nicht thyreogener Erkrankungen)
3. Thyreostatische Therapie/strumigene Substanzen
4. Extremer Hormonverlust/hormonbindende Antikörper
5. Iatrogene sekundäre Hypothyreose

Hypothyreose nach Strumektomie/Thyreoidektomie

Malignom

Die operative Therapie des differenzierten Schilddrüsenkarzinoms besteht bis auf wenige Ausnahmen (gekapselte, papilläre Mikrokarzinome) in der Regel in der totalen Thyreoidektomie. Bei differenzierten Karzinomen, die von Thyreozyten ausgehen (papilläre, follikuläre Differenzierung), ist nach Ablation des Schilddrüsen-Restgewebes durch Radiojod (J-131) die Suppressionstherapie (TRH-TSH-Regelkreis) mit L-Thyroxin indiziert, um neben der Hormonsubstitution die Häufigkeit von Rezidiven zu reduzieren; in Einzelfällen hat diese Basistherapie auch zur Tumorverkleinerung geführt [3, 4, 15, 18, 26, 27].

Für die J-131-Ganzkörperszintigraphie im Rahmen der Tumornachsorge, sowie für die Therapie von Schilddrüsenrestgewebe, Tumorgewebe, Rezidiv oder Metastasen, die Radiojod speichern, ist eine hypothyreote Stoffwechsellage mit endogener TSH-Stimulation notwendig und Voraussetzung (TSH basal > 30 μU/ml), um eine maximale J-131-Speicherung zu erreichen. Darüber hinaus ist die

Sensitivität des für die differenzierten Schilddrüsenkarzinome relevanten Tumormarkers Thyreoglobulin unter dieser Bedingung höher als unter einer Suppressionstherapie [16, 26].

Hyperthyreose

Problemorientiert und individuell, abhängig von der Ursache einer Hyperthyreose (Immunthyreopathie, unifokale/multifokale/disseminierte Autonomie) wird das chirurgische Vorgehen (Strumateilresektion, Hemithyreoidektomie, Thyreoidektomie, Adenomenukleation) geplant und durchgeführt.

Nach der operativen Entfernung eines solitären autonomen Adenoms ist bei nahezu allen Patienten die Hyperthyreose beseitigt, – es sei denn, es sind zuvor Autonomien im übrigen Gewebe übersehen worden (quantitative Kameraszintigraphie unter Basis- und Suppressionsbedingungen!). 35% der Patienten sind nach dem Eingriff euthyreot, 64% benötigen Thyroxin [2].

Bei multifokaler/disseminierter Autonomie führt das chirurgische Vorgehen je nach Radikalität zu unterschiedlichen Ergebnissen: Gemsenjäger berichtet über mehr als 80% postoperativ euthyreote Patienten und lediglich 16% substitutionsbedürftige [13] (Tabelle 1). Nach den Angaben von Bay sind mehr als 80% substitutionspflichtig, nur ca. 15% kommen postoperativ ohne Hormon aus [2]. Bei multifokaler Autonomie ist danach mit einem Rezidivrisiko von 2% zu rechnen, bei disseminierter Autonomie liegt dieser Anteil bei 13% (Angabe von Röher, zitiert von Bay [2]).

Tabelle 1 Ergebnisse der operativen/Radiojodtherapie

		Hypo	Eu	Rez.-Hyper
Operation				
Immunthyreopathie				
– Subt. Thyr'ektomie (Enderlen-Hotz)		49%	26%	25%
– Mod. Thyr'ektomie (Dralle) [9, 10]		91%	9%	–
Autonomie				
– Unifokal (Bay) [2]		–	>98%	< 2%
– Multifokal (Gemsenjäger) [11]		16%	>80%	< 2%
(Bay) [2]		>80%	15%	< 2%
Radiojodtherapie				
Immunthyreopathie (Moser) [22]	(60 Gy)	16%	38%	46%
	(150 Gy)	62%	24%	14%
Autonomie				
– Unifokal (Heinze) [13]	(400 Gy)	11%	87%	2%
– Multifokal/diss. (Moser) [22]	(150 Gy)	16%	81%	3%

Detaillierte Angaben zum Therapieerfolg der Immunthyreopathie bei Hyperthyreose macht Dralle [9, 10]: nach der subtotalen Thyreoidektomie gemäß der Methode von Enderlen und Hotz (bilateraler Schilddrüsenrest mit einem Gesamtvolumen von 8–12 ml) erleiden 26% der Patienten ein Hyperthyreose-Rezidiv, 26% sind euthyreot ohne Thyroxin, und 49% bedürfen der Substitution mit Schilddrüsenhormon. Bei jeweils 12% der Patienten sind ein Strumarezidiv oder eine Verschlechterung der endokrinen Orbitopathie und bei 9% eine Hypokalzämie festzustellen.

Diese Methode ist von Dralle modifiziert worden (modifizierte subtotale Thyreoidektomie: Hemithyreoidektomie und Strumektomie auf der Gegenseite, 4–8 ml Restgewebe). Er beobachtete danach kein Hyperthyreose-Rezidiv, 91% der so behandelten Patienten waren nur mit Thyroxin euthyreot, 9% ohne ein T4-Präparat. Während sich bei 5% eine postoperative Hypokalzämie einstellte, wurde nur bei (rechnerisch) 2% der Patienten eine Verschlechterung der endokrinen Orbitopathie beobachtet (Abb. 1).

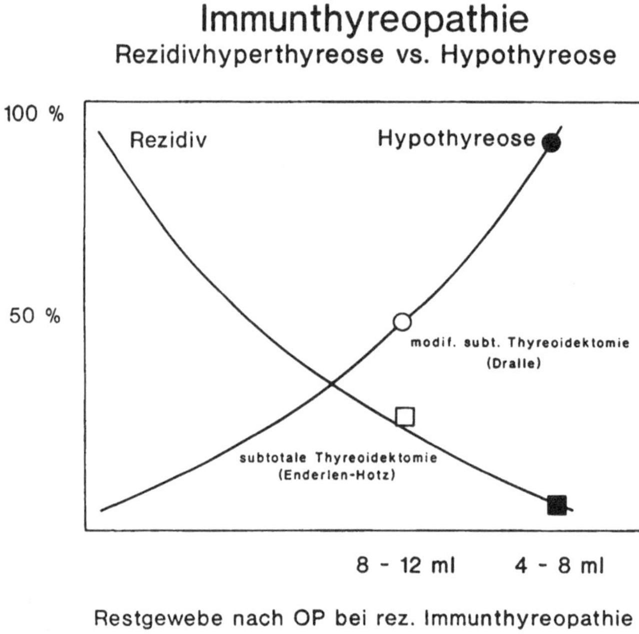

Abb. 1 Immunthyreopathie: Rezidivhyperthyreose vs. Hypothyreose

Je größer die Wahrscheinlichkeit eines Therapieerfolges, desto höher ist das Risiko unerwünschter Wirkungen. Diese auch für die definitive Radiojodtherapie gültige Aussage heißt im hier betrachteten Zusammenhang: je geringer das Risiko eines Hyperthyreoserezidivs, desto größer die Wahrscheinlichkeit einer posttherapeutischen Hypothyreose.

Strumaverkleinerung

Mitteilungen zur Hypothyreoseinzidenz nach dieser Operationsindikation sind schwierig zu bewerten, da in der Literatur selten versucht wird, die verschiedenen Arten der benignen Schilddrüsenerkrankungen zu trennen. Die diffuse, euthyreote („blande"), operationswürdige Struma ist selten, meist liegen knotige Strumen mit multifokaler/disseminierter Autonomie oder Immunthyreopathien vor. Eine Literaturübersicht findet sich bei Hoff und Olbricht [14].

Die Häufigkeit der manifesten Hypothyreose nach „subtotaler" Thyreoidektomie wird in einem weiten Bereich mit 0 bis 35% angegeben. Latente Hypothyreosen wurden in bis zu 50% der Fälle beschrieben. Bang et al. [1] stellten fest, daß sich die Zahl der latent Hypothyreoten von 46% (3 Monate postoperativ) auf 8% (2 Jahre postoperativ) reduzierte. Lundström et al. [20, 21] beschrieben eine Zunahme der manifest Hypothyreoten in den ersten zwei Jahren nach der Operation von 7% (1. Jahr) auf 25% (2. Jahr). Diese Aussage steht im Gegensatz zu Hehrmanns Mitteilung, postoperative Hypothyreosen entwickelten sich „in der Regel" während des ersten halben Jahres [12].

Hypothyreose nach Strahlenbehandlung

Radiojodtherapie

Eine Indikation zur Radiojodtherapie ist die Behandlung des Schilddrüsenkarzinoms. Über die Hypothyreose mit optimaler endogener TSH-Stimulation als Voraussetzung für diese Therapie wurde oben berichtet.

Häufig ist die Radiojodtherapie indiziert zur (definitiven) Beseitigung einer Hyperthyreose bzw. zur Strumaverkleinerung, wobei letztere nur begrenzt möglich ist (bis um etwa 30% des radiojodspeichernden Volumens) und meistens mit der Beseitigung einer multifokalen oder disseminierten Autonomie verknüpft ist.

Bei der Ausschaltung eines *solitären Adenoms* beobachtete Heinze ([14] Herddosis: HD 400 Gy) nur in 2% der Fälle ein Hyperthyreose-Rezidiv und in 11% eine posttherapeutische Hypothyreose; bei 87% der Patienten stabilisierte sich die Stoffwechsellage.

Von ähnlichen Häufigkeiten berichten Moser et al. [22] für die Resultate der Radiojodtherapie bei *multifokaler bzw. disseminierter Autonomie* (150 Gy HD für die gesamte Schilddrüse): 3% Rezidive, 16% Hypothyreosen, 81% Euthyreote. Hyperthyreose-Rezidive und die posttherapeutische Hypothyreose lassen sich durch eine adäquate prätherapeutische Suppression des gesunden Schilddrüsengewebes weitgehend vermeiden. Bei positivem TRH-Test wird zu diesem Zweck eine Suppressionsbehandlung mit Schilddrüsenhormon durchgeführt.

Schicha und Berding [24] sahen bei disseminierter Autonomie und peripherer Euthyreose bei 6% der Patienten eine posttherapeutische latente Hypothyreose, wenn die basale TSH-Konzentration während der Therapie unter 0,5 μU/ml lag. Dagegen waren 31% der Patienten latent hypothyreot, wenn keine Suppression erfolgt war. Bei der Behandlung der *Immunhyperthyreose* werden unterschiedliche Herddosen empfohlen. Moser et al. [22] beschrieben in 46% Hyperthyreose-Rezidive bei einer Herddosis von 60 Gy; 16% der Patienten wurden durch diese vergleichsweise geringe Dosis hypothyreot, bei 38% stellte sich Euthyreose ein. Um das Rezidiv-Risiko gering zu halten, wenden wir in der Regel Herddosen von mindestens 100 Gy (Rezidiv, ablative Therapie: 150 Gy) an. Für eine Herddosis von 150 Gy beschrieben Moser et al. [22] allerdings in über 50% der Fälle eine latente, in 10% eine manifeste Hypothyreose bei einem Rezidivrisiko von ca. 14%.

In einer ausgezeichneten und ausführlichen Zusammenstellung unterscheidet Reiners [23] eine niedrig- (20–60 Gy), mittel- (60–100 Gy) und hoch- (100–150 Gy) dosierte Radiojodtherapie bei der Immunthyreopathie. Er kommt auf Inzidenzen der gleichen Größenordnung (Tabelle 2).

Zum Teil sind grundsätzliche biologische und meßtechnische Ursachen für eine relativ hohe intra- und interindividuelle Variabilität der Dosimetrie und ihrer Parameter sowie der Ergebnisse aufzuführen [23, 27].

Tabelle 2 Ergebnisse der Radiojodtherapie bei Immunhyperthyreose unter Anwendung verschiedener Herddosen (Reiners [23])

Herddosis		1 Jahr			5 Jahre			10 Jahre	
	euth.	hypo	hyper	euth	hypo	hyper	euth	hypo	hyper
20–60 Gy (n=956)	48%	18%	34%	72%	27%	1%	50%	50%	0%
60–100 Gy (n=2972)	78%	11%	11%	66%	33%	0%	50%	50%	0%
100–150 Gy (n=785)	29%	67%	5%	20%	79%	1%	–	–	–

Sonstige Strahlenbehandlung

Im Vordergrund steht hier die perkutane Radiatio der Halsregion, z. B. wegen eines Morbus Hodgkin. Aus den siebziger Jahren stammen Mitteilungen über Hypothyreosen nach Bestrahlung: Shafer et al. [28] sahen in 20% der Bestrahlten eine manifeste, in 14% eine latente Hypothyreose. Bei einer Herddosis von 40 Gy waren bei Schimpff et al. [29] sogar 39% der Patienten latent und 25% manifest hypothyreot. In diesem Zusammenhang ist die Induktion eines Schilddrüsenmalignoms durch die externe Radiatio von größerer Tragweite. Durch moderne Bestrahlungstechniken läßt sich die Schilddrüse jedoch schonen.

Hypothyreose-Zuwachsrate: Die kumulative (jährliche) Hypothyreose-Zuwachsrate liegt für alle Therapien und Ursachen der iatrogenen Hypothyreose mit Ausnahme der fokalen Autonomie in der gleichen Größenordnung: Operation: 0–4%/Jahr, Radiojodtherapie: 1–5%/Jahr, konservative (thyreostatische) Therapie: 0–3%/Jahr, perkutane Radiatio (40 Gy Halsbereich): bis zu 10%/Jahr. Differenzierter gibt auch hierzu die Zusammenstellung von Reiners [23] bezüglich der Immunthyreopathie Auskunft.

Pharmaka

Thyreostatika

Unter der Therapie einer Hyperthyreose mit Thyreostatika sollte eine hypothyreote Stoffwechsellage auch wegen des durch die TSH-Stimulation bedingten Strumawachstums vermieden werden.

Andere Pharmaka mit antithyreoidalem Effekt

Verminderung der Organifizierung des Jodids: Resorcin, Phenylbutazon, Oxyphenbutazon, Paraaminosalicylsäure (PAS), Sulfonylharnstoffe [14].

Hemmung der Hormoninkretion: Lithium, Jodid in hoher Dosierung, Amiodarone.

Hemmung der T4-Dejodierung: Lithium, Glukokortikoide, Propranolol.

Die Erniedrigung des T3-Spiegels durch Propranolol ist erwünscht bei der Behandlung von Hyperthyreosen.

Auch die topische Anwendung von jodhaltigen Präparaten (z. B. Polyvidonjod) durch Schwangere kann beim Neugeborenen Schilddrüsen-Funktionsstörungen verursachen [5].

Literatur

[1] Bang U., M. Blichert-Toft, P. Hylthoft-Petersen et al.: Thyroid function after resection for non-toxic goitre with special reference to thyroid lymphatic aggregation and circulating thyroid antibodies. Acta endocr. (Kbh.) *108* (1985) 321.

[2] Bay V.: Operative Therapie der thyreoidalen Autonomie. In P. Pfannenstiel (Hrsg.): Diagnostik und Therapie der thyreoidalen Autonomie, Verhandlungsbericht 7. Wiesbadener Schilddrüsengespräch, S. 47–61. Oktober 1988.

[3] Börner, W., Chr. Reiners: Schilddrüsenmalignome – Diagnostik, Therapie und Nachsorge. Schattauer, Stuttgart, New York 1987.

[4] Creutzig, H.: Maligne Tumoren der Schilddrüse. In: E. Scherer (Hrsg.): Strahlentherapie. Radiologische Onkologie, S. 543–565. Springer, Berlin 1987.

[5] Danziger, Y.: Transient congenital hypothyroidism after topical iodine in pregnancy and lactation. Arch. Dis. Child *62* (1987) 295–296.

[6] Dirks, H., D. Emrich, J. Köbberling: Überlegungen zur Therapie der Schilddrüsenhormonresistenz. Akt. Endokr. Stoffw. *3* (1982) 119–121.

[7] Dralle, H., O. Schober, R. D. Hesch: Operatives Therapiekonzept der Immunthyreopathie. Langenbecks Arch. Chir. *371* (1987a) 217–232.

[8] Dralle, H., A. Hornbostel, O. Schober et al.: Tumorrezidive und chirurgische Ersttherapie des differenzierten Schilddrüsenkarzinoms. In: W. Börner, Chr. Reiners (Hrsg.): Schilddrüsenmalignome – Diagnostik, Therapie und Nachsorge, S. 99–104. Schattauer-Verlag, Stuttgart, New York 1987.

[9] Dralle, H.: Operationsindikation und operative Verfahrenswahl bei Schilddrüsenkrankheiten. Internist *29* (1988) 570–576.

[10] Dralle, H.: Chirurgische Aspekte der Hyperthyreosebehandlung. Akt. Endokr. Stoffw. *10* (1989) 133–135.

[11] Gemsenjäger, E.: Autonomie, chirurgische Verfahrenswahl und funktionelle Resultate bei multinodöser Struma. In: H. D. Röher, R. A. Wahl (Hrsg.): Chirurgische Endokrinologie. Thieme Verlag, Stuttgart, New York 1983.

[12] Hehrmann, R.: Symptome, die auf eine Schilddrüsenkrankheit hinweisen. Internist *29* (1988) 523–528.

[13] Heinze, H. G., U. Bohn: J-131-Therapie des autonomen Adenoms der Schilddrüse. DMW *112* (1987) 1073–1079.

[14] Hoff, H.-G., Th.. Olbricht: Die subklinische Hypothyreose – eine behandlungsbedürftige Erkrankung? Med. Klin. *83* (1988) 296–301.

[15] Horst, W.: Schilddrüsenkrebs. In: R. Gross, C. G. Schmidt (Hrsg.): Klinische Onkologie, S. 193–207. Thieme, Stuttgart, New York 1985.

[16] Hüfner, M., Chr. Reiners: Thyroglobulin and Thyroglobulin Antibodies in the Follow-up of Thyroid Cancer and Endemic Goiter. Thieme, Stuttgart, New York 1987.

[17] Illig, R.: Diaplazentarer Thyroxin-Transfer und kongenitale Hypothyreose. DWM: *115* (1990) 238–239.

[18] Ingbar, S. H., L. E. Bravermann (Hrsg.): Werner's The Thyroid. Lippincott, Philadelphia 1986.

[19] Larsen, P. R.: Maternal thyroxin and congenital hypothyroidism. New Engl. J. Med. *321* (1989) 44–46.

[20] Lundström, B., J. Gillquist, B. Kagedal et al.: Thyroid function after subtotal thyroidectomy for hyperthyroidism. Acta chir. scand. *142* (1976) 495.

[21] Lundström, B., J. Gillquist, K. Karlberg et al.: Thyroid function after subtotal resection for hyperthyroidism: A prospective study. Eur. J. Clin. Invest. *8* (1978) 47.

[22] Moser, E., C. R. Pickardt, K. Mann et al.: Ergebnisse der Radiojodbehandlung von Patienten mit immunogener und nicht immunogener Hyperthyreose bei Anwendung unterschiedlicher Herddosen. Nucl. Med. *27* (1988) 98–104.

[23] Reiners, Chr.: Aktuelle Gesichtspunkte zur Radiojodbehandlung der Hyperthyreose vom Typ des M. Basedow. Akt. Endokr. Stoffw. *10* (1989) 125–132.

[24] Schicha, H., G. Berding: Radiojodbehandlung der Schilddrüsenautonomie. In: P. Pfannenstiel (Hrsg.): Diagnostik und Therapie der thyreoidalen Autonomie. Verhandlungsbericht 7. Wiesbadener Schilddrüsengespräch Oktober 1988, S. 62–76.

[25] Schimpff, S. C., C. H. Diggs, J. G. Wiswell et al.: Radiation-related thyroid dysfunction: implications for the treatment of Hodgkin's disease. Ann. intern. Med. *92* (1980) 91.

[26] Schober, O., P. Heintz, W. Döhring et al.: Computertomographie, konventionelles Röntgen, Szintigraphie und Tumormarker bei Schilddrüsenkarzinom. In: P. Pfannenstiel, D. Emrich, B. Weinheimer (Hrsg.): Schilddrüse 1985, S. 464–472. Thieme, Stuttgart, New York 1986.
[27] Schober, O., H. Hundeshagen: Differenzierte Karzinome der Thyreozyten: Probleme der Radiojodtherapie. In: W. Börner, Chr. Reiners (Hrsg.): Schilddrüsenmalignome – Diagnostik, Therapie und Nachsorge, S. 105–122. Schattauer-Verlag, Stuttgart, New York 1987.
[28] Shafer, R. B., F. Q. Nuttal, K. Pollak et al.: Thyroid function after radiation and surgery for head and neck cancer. Arch. intern. Med. *1135* (1975) 843.

Diskussion

Schweiberer:
Sie sprachen über iatrogene Formen der Hypothyreose. Mir ist aufgefallen, daß es bei einem Teil der Dialysepatienten 3 bis 4 Monate nach Beginn der Dialyse-Behandlung zur Ausbildung einer Hypothyreose kommt. Hat man sich damit schon beschäftigt? Weiß man, ob es einen ursächlichen Zusammenhang gibt oder ob das eine (zufällige) Koinzidenz ist?

Schober:
Darf ich zurückfragen, auch wenn's kein erfreulicher Stil ist, haben Sie die Diagnose über den TRH-Test erhalten?

Schweiberer:
Über den TRH-Test.

Schober:
Wenn die Hypothyreose dadurch bedingt wäre, daß mit dem Verlust Protein-gebundenen Schilddrüsenhormones ein Mangel entstanden ist, der TRH-Test aber noch positiv ist, würde ich nichts machen. Ansonsten würde ich vorsichtig substituieren.

Schweiberer:
Die Frage war ja
- ob das Problem schon vorbeschrieben ist,
- ob es Untersuchungen gibt oder
- ob das eigentlich gar kein Problem ist.

Schober:
Für mich ist es kein Problem.

Benker:
Es haben ja fast alle Patienten unter Dialysebehandlung niedrigere Schilddrüsenhormon-Konzentrationen. Aber die meisten haben ein völlig normales TSH und damit sicher keine Hypothyreose.

Prager:
Würden Sie generell empfehlen, die Radiojodtherapie bei latenter, nicht-immu-

nogener Hyperthyreose nur unter Suppressionsbedingungen durchzuführen, um die Hypothyreose-Rate als Folge dieser Therapie niedrig halten zu können?

Schober:
Wenn Sie primär das Ziel haben, die Autonomie zu beseitigen und nicht auch eine Strumaverkleinerung zu erreichen, dann halte ich es fast für eine Bedingung, die Radio-Jod-Therapie unter vorsichtigen, einschleichenden Suppressionsbedingungen durchzuführen.

Zoller:
Wenn nach modifizierter Thyreoidektomie bei Hyperthyreose anschließend 91% der Patienten hypothyreot sind, warum dann nicht gleich eine totale Thyreoidektomie?

Dralle:
Es war unsere Übereinkunft, aus pathophysiologischen Gründen eine totale Thyreoidektomie zu befürworten, aber Wert darauf zu legen, daß ein gewisser Schilddrüsenrest verbleibt. Letztlich soll dieser Rest so klein gewählt werden, daß von ihm kein wesentliches pathogenes Risiko ausgehen kann.

Nordmeyer:
Wie hoch ist die Hypothyreoserate nach Radio-Jod-Verkleinerungstherapie einer euthyreoten Struma, die vorzugsweise bei alten Patienten mit vermutlicher Autonomie durchgeführt wird?

Schober:
Die Radio-Jod-Therapie der euthyreoten Struma führen wir fast nicht mehr durch. Das sind ältere Menschen, die nicht mehr operiert werden können. Diese älteren Menschen haben aber fast alle, wie die Arbeit von Herrn Bähre gezeigt hat (das entspricht auch unserer klinischen Erfahrung), eine Autonomie. Es gibt praktisch keine älteren Menschen die eine große blande Struma haben ohne fokale Autonomien.

Nordmeyer:
Und wie hoch ist dann die Hypothyreose-Rate bei den alten Patienten mit wahrscheinlicher Autonomie?

Schober:
Die liegt in der Größenordnung, wie ich's versucht habe zu zeigen, zwischen 1 und 4% pro Jahr. Die nimmt am Anfang etwas schneller zu, so ist es auch bei der Therapie der autonomen Adenome.

Seltene Formen der Struma mit Hypothyreose

K. Mann

Im Säuglings- und Kindesalter kommen angeborene und intrauterin erworbene Störungen in Betracht, wobei bei letzteren mütterliche und neonatale Faktoren zu berücksichtigen sind.

Angeborene und intrauterin erworbene Formen

Kleine dystope Schilddrüsenanlagen werden als Strumen bezeichnet, obwohl sie nicht als solche im herkömmlichen Sinne imponieren und häufig nur szintigraphisch zu entdecken sind. Eine häufige und typische Lokalisation ist die sog. Zungengrundstruma. Versprengtes Schilddrüsengewebe kann man aber auch im Bereich der Ovarien finden, die dann als Struma ovarii bezeichnet werden. In diesen Formenkreis gehören auch die Schilddrüsenagenesie. Insgesamt liegt die Inzidenz der Neugeborenen-Hypothyreose etwa bei 1:4000 [10].

Nach neueren Erkenntnissen von Bogner et al. [2] müssen Dystopien möglicherweise aber auch als intrauterin erworbene Störungen und nicht nur als Anlagestörungen angesehen werden. Mit Hilfe eines Chrom-Release-Assays wurde an menschlichen Schilddrüsenzellen eine verstärkte antikörperabhängige, zellvermittelte Zytotoxizität bei sechs von 12 Kindern mit dystoper Schilddrüse nachgewiesen. Hierbei war die Serumaktivität bei Mutter und Kind übereinstimmend zu finden. Möglicherweise induzieren mütterliche, diaplazentar übertragbare zytotoxische Antikörper eine fetale Thyreoiditis, die auch postnatal persistiert und zur Organdestruktion führt.

Abzugrenzen ist von der permanenten die passagere Hypothyreose. Sie kann durch mütterliche TSH-Rezeptorantikörper mit funktionsblockierender Wirkung bedingt sein. Zakarija et al. [17] konnten einen Verlauf dokumentieren, bei dem zunächst die blockierende, später die stimulierende Aktivität dominierte. Zurückgeführt wurde die passagere Hypothyreose auf die unterschiedlichen Eliminationshalbwertszeiten der blockierenden IgG-3-Subklasse von sieben Tagen und der stimulierenden Subklassen mit 21 Tagen.

Die Existenz wachstumsblockierender Antikörper wurde von van der Gaag et al. [6] postuliert, wird aber aus methodischen Gründen noch kontrovers diskutiert [7]. Aufgrund dieser Befunde läßt sich die bisher so klare Abgrenzung angeborener und intrauterin erworbener Störungen nicht mehr eindeutig vornehmen. Auf

Tabelle 1 Einteilung seltener Formen der Struma mit Hypothyreose

• *Angeboren*	Dystopie (z. B. Zungengrundstruma Struma ovarii) Störungen der Hormonbiosynthese Periphere Hormonresistenz
• *Intrauterin erworben*	– mütterliche Faktoren thyreostatische Therapie der Mutter mütterlicher Jodexzeß transplazentarer Übertritt von schilddrüsenblockierenden Antikörpern – neonatale Faktoren Jodmangel-, Jodexzeß kongenitales nephrotisches Syndrom Short Bowel Syndrom

weitere seltene Formen der Struma mit Hypothyreose ist in Tabelle 1 hingewiesen.

Die unzweifelhaft angeborenen Defekte der Schilddrüsenhormonbiosynthese (Tabelle 2) sind auf einzelne Gendefekte zurückzuführen und werden bis auf den dominant, X-chromosomal gebundenen TBG-Mangel generell autosomal rezessiv vererbt. Die in Frage kommenden Defekte imponieren als familiäre Hypothyreose mit Struma ohne weitere sonstige Anomalien. Das klinische Bild ist für alle Defekte ähnlich. Der Kropf besteht gelegentlich schon bei der Geburt, entwickelt sich jedoch meist erst während der frühen Kindheit. Die Hypothyreose kann leichten oder schweren Grades sein, erreicht aber nie die Ausmaße wie bei der kongenitalen Schilddrüsenaplasie. Als Faustregel kann man sagen, daß das gleichzeitige Vorkommen von Kropf und Hypothyreose beim Kind praktisch beweisend für einen genetischen Defekt der Hormonbiosynthese ist. Die häufigste der sechs bekannten Störungen ist die der Jodorganifikation durch das Enzym Peroxydase. Die Häufigkeit beträgt jedoch lediglich 1:60000. In Verbindung mit einer familiären Innenohrschwerhörigkeit liegt das sog. Pendred-Syndrom vor. Weitere Störungen sind die des Jodidtransports, der Kupplung von Monojod-

Tabelle 2 Hereditäre Störungen der Schilddrüsenhormonbiosynthese und Hormonwirkung mit Hypothyreose und Struma

• *Defekte der Hormonbiosynthese*	Jodidtransport Jodorganifikation (Peroxidase, 5 Subtypen) mit familiärer Innenohrschwerhörigkeit Pendred-Syndrom Kupplungsdefekt (MIT und DIT zu T_3, T_4) Thyreoglobulindefekt (4 Subtypen) Dejodinasedefekt (3 Subtypen)
• *Defekte der Organantwort*	Isoliert, periphere Endorganresistenz

und Dijodthyrosin zu Trijodthyronin und Thyroxin, Thyreoglobulindefekte und Dejodinasedefekte.

Eine pathogenetisch ganz andere Erkrankung ist die Schilddrüsenhormonresistenz, die auf einem Rezeptordefekt beruht. Ältere Untersuchungen haben gezeigt, daß Lymphozyten dieser Patienten T3 nicht im Zellkern binden können [14]. Jüngste Untersuchungen von Fein et al. [5] haben Mutationen im Schilddrüsenhormonrezeptorgen c-erbAβ gefunden. Die phenotypische Ausprägung, peripher, zentral oder beides hängt wahrscheinlich von definierten Genmutationen ab. Die periphere Hormonresistenz wird nicht unter einem einheitlichen klinischen Bild manifest. In der Regel besteht jedoch ein kleiner Kropf und eine leichte Hypothyreose. Charakteristisch sind erhöhte Schilddrüsenhormone trotz klinisch manifester Hypothyreose und Struma diffusa (Tabelle 3). Eine antithyreoidale Therapie ist falsch und kann durch Stimulation des Strumawachstums Komplikationen herbeiführen. In Einzelfällen können diese Patienten erfolgreich mit T3 behandelt werden, das zu einer Suppression der TSH-Sekretion führt, und zwar ohne daß es zu einer hyperthyreoten Symptomatik kommt. Grund hierfür ist, daß der Rezeptordefekt in der Peripherie ausgeprägter ist als zentral an der Hypophyse. Im Gegensatz zur peripheren Hormonresistenz führt die partielle Schilddrüsenhormonresistenz auf hypophysärer Ebene zur Hyperthyreose. Differentialdiagnostisch muß diese Erkrankung von einem TSH-produzierenden Hypophysentumor abgegrenzt werden.

Tabelle 3 Seltene Form der Hypothyreose mit Struma: isolierte periphere Schilddrüsen-Hormonresistenz

Pathogenese	Rezeptordefekt
Klinik	Kleine Struma Eu-/Hypothyreose
Labor	$T_3\uparrow$, $T_4\uparrow$, TSH n oder $\uparrow$
Therapie	Trijodthyronin

Seltene erworbene Formen der Hypothyreose mit Struma

Unter den erworbenen Störungen sind erwähnenswert extreme Zystenbildungen mit Organdestruktion, Einblutungen, Traumen und die sehr seltenen großen Schilddrüsentumoren mit Hypothyreose.

Durch den Befall der Schilddrüse durch extrathyreoidale bzw. systemische Erkrankungen kann eine Raumforderung im Bereich der Schilddrüse entstehen und eine Struma mit Hypothyreose vortäuschen (Tabelle 4). In diesem Zusammenhang sind Non-Hodgkin-Lymphome der Schilddrüse wichtig (Tabelle 5). Typisch für das Lymphom ist die rasch zunehmende Raumforderung am Hals mit Lokalsymptomatik. Beobachtungen der letzten 10 Jahre sprechen von einer Häufigkeit

Tabelle 4 Erworbene Formen der Hypothyreose mit Struma

Zystenbildung, Blutung, Trauma
Schilddrüsentumoren
Befall der Schilddrüse durch extrathyreoidale bzw. systemische Erkrankungen (z. B. Metastasen, Lymphome, Amyloid, Sarkoidose, Parasiten)
TSH-blockierende Antikörper
strumigene Substanzen
extremer Jodmangel

Tabelle 5 Non-Hodgkin-Lymphom der Schilddrüse

Häufigkeit	Bei Hashimoto-Thyreoiditis 67-fach erhöhtes Risiko für Lymphom etwa 5% der Schilddrüsenmalignome
Klinik	rasch zunehmende, steinharte Rf mit teilweise vollständiger Zerstörung des Schilddrüsengewebes, ausgeprägte Lokalsymptomatik, Kalter Knoten bei Hashimoto-Thyreoiditis
Zytologie	fast immer gleichzeitig lymphozytäre Thyreoiditis
Differentialdiagnose	undifferenziertes, Kleinzelliges SD-Ca
Therapie	Operation, Strahlentherapie, Chemotherapie
Prognose	5 J ÜBLZ 42%

der Non-Hodgkin-Lymphome von 5 bis 10% der Schilddrüsenmalignome. Bei großer Ausdehnung stellt sich die Schilddrüse szintigraphisch nicht dar, da das Lymphom nicht nur infiltrierend wächst, sondern sie völlig zerstören kann. Der Tumor ist steinhart, zytologisch finden sich praktisch in allen Fällen Zeichen einer lymphozytären Thyreoiditis. Im frühen Stadium entspricht der Befund einem kalten Knoten bei ansonsten typischen Zeichen der Hashimoto-Thyreoiditis [4, 8, 15, 16].

Nach der schwedischen Studie von Holm et al. [9] besteht bei Patienten mit Hashimoto-Thyreoiditis ein 67-fach erhöhtes Risiko für das Auftreten eines Schilddrüsenlymphoms.

Im Gegensatz zu den differenzierten Schilddrüsenkarzinomen ist eine radikale Strumaresektion beim Schilddrüsenlymphom nicht entscheidend. Nach histologischer Bestätigung der Diagnose kann die akut einsetzende Strahlentherapie rasch die Trachealkompression beseitigen, die systemische Chemotherapie ist nicht grundsätzlich erforderlich. Die Überlebensrate der meist alten Patienten hängt vom Stadium der Erkrankung ab, die Hälfte der Patienten lebt nur etwa ein bis zwei Jahre. Die Prognose ist allerdings wesentlich besser als die des anaplastischen Karzinoms, das ja bekanntermaßen innerhalb von Monaten zum Tode führt.

Unter den in Tabelle 4 genannten Ursachen einer erworbenen Hyporthyreose ist die Amyloidose erwähnenswert. Amyloideinlagerungen in die Schilddrüse finden sich bei bis zu 80% der Patienten mit systemischer Amyloidose. Eine Amyloidstruma wurde dagegen bisher nur in 83 Fällen publiziert [11]. Sie trat auf infolge chronisch-entzündlicher oder infektiöser Erkrankungen wie rheumatoider Arthritis, Bronchiektasen, zystischer Fibrose und Tuberkulose. Klinisch kommt es auch hier rasch innerhalb von wenigen Monaten zum deutlichen Strumawachstum. Im Gegensatz zum Lymphom ist die Amyloidstruma weicher, aber dennoch knotig verändert. In der Regel sind die Patienten euthyreot, können aber auch mit einer Hypothyreose vergesellschaftet sein.

Wenig beachtet wurden bisher auch antikörperbedingte, erworbene Hypothyreosen mit Struma. Erstmals beschrieben Konishi und Endo Antikörper, die die Stimulation der Thyreozyten durch TSH blockieren bei Patienten mit atrophischer Hypothyreose [12, 13]. Neuerdings fanden Atkinson et al. [1] eine TSH-blockierende Aktivität in der IgG-Fraktion des Serums auch bei 13 von 50 Patienten mit Hypothyreose und Struma. Alle 13 IgG-Präparationen blockierten sowohl die TSH-stimulierte Jodidaufnahme als auch die TSH-stimulierte cAMP-Bildung in Schweinethyreozyten.

Die Diskussion über wachstumsstimulierende und -blockierende Antikörper ist derzeit kontrovers. Methodische Probleme und uneinheitliche in vitro-Modelle erlauben noch keine klaren pathophysiologischen Aussagen. Ihre Bestimmung kann in der Praxis für die patophysiologische Klärung einer erworbenen Hypothyreose mit Struma noch nicht herangezogen werden [7].

Strumigene Substanzen und extremer Jodmangel, wie er noch in einer westlichen Provinz Chinas vorkommt [3], führen ebenfalls zur Hypothyreose mit Struma. Diese Faktoren haben in unseren Breiten jedoch keine praktisch-klinische Relevanz mehr.

Zusammenfassung

Seltene Störungen mit Hypothyreose und Struma können angeboren, intrauterin erworben oder erworben sein. Beim Kind ist das gleichzeitige Vorkommen von Kropf und Hypothyreose praktisch beweisend für einen genetischen Defekt der Hormonbiosynthese. Antikörperbedingte Formen stehen möglicherweise mit Schilddrüsendystopien in ursächlichem Zusammenhang. Die periphere Schilddrüsenhormonresistenz ist ein Rezeptordefekt, der auf Mutationen im Schilddrüsenhormonrezeptorgen c-erbAβ zurückzuführen ist. Unter den erworbenen Störungen ist vor allem auf das Lymphom der Schilddrüse zu achten, das gehäuft bei Hashimoto-Thyreoiditis vorkommen kann und etwa 5% der Schilddrüsenmalignome ausmacht. Die Bedeutung antikörperbedingter erworbener Hypothyreose mit Struma ist aus methodischen Gründen noch nicht eindeutig abzuschätzen.

Literatur

[1] Atkinson, S., M. Hardwick, P. Kendall-Taylor: Thyrotrophin-blocking Antibodies in Goitrous Primary Hypothyroidism: Detection by a Highly Sensitive Bioassay and Determination of site of Action. J. Endocrinol. *118* (1988) 41–7.

[2] Bogner, U., A. Grüters, B. Sigle et al.: Cytotoxic Antibodies in Congenital Hypothyroidism. J. Clin. Endocrinol. Metabol. *68* (1989) 671–675.

[3] Boyages, S. C., J. P. Halpern, G. F. Mabery et al.: A Comparative Study of Neurological and Myxedematous Endemic Cretinism in Western China. J. Clin. Endocrinol. and Metabol. *67* (1988) 1262–1271.

[4] Burke, J. S., J. J. Buttler, L. M. Fuller: Malignant Lymphomas of the Thyroid. Cancer 39 (1977) 1587–1602.

[5] Fein, H. G., K. D. Buman, Y. Y. Djuh et al.: Linkage between the Syndrome of Generalized Thyroid Hormone Resistance (GTHR) and the Human C-ERBAβ Gene is Present in Multiple Kindreds. Am. Thyroid Ass. Abstract *1*, San Franzisko 1989.

[6] Gaag, Van der, R. D., H. Frisch, M. Weissel et al.: Congenital hypothyroidism in a Turkish family: the role of immunoglobulins blocking the trophic effects of TSH and maternal-foetal relationship. Acta. Endocrinol. *111* (1986) 41–53.

[7] Gärtner, R.: Ist die Existenz wachstumsstimulierender Schilddrüsenautoantikörper (TGI) wissenschaftlich belegt? In: Immunerkrankungen der Schilddrüse 20. Akt. Endokr. Stoffw. *10* (1989) 185–188.

[8] Hamburger, J. I., J. M. Miller, S. R. Kini: Lymphoma of the Thyroid. Ann. Int. Med. *99* (1983) 685–693.

[9] Holm, L. E., H. Blomgren, T. Löwhagen: Cancer Risks in Patients with Chronic Lymphocytic Thyroiditis. N. Engl. J. Med. *312*(1985) 601–604.

[10] Ingbar, S. H., L. E. Braverman: The Thyroid. 5th Edition, J. B. Lippincott Company, Philadelphia 1986.

[11] Kanoh, T., H. Shimada, H. Uchino et al.: Amyloid Goiter with Hypothyroidism. Arch. Pathol. Lab. Med. *113* (1989) 542.

[12] Konishi, J., Y. Iida, K. Endo et al.: Inhibition of Thyrotropin induced Adenosine 3′,5′-Monophosphate Increase by Immunoglobulins from Patients with Primary Myxedema. J. Clin. Endocrinol. and Metabol. *57* (1983) 544–549.

[13] Konishi, K., Y. Ilda, K. Kasagi: Primary Myxedema with Thyrotropin-bindung Inhibitor Immunoglobulins. Clinical and Laboratory Findings in 15 Patients. Ann. Int. Med. *103* (1985) 26–31.

[14] Liewendahl, K., S. Rosengard, B. A. Lamberg: Nuclear binding of triodothyronine and thyroxine in lymphocytes from subjects with hyperthyroidism, hypothyroidism and resistance to thyroid hormone. Clin. Chim. Acta *83* (1978) 41–46.

[15] Rasbach, D., M. S. Mondschein, N. L. Harris: Malignant Lymphoma of the Thyroid Gland: A Clinical and Pathologic Study of Twenty Cases. Surgery *98* (1985) 1166–1170.

[16] Scully. R. D., E. J. Mark, W. G. McNeel et al.: Case Records of the Massachusetts General Hospital. N. Engl. J. Med. *316* (1987) 931–937.

Diskussion

Seif:

Sie haben auf Ihrem Schema gezeigt, daß auch Parasiten eine Hypothyreose natürlich auch eine Struma verursachen können. Haben Sie in der Literatur da etwas gefunden?

Mann:
Das ist den Büchern von Werner und Labhardt entnommen. Primärliteratur gibt es dazu nur sehr wenig. Eine parasitär verursachte Hypothyreose ist sicher sehr selten und wahrscheinlich keinem von uns je untergekommen.

Seif:
Ich hab im Rahmen der seltenen Formen der Thyreoiditis auch in dieser Richtung gesucht. Da wird die Malaria zitiert. Aber wenn Sie auf die Publikation zurückgehen von Stein 1938 im „Lancet", dann hat der selbst sehr große Zweifel daran, daß die Malaria gelegentlich eine Thyreoiditis bewirken kann. Bei der Chagaskrankheit ist das ja wohl nachuntersucht worden; bei der Trypanosomiasis scheint es sich nicht bestätigt zu haben, daß eine Funktionsstörung der Schilddrüse auftreten kann.

Grebe:
Es gibt die „spezifische Form der Thyreoiditis durch Tuberkulose". Das ist aber ganz selten.

Mann:
Generell kann es im Rahmen von Entzündungen zu Destruktionen der Schilddrüse kommen. Das war ja auch angesprochen bei der Thyreoiditis de Quervain.

Benker:
Eine Frage zur Operationsindikation bei Schilddrüsenlymphomen: wir haben bei unseren neun Patienten die Operation allein schon zur Diagnose benötigt. Ich glaube, daß die Pathologen ein Non-Hodgkin-Lymphom nicht ohne Histologie klassifizieren können.

Mann:
Nach den von mir zitierten Publikationen wurde die Diagnose zytologisch gestellt und nicht durch Operation.

Benker:
Ich glaube, daß die wenigsten Pathologen ein malignes Lymphom klassifizieren können ohne eine Histologie.

Seif:
Das ist richtig. Um die Klassifikation sauber zu machen, Prognose und die Therapie festzulegen.

Nordmeyer:
In solchen Fällen ist die Differentialdiagnose: anaplastisches Schilddrüsenkarzinom oder Lymphom. Die Pathologen haben meistens ihre Diagnose noch 3mal revidiert und die Präparate an andere Institute weitergeschickt –, und dann kamen wieder andere Diagnosen. Also da möchte ich doch sehr warnen, das nur zytologisch zu diagnostizieren.

3. Beiträge verschiedener Thematik

3.1. TRH, TSH, TRIAC und Schilddrüsenfunktionen

TRH-induzierte Steigerung der Calcitonin-Sekretion bei Patienten mit C-Zell-Karzinom der Schilddrüse

R. Haase, R. Windeck, C. Benker, D. Reinwein

Calcitonin ist als Sekretionsprodukt der C-Zellen gleichzeitig der entscheidende Tumormarker bei C-Zell-Neoplasien. In der Diagnostik des okkulten C-Zell-Karzinoms, insbesondere bei Verdacht auf eine Multiple Endokrine Neoplasie (MEN) Typ II sind verschiedene Provokationsteste (Calcium, Pentagastrin i.v.) gebräuchlich. Kürzlich wurde die TRH-Stimulierbarkeit des Calcitonins bei 2 Patienten mit medullärem Schilddrüsenkarzinom berichtet [1].

Es wurden 15 Patienten mit C-Zell-Karzinom der Schilddrüse, davon 3 mit einer MEN II und 12 mit der sporadischen Form untersucht. Es handelte sich um 6 Frauen und 9 Männer mit einem mittleren Alter von 41,9 Jahren und einem Median von 6 Jahren seit Diagnosestellung. Alle außer einem Patienten, der nach Operation eines sporadischen C-Zell-Karzinoms untersucht wurde, hatten erhöhte basale Calcitoninwerte von 0,8 bis 78,5, im Mittel 12,3 ng/ml. Bei allen 8 von 14 Patienten, bei denen der Pentagastrin-Test durchgeführt wurde, waren die basal erhöhten Werte weiter stimulierbar.

Es wurde eine dosisgesteigerte TRH-Injektion von 20, 50, 100, 200, 500 und 1000 µg in zweiminütigem Intervall vorgenommen. Proben für TSH und Calcitonin wurden aus der kontralateralen Kubitalvene basal zweifach und in zweiminütigem Intervall jeweils vor der nächsten Injektion sowie 15 und 20 Minuten nach Beginn der ersten Injektion abgenommen und mit handelsüblichen Assays bestimmt (IRMA-TSH, Henning, Berlin; RIA-mat, Byk-Sangtec, Dietzenbach).

Ergebnisse: Da allen Patienten dauerhaft 150 bis 200 µg L-Thyroxin verordnet war, war der TSH-Wert basal erniedrigt und durch die TRH-Applikation nicht stimulierbar. Nur bei einem Teil der Patienten war das Calcitonin durch TRH stimulierbar: Bei den 8 der 15 Patienten, bei denen das basale Calcitonin höher als 2 ng/ml bestimmt wurde, zeigte sich eine maximale Stimulation auf 140 bis 360, im Mittel 210% des Ausgangswertes. Der Maximalwert wurde bei 7 von 8 Patienten innerhalb von 8 Minuten nach Testbeginn, entsprechend einer TRH-Gesamtdosis von 370 µg, erreicht. Die anderen 7 Patienten mit basalen Calcitonin-Werten unter 2 ng/ml zeigten keine Stimulation durch TRH. Die drei untersuchten MEN-II-Patienten unterschieden sich nicht erkennbar von den sporadischen Fällen.

Bei 3 Normalpersonen unter gleichen Testbedingungen war keine Calcitonin-Stimulation erkennbar; alle Werte lagen unter 0,07 ng/ml.

TRH hat einen TSH-unabhängigen, vermutlich direkten Effekt auf die Calcitonin-Sekretion bei C-Zell-Karzinompatienten, der allerdings nur bei deutlich pathologischen Basalwerten nachweisbar ist. Der Pathomechanismus ist ungeklärt. Möglicherweise exprimieren maligne C-Zellen (mehr) Rezeptoren für bestimmte neuroendokrine Peptide. Diese Hypothese wird unterstützt durch die in vitro-Beobachtung der Stimulierbarkeit der Calcitonin-Sekretion durch Corticotropin-releasing factor (CRF) in Kulturen maligner C-Zellen [2].

Literatur

[1] Nakamura, H., H. Someda, T. Mori et al.: Thyrotropin releasing hormone induced calcitonin secretion in patients with medullary carcinoma of the thyroid. Clin. Endocrinol. *27* (1987) 69–74.

[2] Oosterom, R. T., H. A. Verleun, W. H. L. Bruining et al.: Secretion of adrenocorticotropin, β-endorphin and calcitonin by cultured medullary thyroid carcinoma cells. Effects of synthetic corticotropin-releasing factor and lysine vasopressin. Acta Endorcinol. *113* (1986) 65–72.

Diskussion

Leicht:

Wie erklären Sie denn diesen 2. Anstieg? Sie haben eine Kurve gezeigt mit einem Peak und einem weiteren Anstieg, der sich dann irgendwo verlief.

Haase:

Wir haben nur bis 20 Minuten gemessen. Ein 2. Anstieg ist nicht da. Die Mittelwerte zeigen, daß bei allen Patienten nach 100 oder 200 Mikrogramm TRH der maximale Stimulationseffekt da war. Höhere Dosen von TRH zeigten keine weitere Stimulierbarkeit. Es ist deshalb zu vermuten, daß sich dieser Effekt der Calcitonin-Stimulierbarkeit durch TRH sehr schnell erschöpft. Wir wollen das in einem Infusionsversuch mit einer kontinuierlichen Infusion von TRH weiter untersuchen, wie lange diese Calcitonin-Stimulierbarkeit nachweisbar ist.

Leb:

Waren diese Patienten, die auf TRH mit einem Calcitonin-Anstieg reagierten, solche mit MEN II oder mit sporadischem C-Zell-Karzinom?

Haase:

Wir hatten erwartet, daß sich die Patienten mit MEN vielleicht von den anderen unterscheiden. Es waren zwei Patienten mit MEN, die stimulierbar waren und einer war nicht stimulierbar (es waren insgesamt 3 Patienten mit MEN). Man kann nach dieser Reaktion die Gruppen nicht unterscheiden.

Ziegler:

Haben Sie auch Patienten mit hohem Calcitonin-Spiegel ohne Reaktionen auf TRH beobachtet? Haben Sie dem Meßsystem in-vitro TRH zugesetzt? Konnten

Sie einen der Patienten präoperativ (mit hohem Calcitonin) und postoperativ nach Absinken des Calcitonins untersuchen und feststellen, ob es eine Korrelation zwischen Calcitonin-Sekretion und Tumormasse gibt?

Haase:
Es waren keine Patienten dabei, die sehr hohe basale Calcitonin-Konzentrationen über 2 Nanogramm pro ml hatten, die nicht stimulierbar waren. In-vitro-Versuche hatten wir nicht gemacht. Ein Patient wurde präoperativ untersucht, alle anderen postoperativ.

Der diagnostische Wert von TRH-Test, sensitivem TSH und freiem T4 in der Screening-Untersuchung von geriatrischen Patienten*

I. Szabolcs, Chr. Ploenes, W. Bernard, J. Herrmann

Einleitung

Das Vorkommen von Schilddrüsendysfunktionen im hohen Alter ist in verschiedenen geriatrischen Populationen (gesunde alte Menschen, bzw. ambulante Patienten [4, 8], im nichtselektierten geriatrischen Patientengut [2, 10], sowie bei hospitalisierten geriatrischen Patienten [8, 11] anhand der Bestimmung des freien Thyroxins und des sensitiven TSH [2] untersucht worden. Trotzdem bleiben folgende Fragen offen:

1. Ist das Vorkommen der Schilddrüsendysfunktionen häufig genug um jeden hospitalisierten geriatrischen Patienten schilddrüsendiagnostisch zu untersuchen?
2. Welcher soll der „first line test" bei geriatrischen Patienten sein? – FT4 oder das sensitive TSH? Kann man auf den TRH-Test verzichten?

Um diese Fragen beantworten zu können, untersuchten wir hospitalisierte geriatrische Patienten eines Jodmangel-Gebietes (Kropfprävalenz 15–18%): T4, FT4, T3 und das sensitive TSH wurden bestimmt, und die Ergebnisse mit dem TRH-Test („goldener Standard" für Euthyreose) verglichen.

Patienten und Methoden

354 Patienten einer deutschen geriatrischen Klinik (alle über 60 Jahre alt), die nach Apoplexie, Trauma oder Implantation von Endoprothesen rehabilitiert werden mußten, wurden untersucht.

T4 und T3 sind mit dem Corning RIA bestimmt worden (interassay Variationskoeffizient–VK–: 8.4 bzw. 8.1%, Normbereich: 55–155 nmol/l bzw. 1.0–2.86 nmol/l); FT4 mit der „two step" RIA-Methode von Travenol (VK:8.6%; Normbereich: 11.5–26.8 pmol/l), TSH mit dem Behring-IRMA (coated tube sandwich system mit 2 monoklonalen Antikörpern gegen die Beta-Untereinheit, VK:4.9%). Ein Normbereich für TSH konnte nicht als Mittelwert und Streuung der Werte von

* Mit Unterstützung der A. von Humboldt Stiftung

gesunden Probanden angegeben werden, da TSH keine Normalverteilung aufweist [7]. Als untere Normgrenze wurde 0.5 mU/l festgesetzt, da bei Werten über dieser Grenze in einem nichtgeriatrischen Patientengut einer Schilddrüsenambulanz mit über 95% Wahrscheinlichkeit ein positiver TRH-Test (Δ TSH $\geqq$ 2.0 mU/l) zu erwarten war. Ein basaler TSH-Wert von <0.1 mU/l wurde als supprimiert (die Präzision der Methode unter 0.1 mU/l war nicht ausreichend um kleinere TSH Mengen sicher zu unterscheiden), der Bereich 0.1–0.5 als subnormal, ein Wert über 4.0 mU/l der Arbeitsanleitung des Assays entsprechend – als höher eingestuft.

Der TRH-Test wurde entweder iv. mit 200 µg Antepan® oder – seltener – intranasal mit 2 × 1 mg Relefact® durchgeführt, beide Anwendungsmöglichkeiten zeigten eine gute Korrelation [13]. Ein Δ TSH $\geqq$2. 0 mU/l (mit einem basalen TSH von <4.0 mU/l) wurde als euthyreot, ein Δ TSH <2.0 mU/l als subnormal eingestuft, kein Anstieg bedeutete supprimierte TSH Sekretion.

Sensitivität, Spezifität und prädiktiver Wert der einzelnen Hormonparameter wurden – wie folgt – berechnet:

$$\text{Sensitivität} = \frac{\text{echt positiv}}{\text{echt positiv} + \text{falsch negativ}}$$

$$\text{Spezifität} = \frac{\text{echt negativ}}{\text{echt negativ} + \text{falsch positiv}}$$

$$\text{prädiktiver Wert} = \frac{\text{echt positiv}}{\text{echt positiv} + \text{falsch positiv}}$$

Ergebnisse

In Tabelle 1 ist das Vorkommen der bereits bekannten bzw. neu entdeckten Schilddrüsendysfunktionen aufgeführt: In 4.8% der Patienten sind klinisch signi-

Tabelle 1 Die Häufigkeit von Schilddrüsendysfunktionen in einer geriatrischen Population (N=354)

	N=	%
Bereits bekannte Schilddrüsendysfunktionen		
– klinische Hypothyreose (T4-Behandlung)	2	0.5%
– T4-Suppressionstherapie einer Rezidivstruma nach Resektion oder Radiojodbehandlung	15	4.2%
Neu entdeckte Schilddrüsendysfunktionen		
– klinische Hyperthyreose	13	3.7%
– klinische Hypothyreose	4	1.1%
– subklinische Hyperthyreose (supprimiertes TSH, normales T4, FT4 und T3)	10	2.8%
– subklinische Hypothyreose (erhöhtes TSH, normales T4 und FT4)	7	2.0%

fikante Schilddrüsenfunktionsstörungen neu entdeckt worden (13 Hyperthyreosen und 4 Hypothyreosen).

Tabelle 2 zeigt die Häufigkeit abnormaler Hormonwerte. 67.5% der Patienten waren euthyreot, mit einem positiven TRH-Test. 20.6% hatten eine subnormale TSH Antwort auf TRH, als mögliches Zeichen einer thyreoidalen Autonomie.

In Tabelle 3 ist die Qualität der einzelnen Hormonbestimmungen für die Diagnose von Hyper- und Euthyreose durch Bestimmung ihrer Sensitivität, Spezifität und des prädiktiven Wertes charakterisiert: Ein supprimiertes basales TSH oder ein erhöhtes FT4 sind zwar sensitiv und spezifisch für die klinische Hyperthyreose, haben aber einen ungenügenden prädiktiven Wert; ein erhöhtes T4 oder T3 ist in dieser Hinsicht spezifisch aber nicht sensitiv.

Das basale TSH ist sensitiv, spezifisch und hat einen guten prädiktiven Wert in der Diagnose der Euthyreose; ein normales T4, FT4 oder T3 ist dagegen in dieser Hinsicht nicht spezifisch genug.

Tabelle 2 Die Häufigkeit abnormaler T4, FT4, T3 und TSH-Werte in einer geriatrischen Population

	alle Patienten	euthyreote Patienten	Patienten mit subnormalem aber meßbarem △ TSH	Patienten mit supprimiertem △ TSH	Patienten mit erhöhtem basalem TSH
	354 (100%)	239 (67,5%)	73 (20.6%)	28 (7.9%)	14 (4.0%)
T4	345	232	71	28	14
normal	323	228	65	21	9
erhöht	14	3	4	7	–
niedrig	8	1	2	–	5
FT4	337	228	68	27	14
normal	296	221	53	12	10
erhöht	35	5	15	15	–
niedrig	6	2	–	–	4
T3	345	233	70	28	14
normal	314	216	65	21	12
erhöht	7	1	–	6	–
niedrig	24	16	5	1	2
TSH	354	239	73	28	14
normal	235	219	16	–	–
erhöht	14	–	–	–	14
subnormal	68	20	46	2	–
supprimiert	37	–	11	26	–

Tabelle 3 Sensitivität, Spezifität und prädiktiver Wert von T4, FT4, T3 und basalem sensitivem TSH in der Diagnose der klinischen Hyperthyreose oder der Euthyreose in einer geriatrischen Population (N=354)

	Sensitivität	Spezifität	prädiktiver Wert
		Klinische Hyperthyreose	
hohes T4	0.53	0.98	0.56
hohes FT4	1.0	0.93	0.37
hohes T3	0.46	0.99	0.86
supprimiertes TSH	1.0	0.93	0.35
		Euthyreose	
normales T4	0.98	0.13	0.72
normales FT4	0.97	0.31	0.77
normales T3	0.92	0.12	0.71
normales TSH	0.91	0.84	0.93

Besprechung und Schlußfolgerungen

Einige Autoren [8] empfehlen die Untersuchung eines jeden geriatrischen hospitalisierten Patienten, um Schilddrüsendysfunktionen ausfindig zu machen. Nach unseren Untersuchungsergebnissen läßt sich wegen des zahlenmäßig geringen Auftretens (4.8%) der neu entdeckten, klinisch bedeutsamen Schilddrüsenfunktionsstörungen ein generelles Screening von hospitalisierten geriatrischen Patienten nicht rechtfertigen. Subklinische Hypothyreosen kamen ziemlich selten vor (7 Fälle, 1.97%), und in den meisten Fällen konnte schon der Verdacht auf eine Schilddrüsenkrankheit anhand der Anamnese und des Befundes eines Kropfes geäußert werden. Die Entdeckung der subklinischen Hyperthyreosen (10 Fälle) ist wichtiger wegen der Möglichkeit des Überganges in eine klinisch manifeste Hyperthyreose oder sogar thyreotoxische Krise nach eventueller Jodzufuhr [3, 5, 6, 14].

Ein subnormales TSH (20.6% der Patienten) ist entsprechend der Suppressionsszintigraphie [1] mit hoher Wahrscheinlichkeit mit einer Schilddrüsenautonomie verbunden, so daß in diesen Fällen das diagnostische Programm erweitert und eine deutliche Warnung vor Jodexposition ausgesprochen werden muß. Aus diesen Überlegungen ergibt sich unser Vorschlag, vor Jodgabe jeden hospitalisierten geriatrischen Patienten schilddrüsendiagnostisch zu untersuchen.

Wäre das Ziel einer Reihenuntersuchung geriatrischer Patienten die Entdeckung klinischer Hyperthyreosen (was allerdings wegen des verhältnismäßig seltenen Vorkommens nicht sinnvoll ist), so ist die Bestimmung des basalen TSH oder FT4 etwa gleich sensitiv und spezifisch, beide haben aber einen ungenügenden prädiktiven Wert. Da die überwiegende Mehrheit der geriatrischen Population jedoch euthyreot ist (67.5% in unserer Studie), ist es sinnvoll, in einer Reihenuntersuchung die Schilddrüsendysfunktion erst einmal auszuschlíeßen, und zwar so einfach wie möglich. In dieser Hinsicht bietet das sensitive basale TSH größere Zuverlässigkeit als FT4. Ein normales TSH allein beweist die Euthyreose mit hoher Sensitivität, Spezifität und prädiktivem Wert.

Die Bedeutung eines subnormalen basalen TSH ist nur durch den TRH-Test korrekt einzustufen [9, 12]. Bei geriatrischen Patienten empfiehlt sich der TRH-Test im Falle eines subnormalen und auch supprimierten basalen TSH: Von 68 Patienten mit einem subnormalen basalen TSH hatten 20 (29.4%) einen normalen Anstieg auf TRH (keine weitere Hormonbestimmung nötig, Euthyreose), von 37 mit supprimiertem basalem TSH 11 (29.7%) einen subnormalen aber meßbaren Anstieg (klinische Hyperthyreose ausgeschlossen).

Zusammenfassung

Das zahlenmäßig geringe Auftreten (4.8%) von klinisch bedeutsamen Schilddrüsendysfunktionen bei hospitalisierten geriatrischen Patienten rechtfertigt kein generelles Screening. Wegen der großen Wahrscheinlichkeit einer thyreoidalen Autonomie (2.8% der Patienten hatten einen supprimierten TSH Wert, 20.6% eine subnormale TSH Antwort auf TRH bei normalem T4, FT4 und T3) sollte man aber vor Jodgabe jeden geriatrischen Patienten schilddrüsendiagnostisch untersuchen.

Ein supprimiertes basales TSH oder ein erhöhtes FT4 waren zwar sensitiv und spezifisch für die klinische Hyperthyreose, hatten aber einen ungenügenden prädiktiven Wert; ein erhöhtes T4 oder T3 ist in dieser Hinsicht spezifisch aber nicht sensitiv.

Ein normales basales TSH ist sensitiv, spezifisch und hat einen guten prädiktiven Wert in der Diagnose der Euthyreose. Ein normales T4, FT4 oder T3 ist dagegen nicht spezifisch genug.

Das basale TSH ist bei geriatrischen Patienten ein besserer „first line test" als FT4.

Weitere Bestimmungen (TRH-Test, T4, FT4, T3) sind nötig, um die klinische Bedeutung eines subnormalen oder supprimierten basalen TSH aufzuklären.

Literatur

[1] Bähre, M., R. Hilgers, C. Lindermann et al.: Thyroid autonomy: Sensitive detection in vivo and estimation of its functional relevance using quantified high resolution scintigraphy. Acta Endocrinol. (Copenh.) *117* (1988) 145–153.

[2] Brochmann, H., T. Bjøro, P. I. Gaarder et al.: Prevalence of thyroid dysfunction in elderly

subjects. A randomized study in a Norwegian rural community (Naerøy). Acta Endocrinol. (Copenh.) *117* (1988) 7–12.
[3] Fradkin, J. E., J. Wolff: Iodine-induced thyrotoxicosis. Medicine (Baltimore) *62* (1983) 1–20.
[4] Heikoff, L. E., J. Luxenberg, L. Z. Feigenbaum: Low Yield of Screening for Hypothyroidism in Healthy Elderly. J. Am. Geriatr. Soc. *32* (1984) 616–617.
[5] Herrmann, J., H. L. Krüskemper: Gefährdung von Patienten mit latenter und manifester Hyperthyreose durch jodhaltige Röntgenkontrastmittel und Medikamente. Dtsch. Med. Wochenschr. *103* (1978) 1434–1443.
[6] Joseph, K., J. Mahlstedt: Früherkennung potentieller Hyperthyreosen in Struma-Endemiegebiet. Dtsch. Med. Wochenschr. *105* (1980) 1113–1118.
[7] Keller, H.: Ersetzt die Bestimmung der basalen TSH-Konzentration den TRH-Test? Schweiz. Med. Wochenschr. *116* (1986) 1009–1015.
[8] Livingston, E. H., J. M. Hershman, C. T. Sawin et al.: Prevalence of Thyroid Disease and Abnormal Thyroid Tests in Older Hospitalized and Ambulatory Persons. J. Am. Geriatr. Soc. *35* (1987) 109–114.
[9] Pfannenstiel, P., N. Panitz: Erfahrungen mit der Bestimmung von FT3 und FT4 sowie einem supersensitiven TSH-Assay bei latenten Schilddrüsenkrankheiten. In: Eber, Langsteger (Hrsg.): Freie Schilddrüsenhormone in der klinischen Diagnostik, S. 159–180. Deutscher Ärzte-Verlag, Köln 1985.
[10] Sawin, C. T., W. P. Castelli, J. M. Hershman et al.: The Aging Thyroid. Thyroid Deficiency in the Framingham Study. Arch. Intern. Med. *145* (1985) 1386–1388.
[11] Schemmel, K., G. Müller, H. Franke: Die Hypothyreose im höheren Lebensalter. Dtsch. Med. Wochenschr. *108* (1983) 1833–1836.
[12] Schmidt, R., K. Michl, R. Lipecky et al.: Validity of the TRH-test in the diagnosis of thyroid disease using hypersensitive TSH methodology. Acta Endocrinol. (Copenh.) (Suppl. 274) *111* (1986) 36–37.
[13] Szabolcs, I., Chr. Ploenes, W. Bernard et al.: Thyrotropin-releasing hormone in geriatric patients: intravenous versus intranasal application. Acta Endocrinol. (Copenh.) *120* (1989) 149–154.
[14] Vidor, G. L., J. C. Stewart, J. R. Wall et al.: Pathogenesis of iodine-induced thyrotoxicosis. Studies in northern Tasmania. J. clin. Endocrinol. Metab. *37* (1977) 901–909.

Diskussion

Brisan:
Ist jede Form von Jod-Anwendung bei geriatrischen Patienten problematisch?

Szabolcs:
In dieser Hinsicht habe ich keine Angaben. Wir haben nur als Schlußfolgerung gesagt, daß die Jodgabe im Falle eines subnormalen TSH bei geriatrischen Patienten wegen der Autonomie gefährlich sein könnte.

Klose:
Direkt dazu: Das bei ERCP verwendete Jod wird systemisch wirksam. Wir haben bei ERCP immer wieder gesehen, daß das Kontrastmittel renal eliminiert werden kann.

Negativer TRH-Test im Senium: Physiologisch?

I. Vardarli, Imren Vardarli, R. Schmidt, B. Schlote, U. Feldmann, K. H. Usadel

Einleitung

Der laborchemische Befund einer „latenten Hyperthyreose" stellt den behandelnden Arzt oft vor eine schwierige differentialdiagnostische Überlegung. Die Konsequenzen aus diesem Befund werden noch völlig kontrovers diskutiert. Die „latente Hyperthyreose" wird mit zunehmendem Alter häufiger gefunden. Dies könnte aber den Eindruck erwecken, daß die „latente Hyperthyreose", das heißt der negative TRH-Test im Senium ein „Normalbefund" sei, der keiner weiteren Beachtung bedarf. In der Literatur sind im fortgeschrittenen Alter sowohl normale [1, 2, 10] als auch subnormale oder auch erhöhte TSH-Konzentrationen [6, 7, 8, 9, 12] beschrieben worden. Über die TSH-Antwort im TRH-Test im fortgeschrittenen Alter gibt es ebenfalls kontroverse Ergebnisse. Es wird sowohl über normalen [6], verminderten [1, 4, 10] als auch über erhöhten TSH-Anstieg im TRH-Test im fortgeschrittenen Alter berichtet. Während Sawin et al. [9] normale bis leicht erniedrigte TT4-Konzentrationen angeben, berichten Burrows et al. [3] über erhöhte TT4-Konzentrationen im höheren Alter. TT3-Konzentrationen können hierbei leicht erniedrigt sein [11, 14]. Der negative TRH-Test gilt in der Psychiatrie als ein typischer Befund bei depressiven Patienten [5] und findet sich weiterhin bei Einnahme verschiedener Medikamente. Es soll untersucht werden, ob ein isolierter negativer TRH-Test, das heißt der laborchemische Befund einer „latenten Hyperthyreose" im fortgeschrittenen Alter „bagatellisiert", d. h. als „physiologisch" betrachtet werden darf oder nicht.

Patienten und Methoden

Im intersistischen Krankengut wurde bei 21 Patienten mit „latenter Hyperthyreose" (61,4 ± 14,4 J., $\bar{x} \pm SD$) und als Kontrollkollektiv bei 15 älteren (71,2 ± 15,7 J., $\bar{x} \pm SD$) und 15 jüngeren schilddrüsengesunden Probanden (25,8 ± 15,7 J., $\bar{x} \pm SD$) der circadiane TSH-Rhythmus mittels TSH-Bestimmungen (Amersham International) um 16:00, 24:00 und 8:00 Uhr in der genannten Reihenfolge (= TSH-Profil oder TSH-Triplex) erfaßt. Die Zeitpunkte für das TSH-Profil haben wir in Anlehnung an unsere Ergebnisse bezüglich der circadianen TSH-Rhythmik und TSH-Pulsatilität [13] festgelegt (TSH-Minimum am Nachmittag, nocturnales

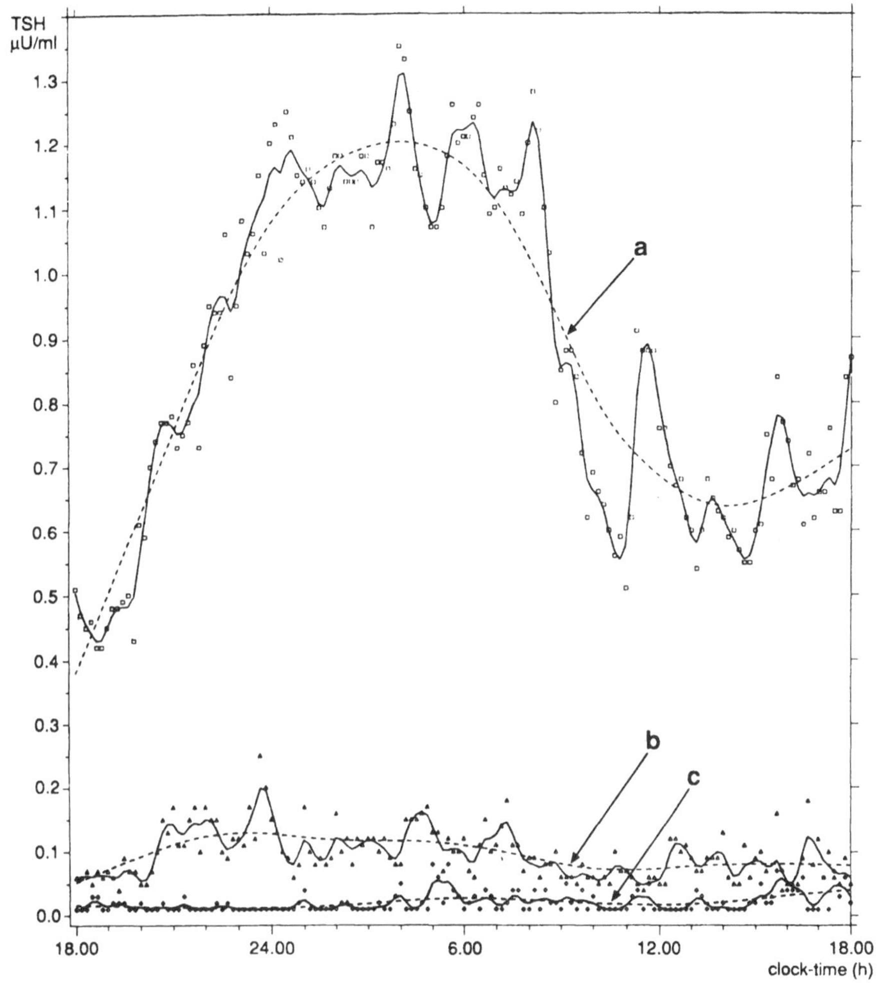

Abb. 1 Circadianer TSH-Rhythmus und TSH-Pulsatilität über 24 Stunden (TSH-Bestimmung in 10-Minutenintervallen); a) Euthyreose, weiblich, 24 J., mit Schlafentzug über 24 Stunden; b) „latente Hyperthyreose", männlich, ohne Medikation; c) manifeste Hyperthyreose, weiblich, 61 J., ohne Medikation.

TSH-Maximum und TSH-Abfall am Morgen, Abb. 1). Bei allen Untersuchungsteilnehmern wurde um 8:00 ein TRH Test (200 µg i.v., Antepan, Henning Berlin) durchgeführt. Laborchemische Kriterien für den Schilddrüsenfunktionsstatus:

Euthyreose = TT3, TT4 TBG und TSH basal im Referenzbereich, Delta-TSH im TRH-Test ≥2,0 µU/ml.

„latente Hyperthyreose" = TT3, TT4 und TBG im Referenzbereich, Delta-TSH <2,0 µU/ml (neg. TRH-Test).

manifeste Hyperthyreose = periphere Schilddrüsenhormone erhöht, neg. TRH-Test.

Wir analysierten das Delta TSH im TRH-Test und den nächtlichen TSH-Anstieg (TSH 24–16 Uhr). Desweiteren wurde die Korrelation zwischen TSH 0′ und Delta-TSH und zwischen dem nächtlichen TSH-Anstieg und Delta-TSH im TRH-Test in jeder Untersuchungsgruppe berechnet. Für die statistische Auswertung wurde der Vorzeichen- und Wilcoxon-Test herangezogen.

Ergebnisse

Sowohl bei älteren als auch bei jüngeren Probanden fanden wir einen regelrechten nächtlichen TSH-Anstieg, das heißt eine physiologische circadiane TSH-Rhythmik (Abb. 2). Der nächtliche TSH-Anstieg ist bei Älteren signifikant niedriger als bei Jüngeren (p=0,0001). Bei den „latent hyperthyreoten" Patienten ist der circadiane TSH-Rhythmus deutlich supprimiert. Basales TSH und Delta-TSH im TRH-Test sind sowohl bei den älteren als auch bei den jüngeren Probanden im Referenzbereich, d. h. sie haben einen regelrechten TRH-Test. Delta-TSH im

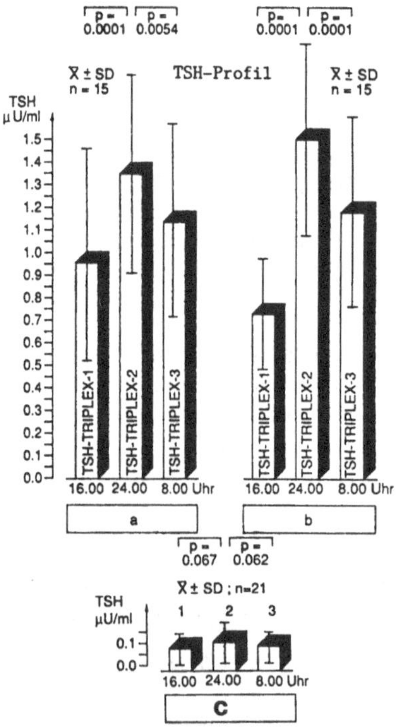

Abb. 2 TSH-Profil a) bei älteren (> 40 J.) und b) bei jüngeren (≤ 40 J.) schilddrüsengesunden Probanden und c) bei Patienten mit „latenter Hyperthyreose".

TRH-Test ist bei den Älteren signifikant niedriger als bei den Jüngeren ($p=0{,}0001$), während basale TSH- und TT3-Werte um 8 Uhr zwischen beiden Altersgruppen nicht signifikant verschieden, aber TT4-Konzentrationen bei den älteren Probanden signifikant niedriger waren. Zwischen TSH 0′ und Delta-TSH und zwischen dem nächtlichen TSH-Anstieg und Delta-TSH konnte keine lineare Korrelation nachgewiesen werden.

Diskussion und Schlußfolgerungen

Bezüglich der Schilddrüsenfunktion im fortgeschrittenen Alter gibt es in der Literatur sehr kontroverse Ergebnisse. Dies liegt wohl auch an der Heterogenität der untersuchten Kollektive. Erhöhte TSH-Werte spiegeln wahrscheinlich die erhöhte Inzidenz der subklinischen Hypothyreosen (chron. lymphozytäre Thyreoiditis?) wieder. Andererseits wird der behandelnde Arzt bei Patienten im fortgeschrittenen Alter häufig mit dem laborchemischen Befund einer „latenten Hyperthyreose“ konfrontiert. Die Angaben aus der Literatur helfen bei einem speziellen einzelnen Fall nur selten weiter. Besonders dann, wenn Angaben wie „... TSH im fortgeschrittenen Alter und bei extrathyroidalen Erkrankungen (NTI) erniedrigt ...“ den behandelnden Arzt eher verunsichern und zur Bagatellisierung dieses Befundes verleiten. In der vorliegenden Arbeit haben wir gezeigt, daß auch im fortgeschrittenen Alter sowohl das basale als auch das Delta-TSH im TRH-Test im Referenzbereich ist und ein normaler circadianer TSH-Rhythmus nachgewiesen werden kann. Deshalb ist zu fordern, daß der laborchemische Befund einer „latenten Hyperthyreose“ auch im fortgeschrittenen Alter weiter abgeklärt werden sollte (z. B. durch Ultraschall, Szintigraphie, Autoantikörperbestimmung, freie SD-Hormone...), denn in den meisten Fällen verbirgt sich dahinter eine Schilddrüsenautonomie. Inwieweit hier bereits von einer „Hyperthyreose Stadium I“ (Ia: ohne und Ib: mit klinischer Symptomatik) gesprochen und eine therapeutische Konsequenz ab Stadium Ib ausgesprochen werden sollte, muß noch geklärt werden. Patienten mit der Diagnose „latente Hyperthyreose bei Schilddrüsenautonomie“ müssen auf jeden Fall ausführlich über ihre Erkrankung informiert und vor einer Jodexposition (z. B. Angiographie) gewarnt und auf erforderliche Präventivmaßnahmen bei vital indizierter Kontrastmittelexposition hingewiesen werden. Andererseits kann es sich bei dem Befund einer „latenten Hyperthyreose“ natürlich auch um eine (seltene) „echte subklinische sekundäre Hypothyreose“ aber auch um ein sog. „Low-TRH-TSH-syndrome“ (=Ausschlußdiagnose!) im Rahmen einer non-thyroidal illness im Sinne eines zentralen Hypometabolismus handeln. Selbstverständlich müssen Erkrankungen, die zu einer TSH-Suppression führen können (z. B. Cushing Syndrom) und durch Medikamente (z. B. L-T4-Suppressionstherapie, Dopamin) induzierte TSH-Suppression ausgeschlossen werden.

Literatur

[1] Azizi, F., A. G. Vagenakis, G. I. Portnay et al.: Pituitary-thyroid responsiveness to intramuscular thyrotropin releasing hormone based on analysis of serum thyroxine, tri-iodothyronine and thyrotropin concentrations. N. Engl. J. Med. *292* (1975) 273–277.
[2] Barreca, T., R. Franceschini, V. Messina et al.: 24-hours thyroid-stimulating hormone secretory pattern in elderly men. Gerontology *31* (1985) 119–123.
[3] Burrows, A. E., R. A. Shakespear, R. D. Hesch et al.: Thyroid hormones in the elderly sick: „T4 euthyroidism". Br. Med. J. *4* (1975) 437–439.
[4] Demester-Mirkine, N., M. Kutnowski, B. Futeral et al.: Thyroid status in elderly sick patients. J. Endocrinol. Invest. *4* (1981) 41–44.
[5] Gold, M. S., A. L. C. Pottash, I. Extein: The TRH-test in the diagnosis of major and minor depression. Psychoendocrinol. *6* (1981) 159–168.
[6] Harman, S. M., R. E. Wehmann, M. R. Blackman: Pituitary-thyroid economy in healthy aging men: basal indices of thyroid function and thyrotropin responses to constant infusions thyrotropin releasing hormone. J. Clin. Endoc. Metab. *48* (1984) 320–326.
[7] Inoe, S., H. Hirayu, M. Izumi et al.: In men only, aging influenced thyroid volume, and circulating thyroitropin and triiodothyronine concentrations. Endocrinology *122* (Suppl.) (1989) 1–9.
[8] Ohara, H., T. Kobayashi, M. Shiraishi: Thyroid function of the aged as viewed from the pituitary thyroid system. Endocrinol. JPN *21* (1979) 377–384.
[9] Sawin, C. T., D. Chopra, F. Azizi et al.: The aging thyroid. Increased prevalence of elevated serum thyrotropin levels in the elderly. JAMA *42* (1979) 247–250.
[10] Synder, P. J., R. D. Utiger: Response to thyrotropin releasing hormone (TRH) in normal man. J. Clin. Endocrinol. Metab. *34* (1972) 380–385.
[11] Szabolcs, I., G. Szilagyi, G. Irsy et al.: The suppressive effect of triiodothyronine on the release of thyrotropin in old age. Endokrinologie *78* (1981) 305–307.
[12] Tunbridge, W. M. G., D. C. Evered, R. Hall et al.: The spectrum of thyroid disease in a community: the Wickham survey. Clin. Endocrinol. (Oxf.) 7 (1977) 481–493.
[13] Vardarli, I., Imren Vardarli, R. Schmidt et al.: Significance of latent hyperthyroidism. Klin. Wochenschr. *67* (1989) 543–550.
[14] Wenzel, K. W., W. R. Horn: T3 and T4 kinetics in aged man. In: J. Robbins, L. E. Braverman (Hrsg.): Thyroid Research, Excerpta Medica, S. 270–273. American Elsevier, Oxford 1976.

Diskussion

Horster:

Was für Patienten waren das? Waren es gesunde oder Patienten, die aus anderen Gründen in Ihre Klinik kamen, die aber nicht gesund waren.

Vardarli:

Das waren internistische Patienten, die nicht sehr schwer krank waren. Randomisiert, ältere und jüngere Patienten vom internistischen Krankengut ohne Schilddrüsen-Erkrankung.

Ziegler:

Gehen Sie davon aus, daß der Befund des niedrigen bzw. supprimierten TSH auf jeden Fall eine *pathologische* Kondition sein *muß*?

Vardarli:
Das supprimierte TSH ist nicht physiologisch. Entweder ist eine Autonomie zu erwarten oder ein extrathyreoidaler Faktor.

Eber:
Die Patienten haben doch irgendwelche Medikationen bekommen, sonst würden Sie ja nicht im Spital liegen. Haben Sie eine Korrelation zu den vorhandenen Medikamenten hergestellt (Psychopharmaka, Parkinsontherapie)?

Vardarli:
Nein, das haben wir nicht. Aber ich muß nochmals betonen: wir haben ja auch bei den älteren Patienten normale Werte darstellen können. Wir haben auch bei älteren Patienten (physiologischerweise, meinen wir), sowohl normale TRH-Tests als auch normalen circadianen Rhythmus darstellen können. Deshalb habe ich die Medikamentenanalyse nicht zusätzlich dargestellt.

Szabolcs:
Ich glaube, es gibt amerikanische Angaben darüber, daß doch eine altersabhängige Abnahme der TSH-Sekretion vorliegt, vor allem bei Frauen. Aber ich stimme mit Ihnen überein und ich denke, daß es sehr wichtig ist zu betonen, daß es besonders hier in Deutschland, eine viel kleinere oder vielleicht überhaupt keine Rolle spielt. Bei einem alten Menschen sollten wir über Autonomie oder über andere unphysiologische Möglichkeiten nachdenken. Daher glaube ich, ist es sehr wichtig zu betonen, daß einige Kollegen annehmen, bei einem älteren Patienten sei ein niedriges basales TSH normal, weil er alt ist. Vielmehr müßte man bei einem alten Patienten einen etwas höheren basalen TSH-Wert erwarten, um sagen zu können, daß er wirklich euthyreot ist.

Vardarli:
Ja, diesen Sachverhalt haben in den letzten Wochen japanische Arbeitsgruppen in Amerika bei der American-Thyroid-Association-Versammlung vorgestellt. Sie stellten im Alter besonders bei Männern niedrige Schilddrüsenvolumina mit erniedrigtem T3-Wert und mit erhöhter Inzidenz für erhöhte TSH-Werte fest. Deshalb muß man, was ich betonen wollte, subnormale TSH-Werte nicht als physiologisch abtun, sondern weiter abklären und den Patienten informieren.

Circadiane Rhythmik und pulsatile TSH-Sekretion bei Patienten mit euthyreoter Struma und gesunden Kontrollen

P. Weber, U. Krause, G. Brabant, H. Lehnert, G. Kahaly, J. Schrezenmeir, J. Beyer

Einleitung

Die pathophysiologische Bedeutung von TSH bei der Entstehung der euthyreoten Struma wird nach den Resultaten neuerer Untersuchungen kontrovers diskutiert. In vitro Studien zeigen einerseits einen wachstumsstimulierenden Effekt von TSH auf Schilddrüsenzellkulturen [1], während andere Arbeitsgruppen keine, oder sogar eine wachstumshemmende Wirkung von TSH auf Schilddrüsenzellkulturen beobachtet haben [2, 3]. In epidemiologischen Untersuchungen konnte ein erhöhtes, basales TSH bei Strumaträgern nur in Regionen mit schwerstem Jodmangel gefunden werden [4]. In weniger ausgeprägten Jodmangelgebieten, wie beispielsweise der BRD, ist das basale TSH, sowie die TSH Antwort im TRH-Test bei Strumaträgern und gesunden Kontrollen nicht signifikant unterschiedlich [5]. In den vorliegenden Studien wurde die TSH-Sekretion anhand einzelner TSH-Proben zu einem zufälligen Tageszeitpunkt beurteilt. Seit 1986 ist jedoch belegt, daß TSH nicht nur eine circadiane Rhythmik aufweist, sondern auch pulsatil sezerniert wird [6, 8]. Wir führten daher eine Studie zur Untersuchung der 24h TSH-Sekretionsprofile bei Patienten mit euthyreoter Struma durch und verglichen sie mit denen gesunder Kontrollpersonen.

Methodik

22 Probanden nahmen an der Studie teil (11 Probanden mit einer euthyreoten Struma und 11 Kontrollpersonen). Beide Gruppen bestanden jeweils aus 5 Frauen und 6 Männern mit einem durchschnittlichen Lebensalter von 25±4 Jahren. Das sonographisch ermittelte Schilddrüsenvolumen betrug bei den Strumaträgern im Mittel 40,2±10,6 ml und bei den Kontrollpersonen 15,3±4,2 ml. Bei allen Probanden wurde über 24h kontinuierlich in Zeitintervallen von 10 Minuten aus einer Kubital- bzw. einer Unterarmvene Blut gesammelt. Hierzu verwendeten wir einen Doppellumenkatheter, der die simultane Infusion von kleinen Mengen Heparin ermöglicht, die ein lokales Clotting an der Spitze der Blutentnahmekapillare verhindern. Die TSH-Bestimmung erfolgte mit einem sensitiven TSH-

IRMA (Henning Berlin GmbH). Die Intraassayvarianz betrug bei verschiedenen Konzentrationen im Mittel 4,8%. Die statistische Analyse der TSH-Pulse erfolgte mit dem von Ranft und Brabant entwickelten DESADE-Programm [7].

Ergebnisse

Die Parameter der pulsatilen TSH-Sekretion waren bei den Patienten mit einer Struma und den gesunden Kontrollpersonen nicht signifikant unterschiedlich. Die durchschnittliche Anzahl der signifikanten TSH-Pulse betrug in der Strumagruppe 10,8 und bei den Kontrollen 9,6 pro 24h. Die mittlere TSH Konzentrationsänderung pro TSH-Puls lag bei den Patienten mit einer Struma bei 0,4 und bei den Kontrollpersonen bei 0,3 mU TSH/1. Die durchschnittliche TSH-Sekretion pro 24h belief sich bei den Strumaträgern auf 1,1 und bei der Kontrollgruppe auf 0,9 mU/l (Tabelle 1).

Tabelle 1 Parameter der pulsatilen TSH-Sekretion bei Strumaträgern und gesunden Kontrollen, n=22

	Pulse/24 h n	TSH/Puls mU/l	TSH $\overline{X}$/24 h mU/l
Strumaträger (n=11)	10,8 ± 3,7	0,4 ± 0,2	1,1 ± 0,5
Kontrollen (n=11)	9,6 ± 3,5	0,3 ± 0,1	0,9 ± 0,4
	ns	ns	ns

Das Profil der circadianen TSH-Sekretionsrhythmik der Patienten mit einer Struma ist dem der Kontrollpersonen ebenfalls sehr ähnlich. Die TSH-Sekretion ist in unserem Kollektiv, in der Gruppe der Strumaträger, zu allen Blutentnahmezeitpunkten und insbesondere in den frühen Morgenstunden zwar geringgradig höher als in der Kontrollgruppe. Diese Differenz ist jedoch zu keinem Tageszeitpunkt signifikant. Die Menge des insgesamt sezernierten TSH und die Anzahl der TSH-Pulse pro 24h zeigen ferner keine Korrelation zur Schilddrüsengröße. Diese Beobachtung gilt für Patienten mit einer Struma und die gesunden Kontrollen.

Schlußfolgerungen

Die Anzahl der in unserem Kontrollkollektiv detektierten TSH-Pulse stimmt mit den Angaben der Literatur zur pulsatilen TSH-Sekretion bei gesunden Probanden gut überein. Greenspan et al. [8] beschrieb bei Schilddrüsengesunden Probanden im Mittel 13,3, Brabant et al. [6] 11,9 TSH-Pulse pro 24h. Das pulsatile TSH-Sekretionsprofil und die TSH-Sekretionsmenge pro 24h der Patienten mit einer Struma sind nach unseren Resultaten nicht signifikant unterschiedlich von denen der gesunden Kontrollpersonen. Die pathophysiologische Bedeutung des TSH bei der Strumagenese erscheint somit geringer zu sein als bislang vermutet. Dieser klinisch-experimentelle Befund befindet sich in guter Übereinstimmung mit neueren in-vitro-Ergebnissen. Bei hypophysektomierten und hemithyroidektomierten Ratten konnte gezeigt werden, daß die kompensatorische Hyperplasie des verbleibenden Schilddrüsenlappens TSH-unabhängig erfolgt [9]. Eine Hyperplasie der Thyreozyten und somit eine tatsächliche Proliferation wird tierexperimentell im Jodmangelzustand beobachtet, während TSH lediglich eine Hypertrophie der Thyreozyten bewirkt [3]. Wir interpretieren deshalb unsere klinischen Beobachtungen als einen weiteren Hinweis dafür, daß das klassische Konzept der Strumagenese, das TSH als wesentlichen Proliferationsfaktor beinhaltet, neu überprüft werden muß.

Literatur

[1] Bachtarzi, H., M. Benmiloud: TSH-regulation und goitrogenesis in severe iodine deficiency. Acta Endocr. *103* (1983) 21–27.

[2] Brabant, G., U. Ranft, K. Ocran et al.: Thyrotropin – an episodically secreted hormone.

[3] Greenspan, S. L., A. Klibanski, D. Schoenfeld et al.: Pulsatile Secretion of Thyrotropin in Man. J. Clin. Endocrinol. Metab. *63* (1986) 661–668.

[4] Lewinski, A.: Pituitary is not required for the compensatory thyroid hyperplasia. Hormone Res. *15* (1981) 189–197.

[5] Pickhardt, C. R., F. Erhardt, J. Grüner et al.: Stimulation der TSH-Sekretion durch TRH bei blander Struma: Diagnostische Bedeutung und pathophysiologische Folgerungen. Klin. Wschr. *50* (1972) 1134–1137.

[6] Ranft, U., K. Prank, G. Brabant: Detection of episodic secretion activity by discrete deconvolution (DESADE) – a new methode for the analysis of episodic hormone secretion. Acta Endocr. *117* (Suppl. 287) (1988) 79–80.

[7] Roger, P., J. E. Dumont: Factors controlling proliferation and differentiation of canine thyroid cells cultured in reduced serum conditions: effects of thyrotropin, cyclic AMP and growth factors. Mol. Cell. Endocrinol. *36* (1984) 79–93.

[8] Stübner, D., R. Gärtner, W. Weil et al.: Hypertrophy and hyperplasia during goitre growth and involution in rats – separate bioeffects of TSH and iodine. Acta Endocr. *116* (1987) 537–548.

[9] Westermark, B., F. A. Karlsson, O. Wallinder: Thyrotropin is not a growth factor of human cells in culture. Proc. Natl. Acad. Sci. USA *76* (1979) 2022–2026.

Diskussion

Horster:
Waren das sporadische oder Jodmangel-Strumen bei diesen Struma-Patienten? Gibt es da eine Information?

Weber:
Das waren sicherlich Jodmangel-Strumen. Die Jodurie bei diesen Patienten war allerdings unterschiedlich. Das liegt aber sicher daran, weil das nur 11 Patienten waren und die Jodurie ja von Tag zu Tag immer etwas fluktuiert.

Usadel:
Würden Sie bitte zu der Methodik, die Sie angewandt haben Stellung nehmen, weil ja bekannt ist, daß Schlafentzug oder Nicht-Schlafentzug eine ganz entscheidende Wirkung auf die Circadian-Rhythmik und auch auf die Pulse ausübt.

Weber:
Die Patienten wurden stationär aufgenommen und waren in angenehmer Umgebung, lagen im Bett während der ganzen Zeit. Ich habe ihnen über eine Braunülentechnik das Blut entnommen mit einer doppelvolumigen Kanüle. Das ging relativ problemlos. Es gab keine Behinderung bei der kontinuierlichen Blutentnahme. Über Nacht haben sie normal geschlafen, es gab keine Störungen.

Usadel:
Von allen Schlafphysiologen, die Rhythmik-Forschung betreiben, wird Wert darauf gelegt, daß man dieses im Schlafentzug macht, weil das eine signifikante Verschiebung der Fläche unter der Kurve und auch des Anstieges der 24-Stunden-Rhythmik ausmacht. Das wäre empfehlenswert.

Weber:
Das ist sicher ein Hinweis. Allerdings wurden unsere Patienten unter den gleichen kontrollierten Bedingungen untersucht. Das heißt, die Patienten mit und ohne Struma hatten die gleichen Testbedingungen und auch die gleiche Umgebung.

Vardali:
Ich möchte auf das, was Herr Professor Usadel gesagt hat, zurückkommen: wenn man keinen Schlafentzug durchführt und den Patienten schlafen läßt, kann es solche Schwankungen in der Kurve geben im circadianen Rhythmus. Das haben wir auch untersucht. Und zwar, wenn der Patient aufwacht, gibt es einen plötzlichen Anstieg des TSH. Wie beurteilen Sie diesen Anstieg?

Weber:
Wenn man das Ganze unter kontrollierten und günstigen Bedingungen macht, sollte das keine Rolle spielen; vor allen Dingen, wenn man ein Kollektiv von 2x 11 Patienten beobachtet. Darüber hinaus, das für die Therapie möglicherweise Interessante ist, daß die mittlere TSH-Konzentration (bei zahlreichen Untersuchungszeitpunkten) nicht unterschiedlich ist. Weder die Menge ist unterschiedlich noch die Pulsation, auch nicht das Pulsationsmuster oder die circadiane Rhythmik. Das, denke ich, sind doch von verschiedenen Bedingungen zum gleichen Resultat führende Parameter. Und so, meine ich, validisiert sich dieses System in sich.

Ziegler:
Sie ziehen aufgrund der fehlenden statistischen Unterschiede zwischen den beiden Gruppen den Schluß, daß das Konzept neu überdacht werden muß. Es wird ja nun dauernd überdacht. Auf der anderen Seite wirkt es ja. Wir können nicht verhehlen, daß Strumaträger unter L-Thyroxin eine Verkleinerung erfahren. Gestern ist es ja wieder in der Übersicht der Statistiken gezeigt worden. Kann es einfach nicht sein, daß die Strumaträger individuell auf Ihr, statistisch gesehen, nicht unterschiedliches TSH stärker reagieren und die TSH-Suppression doch einen Erfolg hat. Irgendwie müssen wir erklären, warum die Struma kleiner wird.

Weber:
Unter TSH-suppressiver Therapie kommt es (ähnlich wie unter der Jodid-Therapie mit beispielsweise 400 Mikrogramm) zu einer Verkleinerung der Schilddrüse. Nach Absetzen der suppressiven Therapie mit Schilddrüsenhormonen wird das Schilddrüsenvolumen wieder größer. Das beobachten wir bei der Jodid-Therapie nicht. Am Beispiel dieser 22 Patienten möchte ich keine Therapie-Empfehlung geben, meine aber, daß es verschiedene Hinweise dafür gibt, daß es auch mit Jodid ganz gut geht, zumal es von der Pathophysiologie her wahrscheinlich sinnvoller ist, Jod zu geben.

TRIAC-Einfluß auf die hypophysär-thyreoidale Regulation und die peripheren Schilddrüsenhormon-Wirkparameter

P. Lind, W. Langsteger, P. Költringer, O. Eber

Einleitung

Das in den letzten Jahren zunehmende Interesse an TRIAC ist in erster Linie durch seine dissoziierte Wirkung an Hypophyse und Peripherie begründet. Der im Vergleich zur Peripherie wesentlich stärkere thyreomimetische Effekt an der Hypophyse hat einen neuen Ansatzpunkt in der Therapie der zentralen Hyperthyreose bei nicht neoplastischer inappropriater TSH-Inkretion (nnITI) eröffnet [1, 6]. In einer Dosis von 2–3 mg/die führt TRIAC bei diesen Patienten zu einer Normalisierung des TSH-Spiegels und über eine Senkung der peripheren Hormonspiegel zur Euthyreose. Während der hypophysäre Effekt von TRIAC durch die Bestimmung des TSH exakt zu überprüfen ist, geben die mit kommerziellen Testbestecken bestimmten freien Schilddrüsenhormone keine Auskunft über die thyreomimetische Wirkung am peripheren Gewebe. Die in den meisten kommerziell erhältlichen fT3-Kits verwendeten Antikörper führen nämlich zu einer Kreuzreaktivität mit TRIAC und ergeben mitunter ausgeprägt falsch hohe fT3-Werte. Eine tatsächliche Abschätzung der peripheren Schilddrüsenfunktion ist daher nur über die sogenannten Gewebsparamter wie systolische Zeitintervalle (PEP, Q), Achillessehnenreflex (ASR) oder das Sex Hormon Binding Globulin (SHBG) möglich. Ziel der vorliegenden Untersuchung war es nun, das Verhalten dieser Gewebsparameter unter kurzfristiger TSH-suppressiver TRIAC-Medikation zu überprüfen. Zusätzlich wurde das Verhalten verschiedener kommerziell erhältlicher fT3-Kits untersucht.

Patienten und Methode

Insgesamt wurden 13 adipöse Patienten (Gruppe I) und 10 normalgewichtige Probanden (Gruppe II) untersucht. Alle Patienten und Probanden waren über den Zweck der Studie informiert und gaben ihre Einwilligung. TRIAC wurde in einer Dosis von 3x1 mg pro die über 8 Tage verabreicht; zusätzlich erhielten die Patienten der Gruppe I eine Reduktionsdiät mit 400 kcal, die normalgewichtigen Probanden der Gruppe II eine Normalkost. Ausschlußkriterien waren ein kardiovaskuläres Risiko, Hypertonie, Tachykardie oder eine Schilddrüsenautonomie bzw. Hyperthyreose. Neben Blutdruck, Puls, EKG und Tc99m-Szintigramm wurden folgende Labor- bzw. periphere Gewebsparameter vor (1. Tag) und nach (9. Tag) der TRIAC-Gabe bestimmt: TT4, TT3, fT4, fT3, bTSH, rT3, TG, Jod/g Kreatinin, Cholesterin, STI, ASR und SHGB.

Ergebnisse

In Gruppe I (3 mg TRIAC/die und 400 kcal Reduktions-Diät) sank das bTSH von 1.43 ± 0.68 mU/l auf 0.075 ± 0,03 mU/l ($p < 0.001$). TT4 fiel von 90.2 ± 16.3 μg/l auf 79.0 ± 14.5 μg/l (n.s.), fT4 von 18.78 ± 4.29 pmol/l auf 13.21 ± 2.29 pmol/l ($p < 0.01$). TT3 (1.03 ± 0.39 μg/l auf 2.46 ± 0.65 μg/l) und fT3 (3.21 ± 0.84 pmol/l auf 27.62 ± 17.64 pmol/l) stiegen auf Grund der Kreuzreaktivität des verwendeten Antikörpers signifikant an ($p < 0.05$ bzw. < 0.001) (Abb. 1a). Die peripheren Gewebsparameter Cholesterin (233.3 + 59.8 mg/dl vs. 200.8 ± 19.2 mg/dl), ASR (350 ± 53 msec vs. 320 ± 49 msec), STI (PEP: 123.7 ± 7.27 vs. 123.4 ± 7.7 msec; Q: 0.31 ± 0.04 vs. 0.32 ± 0.05) zeigten keine Veränderungen im Sinne einer Stoffwechselsteigerung. Die Zunahme der Herzfrequenz von 68/min auf 82/min war ebenfalls nicht signifikant. Der Anstieg des SHBG von 30.02 ± 12.26 nmol/l auf 54.3 ± 29.17 nmol/l ($p < 0.0001$) ist in Zusammenhang mit der Gewichtsreduktion von 3.1 ± 1.2 kg pro Woche zu beurteilen (Abb. 1b).

In Gruppe II (3 mg TRIAC/die ohne Reduktions-Diät) sank das bTSH von 2.11 ± 0.32 mU/l auf 0.06 ± 0.03 mU/l ($p < 0.001$). TT4 fiel von 91.1 ± 8.7 μg/l auf 78.4 ± 10.9 μg/l (n.s.), fT4 von 21.54 ± 1.04 pmol/l auf 16.56 ± 1.86 pmol/l ($p < 0.01$). Wie in Gruppe I stieg das TT3 (0.87 ± 0.11 μg/l auf 2.92 ± 0.82 μg/l) und fT3 (4.57 ± 0.77 pmol/l to 28.6 ± 16.19 pmol/l) signifikant an ($p < 0.05$ bzw. < 0.001) < 0.001 (Abb. 2a).

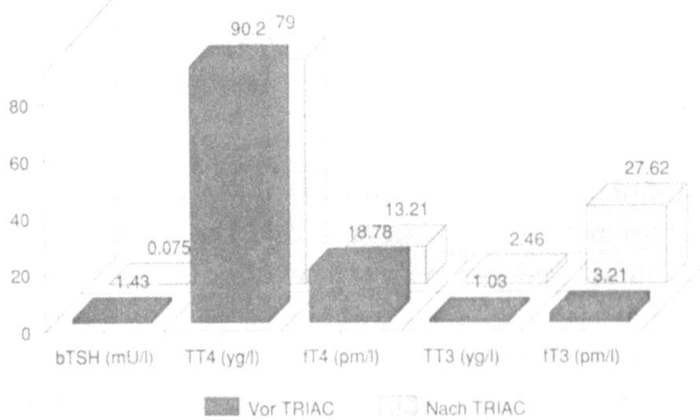

Abb. 1a Veränderungen des bTSH und der Gesamt-, sowie freien Schilddrüse-Hormone unter 3x1 mg Triac bei 13 adipösen Patienten

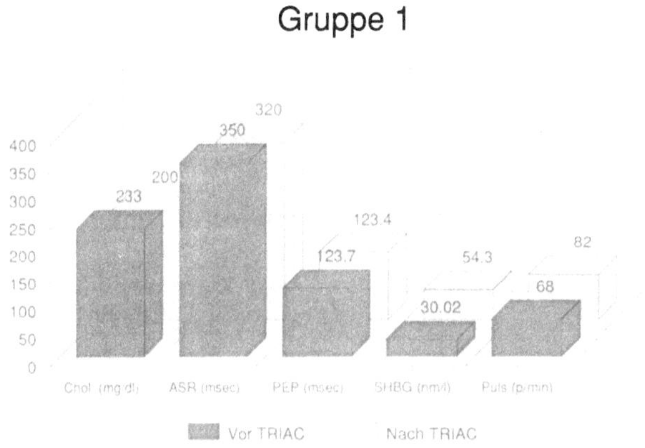

Abb. 1b Veränderungen der peripheren Gewebsparameter unter 3x1 mg Triac bei 13 Adipösen

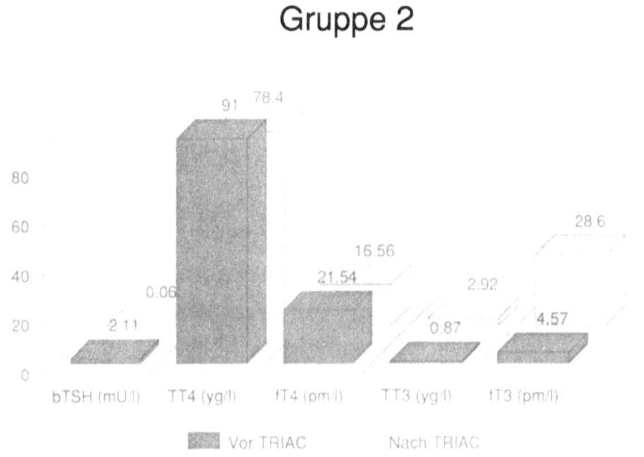

Abb. 2a Veränderungen des bTSH und der Gesamt-, sowie freien Schilddrüsen-Hormone unter 3x1 mg Triac bei 10 normalgewichtigen Probanden

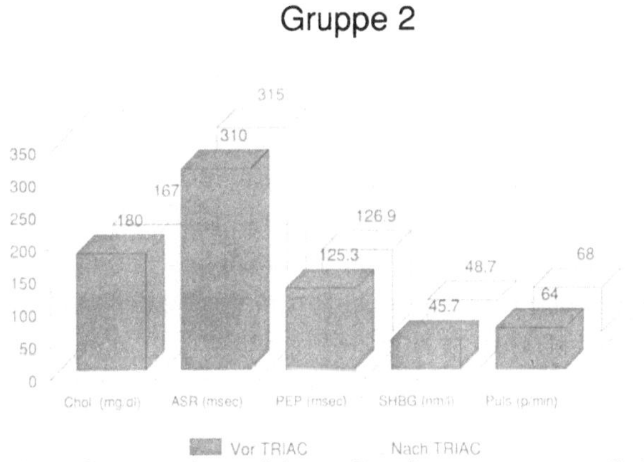

Abb. 2b Veränderungen der peripheren Gewebsparameter unter 3×1 mg Triac bei 10 Normalgewichtigen

Auch in Gruppe II verursachte TRIAC keine Veränderungen der peripheren Gewebsparameter. Im Gegensatz zur adipösen Gruppe kam es jedoch bei den normalgewichtigen Probanden der Gruppe II zu keinem signifikanten Anstieg des SHBG (45.7 ± 18.4 nmol/l auf 48.7 ± 19.9 nmol/l) und zu keiner Gewichtsreduktion (Abb. 2b).

Nebenwirkungen wie Nervosität, Tremor oder Palpationen konnten nicht beobachtet werden.

Diskussion

Die vorliegende Studie [6] bestätigt bereits früher publizierte Daten [3, 7], daß TRIAC zu einer raschen vollständigen TSH-Suppression führt, in der Peripherie aber keine signifikante Stoffwechselsteigerung zur Folge hat. Die mit IRMA gemessenen TSH-Spiegel sind unter 3 mg TRIAC bereits nach einer Woche vollständig supprimiert. Diese TSH-Suppression führt zu einem signifikanten Abfall des freien T4-Spiegels. In einer Studie [2] konnte gezeigt werden, daß eine längerfristige TRIAC-Gabe (2x1.4 mg pro die über 60 Tage) zu hypothyreoten fT4- und fT3-Werten führt.

Die in der vorliegenden Untersuchung verwendeten kommerziellen RIAs für fT3 zeigen auf Grund der Kreuzreaktivität der verwendeten Antikörper einen Anstieg in den „falsch hyperthyreoten“ Bereich und sind daher für eine Funktionsbeurteilung nicht brauchbar. Der signifikante Anstieg des rT3 scheint ebenfalls durch die Kreuzreaktivität des verwendeten Antikörpers bedingt zu sein; zusätzlich ist jedoch eine Hemmung der T4/T3-Konversion durch TRIAC zu diskutieren.

Die unwesentliche Änderung der peripheren Gewebsparameter (Cholesterin, PEP, Q, ASR) zeigen, daß TRIAC auch in einer TSH-suppressiven Dosis zu keiner wesentlichen Stoffwechselsteigerung in der Peripherie führt. Für den signifikanten Anstieg des SHBG ist zu berücksichtigen, daß die bei adipösen Personen subnormalen SHBG-Spiegel auch unter alleiniger diätetischer Gewichtsreduktion in den Normbereich ansteigen [4]. Der Anstieg in den mittleren Normbereich unter TRIAC und Reduktionsdiät ist auch hier nicht im Sinne einer peripheren Stoffwechselsteigerung zu interpretieren. Dies konnte auch dadurch bestätigt werden, daß es in Gruppe II bei den normalgewichtigen Probanden unter TRIAC zu keinem signifikanten SHBG-Anstieg kam.

Neben dem nun bereits mehrfach beschriebenen klinisch therapeutischen Einsatz von TRIAC bei zentraler Hyperthyreose im Rahmen der nnITI [2, 5] wird auch eine kombinierte T4/TRIAC-Therapie zur optimalen Suppression von Schilddrüsenkarzinom-Patienten diskutiert [8].

Literatur

[1] Beck-Peccoz, P., G. Piscitelli, M. G. Cattaneo et al.: Successful treatment of hyperthyroidism due to non-neoplastic pituitary TSH hypersecretion with 3, 5, 3′ triiodothyroacetic acid (TRIAC). J. Endocrinol. Invest. *6* (1983) 217.

[2] Beck-Peccoz, P., A. Sartorio, C. DeMedici et al.: Dissociated thyromimetic effects of 3, 5, 3′-triiodothyroacetic acid (TRIAC) at the pituitary and peripheral tissue levels. J. Endocrinol. Invest. *11* (1988) 113.

[3] Burger, A. G., D. Engler, C. Sakoloff et al.: The effects of tetraiodothyroacetic and triiodothyroacetic acid on thyroid function in euthyroid and hyperthyroid subjects. Acta Endocrinol. *92* (1979) 455.

[4] Glass, A. R., R. S. Swerdloff, G. A. Bray et al.: Low serum testosterone and sex hormone-binding-globulin in massively obese men. J. Clin. Endocrinol. Metab. *45* (1977) 1211.

[5] Lind, P., O. Eber: Behandlung der inappropriaten TSH-Inkretion mit TRIAC. AMA. *13* (1986) 13.

[6] Lind, P., W. Langsteger, P. Költringer et al.: 3′5′3′-triiodothyroacetic acid (TRIAC)-influence of pituitary thyroid regulation and effect on peripheral tissue parameters. Nucl. Med. *6* (1989) in press.

[7] Medeiros-Neto, G., W. G. Kallas, M. Knobel et al.: Triac (3,5,3′-triiodothyroacetic acid) partially inhibits the thyrotropin response to synthetic thyrotropin releasing hormone in normal and thyroidectomized hypothyroid patients. J. Clin. Endocrinol. Metab. *50* (1980) 223.

[8] Mueller-Gaertner, H. W., C. Schneider: 3,5,3′-triiodothyroacetic acid minimizes the pituitary thyrotrophin secretion in patients on levo-thyroxine therapy after ablative therapy for differentiated thyroid carcinoma. Clin. Endocrinol. *28* (1988) 345.

Diskussion

Hehrmann:
Darf ich nochmal fragen, daß Sie sich sicher sind, daß dies TRIAC mit Ihrem T4-Assay nicht auch kreuzreagiert? Denn es ist durchaus denkbar, daß bei dieser Behandlung der Patient peripher hypothyreot wird. Denn die hohen T3-Werte sind allemal durch die Kreuzreaktion erklärt und das normale T4 aber möglicherweise auch.

Lind:
In der Zeit von 8 Tagen glaube ich nicht, daß die Patienten hypothyreot werden. Und das hat auch das SHBG gezeigt. Das hätte bei peripherer Hypothereose sonst abfallen müssen.

Hehrmann:
Dann messen Sie das TRIAC mit dem T4 – Assay aber nicht?

Lind:
Ich hoffe nicht.

Behandlung der nicht-neoplastischen inappropriaten TSH-Inkretion mit TRIAC bei V.a. ein follikuläres Schilddrüsenkarzinom

H.-J. Langer, E. Leicht, B. Koch, B. Weinheimer, R. Berberich, P. Strohfeldt, K. F. Weinges

Eine gesteigerte Produktion von Thyreoidea-stimulierendem Hormon (TSH) ist ein seltener Zustand, der aufgrund verbesserter diagnostischer Möglichkeiten in den letzten Jahren zunehmend häufig diagnostiziert wird. Differentialdiagnostisch kommt eine neoplastische TSH-Produktion sowie ein erhöhter TSH-Spiegel in Folge hypophysärer Resistenz gegenüber Schilddrüsenhormonen in Frage [5]. Dabei supprimieren normale T3- und T4-Konzentrationen TSH nicht; bei fehlender Resistenz der peripheren Organe resultiert eine hyperthyreote Stoffwechsellage [2, 4, 5].

Im Folgenden soll über eine 62-jährige Patientin berichtet werden, bei der neben einer nicht neoplastischen inappropriaten TSH-Inkretion der Verdacht auf ein follikuläres Schilddrüsenkarzinom bestand.

Falldarstellung

Die damals 62jährige Patientin wurde im Mai 1987 in unserer Ambulanz vorgestellt. Erstmals war mit 22 Jahren eine Schilddrüsenresektion durchgeführt worden. Seither waren weitere 3 Operationen wegen Strumarezidiven erforderlich, zuletzt 1986. Als Komplikationen der Operationen bestanden eine einseitige Rekurrensparese sowie ein parathyreopriver Hypoparathyreoidismus.

Seit der letzten Operation 1986 war es zu einem erneuten Strumarezidiv gekommen. Klinisch zeigte die Patientin bei der Erstuntersuchung das Bild einer Hyperthyreose mit vermehrtem Schwitzen, Tachykardie, feinschlägigem Tremor und Wärmeintoleranz. Die Konzentrationen von Thyroxin (T4) und Trijodthyronin (T3) sowie von fT4 und fT3 waren erhöht; das basale TSH war ebenfalls erhöht und im TRH-Test vermehrt stimulierbar (Tabelle 1).

Um eine etwa vorliegende dysproteinämische Hyperthyroxinämie bei abnormen Bindungsproteinen zu erfassen, wurde das Patientenserum mit 125 J-markiertem Thyroxin inkubiert und danach mittels Gelelektrophorese aufgetrennt. Das Thyroxin-Bindungsmuster der Plasmaproteine unterschied sich nicht von dem einer gesunden Vergleichsperson. Insbesondere bestand keine abnorme Bindung im

Tabelle 1 Schilddrüsenhormonwerte und TRH-Test bei der Erstuntersuchung. Befundkonstellation der inappropriaten TSH-Inkretion.

T3:	2,2 ng/ml	(normal: 0,8– 1,7 ng/ml)
T4:	16,8 µg/dl	(normal: 5,0–12,0 µg/dl)
fT3:	10,0 pmol/l	(normal: 3,5– 8,8 pmol/l)
fT4:	34,4 pmol/l	(normal: 11,6–28,3 pmol/l)
TRH-Test:		
TSH basal:	26,1 µE/ml; nach 30 min.: 70,0 µE/ml.	

Präalbumin- oder Albuminbereich. Die Konzentration von TBG lag im Normbereich. Serumuntersuchungen auf T3 und T4-Antikörper waren negativ*. Weder computertomographisch noch kernspintomographisch konnte ein Hypophysenadenom nachgewiesen werden.

Sonographisch wurde ein echoarmer Knoten an der linken Halsseite festgestellt. Die punktionszytologische Untersuchung dieses, auf Grund der Echogenität malignomverdächtigen [1], Knotens zeigte tumorverdächtige Zellen. Die Patientin wurde erneut operiert. Die Histologie ergab den Verdacht auf ein follikuläres Schilddrüsenkarzinom.

Nach Operation und Radiojodtherapie waren die peripheren Schilddrüsenhormonwerte abgefallen, die TSH-Konzentrationen stark angestiegen (Abb. 1). Offenbar war es zuvor nur durch hyperthyreote periphere Schilddrüsenhormonwerte möglich gewesen, TSH in gewissem Umfang zu supprimieren.

Um ein erneutes Strumawachstum und eine TSH-Stimulation von noch vorhandenem karzinomatösem Schilddrüsenrestgewebe zu verhindern, mußte nach der Radiojodtherapie versucht werden, den TSH-Spiegel zu senken.

Therapieversuche mit T3 blieben erfolglos, wie auch die Behandlung mit Dextrothyroxin in Verbindung mit Levothyroxin. Die Gabe von Bromoergokryptin, 2x1,25 mg, führte zwar zu einer leichten TSH-Suppression, eine Dosiserhöhung wurde jedoch nicht toleriert. Als weitere Therapiemaßnahme erfolgte eine Behandlung mit TRIAC (Trijodthyreo-acetic-acid). Unter dieser Therapie konnte, bei einer Dosierung von 3x500 µg in Verbindung mit 125 µg Levothyroxin, ein Abfall des zuvor auf über 120 µE/ml erhöhten TSH auf etwa 20 µE/ml registriert werden (Abb. 1). Die ansteigenden Werte von T3 unter dieser Behandlung sind offenbar auf eine Kreuzreaktion mit dem Medikament im Radioimmunoassay zurückzuführen [3]. Eine weitergehende Dosissteigerung wurde von der Patientin nicht vertragen, sie klagte über Nervosität und Unruhe sowie Parästhesien an den unteren Extremitäten. Im Auslaßversuch nach 9 Monaten kam es binnen weniger Tage zu einem TSH-Anstieg auf maximal 166 µE/ml, – nach Wiederaufnahme

* Wir danken Herrn Priv.-Doz. Dr. Grußendorf, Stuttgart, für die Durchführung der Untersuchung auf T3 und T4-Antikörper.

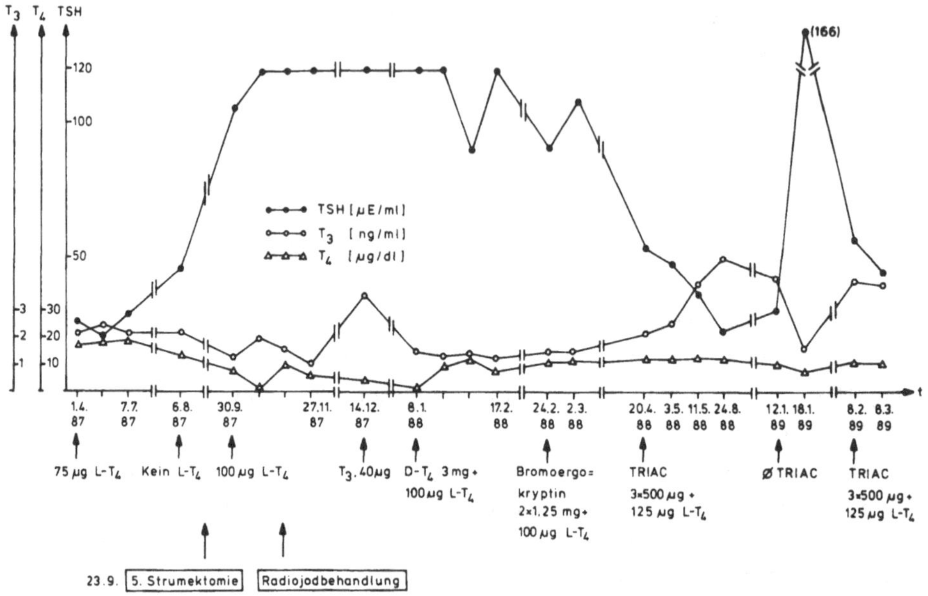

Abb. 1 TSH, T3 und T4 bei inappropriater TSH-Inkretion vor und nach Strumektomie und Radiojodbehandlung. Therapieversuche mit L-T_4, T3, D-T4, Bromoergokryptin und TRIAC. Die Pfeile bezeichnen den Beginn der unten stehenden Therapie, die jeweils bis zum nächsten markierten Zeitpunkt durchgeführt wurde.

der Therapie erneuter Abfall des Thyreotropinspiegels bis etwa 20 µE/ml (Abb. 1).

Nach bisher 2jähriger Beobachtungszeit ergibt sich bei unserer Patientin weder szintigraphisch noch an Hand des Thyreoglobulinspiegels ein Hinweis auf ein Tumorrezidiv oder auf Tumormetastasen. Die Behandlung wird fortgeführt.

Interessant ist, daß bei einer der drei Töchter der Patientin ebenfalls erhöhte periphere Schilddrüsenhormonwerte mit gesteigerter TSH-Sekretion unter dem klinischen Bild einer mäßigen Hyperthyreose vorliegen. Biologisch inaktives TSH konnte bei dieser Patientin im TRH-Test durch Anstieg des Serum-T_3 zwei Stunden nach intravenöser Gabe von 400 µg TRH ausgeschlossen werden. Die jetzt 27jährige Patientin wurde bisher zweimal an der Schilddrüse operiert.

Schlußfolgerungen

1. Es handelt sich offenbar um eine familiäre Form der inappropriaten TSH-Inkretion mit hypophysärer Schilddrüsenhormon-Resistenz.
2. Auf Grund der Verdachtsdiagnose eines kleinfollikulären Schilddrüsenkarzi-

noms war, nach erneuter Operation und Radiojodbehandlung, eine TSH-Suppression erforderlich.

3. Durch Dauerverabreichung von TRIAC konnte, nach erfolglosen Therapieversuchen mit T3, D-Thyroxin in Verbindung mit L-Thyroxin und Bromoergokryptin, eine teilweise Suppression der TSH-Werte erreicht werden.

Literatur

[1] Baum, K., Chr. Reiners, W. Wiedemann et al.: Differentialdiagnose von Schilddrüsenknoten. Dtsch. med. Wschr. *108* (1983) 1359–1364.

[2] Benoit, R., B. E. Pearson-Murphy, F. Robert et al.: Hyperthyroidism due to a pituitary TSH secreting tumour with amenorrhoea. Clin. endocrinol. *12* (1980) 11–19.

[3] Mueller-Gaertner, H.-W., C. Schneider: 3,5,3'Triiodothyroacetic Acid minimizes the pituitary thyrotropin therapy after ablatio therapy for different thyroid cancer. Clinical Endocrinology *28* (1988) 345–351.

[4] Spanheimer, R. G., R. S. Bar, J. C. Hayford: Hyperthyroidism caused by inappropriate thyrotropin hypersecretion – studies in patients with selective pituitary resistance to thyroid hormone. Arch. intern. Med. *142* (1982) 1283–1286.

[5] Wevers, J., R. Hehrmann: Hyperthyreosen mit gesteigerter bzw. inappropriater Thyreotropin Sekretion. Akt. Endokrin. Stoffw. *9* (1988) 7–14.

Diskussion

Werder:

Daß es sich bei Ihrer Patientin um nicht-neoplastische TSH-Mehrsekretion handelt, ist ja durch die familiäre Geschichte klar. Mich interessiert trotzdem, wie war das Sella-Volumen bei diesen Patienten? Hatten die Patienten eine auffällige STH-Sekretion, konnte man Alpha-Subunit finden? Haben Sie versucht, neben Bromocriptin auch mit Sandostatin die TSH-Sekretion zu normalisieren?

Langer:

Ja. Wir haben den Hypophysen-Befund sowohl kernspintomographisch als auch computertomographisch kontrolliert. Da war kein Hinweis auf ein Hypophysen-Adenom. Der Sella-Durchmesser war mit 10 mm im Normbereich. Das Sella-Volumen bzw. das Hypophysen-Volumen haben wir nicht ausgemessen. Wir haben das Vorhandensein biologisch inaktiven TSH's ausgeschlossen durch einen TRH-Langzeittest. Zur letzten Frage: das Somatostatin haben wir bei der Patientin noch nicht eingesetzt.

Hehrmann:

Was bedingt die Schwierigkeit der definitiven Diagnose eines follikulären Schilddrüsekarzinoms bei der Patientin mit inappropriater TSH-Sekretion? Die Frage ist von entscheidender Bedeutung, da die TSH-Sekretion ja auch unter TRIAC nicht komplett supprimiert ist.

Langer:
Wir haben das Präparat unter der genannten Fragestellung 3 verschiedenen Pathologen vorgelegt. Die haben die Diagnose anhand der Zellmorphologie und des Zellbildes gestellt. Ein Gefäßeinbruch war an einer Stelle beschrieben, wobei ein Kapseleinbruch bei der durch den Operateur eingeschnittenen Kapsel nicht nachvollzogen werden konnte. Drei verschiedene Pathologen konnten sich nicht endgültig festlegen.

Lind:
Wie haben Sie nachgewiesen, daß die Patientin tatsächlich hyperthyreot war? War das ein klinischer Index oder haben Sie die peripheren Parameter und das SHBG mitbestimmt?

Und eine Bemerkung: die von Ihnen verabreichte Dosis von 3x500 μg TRIAC erscheint mir für eine tatsächliche TSH-Suppression bei nicht neoplastischer inappropriater Thyreotropininkretion (nn ITI) zu niedrig. Wir beobachten eine Patientin mit nn ITI über 5 Jahre und haben gesehen, daß eine Dauertherapie von 2,5 bis 3 mg TRIAC für eine TSH-Suppression erforderlich ist.

Langer:
Zur Dosis möchte ich antworten: wir geben unserer Patientin z. Zt. 1,5 Milligramm. Wir versuchten, die Dosis zu steigern, da klagte sie über klinische Symptome einer Hyperthyreose, Unruhe, Nervosität, Parästhesien an den Extremitäten. Das ist nicht toleriert worden. (Obwohl in der Literatur steht, daß TRIAC keine thyreomimetische Wirkung haben soll.) Wir haben das SHBG bestimmt und die Achillessehnreflexzeit gemessen. Beide lagen im Normbereich, wiesen also nicht auf eine hyperthyreote Stoffwechsellage. Ob sie nun euthyreot oder hyperthyreot ist, ob der Rezeptor-Defekt zentral ist, oder ob er zentral und peripher ausgeprägt ist: Wichtig war für uns, das TSH zu supprimieren.

Lind:
Noch eine Frage. Ich glaube, für die Therapie hat es schon einen Wert, ob sie euthyreot sind. Auf langfristige TRIAC-Gaben werden ja euthyreote Patienten eher hypothyreot, und denen müssen Sie dann noch T4 dazugeben.

Langer:
Sie hat Levothyroxin.

Vardali:
Wenn doch ein Karzinom festgestellt wurde, warum wurde nicht versucht, das mit Thyroxin zu supprimieren? Wenn doch der Patient thyreoidektomiert wurde und die peripheren Schilddrüsenwerte absanken?

Langer:
Haben wir durchgeführt.

3.2. Wechselwirkungen zwischen systemischen Veränderungen und Funktionsparametern der Schilddrüse

Schilddrüsenhormonwerte in der Schwangerschaft

A. Hettenbach, R. Schmidt, J. Teuber, M. Hornung, J. Schmitz, F. Melchert, K. H. Usadel

In der Schwangerschaft unterliegt die Schilddrüse einem erhöhten Leistungsanspruch. Eine sichtbare, tastbare sowie sonographisch objektivierbare Schilddrüsenvergrößerung kann bereits im 1. Trimester oder im Verlauf der Gravidität vorkommen [24]. Histomorphologische Untersuchungen zeigen, daß Follikelgröße, Kolloidmenge und die Dichte des follikulären Epithels bei schwangeren Frauen im Vergleich zu nicht schwangeren Patientinnen deutlich zunehmen. Diese Schilddrüsenhyperplasie wird möglicherweise durch eine unzureichende Jodzufuhr hervorgerufen [2].

Als Ursachen für den endogenen Jodmangel in der Schwangerschaft werden neben dem maternalen Jodverlust an den Feten und der Vergrößerung des extrazellulären Jodverteilungsraumes, vor allem eine erhöhte renale Jodidclearance und eine gesteigerte Jodausscheidung diskutiert [10]. Schwangere sind in den mitteleuropäischen Ländern einem erhöhten Joddefizit ausgesetzt, was ein ernsthaftes Argument für die Notwendigkeit der Jodsalzprophylaxe darstellt.

In diesem Jodmangelmilieu treten vermehrt konnatale Strumen auf [2]. Bereits im ersten Trimester kommt es zu einer TT4-Erhöhung als Folge der erhöhten TBG-Produktion, die auf den Anstieg der Östrogene in der Schwangerschaft zurückgeführt wird [7]. Diese metabolische Alteration normalisiert sich erst wieder 6 bis 12 Wochen post partum. Es wird widersprüchlich sowohl vom leichten aber signifikanten Anstiegen von fT4 ab der 11. SSW und von fT3 ab der 13. SSW bis zur 20. SSW [7], als auch von einem Absinken der freien Hormone [4, 11] oder einer unveränderten Stoffwechsellage im Schwangerschaftsverlauf [23] berichtet. TSH im Serum steigt im ersten und zweiten Trimester der Schwangerschaft an und sinkt kurz nach der Geburt in den Normbereich ab [13].

Nach Applikation von TRH in pharmakologischen Dosen läßt sich zeigen, daß TRH die Plazenta passiert und fetales TSH aus der hypersensitiven fetalen Hypophyse mit nachfolgendem Anstieg von TT3 und TT4 freisetzt [19].

Neben der hormonellen Umstellung der Schwangeren wirken möglicherweise plazentar gebildete Hormone ebenfalls beeinflussend auf die thyroidale Hormonproduktion. Harada et al. [7] entdeckten geringe Mengen von chorialem TSH (hCT) und stellten fest, daß hCT die hypothalamisch-hypophysäre Schilddrüsenkontrolle während der Schwangerschaft nicht beeinflußt. Tojo et al. [21] beschrieben ansteigende Mengen von menschlichem chorialem hCT bei normalen

Schwangerschaften und bei Blasenmolen. Es scheint sich jedoch eher um eine dem humanen Choriongonadotropin (HCG) innewohnende schilddrüsenstimulierende Eigenschaft als um ein separates hCT zu handeln [6, 19]. Schließlich wurden TRH-Spiegel in Plazentaextrakten festgestellt, was für einen plazentaren Ursprung dieses Hormons spricht.

Auch neuere Studien zur maternalen Schilddrüsenhormonanalytik in der Schwangerschaft ergeben noch keine einheitlichen Verläufe der Hormonwerte [6, 8, 9, 12, 16, 18, 20]. Dies ist wahrscheinlich auf differente Bestimmungsmethoden und den variierenden Umfang der jeweiligen Untersuchungskollektive zurückzuführen. Um den möglichen Einfluß von Schilddrüsenhormonstörungen auf den Schwangerschaftsverlauf untersuchen zu können, sollten daher in der vorliegenden Untersuchung mit Hilfe moderner sensitiver Bestimmungsmethoden Referenzbereiche für die Schilddrüsenhormone bei blandem Schwangerschaftsverlauf als Grundlage für weiterführende Untersuchungen ermittelt werden.

Patientengut und Bestimmungsmethoden

Die Untersuchung wurde bei 560 Schwangeren der 8.–40. SSW durchgeführt, wobei die Frauen von jeweils 2 aufeinander folgenden Schwangerschaftswochen zu einer Gruppe zusammengefaßt wurden. Der Gruppenumfang betrug dabei mindestens 32 Patientinnen. In die Untersuchung gingen dabei nur erstschwangere Frauen ein,

- die anamnestisch und klinisch schilddrüsengesund waren;
- die bis zum Zeitpunkt der Blutentnahme keinerlei Pathologie der laufenden Schwangerschaft boten;
- die alle während der Gravidität im Einzugsgebiet einer zentralen Wasserversorgung wohnhaft waren;
- die Werte der Schwangerschaftshormone Progesteron, Östradiol, HPL und Östriol boten, welche innerhalb der Normgrenzen der entsprechenden Schwangerschaftwochen lagen.

Das durchschnittliche Patientinnenalter lag bei 23,4 Jahre +/− 4,6 und reichte von 18,6 bis 27,8 Jahren.

Die TSH-Bestimmungen wurden mit dem Amerlite EIA + LIA durchgeführt. Die Kreuzreaktion mit anderen Hormonen STH, Prolactin, LH, HCG konnte bei Voruntersuchungen weitestgehend ausgeschlossen werden, so daß in der Schwangerschaft Bestimmungen des TSH möglich sind, die mit großer Zuverlässigkeit Rückschlüsse auf die Schilddrüsenfunktion der Graviden erlauben [1].

TT3 und fT4 wurden mit EIA (Boehringer Mannheim), TT3, fT3 und TBG mit RIA (Henning Berlin) und rT3 durch RIA (Byk-Mallinkrodt) bestimmt.

Ergebnisse

Das Gesamtthyroxin stieg im Verlauf der Schwangerschaft von 96 auf 116 μg/l (25/26 SSW) an und verblieb bis zum Ende der Schwangerschaft auf diesem Niveau (Abb. 1). Für Thrijodthyronin konnte bis zur 25./26. SSW ebenfalls eine kontinuierliche Konzentrationszunahme von 1,1 auf 1,4 μg/l gemessen werden. Nach der 26. Woche fiel die TT3-Plasmakonzentration dann wieder kontinuierlich ab und lag in der 39./40. SSW bei 1,29 μg/l (Abb. 2).

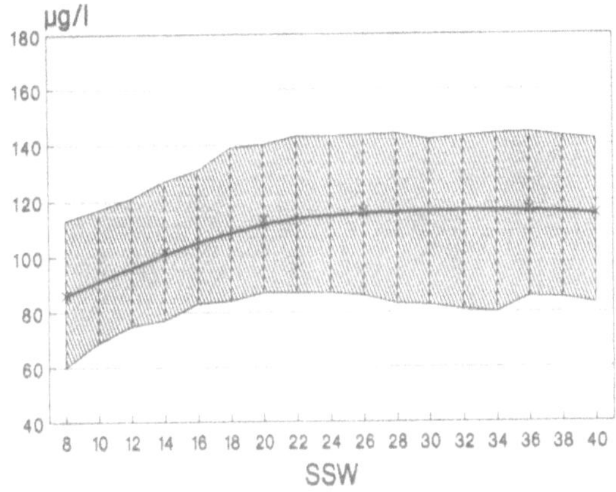

Abb. 1 T4 in der Schwangerschaft Median, 10.–90. Perzentile

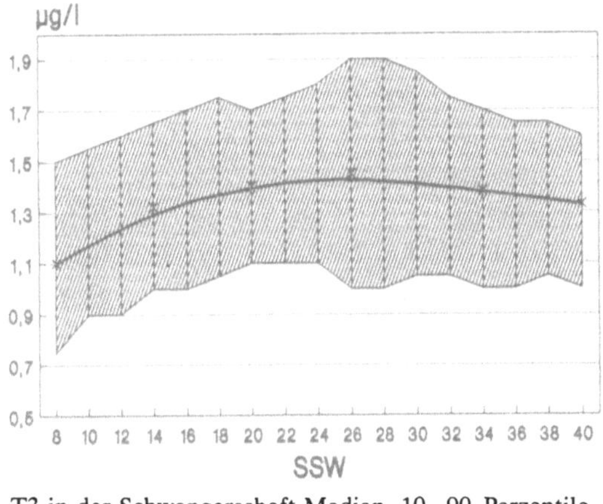

Abb. 2 T3 in der Schwangerschaft Median, 10.–90. Perzentile

Die TBG-Konzentration im Plasma nahm während des gesamten Schwangerschaftsverlauf kontinuierlich zu. In den ersten 24 Wochen muß dabei von einer Verdoppelung der TBG-Konzentration von 20 auf 40 mg/l ausgegangen werden. Im weiteren Verlauf stieg die TBG Konzentration bis zur 31./32. SSW geringgradig auf 45 mg/l. In den letzten Schwangerschaftswochen war dann wieder eine steilere Zunahne zu verzeichnen, wobei in der 39./40. SSW 53 mg/l im Mittel zu messen waren (Abb. 3).

Die Konzentration des freien T4 nahm im Verlauf der Schwangerschaft bis zum Entbindungstermin ab. Die Plasmakonzentration fiel von 15 ng/l (8./9. SSW) bis zur 39./40. SSW bis auf 10,5 ng/l (Abb. 4).

Die fT3-Spiegel zeigten dagegen zu Beginn der Schwangerschaft eine Plateaubildung, die bis zur 23./24. SSW anhielt. Im weiteren Verlauf fiel dann fT3 ebenfalls kontinuierlich, jedoch in geringerem Maße bis auf 4 ng/l ab (Abb. 5).

Nach normalen Spiegeln zu Beginn der Schwangerschaft zeigt rT3 einen leichten Abfall bis zur 15./16. SSW, gefolgt von einem stärkeren Abfall bis zur 35./

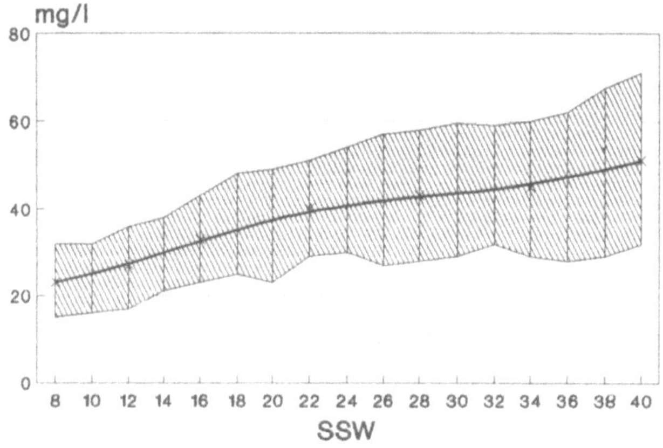

Abb. 3 TBG in der Schwangerschaft Median, 10.–90. Perzentile

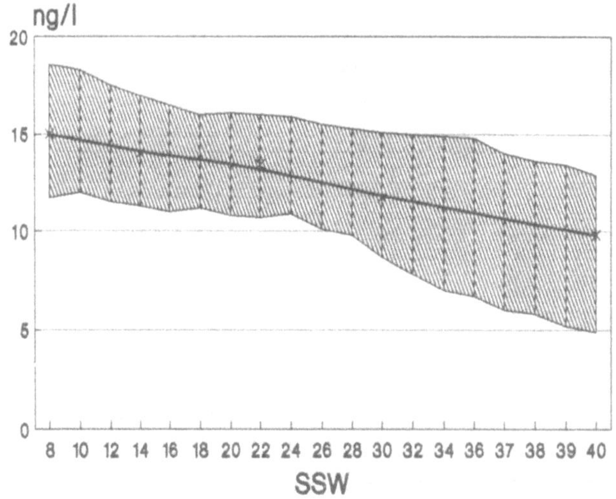

Abb. 4 fT4 in der Schwangerschaft Median, 10.–90. Perzentile

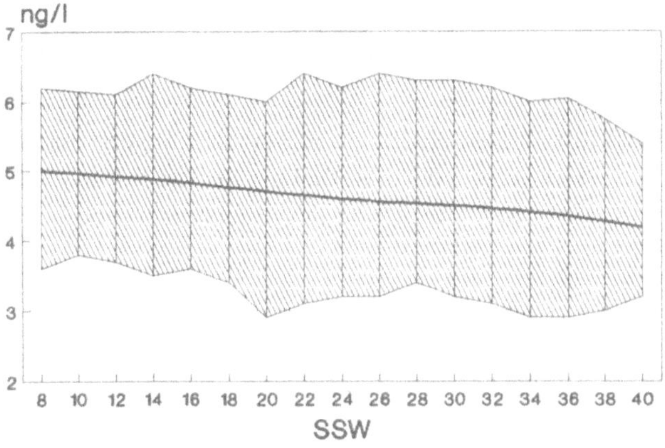

Abb. 5 fT3 in der Schwangerschaft Median, 10.–90. Perzentile

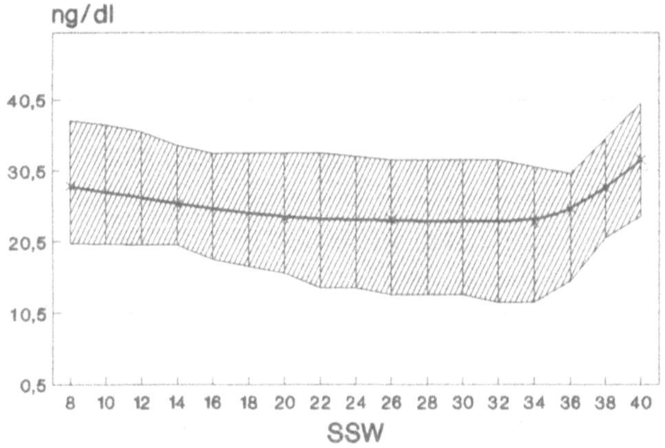

Abb. 6 rT3 in der Schwangerschaft Median, 10.–90. Perzentile

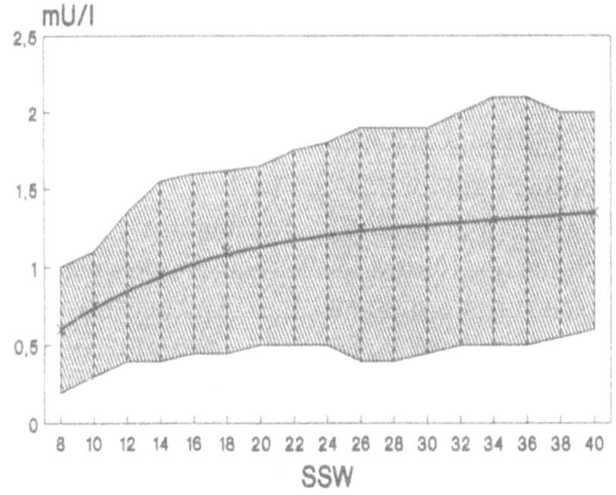

Abb. 7 TSH in der Schwangerschaft Median, 10. u. 90. Perzentile

36. SSW. Bis zum Schwangerschaftsende steigt dann die rT3 Konzentration wieder deutlich und erreicht in der 39./40. SSW den Ausgangswert der 8./9. SSW (Abb. 6).

Entsprechend dem Verlauf der freien Hormone in der Schwangerschaft ließ sich beim untersuchten Kollektiv ein kontinuierlicher Anstieg von TSH von $x = 0{,}6 \pm 0{,}46$ mU/l (7./8. SSW) auf $1{,}15 \pm 0{,}43$ mU/l messen (Abb. 7).

Diskussion

Bei den Patientinnen des untersuchten Kollektivs konnte der bereits mehrfach beschriebene kontinuierliche TBG-Anstieg im Verlauf der Schwangerschaft nachvollzogen werden [15, 17, 18]. Diese TBG-Zunahme wird auf die vermehrte Steroidhormonproduktion während der Schwangerschaft zurückgeführt, wobei vor allem die hohen Östrogenspiegel der Schwangerschaft den kontinuierlichen Anstieg der TBG-Bildung in der Leber vermitteln [14, 15, 22]. Parallel dazu verläuft die Konzentrationszunahme der Gesamthormone TT3 und TT4 bis zur 20. SSW. Ab hier sistiert die TT4-Konzentration im Sinn einer Plateaubildung, während die TT3-Konzentration bis zum Ende der Schwangerschaft wieder eher abzufallen scheint.

Der Gesamthormon-TBG-Quotient verläuft sowohl für TT3 als auch für TT4 gegensinnig zu dem absoluten Anteil der freien Hormone. Unter Berücksichtigung der Kinetik von TBG resultiert daher als Gesamtbilanz bis zum Ende der Schwangerschaft eine Reduktion der freien Schilddrüsenhormone. Dieser fT3/fT4-Abfall wird auch von anderen Autoren beschrieben und ist im Zusammenhang mit dem leichten TSH-Anstieg als kompensierte Hypothyroxin- und Hypotrijodthyroninämie anzusehen [5, 16, 18]. Der Abfall von fT3 gegen Ende der Schwangerschaft könnte in der zugrunde liegenden individuellen TBG-Konzentration der einzelnen Probandinnen begründet sein, aber auch die methodische Fehlerbreite bei der Quotientenberechnung reflektieren.

Der Abfall von fT4 während der Schwangerschaft ist wesentlich deutlicher ausgeprägt als die fT3-Verminderung. Am Ende der Schwangerschaft liegen die Werte von fT3 ($x=4{,}0$ µg/l) nur unwesentlich und für fT4 ($x=10{,}3$ µg/l) deutlich niederiger als die Mittelwerte der hiesigen Population (fT3 4, 3 ng/l, fT4 $x=16{,}5$ ng/l). Die Gesamtbilanz der freien Schilddrüsenhormone verringert sich während der Schwangerschaft fortlaufend durch den kontinuierlichen Anstieg der Bindungsproteine. Die fT4-Verminderung könnte zwar zu einem gewissen Grad durch den Serum-Albumin-Abfall in der Schwangerschaft, sowie den Anstieg der freien Fettsäuren bedingt sein. Die Bestimmung mit dem EIA fT4 ist jedoch durch diese Größen wenig zu beeinflussen, so daß sich die fT4 Abnahme nicht als Artefakt, sondern als physiologisch anzusehen ist [3, 16]. Möglicherweise ist hierfür ein placentarer und renaler Jodverlust, der zur fortlaufenden Erniedrigung des Plasmajodidspiegels führt, verantwortlich.

Wahrscheinlich wird die Aufrechterhaltung einer Normalfunktion der Schilddrüse dadurch gewährleistet, daß freies T4 vermehrt zu fT3 konvertiert wird. Die fallenden rT3-Konzentrationen bei relativ konstantem fT3 lassen erkennen, daß in der normalen Schwangerschaft der Metabolismus überwiegend in Richtung der fT3 Synthese verschoben ist. Die Konzentrationsumkehr und schnelle Zunahme von rT3 ab der 34. SSW fällt zeitlich mit dem Östrogen- und Progesteronabfall vor dem Entbindungstermin zusammen. TBG steigt jedoch noch weiter an. Die Ursache dieser Hormonkonstellation ist noch unklar.

Die absolute Abnahme der freien Hormone wird auch durch den signifikanten Anstieg von TSH im Schwangerschaftsverlauf dokumentiert. Die physiologische Bedeutung des Mechanismus ist nur schwer zu interpretieren. Möglicherweise soll aber durch die Reduktion der Schilddrüsenhormone der Gesamtmetabolismus des maternalen Organstoffwechsels ökonomisiert werden, zumal unter dem Einfluß von STH, HCG und Östriol die maternale Energiegewinnung auf den O2-verbrauchsintensiveren Fettstoffwechsel zur Freisetzung von Glucose für den Feten umgeleitet wird.

Für die Diagnostik von Störungen der Schilddrüsenfunktion, vor allem die Hyperthyreose, muß aufgrund der vorliegenden Verlaufskurven geschlossen werden, daß die Normbereiche für die freien Hormone in der Schwangerschaft um ca. 30% niedriger angesetzt werden müssen. Erniedrigtes TSH-basal kann daher trotz fT3- und fT4-Werten, die innerhalb der üblichen Normgrenzen Nichtgravider liegen, Zeichen einer hyperthyreoten Stoffwechsellage in der Schwangerschaft sein.

Literatur

[1] Bernutz, C., K. Horn, A. König et al.: Advantages of sensitive assays for thyreotropin in the diagnosis of thyroid disorders. J. Clin. Chem. Clin. Biochem. *23* (1985) 851.

[2] Bauch, K., W. Meng, F. E. Ulrich et al.: Thyroid status during pregnancy and post partum in regions of iodine deficency and endemic goiter. Endocrinologica experimentalis *20* (1986) 67.

[3] Ekins, R. P., P. Edwards, B. Newman: The role of binding proteins in hormone delivery. In: A. Albertini, R. P. Ekins (Hrsg.): Free Hormones in Blood. S. 3, Elsevier, Amsterdam, 1982.

[4] Franklyn, J. A., M. C. Sheppard, D. B. Ramsden: Serum free thyroxine and free triiodothyronine concentrations in pregnancy. Br. Med. J. *287* (1983) 394.

[5] Gent, H. J., H. Müller, S. F. Grebe et al.: fT4- und fT3-Werte während der Schwangerschaft. In: C. R. Pickard, H. Schleusner, B. Weinheimer (Hrsg.): Schilddrüse 1983. 6. Konferenz über die menschliche Schilddrüse, Homburg/Saar. Thieme-Verlag, Stuttgart 1985.

[6] Guilleaume, J., G. C. Schussler, J. Goldman: Components of the total serum thyroid Hormone concentrations during pregnancy: High free Thyroxine and blunted Thyrotropin (TSH) response to TSH releasing hormone in the first trimester. J. Clin. Endocrinol. Metabol. *60* (1985) 678.

[7] Harada, A., J. M. Hershman, A. W. Reed et al.: Comparison of thyroid stimulator and thyroid hormone concentrations in the sera of pregnant women. J. clin. Endocrinol. Metab. *48* (1979) 793.
[8] Hehrman, R.: Schwangerschaft und Schilddrüse. Internistische Welt *3* (1982) 99.
[9] Hölzel, W., W. Deschner: Intra-individual variation of serum Thyroxin and Trijodthyronine in pregnancy. Clin. Chem. *34* (1988) 2063.
[10] Hoff, H. G., D. Reinwein: Diagnostische Wertigkeit vom fT4-Konzentration und T4/TBG-Quotient – bessere Trennschärfe des fT4 bei ausgeprägten TBG-Anomalien. Nucl. Med. *21* (1982) 192.
[11] Kurtz, A., K. Dwyer, R. Ekins: Serum free thyroxine in pregnancy. Brit. Med. J. *2* (1979) 550.
[12] Lao, T. T., R. K. H. Chin, R. Swaminathan: Thyroid function in preeclampsia. Br. J. Obstet. Gynecol. *95* (1988) 880.
[13] Malhasian, G. D., W. E. Mayberry: Serum total and free thyroxine and thyreotropin in normal and pregnant woman, neonates and woman receiving progesterons. Am. J. Obstet. Gynecol. *108* (1970) 1234.
[14] Parslow, M. E., T. H. Oddie, D. A. Fischer: Evaluation of serum triiodothyronine and adjusted triiodothyronine (free triiodothyronine index) in pregnancy. Clin. Chem. *23* (1977) 490.
[15] Pickard, C. R., M. Bauer, K. Horn et al.: Vorteile der direkten Bestimmung des thyroxinbindenden Globulins (TBG) in der Schilddrüsenfunktionsdiagnostik *18* (1977) 538.
[16] Price, A., H. Griffiths, B. W. Morris: A longitudinal study of thyroid function in pregnancy. Clin. Chem. *35* (1989) 275.
[17] Reiners, C., R. Hoffmann, E. Mol et al.: Direkte und indirekte Parameter für das freie Thyroxin. II. Diagnostische Treffsicherheit bei Schilddrüsenfunktionsstörungen und Transportproteinanomalien. Nuklearmedizin *22* (1984) 273.
[18] Reiners, C.: Schilddrüsenfunktion und -funktionsparameter in der Schwangerschaft. In: H. Schatz (Hrsg.): Schwangerschaft und Schilddrüse, Tagungsband der Jahrestagung 1989 der Sektion Schilddrüse der Deutschen Gesellschaft für Endokrinologie, S. 39, 1989.
[19] Roti, E., G. Robusch, A. Alboni et al.: Inhibition of foetal growth hormon (GH) and thyreotropin (TSH) secretion after maternal administration of somatostasin. Acta Endocrinol. (Copenh.) *106* (1984) 393.
[20] Skjöldebrand, L.: Maternal free thyroxine and thyroxine-binding globulin during pregnancy ending in congenital malformations in the offspring. Gynecol. Obstet. Invest. *27* (1989) 19.
[21] Tojo, S., S. Kanazawa, K. Saida et al.: hCT and thyroid function in molar pregnancy. Acta. Obstet. Gynec. Scynd. *55* (1976) 345.
[22] Turmbridge, W. M. G., R. Hall: Thyroid function in pregancy. Clin. Obstet. Gynec. *2* (1975) 381.
[23] Utsch, J., O. Bellmann, P. Oehr et al.: Die Schilddrüsenhormone in der Spätschwangerschaft unter besonderer Berücksichtigung der freien Hormone. Nucl. Med. *21* (1982) 236.
[24] Wildmeister, W.: Schilddrüse und Schwangerschaft. Kohlhammer Verlag, Stuttgart 1986.

Die mögliche Rolle der Schilddrüsenhormone bei der vorzeitigen Wehentätigkeit

A. Hettenbach, R. Schmidt, R. Knoll, J. Teuber, D. Kleinböhl, W. Rühle, K. H. Usadel

Die Bedeutung der Schilddrüsenhormone für einen glatten Schwangerschaftsverlauf ist nicht völlig klar. So werden vor allem in Zusammenhang mit einer ausgeprägten Unterfunktion [15] aber auch unter einer Überfunktion [3] vermehrt Störungen wie erhöhte Abortneigung oder Frühgeburtlichkeit beschrieben.

Auffallend ist nun, daß die zur Therapie der uterinen Überaktivität bei vorzeitigen Wehen eingesetzten Betamimetika unter systemischer Applikation sehr ähnliche Begleitwirkungen erzeugen [13] wie eine Schilddrüsenüberfunktion [2, 4, 12]. So finden sich als gemeinsame Symptome sowohl Tachykardie, Tremor, Beeinflussung von Glucose- und Fettstoffwechsel, warme Haut sowie innere Unruhe sowohl bei der Überfunktion [11] als auch unter der Betastimulation zur Tokolyse [13]. Diese Übereinstimmung veranlaßte daher die Überlegung, ob und in welchem Umfang Varianten der Schilddrüsenhormonkonzentrationen im Plasma, selbst wenn sie sich noch innerhalb der Normwerte Nichtschwangerer bewegen, einen Einfluß auf den Schwangerschaftsverlauf besitzen könnten.

Patienten und Methode

Die Untersuchungen erfolgten bei 80 Schwangeren, die wegen vorzeitiger Wehentätigkeit zwischen der 30. und 40. SSW stationär behandelt wurden. Vor der wehenhemmenden Therapie, die stets mit Betamimetika erfolgte, wurde bei allen Patientinnen eine Blutprobe für die Schilddrüsen- und Hormondiagnostik gewonnen abzentrifugiert und bis zur gemeinsamen Bestimmung der Hormonwerte eingefroren. In die Untersuchung wurden nur die Patientinnen eingeschlossen, die Erstgebärende waren. Bestimmt wurden T3, T4, fT3, fT4, GBG, rT3, TSH. Als Referenz dienten die Hormonwerte von 278 Schwangeren der entsprechenden Gestationswochen, die einen völlig unauffälligen Verlauf der Schwangerschaft boten.

Ergebnisse

Die mittlere T3-Konzentration bei Patientinnen mit vorzeitiger Wehentätigkeit erreichte die Werte unauffälliger Schwangerer (Tabelle 1). Die mittlere T4-Kon-

Tabelle 1 Mittelwert der Schilddrüsenhormone bei Schwangeren der 30.–34. SSW mit vorzeitigen Wehen (N=80) und unauffälligem Schwangerschaftsverlauf (N=278)

		Wehenkollektiv	Kontrolle
TBG	mg/dl	48,8 ± 10,8	43,0 ± 13,4
TSH	mU/l	1,43 ± 0,71	1,21 ± 0,59
T3	μg/l	1,65 ± 0,34	1,59 ± 0,35
T4	μg/l	107,3 ± 26,1	115,6 ± 27,9
fT3	ng/l	3,61 ± 1,52	4,45 ± 1,14
fT4	ng/l	8,51 ± 1,92	11,74 ± 2,26
rT3	ng/l	33,4 ± 8,3	25,9 ± 7,6

zentration rangierte in der Wehengruppe ebenfalls auf dem Niveau der Kontrollgruppe. Die mittlere TBG-Konzentration lag jedoch in der Wehengruppe etwas höher. Auffällig war das Verhalten der freien Hormone: Der Mittelwert des freien T4 der Patienten mit vorzeitigen Wehen unterschritt den Wert unauffälliger Schwangerer um 3 ng/l, wobei 91% der Patientinnen mit vorzeitigen Wehen ein fT4 unterhalb des Medians normaler Schwangerschaften boten.

Bei vorzeitigen Wehen rangierte das mittlere T3 ebenfalls deutlich unter den Werten der Frauen mit unauffälligem Verlauf der Schwangerschaft. Es fiel auch hier auf, daß bei 71% der Patientinnen fT3 unterhalb des Medians unauffälliger Schwangerschaften lag. Werte oberhalb des Medians waren selten, die 90% Perzentile wurde nie überschritten. Entsprechend den freien Hormonen fand sich in der Wehengruppe ein höheres mittleres TSH. In der Wehengruppe war letztlich eine deutlich erhöhte rT3-Konzentration festzustellen.

Diskussion

Die Schilddrüsenhormonwerte bei Patientinnen mit vorzeitigen Wehen lassen sich wie folgt zusammenfassen: Bei erhöhtem TBG finden sich keine wesentlichen Unterschiede bei den Gesamthormonen. Die Plasmakonzentrationen der freien Hormone rangieren deutlich unter dem während der Gravidität ohnehin um 30% verminderten Niveau normaler Schwangerer. Außerdem überschreitet rT3 die schwangerschaftsüblichen Werte, so daß eine Konversionshemmung von T4 und fT3 zu diskutieren ist.

Die Relaxation des schwangeren Uterus wird vor allem durch eine progesterongesteuerte Dichtezunahme der β-Rezeptoren auf der Membran der Uterusmuskelzelle hervorgerufen [16]. Endogen zirkulierende Katecholamine stimulieren die β-Rezeptoren und vermitteln über die Bildung von cAMP die Tonusverminderung der Zelle. Da Schilddrüsenhormone ebenfalls die cAMP-Bildung beeinflussen, ist ein sensibilisierender oder additiver Effekt auf die Katecholaminrezeptoren wahrscheinlich.

Unterschiedliche Plasmakonzentrationen der Schilddrüsenhormone werden offensichtlich von recht gegensätzlichen Reaktionen der Katecholaminrezeptoren begleitet. So soll die Antwort der α-Rezeptoren im Fettgewebe oder an tierischen Myokardpräparaten in vitro bei hypothyreoter Stoffwechselsituation verstärkt werden [6, 14]. Niedrige bis hypothyreote Schilddrüsenhormonwerte könnten daher eine erhöhte uterine Motilität durch Zunahme des Einflußes der kontraktionssteigernden α-Rezeptoren konditionieren.

Der Zusatz von Schilddrüsenhormonen dagegen steigerte bei den o.g. Experimenten in vitro die Antwort der β-Rezeptoren [6, 14]. Normale oder gering erhöhte Plasmakonzentrationen könnten daher die Ruhigstellung der Gebärmutter gemeinsam mit den zirkulierenden Katecholaminen unterstützen. Die erhöhte Inzidenz von Frühgeburten [2, 3] unter manifester Hyperthyreose ist möglicherweise im Zusammenhang mit einer allosterischen Umwandlung von Katecholaminrezeptoren unter dem Einfluß von hohen Schilddrüsenhormonkonzentrationen zu diskutieren [5]. So wird bei hochdosiert mit Thyroxin vorbehandelten Tieren der stimulierende Effekt von Isoproterenol auf die Schilddrüse durch Betablocker gehemmt. Zugesetzte Alphablocker wirken dagegen nicht hemmend, sondern ebenfalls eher stimulierend [1, 7, 8, 9].

An isolierten Schilddrüsenzellen, die nicht einer massiven Schilddrüsenhormonkonzentration ausgesetzt wurden, tritt dagegen nach Isoproterenolgabe der entgegengesetzte Fall ein: Die Alphablockade hemmt die Isoproterenolstimulation, während eine Betablockade ohne wesentlichen Effekt bleibt [10].

Literatur

[1] Dumont, J. E.: The action of thyreotropin on thyroid metabolism. Vitam. Horm. *29* (1971) 287.

[2] Hehrmann, R.: Besonderheiten beim Morbus Basedow in der Schwangerschaft. In: C. R. Pikkardt, P. Pfannenstiel, B. Weinheimer (Hrsg.): Schilddrüse 1987, S. 114. Thieme-Verlag, Stuttgart 1989.

[3] Hoff, H. G., R. Windeck, D. Reinwein: Die Behandlung von Schilddrüsenerkrankungen in der Schwangerschaft. Therapiewoche *31* (1982) 1028.

[4] Komins, J., I. Snyder, R. H. Schwarz: Hyperthyroidismin pregnancy. Obstet. Gynec. Surv. *30* (1975) 527.

[5] Kunos, G., M. Szentivanyi: Evidence favouring the existence of a single adrenergic receptor. Nature (London) *217* (1968) 1077.

[6] Kunos, G., I. Vermes-Kunos, M. Nickerson: Effects of thyroid state on adrenoceptor properties. Proc. Nat. Acad. Sci. USA *73* (1976) 3197.

[7] Melander, A.: Amines and mouse thyroid activity: Release of thyroid hormone by catecholamines and indeolamines and its inhibition by adrenergic blocking drugs. Acta endocrinol. (Kbh.) *65* (1970) 371.

[8] Melander, A., E. Ranklev, F. Sundler et al.: Beta-adrenergic stimulation of thyroid hormone secretion. Endocrinology *97* (1975) 1130.
[9] Melander, A., S. H. Ingbar, F. Sundler, U. Westgren: Intrathyreoidal amines and the synthesis of thyroid hormone. – Endocrinology *96* (1975) 102.
[10] Melander, A.: Autonomic nervous control: adrenergic, cholinergic, and peptidergic regulation. In: S. H. Ingbar, L. E. Braverman (Hrsg.): The Thyroid, S. 331. J. B. Lippincott Comp., Philadelphia 1986.
[11] Pfannenstiel, P.: Schilddrüsenerkrankungen. Grosse-Verlag, Berlin 1985.
[12] Prout, T. E.: Thyroid disease in pregnancy. Amer. J. Obstet. Gynec. *122* (1975) 669.
[13] Richter, R., W. Wiest: Tokolyse unter Berücksichtigung der Nebenwirkungen. Gynäkologe *11* (1978) 29.
[14] Rosenquist,U., S. Effendic, B. Jereb et al.: Influence of the hypothyroid state on lipolysis in human adipose tissue in vitro. Acta Med. Scan. *189* (1971) 361.
[15] Rubinjoni, Z., B. Oreskovic, Z. Skralabo: Hypothyreose in der Schwangerschaft. Ärztliche Praxis *29* (1977) 237.
[16] Tschada, R., A. Hettenbach, H. G. Schleich et al.: Schwangerschaftsbedingte Veränderungen des adrenergen Rezeptorensystems – Grundlagen und ihre klinische Bedeutung am Beispiel der schwangerschaftsbedingten Harnstauung. Vortrag 14. Deutscher Kongreß für perinatale Medizin, Berlin 1989.

Diskussion

Horster:
Waren unter den 560 auch Strumapatientinnen?

Hettenbach:
Nein, das habe ich nicht erwähnt. Wir haben darauf geachtet, daß
a) die Frauen alle Erstgravidae waren. Das heißt, sie durften keinen Jodverlust durch eine Schwangerschaft vorher gehabt haben,
b) durften keine palpatorische Vergrößerung der Schilddrüse haben
c) und mußten bis zum Zeitpunkt der Blutentnahme eine völlig blande Schwangerschaft gehabt haben.

Horster:
Konnten Sie die Jodausscheidung messen?

Hettenbach:
Die Jodausscheidung steigt in der Schwangerschaft kontinuierlich an. Wir konnten allerdings keinen 24-Stunden-Urin entnehmen, sondern haben nur aus dem Morgen-Urin, den die Patientinnen in die Praxis mitbrachten, eine Jodkonzentrations-Bestimmung vorgenommen. Die Jodkonzentration im Morgen-Urin hat sich im Verlauf der Schwangerschaft fast verdoppelt.

Kallee:
Könnte es vielleicht sein, daß das TBG, das Thyropexin, welches in der Schwangerschaft gebildet wird, eine andere Bindungseigenschaft hat?

Hettenbach:
Es ist vorstellbar, daß das TBG in der Schwangerschaft eine andere Funktion einnimmt, weil wir eine starke hormonelle Umstellung beobachten. Wir haben keine Verminderung der Jodausscheidung gegen Ende der Schwangerschaft gefunden, aber ich hatte – wie gesagt – leider keinen 24-Stunden-Urin zur Verfügung gehabt. Das ist in der Praxis nicht möglich.

Grebe:
Wir haben bei Untersuchungen von etwa 380 Patienten während der Schwangerschaft mit einem sensitiven TSH-Test keinen signifikanten Unterschied der TSH-Konzentrationen festgestellt.

Hettenbach:
Wir haben ihn gesehen, bei 560.

Ziegler:
Haben Sie auch Frauen mit latenter oder manifester Hypothyreose untersucht? Gibt es Angaben zu häufigerer vorzeitiger Wehentätigkeit bei Hypothyreose?

Hettenbach:
Wir haben diese Untersuchung deswegen gemacht, weil es in der Literatur leider fast nichts darüber gibt. Die vorzeitige Wehentätigkeit wird immer auf die Betarezeptoren bzw. auf Progesteronmangel zurückgeführt. Es scheinen sehr viele Faktoren mit in diesen Komplex hineinzuspielen. In der gynäkologischen Literatur wird viel darüber geschrieben, daß die Hyperthyreose zur erhöhten Abortneigung führt, und daß die Hypothyreose ebenfalls das Gleiche implizieren würde. Beide Störungen würden die Schwangerschaft in ihrem Verlauf komplizieren. Was ich hier gezeigt habe, sind eigentlich nur ganz geringe Veränderungen der Norm. Es ist nicht so, daß deutliche Unterschiede gegenüber einem Kontrollkollektiv nichtschwangerer Frauen zu finden sind. Es sind nur Veränderungen, die innerhalb von relativ geringer Spannbreite zu sehen sind.

Werder:
Die Plazenta produziert alle Hypophysen-Vorderlappen-Hormone selbst und könnte dadurch auch zur radioimmunologisch meßbaren TSH-Aktivität in der Peripherie beitragen, die bei vorzeitiger Wehentätigkeit durch rein mechanische Faktoren – Auspressen der Plazenta – zunehmen würde. Ist die Kreuzreaktion zwischen Chorion-Thyreotropin und hypophysärem Thyrotropin in dem verwendeten RIA untersucht?

Hettenbach:
Das kann ich Ihnen nicht beantworten. Der EIA war von der Firma Amersham. Ich nehme an oder hoffe, daß da nicht viel anderes mitgemessen wird.

Hehrmann:
Nicht dazu passen würde allerdings, daß die T3-Konzentrationen bei den gleichen

Patienten ja signifikant niedriger waren, als bei den Patienten ohne die vorzeitige Wehentätigkeit. Meine konkrete Frage: haben Sie nicht doch unter diesen Patienten mit vorzeitiger Wehentätigkeit eine Gruppe von mindestens Grenzwert-Hypothyreosen oder subklinischen Hypothyreosen? Dies würde dann recht gut passen zu einer im letzten Jahr erschienenen Arbeit von Davis und Mitarbeitern, die gezeigt haben, daß in der Tat die Komplikationen bei Hypothyreose und subklinischer Hypothyreose ganz erheblich sind bei den eben beschriebenen 20% vorzeitigen Plazentalösungen bei einem solchen Kollektiv.

Hettenbach:
Wir haben diese Blutproben ja von niedergelassenen Ärzten eines Wassereinzugsgebiets bekommen. Wir legten also sehr großen Wert darauf, daß all die Blutproben von Patienten stammen, die aus der Bodensee-Wasserversorgung stammen, um ein homogenes Kollektiv zu bekommen. Wir haben die Patienten nicht nachuntersucht. Wir hätten natürlich sinnvollerweise später mal einen Schilddrüsen-Stimulations-Test durchführen sollen um zu sehen, ob die Patienten eigentlich euthyreot, hyperthyreot oder hypothyreot sind. Aber zu dem Zeitpunkt, wo wir die Bestimmungen durchführen konnten, haben wir diese Ergebnisse bekommen.

Eber:
Bartalena hat 1988 in Graz berichtet, daß der TBG-Anstieg durch Östrogene weniger auf einer verstärkten TBG-Synthese beruht, als auf der Synthese eines wesentlich stärker sialynisierten TBG, das dann – zufolge seiner längeren Halbwertszeit – ansteigt. Worauf führen Sie diese in der Gravidität enorm erhöhte Jodurie zurück?

Hettenbach:
Man beobachtet eine Steigerung des renalen Plasmaflusses in der Schwangerschaft um bis zu 40–50%. Die rückresorptive Kapazität der Niere nimmt nicht im gleichen Umfange zu. Und diese Steigerung des renalen Plasmaflusses geht ja linear in der Schwangerschaft weiter, so daß möglicherweise die Jodurie durch die mangelhafte Rückresorption stattfindet. Es konkurrieren ja sehr viele Elektrolyte; wir beobachten auch eine Hypomagnesiämie in der Schwangerschaft. Das ist allerdings anders geladen. Wir haben einen Natriumverlust in der Schwangerschaft durch diesen massiven renalen Plasmafluß. Das nivelliert sich ja sofort nach der Schwangerschaft dann wieder.

Veränderungen der Schilddrüse und ihrer Funktionsparameter bei chronisch entzündlichem Rheumatismus

F. Herrmann, K. Hambsch, H. Häntzschel, D. Sorger, P. Müller

Einführung

Über eine auffällige Häufung morphologischer und funktioneller Veränderungen der Schilddrüse bei Erkrankungen des rheumatischen Formenkreises wie Rheumatoidarthritis [1], systemischer Lupus erythematodes [2] oder Sjögren-Syndrom [5] wird berichtet. Die Ursachen verminderter Schilddrüsenhormonkonzentrationen im Serum [3] oder des Auftretens von Strumen bei diesen Patienten sind noch weitestgehend unklar. Es sollen dazu folgende Fragen beantwortet werden:

1. Besteht ein abhängiges Verhalten zwischen dem Nachweis verminderter Schilddrüsenhormonkonzentrationen im Serum und dem Aktivitätsgrad der rheumatischen Erkrankungen
2. Kommen bei Patienten mit Rheumatoidarthritis (RA) sowie Kollagenosen gehäuft Strumen vor
3. Ist eine Assoziation zwischen RA sowie Kollagenosen und der ebenfalls immunogen bedingten Hashimoto-Thyreoiditis (HT) nachweisbar

Methodik

1. Bei 63 Patienten mit RA (48 Frauen, 15 Männer), eingeteilt in jeweils eine Gruppe mit niedrigem und in eine mit normalem T3-Serumspiegel, wurden neben TT4, TSH (basal und TRH-stimuliert), rT3, FT3 (FT3-RIAsol, Henning), TBG (Henning), Cortisol, freie Fettsäuren, Cholesterin die Aktivitätsparameter der RA Mukoproteine und BSR (1. Std.), bestimmt. In der durchschnittlichen Altersstruktur sowie in der Art der antirheumatischen Therapie bestehen keine wesentlichen Unterschiede.
2. 201 Patienten mit RA, 32 mit Kollagenosen (23 mit systemischem Lupus erythematodes, 7 mit Sklerodermie, 2 mit Sjögren-Syndrom) sowie 675 rheumatologisch gesunde Personen wurden klinisch auf das Vorliegen einer Schilddrüsenvergrößerung entsprechend den WHO-Größenklassen untersucht.

Bei den Rheumatikern wurde klinisch, sonographisch, histologisch, zytologisch und immunologisch (Bestimmung von MAK und TAK) gezielt nach dem Auftreten einer HT gesucht.

Ergebnisse

Bei den Patienten mit niedrigem T3-Serumspiegel (Gruppe 2) lassen sich signifikante Erniedrigungen von FT3, TT4 sowie TSH (basal und stimuliert) bei erhöhtem rT3 nachweisen (Tabelle 1). BSR und Mukoproteine sind dagegen signifikant erhöht und zeigen eine negative Korrelation zum TT3-Spiegel. Keine Unterschiede zur Gruppe mit normalem T3-Spiegel bestehen bei TBG, Cortisol, freien Fettsäuren und Cholesterin.

Tabelle 1 Low T3-Syndrom bei Patienten mit Rheumatoidarthritis

	n	TT_3 (nmol/l) $\overline{X}$	Mukoprot. (mmol/l) $\overline{X}$	BSR (mm/Hg) $\overline{X}$	FT_3 (pmol/l) $\overline{X}$	rT_3 (nmol/l) $\overline{X}$	TT_4 (nmol/l) $\overline{X}$	TSH basal stim. (mU/l) $\overline{X}$
Gruppe 1 (TT_3 1,5–3,5)	30	2,45 ± 0,31	0,59 ± 0,21	19,2 ± 15,5	7,49 ± 1,99	0,34 ± 0,06	103,1 ± 29,0	1,6 ± 1,2 10,2 ± 4,5
Gruppe 2 (TT_3 0,4–1,4)	33	1,20*** ± 0,27	0,99*** ± 0,36	71,7*** ± 38,9	5,03*** ± 1,39	0,44* ± 0,19	82,2** ± 32,3	1,2* ± 0,7 5,6* ± 3,5

* $p < 0,05$ ** $p < 0,01$ *** $p < 0,001$

Tabelle 2 zeigt eine Schilddrüsenvergrößerung bei Frauen mit RA in 71,1% und mit Kollagenosen in 43,3%. Gegenüber rheumatologisch gesunden Frauen (29,5%) besteht somit eine erhöhte Strumaprävalenz. Bei Männern lassen sich dagegen keine Unterschiede erkennen.

Unter den 201 Patienten mit RA konnte bei 3 Frauen eine HT gesichert werden

Tabelle 2 Strumahäufigkeit bei Patienten mit Rheumatoidarthritis

		Rheumatoid-arthritis	Kollagenosen	Kontrolle
Frauen	n	173	26	570
Struma		123 (71,1%)	11 (43,3%)	168 (29,5%)
Männer	n	28	6	105
Struma		4 (14,3%)	0	16 (15,2%)
Gesamt	n	201	32	675
Struma		127 (63,2%)	11 (34,4%)	184 (27,3%)

(1,4%). Dies entspricht etwa der Häufigkeit einer HT in der Normalbevölkerung: unter 2234 rheumatologisch gesunden Patienten fanden wir in 38 Fällen eine HT (1,7%). Bei den Patienten mit Kollagenosen war keine HT nachweisbar.

Diskussion

Die bei unseren RA-Patienten mit niedrigem T3-Serumspiegel gleichermaßen nachweisbare Erniedrigung von FT3, TT4 (niedrignormal), basalem und TRH-stimuliertem TSH bei leicht erhöhtem rT3 läßt auf das Vorliegen eines Low T3-Syndroms schließen. Das korrelative Verhalten zum Aktivitätsgrad der Erkrankung und der klinisch euthyreote Zustand der Patienten weist darauf hin, daß es sich wie bei anderen schweren extrathyreoidalen Erkrankungen [4] auch hier um einen energiesparenden Mechanismus in Anpassung an den Krankheitsprozeß und nicht um eine echte Hypothyreose handelt.

In einer größeren Studie konnten wir bei Frauen mit RA und Kollagenosen gegenüber rheumatologisch Gesunden eine höhere Strumaprävalenz nachweisen. Eine Hashimoto-Thyreoiditis kann dafür ursächlich weitestgehend ausgeschlossen werden, da ein häufigeres Auftreten bei unseren Rheumatikern nicht nachweisbar ist. Ob neben möglichen dispositionellen Faktoren (vorwiegend Frauen betroffen) oder wachstumsstimulierenden Immunglobulinen im Rahmen des immunologischen rheumatischen Krankheitsprozesses (bisher nicht untersucht) evtl. die Therapie mit potentiell strumigen wirksamen Antirheumatika eine Rolle spielt, ist Gegenstand weiterer Untersuchungen. Möglicherweise besteht eine multifaktorielle Genese.

Literatur

[1] Genth, E., B. Detering-Hübner, A. Stankovic et al.: Schilddrüsenerkrankungen bei rheumatoider Arthritis. Med. Welt *29* (1978) 1746–1753.

[2] Goh, K. L., F. Wang: Thyroid disorders in systemic lupus erythematosus. Ann. Rheum. Dis. *45* (1986) 579–583.

[3] Hambsch, K., M. Löbe, R. Ludewig et al.: Zur unerwünschten Beeinflussung der Schilddrüse durch Arzneimittel unter besonderer Berücksichtigung nichtsteroidaler Antirheumatika. Z. gesamte Inn. Med. *41* (1986) 181–184.

[4] Herrmann, F.: Veränderte Schilddrüsenfunktionsparameter bei schweren extrathyreoidalen Erkrankungen. Z. gesamte Inn. Med. *44* (1989) 350–354.

[5] Karsh, J., N. Pavlidis, B. D. Weintraub et al.: Thyroid disease in Sjögren's syndrome. Arthritis Rheum. *23* (1980) 1326–1329.

Diskussion

Kallee:
Welche nichtsteroidalen Antirheumatika verwenden Sie, die eine Struma induzieren, im Tierversuch?

Heberling:
Es wurden verschiedene Antirheumatika verwendet: Indometazin, Phenylbutazon und Ketazon.

Schweiberer:
Ich habe bei Patienten mit rheumatoider Arthritis eine negative Korrelation zwischen Aktivität der Erkrankung und der Konzentration gefunden. Sie sagten, daß sie sich bei antirheumatischer Therapie nicht voneinander unterscheiden. Nun ist aber anzunehmen, daß im aktiven Schub die antirheumatische Therapie eher aggressiver sein wird. Inwieweit haben Sie ausgeschlossen, daß Patienten zusätzlich eventuell aus eigenen Beständen Antirheumatika bzw. Schmerzmittel, die ja auch Prostaglandinsynthesehemmer sind, einnahmen?

Heberling:
Das kann man natürlich nicht 100%ig ausschließen, da gebe ich Ihnen recht.

Usadel:
Es ist ja mehrfach beschrieben, daß Immunkomplex-Nephritiden und -Arthritiden und ähnliche Veränderungen bei Autoimmunhyperthyreosen auftreten können. Haben Sie Hinweise gehabt dafür, daß Sie möglicherweise Immunkomplexe mit im Spiele hatten oder nicht?

Heberling:
Nein.

3.3. Schilddrüsenfunktion und ihre systemischen Einflüsse

Ergebnisse der Langzeittherapie mit Levothyroxin bei euthyreoten Strumen

H. Fritzsche, W. Furlan, H. Hugl, M. Kargl, P. Weiß

Einleitung

Die Einführung von Levothyroxin in die Therapie der euthyreoten Struma basierte auf der Überlegung, durch Suppression der TSH-Sekretion die wachstumsstimulierende Wirkung von TSH auf die Schilddrüse, insbesondere bei Jodmangel, auszuschließen [5, 6]. Mit dieser Therapie soll eine Verkleinerung des Organs oder zumindest die Verhinderung einer weiteren Wachstumstendenz erzielt werden. Über die Dauer einer Therapie besteht keine einheitliche Meinung [7, 10, 12]. In zahlreichen Studien wurde der therapeutische Effekt von Levothyroxin vor allem bei diffusen Strumen bestätigt [8, 9]. Bei nodösen Strumen war das therapeutische Ziel, ein weiteres Wachstum zu verhindern, nicht immer zu erreichen [2, 11].

Die meisten Studien erstreckten sich über einen Zeitraum von nicht länger als einem Jahr. Der therapeutische Effekt einer Langzeittherapie wurde unseres Wissens nur vereinzelt untersucht und beschrieben [13].

Die Qualität der Untersuchungen über die Wirkung der Levothyroxintherapie bei euthyreoten Strumen war meist eingeschränkt durch den Umstand, daß die Beurteilung des Therapieeffektes auf dem Palpationsbefund, der Messung des Halsumfanges oder der szintigraphischen Volumenbestimmung basierten. Durch die Einführung der Sonographie und der praktikablen Volumenbestimmung nach Brunn et al. [1] ist es nunmehr möglich, die therapeutische Wirkung von Levothyroxin auch nach einer Langzeittherapie besser zu beurteilen.

In einer retrospektiven Studie sollte die Wirkung einer über mehr als drei Jahre andauernden Levothyroxintherapie auf das Volumen der Schilddrüse geprüft und auch der Einfluß anderer Faktoren, wie Geschlecht, Alter, Strumagröße und Diagnose, auf das Schilddrüsenwachstum beurteilt werden.

Patientengut, Material und Methoden

Patienten: In die Studie aufgenommen wurden insgesamt 339 Patienten im Alter von 16–82 Jahren ($\bar{x}$=46 Jahre), davon waren 34 Männer ($\bar{x}$=45 Jahre) und 305 Frauen ($\bar{x}$=46 Jahre).

Die Patienten waren unter laufender Kontrolle an der Schilddrüsen-Ambulanz und wurden nahezu einmal jährlich untersucht.

Für den Vergleich der Schilddrüsenvolumina wurden die erste und letzte Volumenbestimmung der letzten 5 Jahre herangezogen und die zum gleichen Zeitpunkt erhobenen Funktionsparameter ausgewertet. Der Untersuchungsabstand betrug 1095–2551 Tage ($\bar{x}$=1350 Tage, das sind 3.7 Jahre).

Die bei den Patienten erhobenen Diagnosen sind in Tabelle 1 zusammengefaßt.

Tabelle 1 Diagnosen der 339 in die Studie aufgenommenen Patienten

normale Schilddrüse	14 Patienten
Struma diffusa	74 Patienten
Struma uninodosa	120 Patienten
Struma multinodosa	117 Patienten
autonomes Adenom, Euthyreose	11 Patienten
multifokale Autonomie	3 Patienten

Bei 236 Patienten wurde eine Therapie mit Schilddrüsenhormonen durchgeführt. Eine Aufstellung über die Dosierung der Schilddrüsenhormontherapie bei diesen Patienten gibt Tabelle 2.

Tabelle 2 Dosierung der SD-Hormontherapie bei 236 Patienten

50 μg T4		63 Patienten
100 μg T4		161 Patienten
50 μg T4	12.5 μg T3	7 Patienten
100 μg T4	25 μg T3	5 Patienten

Bei 10 Patienten war eine ungenaue und bei 93 Patienten keine Therapie erfolgt.

Schilddrüsensonographie: Die Sonographie erfolgte mit dem Gerät Diasonics DRS 1 mit einem 6 mHz Schallkopf mit Wasservorlauf. Das Schilddrüsenvolumen wurde nach Brunn et al. [1] berechnet. Gleichbleibendes Volumen (GV) der Schilddrüse wurde bei Volumenänderungen bis +10%, eine signifikante Zunahme des Volumens (ZV) bei einer Änderung um >10% angenommen.

Szintigraphie: Bei allen Patienten wurde eine szintigraphische Untersuchung, bei Bedarf auch unter Suppressionsbedingungen mit Tc-99m durchgeführt.

Hormonbestimmungen: Bestimmt wurden Gesamt-T3, Gesamt-T4, ETR und supersensitives TSH.

Statistik: Angegeben wird der Median. Für die statistische Auswertung wurde der U-Test (Mann, Whitney) bzw. der Wilcoxson-Test herangezogen.

Ergebnis

Von den 93 Patienten ohne Therapie zeigten 62% in einem Zeitraum von durchschnittlich 3.7 Jahren keine signifikante Volumensänderung (Tabelle 3).

Tabelle 3 Prozentualer Anteil der Patienten mit und ohne SD-Wachstum (GV: Gleichbleibendes Volumen; ZV: Zunehmendes Volumen)

	GV	ZV
ohne Therapie	62	38
genaue Therapie	66	34

Die Volumensveränderung betrug im Mittel minus 5% (Tabelle 4). Bei den restlichen 38% zeigte sich eine Volumenzunahme um mehr als 10%. Bei diesen Patienten erhöhte sich das Schilddrüsenvolumen um 35%.

Tabelle 4 SD-Volumenänderung in % (GV: Gleichbleibendes Volumen; ZV: Zunehmendes Volumen)

	GV	ZV
ohne Therapie	– 5	35
genaue Therapie	–21	33

Bei 236 Patienten unter laufender Schilddrüsenhormontherapie zeigte das Schilddrüsenvolumen bei 66% (Tabelle 3) eine Abnahme um $\bar{x}$=21% (Tabelle 4). Bei 34% dieser Patienten vergrößerte sich das Schilddrüsenvolumen um $\bar{x}$=33%.

Die basalen TSH-Spiegel zeigten bei den Patienten ohne Schilddrüsenwachstum und mit Schilddrüsenwachstum keinen signifikanten Unterschied (Tabelle 5), jedoch lagen die basalen TSH-Spiegel bei den Patienten unter laufender Therapie deutlich und statistisch signifikant niedriger ($p < 0.01$).

Tabelle 5 Basales TSH in µE/ml bei Patienten ohne und mit laufender SD-Hormontherapie (GV: Gleichbleibendes Volumen; ZV: Zunehmendes Volumen)

	GV	ZV
ohne Therapie	1.09	1.01
genaue Therapie	0.42	0.44

Bei der Beurteilung des Einflusses des Alters auf das Schilddrüsenwachstum zeigte sich, daß bei Patienten unter 50 Jahren bei 35% ein signifikantes Wachstum festzustellen war, unabhängig von der Einnahme von Schilddrüsenhormonen (Tabelle 6). Bei Patienten mit einem Alter >50 Jahre zeigten 43% ein signifikantes Wachstum, wenn sie keine Therapie einnahmen und 32% ein signifikantes

Tabelle 6 Prozentueller Anteil der Patienten mit signifikantem SD-Wachstum in Abhängigkeit vom Alter

	< 50a	> 50a
ohne Therapie	35	43
genaue Therapie	35	32

Wachstum trotz laufender SD-Hormontherapie. Ein statistisch signifikanter Unterschied zwischen den beiden Patientengruppen bestand jedoch nicht.

Bei der Untersuchung über den möglichen Einfluß des Geschlechts auf das Schilddrüsenwachstum fand sich bei 30% der Männer ein signifikantes Schilddrüsenwachstum, wenn keine Therapie erfolgte, und bei 20% eine signifikante Größenzunahme, wenn Schilddrüsenhormone eingenommen wurden (Tabelle 7). Bei den Frauen war ein signifikantes Wachstum der Schilddrüse bei der Gruppe ohne Therapie in 38% und bei der Gruppe mit SD-Hormontherapie in 35% festzustellen.

Tabelle 7 Prozentueller Anteil der Patienten mit und ohne SD-Wachstum in Abhängigkeit vom Geschlecht (GV: Gleichbleibendes Volumen; ZV: Zunehmendes Volumen)

	GV		ZV	
	M	F	M	F
keine Therapie	70	62	30	38
genaue Therapie	80	65	20	35

Die Größe einer Struma zeigte keinen signifikanten Einfluß auf die Wachstumstendenz (Tabelle 8). Bei Patienten mit Strumen mit einem Gesamtvolumen von >60 ml zeigten mehr als die Hälfte eine Größenzunahme um mehr als 10% im Beobachtungszeitraum von $\bar{x}=3.7$ Jahren, unabhängig davon, ob eine Therapie durchgeführt wurde oder nicht. Wegen der allerdings nur kleinen Patientenzahl ergab sich hier kein statistisch signifikanter Unterschied gegenüber den anderen Patientengruppen.

Auf Grund der Diagnose ergibt sich in Hinblick auf die Wachstumstendenz kein

Tabelle 8 Prozentueller Anteil der Patienten mit signifikantem SD-Wachstum in Abhängigkeit vom Ausgangsvolumen

	ohne Therapie	genaue Therapie
−15 ml	19	23
15−30 ml	37	31
30−60 ml	31	33
> 60 ml	62	54

signifikanter Unterschied zwischen den Patienten mit Struma diffusa, Struma uninodosa, Struma multinodosa und Autonomie (Tabelle 9). Auch eine konsequente Hormontherapie hat hier keinen signifikanten Einfluß auf das Wachstum.

Tabelle 9 Prozentualer Anteil der Patienten mit signifikantem SD-Wachstum in Abhängigkeit von der Diagnose und Hormontherapie

	ohne Therapie	genaue Therapie
Struma diffusa	25	33
Struma uninodosa	45	28
Struma multinodosa	39	39
Autonomie	45	–

Diskussion

Die Volumetrie der Schilddrüse nach Brunn et al. [1] ermöglicht heute mit einiger Zuverlässigkeit Vergleichsuntersuchungen, die den tatsächlichen Gegebenheiten weit näher kommen als die Beurteilung der Schilddrüsengröße durch Palpation, Messung des Halsumfanges und Volumetrie nach Szintigraphie. Die Beurteilung einer Schilddrüsenhormonbehandlung ist damit gut möglich. Eine Therapie mit Levothyroxin bei Struma diffusa zeigt meist eine gute Wirkung und eine Verkleinerung des Organs innerhalb eines Jahres [9]. Bei Struma nodosa wird zumindest die Verhinderung eines weiteren Wachstums der Schilddrüse angenommen [2, 3]. Diese Beobachtungen sind jedoch meist nur über einen Zeitraum von nicht länger als 12–18 Monaten dokumentiert [8, 9]. Unseres Wissens wurde bisher keine Langzeitbeobachtung an Strumen unter sonographischer Volumenskontrolle durchgeführt.

In einem Beobachtungszeitraum von mehr als drei Jahren zeigt sich in unserer Studie bei etwa 30% der Patienten mit Strumen, gleichgültig ob diffus oder nodös verändert, eine Zunahme des SD-Volumens um mehr als 10%. Diese Entwicklung ist unabhängig davon, ob eine Schilddrüsenhormontherapie durchgeführt wird oder nicht. Offenbar besteht bei diesen Patienten eine autonome Wachstumstendenz, die weder vom Geschlecht, vom Alter noch von Größe und Art der Schilddrüsenveränderung beeinflußt wird [14]. Da aber auch gleichzeitig im Beobachtungszeitraum von 3–5 Jahren das Schilddrüsenvolumen bei 70% der Patienten keine Änderung zeigt, muß dieses autonome Wachstum der Schilddrüse offenbar phasenweise erfolgen, gefolgt von Perioden ohne Wachstumstendenz. Der therapeutische Effekt von Levothyroxin findet sich deshalb nur bei jenen 70% der Patienten, die auch ohne Therapie keine Größenzunahme zeigen würden. Bei dieser Patientengruppe ist eine Verkleinerung des Schilddrüsenvolumens um 21% festzustellen. Diese Volumensverkleinerung dürfte offenbar nur das gesunde SD-Gewebe betreffen, während die Knoten von der Therapie unbeeinflußt bleiben.

Der Aussagewert der vorliegenden Studie wird sicherlich durch die Tatsache eingeschränkt, daß es sich um eine retrospektive Untersuchung handelt. So wurden z. B. Patienten, die in einem kürzeren Zeitraum als drei Jahre ein deutliches Strumawachstum zeigten und somit einer Operation zugeführt wurden, nicht berücksichtigt.

Dem Einwand, nur durch eine komplette Suppression der TSH-Sekretion eine Strumaverkleinerung bzw. Hemmung der Wachstumstendenz zu erzielen, kann entgegengehalten werden, daß der Dosierung mit Levothyroxin und damit der TSH-Suppression in Hinblick auf die Verträglichkeit Grenzen gesetzt sind. Auch ist die Langzeitwirkung einer suppressiven Therapie nicht gesichert [2, 3]. Mit der von uns verwendeten Dosierung wurde zwar eine signifikante Erniedrigung, jedoch keine Suppression der TSH-Spiegel erreicht.

Insgesamt geben die Ergebnisse dieser retrospektiven Untersuchung jedoch Anlaß zu neuen Überlegungen bei der Therapie der Struma mit Schilddrüsenhormon. Es wäre ein wichtiges Anliegen, diagnostische Kriterien zu erarbeiten, die eine Aussage über das Vorliegen einer Wachstumsphase erlauben. Ein Ansatzpunkt wäre möglicherweise die Messung des Thyreoglobulins auch unter TSH-Suppressionsbedingungen [4]. Schließlich unterstreicht die Studie auch die Notwendigkeit einer individuell angepaßten Therapie.

Literatur

[1] Brunn, J., U. Block, G. Ruf et al.: Volumetrie der Schilddrüsenlappen mittels Real-time Sonographie. Dtsch. med. Wschr. *106* (1981) 1338–1340.

[2] Emrich, D.: Treatment of Euthyroid Goitre with Thyroid Hormones. In: D. Reinwein, P. C. Scriba (Hrsg.): Treatment of Endemic and Sporadic Goitre, S. 139–147. Schattauer, Stuttgart–New York 1985.

[3] Emrich, D.: Ergebnisse der Therapie mit Schilddrüsenhormon. Therapiewoche *31* (1981) 1641–1649.

[4] Fritzsche, H., H. Hugl, M. Kargl et al.: Thyroglobulin measurement after thyroxin suppression for estimation of nodular goiter growth. Ann. endocr. *3* (1988) 173. (Abstr.).

[5] Goretzki, P. E.: Wachstumsregulation der menschlichen Schilddrüse – TSH gesteuert? Georg Thieme, Stuttgart–New York 1988.

[6] Hüfner, M., G. Konrad: Funktion der Hypothalamus-Hypophysen-Achse bei der blanden Struma. Therapiewoche *31* (1981) 1511–1520.

[7] Köbberling, J., G. Hintze: Therapie der endemischen Struma. Internist *29* (1988) 550–554.

[8] Olbricht, T., O. Benker, D. Reinwein: Ultrasound: A Novel Tool for the Diagnosis and Follow-up of Simple Goitre. In: D. Reinwein, P. C. Scriba (Hrsg.): Treatment of Endemic and Sporadic Goitre. S. 175–189, Schattauer, Stuttgart–New York 1985.

[9] Perrild, M., J. M. Hansen, L. Hegedüs et al.: Triiodothyronine and thyroxine treatment of diffuse non-toxic goitre evaluated by ultrasound scanning. Acta endocr. *100* (1982) 382.

[10] Pfannenstiel, P.: Medikamentöse Strumatherapie – rational oder irrational. Therapiewoche *31* (1981) 1650–1655.
[11] Riccabona, G.: Die endemische Struma. München–Berlin–Wien, Urban & Schwarzenberg 1972.
[12] Scriba, P. C.: Strumatherapie. Therapiewoche *32* (1982) 1021–1027.
[13] K. J. Schmidt, G. Rothenbuchner, H. H. Reiser et al.: Die kausale Therapie der primär-blanden Struma mit L-Thyroxin. Dtsch. med. Wschr. *105* (1980) 1015–1018.
[14] Studer, H., H. J. Peter, H. Gerber: Morphologic and functional changes in developing goiters. In: R. Hall, J. Köbberling (Hrsg.): Thyroid Disorders Associated With Iodine Deficiency And Excess. S. 227–241, Raven Press, New York 1985.

Diskussion

Grebe:
Wir haben retrospektiv in den letzten sieben Jahren 512 Patienten mit einer Struma gehabt, die im Durchschnitt mit zwischen 75 bis 150 Mikrogramm Thyroxin täglich behandelt wurden und haben gefunden, daß mit der Zeit eine allmähliche Abnahme des Volumens bei etwa 358 Patienten eingetreten ist. Bei 110 Patienten blieb die Struma unverändert. Etwa 40 Patienten beobachteten eine Wachstumszunahme unter regelmäßiger Einnahme.

Fritzsche:
Die Ergebnisse sind überschlagsmäßig nahezu identisch.

Eber:
Haben Sie die Jodausscheidung beider Gruppen verfolgt?

Fritzsche:
Nein, aber wir haben in einer größeren Studie einmal die Jodausscheidung in unserem Bundesland festgestellt. Es entspricht WHO I, also 69 Mikrogramm pro Gramm Kreatinin pro/l im Durchschnitt.

Eber:
Haben Sie in beide Gruppen auf eine Notwendigkeit erhöhter Jodzufuhr hingewiesen.

Fritzsche:
Nein.

Wahl:
Wie hoch war der Anteil funktioneller Autonomien in Ihrem Krankengut? Zur Wachstums-Autonomie: haben Sie einen Unterschied zwischen wachsenden und nichtwachsenden Strumen hinsichtlich der Thyreoglobulin-Spiegel gesehen?

Fritzsche:
Bei diesen Patienten waren elf Patienten mit unifokaler und drei Patienten mit multifokaler Autonomie und Euthyreose, die wir versuchsweise mit Thyroxin behandelt haben. Diese Strumen sind aber alle gewachsen. Wir haben natürlich

Thyreoglobulin gemessen. Wir haben erst wenig Material. Und es zeigt sich, daß ein signifikanter Unterschied besteht zwischen jenen Strumen, die wachsen und jenen, die nicht wachsen. Zusätzlich besteht ein Unterschied zwischen Werten unter Therapie (deutlich geringer) und ohne Therapie. Allerdings zeigen diese Bereiche eine große Überlappung. So können wir bestätigen, daß das Thyreoglobulin nicht für die Verlaufsbeobachtung verwendet werden kann. Wir verwenden das Thyreoglobulin vorläufig in Studien nur um abzuschätzen, ob bei einem Patienten die Schilddrüse unter Therapie weiter wachsen wird oder nicht. Das scheint zumindest bei den operierten Schilddrüsen zu funktionieren. Bei den anderen hab ich noch zu wenig Daten.

Lind:
Das basale TSH in Ihrer Gruppe mit regelmäßiger L-Thyroxineinnahme lag bei 0,44 mU/l (median), war also nicht bei allen Patienten supprimiert. Haben Sie innerhalb dieser Gruppe Unterschiede in der Volumenreaktion beobachtet, abhängig davon, ob das basale TSH nachweisbar und supprimiert war?

Fritzsche:
Nein. Wir haben das nicht geprüft.

Zum Stand der Prophylaxe der Jodmangelstruma in der DDR

G. Kirsch, W. Meng

Jodmangel und Strumainzidenz

Der alimentäre Jodmangel ist ein wesentlicher Faktor im Entstehungsmechanismus der endemischen Struma. Volkswirtschaftlich bedeutende Mittel werden für Diagnostik und Therapie der endemischen Struma aufgewandt.

Repräsentative Untersuchungen im letzten Dezennium haben die hohe Strumainzidenz und die Nord-Süd-Zunahme bei Erwachsenen, Kindern und Neugeborenen belegt und die proportional dazu verlaufende Jodmangelsituation durch Urinjodmessungen nachgewiesen [4, 8, 9, 10] (Tabelle 1).

Landesweite veterinärmedizinische Studien haben gezeigt, daß Jodmangel auch auf dem tierischen Sektor zu bedeutenden gesundheitlichen und ökonomischen Schäden führt [1, 3, 11].

Tabelle 1 Strumainzidenz und Jodmangel in der DDR vor 1983

Region		Strumainzidenz (%)		Urinjod (μg/g Kretinin)
	Wehrpflichtige	Kinder	Neugeborene	Erwachsene
*	Meng 1973/76	Hesse 1975/78	Kellner 1979	Meng 1975/76
Norden	2– 6	20–31	1– 2	37
Mitte	3–10	40	3– 5	32
Südosten	11–20	43	6–15	29
Südwesten	11–35	82	6–15	22
DDR	12	–	–	28

* (Jahresangaben repräsentieren Untersuchungszeiträume, Lit. [3, 11])

Maßnahmen zur Jodkochsalzprophylaxe

Die vorliegenden Ergebnisse unterstreichen die Notwendigkeit einer generellen Jodprophylaxe. Eine interdisziplinäre Jodkommission zur Koordinierung und Kontrolle der Präventivmaßnahmen wurde ins Leben gerufen. Ihr gehören Repräsentanten der Medizin, Veterinärmedizin, Landwirtschaft, Tierernährung, der Salzindustrie und des Ministeriums für Gesundheitswesen an. Von 1983 bis

1986 wurden die in Tabelle 2 aufgeführten Aktivitäten zur Jodkochsalzprophylaxe eingeleitet. Durch diese Maßnahmen wird in der DDR flächendeckend eine stabile Grundversorgung über Paketsalz (20 mg Jod pro kg Salz) erreicht. Die Jodierung der Mineralstoffgemische für Rinder und Schweine im Süden der DDR bewirkte hier eine Erhöhung des Jodgehaltes der Milch um den Faktor 5 (auf 88 µg/l) und des Fleisches um den Faktor 2 [1].

Anke u. Mitarb. [1] kalkulieren bei einem Tageskonsum von 0,3 l Milch und 250 g Fleisch/Wurst ein Jodangebot von 35 µg (etwa die Hälfte der täglich erforderlichen Mindestjodmenge). Zur Abdeckung der Restmenge wäre der Verzehr von nur ca. 2 g Paketkochsalz ausreichend.

Tabelle 2 Strumaprophylaxe in der DDR [2, 11]

1983:	Jodsalzbelieferung vorwiegend der Südbezirke (25 mg KI/kg, Jodgehalt instabil)
1985:	Jodsalzversorgung der gesamten DDR ab 7/85 (32 mg KI03/kg, stabiler Jodgehalt, 84% des Paketsalzes, Sacksalz nicht jodiert)
1986:	jodierte Mineralstoffmischungen (10 mg KI03/kg) bei Schwein (gesamte DDR) und Rind (Südbezirke)
Zukunft:	Jodierung der Gesamtsalzmenge (bei Reduktion des Jodgehalts?) Senkung des Goitrogengehaltes im Viehfutter

Ergebnisse der Strumaprophylaxe

Erste Ergebnisse der Jodierungsmaßnahmen lassen sich folgendermaßen summieren:

1. Erhöhung der Urinjodausscheidung als Zeichen einer besseren alimentären Jodversorgung (Tabelle 3).
   Die Werte von 1987 [1, 3, 5, 11, 12] lagen jedoch noch deutlich unter dem von der WHO empfohlenen Optimalbereich.
2. Drastische Abnahme der Struma connata (Tabelle 3) und der Rückrufraten im Hypothyreosescreening (Abb. 1).
3. Zunahme der Hyperthyreosefrequenz.
4. Abnahme von Jodmangelerscheinungen bei Nutztieren.

Die Abnahme der Frequenz der Struma connata von vormals 5–12% auf Werte um 1% erscheint als eindrucksvollstes klinisches Ergebnis der prophylaktischen Maßnahmen [5, 11].

Die Urinjodausscheidungen weisen eine Beseitigung des vor 1983 nachgewiesenen Nord-Süd-Gefälles der Jodversorgung aus. Die erhebliche Abnahme der Rückrufrate bei erhöhten postnatalen TSH-Blutspiegeln im neonatalen Hypothy-

Tabelle 3 Effekte der Jodprophylaxe [11]

	vor 1983	1986/87	Autoren
Urinjodausscheidung (Erwachsene, Jugendliche)			
Greifswald	33.7	61.5 μg/g Kreatinin	Meng
Karl-Marx-Stadt	22.6	59.2 μg/g Kreatinin	Bauch
Jena	19.3	64.6 μg/l	Hesse
Urinjodausscheidung (Neugeborene)			
Leipzig	1.8	3.2 μg/Tag	Willgerodt
Karl-Marx-Stadt	1.3	4.6 μg/g Kreatinin	Bauch
		34.2 μg/l	Meng
Jena	10.6	45.3 μg/l	Hesse
Struma connata			
Halle	12.4	1.2%	Kellner
Karl-Marx-Stadt	5.8	0.8%	Bauch
Jena	4.6	0.1%	Hesse

reosescreening (Abb. 1) belegt indirekt die bessere Jodversorgung in der Fetalphase. Die regionale Aufgliederung der TSH-Werte läßt die Schlußfolgerung zu, daß die Jodversorgung in den Südbezirken mittlerweile besser geworden ist als in den Nordbezirken [7], was die Bedeutung der Jodzufuhr über tierische Produkte (Milch) unterstreicht [1].

Der Anstieg von Hyperthyreosen wird in verschiedenen regionalen Studien [6] sichtbar. Sie basieren aber auf verschiedenen Auswahl- und Bewertungskriterien, so daß sie weder ausreichend vergleichbar sind, noch eine sichere Gesamtaussage

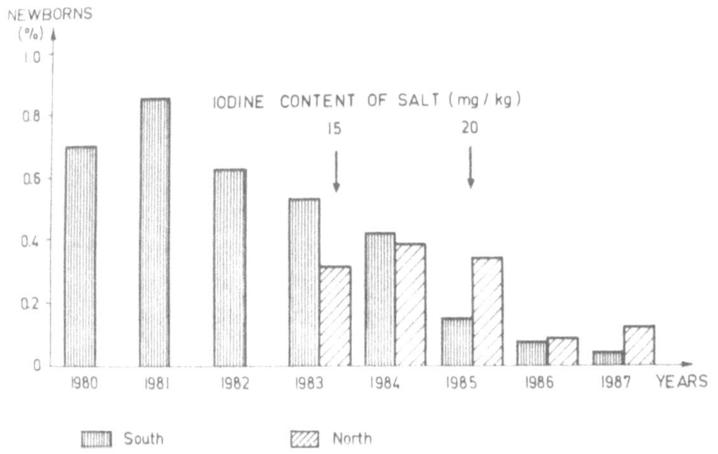

Abb. 1 Rückrufraten im Hypothyreose-Screening im Umfeld der Kochsalzjodierung im Süden und Norden der DDR.
(TSH > 50 mU/l Blut, 173000 Neugeborene).

erlauben. Bei kritischer Wertung dürfte sich der Anstieg der Hyperthyreosehäufigkeit um den Faktor 2 (bis 3) bewegen. In dieser Größe liegen auch Vergleichswerte der Jahre 1984 und 1987 in der eigenen Einrichtung. Die erhöhte Jodaufnahme scheint hier eine Demaskierung subklinischer Hyperthyreoseformen zu bewirken. Das betrifft vorwiegend funktionelle Autonomien; in geringerem Maße auch Patienten mit immunogener Hyperthyreose (M. Basedow).

Die Jodkochsalzprophylaxe führt nicht zur Zunahme der die Hyperthyreose verursachenden Grundkrankheiten, sondern bewirkt langfristig sogar eine Zurückdrängung funktioneller Autonomien, die als eine Fehlanpassung an den Jodmangel angesehen werden [8].

Verlaufskontrolle

Nach erfolgreicher Realisierung der strumaprophylaktischen Maßnahmen erscheint ein sorgfältiges Monitoring der Auswirkungen als wesentliche Aufgabe der nächsten Jahre.

Zuverlässiges Datenmaterial aus repräsentativen Regionen der DDR ist die Grundlage für eine Adaptation der Jodsupplementierung an optimale Werte im Verlauf sich wandelnder Ernährungsgewohnheiten und für die realistische Beurteilung von Nebeneffekten (Demaskierung von Autonomien und Hyperthyreosen, Normwertveränderungen für Schilddrüsenhormone, mögliche Entwicklung von Autoimmunthyreoiditiden u. a.).

Gezielte kooperative, interdisziplinäre Studien scheinen hier erfolgversprechend.

Zusammenfassung

Umfangreiche Untersuchungen in den siebziger Jahren haben das endemische Vorkommen der Struma colli in der DDR als Folge des alimentären Jodmangels nachgewiesen. Durch konzentrierte Aktionen von Wissenschaftlern und staatlichen Instanzen unter der Leitung der Jodkommission wurde ab 1985/86 die alimentäre Jodversorgung durch Kochsalz- und Viehfutterjodierung effektiv erhöht.

Erste Auswirkungen dieser Maßnahmen sind jetzt zu überblicken. Ein erheblicher Rückgang der Inzidenz connataler Strumen und erhöhter TSH-Werte im neonatalen Hypothyreose-Screening sind als erwartete Früheffekte eingetreten. Eine Zunahme der Hyperthyreosemanifestationen im Erwachsenenalter ist eine gleichfalls erwartete, temporäre Begleiterscheinung.

Literatur

[1] Anke, M., G. Wenk, H. Heinrich et al.: Die Wirkung jodierter Mineralstoffmischungen für Rind und Schwein auf die Jodversorgung und Strumaprophylaxe. Z. gesamte inn. Med. *44* (1989) 41–44.

[2] Bauch, K., M. Anke, H. Gürtler et al.: Zur Entwicklung und Effektivität der Strumaprophylaxe in der DDR. Z. gesamte inn. Med. *42* (1987) 714–715.

[3] Bauch, K., M. Anke, H. Gürtler et al.: Interdisciplinary Aspects of Iodine Prophylaxis in the German Democratic Republic. Endocrinologia Experimentalis *23* (1989) 77–84.

[4] Gutekunst, R., P. Scriba: Goiter and Iodine Deficiency in Europe. J. Endocrine Investigation 1989, im Druck.

[5] Hesse, V., G. Rönnefahrth, I. Sander et al.: Erste Ergebnisse des Jodierungsprogrammes, der DDR-Kropfhäufigkeit und Jodversorgung bei Kindern vor und nach Einführung der Jodprophylaxe. Kinderärztl. Praxis *56* (1988) 233–240.

[6] Jodsymposium, Karl-Marx-Stadt, 24. 1.–26. 1. 1989. „Aktuelle interdisziplinäre Probleme des Jodmangels, der Jodprophylaxe, des Jodexzesses und antithyreoidaler Substanzen." Vortrags-Sammelband, im Druck.

[7] Kirsch, G., W. Meng, A. Weber et al.: Hypothyreose-Neugeborenen-Screening im Umfeld der Jodsupplementierung. In: [6].

[8] Meng, W., M. Ventz, S. Weber et al.: Struma und alimentärer Jodmangel in der DDR. Dt. Gesundh.-Wesen *36* (1981) 1275–1279.

[9] Meng, W., S. Meng: Endemic Goitre in the GDR and Results of Thyroid Hormone Therapy of the Disease. In: D. Reinwein, P. C. Scriba (Hrsg.): Treatment of Endemic and Sporadic Goitre, S. 167–173. Schattauer, Stuttgart–New York 1985.

[10] Meng, W., K. Bauch, G. Knappe: Iodine Deficiency Disease in the GDR. Endocrinol. Experimentalis *20* (1986) 79–84.

[11] Meng, W., K. Bauch, G. Knappe et al.: Goitre, Iodine Deviciency (ID) and Goitre Prevention in the German Democratic Republic (G.D.R.). In: S. Najataki, K. Torizuka: The Thyroid 1988, S. 325–328. Elsevier, Amsterdam, New York, Oxford 1988.

[12] Willgerodt, H., B. Stach, C. Ockert et al.: Erste Hinweise über die Wirkung der Jodprophylaxe auf die Jodversorgung Neugeborener. Z. Klin. Med. *14* (1989) 283–285.

Diskussion

Horster:
Würden Sie sagen, daß die Jodsupplementierung bei den Tieren zuviel oder überflüssig war?

Kirsch:
Ich habe die Frage fast erwartet, können sie das nächste Dia nochmal durchschieben?

Kirsch:
Sie sehen hier die Zufuhr, die die Jodierung der Mineralsalze bei den Tieren ausmacht. Über Milch und Käse kommen etwa 25 Mikrogramm, über Fleisch und Wurst (nun anders als bei Ihnen: nicht nachträglich, sondern erst durch die Tiere gehend) etwa 10 Mikrogramm. So daß wir allein dadurch eine Summe von etwa 35 Mikrogramm Jod pro Tag haben, und wenn wir dann noch etwa 2,5 g jodiertes

Salz dazu verbrauchen, kommen wir etwa an die untere Grenze des Erlaubten. Bei uns werden durch den Weg über's Tier – eigentlich ein dankbarer Weg – regionale Differenzen ausgeglichen.

Hehrmann:
Ich halte es für ganz bemerkenswert, daß es innerhalb weniger Jahre mit dieser prophylaktischen Maßnahme der Jodsupplementierung gelingt, die Koinzidenz der konnatalen Struma um einen Faktor von mindestens 5% und in jedem Fall auf unter 1% zu senken. Dies ist bisher in allen anderen Untersuchungen eigentlich nur gelungen, wenn man gezielt die Schwangeren mit Jod behandelt hat. Ich finde das sehr eindrucksvoll.

Kirsch:
Es ist ja eine Maßnahme, die die Früchte erst in der nächsten Generation bringen wird.

Schweiberer:
Habe ich Sie richtig verstanden, daß Sie sagten, aufgrund der jetzt früher demaskierten Hyperthyreosen werde die Radio-Jod-Therapie zunehmen? Dabei ist doch davon auszugehen, daß dann die Hyperthyreosen auch in früherem Alter zur Behandlung kommen. Heißt das, daß die Indikation zur Radio-Jod-Therapie im Verhältnis zur Operation in der DDR eventuell anders gesehen wird, daß man dort auch den Patienten unter 40 zur Radio-Jod-Therapie bringt?

Kirsch:
Leider nicht, muß ich sagen, leider nicht.

Schweiberer:
Warum leider?

Kirsch:
Aus den USA wird seit Jahren über 131J-Therapie von Patienten unter 40 Jahren berichtet. Die 131J-Dosierung bei häufig kleinen autonomen Adenomen jüngerer Patienten, die man ungerne operieren möchte, ist niedrig und effektiv. Die Indikation zur 131J-Therapie größerer Strumen (mit Autonomie) tritt ohnehin selten in jugendlichem Alter auf.

Georgi:
Wie erklären Sie den Umkehr-Effekt zwischen Nord und Süd? Wenn ich Sie richtig verstanden habe, nimmt doch die ganze DDR gleichermaßen das jodierte Kochsalz und die jodierten Nahrungsmittel zu sich.

Kirsch:
Es liegt an den Rindern. Die Rinder bekommen nur im Süden, weil dort größerer Jodmangel herrscht, ihr Futter mit Jodsalz gesalzen. Deswegen ist dort die Jodversorgung über die Milch (diese 20–25 Mikrogramm) und Milchprodukte deutlich besser als im Norden. So daß sich jetzt eine Situation eingespielt hat, die das

ehemals vorhandene Nord-Süd-Gefälle eher umkehrt durch die zusätzliche Maßnahme der Jodierung des Futters der Rinder im Süden.

Ziegler:
Es war durch eine vorausgegangene Frage im Raum stehengeblieben, daß die Radio-Jod-Therapie erst ab einer Altersgrenze von 40 Jahren „erlaubt" sei. Ich möchte darauf hinweisen, daß die Deutsche Gesellschaft für Endokrinologie in Zusammenarbeit mit Nuklearmedizinern bereits die Empfehlung publiziert hat, diese willkürliche Grenze von 40 nicht mehr gelten zu lassen. Sondern bei gegebener Indikation in die Differential-Therapie auch bei den jüngeren Patienten selbstverständlich die Radio-Jod-Therapie mit einzubeziehen. Ausnahme waren nur Kinder etwa bis zum 20. Lebensjahr.

Wahl:
Ist denn die Jodzufuhr der Bevölkerung bei dieser Art der Jodsupplementierung nicht sehr vom sozialen Status und von der Art der Nahrung, die sie sich leisten kann – also von der Menge an Fleisch und Milchprodukten, die verzehrt wird – abhängig? Widerspricht das dann nicht ein bißchen auch dem sozialistischen Prinzip, daß doch alle gleich versorgt werden sollen?

Kirsch:
Was Sie auch immer denken mögen über unser Land, ich glaube da denken Sie zu schlecht. Vom sozialen Status kann sich das Salz eigentlich jeder leisten. Die Milch ist auch sehr billig. Also da gibt es keine Probleme. Es fehlen uns andere Sachen als Fleisch und Butter. Da gibt es also mit Sicherheit aus diesen Gründen keine Differenzen. Es ist natürlich differenziert zu sehen, auch ein Problem, das jetzt die Veterinäre aufgreifen. Sie haben jetzt auch gemerkt, daß – wenn man den Hühnern jodiertes Salz gibt – diese 1 Ei mehr legen im Jahr. So entstehen natürlich auch die wirtschaftlichen Effekte.

Moser:
Frage aus der Veterinärmedizin: Kann es durch die Jodierung des Viehsalzes zu einer erhöhten Inzidenz vor Hyperthyreose bei Rindern und Schweinen kommen?

Kirsch:
Das kann ich Ihnen leider nicht beantworten. Wir haben noch keine Kuh unter der Gamma-Kamera gehabt. Aber über Jodausscheidung und über T3, T4 machen wir jetzt Bestimmungen bei Schweinen und Rindern. Und, vielleicht, in 2 Jahren mehr.

Eber:
Herr Kirsch, besteht dieses Nord-Süd-Gefälle auch in dem Jodgehalt der Muttermilch und der Jodausscheidung bei Säuglingen? Weil ja die Versorgung hauptsächlich über Muttermilch geht.

Kirsch:
Ja.

Eber:
Und Sie haben auch hier ein Nord-Süd-Gefälle?

Kirsch:
Auch bei Muttermilch und Jodausscheidung der Säuglinge wurde ein Nord-Süd-Gefälle beobachtet.

Die Wirkung von (S)-Propranolol, (R)-Propranolol und (R)-4-Hydroxypropranolol auf den Schilddrüsenhormon-Metabolismus

W. Buchinger, W. Lindner, P. Lind, M. Rath, G. Klima, P. Költringer, O. Eber

Razemisches (R,S)-Propranolol senkt bei hyperthyreoten Patienten durch Hemmung der peripheren T4/T3-Konversion den T3-Spiegel bei gleichzeitiger Erhöhung der rT3-Werte [1–5]. Diese Wirkung tritt innerhalb von Tagen bis einer Woche ein [6]. Die T3-Spiegel sinken ca. 15–20% unter den Ausgangswert und bleiben bei Fortbestehen der hyperthyreoten Funktionslage meist auf diesem Niveau konstant [7].

Die TSH-Produktion wird durch Propranolol nicht direkt beeinflußt [5].

Die vorliegende Studie wollte die Frage klären, ob die vom razemischen Propranolol her bekannte Hemmung der peripheren T4/T3-Konversion einem der beiden Propranolol-Isomere zuzuordnen ist und ob auch (R)-4-Hydroxypropranolol, ein Hauptmetabolit von (R)-Propranolol [8–10], den peripheren Schilddrüsenhormonstoffwechsel beeinflußt [11–15].

Von 49 hyperthyreoten Patienten wurden 20 mit (S)-Propranolol (120 mg/d), 20 mit (R)-Propranolol (120 mg/d) und 9 mit (R)-4-Hydroxypropranolol (Dosierungen von 12 mg bis 36 mg/d) über 5 Tage behandelt (Abb. 1).

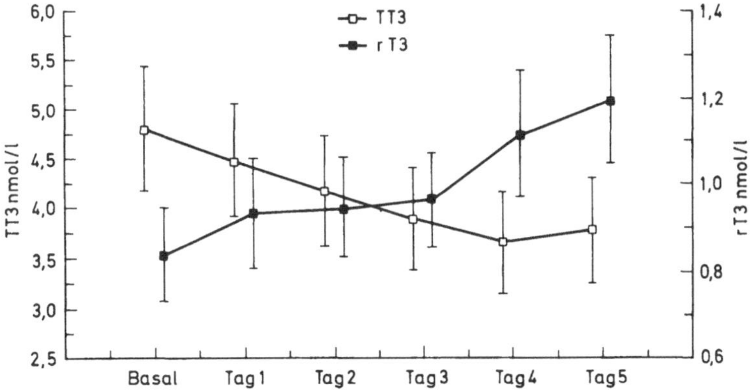

Abb. 1 TT3 und rT3 Verlauf unter (R)-Propranolol-Therapie

Nur in der (R)-Propranololgruppe beobachteten wir die für razemisches Propranolol beschriebenen typischen Veränderungen, nämlich einen signifikanten Abfall von TT3, fT3 und des TT3/TT4-Quotienten sowie einen signifikanten rT3-Anstieg. In der mit (R)-4-Hydroxypropranolol behandelten Gruppe kam es nur unter der Dosierung von 36 mg/d zu einem TT3- und fT3 Abfall in ähnlichem Ausmaß wie unter (R)-Propranololtherapie. Unter den geringeren Dosierungen veränderten sich die Schilddrüsenhormonspiegel nicht.

Unter (S)-Propranolol kam es nur zu einem Abfall des freien und Gesamt-T4 und zu einer geringen TT3-Erniedrigung. Alle anderen täglich gemessenen Schilddrüsenhormonparameter und der TT3/TT4-Quotient blieben unverändert.

Zusammenfassend läßt sich sagen:
(S)-Propranolol scheint keine Wirkung auf die periphere Konversion auszuüben. Es kommt lediglich zu einer geringfügigen T4-Erniedrigung und infolgedessen zu einem geringen T3-Abfall ohne Änderung des T3/T4-Quotienten.

(R)-Propranolol, das keine beta-blockierende Wirkung besitzt, greift hemmend in den peripheren Schilddrüsenhormon-Metabolismus ein und der (R)-Propranolol-Metabolit, (R)-4-Hydroxypropranolol, zeigt in der höchsten von uns gewählten Dosierung ebenfalls eine T3-senkende Wirkung.

Literatur

[1] Nauman, J., A. Nauman, K. Roszowska: Influence of propranolol on levels of thyroxine and triiodothyronine in hyperthyreotic patients. Mat. Med. Pol *6* (1974) 178–182.

[2] Verhoeven, R. P., T. J. Visser, R. Docter et al.: Plasma thyroxine, 3,3',5'-triiodothyronine and 3,3',5-triidothyronine during β-adrenergic blockade in hyperthyroidism. J. Clin. Endocrinol. Metab. *44* (1977) 1002–1005.

[3] Wiersinga, W. M., J. L. Touber: The influence of β-adrenoceptor blocking agents on plasma thyroxine and triiodothyronine. J. Clin. Endocrinol. Metab. *45* (1977) 293–298.

[4] Utiger, R. D.: Beta-adrenergic-antagonist therapy for hyperthyroid Graves' disease. N. Engl. J. Med. *310* (1984) 1597–1598.

[5] Wenzel, K. W.: Pharmacological interference with in vitro tests of thyroid function. Metabolism *30* (1981) 717–732.

[6] Buchinger, W., W. Lindner, M. Rath et al.: Wirkung von (R)- und (S)-Propranolol in der Behandlung der Hyperthyreose. In: J. Bonelli, G. Hitzenberger (Hrsg.): 16. Symposium Beta-Rezeptoren-Blockade, S. 388–395. Fassbaender, Wien 1988.

[7] Jones, M. K., D. R. Owens, G. R. Jones et al.: The effect of propranolol on thyroid hormones in T3 toxicosis. Clin. Endocrinol. *14* (1981) 621–623.

[8] Walle, T., J. G. Webb, E. E. Bagwell et al.: Stereoselective delivery and actions of beta receptor antagonists. Biochem. Pharmacol. *37* (1988) 115–124.

[9] Walle, T., U. K. Walle, L. S. Olanoff: Quantitative account of propranolol metabolism in urine of normal man. Drug. Metab. Dispos. *13* (1985) 204–209.

[10] Walle, T., U. K. Walle, M. J. Wilson et al.: Stereoselective ring oxidation of propranolol in man. Br. J. Clin. Pharmacol. *18* (1984) 741–747.

[11] Leonhard, J. L., T. J. Visser: Biochemistry of deiodination. In: G. Hennemann (Hrsg.): Thyroid Hormone Metabolism, S. 205. Marcel Dekker, Inc. New York and Basel 1986.
[12] Lumholtz, I. B., J. Faber, C. Kirkegaard et al.: The extrathyroidal effect of D,L-propranolol on 3,3'-5'-triiodothyronine, 3',5'-diiodothyronine, 3,3'-diiodothyronine, and 3'-monoiodothyronine kinetics. J. Clin. Endocrinol. Metab. *54* (1982) 1097–1100.
[13] Shulkin, B. L., M. E. Peele, R. D. Utiger: β-adrenergic antagonist inhibition of hepatic 3,5,3'-triiodothyronine production. Endocrinology *115* (1984) 858–861.
[14] Joergensen, P. H., I. B. Lumholtz, J. Faber et al.: The effect of D,L-4-hydroxypropranolol on the thyroxine to 3,5,3'-triiodothyronine conversion in rat renal and liver microsomes. Acta Endocrinol. *105* (1984) 205–210.
[15] Fekkes, D., G. Hennemann, T. J. Visser: One enzyme for the 5'-deiodination of 3,3',5'-triiodothyronine and 3',5'-diiodothyronine in rat liver. Biochem. Pharmacol. *31* (1982) 1705–1709.

Diskussion

Bretzel:
Haben Sie irgendwelche Nebenwirkungen bei Patienten beobachtet? Sie sagen, es sei keine Beta-blockierende Wirkung zu erwarten. Haben Sie das ausgeschlossen oder sind Effekte aufgetreten?

Buchinger:
Es ist aus „in-vitro und in-vivo"-Studien bekannt und 1968 erstmals von Barrett* publiziert worden. 1989 ist in Naunyn-Schmiedeberg's Archiv eine Arbeit von Stoschitzky** erschienen, der unter Belastung (R)- gegen (S)-Propranolol vergleicht und nur bei (S)-Propranolol die Herzfrequenz vermindernde Wirkung feststellt. (R)-Propranolol entspricht der Plazebo-Gruppe.

Grußendorf:
Ziehen Sie irgendwelche therapeutischen Konsequenzen aus Ihren Ergebnissen?

Buchinger:
Eine mögliche therapeutische Konsequenz wäre eine kombinierte Behandlung der Hyperthyreose mit Thyreostatika und (R)-Propranolol bei Patienten mit Kontraindikationen für eine Beta-Blocker-Therapie. Eine Behandlung mit (R)-Propranolol allein erscheint uns nicht sinnvoll, weil eine Beeinflussung der peripheren Konversion sicher zu wenig ist.

Kahaly:
Neun Patienten mit Hyperthyreose (sechs mit Morbus Basedow, drei mit Schilddrüsen-Autonomie) wurden vier Wochen lang mit (R)-Propranolol behandelt. Dosis: 80 bis 120 mg pro Tag. Weder klinische (Herzfrequenz, RR, Subj. Angaben) noch laborchemische Befunde änderten sich während der Therapie signifikant. Eine leichte Zunahme der Gesamt- und freien T4-Werte war meßbar. Das T3 (TT3/FT3) blieb konstant.

* Barett, A. M., V. A. Cullum, Br. J. Pharmac. *34* (1968) 43–55.
** Stoschitzky, K., Naunyn-Schmiedeberg's Arch. Pharmacol. *339* (1989) 474–478.

Buchinger:
Ich kann berichten, daß wir 20 Patienten mit (R)-Propranolol 5 Tage lang behandelt haben. In dieser Zeit ist es zu einem statistisch gesicherten Abfall der Spiegel gekommen. Wenn aber die Behandlung länger andauert und die Zahl der autonomen Zellen zunimmt, dann nehmen die Schilddrüsenhormonspiegel möglicherweise zu. So kann man sich durchaus erklären, daß es zu T3-Anstieg oder T3 gleichbleibend kommt.

Bretzel:
Könnte der Effekt von der Ausgangslage, von der Höhe der Werte abhängig sein? Wurden in den beiden Gruppen in Mainz und Graz verschiedene Ausgangswerte beobachtet?

Kahaly:
Die Patienten mit Morbus Basedow hatten höhere Werte. Ich habe keine Veränderung gesehen. Bei den drei Patienten mit Autonomie hatten zwei eine latente und eine Patientin eine manifeste Hyperthyreose. Die T3-Werte lagen um 200–250 ohne Veränderung während vierwöchiger Behandlung.

Bretzel:
Wie wurde die Compliance der Patienten überprüft? Mußten Sie Buch führen?

Kahaly:
Buch führen, ich habe die Patienten aufgeklärt und wöchentlich gesehen. Ich habe die Packung gesehen. Der Plasmaspiegel wurde nicht gemessen.

Vardali:
Haben Sie TSH unter Propranolol-Gabe gemessen?

Buchinger:
Wir haben das TSH zu Anfang bestimmt. Eine TSH-Messung nach fünf Tagen erscheint uns aus mehreren Gründen nicht sinnvoll. Erstens: wenn eine manifeste Hyperthyreose besteht, hinkt ja das TSH selbst bei Erreichen der euthyreoten Funktionslage um einige Zeit nach. Zweitens: wenn wir hohe T3-Werte haben, kommt's nach einer 20%igen Senkung noch immer zu T3-Werten im hyperthyreoten Bereich. Dann ist gar nicht zu erwarten, daß sich TSH verändert. Außerdem ist ein direkter Einfluß von Propranolol auf TSH nicht nachgewiesen. Es gibt mehrere Studien die sagen, daß das razemische Propranolol nicht auf die TSH-Inkretion wirkt.

Der Einfluß der Schilddrüsen-Stoffwechsellage auf die Cholesterin-Fraktionen des menschlichen Serums – Eine Untersuchung an thyreoidektomierten Patienten

F. S. Keck, J. G. Wechsler, Ch.-F. Wolf, S. Wieshammer, L. Duntas, E. F. Pfeiffer

Einleitung

Die Schilddrüsen-Stoffwechsellage ist eine wichtige Einflußgröße für den Fettstoffwechsel, welcher wiederum eng mit der Ausbildung einer koronaren Herzkrankheit zusammenhängt. Diese Untersuchung hat den Einfluß der Schilddrüsen-Stoffwechsellage auf die Cholesterin-Fraktionen und die Neutralfette im menschlichen Serum zum Gegenstand. Da die Lipidparameter bekanntermaßen einer großen interindividuellen Variabilität unterliegen, wurde die Untersuchung als Längsschnittstudie an thyreoidektomierten Patienten durchgeführt. Besondere Beachtung fanden die Zustände der latenten Hypothyreose und der latenten Hyperthyreose.

Patienten und Methoden

Patienten

Die Untersuchungsgruppe bestand aus 9 Patienten (8 Frauen, 1 Mann) im Alter von 18–61 Jahren. Alle waren mindestens 12 Monate vor der Untersuchung wegen eines differenzierten Schilddrüsen-Karzinoms thyreoidektomiert und radiojodtherapiert worden und waren frei von Metastasen. Nach Krankengeschichte, klinischer Untersuchung sowie Laborwerten ergab sich bei keinem Patienten ein Anhalt für eine Stoffwechselstörung. Außer Schilddrüsenhormonen nahmen die Patienten keine weiteren Medikamente ein.

Methoden

Anläßlich einer Radiojod-Diagnostik wurde bei den Patienten die übliche Thyroxinmedikation für mindestens 5 Wochen und die intermittierende Trijodthyronin-Gabe für mindestens 2 Wochen abgesetzt. Es wurde dann die erste Blutabnahme einschließlich eines TRH-Testes (200 μg TRH i.v.) durchgeführt. Anschließend begann die Resubstitution mit L-Thyroxin in einer Dosierung von 0,7 μg/d.kgKG. Diese Dosierung wurde alle 5 Wochen um 0,7 μg/d.kgKG gesteigert, bis der TRH-Test negativ wurde. Blutabnahmen mit TRH-Testen erfolgten jeweils am Ende der 5-wöchigen Perioden identischer Thyroxindosierung.

Die Serumkonzentrationen von Thyroxin (T4), Trijodthyronin (T3) sowie Thyreotropin (TSH) vor und 20 min nach Thyreoliberin (TRH)-Gabe wurden mittels kommerzieller Kits (Luminiszenz-Immunoassays, Amersham-Buchler und TSH IRMA, Behringwerke AG) bestimmt. Die Normbereiche betragen für T4 4–12 µg/dl und für T3 80–180 ng/dl. Aus den basalen und stimulierten TSH-Konzentrationen wurde das TSH-Inkrement (dTSH) berechnet. Als normal wurde ein Anstieg von 2 bis 11 mU/l angesehen (Euthyreose); der TRH-Test wurde für dTSH<2 mU/l als negativ erachtet (lat. Hyperthyreose). Die Konstellation einer latenten Hypothyreose wurde bei im Normbereich liegenden Werten von T4 und T3 in Verbindung mit einem normalen basalen TSH-Wert (<4 mU/l) und einem erhöhten TSH-Inkrement (dTSH>11 ml/l) angenommen. Gesamtcholesterin (TChol) und Neutralfette (NF) wurden mit kommerziellen Kits (Boehringer Mannheim) bestimmt. Das Cholesterin in der HDL-Fraktion (HDL-C) wurde nach Fällung der VLDL- und LDL-Fraktionen mittels Phosphatwolframsäure/MgCl erfaßt und die Cholesterin-Konzentration der LDL-Fraktion (LDL-C) mittels der Friedewald-Formel [4] errechnet. Die Normbereiche für TChol reichen bis 6,5 mM, für LDL-C bis 4,4 mM und für NF bis 1,6 mM; HDL-C ist in den Grenzen von 0,9 bis 1,4 mM normal.

Statistik

Die Daten werden als Mittelwert und Standardfehler des Mittelwertes (SEM) dargestellt. Interferenzstatistisch wird zum Vergleich zwischen den Schilddrüsenstoffwechsel-Zuständen der Friedman-Test als Manteltest über den Daten gerechnet [8] mit anschließenden multiplen Vergleichen nach Wilcoxon und R. A. Wilcox [12]. Das Signifikanzniveau wird auf $\alpha=0{,}05$ festgelegt.

Ergebnisse

Wie die Abbildung 1 zeigt, steigt die TSH-Konzentration nach TRH-Gabe in der schweren Hypothyreose deutlich um über 90 mU/l an. Dieser Anstieg fällt über die verschiedenen Stoffwechsel-Zustände bis zur latenten Hyperthyreose auf $dTSH = 0{,}01 \pm 0{,}003$ mU/l (im Maßstab der Abb. nicht mehr darstellbar) ab. Dem entsprechend liegen die T3- und T4-Werte in der schweren Hypothyreose deutlich erniedrigt; in den übrigen Zuständen befinden sich die T3-Werte im Normbereich, die T4-Werte reichen vom oberen Normbereich (lat. Hypothyreose) bis oberhalb des Normbereiches (lat. Hyperthyreose). Die Gesamtcholesterinwerte (vgl. Abb. 2) fallen über die betrachteten Schilddrüsenstoffwechsel-Zustände hinweg kontinuierlich ab, desgleichen die Werte der LDL-Cholesterin-Fraktion, während HDL-C und NF unverändert bleiben. Die Unterschiede zwischen den Werten der latenten Hypothyreose und der Euthyreose sowie zwischen der Euthyreose und der latenten Hyperthyreose sind für das Gesamtcholesterin und die LDL-Cholesterinfraktion statistisch signifikant (p<0,01 bzw. p<0,05). Der Abfall des Gesamtcholesterins beträgt im Mittel 17,2%, und das LDL-Cholesterin fällt um 26,2% beim Übergang vom euthyreoten zum latent hyperthyreoten Status.

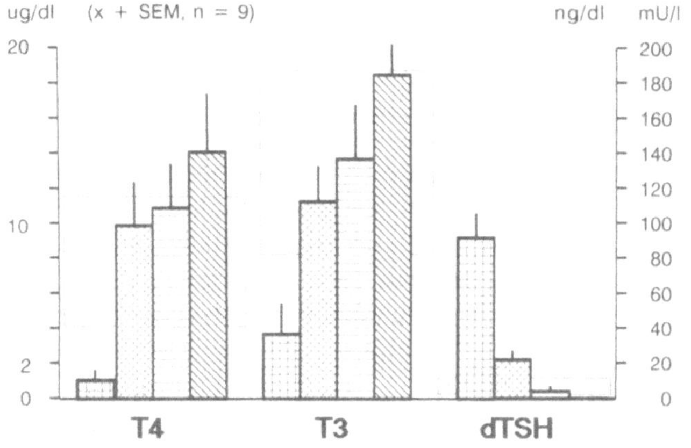

Abb. 1 Serum-Konzentrationen von Thyroxin (T4) und Trijodthyronin (T3) sowie Inkremente der Thyreotropinkonzentration im TRH-Test (dTSH) bei 9 thyreoidektomierten Patienten in verschiedenen Schilddrüsenstoffwechsellagen (Legende s. Abb. 2). Die ungefüllten Rechtecke markieren die Referenzbereiche.

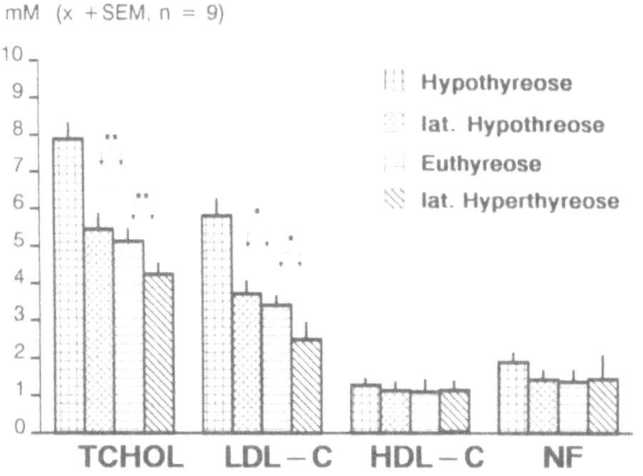

Abb. 2 Serum-Konzentrationen des Gesamtcholesterins (TChol) sowie des Cholesterins der LDL- und der HDL-Fraktionen (LDL-C bzw. HDL-C) und der Neutralfette (NF) bei 9 thyreoidektomierten Patienten in verschiedenen Schilddrüsenstoffwechsellagen. Die horizontalen Linien markieren die Obergrenzen der Referenzbereiche.

Diskussion

Diese Untersuchung an thyreoidektomierten Patienten unter variierten Dosen einer Substitutions- bzw. Suppressionstherapie mit L-Thyroxin unterstreicht den engen Zusammenhang zwischen Schilddrüsen-Stoffwechsellage und Serumcholesterin. Die Hauptbefunde sind die Konstanz des Cholesterins der HDL-Fraktion und die Parallelität des Verhaltens des Cholesterin der LDL-Fraktion mit dem Gesamtcholesterin über die verschiedenen Schilddrüsen-Stoffwechsellagen hinweg.

Der Lipidstatus ist bekanntermaßen eine Funktion einer Vielzahl von Einflußgrößen neben der Schilddrüsen-Stoffwechsellage; diese Faktoren bedürfen bei unserem Studiendesign mit der Möglichkeit des intraindividuellen Vergleiches keiner weiteren Betrachtung. Jeder Patient überstrich ein Kontinuum der Schilddrüsen-Stoffwechsellagen von deutlicher Hypothyreose bis zu latenter Hyperthyreose. Die 5-wöchige Periode konstanter Thyroxinbehandlung berücksichtigt zum Erreichen eines Gleichgewichtszustandes die Halbwertszeiten der Schilddrüsenhormone und des HDL- und LDL-Cholesterins [2]. Als Zuteilungskriterien zu den hier dargestellten Stadien der latenten Hypothyreose, der Euthyreose sowie der latenten Hyperthyreose dienten in erster Linie die TSH-Werte im TRH-Test; die Serum-Werte von T4 und T3 sind dafür nur nach Interpretation im Sinne der peripheren Autoregulation der Thyroxin-Konversion [5, 6] geeignet: Die gefundenen Serumkonzentrationen für T4 mit Werten im oberen Referenzbereich und oberhalb des Referenzbereiches für die Stadien der latenten Hypo- bis latenten Hyperthyreose bei stets im Normbereich liegenden T3-Werten erfüllen diese Autoregulationsbedingungen.

Von besonderem Interesse ist das Ergebnis, daß zwischen der latenten Hypothyreose und der Euthyreose sowie zwischen der Euthyreose und der latenten Hyperthyreose signifikante Veränderungen bzgl. Gesamt- und LDL-Cholesterin vorliegen. Somit läßt sich für die Laborkonstellation der „latenten Hypothyreose" bei thyreoidektomierten Patienten eine sehr wahrscheinlich kausale Beziehung zu weiteren Laborwerten, in der vorliegenden Untersuchung zu Lipidparametern herstellen. Inwiefern allerdings diese Ergebnisse auf andere Patientengruppen mit einer latenten Hypothyreose übertragen werden können, bedarf der eingehenden Diskussion. Diese Frage ist in erster Linie abhängig von der Sensitivität der thyreotropen Zelle des Hypophysenvorderlappens im Vergleich zum Lipidstoffwechsel [3] bezüglich der Schilddrüsenhormonwirkung; Hinweise auf einen Zusammenhang auch bei anderen Patientengruppen existieren in der Literatur [1, 9, 11].

Die Situation der latenten Hyperthyreose erscheint analog zur Stoffwechsellage einer Vielzahl von Patienten mit euthyreoter Struma unter suppressiver Thyroxinbehandlung. Bekanntlich wird diese Stoffwechsellage bei Patienten, welche wegen eines differenzierten Schilddrüsenkarzinoms thyreoidektomiert sind, über lange Jahre, ja über Jahrzehnte, aufrecht erhalten. Inwiefern der iatrogene latent hyperthyreote Zustand mit Nebenwirkungen, z. B. kardialer oder ossärer Art, verknüpft ist, läßt sich zum jetzigen Augenblick noch nicht mit Bestimmtheit darstellen. Möglicherweise profitieren die Patienten jedoch von einer Reduktion des Risikos für kardiovaskuläre Erkrankungen, welche mit der Reduktion des Gesamtcholesterins und seiner LDL-Fraktion verbunden sein dürfte [7, 10]. Dieser mögliche Zusammenhang und die Frage der Extrapolation der Ergebnisse auf alle Patienten unter suppressiver Thyroxintherapie erfordern zur Klärung weitere Untersuchungen.

Zusammenfassung

Der Einfluß der Schilddrüsenstoffwechsellage auf die Serumkonzentration von Gesamtcholesterin, HDL-Cholesterin, LDL-Cholesterin sowie der Neutralfette wurde an 9 thyreoidektomierten Patienten unter variierter Thyroxindosis untersucht. Dabei wurden insbesondere die Zustände der latenten Hypothyreose, der Euthyreose sowie der latenten Hyperthyreose miteinander verglichen. Der bekannte Einfluß der Schilddrüsenstoffwechsellage auf das Cholesterin wirkte sich zu Lasten der LDL-Cholesterinfraktion aus, während die HDL-Fraktion sowie die Neutralfette unverändert blieben. Dieses Ergebnis findet sich auch bei den Übergängen von der latenten Hypothyreose zur Euthyreose und von der Euthyreose zur latenten Hyperthyreose: beidesmal fielen die Werte für Gesamtcholesterin und LDL-Cholesterin signifikant ab.

Literatur

[1] Althaus, B. U., J.-J. Staub, A. Ryff-de Lèche et al.: LDL/HDL-changes in subclinical hypothyroidism: possible risk factors for coronary heart disease. Clin. Endocrinol. *28* (1988) 157–163.

[2] Assmann, G.: Lipidstoffwechsel und Atherosklerose. Stuttgart: Schattauer 1982.

[3] Chatt, A., E. L. Bierman, J. J. Albers: Regulatory role of triiodothyronine in the degradation of low density lipoprotein by cultured human skin fibroblasts. J. Clin. Endocrinol. Metab. *48* (1979) 887–889.

[4] Friedewald, W. T., R. I. Levy, D. S. Fredrickson: Estimation of the concentration of low-density lipoprotein cholesterol in plasma, without use of the preparative ultracentrifuge. Clin. Chem. *18* (1972) 499–502.

[5] Keck, F. S., U. Loos: Peripheral autoregulation of thyromimetic activity in man. Horm. metabol. Res. *20* (1988) 110–114.

[6] Keck, F. S., U. Loos, L. Duntas et al.: Evidence for peripheral autoregulation of thyroxine conversion. In: G. Medeiros-Neto u. E. Gaitan (Hrsg.): Frontiers in thyroidology. Bd. I, S. 525–530, 1986.

[7] NIH: Lowering blood cholesterol to prevent heart disease. JAMA *253* (1985) 2080–2086.

[8] Sachs, L.: Angewandte Statistik. Berlin: Springer 1984.
[9] Series, J. J., E. M. Biggart, D. St. J. O'Reilly et al.: Thyroid dysfunction and hypercholesterolaemia in the general population of Glasgow, Scotland. Clin. Chim. Acta. *172* (1988) 217–222.
[10] Study group, European Atherosclerosis Society: Strategies for the prevention of coronary heart disease: A policy statement of the European Atheroscleosis Society. Europ. Heart J. *8* (1987) 77–88.
[11] Tunbridge, W. M. G., D. C. Evered, R. Hall et al.: Lipid profiles and cardiovascular disease in the Whickham area with particular reference to thyroid failure. Clin. Endocrinol. *7* (1977) 495–508.
[12] Wilcoxon, F., Roberta A. Wilcox: Some rapid approximate statistical procedures. Pearl River: Lederle Laboratories 1964.

Diskussion

Wachsmuth:
Welche Voruntersuchungen bezüglich vorbestehender Fettstoffwechselstörungen, besonders der „familiär disponierten Hyperlipidämie" haben Sie durchgeführt?

Keck:
Es waren stoffwechselgesunde Personen ohne Medikation. Wir haben auch andere Fraktionen und Apolipoproteine und die Unter-Fraktionen HDL2 und HDL3 gemessen.

Vardali:
Was wir gesehen haben sind doch eher Kurzzeiteffekte. Gibt es auch Erfahrungen über langzeitige Substitutionstherapie und darunter eingetretene Fettstoffwechselveränderungen?

Keck:
Das ist mir nicht bekannt. Allerdings ist eine 5-wöchige Substitutionsperiode für Cholesterin eine relativ lange Zeit. Das hat eine kürzere Halbwertszeit.

Vardali:
Wenn wir bedenken, daß Schilddrüsenhormone über Jahre gegeben werden, ist es wichtig zu wissen, ob der Einfluß bleibt?

Keck:
Das war auch der Hintergrund unserer Untersuchung. Wir untersuchen auch die kardiale Situation der Patienten, da man sich vorstellen muß, daß ein 20jähriger mit einer solchen Krankheit 60 Jahre lang in einer latenten Hyperthyreose gehalten wird. Das wäre bei anderen Patienten eine Behandlungsindikation.

Klose:
Ist eine Beziehung zwischen LDL und Apoprotein-E-Typ geprüft worden?

Keck:
Es ist gemessen, aber noch nicht ausgewertet. So kann ich Ihnen das vielleicht in zwei Monaten beantworten.

Bretzel:
Können Sie spekulieren, auf welcher Ebene der Mechanismus abläuft, der dem zu Grunde liegt? Ist das der LDL-Rezeptor oder ist es die Lipoproteinlipase?

Keck:
Aus anderen Untersuchungen muß wohl folgen, daß es über den LDL-Rezeptor geht.

Moser:
Ihre Befunde wurden bei athyreoten Patienten mit Hyperthyreosis factitia erhoben. Finden Sie ähnliche Befunde auch bei Hyperthyreose durch Morbus Basedow oder Autoimmunerkrankungen?

Keck:
Nein, das haben wir nicht untersucht.

Heberling:
Ihre Antwort kann ich ergänzen. Wir haben Patienten mit Morbus Basedow von Therapiebeginn an bis zur Euthyreose untersucht. Wir können im Prinzip Ihre Befunde bestätigen. Auch bei Hypothyreose haben wir das durchgeführt. Entscheidend ist das LDL, das Sie gefunden haben, daß sich das bei Patienten mit Morbus Basedow im Verlauf dann auch noch normalisiert.

Thyreotoxische Krise: Besteht ein Zusammenhang zwischen erhöhten Plasmaspiegeln des atrialen natriuretischen Peptids und der Katecholaminfreisetzung?

K. Kienast, O. E. Brodde, Th. Olbricht, U. Krause, G. Benker, D. Reinwein

Bei der Hyperthyreose wird die Serumkonzentration des atrialen natriuretischen Peptids als erhöht beschrieben [1]. Es ist zu diskutieren, ob in der thyreotoxischen Krise eine angehobene Sympathikusaktivität eine vermehrte Freisetzung des atrialen natriuretischen Peptid's (ANP) bewirkt.

Bei einer 70jährigen Patientin mit einer thyreotoxischen Krise, die sich nach Absetzen von Thyreostatika in Verbindung mit einer phlegmonösen Cholezystitis

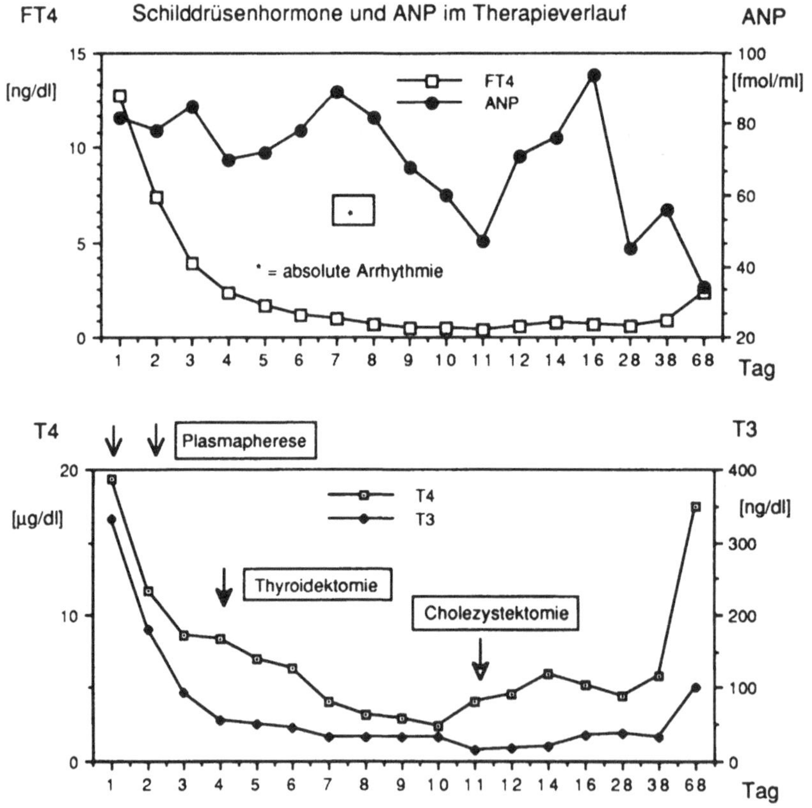

Abb. 1 Schilddrüsenhormone und ANP im Therapieverlauf.

entwickelte, bestimmten wir das ANP im Plasma. Es war mit 82 fmol/ml um das 4fache erhöht. Nach initialer Thiamazolapplikation und Plasmapherese konnte mit einer totalen Thyreodektomie eine euthyreote Stoffwechsellage erzielt werden, eine Cholezystektomie mußte angeschlossen werden. Als mögliche Ursache der vermehrten ANP-Freisetzung muß zum einen diskutiert werden, daß Schilddrüsenhormone die ANP-Sekretion direkt vermitteln, zum anderen daß erhöhte Katecholamine die ANP-Freisetzung bewirken. Oder sind lediglich hämodynamische Veränderungen als Ursache anzuschuldigen?

Zur Klärung dieser Fragen bestimmten wir die Schilddrüsenhormone T3, T4 und FT4, die Katecholamine Adrenalin und Noradrenalin sowie ANP im Therapieverlauf. ANP wurde mit einem Radioimmunossay mit 125-Jodotyrosyl-28a-hANP und Kaninchen anti-ANP-Antikörper von Amersham gemessen, die Katecholamine mittels HPLC.

Unter der oben genannten Therapie konnten T4 von 19,2 auf 3,8 µg/dl, T3 von 331 auf 37 µg/dl und FT4 von 13,4 auf 0,88 ng/dl gesenkt werden, ANP wurde mit ca. 80 fmol/ml über die Zeitdauer von 1 Woche konstant erhöht bestimmt. Der Therapieverlauf ist in Abbildung 1 dargestellt.

Die Adrenalinkonzentration lag zu Beginn der Behandlung bei 110 pg/ml (Normbereich 50–150 pg/ml), Noradrenalin bei 300 pg/ml (Normbereich 200–400 pg/ml). Wie Abbildung 2 zeigt, sind Veränderungen der Katecholaminspiegel im Behandlungsverlauf nicht in Abhängigkeit von der thyreostatischen Therapie, sondern von den operativen Maßnahmen zu sehen. Eine Korrelation zwischen ANP-Sekretion und Katecholaminkonzentrationen ist nicht ersichtlich.

Abbildung 3 zeigt Blutdruck, Frequenz und ANP im Verlauf der Therapie. Es zeigt sich eine gute Korrelation zwischen hämodynamischen Parametern und ANP-Freisetzung.

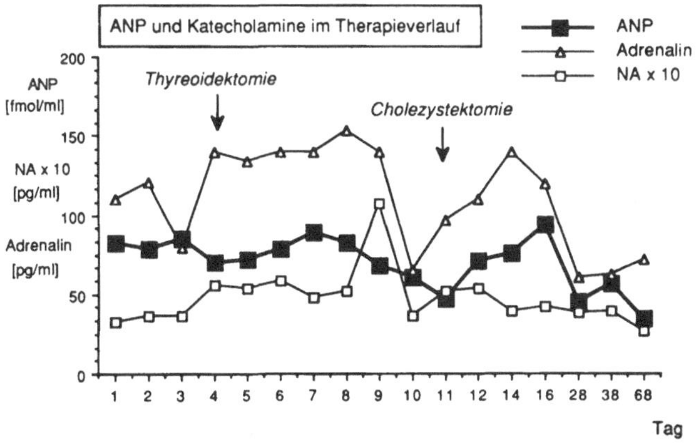

Abb. 2 ANP und Katecholamine im Therapieverlauf.

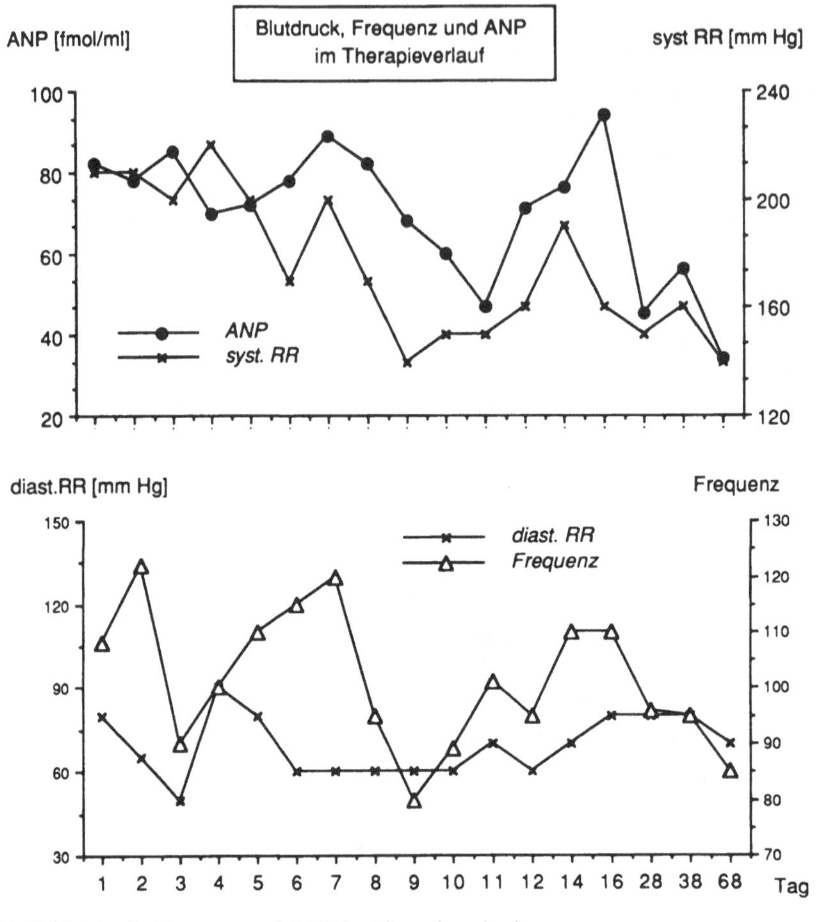

Abb. 3 Blutdruck, Frequenz und ANP im Therapieverlauf.

Während der thyreotoxischen Krise ist aufgrund der normwertigen Katecholaminspiegel (Adrenalin, Noradrenalin) eine Sympathikusaktivierung ausgeschlossen. Bei fehlender Korrelation zwischen ANP und Katecholaminen ist in der Sympathikusaktivität nicht die Ursache für die erhöhte ANP-Freisetzung in der thyreotoxischen Krise zu suchen. Auch die Schilddrüsenhormone haben keinen Einfluß auf die ANP-Sekretion. Die erhöhten ANP-Konzentrationen bei der thyreotoxischen Krise sind als ein sekundäres Ereignis aufgrund der hämodynamischen Veränderungen zu betrachten.

Literatur

[1] Kohno, M., T. Matsuura, K. Yasunari et al.: Natriuretic peptide in patients with thyrotoxicosis. Arch. Intern. Med. *146* (1986) 2077.

Diskussion

Moser:
Haben Sie ANP-Befunde bei hyperthyreoten Patienten ohne Krise? Da müßte sich das vergleichen lassen.

Kienast:
Bei hyperthyreoten Patienten ohne Krise haben wir auch erhöhte ANP-Spiegel gemessen, die waren allerdings nur um den Faktor 1,5 erhöht. Bei uns liegt die obere Normgrenze bei 20 Femtomol pro ml. Die Werte, die wir bei 20 Patienten gemessen haben, lagen im Schnitt bei 30 Femtomol pro ml.

Buchinger:
Sehen Sie einen Zusammenhang zwischen dem sympathischen Nervensystem und der Hyperthyreose? Die Katecholaminspiegel sind normal. Besteht eine höhere Sensibilität für Katecholamine? Ist die Rezeptordichte größer?

Kienast:
Das wird immer wieder diskutiert, und immer wieder sind die Katecholamine bei hyperthyreoten Patienten bzw. bei der thyreotoxischen Krise gemessen worden, und sie lagen immer wieder im Normbereich. Man sollte eher von einer erhöhten Sensitivität oder Affinität der Rezeptoren ausgehen. Bei dieser Patientin stand die Kreislaufsituation derartig im Vordergrund, als sie bei uns auf der Intensivstation bewußtlos aufgenommen wurde, daß das einfach zur Katecholaminbestimmung verführte.

Grebe:
War die thyreotoxische Krise nach einer Schilddrüsenoperation oder einer anderen Operation aufgetreten? Hatte die Patientin eine Herzmuskelerkrankung?

Kienast:
Die Patientin litt unter einer koronaren Herzerkrankung. Das war bekannt. Aber eine Herzinsuffizienz war in der Anamnese nicht zu erfragen. Bei der Patientin war seit Jahren eine Schilddrüsenautonomie bekannt, so daß sie über drei Jahre mit Neomorphazole behandelt wurde. Sie hatte eine Operation aber abgelehnt. Und dann von sich aus – ungefähr ein 3/4 Jahr vor diesem Ereignis – die thyreostatische Therapie abgesetzt. Dazu kam eine Cholecystitis. Darunter exazerbierte dann diese Situation.

Fibronectin in thyroid diseases; a marker of thyroid hormone effect at the connective tissue level

J. Földes, J. Németh, B. Büki

Fibronectin is a widespread glycoprotein component of connective tissue, its formation is partly under hormonal control and it can be detected in plasma. Though data are conflicting [4, 5], some findings indicate that thyroid hormones increase plasma fibronectin (pFn) level. The aim of the present study was to determine pFn levels in overt hyperthyroid and hypothyroid patients. Furthermore, the investigation was extended with special regard to cases with preclinical hyperthyroidism occurring frequently in non-toxic nodular goiter and with particular interest to subjects receiving thyroid hormone replacement for hypothyroidism whose serum TSH concentration became undetectable during therapy.

Methods

Blood was taken off into EDTA containing tubes and pFn was determined by Boehringer turbidimetric test kits adapted to Hitachi 704/C. Diagnosis was established beside the clinical state by the determination of serum FT4 (SPAC ET-FT4; Mallinckrodt), FT3 (Amerlex M Free T3; Amersham) and basal-TSH using a supersensitive method (IRMA-mat TSH; Mallinckrodt). For a TRH-loading test 200 μg TRH was administered intravenously. Thyroid scans were performed after the administration of 99mTc-pertechnetate.

Results

Table 1 demonstrates that in the group of overt hyperthyroid patients (Graves' disease; n=27) the mean concentration of pFn is significantly increased compared

Table 1 Plasma fibronectin level in euthyroidism, hyperthyroidism and hypothyroidism (mean ± S. D.). Asterics denote significant differences to controls: *** $p<0.001$

Diagnosis	Plasma fibronectin μg/ml
Euthyroidism (n=33)	436.5 ± 82.9
Hyperthyroidism Graves' disease (n=27)	1036.1 ± 369.5***
Primary hypothyroidism (n=18)	230.7 ± 123.5***

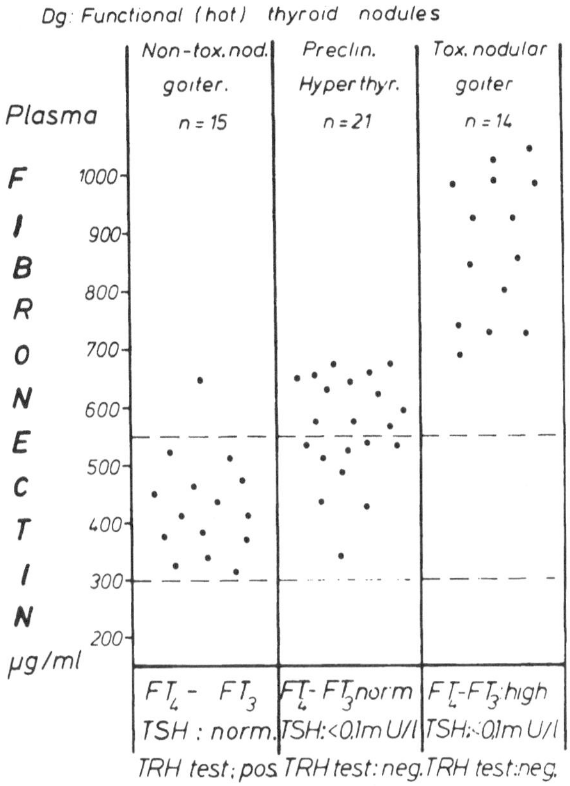

Figure 1 Individual plasma fibronectin levels in patients with non-toxic nodular goiter, preclinical hyperthyroidism and toxic nodular goiter.

to the euthyroid control group (n=33; p < 0,001), while in manifest hypothyroidism (n=18) its mean plasma level is decreased (p < 0,001).

Figure 1 shows the individual pFn levels in patients with functional thyroid (hot) nodules. In subjects with non-toxic nodular goiter (First block: n=15; normal serum FT4-FT3-TSH levels) pFn concentration was within the normal range in all cases but one. Conversely, in patients with preclinical hyperthyroidism (n=21; serum FT4-FT3 within the normal range, but suppressed basal-TSH level and after a TRH-loading test absent or blunted TSH response: Δ TSH < 1,0 mU/l) in 12 out of 21 subjects plasma fibronectin concentration slightly exceeded the upper limit of the normal range. Finally, in all patients with toxic nodular goiter (n=14) pFn level was increased.

Table 2 demonstrates the mean pFn levels of primary hypothyroid patients receiving L-T4 replacement therapy. In those subjects, whose serum FT4-FT3-TSH became normal (n=32) during treatment pFn level normalised. Patients with suppressed TSH concentration were classified into 3 subgroups. In the group with

Table 2 Plasma fibronectin level in various groups of primary hypothyroid patients receiving L-T_4 replacement therapy

Diagnosis		Plasma fibronectin µg/ml
I. Control (n=33)		436.5 ± 82.9
L-T_4 treated groups:		
II. FT_4 – FT_3 – TSH: norm.	(n=32)	432.9 ± 122.6
III. FT_4 – FT_3 norm; TSH ↓	(n=11)	518.6 ± 119.2*
IV. FT_4 ↑ ; FT_3 norm; TSH ↓	(n= 6)	558.3 ± 121.7**
V. FT_4 ↑ – FT_3 ↑ ; TSH ↓	(n= 5)	732.6 ± 186.3***

Mean ± S. D. Differences to controls: * $p<0.05$;
** $p<0.01$; *** $p<0.001$

normal FT4-FT3 a slightly elevated pFn was already observed (n=11; p < 0,05), which was further increased in the group with raised serum FT4 (n=6; p < 0,01). In patients with elevated FT4 and FT3 levels (n=5) an even greater rise in pFn could be detected compared to controls (p < 0,001).

Discussion

Present study corroborates previous findings of Graninger et al. [4] that pFn level is higher than normal in overt hyperthyroidism, while it is decreased in hypothyroidism. Though pFn level is influenced by other diseases, too [6], our data indicate that the determination of pFn may serve as a non-specific, adjunct marker of thyroid hormone effect at peripheral tissue level.

In patients with functional thyroid nodules toxic nodular goiter often evolves gradually through the preclinical hyperthyroid state. It is still debatable, whether in the latter condition, beside the pituitary, other target organs are affected, too. Present study discloses that in some cases with preclinical hyperthyroidism changes of serum FT4 or FT3 levels still within the normal range may have a demonstrable impact on the connective tissue. This finding is in agreement with the data of Faber et al. [1], who used other markers (SHBG, Osteocalcin) for the demonstration of thyroid hormone effect at the target organ level in preclinical hyperthyroidism.

In patients receiving L-T4 replacement for hypothyroidism it is difficult to assess overtreatment by the determination of serum T4 alone. In this respect measurement of serum TSH by an ultrasensitive method lends considerable help, though the sensitivity of the pituitary differs from other tissues. To find out whether doses of L-T4 sufficient to suppress TSH secretion cause tissue thyrotoxicosis also in other organs, some authors have recently used additional methods for the estimation of peripheral tissue responses to thyroid hormones [2, 3, 7, 8]. In this regard determination of pFn may be helpful.

It is suggested by the present study that elevated pFn concentration with simultaneously suppressed TSH secretion reflects excessive effect of thyroid hormones at the target organ level in some subjects with preclinical hyperthyroidism or in patients receiving L-T4 replacement for hypothyroidism, especially in cases with raised FT4 and/or FT3. Since tissue thyrotoxicosis may be detrimental to patients in the long term, its detection might have certain therapeutical implications, e.g., the fine adjustment of L-T4 replacement doses to maintain serum TSH level in the normal range.

References

[1] Faber, J., J. Johansen, H. Perild: Bone GLA protein and SHBG in non-toxic goiter. Parameters for the metabolic status at the tissue level. Amer. Thyr. Assoc. Meeting 1988. Montreal, Canada. Suppl. Endocrinology 1988 Vol. 121, Abstr. 46.

[2] Gow, S. M., G. Caldwell, A. D. Toft et al.: Relationship between pituitary and other target organ responsiveness in hypothyroid patients receiving thyroxine replacement. J. Clin. Endocrinol. Metab. *64* (1987) 364–370.

[3] Gow, S. M., G. Caldwell, A. D. Toft et al.: Restoration of normal TSH secretion reduces the abnormally high serum glutathione-S-transferase levels found in patients receiving thyroxine replacement therapy Clin. Endocrinol. *29* (1988), 49–56.

[4] Graninger, W., K. Pirich, K. Derfler: Plasma fibronectin and thyroid function. J. Clin. Pathol. *38* (1985) 64–67.

[5] Murata, J., P. Ceccarelli, S. Refetoff et al.: Thyroid hormone inhibits fibronectin synthesis by cultured human skin fibroblasts. J. Clin. Endocrinol. Metab. *64* (1987) 334–339.

[6] Reilly, J. T., M. J. Mackie, B. A. McVerry: Observations on the heterogeneity of fibronectin. Thromb. Res. *33* (1984) 289–295.

[7] Reiners, Chr., B. Grothe, St. Müller et al.: Tissue thyrotoxicosis on TSH-suppressive treatment with L-T4 in cancer patients after thyroid ablation EANM congress, Strasbourg, France, 1989; Europ. J. Nucl. Med. *15* (1989) 519.

[8] Wenzel, K. W.: Does suppressive therapy with levothyroxine induce tissue thyrotoxicosis? 17. ETA Meeting. Montpellier, 1988; Ann. d'endocrinologie 1988, Abstr. 4.

Discussion

Faurod-Conn:
To what extent is fibronectin altered in the so called „euthyroid sick syndrome“?

Földes:
So far we did not measure plasma fibroncetin level in patients with the so-called „euthyroid sick syndrome“, but it is possible that some conditions which cause this syndrome would interfere with plasma fibronectin level.

Hehrmann:
Which physiological and pathophysiological conditions change the fibronectin concentration? Indeed fibronectin would be an ideal parameter for the peripheral action of thyroid hormones, if fibronectin were a stable parameter.

Földes:
Plasma fibronectin level is influenced by several pathophysiological conditions and illnesses as cancer, leukemia, primary biliary cirrhosis, obstructive jaundice, sepsis, disseminated intravascular coagulopathy, trauma, surgery. Our patients had none of these interfering conditions; except thyroid disease they had no other illnesses. The measurement of plasma fibronectin seems to be a sensitive, but not specific marker of thyroid hormone effect at peripheral, connective tissue level.

3.4. Operative Therapie von Schilddrüsen-Krankheiten

Hashimoto-Thyreoiditis: Wann ist welche operative Therapie angezeigt?

G. F. W. Scheumann, H. Dralle

Einleitung

Die Thyreoiditis Hashimoto (TH) ist die Domäne der konservativ medikamentösen Behandlungsform. Seit Dailey et al. [1] erstmals über einen signifikanten Zusammenhang zwischen TH und Schilddrüsenkarzinomen berichtet hat, besteht eine andauernde Kontroverse über die Inzidenz von Schilddrüsenkarzinomen bei gleichzeitig bestehender TH. Während Ott et al. [2] eine Inzidenz von bis zu 32% nachweist, berichtet die Arbeitsgruppe des Karolinska Hospitals [3] ausschließlich von einem erhöhten Risiko für myelo- und lymphoproliferative Erkrankungen. Die vorliegende Untersuchung ging der Frage nach, welche Inzidenz für Schilddrüsenkarzinome bei koexistierender TH in unserem eigenen Patientengut besteht und wie sich Operationsindikation und operative Verfahrenswahl hieran orientieren können.

Patienten und Methoden

Die prä-, peri- und postoperativen Untersuchungsbefunde von Patienten mit der histologischen Diagnose TH wurden retrospektiv in Hinblick auf die Karzinominzidenz und operativer Indikations- und Verfahrenswahl analysiert. Untersuchungsgruppe waren 29 konsekutiv in unserer Abteilung in den Jahren 1977–89 operierte Patienten. Es wurden ausschließlich Patienten in die Untersuchung einbezogen, bei denen eine klare TH Diagnose aus multiplen, bilateralen Gewebeproben histologisch zu stellen war. Besondere Berücksichtigung fand hierbei die Differenzierung von periblastomatösen und unspezifischer Thyreoiditis gegenüber der TH. Von allen Patienten wurden präoperative Szintigramme ausgewertet.

Ergebnisse

1. Indikationen zur Operation waren mit bekannter TH bei 13 Patienten ein synchron bestehender kalter Knoten und bei 10 Patienten therapieresistente, diffus entzündlich veränderte Strumen mit ausgeprägten lokalen Beschwerden.

2. Bei nicht bekannter TH war 5mal ein kalter Knoten und zweimal ein kalter Knoten mit gleichzeitig punktionszytologisch geäußertem Verdacht auf ein Schilddrüsenkarzinom Grundlage zur OP-Indikation.

Von den 13 Patienten mit präoperativ bekannter TH wurde bei 4 Patienten (31%) intraoperativ anhand des Schnellschnittes bzw. postoperativ am Operationspräparat ein präoperativ nicht bekanntes Schilddrüsenmalignom diagnostiziert. Es handelte sich hierbei in zwei Fällen um ein undifferenziertes Schilddrüsenkarzinom und in zwei Fällen um ein malignes Non Hodgekin Lymphom. In der Gruppe der Patienten mit diffuser Struma wurde kein Malignom nachgewiesen (mittlere Follow up Dauer 5 Jahre). Bei der zweiten Gruppe mit präoperativ nicht bekannter TH bestätigte sich in beiden Fällen der zytologische Verdacht auf ein Malignom. In einem Fall handelte es sich um ein papilläres Schilddrüsenkarzinom, im anderen Fall um ein malignes Non Hodgekin Lymphom. Bezogen auf die Gesamtgruppe der Patienten mit TH und synchron bestehenden kalten Knoten (n=20) ergibt sich daher eine Malignominzidenz von 30% (n=6). Bei den Patienten wurden 7 totale Thyreoidektomien, 7 Hemithyreoidektomien mit kontralateraler subtotaler Resektion, 11 Hemithyreoidektomien, 3 beidseits subtotale und eine einseitig subtotale Resektion durchgeführt. In der gesamten Gruppe war in keinem Fall eine Recurrensparese postoperativ nachweisbar, klinisch auffällige Hypokalzämien traten in zwei Fällen nach totalen Thyroidektomien auf, beide Patienten waren in einer postoperativen Kontrolle nach 6 Monaten normokalzämisch ohne Substitution von Vitamin D oder Kalzium.

Diskussion

Wenn auch die TH die Domäne der konservativen Therapie ist und prinzipiell auch bleiben soll, so bestätigen die Ergebnisse unserer Untersuchung, daß bei spezifisch definierbaren Voraussetzungen weitgehend eindeutige Operationsindi-

Tabelle 1 Inzidenz des Schilddrüsenmalignoms bei synchron bestehender Thyreoiditis Hashimoto

Autor		Inzidenz
Holmes et al.	1977 [4]	3%
Shands	1960 [5]	7%
Pollock et al.	1958 [6]	10%
Chesky et al.	1962 [7]	11%
Lindsay et al.	1952 [8]	12%
Dailey et al.	1955 [1]	17%
Ott et al.	1985 [2]	32%*
Eigene Ergebnisse		31%*

* Patientengruppen selektiert nach dem Vorliegen solitärer, kalter Knoten.

kationen erwachsen. Bei bekannter TH lassen sich die Patienten in zwei Gruppen einteilen. 1. Patienten mit diffuser Struma und 2. Patienten mit solitären bzw. dominanten, im Szintigramm kalten und sonographisch echoarmen Knoten. Diese Einteilung entspricht einer hohen Inzidenz für Schilddrüsen Malignome in Gruppe 2 (31%) und einer niedrigen für Gruppe 1 (0%). Die in der Literatur auftretende große Variationsbreite für Schilddrüsenmalignome bei koexistierender TH (siehe Tabelle 1) dürfte im wesentlichen einem Überwiegen einer dieser beiden Gruppen im Patientengut entsprechen. Insbesondere Ott et al. [2] berichten im Rahmen einer deutlich größeren Patientengruppe unter Berücksichtigung dieser Einteilung hierzu übereinstimmende Ergebnisse. Nach unserer Einschätzung ergibt sich daher bei klarer Diagnose einer TH anhand der klinischen Präsentation des Antikörpertiters und einer percutanen Feinnadelbiopsie bei synchron bestehendem kalten, echoarmen Knoten eine absolute Operationsindikation. Nur Relative Indikationen ergeben sich aus therapieresistenten und ausgeprägten Lokalbeschwerden. Die operative Verfahrenswahl sollte sich an diesen Indikationsgruppen orientieren, d. h. bei bestehender TH mit kalten Knoten, sollte in jedem Fall eine Hemithyreoidektomie auf der Seite des kalten Knotens sowie kontralateral eine ausgedehnte subtotale Resektion durchgeführt werden, wobei prinzipiell eine totale Thyreoidektomie angestrebt werden sollte, da ein kontralateral belassener kleiner Schilddrüsenrest im Rahmen der Gruppenerkrankung (TH) ohnehin einen Funktionsverlust erleidet.

Bei therapieresistenten Funktionsstörungen oder lokalen Beschwerden sollte beiderseits eine ausgedehnte subtotale Resektion erfolgen.

Zusammenfassung

Zur Inzidenz von Schilddrüsenkarzinomen bei gleichzeitiger Thyreoiditis Hashimoto (TH) besteht eine andauernde Kontroverse. Wir untersuchten deshalb 29 konsekutiv in unserer Abteilung in den Jahren 1977–89 operierte Patienten in Hinblick auf Karzinominzidenz und operative Indikations- und Verfahrenswahl. Indikationen zur Operation waren 1. mit bekannter TH bei 13 Patienten ein synchron bestehender kalter Knoten [bei 4 Patienten (31%) ergab die histologische Untersuchung des OP-Präparates ein präoperativ nicht bekanntes Schilddrüsenmalignom] und bei 10 Patienten therapieresistente, entzündlich veränderte Strumen mit ausgeprägten lokalen Beschwerden. 2. Bei nicht bekannter TH war fünfmal ein kalter Knoten und zweimal ein kalter Knoten mit punktionszytologisch geäußertem Verdacht auf ein Schilddrüsenkarzinom Grundlage zur OP-Indikation. Bei Vorliegen eines kalten Knotens in einer Hashimoto Struma liegt in unserem Krankengut, wie auch in der Literatur beschrieben, die Inzidenz eines präoperativ nicht bekannten Schilddrüsenmalignoms bei 30%. Hieraus ergibt sich eine klare Operationsindikation, wobei prinzipiell eine totale Thyreoidektomie angestrebt werden sollte, da ein kontralateral belassener kleiner Schilddrüsenrest im Rahmen der Grunderkrankung (TH) ohnehin einen Funktionsverlust erleidet.

Literatur

[1] Dailey, M. E., S. Lindsay, R. Skahen: Relation of the thyroid neoplasms to Hashimoto's disease of the thyroid gland. Arch. Surg. *70* (1955) 291–297.

[2] Ott, R. A., A. R. McCall, C. McHenry et al.: The incidence of thyroid carcinoma in Hashimoto's thyreoiditis. Am. surg. *53* (1987) 442–445.

[3] Holm, L. E., H. Blomgren, T. Löwhagen: Cancer risk in patients with chronic lymphocytic thyreoiditis. N. Engl. J. Med. *312* (1985) 601–604.

[4] Holmes, H. S., A. Kreutes, P. H. O'Brien: Hashimoto's thyreoiditis and its relationship to other thyroid disease. Surg. Gynecol. Obstet. *144* (1977) 887.

[5] Shands, W. C.: Carcinoma of the thyroid in association with struma lymphomatosa (Hashimoto's disease). Ann. Surg. *151* (1960) 675–682.

[6] Pollock, W. R., D. H. Sprong jr.: The rational thyroidectomy for Hashimoto's thyreoidits: a premalignant lesion. West. J. Surg. *66* (1958) 17.

[7] Chesky, V. E., C. A. Hellwig, J. W. Welch: Cancer of the thyroid associated with Hashimoto's disease: an analysis of forty-eight cases. Am. Surg. *28* (1962) 678.

[8] Lindsay, S., M. E. Dailey, J. Friedlander: Chronic thyroiditis: a clinical and pathological study of 354 patients. J. Clin. Endocrinol. *12* (1952) 1578.

Diskussion

Grußendorf:
In Verbindung mit Hashimoto stört der Begriff ‚kalter Knoten' etwas. Die Hashimoto-Struma speichert sowieso relativ wenig. Können Sie das noch etwas differenzieren z. B. durch sonographische Befunde. Wie sahen diese kalten Knoten wirklich morphologisch aus?

Scheumann:
Die kalten Knoten waren in der Sonographie echoarm, boten aber keinen Hinweis für ein Malignom in der zytologischen Untersuchung bei diesen aus 13 herausgefilterten vier Fällen, die dann postoperativ ein Malignom entwickelten.

Horster:
Haben Sie eine zytologische Untersuchung wegen der resistenten Hyperthyreosen gemacht? Oder wie ergab sich die Diagnose der Hashimoto-Thyreoiditis?

Scheumann:
Zytologisch. Bei der Auswahl dieses Krankengutes haben wir Patienten ausgesucht, bei denen wir absolut sicher waren, daß auch schon präoperativ die Diagnose ‚Hashimoto-Thyreoiditis' feststand. Und wir haben uns nicht auf Verdachtsdiagnosen eingelassen.

Seif:
Wenn Sie aus Ihrem Kollektiv die Patienten mit Lymphom ausschließen: meinen Sie, daß Sie die alte Aussage bestätigt haben, daß die Hashimoto-Thyreoiditis gehäuft mit Schilddrüsenkarzinomen kombiniert ist?

Scheumann:
Die Karolinska-Gruppe hat 1985 im „New England Journal of Medicine" veröffentlicht, daß differenzierte Schilddrüsenkarzinome und auch andere Karzinome mit der Hashimoto-Thyreoiditis nicht häufiger vergesellschaftet sind. Roger Ott hat 1987 im „American Journal of Surgery" eine sehr schöne Studie von über 100 Hashimoto-Patienten veröffentlicht, die synchron kalte Knoten haben. Er hat dort – wie wir – eine über 30%ige Inzidenz von Schilddrüsenkarzinomen gefunden. Bei diesen kleinen Fallzahlen möchte ich das nicht als direkten Beweis dafür ansehen.

Galvan:
Ich kann Ihre Warnung vor Malignomen in Hashimoto-Thyreoiditiden nur unterstützen. Zytologisch ist es außerordentlich schwierig, diese Zellatypien zu differenzieren, ob sie noch im Rahmen einer Entzündung oder bereits maligne sind (besonders das pappiläre Karzinom und maligne Lymphom).

Wahl:
Vielen Dank Herr Scheumann, daß Sie eine sozusagen Minimalradikalität fordern. Das, was Sie aufgeführt haben, ist das Wenigste, was man tun muß. Ich möchte noch einmal kurz auf den Einwand von Martin Grußendorf eingehen mit dem kalten Knoten: wären Sie einverstanden, wenn man diesen Begriff des kalten Knotens bei der Hashimoto-Thyreoiditis durch „dominierenden Knoten" ersetzt?

Scheumann:
Ja, sicher.

Ergebnisse der operativen Therapie von 211 Schilddrüsenmalignompatienten von 1969–1986

M. E. Herrmann, K. Brakmann, W. Zuschneid, H. Lobeck, M. Krill, H. Weidemann, W. Weisser, E. S. Bücherl

Einleitung

Die chirurgische Therapie und präoperative Diagnostik von Schilddrüsenmalignomen hat während der letzten 20 Jahre wesentliche Veränderungen erfahren [3, 4, 11]. Zielsetzung war, Malignome möglichst frühzeitig zu erfassen, die präoperative Diagnose zu sichern und durch die einzeitige Thyreoidektomie postoperative Komplikationen zu senken.

Methoden

Unsere retrospektive Studie umfaßt 211 Patienten, die zwischen 1969 und 1986 am Universitätsklinikum Rudolf Virchow in Berlin-Charlottenburg an einem Schilddrüsenmalignom operiert wurden. Daten wurden aus den Krankenakten der chirurgischen Klinik und Poliklinik, der radiologischen Poliklinik, den Akten von Hausärzten und einer Schilddrüsenspezialpraxis entnommen, sowie durch einen Patientenfragebogen erfaßt. Für die Berechnung des chi square Testes verwendeten wir das SAS Programm. Die Tumoren wurden nach der WHO Klassifikation [6] nachklassifiziert und die Stadieneinteilung der UICC und AJCC von 1987 [7] angewandt.

Die operative Therapie bestand in den letzten 7 Jahren in der extrakapsulären Thyreoidektomie mit Darstellung der nervi recurrentes und der glandulae parathyreoideae und der modifzierten neck dissection [1] unter Erhaltung des M. sternocleidomastoideus, während im vorletzten Jahrzehnt noch die radikale neck dissection eingesetzt wurde.

Ergebnisse

Das Geschlechtsverhältnis blieb mit 80% Frauen konstant. Wie in Abbildung 1 dargestellt, sahen wir in der Altersverteilung in den letzten 7 Jahren eine Abnahme des Altersgipfels der weiblichen Patienten gegenüber dem vorletzten Jahrzehnt ($p < 0{,}05$).

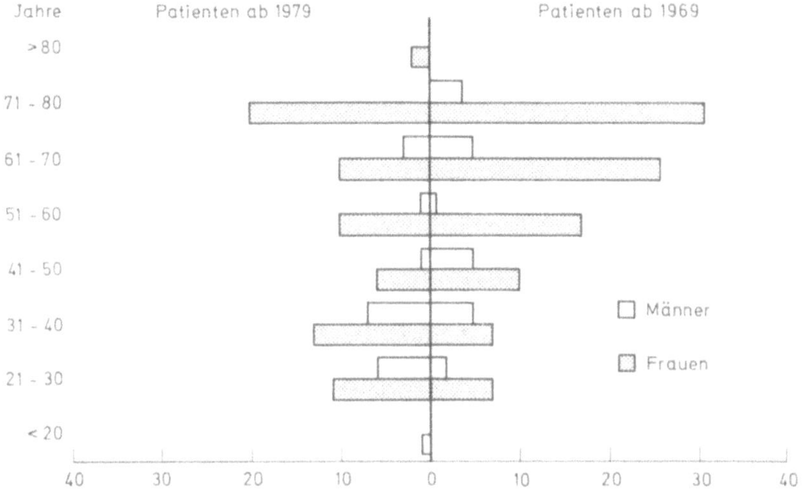

Abb. 1 Alters- und Geschlechtsverteilung der Schilddrüsenmalignompatienten 1969–1986 – links Anzahl der Patienten, die zwischen 1979–1986 operiert wurden, rechts Anzahl der Patienten, die zwischen 1969–1978 operiert wurden.

Bei der histologischen Verteilung (Abb. 2) fanden auch wir die vielfach beschriebene Zunahme der papillären Karzinome [2]. Insgesamt stiegen die differenzierten Karzinome (die follikulären und papillären) von 65,09% auf 75,82%. Diese Zunahme der differenzierten Malignome ist auf dem 5% Niveau signifikant.

Beim Vergleich der TNM Stadien (Abb. 3) zeigte sich insgesamt eine Zunahme der früheren Stadien: Patienten in T1 und T2 in 41,1% gegenüber 21,3% in den früheren Jahren. Dies ist mit p = 0,001 hochsignifikant. Die Zunahme der Patienten mit NO von 57,7% auf 76,9% ist aufgrund des großen Anteils von Patienten

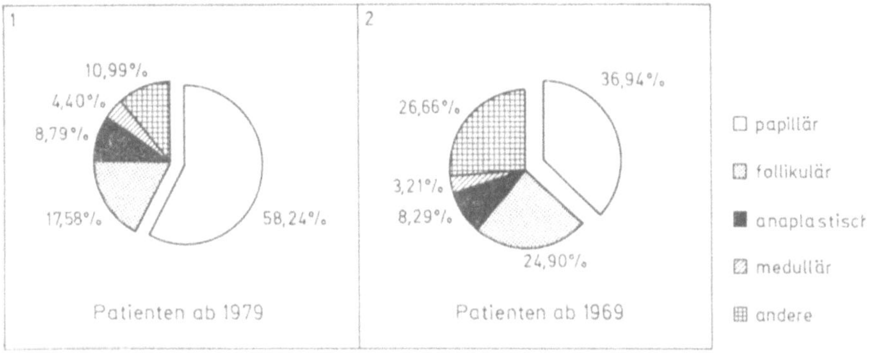

Abb. 2 Histologische Verteilung der Schilddrüsenmalignome zwischen 1969–1986 in Prozentangaben (N=211).
links – Zeitraum 1979–1986 (N=91); rechts – Zeitraum 1969–1978 (N=120).

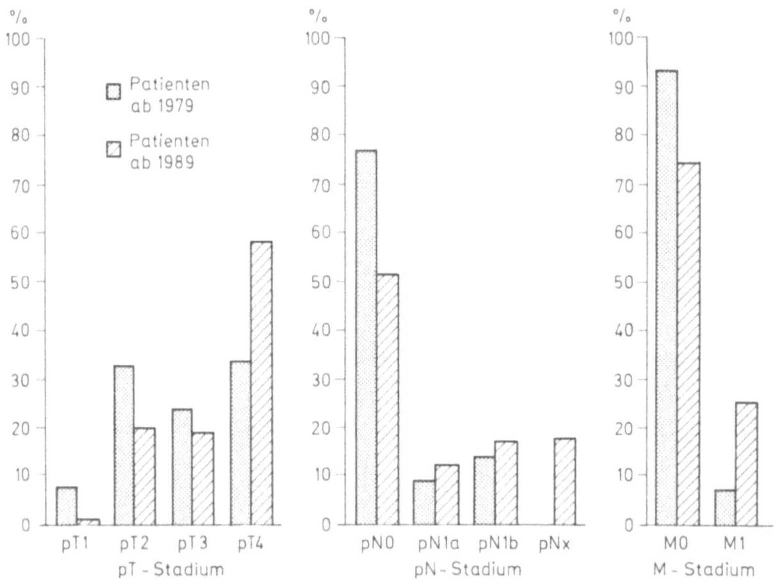

Abb. 3 Verteilung der TNM Stadien in den Zeiträumen 1969–1978 und 1979–1986 (UICC, AJCC 1987).
Schilddrüsenmalignompatienten 1979–1986 dunkel, Patienten 1969–1978 schraffiert (N=211).

mit pNx Stadien im vorletzten Jahrzehnt nicht signifikant. Die Abnahme der Patienten mit Fernmetastasen von 25,8% auf 6,7% ist mit $p < 0{,}001$ hochsignifikant.

Die diagnostische Sicherheit (Tabelle 1) zum Zeitpunkt der Operation hat sich leider nur wenig verändert, obwohl inzwischen bei 2/3 der Patienten eine Zytologie veranlaßt wurde, gegenüber 41% in den früheren Jahren. Die falsch negativen Zytologie- und Gefrierschnittbefunde sanken dabei von 21,6% auf 15% und von 18,7% auf 16,2% respektive (statistisch nicht signifikant). Eine Thyreoidektomie konnte nach wie vor bei circa einem Fünftel der Patienten erst in zweiter Sitzung erfolgen: bei 18,7% im vorletzten Jahrzehnt gegenüber 16,2% im letzten Zeit-

Tabelle 1 Diagnostische Sicherheit

	Zeitraum	
	1969–1978	1979–1986
Zytologie		
durchgeführte Befunde (%)	41,1	65,5
Prozentsatz der falsch negativen Befunde	21,6	15 (N. S.)
Gefrierschnitt		
durchgeführte Befunde (%)	60,5	50,9
Prozentsatz der falsch negativen Befunde	18,7	16,2 (N. S.)

raum. Dabei konnte in den letzten 7 Jahren bei 87% eine Thyreoidektomie mit modifizierter neck dissection durchgeführt werden, gegenüber 64% in den frühen Jahren, wobei damals bei 24% eine radikale neck dissection angeschlossen wurde.

Die postoperativen Komplikationen sanken deutlich: Permanente Rekurrensläsionen sanken von 20,8% auf 4,5% ($p = 0{,}001$), während intermittierende Rekurrensläsionen mit 6,8% und 6,6% sich nicht signifikant unterschieden. Permanente Hypokalzämien sanken von 22,5% auf 17% (statistisch nicht signifikant) und in den letzten 5 Jahren auf 5,8%.

Diskussion

Wir sahen einen deutlichen Rückgang des Altersgipfels bei den weiblichen Schilddrüsenmalignompatientinnen, – wie er auch von anderen Autoren beschrieben wird [10] –, eine Abnahme der T4 Stadien, Zunahme der T1 und T2 Stadien, sowie eine Zunahme der NO und MO Stadien. Eine stärkere Beachtung gegenüber sicht- und spürbaren Veränderungen bei den jüngeren Patientinnen und die zunehmende diagnostische Abklärung ärztlicherseits wird eine Rolle gespielt haben bei dieser günstigen Entwicklung. Wir beobachteten außerdem eine starke Zunahme der differenzierten Malignome, ohne einen Unterschied in der Jodsalzprophylaxe hierfür in Anspruch nehmen zu können [9].

Die Zunahme der präoperativ zytologisch diagnostizierten Patienten und die Zunahme der Treffsicherheit der Zytologiebefunde [5] hat leider nicht zu einer Abnahme der zweizeitigen Thyreoidektomien geführt. Dennoch sind die postoperativen Komplikationen deutlich zurückgegangen. Dies führen wir zurück auf die verbesserte operative Strategie mit konsequenter Darstellung des Nervus recurrens und der Glandulae parathyreoideae, zum anderen aber auch auf das Vorliegen der früheren Tumorstadien zum Zeitpunkt der Operation. Denn insbesondere die Komplikation der Rekurrensläsion korreliert stark mit der lokalen Tumorausdehnung [8], und im Stadium T4 mußten wir während der letzten 7 Jahre nur noch bei einem Drittel der Patienten operieren.

Zusammenfassung

Anstrengungen in Diagnostik und operativer Strategie, ein verändertes histologisches und Altersspektrum führte zu deutlich günstigeren Therapieergebnissen während des letzten Zeitraums gegenüber dem früheren.

Literatur:

[1] Attie, J. N.: Modified Neck Dissection in Treatment of Thyroid Cancer: A Safe Procedure. Eur. J. Clin. Oncol. *24* (1988) 315–324.

[2] Bubenhofer, R., C. Hedinger: Schilddrüsenmalignome vor und nach Einführung der Jodsalzprophylaxe. Schweiz. Med. Wochenschr. *107* (1977) 733–741.

[3] Clark, O. H.: total thyroidectomy. The treatment of choice for patients with differentiated thyroid cancer. Ann. Surg. *196* (1982) 361–370.

[4] Crile, G. Jr.: Treatment of carcinoma of the thyroid. In: S. Young, D. R. Inman (Hrsg.): Thyroid neoplasma. S. 39–50. Academic Press, London 1968.

[5] Droese, M.: Zytodiagnostik bei Verdacht auf Schilddrüsentumor. In: A. Schauer (Hrsg.): Zur Diagnostik und Therapie von Schilddrüsentumoren, S. 59–76. Schattauer, Stuttgart.

[6] Hedinger, C., L. Sobin: Histological typing of thyroid tumours. International histological classification of tumours, No. 11, WHO, Geneva 1974.

[7] Hermanek, P., O. Scheibe, B. Spiessl et al.: TNM-Klassifikation maligner Tumoren. UICC – International Union Against Cancer. Springer, Berlin 1987.

[8] Herrmann, M. E., K. Brakmann, H. Lobeck et al.: Zur Operationsstrategie bei differenzierten Schilddrüsenkarzinomen. In: C. R. Pickardt, P. Pfannenstiel, B. Weinheimer (Hrsg.): Schilddrüse, S. 318–321. Thieme, Stuttgart 1987.

[9] Hofstädter, F.: Frequency and morphology of malignant tumours of the thyroid before and after the introduction of iodine prophylaxis. Virch. Arch. Pathol. Anat. *385* (1980) 263–270.

[10] Hohenberger, W.: Maligne Tumoren der Schilddrüse. In: F. P. Gall, P. Hermanek, J. Tonak (Hrsg.): Chirurgische Onkologie, S. 292–324. Springer, Berlin 1986.

[11] Wahl, R., J. Nievergelt, D. Röher et al.: Radikale Thyroidektomie wegen maligner Schilddrüsentumoren. Dtsch. med. Wochenschr. *102* (1977) 13–20.

Diskussion

Ziegler:

Belegen Ihre Daten, daß das anaplastische Schilddrüsenkarzinom in Berlin *absolut* an Häufigkeit abgenommen hat? Hat sich das Einzugsgebiet geändert? Gibt es ethnische Unterschiede im Krankengut?

Herrmann:

Die ethnischen Gruppen haben wir nicht untersucht. Soweit ich weiß, waren bei diesen letzten 120 Patienten nur ein oder zwei Nichtdeutsche. Die histologische Zuordnung aus den ersten Jahren 1969 bis 1979 ist schwierig. Wir haben die jetzt nach WHO nachklassifizieren lassen. Aber anhand der schriftlichen Befunde ist ein Vergleich schwer. Für die Differenzierten würde ich annehmen, stimmen die Histologien auch in der alten Gruppe.

Reiners:

Wie wurde bei den bis zu 20 Jahren zurückliegenden histologischen Befunden die TNM-Klassifikation unter Berücksichtigung des UICC-Vorschlags von 1987 vorgenommen?

Herrmann:
Wir haben das den alten schriftlichen Befunden entnehmen können, da waren die Knotengrößen angegeben. Für die Lymphknoten haben wir die alten Operationsberichte nachgesehen, das stimmt ganz genau. Nur bei der Histologie wäre ich vorsichtig, ob sich da bei den Entdifferenzierten noch einiges ändert, weil da jetzt die Schnitte erst nachbefundet werden.

Winter:
Wie häufig ist gleichzeitig eine Hyperthyreose mit einem Schilddrüsenkarzinom vergesellschaftet? Operatives Vorgehen beim okkulten papillären Karzinom und Verlaufskontrolle?

Herrmann:
Wir haben in den letzten 10 Jahren immer noch fast alle Patienten thyreoidektomiert. Das waren 87%. Auch weil wir diese Strategie beibehalten haben, wurde nur in Ausnahmefällen (in 13%) nicht thyreoidektomiert und palliativ reseziert. Es sind sehr wenige Patienten nicht so radikal operiert worden, weil wir gesehen haben, daß zwei Patienten in den letzten Jahren, die zunächst ein papilläres Karzinom Stadium T2 hatten, innerhalb weniger Jahre entdifferenziert sind. Und schließlich an einem anaplastischen Karzinom starben.

Winter:
Die Frage der Hyperthyreose.

Herrmann:
In beiden Kollektiven hatten wir einige Fälle (ca. 10 jeweils) mit Hyperthyreose.

Galvan:
Die Sensitivität mit 85% ist an sich gut. Wie hoch war die Spezifität? Wissen Sie das?

Herrmann:
Nein.

Simultaneingriffe an der Schilddrüse bei Operationen wegen Hyperparathyreoidismus

U. Krause, G. Benker, Th. Rudy, Ch. Reiners

Einleitung

Die Prävalenz von Schilddrüsenkarzinomen in Knotenstrumen wird im chirurgischen Krankengut zwischen 2 und 10% angegeben [1, 2]. Die Häufigkeit sogenannter okkulter Schilddrüsenkarzinome bei scheinbar gesunden Patienten wird in Sektionsstatistiken mit bis zu 36% angegeben [3, 5].

Zur Häufigkeit von Schilddrüsenkarzinomen bei Patienten mit Hyperparathyreoidismus liegen in der angloamerikanischen Literatur 12 retrospektive Studien vor [Übersicht bei 4].

Wir haben im Jahre 1987 in kurzer Zeitabfolge zwei Patientinnen operiert, bei denen simultan mit der Operation wegen Hyperparathyreoidismus Schilddrüsenresektionen durchgeführt wurden, wobei sich ein Schilddrüsenkarzinom als Überraschungsbefund fand. Dies war für uns Anlaß, unser Krankengut von Patienten, die wegen Hyperparathyreoidismus operiert wurden, der Jahre 1986 bis Ende 1988 zu analysieren unter dem Gesichtspunkt pathologischer Befunde an der Schilddrüse, die zu simultanen Resektionen führten.

Patientengut

In die retrospektive Studie gingen 102 Patienten ein, 70 Frauen und 32 Männer. Das Alter der Patienten reichte von 18–84 Jahren mit dem Median bei 57,5 Jahren. 84 × handelte es sich um einen primären und 18 × um einen sekundären oder tertiären Hyperparathyreoidismus. Bei 32 Patienten wurde gleichzeitig mit der Exploration der Nebenschilddrüsen eine Resektion an der Schilddrüse durchgeführt. Maßgeblich für die Indikation waren präoperative pathologische Befunde im Sonogramm oder Szintigramm und/oder der intraop. Palpationsbefund.

Ergebnisse

Die histologischen Diagnosen der 32 untersuchten Schilddrüsenresektate zeigten am häufigsten Struma colloides nodosa ohne Malignitätshinweis (14 ×), am zweithäufigsten Adenome, das heißt, solitär oder multifokal (11 x). Je 1 × fanden sich histologisch Zeichen der Hyperthyreose, eine Zyste, nur 1 × fand sich kein pathologischer Befund (vgl. Tabelle 1). Eine Histologie war nicht eruierbar. Des weiteren fanden sich 3 Schilddrüsenkarzinome (siehe Tabelle 2):

1. ein follikuläres gekapseltes Karzinom von 2 cm Größe
2. ein multilokuläres papilläres Karzinom, beschränkt auf einen Schilddrüsenlappen und ein hochdifferenziertes papilläres Ca. unter 1 cm Größe (okkultes Karzinom).

In keinem Fall lagen Lymphknoten oder Fernmetastasen vor. Bei den beiden erstgenannten Patienten haben wir aufgrund des Tumorstadiums in einem Zweiteingriff die Restschilddrüse entfernt und eine Radiojod-Therapie eingeleitet. Alle Patienten sind bis zum jetzigen Zeitpunkt tumorfrei.

Tabelle 1 Simultanoperationen bei HPT in Essen, 1986–1988

davon simultane SD-Resektion: n=32	HPT-Op n=102
Histologie:	*n*
Struma colloides nodosa	14
Adenome	11
Hyperthyreose	1
Zyste	1
kein pathol. Befund	1
nicht eruierbar	1
Karzinom	3
Gesamt:	32

Tabelle 2 SD-Karzinom als Zufallsbefund bei HPT-Op in Essen, 1986–1988

Patient:	Histologie:	Therapie:
1. S. M., ♀, 61 J.	follik. gekapseltes Ca., 2 cm ∅ (pT_2)	⇒ Rest-Thyreoidektomie + Radiojod
2. J. H., ♀, 65 J.	multilokuläres pap. Ca., (pT_3)	⇒ Rest-Thyreoidektomie + Radiojod
3. P. G., ♀, 68 J.	hochdiff. pap. Ca., < 1 cm ∅ (pT_1)	⇒ keine weitere spez. Therapie

Diskussion

Die Karzinomprävalenz in unserem Krankengut von 102 Patienten, die überwiegend schilddrüsengesund waren, erscheint relativ hoch mit 3%. Bezogen auf alle Patienten mit pathologischen Schilddrüsenbefunden (n=32) beträgt die Karzinomprävalenz sogar 10%. Da wir den Studienzeitraum retrospektiv willkürlich festgelegt haben, kann eine zufällige Häufung in unserem Krankengut vorliegen. Immerhin haben wir nach Abschluß der hier vorgestellten Untersuchungen in diesem Jahr ein weiteres okkultes Karzinom als Zufallsbefund bei einer Patientin mit HPT gesehen.

Angesichts der in neueren Studien publizierten Häufigkeit insbesondere des okkulten papillären Schilddrüsenkarzinoms [3, 5] meinen wir nicht, daß bei Hyperparathyreoidismus ein erhöhtes Risiko für Schilddrüsenkarzinome vorliegt. Auf der anderen Seite bedeutet die operative Exploration der Schilddrüse anläßlich einer HPT-Operation eine ausgezeichnete Gelegenheit zur Früherkennung von Frühstadien von Schilddrüsenkarzinomen, die ansonsten erst bei klinischer Manifestation entdeckt würden. Wir ziehen die nachfolgende Schlußfolgerung:

1. Vor jeder Hyperparathyreoidismus-Operation sollte die Schilddrüsen-Diagnostik (Sonogramm, Szintigramm) komplett sein.
2. Die Indikation zur simultanen Resektion an der Schilddrüse auch bei geringgradig pathologischen Befunden sollte großzügig gestellt werden.

Literatur

[1] Alderson, M. R.: Epidemiology. In: W. Duncan (Hrsg.): Thyroid Cancer, S. 1–22. Springer, Berlin, Heidelberg, New York 1980.

[2] Börner, W., D. Emrich, F. A. Horster et al.: Diagnostik und Therapie des Solitärknotens der Schilddrüse. Med. Welt *28* (1977) 721–727.

[3] Harach, H. R., K. O. Franssila, V. M. Wasenius: Occult papillary carcinoma of the thyroid. A „normal" finding in Finland. A systematic autopsy study. Cancer (Philad.) *56* (1985) 531.

[4] Lever, E. G., S. Refetoff, F. M. Straus et al.: Coexisting thyroid and parathyroid disease – Are they related? Surgery *94* (1983) 893–900.

[5] Schröder, S., H. Kastendiek, W. Böcker: Das okkulte papilläre Schilddrüsenkarzinom. Dtsch. Med. Wschr. *111* (1986) 582–586.

Diskussion

Dralle:
Ihre zweite Schlußfolgerung, nehme ich an, war auch die Message Ihres Vortrages. Dann sollte eine konkrete Indikation bestehen. Denn die gleichzeitige Schilddrüsenresektion beim Hyperparathyreoidismus hat zumindest den einen klaren Nachteil, daß bei einer notwendigen Reoperation die Exploration der Nebenschilddrüsen erheblich erschwert ist. Umgekehrt zu sagen, Sie setzt eigentlich voraus, daß der Ersteingriff so durchgeführt wird, daß auch alle Nebenschilddrüsen eindeutig identifiziert werden und ggf. sogar markiert werden.

Krause:
Nach unserer Erfahrung ist es sehr selten, daß wir wegen des primären Hyperparathyroidismus reexplorieren müssen. Ich würde deshalb das Risiko höher einschätzen, wegen eines pathologischen Befundes an der Schilddrüse nachoperieren zu müssen. Deswegen die Empfehlung, selbst bei geringfügig pathologischen Befunden an der Schilddrüse die Indikation großzügig zu stellen. Wir operieren natürlich keine gesunde Schilddrüse.

Grußendorf:
Meines Erachtens gibt es eigentlich nur drei Schlußfolgerungsmöglichkeiten:

1. es gibt eine Koinzidenz zwischen Hyperparathyreoidismus und Schilddrüsenkarzinom;
2. jeder 10. Patient über 60 hat ein Schilddrüsenkarzinom oder
3. Sie finden oder es gibt tatsächlich eine ganz auffällige, statistische Häufung, die ganz zufällig ist.

Was würden Sie da favorisieren?

Krause:
Ich würde den Punkt 2 favorisieren. Ich glaube das liegt an der Güte der Untersuchung. Je mehr wir untersuchen, desto mehr werden wir okkulte Schilddrüsenkarzinome finden.

Wahl:
Ich glaube, daß diese Häufungen selektionsbedingt sind. Aber ich möchte Herrn Dralle ganz deutlich widersprechen: ich glaube, wenn ein solcher Eingriff durchgeführt wird – setzen wir einmal voraus, daß er von einem kompetenten Chirurgen durchgeführt wird – dann halte ich es für selbstverständlich, daß ein operationsbedürftiger, pathologischer Befund an der Schilddrüse mitoperiert wird, in der gleichen Sitzung. Es gibt gar keinen Grund, das nicht zu machen. Und ich glaube, man muß Simultaneingriffe beim Hyperparathyreoidismus noch erweitern.

Es gibt Patienten, die einen anderen operationsbedürftigen Befund am Hals haben, z. B.die operationsbedürftige Carotis interna-Stenose. Ich halte es für selbstverständlich, daß der Hyperparathyreoidismus und die Carotis-Stenose simultan operiert werden, wenn klare Indikationen bestehen, damit dem Patienten nicht zwei Aufenthalte, zwei Operationen, zwei Narkosen zugemutet werden. Und es gibt die 3. Gruppe: ein Hyperparathyreoidismus wird durch eine vitale unbedingt operationsbedürftige andere Erkrankung, z. B. einen Ileus mit Exsikkose demaskiert. Auch dann sollte man beide Eingriffe simultan durchführen und nicht das Risiko einer Erkrankung durch die persistierende andere Erkrankung noch erhöhen.

Dralle:
Diese Warnung war weniger gegen die Indikation als gegen die Technik gerichtet. Die Technik der Simultanoperation ist anders als die Technik der Parathyreoidektomie, die isoliert auf die Nebenschilddrüsen hinzielt und/oder auf die Schilddrüse. Die Technik muß in bezug auf Ein- oder Zweidrüsenoperationen unterschiedlich sein.

Sonographische Untersuchung der Restschilddrüse nach Resektion adenomatös umgebauter Strumen

K.-G. Schmidt, G. Rothenbuchner

Untersucht wurden 222 Patienten nach Operation einer euthyreoten, adenomatös umgebauten und regressiv veränderten Knotenstruma, die vom zweiten postoperativen Tag substitutiv mit Levothyroxin behandelt wurden. Die sonographische Darstellung der Restschilddrüse erfolgte am 4., 5. oder 6. postoperativen Tag vor der stationären Entlassung, nach 2, 4 und 8 Wochen, 6 und 12 Monaten post operationem. Als Referenz diente das Schallmuster der gesunden, nicht vergrößerten Schilddrüse mit den charakteristischen sonographischen Merkmalen:

Feingranuliertes einheitliches Grundmuster, homogene Echoverteilung, mittlere Graustufe.

In der postoperativen Frühphase stellte sich die Gewebetextur der Restschilddrüse echoarm, durchsetzt von echofreien Arealen, vergröbert und unregelmäßig dar. Kutis, paratracheale Strukturen und infrahyoidale Muskulatur (M. sternohyoideus, M. sternothyreoideus, M. sternocleidomastoideus, Platysma) waren verbreitert, zeigten eine echoarme, vergröberte und unregelmäßige Gewebetextur. Die Restschilddrüse war von der Umgebung schwer abgrenzbar, die Übergänge waren fließend.

Das morphologische Substrat entsprach einem lokalen postoperativen Ödem mit kleinherdigen Blutungen – einer serösen Durchtränkung des Operationsbereiches –, palpatorisch waren die Halsweichteile verdickt und infiltriert.

Mit Rückbildung des posttraumatischen Ödems nach 2–8 Wochen verloren sich die echofreien Strukturen, verminderten sich die echoarmen und entwickelten sich die echoreichen Strukturen in der Restschilddrüse. Die Gewebetextur war vergröbert, unregelmäßig, herdförmige Abgrenzungen wurden nachweisbar. Das Restparenchym war gegenüber der Umgebung abgesetzt, das Volumen bestimmbar. Bei keinem Patienten war das Schallmuster vergleichbar mit einer normal großen, nicht krankhaft veränderten Schilddrüse.

6 Wochen post operationem konnten bei 134 von 222 untersuchten Patienten die Merkmale eines Restödems nachgewiesen werden. Nach 8 Wochen fand sich bei 67 Patienten noch eine geringe seröse Durchtränkung.

Nach Resorption des postoperativen Ödems zeigten die vorderen Halsmuskeln ein echoarmes, gleichmäßiges Schallmuster und wie Kutis und paratracheale Strukturen normale Ausmaße.

Mit zunehmender Rückbildung der exsudativen Infiltration wurde die Bindegewebsvermehrung das entscheidende Korrelat, abhängig vom Ausmaß der interstitiellen Fibrosierung und der Entwicklung von homogenem Bindegewebe überwiegen echoreiche bzw. echoarme Strukturen.

Von den 222 Patienten zeigten nach 8 Wochen 114 und nach 6 Monaten 135 abgrenzbare Herdbefunde, 87 ein homogenes Parenchym. Nach 12 Monaten fanden sich bei weiteren 8 Patienten abgrenzbare Herdbefunde, aber keine erkennbare Progredienz narbiger Veränderungen. Die Zunahme kann wahrscheinlich als geringes Restödem, das die Abgrenzung dieser Strukturen beeinträchtigt hat, erklärt werden. Diese Herdbefunde entsprechen morphologisch kapselbegrenzten Adenomformen, zurückbelassenen Kapsel- und Adenomresten mit abnormem Wachstumsverhalten.

Die Schlußfolgerung, daß die belassenen herdförmigen Abgrenzungen von gleicher Histologie sind wie die der primären Struma, scheint folgerichtig.

Zusammenfassend ist zu sagen, bei 222 schilddrüsenoperierten Patienten wurde Ergebnis und Taktik der chirurgischen Intervention durch die sonographische Untersuchung der Restschilddrüse überprüft. Eine sichere Abgrenzung und Volumenbestimmung der Restschilddrüse ist nach weitgehender Rückbildung der serösen Durchtränkung frühestens nach 2 und spätestens nach 8 Wochen möglich. Die sonographisch aufgezeigten Strukturunterschiede ermöglichen eine Differenzierung in eine früh- und spätoperative Phase bis zu 2 und später als 8 Wochen nach chirurgischer Intervention.

Die Beurteilung des Resektionsausmaßes, die Volumenbestimmung, die Beschaffenheit des Restparenchyms und die Schilddrüsensanierung in Abhängigkeit von zurückbelassenen abgrenzbaren Herden und/oder regressiven Veränderungen (zystoide Degeneration, Solitärzyste, Kalkimprägnationen, Cholesterin-Pigmentablagerungen oder Einblutungen) sind neben den Funktionsparameteren Kriterien, die die Substitutions- und Suppressionsbehandlung entscheidend beeinflussen.

Patienten mit nachgewiesenen herdförmigen Abgrenzungen, die eine Rezidivgefährdung bedeuten, benötigen eine lebenslange suppressive Behandlung mit einem Levothyroxinpräparat, bei negativer Jodbilanz zusätzlich eine Jodsubstitution.

Diskussion

Herrmann:
Zu welchem Zeitpunkt ist Ihren Untersuchungen zufolge die Beurteilung der Restschilddrüse postoperativ am sichersten? Dieser Zeitpunkt böte sich dann für

die – gestern terminlich strittige – erste Nachuntersuchung an. Wir untersuchen erstmals drei Monate postoperativ unter routinemäßig 100 µg Thyroxin.

Schmidt:
Es ist unterschiedlich: im Bereich zwischen 2 und 8 Wochen.

Herrmann:
Nach mindestens acht Wochen können Sie mit der Sonographie volumetrieren und sehen, daß keine Veränderung mehr eintritt.

Schmidt:
Nach zwei Monaten geht es. Manchmal ist es schon nach zwei Wochen möglich. Aber je länger Sie warten, desto besser ist natürlich die Beurteilung. Wir ziehen die Grenze bei zwei Monaten.

Bretzel:
Wie deklarieren Sie sonographisch die postoperativen, nodulären Strukturen, die als Regeneratknoten oder regressive Veränderung erklärt werden? Wenn der Patient eine solche Erklärung erfährt, dann erschrickt er.

Herrmann:
Wenn Sie „Regeneratknoten" oder „Adenom" sagen, bringen Sie eine pathologisch-histologische Diagnose hinein, das steht der sonographischen Beurteilung nicht zu. Sie sollten es einfach funktionell beschreiben.

Bretzel:
Darum habe ich bewußt so formuliert. Sie äußern sich also deskriptiv und sprechen von einem Knoten. Aber wenn der Patient erfährt, daß er einen Knoten hat, wird er u. U. den Chirurgen zum Regreß ziehen. Das ist offenbar ungelöst.

3.5. Endokrine Ophthalmopathie

Auftreten und Verlauf der endokrinen Orbitopathie bei Patienten mit Immunhyperthyreose

R. Kohlwagen, F. Raue, R. Ziegler

Der Morbus Basedow ist klassischerweise durch die Trias diffuse Struma, Hyperthyreose und endokrine Orbitopathie (E.O.) charakterisiert. Auftreten und Verlauf der einzelnen Symptome können jedoch im Zeitpunkt der Manifestation sowie im Ausprägungsgrad stark variieren. An einem größeren Kollektiv von Patienten mit Immunthyreopathie sollte die Frage geklärt werden, ob sich Patienten mit E.O. von denen ohne E.O. bezüglich der übrigen Symptomatik unterscheiden.

Patienten und Methoden

Aus einem Kollektiv von 451 Patienten mit Immunthyreopathie, die von 1986 bis 1988 in unserer endokrinologischen Ambulanz behandelt wurden [4], wurden 425 Patienten (367 Frauen und 58 Männer), bei denen sich eine Dokumentation über das Vorhandensein bzw. Fehlen der E.O. fand, ausgewertet. Für die Diagnostik der E.O. wurde die Einteilung nach Werner [6] in der Modifikation der „Sektion Schilddrüse der Deutschen Gesellschaft für Endokrinologie, 1974" angewandt. Ein pathologischer Hertelwert – gemessen mit dem Hertel Ophthalmometer bei gleichbleibender individueller Basis – wurde bei einer extraorbitalen Prominenz von mehr als 20 mm einseitig oder beidseitig angenommen. Ein Rückgang des Exophthalmus von mehr als 3 mm unter Therapie wurde als Erfolg, eine Zunahme von mehr als 3 mm als Mißerfolg gewertet.

Ergebnisse

Von den 425 Patienten litten 275 (65%) an einer E.O. unterschiedlichen Schweregrades (Tabelle 1). Frauen waren in 75%, Männer in 52% betroffen; das Geschlechtsverhältnis (männlich:weiblich) betrug 1 : 8,2 in der Gruppe mit E.O. und 1 : 4,3 in der Gruppe ohne E.O. Für Patienten mit E.O. besteht ein Altersgipfel für beide Geschlechter im 5. Lebensjahrzehnt ($\bar{x}$=43,5 Jahre), Patienten ohne E.O. erkranken im Schnitt 4 Jahre früher ($\bar{x}$=39,2 Jahre). Bei 233 Patienten (85%) manifestierte sich die E.O. an beiden Augen, bei 42 Patienten (15%) an einem Auge. Bei 183 Patienten (70%) trat die Augensymptomatik in engem

Tabelle 1 Schweregrad der endokrinen Orbitopathie bei 246 Patienten

Grad*	n	(%)		
1	19	(8)		
2	43	(17)		
3	105	(42)		
davon Hertel				
21–23 mm			59	(56)
24–27 mm			32	(31)
> 28 mm			14	(13)
4	74	(30)		
5	6	(2)		
6	2	(1)		

* Gradeinteilung nach *Werner* et al. 1969 [6]

zeitlichem Zusammenhang (± 2 Monate) mit der Hyperthyreosesymptomatik auf, bei 21 Patienten (8%) ging sie ihr im Mittel um 1,4 Jahre (Bereich 0,2–11,6 Jahre) voraus, bei 57 Patienten (22%) manifestierte sie sich erst 2,3 Jahre (0,2–15 Jahre) nach Auftreten der Hyperthyreose (Abb. 1). 14 Patienten (5%) wiesen innerhalb eines Beobachtungszeitraumes von 1,8 bis 20,8 Jahre (Mittel: 8,0 Jahre) bei bestehender E.O. nie eine klinische oder laborchemische Hyperthyreose auf (euthyreote E.O.). Die Diagnose wurde bei diesen Patienten durch den Nachweis einer Struma (64%) und/oder positiven Schilddrüsenantikörpern (80%) und/oder eines echoarmen Binnenmusters der Schilddrüse im Sonogramm (75%) gesichert. Bezüglich der klinischen Symptomatik (Struma, Hyperthyreoserezidiv), des Labors (Nachweis von Schilddrüsenautoantikörpern) sowie des sonographischen Befundes (echoarmes Binnenmuster) unterschieden sich die Patienten mit E.O. (n=275) nicht von denen ohne E.O. (n=150) (Tabelle 2).

Unter Therapie kam es im Verlauf von 0,5–22 Jahren (Mittelwert 3,2 Jahre) bei

Tabelle 2 Immunthyreopathie n=425 (367 ♂/58 ♀)

	+ mit E. O.		+ ohne E. O.	
	n	(%)	n	(%)
Gesamtzahl	275	(100)	150	(100)
weiblich	245	(89)	122	(81)
männlich	30	(11)	28	(19)
Struma	251	(91)	137	(91)
Hyperthyreoserezidiv	126	(46)	72	(48)
Ultraschall Binnenstruktur (echoarm)	220	(80)	118	(78)
Schilddrüsenantikörper positiv	224	(81)	113	(75)
Alter in Jahren	43,5		39,2	
Geschlechtsverhältnis m/w	1 : 8,2		1 : 4,4	

Tabelle 3 Endokrine Orbitopathie unter Therapie

Therapieart	n	(%)	Besserung	keine Änderung	Verschlechterung
Cortisonstoß	92	(100)	55 (60)	9 (19)	28 (30)
retroorb. Bestr.	41	(100)	8 (20)	19 (46)	14 (34)
Tarsorrhaphie Augenmuskelop. Plasmapherese	11	(100)	2 (18)	8 (73)	1 (9)

nur 45% der Patienten zu einer Besserung der E.O., 30% zeigten eine Verschlechterung, 25% keine Befundänderung (Tabelle 3). Die besten Ergebnisse erzielte die Cortisonstoßtherapie (Besserung in 60%).

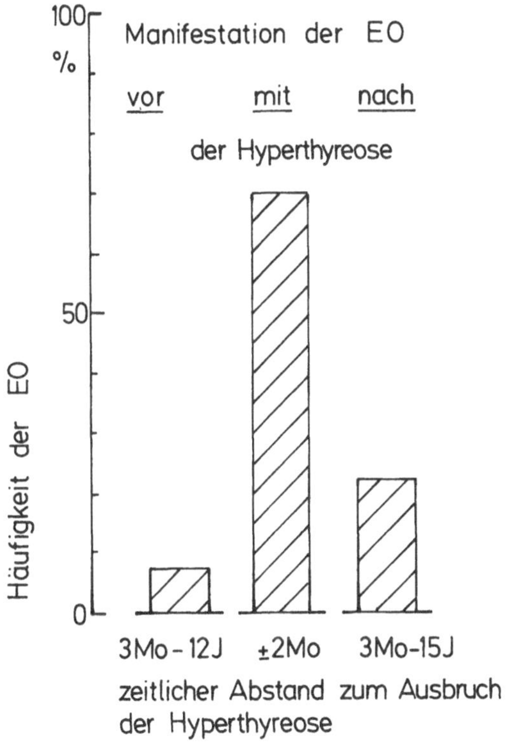

Abb. 1 Zeitlicher Zusammenhang zwischen dem Auftreten der E.O. und der Hyperthyreose bei Patienten mit Immunthyreopathie.

Diskussion

Die E.O. gehört zu den klinisch wichtigen Symptomen der Immunthyreopathie, tritt jedoch nur in 65% in unserem Kollektiv auf. Es werden absolut prozentual mehr Frauen als Männer von der E.O. betroffen. Dies steht im Gegensatz zur kürzlich veröffentlichten Studie von Marcocci et al. 1989 [3], in der zwar auch ein Überwiegen des weiblichen Geschlechtes bei der Immunhyperthyreose festgestellt wurde, jedoch in der Gruppe der Patienten mit E.O. eine relative Abnahme des weiblichen Geschlechtes beobachtet wurde. Patienten mit E.O. sind im Schnitt 4 Jahre älter als Patienten ohne E.O. Bei mehr als ⅔ der Patienten besteht ein enger zeitlicher Zusammenhang zwischen Auftreten der Hyperthyreose und der E.O. Bei einem kleinen Teil der Patienten geht die E.O. der Hyperthyreose entweder voraus (8%) oder sie folgt ihr (22%). Das Zeitintervall umfaßt so extreme Werte wie 11 Jahre vor und 15 Jahre nach erstmaligem Auftreten der Hyperthyreose. Unter diesem Blickwinkel ist es gut möglich, daß in der Gruppe der 14 Patienten mit euthyreoter E.O. und eines mittleren Beobachtungszeitraumes von 8 Jahren sich in einigen Fällen noch eine Hyperthyreose entwickeln kann.

Die Therapie der E.O. gestaltet sich außerordentlich schwierig. Alle Maßnahmen sind symptomatisch und der Erfolg im Einzelfall wenig vorhersagbar [5]. Meist ist der Spontanverlauf gutartig und führt zu einem befriedigenden stationären Zustand [1]. Eine Besserung der E.O. ist in 60% durch eine Cortisontherapie zu erreichen. Während die Wiederherstellung der euthyreoten Stoffwechsellage meist keine Schwierigkeiten macht, ist die Therapie der Augensymptomatik problematisch und beeinträchtigt oft das Befinden des Patienten erheblich, sowohl aus funktionellen als auch aus kosmetischen Gründen.

Schlußfolgerung

Der nur geringe Geschlechts- und Altersunterschied bei Patienten mit und ohne E.O., der enge zeitliche Zusammenhang zwischen Entwicklung der E.O. und der Hyperthyreose sowie der Störung im Bereich der Schilddrüse bei Patienten mit euthyreoter E.O. sprechen für einen pathogenetischen Zusammenhang dieser beiden Ereignisse. Ob dies in einer gemeinsamen antigenetischen Komponente von Schilddrüse und Orbitagewebe oder einem Defekt im Immunsystem zu suchen ist, bleibt offen [2]. Dic cmpirische Therapie der E.O. ist unbefriedigend.

Literatur

[1] Frank, K., G. Ding, F. Raue et al.: Can the routine treatment of Graves' Orbitopathy be efficiently supplemented by the administration of Venalot®? In: C. R. Pickardt, K. P. Boergen (Hrsg.): Graves' Ophthalmopathy. Developments in Ophthalmology, S. 127–129. Karger, Basel, Vol. 20, 1989.

[2] Jacobson, D. H., C. A. Gormann: Endocrine ophthalmopathy: Current ideas concerning etiology, pathogenesis and treatment. Endocrine Rev. *5* (1984) 200.
[3] Marcocci, C., L. Bartalena, F. Bogazzi et al.: Studies on the occurence of ophthalmopathy in Graves' disease. Acta Endocrinol. (Copenh.) *120* (1989) 473–478.
[4] Raue, F., R. Kohlwagen, R. Ziegler: Immunthyreopathie – Typ Morbus Basedow – Differentialdiagnostische Kriterien. Therapiewoche (1990), im Druck.
[5] Usadel, K. H.: The use of drugs in the management of Graves' Ophthalmopathy. In: C. R. Pikkardt, K. P. Boergen (Hrsg.): Graves' Ophthalmopathy, Developments in Ophthalmology, S. 79–85. Karger, Basel, Vol. 20 1989.
[6] Werner, S. C.: Classification of the eye changes in Graves' disease. J. Clin. Endocrinol. Metab. *29* (1969) 982.

Diskussion

Seif:
Auffällig bei Ihren Daten ist der hohe Anteil an Patienten ohne Orbitopathie. Welches waren die Einschluß- und/oder Ausschlußkriterien für die Orbitopathie?

Raue:
Wir haben die Patienten mit endokriner Orbitopathie nach der Klassifikation der Sektion Schilddrüse vorgenommen. Die Gruppe 3 mit klassischem Exophthalmus umfaßt ungefähr 40% aller Patienten, die Gruppe 1 nur 10% der Patienten.

Seif:
Sie sahen keine Unterschiede in der Häufigkeit der positiven Antikörpertiter bei beiden Gruppen. Waren wirklich keine Unterschiede bezüglich der unterschiedlichen Antigene vorhanden, z. B. gegen Thyreoglobulin und den TSH-Rezeptor?

Raue:
TRAK hatten wir untersucht. Darüber kann ich jetzt nichts sagen.

Usadel:
Die Angabe „drei Monate bis zwölf Jahre vor Erst-Manifestation einer endokrinen Orbitopathie" wie haben Sie das im Detail erfragt, das ist ja nicht ganz einfach.

Raue:
Das sind Patienten gewesen, die letztendlich mit dieser Fragestellung entweder aus der Neurologie kamen, z. B. bei einseitigem Exophthalmus nach Ausschluß eines Tumors oder von Hausärzten, die bisher an der Schilddrüse nichts nachweisen konnten. Wir fanden dann eine Störung der Schilddrüsenfunktion: entweder ein blockierter TRH-Test bei Euthyreose oder eine diffuse Echoarmut oder es ließen sich Antikörper nachweisen. Aus dieser Kombination wurde dann die Diagnose ‚endokrine Orbitopathie' retrospektiv gestellt. Wenn dann eine Hyperthyreose auftrat, war die Diagnose bestätigt. Bei anderen Patienten haben wir irgendwann die Hyperthyreose festgestellt und dann erfragt, wielange schon diese

Orbitopathie bestand. Es stellte sich heraus, daß viele dieser Patienten die Orbitopathie schon länger hatten und auch deshalb in Behandlung waren oder irgendwelchen Untersuchungen schon vorher unterzogen wurden.

Grußendorf:
Ich möchte Dich unterstützen. Wir haben das auch bei 230 Patienten gemacht, ganz ähnliche Ergebnisse gefunden und bei der Messung der Antikörper gesehen, daß es weder zur Schwere noch zum Stadium der endokrinen Orbitopathie eine Korrelation mit den TSH-Rezeptor-stimulierenden Antikörpern gab. Wir fanden ca. 70% positiver Ergebnisse, die über alle Klassen gleichmäßig verteilt waren und auch die Höhe dieser Rezeptor-Antikörper-Konzentrationen war in den Klassen nicht signifikant verschieden.

Kahaly:
Gorman hat 1984 eine große, retrospektive Studie in den Mayo-Klinik-Proceedings publiziert. 270 Patienten, Verhältnis Mann zu Frau 1:1. Wie erklären Sie sich diesen Unterschied?

Raue:
Das hat mich auch gewundert. Aber ich kann nur sagen: erstens ist das Verhältnis männlich zu weiblich beim Morbus Basedow bei uns 1:6. Wenn man die endokrine Orbitopathie bedenkt und daß Frauen relativ und absolut offensichtlich häufiger betroffen sind, kann ich zu diesen Daten nichts sagen. Es gibt aber in „Acta Endocrinologica" in diesem Jahr eine Publikation von einer italienischen Arbeitsgruppe, die einen Faktor von 1:4 finden. Das kommt dem schon etwas näher. Bei Patienten mit endokriner Orbitopathie finden sie aber ein umgekehrtes Verhältnis, also relativ weniger Frauen, so wie wir relativ mehr Frauen finden.

Ciamexon bei endokriner Orbitopathie

Eine randomisierte, doppelblinde, plazebokontrollierte Studie

G. Kahaly, W. Müller-Forell, M. Mainberger, J. Beyer, W. Lieb

Einleitung

Die endokrine Orbitopathie (E.O.) ist nach derzeitigen wissenschaftlichen Kenntnissen eine Autoimmunerkrankung, deren Genese bis heute ungeklärt ist [10, 21]. Nach wie vor stellen Glukokortikoide die Standardbehandlung der E.O. dar. Wegen der hohen Rezidivrate nach Absetzen dieser Präparate, und um die Kortikoiddosis gering zu halten, wurden bereits in den 70er Jahren nichtsteroidale Immunsuppressiva verabreicht [7]. Das aus der Transplantationsmedizin bekannte nichtsteroidale Immunsuppressivum Ciclosporin wurde bei der E.O., insbesondere in Kombination mit Glukokortikoiden, erfolgreich eingesetzt [9, 15, 17, 19]. Das 2-Cyan-Aziridinderivat Ciamexon (Cm) wird derzeit bei Autoimmunerkrankungen erprobt. Experimentell hat sich Cm als ein sehr wirksamer und selektiv wirkender Immunmodulator erwiesen. Es stammt aus einer chemisch anderen Klasse als die übrigen bekannten Immunsuppressiva und weist keine antiproliferativen Wirkungen auf Zellsysteme auf [1]. Die Substanz hemmt im Tierversuch sowie in experimentell induzierten Autoimmunmodellen (insulinpflichtiger Diabetes mellitus und Myasthenia gravis) die Antikörperproduktion [2, 11]. Im Gegensatz zu Ciclosporin hat Ciamexon keinen Einfluß auf die Interleukin-2-Produktion und die proliferative Aktivität von T-Lymphozyten [4]. Unbeeinflußt bleiben weiterhin die Makrophagenaktivität, die Interferoninduktion und die Immunantwort gegen fremde Antigene. Die Substanz Cm verringert die Widerstandsfähigkeit des Körpers gegenüber Infektionen oder Tumoren nicht. Cm hat weiterhin keine Wirkung bei Hauttransplantationen [3].

In der hier vorgestellten Studie wird die immunmodulatorische Wirkung von Ciamexon im Dooppelblindversuch, bei Patienten mit endokriner Orbitopathie untersucht. Hierbei sollen folgende Fragestellungen beantwortet werden:

- Besteht ein positiver Einfluß der Kombination von Cm und Prednisolon (P), im Vergleich mit P allein, auf das Abklingen eines akuten Schubes der E.O.?
- Besteht ein positiver Einfluß der Kombination einer langfristigen Cm- mit initialer kurzfristiger P-Therapie, im Vergleich mit einer kurzfristigen Monotherapie (P), auf den Krankheitsverlauf innerhalb von 6 Monaten?
- Wie ist die Verträglichkeit von Cm und der Kombination von Cm und P?

Patienten und Methodik

Patienten

51 Patienten (42 weiblich, 9 männlich, im Alter von 21 bis 77 Jahren, im Mittel 50 Jahren) mit E.O.-Stadien II–VI (nach Werner; Erkrankungsdauer im Mittel 26 Monate) wurden randomisiert in 2 Gruppen eingeteilt.

Die klinischen Daten der Patienten sind der Tabelle 1 zu entnehmen.

Tabelle 1 Klinische Daten der Patienten mit endokriner Orbitopathie (EO). Mw: Mittelwert

	Ciamexon	Plazebo
N	26	25
Geschlechtsverteilung	23 w, 3 m	19 w, 6 m
Alter (Jahre – Bereich/Mw)	27–70; 52	21–77; 50
Schilddrüsen-Funktion		
hyperthyreot	22	20
euthyreot	4	4
hypothyreot	0	1
Dauer der Hyperthyreose (Monate; Mw + SEM)	33 + 8	40 + 7
Dauer der EO (Monate; Mw + SEM)	29 + 8	23 + 7
Neumanifestierte EO (< 1 Jahr)	11	9
Vorbehandelte EO (Steroide/Radiatio)	21	19
EO Stadien		
VI (n= 5)	2	3
V (n= 0)	0	0
IV (n=40)	21	19
III (n= 3)	2	1
II (n= 3)	1	2

Methodik

Studienablauf

Die Studie erstreckte sich über 6 Monate. In den ersten 4 Wochen erhielten die Patienten in beiden Gruppen Prednisolon (P) oral nach folgendem Dosierungsschema: 1. Woche: 50 mg/Tag, 2. Woche 37,5 mg/Tag, 3. Woche 25 mg/Tag, 4. Woche 12,5 mg/Tag. Danach wurde die P-Therapie beendet, über die gesamte Studiendauer wurden die Patienten der Cm-Gruppe mit 300 mg Cm (1×3 Tabletten a 100 mg) und die Patienten der Placebo-Gruppe mit 1×3 Placebo-Tabletten behandelt. Verum oder Placebo wurde abends nach der Mahlzeit eingenommen.

Zunächst hyperthyreote Patienten wurden vor Beginn der Therapieperiode mit einem Thyreostatikum (Thiamazol 2,5–20 mg/Tag) eingestellt. Vor Beginn der Studie wurden die Ein- und Ausschlußkriterien überprüft, die versuchsbegleitenden Parameter, die Laborwerte und die Einwilligung der Patienten dokumentiert. 4 Wochen nach Therapiebeginn wurde die P-Therapie beendet. 4, 8, 12 und 24 Wochen nach Studienbeginn wurden die Wirksamkeit, die versuchsbegleitenden Parameter und die Verträglichkeit von Cm überprüft. 10 ml Blut wurde zur Bestimmung von Cm und seiner Metabolite abgenommen. An jedem Untersuchungstermin erhielten die Patienten die Tabletten für die kommenden 4, bzw. 12 Wochen. Die Anzahl der zurückgegebenen Tabletten wurde bei jedem Termin dokumentiert.

Einschlußkriterien

(3 der folgenden 5 Einschlußkriterien mußten vorhanden sein)

- Euthyreote Stoffwechsellage (ΔTSH nach TRH ≥ 2,5 μE/ml; nach thyreostatischer Therapie: TT3 ≤ 200 ng/dl)
- Exophthalmometrie nach Hertel ≥ 16 mm
- Anstieg des Augeninnendrucks bei Blick nach oben Δ ≥ mmHg
- von den 3 Symptomen konjunktivale Reizung, Lidschwellung und Chemosis mußten 2 vorhanden sein
- CT der Orbitae mit Bestimmung der Augenmuskeldicke des M. rectus medialis und/oder inferior ≥ 4 mm Dicke

Ausschlußkriterien

- schwangere oder stillende Frauen; fehlende zuverlässige Konzeptionsverhütung; pathologische Leber-, Nieren- oder hämatologische Laborbefunde.

Ophthalmologische Untersuchungen

objektiv

- Motilität (normal, eingeschränkt, Parese); Sehstörung, Konvergenzschwäche, intermittierende und permanente Doppelbilder; Retraktion des Oberlides (Dalrymple'sches Zeichen); seltener Lidschlag (Stellwag'sches Zeichen); Zurückbleiben des Oberlides bei Blicksenkung (von Grafe'sches Zeichen); Visus, Exophthalmometrie nach Hertel; Tonometrie (Messung des Augeninnendrucks) bei Blick geradeaus und Aufblick.

subjektiv

Angaben über Lichtempfindlichkeit; Tränen der Augen; Fremdkörpergefühl; unscharfes Sehen.

Bildgebende Verfahren

Eine *Computertomographie* der Orbitae mit Bestimmung der im Orbitalbett liegenden Augenmuskeln M. rectus medialis und inferior wurde zu Beginn (Einschlußkriterien) und Abschluß oder Abbruch der Studie durchgeführt.

Die CT-Untersuchungen erfolgten an einem „Tomo-Scan 350" (Firma PHILIPS); Schichtdicke- und Schichtabstand betrugen 3 mm. Die Messungen wurden zum einen in axialer Schnittführung bei Kippung der Gantry um 5–10 Grad in Bezug zur Orbito-Meatal-Linie durchgeführt. Zum anderen wurden coronare Schichten zwischen dem Bereich des Canalis opticus und dem hinteren Bulbusabschnitt gelegt. An einer unabhängigen Betrachtungseinheit wurden die größten Durchmesser der geraden Augenmuskeln ausgemessen, die Mm. recti mediales in axialer, die Mm. recti superiores und inferiores in den coronaren Untersuchungen. Zustäzlich erfolgten Dichtemessungen sämtlicher gerader Augenmuskeln, der Nn. optici beiderseits, sowie des retrobulbären Fettkörpers beiderseits. Sämtliche Messungen wurden jeweils von einem Untersucher durchgeführt.

In der *Ultraschall*-Untersuchung der Orbitahöhle wurde vor, 4 Wochen und 6 Monaten nach Therapiebeginn die Dicke der Mm. recti gemessen. Verwendet wurde eine Kombination von B-Bild-Echographie und der von Ossoinig [14] angegebenen A-Bild-Echographie. Die Schallkopffrequenz betrug 8 bzw. 10 MHz. Moderne Digitaltechnik erlaubt die Messung verbreiterter Augenmuskeln mit Hilfe elektronischer Gates.

Hormonbestimmung

Gesamt-Thyroxin (TT4) und Gesamt-Trijodthyronin (TT3) wurden radioimmunologisch mit einem Vollautomaten (Firma Becton Dickinson) bestimmt. Die Messung von Thyreotropin (TSH) erfolgte fluoreszenzimmunologisch mittels zeitaufgelöster Immunfluoreszenz (DELFIA, „supersensitiver" TSH-Test; Reagentien: LKB, München). Die Inter-Assay-Varianzen für diese drei Hormone lagen unter 5%. Die Schilddrüsen-Autoantikörper gegen Thyreoglobulin (TAK) und gegen mikrosomales Antigen (MAK) wurden mit einer ELISA-Technik gemessen (Firma Elias, Freiburg). Die Inter-Assay-Varianzen lagen unter 11%.

Statistische Planung und Auswertung

Zur detaillierten Beschreibung der Ergebnisse wurden für die quantitativen Größen jeweils die Median, Minimal- und Maximalwerte der Untersuchungen von 4 Wochen und 6 Monaten nach Therapiebeginn errechnet. Zur Darstellung der quantitativen Größen wurden die relativen Häufigkeiten der beiden Gruppen nach 4 Wochen und 6 Monaten gegenübergestellt. Zur Prüfung der Frage, ob zwischen der Ciamexon-Gruppe und der Placebo-Gruppe ein signifikanter Unterschied bezüglich des Therapieerfolges bestehe, wurde für die quantitativen Größen der zweiseitige Wilcoxon Rangsummentest für unabhängige Gruppen, Irrtumswahrscheinlichkeit $\alpha=0,05\%$, durchgeführt.

Als Kriterium für den Therapieerfolg wurde neben der Besserung der versuchsbegleitenden Parameter (opthalmologische Befunde, Sonographie der Orbitae) die Abnahme der Muskeldicke des M. rectus medialis, ermittelt durch Computertomographie für beide Gruppen festgelegt. Zusätzlich wurde für jeden Patienten zu den Untersuchungsterminen vor, 4 wochen und 6 Monate nach Therapiebeginn die Klassifikation nach Werner [20] und Donaldson [5] vorgenommen und eine Änderung der Schweregrade der Erkrankung beurteilt.

Ergebnisse

Klinische Befunde

Nach vier Wochen

Im ersten Therapiemonat kam es unter P sowohl zu einer subjektiven Besserung, als auch zu einer leichten Abnahme der objektiven entzündlichen Parameter. Bei einem Drittel der Patienten waren die subjektiven Symptome nicht mehr nachweisbar. Ein wesentlicher Unterschied zwischen beiden Gruppen wurde nicht beobachtet. Der Median des Ophthalmopathie-Indexes nach Donaldson sank in der Plazebo-Gruppe von 5 auf 4 und zeigte in der Verum-Gruppe einen vergleichbaren Verlauf (Abb. 1). Bei genauerer Aufschlüsselung der verschiedenen Symptome durch die Einteilung nach Werner [20] ließ sich zeigen, daß bei den schweren Stadien (V und VI) weder unter Cm noch unter Placebo eine Änderung eintrat. Bei den Stadien II–IV ergab sich in der Verum-Gruppe eine leichte Besserung.

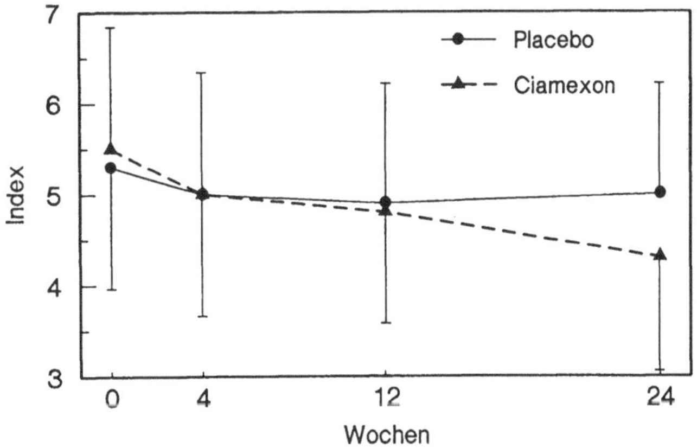

Abb. 1 Verlauf des Donaldson Ophthalmopathie Index (Mw ± SEM) in beiden Therapie-Gruppen: Ciamexon + Prednisolon (erste 4 Wochen) und Plazebo + Prednisolon (4 Wochen).

Zweiter bis sechster Monat

Nach Absetzen der Glukokortikoidtherapie kam es in der Plazebo-Gruppe zu einem leichten Anstieg des Aktivitätsscores von 4 auf 5 Punkte (Median), in der Verum-Gruppe wurde eine leichte Abnahme des Aktivitätsscores von 5 auf 4 Punkte gesehen (Abb. 1). Die Tendenz der ersten 4 Wochen wurde im weiteren Verlauf bestätigt. So ließen sich die Stadien V und VI (nach Werner) durch Cm kaum beeinflussen. Dagegen übte die Substanz in den Stadien II–IV bei ca. 30% der Patienten eine günstige Wirkung aus. Im Vergleich zeigten ca. 20% der Patienten der Plazebo-Gruppe eine Besserung. Für einzelne Parameter, wie z. B. die Hertel-Werte oder der Augeninnendruck bei Blick geradeaus und beim Aufblick wurden, während der Therapie keine nennenswerten Änderungen gesehen (Tabelle 1, 2). Signifikante Unterschiede zwischen beiden Therapiegruppen wurden ebenfalls nicht beobachtet. Der Verlauf der einzelnen Parameter ist in Abb. 2 und 3 dargestellt.

Tabelle 2 Median und Bereich der Hertelwerte (Exophthalmometer), der Sehkraft und des Anstiegs des Augeninnendrucks beim Aufblick in beiden Therapiegruppen

	Substanz	vor		nach Therapie	
		rechts	links	rechts	links
Hertel	Ciamexon	20.0 (14–31)	20.0 (15–34)	19.0 (14–32)	20.0 (15–36)
	Plazebo	19.0 (11–30)	20.0 (11–29)	19.0 (12–30)	21.0 (11–29)
Visus	Ciamexon	0.8 (0.2–1.0)	0.8 (0.2–1.0)	0.8 (0.3–1.0)	0.9 (0.3–1.0)
	Plazebo	0.8 (0.2–1.0)	0.8 (0.1–1.0)	0.9 (0.2–1.0)	0.9 (0.5–1.0)
Anstieg des Augeninnendrucks	Ciamexon	4.0 (1.0–10)	4.0 (0–7)	3.0 (0–14)	4.0 (0–14)
	Plazebo	3.0 (0–21)	2.0 (0–16)	4.0 (0–23)	3.0 (0–23)

Tabelle 3 Augenmuskelbeteiligung vor und nach Therapie
a: minimal (beschränkt in den Extremstellungen in einer oder mehreren Richtungen)
b: mäßig (offensichtliche Beschränkung der Motilität ohne Stellungsfixation)
c: schwer (Auge in bestimmter Stellung fixiert)

Substanz	vor			nach Therapie		
	a	b	c	a	b	c
Ciamexon	11	12	0	15	8	0
Plazebo	7	12	0	8	11	0

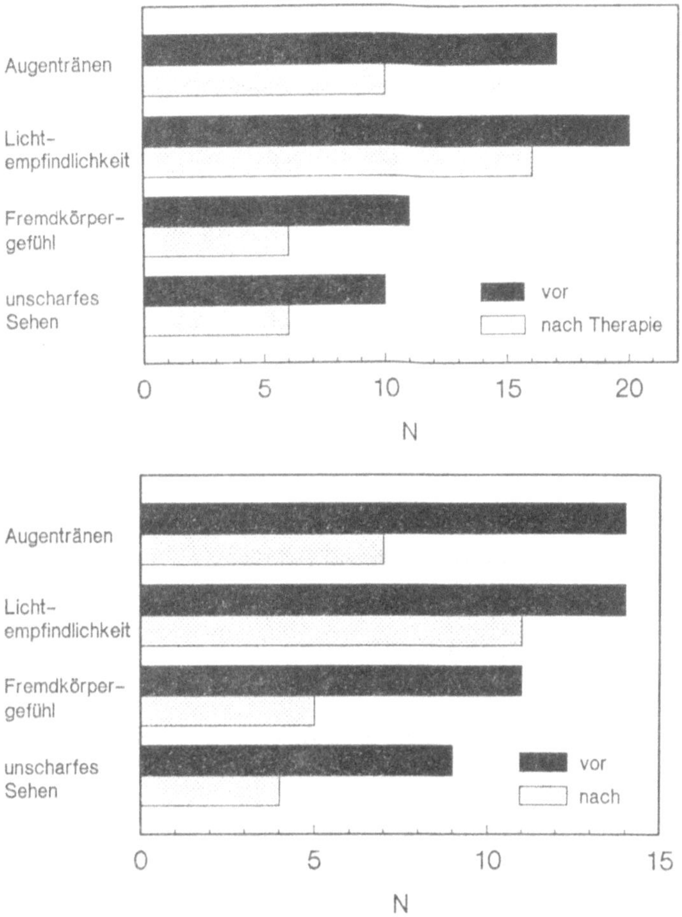

Abb. 2a/b Anzahl der Patienten in beiden Gruppen (Ciamexon + Prednisolon: Abb. 2a; Plazebo + Prednisolon; Abb. 2b) mit subjektiven Symptomen vor und 6 Monate nach Therapiebeginn.

11 Patienten der Cm-Gruppe und 9 Patienten der Plazebo-Gruppe waren weniger als 1 Jahr an der E.O. erkrankt. Ein wesentlicher Ergebnisunterschied zwischen Patienten mit frischer E.O. und den anderen Patienten war nicht nachweisbar. Ferner bestanden keine Differenzen zwischen Cm- und Plazebo-Gruppe mit frischer E.O. bezüglich der Therapieantwort (Tabelle 3).

Bildgebende Verfahren

Sowohl bei der CT- (Tabelle 4), als auch bei der Ultraschall-Untersuchung (Tabellen 5a und 5b) wurden keine signifikanten Veränderungen festgestellt. Eine

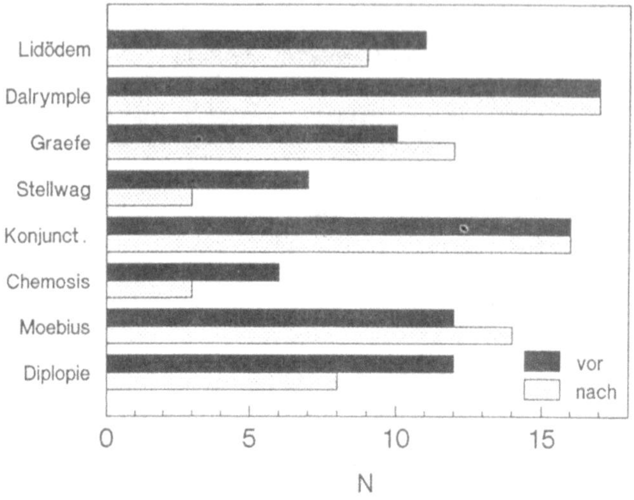

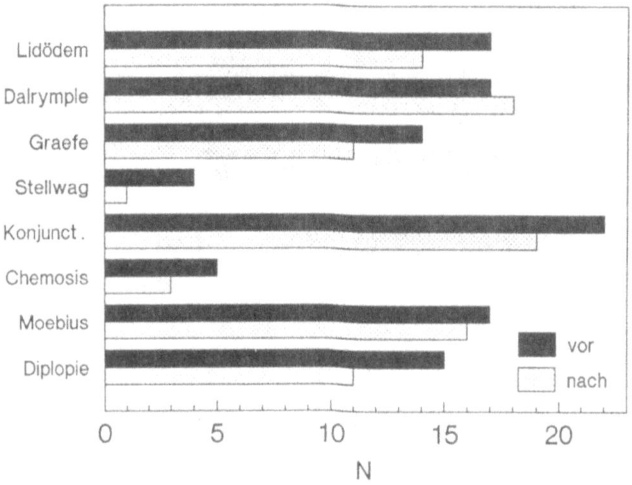

Abb. 3a/b Anzahl der Patienten in beiden Gruppen (Ciamexon + Prednisolon: 3a; Plazebo + Prednisolon: 3b) mit objektiven Befunden vor und 6 Monate nach Therapiebeginn.

Dalyrmplesches Zeichen: Oberlidretraktion. Von Graefsches Zeichen: Zurückbleiben des Oberlides beim Blick nach unten. Stellwagsches Zeichen: seltener Lidschlag. Möbiussches Zeichen: Konvergenzschwäche. Konjunkt.: Konjunktivitis.

Abnahme der Muskeldicke des M. rectus medialis um mindestens 2 mm unter Cm-Therapie konnte nicht nachgewiesen werden. Es ergaben sich auch hier keine Unterschiede zwischen beiden Gruppen. Es fand sich keine enge Korrelation zwischen CT- und sonographischer Beurteilung der Muskeldicke. Im Mittel wurden die Augenmuskeln sonographisch 1–2 mm dicker als röntgenologisch gemessen. Ferner bestand keine enge Korrelation zwischen CT-Dichte und sonographisch beurteiltem Schallmuster.

Tabelle 4 Median und Bereich (mm) der Mm. recti medialis und inferior in der Computertomographie (CT)

Mm. recti	Substanz	vor		nach Therapie	
		rechts	links	rechts	links
	Ciamexon	4.60	4.30	4.55	4.45
medialis		(3.5– 9.7)	(3.6–10.4)	(0.7–10)	(3–11.6)
	Plazebo	4.80	4.60	4.50	4.60
		(3.5– 9)	(3.7– 7)	(3.7–12)	(3.3– 9.9)
	Ciamexon	6.9	6.6	6.0	6.7
inferior		(4.1–11.9)	(3.2–11)	(3.4–10.2)	(3.2–12.3)
	Plazebo	4.8	4.4	5.3	4.8
		(3.7–12.6)	(3.4– 9.6)	(3.9–13.3)	(3.7– 8.5)

Tabelle 5a Median und Bereich (mm) der Mm. recti medialis und inferior im Ultraschall

Mm. recti	Substanz	vor		nach Therapie	
		rechts	links	rechts	links
	Ciamexon	7.0	7.4	7.0	6.6
medialis		(3.0–8.9)	(3.1–10.8)	(2.3– 8.9)	2.4–10.8)
	Plazebo	6.6	7.6	6.8	7.2
		(4.1–9.7)	(4.5– 9.7)	(4.8–10)	(3.8–10)
	Ciamexon	6.5	6.0	6.0	6.6
inferior		(4.0–8.9)	(0.6–11.2)	(2.1–10.9)	(4.1– 8.9)
	Plazebo	6.6	6.6	6.4	7.2
		(3.4–8.0)	(4.9– 9.3)	(4.6– 9.3)	(4.3–10.5)

Tabelle 5b Median und Bereich (mm) der Mm. recti lateralis und superior im Ultraschall

Mm. recti	Substanz	vor		nach Therapie	
		rechts	links	rechts	links
	Ciamexon	6.2	6.6	6.2	6.2
lateralis		(3.1–13.2)	(2.6– 9.3)	(2.9–10)	(2.7– 8.9)
	Plazebo	5.9	6.6	5.8	6.2
		(4.3– 7.8)	(2.8– 9.3)	(4.3– 8.5)	(4.7– 9.3)
	Ciamexon	6.2	6.4	6.1	6.6
superior		(3.4– 8.9)	(3.6– 9.3)	(3.2– 7.7)	(3.1– 9.5)
	Plazebo	5.8	6.8	6.2	7.0
		(4.9–10.0)	(3.6–11.6)	(4.3– 8.5)	(5.1–11.6)

Laborergebnisse

Laborchemisch führte die Cm-Therapie zu einer signifikanten Abnahme des MAK-Titers (vor Therapie: Median 209 E/ml, Bereich 13–3000; 6 Monate nach Therapiebeginn: Median 136,5 E/ml, Bereich 0–2973; $p < 0{,}05$). In der Plazebo-Gruppe wurde dagegen kein signifikanter Unterschied zwischen den Werten vor und nach Therapie gesehen (vor: Median 38 E/ml; nach 45 E/ml). Der TAK-Titer nahm unter der Cm-Therapie ebenfalls ab. Unter Plazebo-Therapie ergaben sich dagegen keine Veränderungen.

Unerwünschte Ereignisse

Während der Therapie mit Cm traten keine schweren unerwünschten Begleiterscheinungen auf. Die Kombination Prednisolon/Cm wurde gut vertragen. Die Laborparameter waren nicht pathologisch verändert. Lediglich bei 2 Patienten, die gleichzeitig Analgetika (Diclofenac, Paracetamol) einnahmen, kam es zu einer vorübergehenden reversiblen mäßigen Erhöhung der Leberfermente (bis GPT 50 U/l; γGT 80 U/l).

Compliance

Das Blut zur Bestimmung des Ciamexon-Plasmaspiegels wurde etwa 12 Stunden nach Einnahme der Tabletten abgenommen. Während Ciamexon im Serum nicht mehr nachweisbar war, konnten aber die beiden Hauptmetabolite von Cm, der Alkohol und die Carbonsäure, nachgewiesen werden. Als weiterer Parameter für die Compliance wurden die zurückgegebenen Tabletten gezählt. Mit beiden Maßnahmen ließ sich eine durchschnittliche Compliance von 92% erreichen.

Diskussion

Die aus tierexperimentellen Untersuchungen bekannte immunmodulatorische Eigenschaft von Cm wurde bei Patienten, die an einer Autoimmunerkrankung litten, erprobt. Das Präparat wurde bei Patienten mit insulinpflichtigem juvenilen Diabetes mellitus eingesetzt (300 mg/Tag) [6]. 8 Wochen nach Therapiebeginn normalisierte sich der HbA1c-Wert. Insulingaben waren bei 3 von 7 Patienten nicht mehr erforderlich. In einer weiteren Arbeit [16] wurden 11 Patienten mit neu aufgetretenem Diabetes mellitus Typ I behandelt (300 mg/Tag). 9 Patienten dienten als Kontrollkollektiv. Bei 8 von 11 mit Cm behandelten Patienten konnte eine Remission erreicht werden. Immunologische Parameter wie Immunglobuline, Komplementspiegel, Inselzell- und Insulin-Antikörper wurden durch die Cm-Therapie nicht beeinflußt. Die Ergebnisse zeigen eine hohe Remissionsrate bei Typ I-Diabetes unter Cm-Therapie, deren Umfang und Dauer, gemessen an der sonst beschriebenen Spontanremissionsrate, als überzufällig hoch angesehen werden muß.

In einer kürzlich erschienenen Publikation über die Ciamexon-Therapie bei E.O. erhielten 27 Patienten (Stadium III–IV) 300 mg/Tag [18]. 9 von 11 Patienten mit einer Vorbehandlung mit Ciclosporin und Glukokortikoiden erhielten Cm über 6 Monate. Eine leichte Besserung der Symptome trat bei 5 von den 9 Patienten ein; bei $^{3}/_{9}$ Patienten war der Zustand unverändert und bei $^{1}/_{9}$ Patienten kam es zu einer Verschlechterung der Symptomatik. Bei 2 von 5 Patienten, die wegen Ciclosporin-Nebenwirkungen ohne Unterbrechung auf Cm-Therapie umgestellt wurden, kam es nach 6 Monaten ebenfalls zu einer leichten Besserung der Symptome. In 4 von 11 Fällen mit erfolgloser Glukokortikoidbehandlung zeigte sich unter Cm-Therapie eine Besserung, bei 2 Patienten jedoch eine Verschlechterung.

In dieser Studie kam es bei 51 Patienten mit E.O. Stadium IIb–VI nach Werner unter Cm-Therapie wohl zu einer leichten Besserung der subjektiven Symptome und des objektiven klinischen Befundes (vorwiegend in den ersten 4 Wochen); signifikante Änderungen der Protrusio bulbi, des Augeninnendrucks, des Donaldson-Indexes, sowie der Motilitätsstörungen wurde jedoch nicht beobachtet. Desweiteren konnte eine Abnahme der Dicke der Mm. recti um $\geq$ 2 mm weder sonographisch noch computertomographisch festgestellt werden.

In den ersten 4 Wochen zeigte sich unter Glukokortikoidtherapie eine leichte Besserung der Symptome. Um eine evtl. zu starke Immunsuppression zu vermeiden, wurde die P-Dosis relativ niedrig gewählt (50 mg). Die Ergebnisse dieser Arbeit zeigen jedoch, daß diese Dosis selbst bei leichten Stadien unzureichend ist. Deshalb scheint wohl eine deutlich höhere Einleitungsdosis (100–150 mg/Tag), insbesondere bei schweren Stadien indiziert. Als mögliche Erklärung für diesen unzureichenden Effekt wird eine beschleunigte Metabolisierung und Clearance von Prednisolon durch eine Thiamazol induzierte Stimulation der Leberenzyme vermutet [12]. Somit benötigen nach Legler mit Thiamazol behandelte hyperthyreote EO-Patienten höhere Steroiddosen [12, 13].

Hinsichtlich der Cm-Therapie liegen keine definitiven Angaben über die tatsächlich erforderliche Dosierung vor. Sowohl in unserer, als auch in der erwähnten offenen Studie [18], erhielten die Patienten einmalig 300 mg/Tag. Zwischenzeitlich ergaben pharmakokinetische Untersuchungen, daß die Halbwertszeit von Cm mit ca. 3–4 Stunden relativ kurz ist [2]. Von der pharmakologischen Seite her wäre deshalb eine Verteilung der täglichen Dosis auf 4 separate, in regelmäßigen Abständen verabreichte Tabletten sinnvoller gewesen. Eine Dosis-Wirkungskurve oder eine Korrelation Cm/Plasmaspiegel mit Therapiewirkung liegt unseres Wissens noch nicht vor. Keine eindeutigen Erkenntnisse bestehen hinsichtlich der Wirksamkeit und Wirkungsdauer der Cm-Metabolite. Derzeit wird untersucht, ob auch diese Cm-Metabolite bei bestimmten immunologischen Tests (z. B. ADCC-Assay) wirksam sind.

Laborchemisch kam es unter Cm-Therapie zu einem signifikanten Abfall der MAK-, ebenfalls zu einer deutlichen Senkung der TAK-Werte. Experimentell konnte durch Stimulationsversuche an humanen SD-Zellkulturen ein Abfall der Thyreozyten-stimulierenden-Immunglobuline bei Patienten unter Cm-Therapie nachgewiesen werden [7]. Die Substanz scheint in die T-zell-vermittelten Regulationsmechanismen des Immunsystems einzugreifen und dadurch zu einer Suppression der Antikörperproduktion bestimmter antikörperbildender Zellen zu führen [3]. Andere Laborparameter wurden durch Cm nicht beeinflußt. Lediglich bei 2 Patienten kam es unter gleichzeitiger Analgetika-Einnahme zu einer Erhöhung der Transaminasen. Hier läßt sich als mögliche Erklärung eine hemmende Wirkung dieser Analgetika auf die für den Cm-Abbau verantwortlichen Leberenzyme vermuten, so daß es durch eine verminderte Elimination von Cm zu toxischen Wirkungen auf die Hepatozyten kommt. Erwähnenswert ist die ähnlich ausgeprägte Erhöhung der Transaminasen bei Patienten mit Analgetika-Einnahme unter Plazebo. So können keine sicheren Rückschlüsse auf die tatsächliche toxische Wirkung von Cm geäußert werden.

Eine unbefriedigende Korrelation fand sich zwischen CT und sonographischem Befund. So waren die im Ultraschall gemessenen Muskeldurchmesser durchschnittlich um 1–2 mm größer als im CT. Da ein einziger auf diesem Gebiet versierter Augenarzt die Sonographie durchführte, ist die Erfahrung des Untersuchers hier jeweils gleich und dürfte keine zusätzlichen Fehler verursachen. Vielmehr scheint der Winkel des Schallkopfes, mit dem die Augenmuskeln untersucht werden, der wesentliche Grund für die Befundunterschiede zu sein. Es ist verständlich, daß Winkelunterschiede von 10–20° zu Meßschwankungen des Muskeldurchmessers führen. Dies ist bei der standardisierten CT-Methode nicht der Fall.

Zusammenfassend zeigte die einmalige tägliche orale Gabe von 300 mg Ciamexon im Vergleich zu Plazebo keinen Einfluß auf Verlauf und Aktivität der endokrinen Orbitopathie.

Zusammenfassung

Der Einfluß von Ciamexon auf Aktivität und Verlauf der endokrinen Orbitopathie wurde untersucht. 51 Patienten mit Erkrankungsstadium II–VI (nach Werner) wurden randomisiert in zwei Gruppen eingeteilt: 26 Patienten erhielten

Ciamexon 300 mg/Tag, 25 Patienten Plazebo-Tabletten über einen Zeitraum von 6 Monaten. In beiden Gruppen wurde zusätzlich in den ersten 4 Wochen Prednisolon verabreicht. Ophthalmologische und laborchemische Untersuchungen, sowie Orbita-Sonographie fanden vor, sowie 1, 3 und 6 Monate nach Therapiebeginn statt. Vor und nach Therapie wurde eine Computertomographie der Orbita veranlaßt.

Sowohl 1 als auch 6 Monate nach Therapie wiesen die subjektiven und objektiven Symptome keine signifikante Besserung auf. Unterschiede zwischen beiden Therapiegruppen wurden nicht beobachtet. Bei detaillierter Betrachtung fand sich keine bevorzugte Wirkung des Präparates auf einzelne Parameter. Sonographie und Computer-Tomographie zeigten weder signifikante Änderungen der Augenmuskeldicke noch eine enge Korrelation der Ergebnisse. Laborchemisch führte Ciamexon im Gegensatz zu Plazebo zu einer signifikanten Abnahme des Titers der thyreoidalen mikrosomalen Antikörper. Transaminasenerhöhungen traten bei 2 Patienten unter gleichzeitiger Ciamexon- und Diclophenac-Einnahme auf.

Somit zeigte die 1× tägliche Gabe von 300 mg Ciamexon im Vergleich zu Plazebo keinen Einfluß auf Verlauf und Aktivität der endokrinen Orbitopathie.

Literatur

[1] Bicker, U.: Immunopharmacological properties of 2-Cyanaziridine Derivates. In: R. L. Fenichel, M. A. Chirigos (Hrsg.): Immunomodulation agents and their mechanisms, S. 447–473. Marcel Dekker Inc. New York 1984.

[2] Bicker, U., W. Pahlke: Ciamexone. A newly highly selective immunsuppressive compound. J. Immunopharmacol. *7* (1985) 127–139.

[3] Bicker,U., K. H. Usadel: Ciamexone, a highly selective immunomodulator. A tool for autoimmune diseases? Klin. Wschr. *64* (1986) 1261–1266.

[4] Borel, J. F., B. Ryffel: The mechanism of action of Ciclosporin: a continuing puzzle. In: R. Schindler (Hrsg.): Ciclosporin in autoimmune diseases, S. 24–32. Springer-Verlag, Berlin, Heidelberg, New York, Toyko 1986.

[5] Donaldsen, S. S., M. A. Bagshaw, J. P. Kriss: Supervoltage orbital radiography for Graves' ophthalmopathy. J. Clin. Endocrinol. Metab. *37* (1973) 276–285.

[6] Hogan, M., J. Beyer, W. Stuermer et al.: Influence of Ciamexon on Blood Glucose and Insulin Requirement in Newly Manifested Typ I Diabetics. Drug Res. *38* (1988) 1185–1189.

[7] Hülbusch, K., G. Kahaly, J. P. Yuan et al.: The influence of Ciamexon on thyroid-stimulating antibodies in endocrine ophthalmopathy. (Abstract) Acta Endocrinol. (Copenh.) *120* (1989) 43.

[8] Kahaly, G., J. Beyer: Immunosupressant Therapy of Thyroid Eye Disease. Klin. Wschr. *66* (1988) 1049–1059.

[9] Kahaly, G., J. Schrezenmeir, U. Krause et al.: Ciclosporin and Prednisone vs Prednisone on treatment of Graves' ophthalmopathy: a controlled, randomized and prospective study. Eur. J. Clin. Invest. *16* (1986) 415–422.

[10] Kendall-Taylor, P.: The Pathogenesis of Graves' Ophthalmopathy. Clin. Endocrin. Metab. *14* (1985) 331–349.

[11] Kiesel, U., K. Maruta, U. Treichel et al.: Suppression of Spontaneous Dependent Diabetes in BB-rats by Administration of Ciamexone. J.Immunopharmacol. *8* (1986) 393–406.
[12] Legler, U. F.: Impairment of Prednisolone Disposition in Patients with Graves' Disease Taking Methimazole. J. clin. Endocrinol. Metab. *66* (1988) 221–223.
[13] Legler, U. F.: Enhanced Prednisolone Elimination: A possible cause for failure of Glucocorticoid therapy in Graves' ophthalmopathy. Horm. Metabol. Res. *19* (1987) 168–170.
[14] Ossoinig, K. C.: Ultrasonic diagnosis of Graves' ophthalmopathy. In: C. A. Gorman, R. R. Waller, J. A. Dyer (Hrsg.): The eye and orbit in thyroid eye disease, S. 185–211. Raven Press, New York 1984.
[15] Prummel, M., W. Wiersinga, R. Wijngaarde et al.: Cyclosporine versus Prednisone in the treatment of severe Graves' ophthalmopathy: a randomized clinical trial. (Abstract) Ann. Endocrinol. *3* (1988) 214.
[16] Usadel, K. H., J. Teuber, R. Schmeidel et al.: Management of Typ I Diabetes with Ciamexone. Letter. Lancet *1* (1986) 567.
[17] Utech, C. H., K. G. Wulle, E. U. Bieler et al.: Treatment of severe Graves' Ophthalmopathy with Ciclosporin A.: Acta Endocrinol. (Copenh.) *110* (1985) 493.
[18] Utech, Ch., K. G. Wulle, P. Pfannenstiel et al.: Ciamexon-treatment in endocrine ophthalmopathy. Acta Endocrinol. (Copenh.) *115* (1987) 342–343.
[19] Weetman, A. P., A. M. McGregor, M. Ludgate et al.: Cyclosporin improves Graves' Ophthalmopathy. Lancet *11* (1983) 486–489.
[20] Werner, S. C.: Modification of the classification of the eye changes of Graves' disease. J. Clin. Endocrinol. Metab. *44* (1977) 203–205.
[21] Winand, R. J., G. Cornet, J. Etienne-Decerf et al.: Original Acquisition in the Pathogenesis and the Treatment of Endocrine Ophthalmopathy. Metabolic Pediatric and Systemic Ophthalmology *11* (1988) 126–132.

Diskussion

Horster:

Haben Sie während der Behandlung mit Ciamexon Nebenwirkungen beobachtet?

Kahaly:

Während der Studie wußten wir natürlich nicht, welche Tabletten eingenommen wurden. Es gab keine gastrointestinalen Nebenwirkungen. Bei der Auswertung der Studie fanden wir bei 2 Patienten, die gleichzeitig antiphlogistisch behandelt wurden, eine mäßige Erhöhung der Leberwerte. Die Patienten hatten ein nichtsteroidales Antiphlogistikum eingenommen (Diclophenac). GPT stieg auf 50 Units pro l, Gamma GT auf 40 oder 50 Units. Ansonsten stellten wir keine Nebenwirkungen fest. In einer multizentrischen Studie bei rheumatoider Arthritis wurden Patienten mit nichtsteroidalen Antiphlogistika behandelt und hatten auch eine Erhöhung der Leberwerte. Auch bei Patienten, die Plazebo und Voltaren eingenommen hatten, kam es zu einer Erhöhung der Leberwerte.

Usadel:

Die von Herrn Horster aufgeworfene Frage von Nebenwirkungen von Ciamexon kann aus der Analyse von 2 großen multizentrischen prospektiven Studien

(IDDM, rheumatoide Arthritis) beantwortet werden. Leberenzym-Anstiege sind nicht auf Ciamexon, sondern auf nichtsteroidale Antiphlogistika zurückzuführen. Andere Nebenwirkungen sind nicht beobachtet worden.

Teuber:
Es wäre sinnvoller, Patienten in früheren Stadien der Orbitopathie zu behandeln, wenn wir noch einen reversiblen Prozeß antreffen, der auf die Therapie besser anspricht. Ihre Schlußfolgerung aus der Doppelblindstudie ist nicht richtig: man kann daraus nur ableiten, daß Ciamexon keinen zusätzlichen Effekt gegenüber Kortikosteroiden besitzt.

Kahaly:
Sie sagten, daß ich keine Patienten mit bereits vorliegender Fibrose behandeln soll.

Teuber:
Was wollen Sie denn da mit Ihren Kortikosteroiden machen in einem Prozeß, der bereits fibrosiert ist?

Was wollen Sie mit der Retrobulbärbestrahlung?

Kahaly:
Gibt es Parameter, die eine Fibrose beweisen? Es gibt das CT? Weder nach Kenntnissen der Radiologen noch der Ophthalmologen gibt es Parameter, die mit letzter Sicherheit eine Fibrose nachweisen. Man kann das erraten und sagen, der Patient ist schon ein oder zwei Jahre behandelt worden. Und jetzt spricht er weniger an, da hat er wahrscheinlich eine Fibrosierung. Nachweisen können Sie das mit Sicherheit nicht. Es schien uns ethisch nicht vertretbar, Patienten im Stadium 5 und 6 nur mit Ciamexon zu behandeln. Das wäre bei der Ethikkommission nicht durchgegangen.

Verzeichnis der erstgenannten Autoren

Prof. Dr. W. Becker
Nuklearmed. Klinik und Poliklinik
Universität Erlangen-Nürnberg,
Krankenhausstr. 12
8520 Erlangen

Prof. Dr. G. Benker
Fa. Merck
Frankfurter Str. 60
6100 Darmstadt

Prof. Dr. R. Berberich
Radiologische Klinik
Universität des Saarlandes
6650 Homburg/Saar

PD Dr. G. Brabant
Abt. Klin. Endokrinologie und Biometrie
Medizin. Hochschule Hannover
Konstanty-Gutschow-Str.8
3000 Hannover 61

Prof. Dr. R. G. Bretzel
III. Med. Klinik u. Poliklinik
Universität Gießen
Rodthohl 6
6300 Gießen

Dr. W. Buchinger
Schillerstr. 37
A-8010 Graz

Prof. Dr. H. Deckart
Klinik f. Nuklearmed. u. Endokrinologie
Klinikum Berlin-Buch
Wiltbergstr. 50
1115 Berlin-Buch

PD Dr. H. Dralle
Abd. und Transpl. Chirurgie
Med. Hochschule Hannover
Konstanty-Gutschow-Str. 8
3000 Hannover 61

Dr. Ch. Eilles
Klinik und Poliklinik
Universität Würzburg
Joseph-Schneider-Str. 2
8700 Würzburg

Prof. Dr. D. Emrich
Nuklearmed. Abt. des
Klinikums der Univ. Göttingen
Robert-Koch-Str. 40
3400 Göttingen

Prof. Dr. J. Földes
Semmelweis University
First Department of Medicine
VIII. Korányi S. u. 2/a
H-1083 Budapest

Dr. A. Frilling
Abteilung für Allgemeine u.
Unfallchirurgie
H.-Heine-Universität Düsseldorf
Moorenstr. 5
4000 Düsseldorf

Dr. H. Fritzsche
Abt. für Nuklearmedizin
Landeskrankenhaus Feldkirch
A-6800 Feldkirch-Tisis

Dr. P.-E. Goretzki
Abteilung für Allgemeine u.
Unfallchirurgie
H.-Heine-Universität Düsseldorf
Moorenstr. 5
4000 Düsseldorf

PD Dr. R. Gutekunst
Medizinische Klinik
Med. Universität Lübeck
Ratzeburger Allee 160
2400 Lübeck

Dr. R. Haase
Abt. f. Klin. Endokrinologie
Hufelandstr. 55
4300 Essen

Dr. H.-J. Heberling
Stadtkrankenhaus
Friesenstr. 8
7033 Leipzig

Prof. Dr. R. Hehrmann
Diakonissenkrankenhaus Stuttgart
Medizin. Klinik
Rosenbergstr. 38
7000 Stuttgart 1

Prof. Dr. F. Herrmann
Med.-Poliklinisches Institut
Universität Leipzig
Härtelstr. 16–18
7010 Leipzig

PD Dr. A. Hettenbach
Universitäts-Frauenklinik
und Poliklinik
6650 Homburg/Saar

Prof. Dr. H.-G. Hoff
St. Elisabeth Hospital
II. Med. Klinik
Dechant-Budde-Weg 3
4834 Harsewinkel

Dr. U. Horas
Chirurgische Klinik
Bürgerhospital
Nibelungenallee 37/41
6000 Frankfurt

Prof. Dr. H. Hundeshagen
Abt. f. Nuklearmedizin
Med. Hochschule Hannover
Konstanty-Gutschow-Str. 8
3000 Hannover 61

Prof. Dr. K. Joseph
Abt. f. Klinische Nuklearmedizin
Med. Zentrum f. Radiologie
Baldinger Straße
3550 Marburg/Lahn

PD Dr. G. Kahaly
III. Med. Klinik und Poliklinik
Johannes-Gutenberg-Universität
Langenbeckstr. 1
6500 Mainz

Dr. G. Kautz
Radiol. Abt. u . Strahlenklinik
Krankenanst. Mutterhaus der
Borromäerinnen
Feldstr. 16
5500 Trier

Dr. F. S. Keck
Med. Klinik und Poliklinik
Universität Ulm
Robert-Koch-Str. 8
7900 Ulm

Dr. K. Kienast
Med. Klinik und Poliklinik Essen
Endokrinologische Abteilung
Hufelandstr. 55
5300 Essen

Dr. E. Kiffner
Chirurgische Klinik
Med. Universität Lübeck
Ratzeburger Allee 160
2400 Lübeck

Prof. Dr. G. Kirsch
Klinik für Radiologie
Nuklearmedizinische Abteilung
Fleischmannstr. 42–44
2200 Greifswald

Dr. G. Klima
Barmherzige Brüder Eggenberg
Innere Abteilung
Bergstr. 27
A-8021 Graz

Dr. Rita Kohlwagen
Abt. Innere Medizin I
Med. Universitätsklinik
Bergheimer Str. 58
6900 Heidelberg

Dr. U. Krause
Abt. f. Allgemeine Chirurgie
Universitätsklinikum Essen
Hufelandstr. 55
4300 Essen

Dr. T. Kreisig
Abt. Nuklearmedizin der Radiol. Klinik
Univ. München-Klinikum Großhadern
Marchioninistr. 15
8000 München 70

Dr. H.-J. Langer
Medizin. Klinik und Poliklinik
Universität des Saarlandes
6650 Homburg/Saar

Dr. W. Langsteger
Innere Abteilung der
Barmherzige Brüder Eggenberg
Bergstr. 27
A-8021 Graz

Prof. Dr. med. B. Leisener
Abt. für Nuklearmedizin
Allgem. Krankenhaus St. Georg
Lohmühlenstr. 5
2000 Hamburg 1

Dr. P. Lind
Barmherzige Brüder Eggenberg
Innere Abteilung
Bergstr. 27
A-8021 Graz

Dr. K. Mann
Med. Klinik II
Klinikum Großhadern
Marchioninistr. 15
8000 München

Dr. J. Marienhagen
Nuklearmed. Klinik und
Poliklinik d. Universität
Krankenhausstr. 12
8520 Erlangen

cand. med. Astrid Moos
Abt. Innere Medizin I
Med. Universitätsklinik
Bergheimer Str. 58
6900 Heidelberg

Prof. Dr. Dr. E. Moser
Abt. Nuklearmedizin
Radiologische Universitätsklinik
Hugstetter Str. 55
7800 Freiburg

Dr. V. Müßler
Med. Klinik und Poliklinik Essen
Hufelandstr. 55
4300 Essen

Dr. C. Nolte
Abt. f. Klinische Endokrinologie
Med. Klinik und Poliklinik Essen
Hufelandstr. 55
4300 Essen

PD Dr. Th. Olbricht
Med. Klinik und Poliklinik Essen
Abt. f. Klinische Endokrinologie
Hufelandstr. 55
4300 Essen

Dr. A. Passath
Medizinische Universitätsklinik
Karl-Franzens-Universität Graz
Auenbruggerplatz 15
A-8036 Graz

Prof. Dr. F. Péter
Budaer Kinderspital u. Poliklinik
Cserje-u. 14.
H-1277 Budapest 23.Pf.14.

Prof. Dr. C. Renate Pickardt
Abt. Endokrinologie
Med. Klinik Innenstadt
Ziemssenstr. 1
8000 München 2

Prof. Dr. Ch. Reiners
Abteilung für Nuklearmedizin
Universitätsklinikum Essen
Hufelandstr. 55
4300 Essen1

Prof. Dr. P. M. Reisert
Zentrum für Innere Medizin
St.-Vincentius-Krankenhäuser
Südendstr. 32
7500 Karlsruhe

Dr. J. Rendl
Klinik und Poliklinik für
Nuklearmedizin der Universität
Josef-Schneider-Str. 2
8700 Würzburg

Dr. L. Schaaf
II. Med. Klinik, SFB 258
Klinikum Mannheim
Theodor-Kutzer-Ufer
6800 Mannheim

PD Dr. U. Schenck
Labor f. Klin. Zytologie
Path. Inst. TU München
Prinzregentenplatz 14
8000 München

Dr. G. F. W. Scheumann
Abd. und Transpl. Chirurgie
Med. Hochschule Hannover
Konstanty-Gutschow-Str. 8
3000 Hannover 61

Prof. Dr. W. A. Scherbaum
Abt. f. Innere Medizin I
Med. Klinik und Poliklinik
Robert-Koch-Str. 8
7900 Ulm

Dr. B. Schlote
Berufsgenossenschaft
Nahrungsmittel u. Gaststätten
Dynamostr. 7–9
6800 Mannheim 1

Dr. K.-G. Schmidt
Universitäts-Augenklinik
Friedrichstr. 18
6300 Gießen

Dr. R. Schmidt
Institut f. Klin. Chemie
Klinikum Mannheim
Theodor-Kutzer-Ufer
6800 Mannheim

Dr. M. Schuler
III. Med. Universitäts- u. Poliklinik
Innere Medizin u. Endokrinologie
Langenbeckstr. 1
6500 Mainz

Prof. Dr. F. J. Seif
Med. Klinik und Poliklinik
Universität Tübingen
Otfried-Müller-Str. 10
7400 Tübingen 1

Dr. M. Steinröder
Univers.-Klinik Göttingen
Abt. Nuklearmedizin
Robert-Koch-Str. 40
3400 Göttingen

Dr. I. Szabolcs
I. Med. Klinik
Institut f. ärztl. Fortbildung
Pf. 112
H-1389 Budapest

Prof. Dr. F. E. Ulrich
Klinik und Poliklinik
Innere Medizin-Bereich IV
Leninallee 2
4010 Halle

Dr. K.-H. Usadel
II. Med. Klinik
Klinikum Mannheim
Theodor-Kutzer-Ufer
6800 Mannheim 1

Dr. I. Vardarli
II. Med. Klinik, SFB 258
Klinikum Mannheim
Theodor-Kutzer-Ufer
6800 Mannheim

Dr. Dr. P. Weber
III. Med. Klinik und Poliklinik
Johannes-Gutenberg-Universität
Langenbeckstr. 1
6500 Mainz

Prof. Dr. S. Zabransky
Pädiatrische Endokrinologie
Univ.-Kinderklinik
6650 Homburg/Saar

Dr. W. Zuschneid
Krankenhaus Bethel
Promenadenstr. 3–5
1000 Berlin 45

Sachregister

FSC
www.fsc.org
MIX
Papier | Fördert gute Waldnutzung
FSC® C083411

Kolibri 360 GmbH
Ferdinand-Jühlke-Straße 7
99095 Erfurt, Deutschland
produktsicherheit@kolibri360.de